高等学校教材
"5+3"医学整合课程教材
供临床医学专业用

总主编 邓世雄　　副总主编 徐 晨

感官系统疾病

主　编　胡国华　周善璧

副主编　骆文龙　李 兵　陈爱军　贺桂琼

编　者（按姓氏笔画排名）

马华峰（重庆医科大学附属第二医院）　周善璧（重庆医科大学附属大学城医院）
方　圣（重庆医科大学附属第一医院）　单　葵（重庆医科大学附属第一医院）
邓　娅（重庆医科大学附属第二医院）　胡国华（重庆医科大学附属第一医院）
苏俊波（重庆医科大学附属第二医院）　钟时勋（重庆医科大学附属第一医院）
李　兵（重庆医科大学附属第一医院）　姚红兵（重庆医科大学附属儿童医院）
李　惠（重庆医科大学附属第一医院）　贺桂琼（重庆医科大学基础医学院）
杨玉成（重庆医科大学附属第一医院）　骆文龙（重庆医科大学附属第二医院）
杨培增（重庆医科大学附属第一医院）　骆世芳（重庆医科大学基础医学院）
张学东（重庆医科大学附属第一医院）　徐胜生（重庆医科大学附属第一医院）
陈　笛（重庆医科大学基础医学院）　康厚墉（重庆医科大学附属第一医院）
陈爱军（重庆医科大学附属第一医院）　薛　斌（重庆医科大学附属第一医院）
周希瑗（重庆医科大学附属第二医院）　穆欣艺（重庆医科大学基础医学院）

编写秘书　康厚墉（兼）

人民卫生出版社

图书在版编目（CIP）数据

感官系统疾病/胡国华，周善璧主编. —北京：人民
卫生出版社,2017
重庆医科大学"5+3"整合教材
ISBN 978-7-117-24220-2

Ⅰ.①感…　Ⅱ.①胡…②周…　Ⅲ.①疾病学-医学
院校-教材　Ⅳ.①R366

中国版本图书馆 CIP 数据核字(2017)第 041491 号

人卫智网	www.ipmph.com	医学教育、学术、考试、健康，
		购书智慧智能综合服务平台
人卫官网	www.pmph.com	人卫官方资讯发布平台

感官系统疾病

主　　编：胡国华　周善璧
出版发行：人民卫生出版社(中继线 010-59780011)
地　　址：北京市朝阳区潘家园南里 19 号
邮　　编：100021
E - mail：pmph @ pmph.com
购书热线：010-59787592　010-59787584　010-65264830
印　　刷：北京汇林印务有限公司
经　　销：新华书店
开　　本：850×1168　1/16　印张：55
字　　数：1665 千字
版　　次：2017 年 11 月第 1 版　2017 年 11 月第 1 版第 1 次印刷
标准书号：ISBN 978-7-117-24220-2/R · 24221
定　　价：192.00 元

出版说明

　　回顾一个多世纪以来的现代医学教育发展历程,改革与探索的脚步从未停止过,医学教育已历经三次重大改革。1910 年,美国教育家弗莱克斯纳发表了《美国和加拿大的医学教育:致卡内基基金会关于教育改革的报告》(简称《弗莱克斯纳报告》),带来了美国医学教育革命性的变革,奠定了现代医学教育的模式,构建了以学科为基础的课程体系,形成了科学化的现代医学教育体系,成为医学教育史上具有里程碑意义的重大事件。20 世纪中叶,以问题为基础的学习和学科融合的课程设置成为第二代医学教育改革的重要内容。自 21 世纪初以来,"以培养岗位胜任力为导向,以器官系统整合为特征"的第三代医学教育改革正方兴未艾。在《弗莱克斯纳报告》发表 100 周年之后,2010 年柳叶刀杂志发表了《新世纪医学卫生人才培养:在相互依存的世界,为加强卫生系统而改革医学教育》的报告,再一次引起了全球医学教育工作者对现代医学教育改革的高度关注。

　　课程体系的整合改革是提升医学生的岗位胜任力的重要基础与保障。传统的医学课程体系是按照学科特征分为基础医学课程及临床医学课程,各门课程内容之间相互独立,既不利于学生融会贯通地学习,也不符合临床疾病诊疗的实际情况。为此,近年来,以器官系统为主线、以疾病为中心的医学课程整合已经成为医学教育改革的重要内容。整合医学教学模式使学生对医学课程的学习更符合临床实践规律,使教学内容更符合临床实践需求,同时减少了不同学科内容的重复,提高了教学效率。教育部、卫生部联合印发的《关于实施临床医学教育综合改革的若干意见》(教高〔2012〕6 号)及教育部等六部门联合印发的《关于医教协同深化临床医学人才培养改革的意见》(教研〔2014〕2 号)文件通知均明确要求深化五年制本科临床医学人才培养模式改革,开展课程整合改革,深入推进医学基础与临床课程的整合。

　　近年来,国内的医学院校紧跟现代医学教育变革的趋势,对医学整合课程体系的改革给予了很高的关注,一些院校相继开展了相关的探索与实践。在推进医学课程整合的实践过程中,一个最重要的现实问题就是国内尚没有一套真正实现基础医学课程内容与临床医学课程内容实质整合的教材。为此,重庆医科大学结合多年开展医学课程整合改革试点的经验,编写了此套医学整合教材。

　　近年来,重庆医科大学紧跟现代医学教育发展趋势,以提高医学教育质量为核心,不断深化医学教育改革,注重课程整合创新,在国内率先开展了由基础到临床全线贯通整合的医学人才培养模式改革。2008 年起,学校以实验教学课程整合为突破口,对形态、机能等实验课程进行了有机整合。2012 年,学校在"卓越医师教育试点班"开始实施"以器官-系统为主线、以疾病为中心、以岗位胜任力为导向、基础与临床全线贯通"的课程整合改革,彻底打破学科界限及"三段式"传统教学模式,对现有医学课程进行横向及纵向整合,实现了基础医学与临床医学课程、理论课与实践课的有机整合与优化,使学生能够前后融会贯通地学习相关医学知识,也避免了不同学科内容的重复,减少了学时数,为学生提供了更多自主学习时间。在进行课程体系整合改革的同时,学校还努力推进信息技术与医学教育的深度融合、PBL、TBL 等讨论式教学方法及形成性评价的应用。2015 年,学校创新性地开展了整合课程教学组织体系的改革,按照学术组织体系及教学运行组织体系两个方面,构建了全新的整合课程教学组织体系,夯实了整合课程教学基石。此项改革走在了全国医学院校前列。重庆医科大学整合医学人才培养模式所做的这些改革探索为本系列教材的编写奠定了良好的基础。

此套教材按照"以器官-系统为主线,以疾病为中心、以临床诊疗路径为导向、实现基础临床全线贯通"的思路、"从宏观到微观,从形态到功能,从正常到异常,从疾病到治疗药物"的内容编排体例进行编写,注重知识的系统性,将基础医学课程与临床医学课程分别按器官-系统进行整合。本套教材共包括11个分册,分为基础段整合课程教材及基础与临床全线贯通整合课程教材。基础段整合教材按照人体结构基础、人体功能基础、现代生物医学技术等方面进行内容整合,包括《人体概述》和《分子与细胞》2个分册。基础与临床全线贯通整合教材《呼吸系统疾病》《循环系统疾病》《运动系统疾病》《感官系统疾病》《消化系统疾病》《血液及免疫系统疾病》《内分泌系统疾病》《泌尿生殖系统疾病》和《神经系统疾病与精神疾病》9个分册,彻底打破学科界限及"三段式"传统教学模式,构建了"基础-临床"全线贯通的课程体系,各器官-系统分册均涵盖基础医学、药理学、临床学科的内容。通过前后期多学科整合课程,实现了基础医学课程与基础医学课程、基础医学与临床医学课程、临床医学与临床医学课程、理论课与实践课的有机整合,使学生能够前后融会贯通地学习相关医学知识。同时通过课程整合,大幅度减少必修课学时数,增加专业选修课学时,为学生提供了更多自主学习和社会实践的时间。各系统编写的病种参照国家执业医师考试大纲要求进行筛选,注重图文并茂,且贴近临床诊疗流程。

另外,为满足教学需要,还为本套医学整合教材编写了配套的《儿科学导论》《临床技能学》《医事证据法》及《医学英语》教材。

本套教材适应了"5+3"一体化临床医学专业人才培养模式改革的需要,既适用于实施整合课程教学模式的临床医学专业本科学生,同时也适用于临床医师规范化培训学员。此外,本系列教材也是广大临床医师在临床工作实践中重要的参考书。

医学整合课程体系的改革是一项极其复杂和艰巨的工作,本编写团队尽管有过一些试点实践的经验,但由于编者水平有限,在体例设计和内容编排上仍然难免存在一些问题,甚至有错误之处,诚恳地希望各位同行专家提出宝贵意见。

邓世雄

"5+3"医学整合课程教材编委会名单

总　主　编：邓世雄

副 总 主 编：徐　晨

编 委 会 主 任：邓世雄

编委会副主任：徐　晨

编 委 会 委 员：罗天友　邓忠良　赵晓东　李　兵　钟朝晖　陈鸿雁　朱　静
　　　　　　　　余华荣　杨俊卿

前　言

　　现有医学学科体系得益于现代科学技术的迅猛推进,从原来的大综合学科向更为细化的专科发展,主要依循不同器官系统进行人为划分。这种学科体系划分曾有力地推动了现代医学的发展与传承,但伴随科技进步,其弊端和不足也在不断显现。这种细致的学科划分,虽然培养和提高了从业医师的专业化程度,但不容忽视的是,医学生的知识结构越来越窄,实际工作能力没有相应提高。在临床工作中,常常导致就诊病人的诊断和治疗耗时费力。人体是一个功能强大而又极其复杂的精密系统,不是简单的几个系统和器官的集合。而疾病因涉及系统、器官、细胞结构和功能异常的反应,其复杂程度难以想象。一个症状可以因多种不同的病因造成,一种疾病可以导致多个器官的受损;不同器官之间又相互影响、相互作用,由此形成的社会、环境、心理多方面综合因素导致了疾病的发生。越来越多的疾病也被发现并不单涉及一个专科,而是多个学科。立足于单个器官的医学教学模式,缺乏整体观与系统观,以系统为主线的医学知识传授,会更有助于完全了解疾病的规律。

　　进入21世纪,在现代工程技术、生物技术、信息技术与智能化技术等一大批具有革命性的技术推动下,医学发展轨迹已步入了一个新的时代。因此,医学教学模式与教材编写体系也必须主动顺应这一趋势。应更为注重整体观与全局观,强调按器官系统、形态与功能重新组合课程,以加强学科间的交叉融合。将学科性质相似的专科融合在一起,使基础与临床更为紧密地结合,通过这种融合将同一器官系统疾病整合,有利于在临床医疗、科学研究和学术思想方面开阔视野。

　　我校自2011年起开展"以器官系统为主线"的基础-临床全线融合课程整合探索,成立了卓越医师教育试点班,努力探索一体化临床医学专业人才培养模式的改革,四年来试点成效明显。在此背景下,本部整合教材《感官系统疾病》一书应运而生。本教材务求概述并综合人体主要感官系统的解剖与生理、病理与疾病,并按照"以器官系统为主线、以疾病为中心、以临床思维路径为导向、基础与临床全线贯通"的思路进行编写,注重临床实际,注重医学生临床思维逻辑训练,注重国家执业医师考试知识点覆盖。如此宏大的编写工作摆在教材编写组每位成员的面前:本教材必须涵盖原有眼科、耳鼻咽喉科与皮肤科三个临床二级学科知识,并融合发育胚胎学、解剖与生理、病理学与病理生理学、影像学和药物学等多个领域的医学基础知识;在不到半年的时间内,以其内在联系进行整合编写,并做到有减有增,与未整合前教材相比,压缩篇幅至少1/3左右。

　　本教材编写中,对体系进行了较大创新。本教材编写体例要求做到以疾病中心,以临床诊疗过程为路径,充分整合病理学、病理生理学、药理学及临床相关知识。创新教材编写模式,必然需要抛弃旧有编写体系与思维,在方法与内容上进行大刀阔斧的改革,这也增加了编写难度。全书分为三个部分:正常结构与功能、感官系统疾病、综合案例。第一部分内容为正常结构与功能,本套教材侧重介绍了皮肤、眼、耳鼻咽喉及头颈的结构与功能,并避免重复本系列配套教材《人体概述》中已涉及的内容。第二部分以疾病为中心来分别进行各器官系统的整合。撰写该部分感官系统疾病时,本教材将皮肤科、眼科和耳鼻咽喉科学内容分列,单独成篇,基本照顾到临床上各二级学科仍然相对独立的现实需要。本书最后一部分综合案例分析,也属于本套教材主要创新内容之一。

　　其次,本套教材需要最大程度地精简瘦身工作,期望在确保覆盖原有二级学科主要内容并注重介绍新知识新技能的前提下，大幅精简压缩教材内容。本教材需要融合相应的解剖与生理、病理生理学、病理学、药物学等多个基础学科知识，而原有三个主干二级学科均为内容丰富、新技术与新理论不断涌现的专业学科。各学科每次新出版教材均有较多篇幅介绍各自领域进展与发展方向的重要内容，教材内容不断增加。另外，根据系统整合教学的需要，这本全新的整合教材还需加入烧伤整形科和口腔颌面外科部分章节内容。因此，瘦身难题摆在了所有编者面前。

以上难题让本套教材的全体编者深感压力。我们深知整合教材是适应新形势新思路新方法教学实践最重要的基石，责任重大。虽然时间紧、任务重，但是，自接到编写任务伊始，教材编委会即开始了高效有序的运转。首先，我们组织全校数十位编者成立了教材编写组，充分讨论后确定了以感觉系统各器官为主线、以疾病为中心、以临床思维路径为导向、基础与临床全线贯通、确保临床教学内容为主干和自学内容为补充的有增有减的编写思路。

在具体组织教材内容编写方面，本套教材特别注重基础知识与基本技能全覆盖，并且突出教学重点内容。教学重点内容主要为各专业学科常见病、多发病与重大疾病。在眼科方面重点编写了眼球壁和眼内容物的基本解剖特点、生理功能及临床意义，常用眼病检查方法，干眼症的原因、诊断及治疗，眼球结膜、角膜、巩膜、晶状体、葡萄膜、视网膜、玻璃体病变及青光眼的临床表现、诊断、治疗和鉴别诊断，屈光不正与斜视病理机制与诊治要点，穿通性眼外伤对眼球的损害机制及化学性眼外伤的急诊处理原则，糖尿病视网膜病变的分期；在耳鼻咽喉科方面重点介绍了发病率高的六炎一聋（鼻炎、鼻窦炎、扁桃体炎、咽炎、喉炎、中耳炎及耳聋），并据此组织基本技能编写，增加了先进诊治技术（如前庭功能、嗅觉、嗓音分析、诱发反应测听技术等）的篇幅；首次单列儿童耳鼻喉疾病章节，并将唇腭裂纳入该部分内容，突出儿童耳鼻喉疾病特点。在皮肤科学方面重点编写了皮肤的基本解剖特点、生理功能及临床意义，皮肤病的常见症状和体征，常用皮肤疾病检查方法和各种常见皮肤疾病的临床表现、发病机制、诊断及治疗，比如感染性皮肤病、免疫性皮肤病、肿瘤性皮肤病、变应性皮肤病和性传播疾病等。

其次，我国正面临老龄社会挑战，感官系统功能状况直接影响着老年群体的健康状况与生活质量。各项感官功能的检查诊治新技术层出不穷，以迎合日益增长的医疗需求。为反映这一趋势，仅以耳鼻咽喉科为例，本教材就特别增加了耳聋、眩晕、嗓音、嗅觉等感官功能诊治新技术，力图以最新的理论知识与技术满足读者的需要。

另外，为了启发和培训医学生的临床思维，每一专业学科都特地加入了临床病案综合讨论分析章节，眼科以临床最常见的白内障和角膜病为例，按照临床思维，进行全面分析；耳鼻咽喉科综合分析了梅尼埃病、下咽癌和 OSAHS 的诊治思路；皮肤烧伤科方面以临床上常见的药物过敏和真菌感染为例，从临床的角度逐步分析患者病情的诊断和治疗，从而将理论知识联系到临床分析。并且，将临床思维训练贯穿于每一章节的每一疾病编写内容中，专门给出了临床诊治流程与途径。

最后，为了体现教材与国际接轨并贴合临床，本套教材每一疾病都给出了 ICD-10 编码，并注重英文专业词汇的编写与介绍。

本套教材主要用于 5+3 模式的医学生使用，对于其他学制的医学生也不失为一本不错的参考教材，也适用于参加国家执业医师资格考试和中级职称考试的参考书籍。

在本书即将付梓之时，我们要感谢一直以来支持与指导教材编写工作的各级领导，也感谢各位编者所在教研室及临床科室团队的支持，还要感谢病人及家属同意捐赠使用其图片与视频资料，最后，还要感谢一直在背后支持所有参编者辛苦工作的家人。本教材之所以能按时保质交付，离不开你们的指导、支持与鼓励。掩卷之时，我们既有不辱使命完成创新教材后的如释重负，又有出版使用后读者能从中获益的满怀期待，但更多的是缺乏参考模板与编写经验的惶恐之情。我们深知，虽经全体编者精诚合作，全力以赴并不辞辛劳地字斟句酌，但限于编者的学识水平与仓促时间，错误及疏漏之处在所难免。我们恳请亲爱的读者朋友们在使用过程中不吝赐教，以待修订再版时提升本套教材的质量。

胡国华　周善璧

2016 年 6 月

目　录

第一部分　正常结构与功能

第二部分　感官系统疾病

第一篇　皮　肤

第二篇　眼

第三篇　耳 鼻 咽 喉

第三部分　综合案例分析

第一篇　皮　　肤

第二篇　眼

第三篇　耳　鼻　咽　喉

第一部分　正常结构与功能

第一章　感觉器官的概述

学习目标
掌握　感受器的一般生理特性。
熟悉　感受器、感觉器官的定义。
了解　感受器、感觉器官的分类。

感觉(sensation)是客观物质世界在脑的主观反映,是人和动物机体为了保持内环境的相对稳定,以适应内、外环境变化所必需的一种生理功能。体内外的各种刺激首先作用于不同的感受器或感觉器官,通过其换能作用,将各种刺激所包含的能量转换为相应的神经冲动,沿一定的神经传入通路到达大脑皮质的特定区域进行整合,产生相应的感觉。由此可见,各种感觉都是通过特定的感受器或感觉器官、传入神经和大脑皮质的共同活动来完成的,其中感受器或感觉器官是神经活动的开始,是机体探索世界、认识世界、适应环境最初步的器官。

第一节　感受器、感觉器官的定义和分类

感受器(receptor)是指分布于体表或组织内部的一些专门感受机体内、外环境变化的结构或装置。感受器的结构形式多样,功能各异,最简单的感受器就是感觉神经末梢,如体表和组织内部与痛觉有关的游离神经末梢;有的感受器结构较为复杂,如环层小体、触觉小体和肌梭等,它们由裸露的神经末梢及包绕在周围的结缔组织构成的被膜样结构所组成。另外,体内还有一些结构和功能高度分化的感受细胞,如视网膜中的视杆细胞和视锥细胞是光感受细胞,耳蜗中的毛细胞是声感受细胞等,这些感受细胞以类似突触的形式直接或间接地与感觉神经末梢相联系,并且还有一些非神经性的附属结构(如眼的屈光系统、耳的集音与传音装置)以提高感受效率。由感受细胞、与之相连的神经组织及其有关的附属结构所构成的器官,称为感觉器官(sense organ)。高等动物最主要的感觉器官有眼(视觉)、耳(听觉)、前庭(平衡觉)、鼻(嗅觉)、舌(味觉)等。这些感觉器官都分布在头部,称为特殊感觉器官,它们所产生的感觉往往与机体生存密切相关。

机体的感受器种类繁多,其分类方法也各不相同。根据感受器分布部位的不同,可分为内感受器(interoceptor)和外感受器(exteroceptor)。内感受器是分布在体内,感受内环境的各种理化因素变化的感受器。内感受器可再分为本体感受器(proprioceptor)和内脏感受器(visceral receptor)。前者有肌梭等,后者则存在于内脏和内部器官中。它们的活动一般不引起特定的主观感觉,或仅产生定位不清的模糊印象,主要的生理功能是引起内脏躯体的感受与反射,以调节机体内环境的稳定及维持机体的完整统一性活动。外感受器则是分布在体表或某些黏膜,感受外界环境变化的感受器。它们可以对外界刺激产生定位精确而清晰的感觉,使机体产生迅速、精确的反应,是机体认识客观世界和适应外界环境的基

础。外感受器还可进一步分为远距离感受器和接触感受器,如视、听、嗅觉感受器可归属于远距离感受器,而触、压、味、温度觉感受器则可归类于接触感受器。感受器还可根据它们所接受的刺激性质不同而分为光感受器(photoreceptor)、机械感受器(mechanoreceptor)、温度感受器(thermoreceptor)、化学感受器(chemoreceptor)和伤害性感受器(nociceptor)等。

第二节　感受器的一般生理特性

一、感受器的适宜刺激

各种感受器各自有敏感、最容易接受的刺激形式,即一种感受器通常只对某种特定形式的刺激最敏感,这种形式的刺激就称为该感受器的适宜刺激(adequate stimulus)。例如,一定波长的电磁波是视网膜感光细胞的适宜刺激,一定频率的机械振动是耳蜗毛细胞的适宜刺激等。适宜刺激作用于感受器,必须达到一定的刺激强度和持续一定的作用时间才能引起某种相应的感觉。每种感受器都有其特有的感觉阈值(sensory threshold)。引起感受器兴奋所需的最小刺激强度称为强度阈值;而所需的最短作用时间称为时间阈值。对于某些感受器来说(如皮肤的触觉感受器),当刺激强度一定时,刺激作用还要达到一定的面积,称为面积阈值。当刺激较弱时,面积阈值就较大;而刺激较强时,面积阈值则较小。此外,对于同一种性质的两个刺激,其强度的差异必须达到一定程度才能使人在感觉上得以分辨,这种功能分辨的两个刺激强度的最小差异,称为感觉辨别阈(discrimination threshold)。

但感受器并不只对适宜刺激有反应,非适宜刺激也可引起一定的反应,例如,所有的感受器均能被电刺激所兴奋,大多数感受器对突发的压力和化学环境的变化也有反应,打击眼部可刺激视网膜感光细胞产生光感等。但是,用适宜刺激作用于其感受器时,只需要极小的强度就能引起相应的感觉,而非适宜刺激引起反应所需的刺激强度通常要大得多。正因为如此,机体内、外环境中所发生的各种形式的变化,总是先被和它们相对应的感受器所接受,使这些感受器可以对内、外环境中某些有意义的变化进行灵敏的感受和精确的分析。

二、感受器的换能作用

各种感受器在功能上的一个共同特点,是能把作用于它们的各种形式的刺激能量转换为传入神经的动作电位,这种能量转换称为感受器的换能作用(transducer function)。因此,感受器被视为一种生物换能器。在换能过程中,一般不是直接把刺激能量转变为神经冲动,而是先在感受器细胞或感觉传入神经末梢上产生一种过渡性的电位变化。在感受器细胞产生的膜电位变化,称为感受器电位(receptor potential),而在传入神经末梢产生的膜电位变化则称为发生器电位(generator potential)。发生器电位和感受器电位的出现,实际上是传入神经纤维或感受细胞的细胞膜通过跨膜信号传递或转换过程,把不同能量形式的外界刺激转换成电位变化的结果。和体内其他细胞一样,所有感受器细胞对不同刺激信号的跨膜转导,主要是通过膜上的通道蛋白或 G 蛋白偶联受体系统,改变细胞膜对离子的通透性,进而引起跨膜电位的变化。例如,肌梭感受器电位的产生是由于机械牵拉造成肌梭感觉神经末梢的变形,从而使机械门控钙通道开放,Ca^{2+} 内流所致。

感受器电位或发生器电位与终板电位一样,属过渡性慢电位,具有局部兴奋的性质,即不具有"全或无"的特性,其幅度在一定范围内与刺激强度成比例,可以发生时间性总和和空间性总和,并以电紧张的形式沿所在的细胞膜做短距离扩布。因此,感受器电位和发生器电位的幅度、持续时间和波动方向,可真实地反映外界刺激的特性,即外界刺激信号所携带的信息在换能过程中转移到了这种过渡性电位变化的可变参数之中。

感受器电位或发生器电位的产生并不意味着感受器功能的完成,只有当这些过渡性电位变化使该感受器的传入神经纤维发生去极化并产生"全或无"式的动作电位时,才标志着感受器或感觉器官作用的完成。感觉换能和动作电位发生的部位通常是分开的。在感觉神经纤维末梢和有些感受细胞(如嗅细胞)产生的感受器电位以电紧张的形式传播,待其到达感觉神经的第一个郎飞结或轴突始段时,若能使膜去极化到阈电位水平,这些部位即可暴发动作电位并沿感觉神经向远处传导。而在有些感受细胞(如感光细胞和毛细胞)产生的感受器电位则以电紧张的形式传至突触处,通过释放神经递质引起初级传入神经末梢的膜电位变化,即发生器电位。毛细胞的换能部位与动作电位发生部位之间仅有一次突触传递,而感光细胞的换能部位与动作电位发生部位之间有两次突触传递。

三、感受器的编码功能

感受器在把外界刺激转换为神经动作电位时,不仅发生了能量形式的转换,而且把刺激所包含的环境变化的信息也转移到了动作电位的序列之中,起到了信息的转移作用,这就是感受器的编码(coding)功能。关于感受器如何将刺激所包含的环境变化信息编码在传入神经的电信号序列中的详细机制,至今尚不十分清楚。目前认为,感觉系统将刺激信号转变为可识别的感觉信号时,主要对刺激的类型、部位、强度和持续时间四个基本属性的信息进行编码。

不论何种感受器所产生的传入神经冲动都是一些在波形和产生原理上十分相似的动作电位,并无本质上的差别。因此,不同性质的外界刺激不可能是通过某些特异的动作电位波形或强度特性来编码的。许多实验和临床经验都证明,不同性质感觉的引起,不但决定于刺激的性质和被刺激的感受器种类,还决定于传入冲动所经过的专用通路及其最终到达的大脑皮质的特定部位。例如,用电刺激视神经,或者直接刺激枕叶皮质,可引起光亮的感觉;肿瘤或炎症等病变刺激听神经时,会产生耳鸣的症状。这是因为机体的高度进化,使得某一感受器细胞选择性地对某种特定性质的刺激最为敏感,由此而产生的传入冲动只能沿特定的途径到达特定的皮质结构,引起特定的感觉。所以不论刺激发生在该特定感觉通路上的哪个部分,也不论这一刺激是如何引起的,它所引起的感觉都与感受器受到刺激时引起的感觉相同,这一原理被称为特异神经能量定律(law of specific nerve energy)。

刺激部位的编码涉及感受器的感受野(receptive field)的概念,它是指感受器对适宜刺激的空间范围。由于刺激总是作用于不同的部位,因而作用于特定部位的适宜刺激就很容易被感觉系统所识别。感觉通路中也有感受野,它是由所有能影响某中枢感觉神经元活动的感受器所组成的空间范围。由于在传入通路中普遍存在聚合式联系,故中枢感觉神经元的感受野比感受器的感受野大,高位神经元的感受野比低位神经元的感受野大。不同感觉神经元的感受野大小也不相同。例如,视网膜中央凹和手指尖皮肤的分辨率很高,这些部位的感受器分布十分密集,其相应感觉神经元的感受野较小;视网膜周边部和躯干皮肤的分辨率较低,感受器分布较稀疏,其相应感觉神经元的感受野就较大。

在同一感觉系统或感觉类型的范围内,感觉系统对外界刺激的量或强度的编码除发生在感受器水平外,也发生在传入通路和中枢水平。由于动作电位是"全或无"式的,因此刺激强度不可能通过动作电位的幅度大小或波形改变来编码。在多种感受器中的研究表明,刺激强度与感受器反应的大小有关,后者又与感觉神经上动作电位频率的高低有关(图1-2-1)。此外,较强的刺激还可募集到感受野中更多的感受器,兴奋更多的传入神经纤维,共同参与对刺激的反应。如当给人的

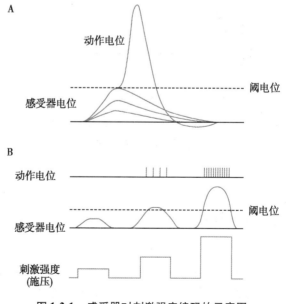

图1-2-1 感受器对刺激强度编码的示意图

手部皮肤施以触压刺激时,随着触压力量的增大,触、压感受器传入纤维上的动作电位频率逐渐增高,产生动作电位的传入纤维的数目也逐渐增多。由此可见,刺激强度是通过单一神经纤维上冲动的频率高低和参加这一信息传输的神经纤维的数量多少来编码的。

刺激持续时间对感觉系统判断某些刺激是否继续存在具有意义,而在有些感受器,由于存在适应现象,则可影响感觉系统对刺激持续时间的正确判断。

四、感受器的适应现象

当某一恒定强度的刺激持续作用于某一感受器时,相应感觉神经纤维上动作电位的频率将随刺激持续时间的延长而逐渐降低,该现象称为感受器的适应(adaptation)。适应并非疲劳,因为对某一强度的刺激产生适应之后,如果再增加该刺激的强度,则又可引起传入冲动的增加。

虽然适应是所有感受器共同的一个功能特点,但适应的程度却可因感受器的类型不同而有很大的差别。根据感受器发生适应的快慢,可将它们分为快适应感受器和慢适应感受器两类。感受器适应的快慢与其功能密切相关。快适应感受器(rapidly adapting receptor)以皮肤触觉感受器为代表,例如给皮肤的环层小体施加恒定的压力刺激时,仅在刺激开始后的短时间内有传入冲动发放,以后虽然刺激仍在作用,但其传入冲动的频率却很快降低到零(图1-2-2)。这类感受器对刺激的变化十分灵敏,适于传递快速变化的信息,有利于感受器和中枢再接受新的刺激,因此对机体探索新异的物体或障碍物具有重要意义。慢适应感受器(slowly adapting receptor)以肌梭、颈动脉窦和关节囊感受器为代表,其共同特点是,当刺激持续作用时,一般仅在刺激开始后不久出现冲动频率的轻微降低,以后则在较长时间内维持于这一水平(图1-2-2)。感受器的这种慢适应过程对动物的生命活动同样具有重要意义,它有利于机体对某些功能状态进行长时间持续的监测,并根据其变化随时调整机体的活动。例如,引起疼痛的刺激往往可能是潜在的伤害性刺激,如果其感受器显示明显的适应,在一定程度上就会失去示警意义。

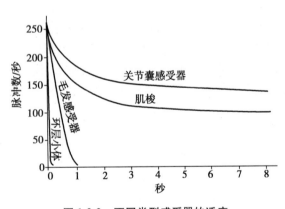

图 1-2-2 不同类型感受器的适应

感受器发生适应的机制比较复杂,它可发生在感觉信息转换的不同阶段。感受器的换能过程、离子通道的功能状态以及感受器细胞与感觉神经纤维之间的突触传递特性等均可影响感受器的适应。例如,环层小体的环层结构就与快适应有关,若剔除环层结构,再以同样强度的压力直接施加于裸露的神经末梢时,仍可引起传入冲动发放,但感觉神经末梢变得不易适应。这是因为环层结构具有一定的弹性,当压力突然施加于小体的一侧时,其内所含的黏液成分将直接传递至轴心纤维的相同侧,引起感受器电位;但在几毫秒至几十毫秒之内,小体内的液体重新分布,使整个小体内的压力变得几乎相等,感受器电位随之减小或消失。另外,在压力持续作用期间,神经纤维本身对刺激也能逐渐适应,这可能是由于神经纤维膜内、外的离子重新分布的结果,但这个过程非常缓慢。

![本章小结]

感受器(或感觉器官)是感觉系统的外周部分,其功能是接受内外环境中的不同刺激。某种感受器通常只对某种特定形式的刺激最敏感,该形式的刺激即为该感受器的适宜刺激。感受器实际上是一种生物换能器,可将各种形式的刺激能量转换为传入神经的动作电位,此为感受器的换能作用。在换能过程中,感受器把刺激所包含的信息转移到新的电信号系统(动作电位的序列)中,此为感受器的编码功

能。感受器还存在适应现象。

思考题

　　试述感受器的一般生理特性。

（陈笛　重庆医科大学基础医学院）

第一篇 皮 肤

第二章 皮肤的发生

学习目标

掌握 表皮的发生与演化。
熟悉 真皮的发生与演化。
了解 皮肤附属器的演变。

第一节 概 述

皮肤(skin)是人体面积最大的器官,由表皮和真皮两部分构成,通过皮下组织与深层组织相连。表皮为角化的复层扁平上皮,真皮主要为致密结缔组织。皮肤内有丰富的血管网和神经末梢,以及由表皮衍生而来的毛发、皮脂腺、汗腺和指(趾)甲等皮肤附属器。

皮肤与外界直接接触,对人体与外界的沟通和维持体内稳态有重要意义。皮肤具有屏障作用,可以阻挡异物和病原体入侵,防止水分蒸发,还能参与免疫应答。皮肤内丰富的神经末梢和特殊感受器,可以敏锐地感受多种外界刺激。皮肤还有吸收、调节体温、排出代谢物质以及参与合成维生素 D 的功能。

第二节 皮肤的发生

皮肤各成分的发生有着不同的来源。表皮是由覆盖在胚胎表面的外胚层分化而成,真皮主要由源自体节的中胚层形成。皮肤的各种附属器则是由表皮增生并分化形成,它们向皮肤内部生长,进入真皮的不同深度或皮下组织中。

一、表皮的演变

早期胚胎的外胚层是一层立方状上皮,形成了临时性的保护性上皮。胚胎第 5 周后,上皮增生为两层:外层较扁,称为周皮(periderm),深层细胞仍为立方状,形成基底层(stratum basale)或称生发层(stratum germinativum)。约第 11 周时,基底层的细胞不断向上增生,在周皮与基底层之间形成一层不连续的细胞层,称为中间层,此时周皮细胞不断分裂,体积增大,厚度约占整个上皮的一半,其游离面出现大量微绒毛和可脱落的泡状突出物,提示周皮具有向羊水分泌物质和吸收物质的功能。第 16 周时,周皮细胞停止分裂,表皮细胞间出现大量桥粒,中间层细胞内形成了密集的张力丝,是角化过程的开端。约 23 周,中间层细胞开始变扁,并向上移动,出现了透明角质颗粒并进一步释放了角蛋白,完成了角化。此时,周皮完全退化并剥落,掉入羊水中,整个表皮明显增厚。在出生时,所有成年时期皮肤具有的层次都已形成。

表皮内的非角质形成细胞也有着不同的来源。黑色素细胞来源于迁移入表皮的神经嵴（neural crest）细胞,胚胎第四个月即可合成黑色素。朗格汉斯细胞起源于骨髓,第14周时即可在其胞质内观察到伯克利颗粒。梅克尔细胞的来源尚无定论。

二、真皮的演变

真皮来源于表面外胚层下方的间充质。第11周时,这一部位的一些间充质细胞开始合成胶原蛋白,并进一步聚集成束形成胶原纤维,间充质细胞也分化为成纤维细胞。约第22周时,真皮内开始出现弹性纤维。随着表皮基底层向下增生,真皮向表皮内形成突起,二者相互穿插形成真皮乳头。很快,真皮乳头内出现毛细血管袢,有些乳头内出现袢状的感觉神经末梢,即触觉小体。

三、皮肤附属器的演变

（一）毛发

毛囊是由皮肤表皮下陷入真皮形成的囊状上皮结构。首先表皮基底层局部增厚,形成向下突入间充质的柱状的毛胚芽（hair bud）。毛胚芽最深部的细胞在间充质细胞的诱导下迅速增生,形成一膨大部,即为毛球。毛囊即由毛球及其上方与表皮连续的上皮细胞柱共同构成。毛胚芽斜向下生长,其末端的间充质细胞突入毛球,形成毛乳头。毛球周围的上皮细胞称为毛母质细胞。毛囊周围的间充质分化为毛囊的结缔组织鞘,并与毛乳头的间充质相连续。毛囊周围的上皮组织则形成了内毛根鞘。毛母质细胞不断增生,向上推移并发生角化,形成了毛发。随着毛发的形成和向上生长,黑色素细胞迁移入毛球,并释放黑色素使毛色变深,最后毛发增长并突出毛囊,出现在皮肤上方。

当毛分化时,在斜行的毛囊钝角一侧出现皮脂腺原基。在紧邻皮脂腺原基的下方,间充质聚集并分化为一束平滑肌,即立毛肌。

第3个月末,胎儿的眼眉区和上唇部即可出现毛发,约在第6月末,胎儿体表遍布细软密集的浅色毛发,称为胎毛。出生前不久,胎毛脱落到羊水中,或被皮脂黏附于体表,形成胎脂。新的毛发出现,替代胎毛,这些细毛称为毫毛（villus hair）,成人和儿童体表大部区域均有分布。而头发、胡须、眉毛、腋毛和阴毛等长而黑的毛称为终毛（terminal hair）。

（二）皮脂腺

皮脂腺的大部分是由毛囊一侧的内毛根鞘增生并突入间充质形成。这些实质性的上皮突出物很快出现分叶,形成了若干囊状的腺泡,腺泡中央的细胞膨大并出现大量脂滴。皮脂腺中央的细胞破裂,释放脂性分泌物,构成胎脂。

（三）甲

指甲的发育早于趾甲。指（趾）末端背面首先出现一增厚的板区,称为原始甲床（primary nail field）。原始甲床不断扩大并逐渐下沉,使其近端及两侧的表皮相对隆起,形成皱襞样的近端甲襞和侧甲襞。约第4月时,原始甲床中央的部分发生局部角化,形成假甲（false nail）。近端甲襞（甲根）的基底层称为甲母质,甲母质细胞不断增生、角化并变硬形成甲,称为甲板（nail plate）。甲母质是甲不断生长的源泉。此时甲板下方的表皮称为甲床。

（四）汗腺

汗腺是由表皮基底层细胞向间充质内长出的圆柱状细胞索。细胞索不断增长,当接近皮下组织时,其远端发生弯曲并相互盘绕成球状,最终分化为汗腺的分泌部。同时,细胞索内部的部分细胞发生退化,出现不规则的腔隙和空泡。通过空泡的相互融合最终形成导管。小汗腺的出现早于顶泌汗腺。

📖 本章小结

皮肤各成分的发生有着不同的来源。表皮是由覆盖在胚胎表面的外胚层分化而成,首先分化为浅层的周皮与深层的生发层,后出现中间层,最后周皮脱落,中间层细胞发生角化,与生发层共同形成表皮。真皮主要由源自体节的中胚层的间充质细胞分化而成。皮肤的各种附属器都是由表皮衍生形成。

思考题

简述表皮的发生过程。

（穆欣艺　重庆医科大学基础医学院）

第三章　皮肤的结构与功能

第一节　皮肤的组织学

一、表皮

表皮(epidermis)位于皮肤的浅层,为角化的复层扁平上皮,主要分为两类细胞:一类是角质形成细胞(keratinocyte),占表皮的90%以上,且分层排列;另一类是非角质形成细胞,散在分布于角质形成细胞之间,包括黑色素细胞、朗格汉斯细胞和梅克尔细胞,细胞数量少。

(一)表皮的分层和角化

根据表皮的厚度,皮肤可分为厚皮与薄皮,厚皮仅分布于手掌与足底。表皮的角质形成细胞按一定顺序排列,厚皮的结构较典型,由基部到表面可依次分为基底层、棘层、颗粒层、透明层和角质层五层结构(图3-1-1、图3-1-2)。薄皮的表皮颗粒层与透明层不明显,并且角质层较薄。

1. 基底层(stratum basale)　位于表皮最深层,附着于基膜上,由一层立方或矮柱状基底细胞(basal cell)组成(图3-1-1、图3-1-2)。基底细胞的核相对较大,染色较淡,呈圆形或椭圆形。细胞质较少,富有游离核糖体而呈强嗜碱性,含分散或成束的角蛋白丝(keratin filament),又称张力丝(tonofilament),具有很强的张力。基底细胞之间通过桥粒连接,与基膜以半桥粒连接(图3-1-3)。基底细胞是表皮的干细胞,具有活跃的增殖和分化能力,新生的子细胞不断向表皮的浅层移动,分化为其他各层细胞。基底层与深层结缔组织(真皮)的连接面凹凸不平,可扩大两者的接触面,有利于物质交换。

2. 棘层(stratum spinosum)　位于基底层上方,由4～10层细胞组成。棘层细胞体积较大,深层细胞呈多边形,浅层逐渐变扁,细胞表面有许多短小的棘状突起,故称棘细胞(见图3-1-2B)。相邻棘细胞的突起相嵌,并通过大量桥粒相连。棘细胞核较大,圆形,位于细胞中央,胞质丰富,富含游离核糖体而呈嗜碱性,并含成束分布的角蛋白丝,可延伸至桥粒内侧。棘细胞胞质内还含有膜被颗粒,电镜下可见明暗相间的平行板层,故又称板层颗粒(lamellar granule),主要分布于细胞周边,颗粒内含有糖脂和固醇,通过胞吐方式将糖脂分泌到细胞间隙,可与细胞膜融合,形成膜状的屏障,封闭细胞间隙,阻止外界物质,尤其是水透过表皮,还能防止组织液的外渗。

3. 颗粒层(stratum granulosum)　位于棘层上方,由3～5层渐扁的梭形细胞组成。颗粒层细胞的核

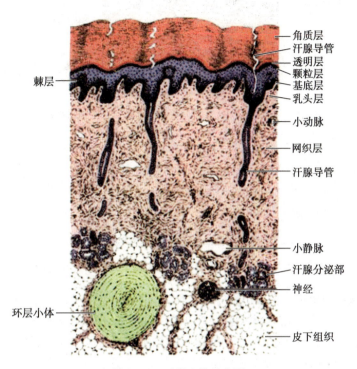

角质层
汗腺导管
透明层
颗粒层
基底层
乳头层
小动脉
网织层
汗腺导管
小静脉
汗腺分泌部
神经
皮下组织
棘层
环层小体

图 3-1-1　手掌皮肤仿真图

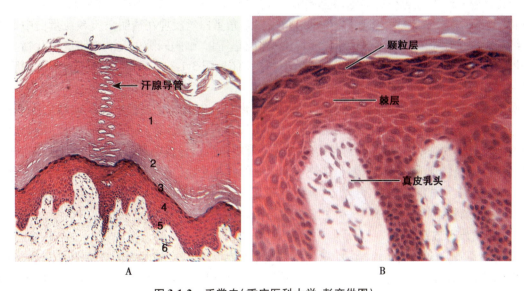

汗腺导管

颗粒层
棘层
真皮乳头

A

B

图 3-1-2　手掌皮（重庆医科大学　彭彦供图）
1. 角质层；2. 透明层；3. 颗粒层；4. 棘层；5. 基底层；6. 真皮

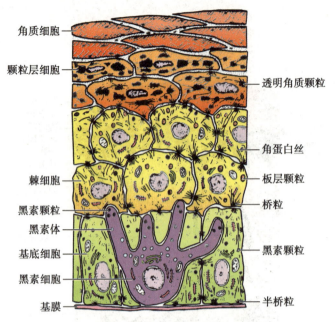

图3-1-3　角质形成细胞和黑色素细胞超微结构模式图

与细胞器渐趋退化，胞质内出现许多大小不等的透明角质颗粒（keratohyalin granule），形状不规则，呈强嗜碱性（见图3-1-2B），其本质为富含组氨酸的蛋白质。电镜下，透明角质颗粒无界膜包被，呈致密均质状，角蛋白丝常穿入颗粒中，是形成角蛋白的前体。颗粒层细胞内板层颗粒更加丰富（见图3-1-3）。

4. 透明层（stratum lucidum）　位于颗粒层上方，由2～3层扁平细胞组成。细胞界限不清，细胞呈透明均质状，强嗜酸性，折光性强。透明层细胞的核及细胞器在溶酶体作用下均消失，胞质内充满透明角质颗粒蛋白，大量的角蛋白丝浸埋其中（图3-1-2A，图3-1-3）。

5. 角质层（stratum corneum）　为表皮的表层，由多层扁平的角质细胞（horny cell）组成。角质细胞已完全角化、变得干硬，细胞核和细胞器全部消失，呈粉红均质状，细胞轮廓不清（见图3-1-2A）。电镜下，细胞质中充满大量密集的角蛋白（keratin），角蛋白是角蛋白丝浸埋在透明角质颗粒蛋白中形成的复合体。细胞膜内面因附有一层不溶性蛋白质而变得厚而坚固。细胞间隙中充满糖脂类膜状物。浅层细胞之间桥粒已解体消失，细胞连接松散，脱落后形成皮屑（见图3-1-3）。干硬而坚固的角质细胞使表皮对多种物理和化学刺激有较强的耐受性。

基底细胞向表面迁移形成角质细胞的过程称为角化。表皮的角化过程由深层向浅层逐渐推进，主要表现为细胞变扁，角蛋白丝增多，透明角质颗粒出现和角蛋白的出现。随着角化过程，角蛋白丝由垂直方向逐渐交错排列，并与透明角质颗粒的蛋白融合形成角蛋白。板层颗粒首先出现在棘细胞，越靠近表层越多。板层颗粒形成的屏障阻断了细胞与组织液的物质交换，导致表层细胞死亡、促进角化。表皮的角化反映了角质形成细胞增殖、分化、向表面迁移、最终脱落的动态变化过程。表皮角质层的细胞不断脱落，而深层细胞不断增殖补充，保持了表皮的正常结构和厚度。

（二）非角质形成细胞

1. 黑色素细胞（melanocyte）　是生成黑色素的细胞，分散在基底细胞之间。细胞呈圆形，胞质染色浅而胞核深染，不易与基底细胞区别。黑色素细胞有多个较长的分支突起，伸入基底细胞和棘细胞之间。黑色素细胞的胞质内含有许多特征性椭圆形小泡状黑色素体（melanosome）（见图3-1-3）。黑色素体为单位膜包被的小体，由高尔基复合体形成，内含酪氨酸酶，能将酪氨酸转化为黑色素（melanin）。当黑色素体充满黑色素后改称黑色素颗粒（melanin granule）（图3-1-4）。黑色素颗粒迁移并聚集在突起末端，通过胞吐方式释放黑色素颗粒，被邻近的基底细胞及棘细胞吞入，黑色素颗粒转移入角质形成细胞。因此，黑色素颗粒在黑色素细胞内反而较少。黑色素细胞与相邻的角质形成细胞之间无桥粒连接,但其基底部同样由半桥粒连于基膜。一个黑色素细胞通过其树枝状突起向周围约 10～36 个角质形成细胞提供黑色素,形成一个表皮黑色素单元(epidermal melanin unit),是形态性体色变化的功能单位。

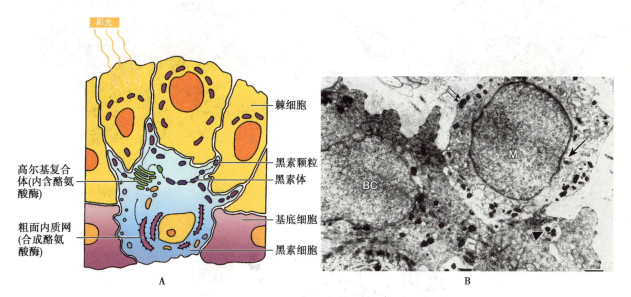

图 3-1-4　人体皮

A. 黑色素细胞形成黑色素体示意图;B. 黑色素细胞电镜像

M. 黑色素细胞胞体;BC. 表皮基底细胞;↑含少量黑色素的黑色素体;↑↑黑色素颗粒;▲插入基底细胞间的黑色素细胞突起

黑色素是决定皮肤颜色的重要因素之一,但各人种间黑色素细胞数目大致相当,肤色的差别主要取决于黑色素细胞分泌黑色素颗粒的能力,以及黑色素颗粒的大小、稳定性、色素化程度。身体不同部位黑色素细胞的数量也不同,脸部和颈部比四肢多。黑色素合成的多少受光照的影响,紫外线可促使酪氨酸酶活性增强,使黑色素合成增加,皮肤颜色加深。黑色素能吸收和散射紫外线,保护角质形成细胞以及深层组织 DNA 免受辐射损伤。一些滞留在真皮或真皮与表皮交界处的黑色素细胞增殖为团状,形成黑痣,或色素痣。当黑色素细胞遭到破坏时,则局部皮肤呈现脱色性改变,如白癜风。

2. 朗格汉斯细胞(Langerhans cell)　散在分布于表皮棘层浅部。细胞呈圆形,有多个突起,但在 HE 染色切片上不易辨认。用氯化金或 ATP 酶组织化学染色可显示细胞体向周围伸出树枝状的突起,穿插在棘细胞之间。电镜下可见细胞质无角蛋白丝和桥粒,有特征性的伯贝克颗粒(Birbeck granule),颗粒有被膜,呈盘状或扁囊形,一端或两端常有圆形透明膨大,因此颗粒的切面呈杆状或网球拍形。伯贝克颗粒参与处理抗原,内有纵向致密线(图 3-1-5),可能是细胞吞噬外来抗原时胞膜内陷形成的吞噬体或抗原储存形式。

朗格汉斯细胞的表面标志与巨噬细胞颇为相似,是皮肤的抗原提呈细胞,能识别、捕获、处理侵入皮肤的抗原,并游走出表皮,经毛细淋巴管将抗原传送给淋巴结中的 T 细胞,引发免疫应答。在抗病毒感染、接触性过敏、异体移植组织排斥及对表皮癌变细胞的免疫监视中发挥重要作用。

3. 梅克尔细胞(Merkel cell)　是一种具有短指状突起的细胞,常分布在表皮基底层或表皮与真皮连接处。HE 染色不易辨认。电镜下,梅克尔细胞呈圆形或卵圆形,细胞顶部有短指状突起伸入角质形成细胞之间,并以桥粒与相邻的角质形成细胞连接。梅克尔细胞基底面与穿越基膜的感觉神经的盘状终末形成典型的化学性突触(图 3-1-6)。这种细胞可能是一种感受触觉等机械刺激的感觉上皮细胞,因此在手掌面、指尖、口腔和生殖道的黏膜上皮中较多见。

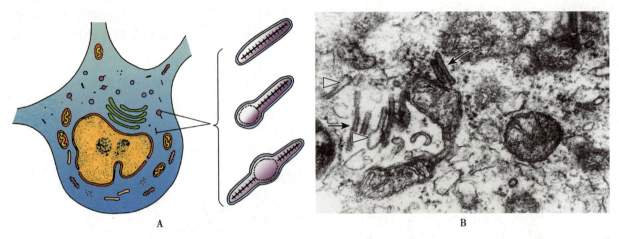

图 3-1-5　朗格汉斯细胞

A. 超微结构模式图,左图示朗格汉斯细胞,右图示不同形状的伯贝克颗粒切面;B. 电镜像,↑△两种不同形状的伯贝克颗粒

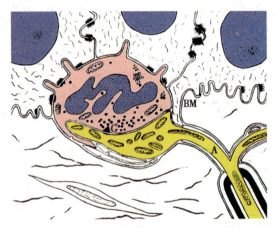

图 3-1-6　梅克尔细胞超微结构模式图
A 轴突;G 分泌颗粒;BM 基膜

二、真皮

真皮(dermis)位于表皮下,主要由致密结缔组织组成。身体各部位真皮的厚薄不一,眼睑、腋窝及阴茎包皮部较薄,而手掌及足底部较厚。真皮可分为乳头层和网状层两层(见图 3-1-1)。

(一)乳头层

乳头层(papillary layer)位于真皮浅层,紧邻表皮的基底层的薄层疏松结缔组织,内含丰富的毛细血管。乳头层向表皮形成许多嵴状或乳头状凸起,故称真皮乳头(dermal papilla)(见图 3-1-2B)。真皮乳头扩大了表皮与真皮的连接面,有利于两者的牢固连接,也便于表皮与真皮内的组织液进行物质交换。

(二)网状层

网状层(reticular layer)位于乳头层下方,是较厚的致密结缔组织,与乳头层无明确分界(见图 3-1-2A)。网状层内有粗大的胶原纤维束交织成网,使皮肤具有较大的韧性。网状层中还有许多弹性纤维,使皮肤具有较大的弹性。此层内还有许多血管、淋巴管和神经,还有毛囊、皮脂腺和汗腺等皮肤附属器,此外,其深部还可见环层小体(见图 3-1-1)。

真皮是皮肤发生免疫反应的主要部位。真皮内有多种参与免疫反应的细胞,大多分布在真皮浅层的毛细血管周围,包括树突状细胞(朗格汉斯细胞和巨噬细胞)、T 细胞、肥大细胞、成纤维细胞等。这些细胞相互作用,并通过分泌细胞因子而相互调节,对免疫细胞的活化、游走、增殖、分化,免疫应答的诱导及炎症损伤和创伤修复均有重要作用。

　　皮肤表面并非平坦,而是有嵴、沟相间形成的皮纹。手掌和足底的皮肤较厚,故皮纹格外明显,这有助于增加手足对接触物的摩擦力。

　　真皮下方为皮下组织(subcutaneous tissue),即解剖学所称浅筋膜,由疏松结缔组织和脂肪组织组成。皮下组织将皮肤与深部的组织连接在一起,使皮肤具有一定的活动性。皮下组织的厚度因个体、性别、年龄和部位而有较大差别。毛囊和汗腺常延伸至皮下组织(见图3-1-1)。皮下组织具有保持体温、缓冲机械压力、储存能量等作用。

三、皮肤的附属器

(一) 毛发

　　除手掌和足底外,人体大部分皮肤均有毛发(hair)分布(图3-1-7)。身体各部毛的长短、粗细、颜色和寿命各不相同,但基本结构相同。

　　毛的结构:毛分为毛干、毛根和毛球三部分。露在皮肤外面的部分为毛干(hair shaft),埋在皮肤以内的部分为毛根(hair root)。毛干和毛根由呈同心圆状规则排列的角化上皮细胞组成,上皮细胞内充满角蛋白和数量不等的黑色素(图3-1-8A)。

　　包裹在毛根周围的毛囊(hair follicle)分为内外两层,内层为上皮根鞘(epithelial root sheath),又称内毛根鞘,由上皮组织构成,与表皮相延续,其结构也与表皮相似;外层为结缔组织鞘(connective tissue sheath),又称外毛根鞘,由薄层致密结缔组织构成,与真皮延续(图3-1-9)。毛根与毛囊上皮根鞘末端结合在一起,形成膨大的毛球(hair bulb)(见图3-1-8B)。毛球的上皮细胞为具有多能

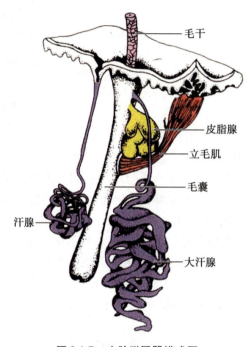

图 3-1-7　皮肤附属器模式图

性的幼稚细胞,称毛母质细胞(hair matrix cell)。这些细胞不断分裂增殖,子细胞向上迁移,逐渐分化为毛根和上皮根鞘的细胞。毛球底面内凹,有富含毛细血管和神经的结缔组织突入其中,形成毛乳头

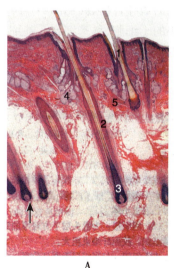
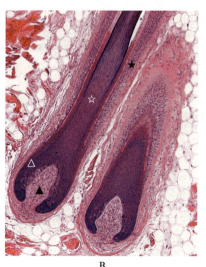

图 3-1-8

A. 人头皮光镜像:1. 毛根;2. 毛囊;3. 毛球;4. 皮脂腺;5. 立毛肌;↑毛乳头;B. 人头皮毛根:☆毛根;★毛囊;△毛球;▲毛乳头

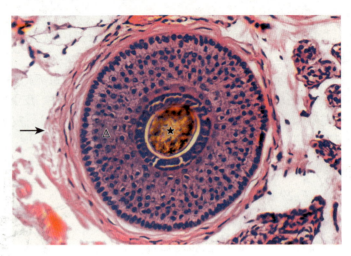

图 3-1-9　人头皮毛横切面

↑外毛根鞘；△内毛根鞘；★毛根

（hair papilla）。毛球是毛和毛囊的生长点，毛乳头对其生长起诱导和营养作用。

毛色由分布在毛母质细胞间的黑色素细胞合成黑色素颗粒，并输入新生的毛根上皮细胞中产生。不同个体的毛发颜色差异较大，黑色和棕黑色毛发中的黑色素颗粒富含黑色素；金色和红色毛发含褐黑色素，呈黄色或红色；灰色和白色毛发的黑色素颗粒及色素都少。

毛和毛囊斜长在皮肤内，在毛根与皮肤表面呈钝角的一侧，有一束斜行平滑肌，称立毛肌（arrector pili muscle），连接毛囊和与真皮乳头（图 3-1-7、3-1-10）。立毛肌附着点处的上皮根鞘隆起处有毛囊干细胞存在，毛囊干细胞迁出至毛球部，分化为毛母质细胞。立毛肌受交感神经支配，遇冷或感情刺激时收缩，可使毛发竖起，产生"鸡皮疙瘩"现象，并可帮助皮脂腺排出分泌物。

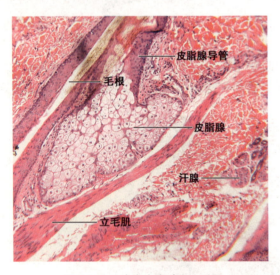

图 3-1-10　头皮皮脂腺和立毛肌

（重庆医科大学　彭彦供图）

（二）皮脂腺

皮脂腺（sebaceous gland）为产生皮脂的结构，除掌、趾、足底和足背外，皮脂腺遍及全身各处皮肤，头皮和面部皮肤皮脂腺最为密集。皮脂腺多位于毛囊和立毛肌之间，为泡状腺，由一个或几个腺泡与一个共同的短导管构成（见图 3-1-10）。腺泡周边为一层较小的干细胞，称基细胞。基细胞不断增殖，生成新的腺细胞。新生的腺细胞体积增大，向腺泡中心移动，并在胞质中不断累积小脂滴。成熟的腺细胞位于腺泡中央，体积较大，呈多边形，胞质内充满脂滴，细胞核固缩，细胞器消失。最后，腺细胞解体，连同脂滴一起排出，形成皮脂（sebum）。这种分泌方式称为顶浆分泌。皮脂通过复层扁平上皮的导管，排入毛囊上段或皮肤表面。皮脂能润滑皮肤和保护毛发，还能在皮肤表面形成脂质膜，有抑菌作用。皮脂腺的发育和分泌主要受雄激素的调节，青春期分泌活跃。皮脂分泌过多时，腺导管被阻塞易引发炎症，形成痤疮。老年时，皮脂分泌减少，皮肤和毛发干燥，易开裂。

（三）汗腺

汗腺（sweat gland）为弯曲的单管状腺，分为外泌汗腺和顶泌汗腺两种。

1. 外泌汗腺（exocrine sweat gland）　又称小汗腺，遍布全身皮肤中，手掌、足底和腋窝处最多。外泌汗腺由分泌部和导管组成（图 3-1-11）。分泌部盘曲成团，管腔较小，位于真皮深层和皮下组织中。腺上皮由 1～2 层锥形和立方形或矮柱状细胞组成,HE 染色可分为明、暗两种细胞。明细胞(clear cell)体积较大,顶部窄、底部宽,底部附着于基膜上。细胞核圆形,靠近细胞基底部,胞质淡染,呈弱嗜酸性,是主要的汗液分泌细胞。暗细胞(dark cell)体积较小,夹在明细胞之间,顶部宽,形成了腺腔的大部,底部较窄,胞质弱嗜碱性,分泌黏蛋白。在腺细胞外部有肌上皮细胞(myoepithelial cell),其收缩有助于分泌物的排出(图 3-1-11)。汗腺的导管较细,由两层较小的立方形细胞围成,胞质嗜碱性,染色较深。导管在真皮内直行上行,进入表皮呈螺旋形上升,并与之相连续,开口于皮肤表面的汗孔。

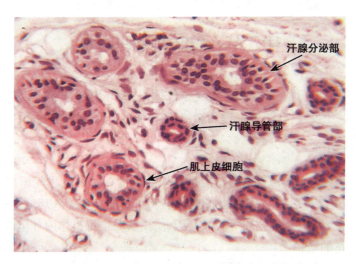

图 3-1-11　手掌皮汗腺(重庆医科大学　彭彦供图)

　　腺细胞以胞吐方式分泌汗液,除含大量水分外,还含钠、钾、氯、乳酸盐及尿素等。导管能吸收一部分钠和氯。汗液分泌是身体散热的主要方式,有调节体温和排泄的作用。

　　2. 顶泌汗腺(apocrine sweat gland)　又称大汗腺,主要分布在腋窝、乳晕、会阴及肛门等处。结构与小汗腺类似,分泌部也盘曲成团,但较大(见图 3-1-7)。腺细胞为扁平、立方或矮柱状,胞质嗜酸性。也有肌上皮细胞。以顶浆分泌方式分泌汗液,顶部胞质连同分泌物一同脱落入管腔。导管多开口于毛囊上端。

　　(四)　指(趾)甲

　　指(趾)甲是指(趾)端表皮的特殊角化增厚区,由甲体及其周围和下方的组织组成。甲体(nail body)是甲的外露部分,由多层连接牢固的角化细胞构成,细胞内充满角蛋白丝(图 3-1-12)。甲床(nail

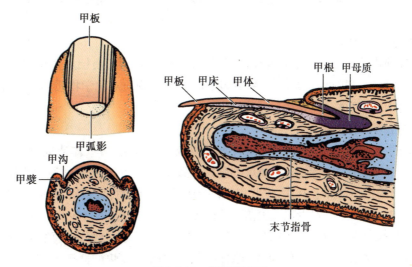

图 3-1-12　指甲模式图

bed)由甲体下的非角化的复层扁平上皮和真皮组成,真皮内富含血管和神经末梢。甲体的近端埋于皮肤内,称甲根(nail root),甲根附着处的甲床基底层细胞分裂活跃,称甲母质(nail matrix),是甲的生长区。甲母质细胞分裂增生,不断向指(趾)的远端移动,角化后构成甲体细胞。甲体周缘隆起的皮肤为甲襞(nail fold)。甲襞与甲体之间有甲沟(nail groove)。甲对指(趾)末节起保护作用。疾病、营养状况和生活习惯的改变可影响甲的形状和生长速度。

（穆欣艺　重庆医科大学基础医学院）

第二节　皮肤的生理功能

皮肤是人体最大的器官,覆盖整个体表,构成了机体内、外环境的分界。皮肤具有屏障、吸收、分泌和排泄、体温调节、感觉、免疫、内分泌等生理功能,对于机体的健康十分重要。

一、皮肤的屏障功能

皮肤直接与外界环境接触,其最重要的功能是在外界环境和内环境之间形成物理性保护屏障。正常皮肤具有良好的双向屏障作用,一方面保护机体内各种组织器官免受外环境中有害因素的侵袭;另一方面可防止体内水分、电解质及营养物质等丧失。因此,皮肤对维持机体内环境的稳定具有重要作用。

（一）对物理性损伤的防护

正常皮肤的表皮、真皮和皮下组织共同形成一完整的整体,具有一定的张力和弹性,故皮肤对机械性损伤(如摩擦、挤压、牵拉以及冲撞等)有较好的防护作用。皮肤角质层致密而柔韧,是主要的防护结构,在经常受摩擦和压迫部位,角质层增厚或发生胼胝,以增强对机械性损伤的耐受力。真皮内的胶原纤维、弹力纤维和网状纤维交织成网,使皮肤具有一定的弹性和延展性。皮下脂肪层可以缓冲外力,使皮肤具有抗挤压、牵拉及对抗冲撞的能力,保护深部器官免受外力损害。

皮肤是电的不良导体,对低电压电流有一定阻抗。皮肤对电的屏障作用主要由角质层完成,当出汗或其他原因导致角质层含水量增多时,皮肤电阻减小,导电性增加,易发生电击伤。

正常皮肤对光有吸收能力,以保护机体内部器官和组织免受光的损伤。皮肤各层对光线的吸收有明显的选择性,如角质层能吸收大量短波紫外线(波长 180～280nm),棘层和基底层则主要吸收长波紫外线(波长 320～400nm),其中基底层中的黑色素细胞所产生的黑色素颗粒对紫外线有很强的吸收能力。紫外线照射可促进黑色素细胞产生更多的黑色素颗粒,并输送至角质形成细胞,增强皮肤对紫外线的防护能力。

（二）对化学性损伤的防护

正常皮肤对各种化学物质有一定的屏障作用,屏障部位主要为角质层。角质层细胞具有完整的脂质膜、丰富的胞质角蛋白,细胞间有大量的酸性糖胺聚糖,这些物质对化学物质均有屏障作用。此外,正常皮肤表面的氢离子浓度对酸、碱等具有缓冲能力。

（三）对生物性损伤的防护

人体皮肤上寄生着许多微生物,在一定条件下可以成为致病菌,对人体造成危害,但皮肤对这些生物性损伤有多方面的防御能力。首先,角质层细胞排列致密,角质形成细胞间通过桥粒结构相互镶嵌排列,构成了对微生物的机械屏障。其次,皮肤表面的 pH 通常偏酸性,且角质层含水量较少,不利于某些微生物的生长。此外,角质层细胞生理性脱落可清除寄居于皮肤表面的微生物;一些正常皮肤表面寄居菌(如痤疮杆菌和马拉色菌等)产生的酯酶,可将皮脂中的甘油三酯分解成游离脂肪酸,后者对葡萄球菌、链球菌和白假丝酵母菌等有一定的抑制作用;皮肤产生的抗菌肽可直接杀伤细菌、病毒、真菌等微生物。

（四）防止体内水、电解质和营养物质的丧失

正常皮肤的角质层所具有的半透膜特性可防止营养物质和电解质等的丢失。同时，角质层及其表面的皮脂腺也可大大减少水分的丢失。正常情况下，成人经皮肤丢失的水分约为 600～800ml/天（不显性出汗），但如果角质层全部丧失，每天通过皮肤丢失的水分将增加 10 倍以上。

二、皮肤的吸收功能

皮肤具有吸收外界物质的能力，称为经皮吸收、渗透或渗入，是皮肤局部药物治疗的理论基础。

（一）皮肤的吸收途径

皮肤主要通过三条途径吸收外界物质，即角质层、毛囊和皮脂腺、汗管口。角质层是皮肤吸收的最重要途径。角质层在皮肤表面形成一完整的半透膜，在一定条件下水分可以自由通过。少数化学物质和重金属可以通过毛囊、皮脂腺和汗腺管侧壁弥散到真皮中去。

（二）影响皮肤吸收的因素

1. 皮肤的结构和部位　皮肤的吸收能力与角质层的厚薄、完整性和通透性有关。不同部位皮肤的角质层厚薄不同，故吸收能力存在差异。一般情况下，皮肤吸收能力依次为阴囊>前额>大腿屈侧>上臂屈侧>前臂>掌跖。婴儿角质层较薄，吸收能力强于成人，因此在外用药时应多加注意。皮肤损伤导致的角质层破坏可使损伤部位的吸收能力明显增强。因此，若皮肤损伤面积较大，局部药物治疗时需注意药物过量吸收所引起的不良反应。

2. 皮肤的水合程度　皮肤角质层的水合程度越高，其吸收能力越强。局部用药后封包，以阻止局部汗液和水分蒸发，提高角质层水合程度，可使吸收系数增高 100 倍。临床上常用此法提高局部用药的疗效，但也应注意由此可能导致药物过量吸收。

3. 被吸收物质的理化性质　完整皮肤只能吸收少量水分和微量气体。水溶性物质不易被皮肤吸收，电解质也很少吸收。脂溶性物质，如脂溶性维生素、性激素及大部分糖皮质激素等可经毛囊和皮脂腺吸收。油脂类物质也吸收良好。

物质的分子量与皮肤的吸收率之间无明显关系，如分子量小的氢气极易透皮吸收，而某些分子量大的物质（如汞、葡聚糖分子等）也可通过皮肤吸收。在一定浓度范围内，物质浓度与皮肤吸收率成正比，但某些物质（如苯酚）浓度过高可引起角蛋白凝固，反而降低皮肤通透性，导致吸收不良。药物的剂型对物质吸收亦有明显影响，如粉剂和水溶液中的药物很难吸收，霜剂可被少量吸收，软膏和硬膏可促进吸收，加入有机溶媒（如二甲基亚砜、丙二醇、乙醚和氯仿等）可显著提高脂溶性和水溶性药物的吸收。

4. 外界环境因素　环境温度升高可使皮肤血管扩张，血流速度增加，加快已透入组织内的物质弥散，从而使皮肤吸收能力提高。当环境湿度增大时，角质层水合程度增加，皮肤对水分的吸收增强，反之则减弱。

三、皮肤的分泌和排泄功能

皮肤的分泌和排泄功能主要通过汗腺及皮脂腺完成。

（一）汗腺的分泌和排泄

汗腺分为外泌汗腺和顶泌汗腺两种，它们各自有不同的生理作用，但均可分泌和排泄汗液。

1. 外泌汗腺　外泌汗腺的分泌受到体内外温度、湿度、精神因素和饮食的影响。外界温度低于30℃时无出汗感觉，但有水分从皮肤表面蒸发，称为不显性出汗；外界温度达到30℃左右时，汗腺开始分泌汗液，皮肤表面可见汗液，称为显性出汗。这种由温热性刺激引起的出汗称为温热性出汗（thermal sweating），见于全身各处，主要参与体温调节。如果空气湿度较高，且衣着较多，气温在25℃时便可出汗。劳动或剧烈活动时，即使气温在20℃以下，也可出汗，而且出汗量往往较多。精神紧张、情绪激动等大脑皮质兴奋时，可引起掌跖、前额等部位出汗，称为精神性出汗（mental sweating），与体温调节关系不大。口腔黏膜、舌背等处分布有丰富的神经末梢和味觉感受器，进食（尤其是辛辣、热烫食物）可使口周、鼻、面、颈、背等处出汗,称为味觉性出汗。

正常情况下外泌汗腺分泌的汗液无色透明,呈酸性(pH 值 4.5~5.5),大量出汗时汗液碱性增强(pH 值 7.0 左右)。汗液中水分约占 99%,固体成分仅占 1% 左右。在固体成分中,大部分为 NaCl,还有乳酸、少量 KCl 和尿素等。

汗液的成分与肾脏排泄物部分相似,因此,外泌汗腺的分泌和排泄可部分代替肾脏功能,对维持体内电解质平衡非常重要。出汗时可带走大量的热量,有效地散热降温,以维持体温恒定。排出的汗液与皮脂形成乳状脂膜,对皮肤有保护作用。

2. 顶泌汗腺 顶泌汗腺从青春期开始活动,并受情绪影响,情绪激动时其分泌和排泄增加,与体温调节无关。新分泌的顶泌汗腺液是一种黏稠的奶样无味液体,细菌酵解可使之产生臭味。有些人的顶泌汗腺可分泌一些有色物质,呈黄、绿、红或黑色,使局部皮肤或衣服染色,称为色汗症。

(二) 皮脂腺的分泌和排泄

皮脂是多种脂类的混合物,主要含角鲨烯、蜡脂、甘油三酯和胆固醇脂等。皮脂具有润泽毛发、润滑皮肤的作用,其中的游离脂肪酸对某些病原微生物的生长起抑制作用。皮脂腺的分泌直接受内分泌系统(如雄激素、孕激素、雌激素、肾上腺皮质激素、垂体激素等)的调节:雄激素及长期大量应用糖皮质激素可加快皮脂腺细胞的分裂,使其体积增大,皮脂合成增加;雌激素可抑制内源性雄激素产生或直接作用于皮脂腺,减少皮脂分泌。13-顺维 A 酸等药物可抑制皮脂分泌,用于痤疮等的治疗。禁食可使皮脂腺分泌减少及皮脂成分改变,其中蜡脂和甘油三酯显著减少。此外,表皮损伤也可使损伤处的皮脂腺停止分泌。

四、皮肤的体温调节功能

皮肤对维持体温恒定具有重要作用:一方面,皮肤中含有对温度变化敏感的游离神经末梢,即外周温度感受器(分为热感受器和冷感受器),可向体温调节中枢提供外界环境温度的信息;另一方面,它又可作为效应器,通过血管舒缩和出汗等方式保持体温恒定。皮肤表面积大,是主要的散热部位,皮肤动静脉之间吻合支丰富,皮肤的血流量可在很大范围内变动,为体温调节创造了有利条件。冷应激时交感神经兴奋,血管收缩,动静脉吻合关闭,皮肤血流量减少,散热减少;热应激时动静脉吻合开放,皮肤血流量增加,散热增加。四肢大动脉也可通过调节浅静脉和深静脉的回流量进行体温调节,体温升高时,血液主要通过浅静脉回流使散热量增加;体温降低时,主要通过深静脉回流以减少散热。

当环境温度低于机体表层温度时,大部分体热通过辐射、传导和对流向外界发散。当环境温度等于或高于皮肤温度时,蒸发是唯一有效的散热途径。每蒸发 1g 水可带走 2.43kJ 的热量,热应激情况下汗液分泌速度可达 3~4L/h,散热率为基础条件下的 10 倍。

五、皮肤的感觉功能

皮肤的感觉可以分为单一感觉和复合感觉两类。单一感觉是指皮肤内感觉神经末梢或感受器感受体内外的单一性刺激,转换成一定的动作电位并沿相应的神经纤维传入中枢,产生不同性质的感觉,如触觉、痛觉、压觉、冷觉和温觉等;复合感觉是指皮肤中不同类型的感觉神经末梢或感受器共同感受的刺激传入中枢后,经综合分析形成的感觉,如干、湿、硬、软、粗糙和光滑等。此外皮肤还有形体觉、两点辨别觉和定位觉等。

痒觉又称瘙痒,是一种引起搔抓欲望的不愉快感觉,为皮肤的特有感觉,产生的机制尚不清楚,组织学至今未发现特殊的痒觉感受器。一般认为痒觉和痛觉关系密切,很可能是由同一神经传导。中枢神经系统的功能状况对痒觉有一定的影响,如精神安定或转移注意力可使痒觉减轻,而焦虑、烦躁或过度关注时痒觉可加剧。

六、皮肤的免疫功能

皮肤为一独特的免疫器官,它不但是免疫反应的效应器官,又具有主动参与启动和调节皮肤相关免

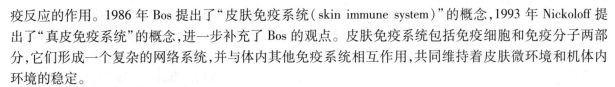

疫反应的作用。1986 年 Bos 提出了"皮肤免疫系统(skin immune system)"的概念,1993 年 Nickoloff 提出了"真皮免疫系统"的概念,进一步补充了 Bos 的观点。皮肤免疫系统包括免疫细胞和免疫分子两部分,它们形成一个复杂的网络系统,并与体内其他免疫系统相互作用,共同维持着皮肤微环境和机体内环境的稳定。

(一) 皮肤免疫系统的细胞成分

人类皮肤中的很多细胞可发挥免疫作用,见表 3-2-1。

表 3-2-1 皮肤主要免疫细胞的分布与功能

细胞种类	分布部位	主要功能
角质形成细胞	表皮	合成分泌细胞因子、参与抗原提呈
朗格汉斯细胞	表皮	抗原提呈、合成分泌细胞因子、免疫监视等
淋巴细胞	真皮	介导免疫应答
内皮细胞	真皮血管	分泌细胞因子、参与炎症反应、组织修复等
肥大细胞	真皮乳头血管周围	Ⅰ型变态反应
巨噬细胞	真皮浅层	创伤修复、防止微生物入侵
成纤维细胞	真皮	参与维持皮肤免疫系统的自稳
真皮树突状细胞	真皮	不详,可能是表皮朗格汉斯细胞的前身

1. 角质形成细胞 是表皮内数量最多的细胞,可合成和分泌白介素、干扰素等细胞因子,参与及调节皮肤免疫反应。还可表达 MHC-Ⅱ类抗原,在 T 淋巴细胞介导的免疫反应中起辅助效应。此外,角质形成细胞具有吞噬功能,能粗加工抗原物质,有利于朗格汉斯细胞摄取和提呈外来抗原。

2. 淋巴细胞 皮肤内的淋巴细胞主要为 $CD4^+T$ 细胞和 $CD8^+T$ 细胞,二者之比约为 0.98;其中表皮内淋巴细胞占皮肤淋巴细胞总数的 2%,以 $CD8^+T$ 淋巴细胞为主。T 淋巴细胞具有亲表皮特性,可在血液循环和皮肤之间进行再循环,传递各种信息,介导免疫反应。

3. 朗格汉斯细胞 是表皮中主要的抗原提呈细胞,对启动皮肤免疫反应具有至关重要的作用。还可分泌许多 T 淋巴细胞反应过程中所需的细胞因子,并可调控 T 淋巴细胞的增殖和迁移。此外,它还参与免疫调节、免疫监视、免疫耐受、皮肤移植物排斥反应和接触性超敏反应等。

4. 血管内皮细胞 内皮细胞直接与血流接触,可受激素作用而改变功能,与循环抗体、抗原或免疫复合物接触,调节这些物质进入血管外组织,因此,内皮细胞涉及免疫反应的起始阶段。内皮细胞还可分泌细胞因子,参与炎症反应和组织修复等。

5. 肥大细胞 在真皮乳头血管周围有大量肥大细胞。肥大细胞表面有 IgE 的 Fc 受体,与 Ⅰ 型变态反应关系密切。活化的肥大细胞可产生和释放多种生物活性介质,参与机体某些的生理或病理过程。此外,肥大细胞也参与迟发性超敏反应。

6. 巨噬细胞 主要位于真皮浅层,可吞噬、处理和提呈抗原,产生和分泌多种生物活性物质参与免疫反应,在外来微生物的非特异性和特异性免疫反应、炎症创伤修复中具有核心作用。

7. 成纤维细胞 真皮内的成纤维细胞在初级细胞因子刺激下可产生大量次级细胞因子。成纤维细胞还是产生角质形成细胞生长因子的主要细胞之一,对维持皮肤免疫系统的自稳状态非常重要。

(二) 皮肤免疫系统的分子成分

1. 细胞因子 表皮内的多种细胞均可在适宜刺激下(如抗原、紫外线、细菌产物以及物理创伤等)合成和分泌细胞因子,如白介素、干扰素和生长因子等。这些细胞因子不仅在细胞分化、增殖和活化等方面有重要作用,而且还参与免疫自稳机制的维持。细胞因子不仅可在局部发挥作用,并可通过激素样方式作用于全身。

2. 黏附分子(adhesion molecules)　是介导细胞与细胞间或细胞与基质间相互接触或结合的一类分子,而这种接触或结合是完成许多生物学过程的先决条件。黏附分子大都为糖蛋白,少数为糖脂,按其结构特点可以分为四类:整合素家族(integrin family)、免疫球蛋白超家族(immunoglobulin superfamily)、选择素家族(selectin family)和钙黏素家族(cadherin family)。在某些病理状态下,黏附分子表达增加,可使血清中可溶性黏附分子水平显著升高,是监测某些疾病的指标。

3. 其他分子　皮肤表面的分泌型 IgA 在皮肤局部免疫中通过阻碍黏附、溶解、调理吞噬及中和等方式参与抗感染和抗过敏作用;补体可通过溶解细胞、免疫吸附、杀菌和过敏毒素及促进介质释放等参与特异性和非特异性免疫反应;皮肤神经末梢受外界刺激后释放感觉神经肽,如降钙素基因相关肽(calcitonin gene-related peptide,CGRP)、P 物质(substance P,SP)和神经激酶 A 等,对中性粒细胞、巨噬细胞等具有趋化作用,导致损伤局部产生风团和红斑反应。

七、皮肤的内分泌及代谢功能

(一) 皮肤的内分泌功能

皮肤与内分泌系统之间联系紧密,一方面皮肤组织是许多内分泌激素的靶器官,这些激素在皮肤的正常生物学过程中发挥作用;另一方面,皮肤是一种具有内分泌活性的器官,能产生或转化某些内分泌激素。

1. 类固醇激素　主要的类固醇激素包括性激素(雄激素、雌激素、孕激素)、糖皮质激素、盐皮质激素和胆钙化醇(维生素 D_3)。

性激素通过皮肤中相应的特异性受体发挥作用。表皮、毛囊、皮脂腺、黑色素细胞及皮肤成纤维细胞是皮肤中对性激素最敏感的靶细胞。性激素可刺激表皮角质形成细胞生长和黑色素细胞活性,雄激素诱导表皮和毛囊上皮细胞的分化,促进毛发生长,增加皮脂产生和分泌。雌激素抑制毛发生长,减少皮脂产生和分泌,孕酮的作用尚不确定。成纤维细胞分泌透明质酸和胶原纤维,雄激素和雌激素均可刺激胶原纤维合成、成熟和更替,但两者对真皮基质成分的作用存在差异,雌激素抑制硫酸皮肤素的合成,而雄激素对真皮中葡萄糖胺聚糖的代谢无影响。

糖皮质激素和皮肤的代谢有密切关系。它可促进外周的四碘甲腺原氨酸(T_4)转变为三碘甲腺原氨酸(T_3),甲状腺激素又能增加胆固醇的生物合成,并刺激甾醇及甾醇酯渗入表皮。此外,糖皮质激素和甲状腺激素均可通过表皮生长因子影响角质形成细胞增殖。皮质醇可引起未角化表皮变薄,表皮颗粒层变得扁平,透明角质颗粒形态改变和数量减少。糖皮质激素过多还可引起其他的皮肤变化,如面部红斑、多毛症、痤疮样皮疹、脂肪沉着增多、皮肤萎缩变薄、瘀斑、皮肤脆性增加和创伤愈合能力减弱等。

2. 蛋白质和多肽类激素　某些多肽类激素可直接调节皮肤功能。下丘脑的促甲状腺激素释放激素可增加皮肤血管舒缩运动,并通过刺激腺垂体释放多种激素,间接地影响皮肤功能。如促甲状腺激素可促进创伤愈合;促肾上腺皮质激素和促黑色素细胞激素可增加皮肤色素形成,促进皮脂的产生、分泌及脂肪组织中游离脂肪酸的释放;生长激素也可刺激皮脂的产生,还能通过胶原纤维产生来影响皮肤的厚度和机械强度;催乳素可调节皮肤上皮细胞的增殖。若将生长抑素和降钙素基因相关肽等注射到体内,可在皮肤上观察到红斑、肿胀、风团、瘙痒。血管活性肠肽可刺激细胞增殖和腺苷酸环化酶活性。胰岛素则是角质形成细胞增殖所必需的内分泌激素。

3. 甲状腺激素　甲状腺激素有三种主要形式:四碘甲腺原氨酸(T_4)、三碘甲腺原氨酸(T_3)和逆-三碘甲腺原氨酸(rT_3)。皮肤是 T_4 在外周脱碘变成 T_3 的一个主要部位。

皮肤本身也是甲状腺激素的靶器官,甲状腺激素能刺激皮肤成纤维细胞蛋白聚糖合成。据推测,甲状腺激素诱导的表皮成熟是通过局部组织 EGF 水平介导的。甲状腺激素也可调节表皮分化,T_3 可诱导许多与表皮更替相关的基因的稳定表达。在体外培养的人角质形成细胞中,T_3 可通过活化纤溶酶原活化因子基因促进角质形成细胞分化。

4. 维生素 D_3　即胆钙化醇,是在体内由皮肤、肝和肾等器官联合作用形成的胆固醇衍生物,其活性形式为1,25-二羟维生素D_3。在紫外线照射下,皮肤中的7-脱氢胆固醇迅速转化成维生素D_3原,然后转化为维生素D_3。维生素D_3在肝脏和肾脏中经羟化后形成1,25-二羟维生素D_3后才具有生物活性。此外,皮肤中的多种细胞表达维生素D_3受体,因此皮肤也是1,25-二羟维生素D_3的作用靶点。1,25-二羟维生素D_3具有调节角质形成细胞的增殖分化和毛发生长等作用。

(二) 皮肤的代谢功能

1. 糖代谢 皮肤中的糖类主要为葡萄糖、糖原和黏多糖等。皮肤葡萄糖浓度为3.33 ~4.50mmol/L,相当于血糖的2/3左右,表皮中的含量高于真皮和皮下组织。患糖尿病时,皮肤葡萄糖含量增高,容易发生真菌和细菌感染。皮肤中葡萄糖的主要功能是提供能量,有氧条件下,表皮中50% ~75%的葡萄糖通过有氧氧化提供能量,而缺氧时则有70% ~80%通过无氧酵解途径提供能量。

皮肤中的葡萄糖也可作为黏多糖、脂质、糖原、蛋白质和核酸等物质合成的底物。真皮中的黏多糖含量丰富,主要包括透明质酸和硫酸软骨素等,多与蛋白质形成蛋白多糖(或称黏蛋白),后者与胶原纤维结合形成网状结构,对真皮及皮下组织起支撑、固定作用。黏多糖的合成及降解主要通过酶促反应完成,但某些非酶类物质(如氢醌、核黄素、抗坏血酸等)也可降解透明质酸。此外,内分泌因素也可影响黏多糖的代谢,如甲状腺功能亢进可使局部皮肤的透明质酸和硫酸软骨素含量增加,形成胫前黏液性水肿。

2. 蛋白质代谢 皮肤蛋白质主要包括纤维性和非纤维性蛋白质两大类。纤维性蛋白主要包括角蛋白、胶原蛋白和弹性蛋白等。角蛋白属中间丝家族成员,是角质形成细胞和毛发上皮细胞的代谢产物及主要成分,至少有30种。胶原蛋白是由皮肤内成纤维细胞合成并分泌,有Ⅰ、Ⅲ、Ⅳ、Ⅶ型。胶原纤维主要成分为Ⅰ型和Ⅲ型,网状纤维主要为Ⅲ型,基膜主要为Ⅳ型和Ⅶ型。弹性蛋白是真皮内弹力纤维的主要成分。非纤维性蛋白包括细胞内的核蛋白以及调节细胞代谢的各种酶类。

3. 脂类代谢 皮肤中的脂类包括脂肪和类脂质,其总量约占皮肤总重量的3.5% ~6%,最低为0.3%,最高可达10%。脂肪的主要功能是储存能量和氧化供能,此外,还可起隔热保温、支撑保护体内各组织脏器的作用。类脂质是构成细胞膜的主要成分和合成某些生物活性物质的原料。在分化的不同阶段,表皮细胞的类脂质组成有显著差异,如由基底层到角质层,胆固醇、脂肪酸、神经酰胺含量逐渐增多,而磷脂则逐渐减少。表皮中最丰富的必需脂肪酸为亚油酸和花生四烯酸,后者在日光作用下可合成维生素D_3。血液脂类代谢异常也可影响皮肤脂类代谢,如高脂血症可使脂质在真皮局限性沉积,形成皮肤黄瘤。

4. 水的代谢 皮肤是人体重要的储水库,儿童皮肤含水量高于成人,成年女性略高于男性。75%的皮肤水分贮存于细胞外,主要分布于真皮内,乳头层多于网织层。皮肤内的水分不仅为皮肤的各种生理功能提供了重要的内环境,并且对全身的水分调节起到一定的作用。当机体脱水时,皮肤可以提供高达5% ~7%的水分,以维持循环血容量的稳定。体内水分增多时,皮肤内水分也增多,甚至发生皮肤水肿。

5. 电解质代谢 皮肤中含有各种电解质,主要贮存于皮下组织中,其中Na^+、Cl^-在组织间液中含量较高,K^+、Ca^{2+}和Mg^{2+}等主要分布于细胞内,它们对维持细胞间的晶体渗透压和细胞内外的酸碱平衡起着重要的作用。某些离子还具有激活酶,维持细胞膜的通透性和参与细胞间黏着的功能。

(陈笛 重庆医科大学基础医学院)

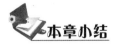 **本章小结**

皮肤由表皮与真皮构成,借由皮下组织与深部组织相连。表皮为角化的复层扁平上皮。表皮细胞分为角质形成细胞和非角质形成细胞。绝大多数的表皮细胞都是角质形成细胞,能够形成角蛋白,参与表皮的角化。非角质形成细胞数量少,分散分布在角质形成细胞之间,包括黑色素细胞、朗格汉斯细胞和梅克尔细胞,它们的功能各不相同。手掌和足底的皮肤属于厚皮,从基底面到游离面可分为基底层、

棘层、颗粒层、透明层和角质层。表皮的层次结构变化反映了角质形成细胞增殖、分化、移动和脱落的动态变化过程,同时也是细胞逐渐形成角蛋白和发生角化的过程。真皮分为乳头层和网状层。皮肤有毛、皮脂腺、汗腺-和指(趾)甲等附属器。毛分为毛干、毛根和毛囊三部分。毛球是毛和毛囊的生长点,毛乳头可以诱导和维持毛的生长。皮脂腺为泡状腺,分泌皮脂,具有滋润皮肤和杀菌功能。汗腺是单曲管状腺,分泌汗液,由调节体温的重要功能。皮肤构成了机体内、外环境的分界,具有屏障和吸收、分泌和排泄、体温调节、感觉、免疫、内分泌等生理功能,对于机体的健康十分重要。

思考题

1. 结合角质形成细胞的增殖分化,简述皮肤表皮的层次及各层细胞的特点。
2. 简述皮脂腺和汗腺的结构与功能。

第四章　眼 的 发 生

学习目标
掌握　视网膜、视神经与晶状体的发育。
熟悉　视泡与视杯的形成。
了解　常见眼畸形的原因。

第一节　眼球的发生

　　胚胎第3周,神经管前端尚未闭合前,其两侧形成一对视沟(optic groove)。第4周,神经管前端闭合形成前脑,视沟向外膨出左右一对囊泡,称为视泡(optic vesicle)。表面外胚层(surface ectoderm)在膨出的视泡的诱导下增厚,形成晶状体板(lens placode)(图4-1-1)。视泡腔与前脑脑室相通,视泡远端膨大,贴近表面外胚层,并进一步内陷形成双层杯状结构,称为视杯(optic cup)。视泡近端变细,称为视柄(optic stalk),与前脑分化形成的间脑相连。随着视杯形成,晶状体板陷入其内,形成晶状体凹(lens pits),并逐渐与表面外胚层脱离,形成中空的晶状体泡(lens vesicle)(图4-1-2)。眼球的各部分即由视杯、视柄、晶状体泡及其周围的间充质进一步分化发育形成。

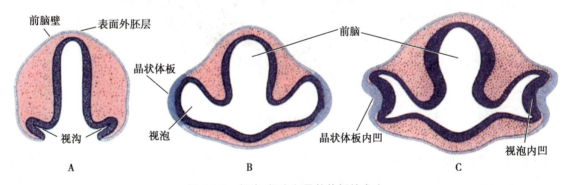

前脑壁　　表面外胚层　　　　　　　　　　　　　　前脑

晶状体板

视泡　　　　　晶状体板内凹

视沟　　　　　视泡　　　　　　　　　　　　　　视泡内凹

A　　　　　　　　　　B　　　　　　　　　　C

图4-1-1　视沟、视泡和晶状体板的发生

一、视网膜的发生

　　视网膜由视杯内、外两层共同分化而成。视杯外层分化为视网膜色素上皮层。视杯内层增厚,为神经上皮层,自第6周起,先后分化出节细胞、视锥细胞、无长突细胞、水平细胞、视杆细胞和双极细胞(图4-1-3)。视杯两层之间的腔变窄并逐渐消失,两层直接相贴,构成视网膜的视部。在视杯边缘部,内层上皮不增厚,与外层分化的色素上皮相贴,并向晶状体泡与角膜(晶状体前方表面外胚层演化而成)之

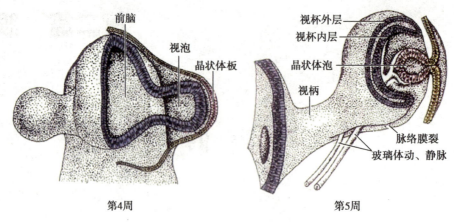

第4周　　　　　　　　　　　　　第5周

图 4-1-2　视杯与晶状体的发生

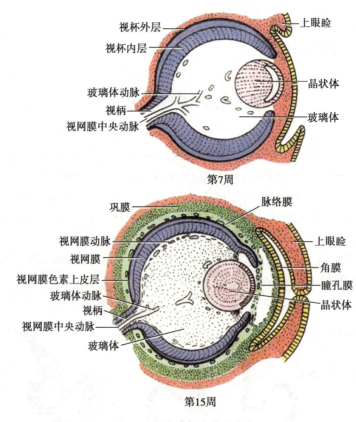

第7周

第15周

图 4-1-3　眼球与眼睑的发生

间的间充质内延伸,形成视网膜盲部,即睫状体和虹膜上皮。睫状体内层上皮分化为非色素上皮,虹膜内层上皮分化为色素上皮,外层上皮还分化出虹膜的平滑肌,即瞳孔开大肌和瞳孔括约肌。由于视网膜的神经层向内转折,导致感光细胞的感光部分与色素上皮贴近,使进入眼球的光线必须穿过视网膜的各层才能达到光感受器。而视网膜薄而透明,对光线的通过并无明显障碍。

二、视神经的发生

视神经由视柄演化而来。胚胎第 5 周,视杯及视柄下方向内凹陷,形成一条纵沟,称脉络膜裂(choroid fissure)。脉络膜裂内含间充质,还有为玻璃体和晶状体的发育提供营养的玻璃体动、静脉。玻璃体动脉还有分支营养视网膜。脉络膜裂于第 7 周封闭,玻璃体动、静脉穿过玻璃体的一段退化,遗留的残迹称玻璃体管(hyaloid canal)。其近段形成视网膜中央动、静脉(见图4-1-3)。视柄与视杯相连,也分内、外两层,两层之间有腔隙。随着视网膜的分化、发育,逐渐增多的节细胞轴突向视柄内层聚集,使视柄内层逐渐增厚,并与外层发生融合,腔隙消失。视柄内、外层细胞演变为星形胶质细胞和少突胶质细胞,围绕在节细胞轴突周围,于是视柄演变为视神经(图4-1-4)。

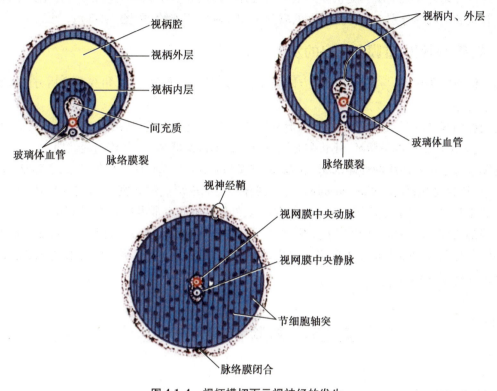

图 4-1-4　视柄横切面示视神经的发生

三、晶状体的发生

晶状体由晶状体泡演变而成。最初,晶状体泡由单层上皮围成(见图4-1-1、图4-1-2)。泡的前壁细胞呈立方形,将分化为晶状体上皮;后壁细胞呈高柱状,并逐渐向前壁方向伸长,形成初级晶状体纤维(primary lens fiber)。晶状体的泡腔逐渐缩小消失,晶状体成为实体的结构(图4-1-3、图4-1-5)。此后,晶状体赤道区的上皮细胞不断增生、变长并形成次级晶状体纤维(secondary lens fiber),而初级晶状体纤维逐渐退化形成晶状体核。新的晶状体纤维逐层添加到晶状体核的周围,晶状体及晶状体核逐渐增大。此过程持续终身,但随年龄的增长而速度减慢。

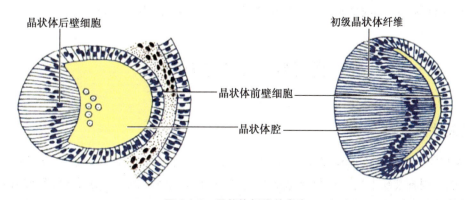

图 4-1-5　晶状体纤维的发育

四、血管膜和巩膜的发生

第6~7周,视杯周围的间充质分为内、外两层。视杯的内层细胞排列疏松,富含血管和色素细胞,分化成眼球壁的血管膜。血管膜的大部分位于视网膜外侧,发育为脉络膜;血管膜前方位于视杯口前缘部的间充质则分化为虹膜基质和睫状体的主体。视杯外侧间充质细胞排列较致密,分化为结缔组织,形成巩膜。脉络膜与巩膜分别与视神经周围的软脑膜和硬脑膜相连续(见图4-1-3)。

五、角膜、睫状体、虹膜和眼房的发生

在晶状体泡的诱导下,与其相对的前方的表面外胚层分化为角膜上皮,角膜上皮后方的间充质分化为角膜其余各层。

靠近视杯前缘处的两层上皮增生,向内形成折叠状皱褶,毛细血管和结缔组织进入其内,形成睫状突,其后缘逐渐形成平坦的睫状环,睫状突和睫状环共同形成睫状体,并分化出睫状肌。

血管膜前位于视杯前缘的外侧部间充质形成虹膜基质,虹膜基质继续发育,其周边部厚,中央部薄,封闭视杯口,称为瞳孔膜(pupillary membrane)。视杯两层上皮形成睫状突后,其前端不发生褶皱,而向前方和中央生长,形成虹膜上皮层。虹膜上皮层与其外侧的虹膜基质共同发育成虹膜。

在虹膜形成前,晶状体泡与角膜上皮之间的间充质内出现一个腔隙,即前房。虹膜与睫状体形成后,虹膜、睫状体与晶状体之间形成后房。出生前瞳孔膜被吸收,前、后房经瞳孔相连通(见图4-1-3)。瞳孔膜不退化将影响视力。

第二节 眼睑和泪腺的发生

一、眼睑的发生

第7周时,眼球前方与角膜上皮相延续的表面外胚层发生上、下两个皱褶,为眼睑原基(primordium of eye lids),分别发育成上、下眼睑。返折到眼睑内表面的表面外胚层分化为复层柱状的结膜上皮,与角膜上皮相延续。眼睑外面的表面外胚层则分化为皮肤的表皮。皱褶内的间充质分化为横纹肌、毛囊等眼睑的其他结构。第10周时,上、下眼睑的睑缘处互相融合,双眼封闭。第16周后,眼睑融合处局部退化发生分离,直至眼睑完全张开。

二、泪腺的发生

泪腺由上眼睑外侧部结膜上皮的基层细胞向深部增殖下陷形成的实心细胞索发育而来。第3个月,细胞索中央出现腔隙,形成由腺泡和导管构成的泪腺,泪腺在出生后6周才分泌泪液。

第三节 眼的先天畸形

一、先天性无虹膜

先天性无虹膜(congenital aniridia)属于常染色体显性遗传性异常,多为双侧性。其形成的确切机制尚不清楚,可能是视杯前缘上皮生长和分化障碍,使虹膜不能发育所致。由于无虹膜,瞳孔特别大。常伴有角膜、晶状体、前房、视网膜和视神经异常。

二、瞳孔残膜

瞳孔残膜(persistent pupillary membrane)是因瞳孔膜吸收不完全,在瞳孔处有薄膜或蛛网状细丝遮盖晶状体所致。轻度残留通常不影响视力和瞳孔活动。

三、先天性白内障

先天性白内障(congenital cataract)指晶状体的透明度异常。其发生原因多为遗传性,为染色体基因异常所致;也会由于母体或胎儿的全身性病变损害晶状体发育,如母体在妊娠早期感染风疹病毒、母体甲状腺功能低下、营养不良和维生素缺乏等均可造成先天性白内障。

四、先天性青光眼

先天性青光眼(congenital glaucoma)属于常染色体隐性遗传疾病,在胎儿发育过程中,由于巩膜静脉窦或小梁网-Schlemm 管系统发育障碍,房水排出受阻,使患儿眼内压增高、眼球胀大、角膜突出,故又称牛眼。

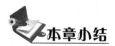 本章小结

眼的发生来源有三个:神经外胚层、表面外胚层和中胚层。眼球的各部分是由视柄和视杯、晶状体泡及其周围的间充质发育形成。眼球前方与角膜上皮相延续的表面外胚层发生上、下两个皱褶,分别发育成上、下眼睑。眼的畸形主要有先天性无虹膜、瞳孔膜残留、先天性白内障和先天性青光眼。

思考题

1. 为什么进入眼球的光线必须穿过视网膜才能到达光感受器?
2. 简述视网膜与视神经的发育。

（穆欣艺 重庆医科大学基础医学院）

第五章　眼的结构与功能

学习目标

掌握　视器的组成;眼球壁的层次结构和功能;眼球的内容物;正常眼底的解剖
学结构;房水的产生和循环;泪器和泪道的组成;眼球外肌的名称和功能;
视路的组成;眼的调节;视网膜的两种感光换能系统,视杆细胞的感光换
能机制,视锥细胞在色觉形成中的作用;视敏度、暗适应和明适应。

熟悉　白内障、正视、远视、近视的概念;眼睑的结构、麦粒肿和霰粒肿;眼屈光系
统的光学特征。

了解　眼球的血管和神经;结膜的分部;眶筋膜和眶脂体。

眼(eye)又称视器(visual organ),由眼球、眼附属器、视路和视中枢组成。眼球具有屈光成像和将光
的刺激转换为神经冲动,再经视觉传导通路传至大脑视觉中枢产生视觉的作用。眼附属器位于眼球周
围或附近,包括眼睑、结膜、泪器、眼外肌等,对眼球起支持、保护和运动的功能。

第一节　眼　　球

一、眼球的位置与外形

眼球(eyeball)为视器的主要部分,位于眼眶内,借筋膜与眶壁相连。眼球前面有眼睑保护,后面借
视神经连于脑,周围附有眼外肌和泪腺等眼附属器,并有眶脂体衬垫。眼球近似球形,其前面的正中点
称前极,后面的正中点称后极。通过前、后极的连线称眼轴。在眼球的表面,距前、后极相等的各点连线
称眼球的中纬线或赤道。经瞳孔的中央至视网膜黄斑中央凹的连线,与视线方向一致,称视轴。眼轴和
视轴交叉成锐角即 kappa 角。眼眶呈四棱锥形,左、右眼眶的内侧壁几乎平行,两外侧壁在视交叉处相
交成90°角。眼眶的内侧壁与外侧壁夹角为45°,两眼视轴平行,各与眶轴成22.5°角(图5-1-1)。

二、眼球的结构

眼球由眼球壁及其内容物组成(图5-1-2)。

(一) 眼球壁

眼球壁包括外膜、中膜和内膜三层膜,外膜为纤维膜,包括角膜和巩膜,中膜为葡萄膜,内膜为视
网膜。

1. 纤维膜(fibrous tunic of eyeball)或眼球外膜(outer tunic of eyeball)　由致密纤维结缔组织构成,
具有支持和保护眼球内容物的作用。由前向后分为角膜和巩膜两部分。

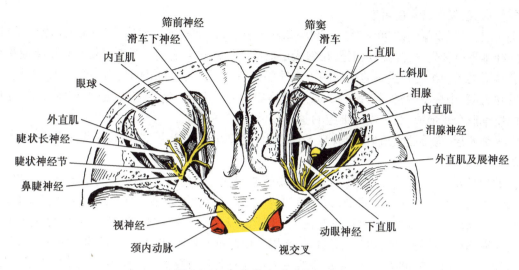

图 5-1-1 经眼球、视交叉水平切面

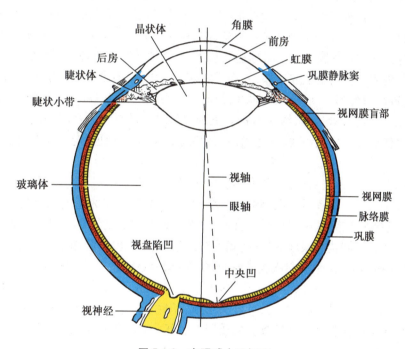

图 5-1-2 右眼球水平切面

（1）角膜（cornea）：位于眼球的最前端，约占眼球外膜的前1/6，透明，有弹性，具有较大的屈光度，表面被泪膜覆盖。

角膜略呈椭圆形，横径为 11.5～12mm，纵径为 10.5～11mm，角膜中央厚 0.5～0.57mm，周边厚 1.0mm。角膜前表面曲率半径水平为 7.8mm，垂直方向为 7.7mm；其后表面曲率半径为 6.22～6.8mm。角膜前表面的屈光力为+48.8D，后表面为−5.8D，总屈光力为+43D，占眼球屈光力的70%。

角膜组织结构分为五层，分别为上皮细胞层、前弹力层、实质层、后弹力层和内皮细胞层。

①上皮细胞层：厚度为 50～100μm，有 5～6 层，从底层到表层依次为基底细胞、翼状细胞和表层细胞。基底细胞为单层矮柱状细胞，呈栅栏状排列，细胞核卵圆形。翼状细胞有 2～3 层，呈多边形，两侧展开呈翼状与毗邻细胞相连接。表层细胞有 2～3 层，多边形，最表层为扁平状，无角化。上皮细胞损伤可再生。

②前弹力层：厚度为 8～14μm，呈透明均质状。无细胞结构，与上皮层的界限不清，前弹力层为实质

33

层特殊分化形成,损伤后不能再生。

③实质层:占角膜厚度的90%,约有200~250个板层,每个板层由大量致密的胶原原纤维组成,同一板层的纤维平行排列,屈光指数相等,相邻板层的纤维排列相互垂直。各板层相互有规律地重叠。实质层内有梭形的角膜细胞及少量游走细胞。实质层损伤后不能再生,由不透明的纤维组织替代。

④后弹力膜:中央厚度略薄约5~7μm,周缘略厚为8~10μm,呈均质状,前方与实质层界限清晰。此层为内皮细胞分泌形成,实为内皮细胞的基底膜,损伤后可再生。

⑤内皮细胞层:为单层六角形细胞,高5μm,宽19~20μm,细胞核居中。一般情况下,内皮细胞损伤后不能再生。

角膜的生理功能:角膜内无血管,以保护角膜的透明性。但角膜含有丰富的感觉神经末梢,故角膜的感觉非常敏锐。角膜的营养有三个来源:角膜周围的毛细血管、泪液和房水。角膜炎或溃疡时,可致角膜浑浊,愈后形成瘢痕,失去透明性,影响视觉。因角膜无血管,免疫排斥反应小,角膜移植手术成功率高。内皮细胞具有"泵"的生理功能,在角膜-房水屏障中起重要作用,以维持角膜的透明性。后弹力膜富于弹性,对蛋白酶具有较强的抵抗力,在角膜溃疡近穿孔时后弹力膜膨出。角膜与巩膜构成眼球外壁,保持眼球一定的形状及保护眼内组织。角膜是屈光间质的重要组成部分,也是屈光手术的重要组织。

(2) 巩膜(sclera):占外膜的后5/6,呈乳白色,不透明,质地厚而坚韧。巩膜向前与角膜相连,后部与视神经交接处分为内、外两层,外2/3移行于视神经鞘膜,内1/3呈网眼状,称巩膜筛板。此板很薄,视神经纤维由此穿出眼球。巩膜表面被眼球筋膜包裹,前面被球结膜覆盖,在角巩缘处,角膜、巩膜和结膜结合在一起。其内面与脉络膜上腔相邻,外伤或炎症时的出血、渗出物可积聚在此间隙。

巩膜厚度在各部位有差异。后极部巩膜在视神经周围最厚,约为1mm,从后极向前逐渐变薄,赤道部约0.4~0.6mm,肌肉附着处最薄,约0.3mm。巩膜前部露于眼裂的部分,正常呈乳白色,巩膜呈黄色常常是黄疸的重要体征。儿童巩膜薄,可透出内面葡萄膜颜色呈现蓝色,老年人巩膜可因脂肪物质沉着略呈黄色。

巩膜从外向内分为三层:表层巩膜、巩膜实质层、棕黑层。除表层巩膜有相对丰富的血管和神经,深层巩膜血管和神经都很少。巩膜组织主要由致密结缔组织构成,其中大量的胶原纤维束与弹性纤维交织成网,内有少量成纤维细胞、基质、色素细胞以及巨噬细胞。主要成分为水和蛋白质,外加少量黏多糖和无机盐。巩膜和角膜一同构成眼球的外壳,能够维持眼球外形、保护眼内组织以保护视力。

角膜缘(limbus corneae)是角膜与巩膜的移行区,又称角巩缘,前界为角膜前弹力层止端,后缘为后弹力膜止端,有1mm的半透明区,以及外层0.75mm的白色巩膜区,是眼内手术切口的重要标志。角膜缘的上皮层为10~12层的复层扁平上皮,有乳头形成,基底层有色素细胞和未分化的干细胞。上皮层下的结缔组织中含丰富的血管网和淋巴管。实质层的后部分为巩膜实质层,前部分为角膜移行区,二者一同构成前房角的外侧壁。

2. 葡萄膜(uvea)或眼球中膜(middle tunic of eyeball)　位于外膜内面,含丰富的血管、神经和色素,呈棕黑色,又称色素膜、血管膜(vascular tunic of eyeball)。葡萄膜由前向后可分为虹膜、睫状体和脉络膜三部分,其主要功能是营养眼球。脉络膜毛细血管是全身含血量最丰富的部位,供应视网膜色素上皮细胞以及视杆、视锥细胞。睫状体分泌的房水则营养晶状体和眼前段结构。虹膜的肌肉控制瞳孔的大小,调节进入眼球的光线,有利于视网膜成像并减少有害光线损伤视网膜;睫状肌可以改变晶状体曲度,产生调节作用,并有维持眼压的功能;纵行肌附着于巩膜嵴,收缩时影响房水外流,毛果芸香碱即通过该机制产生作用。

(1) 虹膜(iris):位于葡萄膜的最前部,呈冠状位圆盘形的薄膜(图5-1-3、5-1-4),中央有一圆孔称瞳孔(pupil),约2.5~4mm,前表面有放射状血管形成凹凸不平的皱褶,成为虹膜纹理和隐窝。虹膜中央厚而周边薄,虹膜裂伤易发生于根部。眼的颜色主要由虹膜前层、深层的色素及基质黑色素细胞的含量决定,色素少呈蓝色,色素多则呈棕色。色素上皮是睫状体的无色素上皮和视网膜感觉上皮的延续,这些上皮细胞可确保光线只通过瞳孔进入眼内且产生最小的折射。

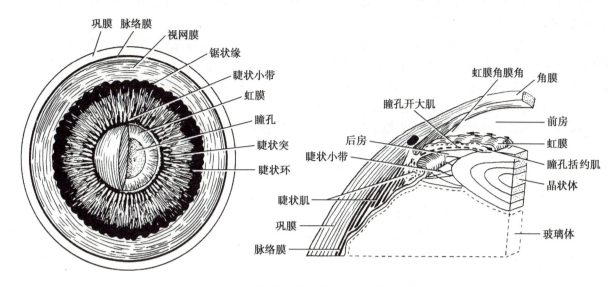

图 5-1-3 眼球前半部后面观和虹膜角膜角

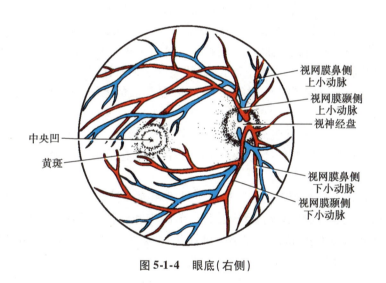

图 5-1-4 眼底(右侧)

虹膜大环由睫状后血管和来自眼外直肌的睫状前血管组成,睫状大环发出放射状分支在虹膜卷缩轮处形成虹膜小环,血管壁较厚,通透性差,适应虹膜的伸缩功能。

虹膜基质内有两种不同方向排列的平滑肌,环绕瞳孔周围呈环形排列的称瞳孔括约肌(sphincter pupillae),呈放射状排列的称瞳孔开大肌(dilator pupillae),都来自神经外胚层,两者相互作用,调节瞳孔的开大和缩小。括约肌收缩时,为原长的 87%,也有纤维连于虹膜基质,因此离断括约肌后仍可保留部分功能。开大肌与睫状体和视网膜的色素上皮相连。虹膜肌肉由自主神经支配,瞳孔括约肌受副交感神经支配;瞳孔开大肌受交感神经支配。在强光下或看近距离物体时瞳孔缩小,在弱光下或看远距离物体时瞳孔开大。在活体上,透过角膜可见虹膜和瞳孔。

虹膜由虹膜基质和虹膜上皮组成。

虹膜基质为含有大量色素细胞和血管的疏松结缔组织。在虹膜前表面,扁平的成纤维细胞和色素细胞较多,形成不连续的前缘层(anterior border layer)。基质中的色素细胞呈星形或圆形,胞质中含大量色素颗粒。

虹膜上皮属于视网膜盲部,由两层色素上皮细胞组成。前层上皮细胞特化为肌上皮细胞,形成瞳孔括约肌和瞳孔开大肌;后层色素上皮细胞呈立方状或矮柱状,胞质内富含较大的黑色素颗粒,细胞侧面有中间连接和紧密连接等,细胞基底部有薄层基底膜附着,可见质膜内褶,细胞顶部与前层色素上皮细胞相贴,有微绒毛突出。

(2) 睫状体(ciliary body):是葡萄膜中部最肥厚的部分,位于虹膜与视网膜的锯齿缘之间,为宽约6mm 的环状组织,其特殊形态特点适合调节晶状体和房水分泌、回流功能的需要(见图 5-1-2、5-1-3)。睫状体切面呈三角形,顶端向后朝向锯齿缘,基底朝向虹膜,近基底有纤维附于巩膜嵴。通常将睫状体分为两部分,前 1/3 肥厚处为睫状冠,后 2/3 扁平处为睫状体平部,晶状体悬韧带附着于睫状冠的睫状突间隙,也可附着于睫状体平部和视网膜前部。睫状肌收缩时,悬韧带张力降低,晶状体由于自身的弹性回缩而变厚,产生眼的调节作用。睫状体的解剖定位对后极部手术很重要,睫状体的冷冻术或激光光凝术主要对准巩膜后 2～3mm 的睫状冠,玻璃体手术切口一般选择在角巩缘后 3.5～6mm 的睫状体平部,以避免损伤晶状体和视网膜。

睫状冠约有 75 个睫状突,使房水分泌上皮的表面积显著扩大。睫状突为约 2mm 长的血管性结缔组织,在虹膜根部的后面向后突起。睫状突与虹膜根部之间的空隙为睫状沟,睫状突表面有无色素上皮和色素上皮细胞覆盖,两种细胞顶对顶排列,即无色素上皮及其基膜朝向玻璃体和晶状体,而色素上皮及其基膜则朝向睫状体基质。

睫状体平部指从睫状突后缘至锯齿缘的区域,由睫状冠延伸而来的双层上皮细胞覆盖,无色素上皮逐渐变得扁平并与视网膜感觉层融合,色素上皮细胞向后融入视网膜色素上皮层。

睫状体的血液供应来自虹膜动脉大环以及睫状后长动脉和睫状前动脉尚未吻合成动脉大环段,在睫状肌内形成第二动脉环,即睫状肌动脉环。睫状肌动脉由很多动脉结合围成,这些动脉分支形成致密的毛细血管网。每个睫状突均有 2～4 支小动脉,睫状突的毛细血管管径大,血流量大,有利于房水的产生。睫状体平部的血管由脉络膜延续而来,血管细而少,脉络膜的毛细血管层到此终止。睫状体的静脉最终流入涡静脉系统。

睫状体内平滑肌称睫状肌,根据肌纤维排列方向分为纵行纤维、放射状纤维和环行纤维。纵行纤维最多,部分伸入巩膜嵴;放射状纤维起自睫状体中部,环行纤维在最内层。睫状肌由第三对脑神经动眼神经内的副交感纤维支配。

(3) 脉络膜(choroid):占葡萄膜的后 2/3,位于巩膜和视网膜之间,为一层厚约 0.25mm 的柔软而富含色素的血管性薄膜,含黑色素细胞、成纤维细胞、节细胞和各种炎症细胞,由三个血管层组成,包括脉络膜毛细血管层、Sattler 层(中间的中血管层)和 Haller 层(外层的大血管层),脉络膜的功能有营养视网膜、散热、遮光和暗房的作用,黄斑中心凹的血液供应只来自脉络膜的毛细血管。

脉络膜血管与正常血管不同,动脉与静脉不伴行。眼动脉分为内、外睫状后动脉,随后各自分出一支睫状后长动脉和数支睫状后短动脉;睫状后长动脉在离视神经 4mm 处斜穿巩膜,行于脉络膜上腔,在锯齿缘附近发出分支,约有 4 条分支返回脉络膜前部;2 只睫状后长动脉供应 50% 的眼前段,该血管损伤后可导致脉络膜上腔出血。15～20 支睫状后短动脉在视神经周围进入巩膜,行于脉络膜上腔并很快分支进入毛细血管小叶,供应赤道后的脉络膜。睫状前动脉也有 8～12 条分支通过睫状体进入脉络膜前部。静脉回流主要通过涡静脉系统,注入眼上、下静脉,大部分经海绵窦回流到翼腭静脉丛,再流至颈外静脉。脉络膜血管受自主神经支配,神经纤维来自睫状后短神经。脉络膜上腔是脉络膜与巩膜之间的一个潜在性间隙,有疏松结缔组织充填,低眼压和炎症时,渗出物和血液蓄积在此腔。

3. 视网膜(retina)或眼球内膜(internal tunic of eyeball)　位于脉络膜内面,前界为锯状缘,后界为视乳头周围,内侧为玻璃体。视网膜后极有一直径约 1.8～2mm 的漏斗状小凹,称黄斑(macula lutea),其中央有一凹陷称黄斑中心凹(fovea centralis),此区无血管,由密集的视锥细胞构成,是感光最敏锐的部位,也是视网膜最薄之处,约 0.1mm。眼底镜检查见中心凹一反光点,称中心凹反射。

视网膜鼻侧距黄斑约 3mm 处有一直径约 1.5mm 边界清楚的圆盘状结构,称视乳头(optic papilla)或视乳头(optic disc)(图 5-1-4),其中央微凹,称视杯(optic cup)或视乳头陷凹(excavation of optic disc),有视神经和视网膜中央动、静脉由此穿行,因该处无感光细胞,故无视觉,称生理盲点。

眼底镜检查视网膜呈均匀橘红色,视乳头呈淡红色圆盘状,其颞侧的黄斑区呈淡黄色小区。由视乳头中央穿过的视网膜中央动、静脉可作为活体观察小动脉的小窗口(图 5-1-4)。

视网膜的组织结构由外向内分为 10 层(图 5-1-5)。

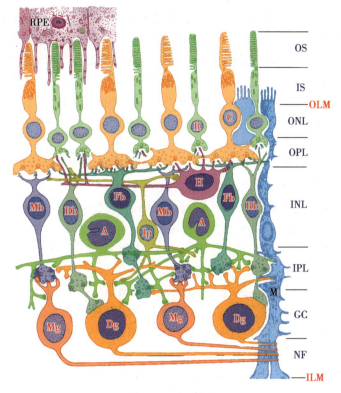

图 5-1-5　视网膜结构模式图

(1) 色素上皮层(retinal pigment epithelium, RPE):位于 Bruch 膜内侧,由单层六角形细胞构成,胞核位于细胞中央偏底部,胞质丰富,含较多色素颗粒,顶部有微绒毛。色素细胞间有紧密连接,可阻止大分子物质进入视网膜,是构成视网膜外屏障的主要结构。

(2) 视锥视杆层(layer of rods and cones, R&C):由感光细胞内、外节组成。

(3) 外界膜(outer limiting membrane, OLM):为 Müller 细胞的突起终止于感光细胞的内节所致。

(4) 外核层(outer nuclear layer, ONL):又称外颗粒层,由感光细胞的细胞核组成。

(5) 外丛状层(outer plexiform layer, OPL):由感光细胞的轴突、双极细胞树突、水平细胞的突起组成,它们间相互接触形成突触。还含有 Müller 纤维。

(6) 内核层(inner nuclear layer, INL):又称内颗粒层。由双极细胞、水平细胞、无长突细胞(amacrine cell)、网间细胞(interplexiform cell, IPC)以及 Müller 细胞的胞核组成。

(7) 内丛状层(inner plexiform layer, IPL):主要由双极细胞的轴突及神经节细胞的树突组成,并以突触的形式相接触。还有无长突细胞的胞质突起、Müller 纤维及视网膜血管支架。

(8) 神经节细胞层(ganglion cell layer, GCL):主要为神经节细胞的胞体,还有 Müller 纤维、神经胶质细胞及血管。在灵长类中,根据不同的结构与功能,节细胞可分为 P 细胞(侏儒细胞)和 M 细胞(伞细胞);根据细胞传导、给光和撤光信号的不同,进一步细分为 on-M、off-M、on-P 和 off-P 细胞。

(9) 神经纤维层(nerve fiber layer, NFL):主要为神经节细胞的轴突,还有 Müller 纤维及血管。

(10) 内界膜(inner limiting membrane, ILM):由 Müller 纤维终止于玻璃体后界膜所致。

(二) 眼球内容物

1. 眼球内腔　虹膜将角膜和玻璃体之间的空隙分为较大的眼前房和较小的眼后房,二者借瞳孔连通。

前房(anterior chamber):为角膜与虹膜、瞳孔区晶状体之间的空间,内充填房水,容积约为0.2ml。

前房角(angle of anterior chamber)是角巩缘后面和虹膜根部前面构成的隐窝,是房水排出的主要通道。

小梁网(trabecular meshwork)位于前房角的角巩缘区,切面呈三角形,基底位于巩膜嵴和睫状体之间,顶点在Schwalbe线(Schwalbe line)。小梁网由很多薄层结缔组织重叠排列而成,顶部约3~5层,底部达15~20层,每层都有小孔,重叠后小孔可相互贯通。这些薄层充当瓣膜作用,使房水只能从小梁网排出而不能反流。小梁网可分成三个特征性区域:葡萄膜小梁、角巩膜小梁和邻管区。葡萄膜小梁在最内层,与前房相接,角巩膜小梁在葡萄膜小梁的外侧,占小梁网的大部分,其小梁细胞内含有较多的吞饮小泡,邻管区是紧邻Schlemm管内皮细胞的薄层结构。Schlemm管与淋巴管相似,由单层内皮细胞通过紧密连接构成。

小梁网是产生房水流出阻力的部位,阻力大小与小梁网孔的直径有关。从葡萄膜小梁到邻管区,小梁网孔逐渐变小,因此,邻管区是房水流出阻力最大的区域。

房水流出眼球外主要通过小梁网途径外流,其次是葡萄膜巩膜途径外流(占10%~20%)和虹膜表面的吸收(占5%),还有很少量经玻璃体和视网膜排出。

后房(posterior chamber)位于睫状体前端与晶状体悬韧带、晶状体前面的环形间隙,容积约为0.06ml。

2. 眼球内容物 眼球的内容物包括房水、晶状体和玻璃体(见图5-1-3)。这些结构和角膜一样无色透明且无血管分布,具有屈光作用,它们与角膜合称眼的屈光装置或折光系统。

(1) 房水(aqueous humor):是无色透明的液体,充满于眼房内。房水由睫状突产生,产生后自眼后房经瞳孔流入眼前房,大多数经前房角小梁网进入Schlemm管,再经巩膜内的集合管和房水静脉,汇入巩膜表面的睫状前静脉,回流到眼静脉。房水除屈光作用外,还有营养角膜、晶状体和玻璃体以及维持正常眼内压的作用。营养物质需要通过睫状体的毛细血管内皮细胞及其基膜、色素上皮细胞及其基膜、无色素上皮细胞及其基膜等结构进入后房,无色素上皮细胞之间具有紧密连接,能有效防止营养物质的随机扩散,是维持血-房水屏障功能的先决条件。一般情况下,房水通过瞳孔很少受阻,眼前房和眼后房的压力大致相等。在某些病理情况下,房水通过瞳孔受阻,如虹膜后粘连、瞳孔闭锁、晶状体膨胀,房水则充滞于眼后房内,引起眼内压增高,临床称之为继发性青光眼。

(2) 晶状体(lens):位于虹膜与玻璃体之间,无色透明,不含血管和神经,富有弹性(见图5-1-2、图5-1-3)。晶状体呈双凸透镜状,前面曲度较小,曲率半径为9~10mm,后面曲度较大,曲率半径为5.5~6mm,两面交界处为晶状体赤道部,与睫状突相距约0.5mm,两面的顶点分别称为晶状体前极和后极。晶状体直径约为9~10mm,厚4~5mm。晶状体若因疾病、创伤或老年化而变混浊时,称为白内障。晶状体由晶状体囊、晶状体上皮、晶状体实质及晶状体悬韧带组成。

1) 晶状体囊(lens capsule):是指包在晶状体外面具有高度弹性的被膜。晶状体囊是由众多板层重叠而成,富含Ⅳ型胶原蛋白、层黏蛋白、肝素硫酸蛋白多糖和少量的纤维连接蛋白,只允许小分子进出晶状体。晶状体囊的弹性可影响晶状体的调节力,其完整性又是维持晶状体透明的重要保证。晶状体囊破损,水分可进入晶状体内而致使其浑浊形成白内障。

2) 晶状体上皮(lens epithelium):位于前囊及赤道部囊下,为单层立方上皮细胞,相邻细胞间有紧密连接、缝隙连接或桥粒等结构,阻止大分子物质在细胞间质的进出。后囊下上皮缺如。晶状体上皮是晶状体纤维(晶状体细胞)的前体细胞,处于中央区的上皮细胞并不增殖,当细胞移行至生发区后,细胞的增殖活性增强,持续分裂,新生细胞向移行区移行,细胞变得细长,分化为晶状体纤维。白内障手术后晶状体囊下上皮细胞残留,增殖可致后发性白内障。

3) 晶状体实质(lens substance):由平行排列的晶状体纤维组成,周围部较软称晶状体皮质;中央部较硬称晶状体核,组织学上无法完全区分。生发区的晶状体上皮细胞终身增殖、延伸,伸长的上皮细胞前后端分别向晶状体前后极移动，整个细胞呈 U 形向核挤压，形成晶状体纤维。晶状体纤维外形为六面体，最长可达 10mm。浅层的晶状体纤维内仍保留了上皮细胞的大多数细胞器，随着纤维向核挤压，细胞器逐渐丢失，细胞核向前移动，成熟细胞胞质内主要成分变为晶状体蛋白和细胞骨架。晶状体纤维之间紧密连接，排列规律，保证了晶状体的透明性和光学特性。

4）晶状体悬韧带（lens zonule）：是连接晶状体赤道部与睫状体的纤维组织，由透明、坚韧、缺乏弹性的胶原原纤维组成。从睫状体上皮细胞发出，到达晶状体赤道部，包埋入晶状体囊。

晶状体是眼屈光系统的主要装置，其屈光指数为 1.44。晶状体的主要功能就是使进入眼球的光线折射成像，晶状体的曲度随所视物体的远近不同而改变。当视近物时，睫状体内环形排列的睫状肌收缩，向前内牵引睫状突，使晶状体悬韧带松弛，晶状体则由于本身的弹性而变凸，尤其是前面的曲度加大，屈光力加强，使进入眼球的光线聚焦于视网膜上；当视远物时，与此相反。随着年龄的增长，睫状肌逐渐萎缩，晶状体逐渐失去弹性，调节功能减退，致看近物时模糊，从而形成远视，出现老花眼。

（3）玻璃体（vitreous body）：为无色透明的胶状物质，表面覆有玻璃体囊。充填于晶状体和视网膜之间，具有屈光、支撑视网膜的作用。

玻璃体组织由玻璃体界膜、玻璃体皮质、中央玻璃体、中央管及玻璃体细胞组成。

1）玻璃体界膜：实为致密的浓缩玻璃体，并非真正的膜，除玻璃体基底部前方及透明管后端，其余部分均有界膜存在。根据部位不同，玻璃体界膜分为前界膜与后界膜。玻璃体前表面与晶状体之间有一直径约 9mm 的圆环形粘连，称为玻璃体囊膜韧带，又称为 Wieger 韧带。青年时期粘连较为紧密，老年时变得疏松。因此老年人易发生晶状体与玻璃体分离。

2）玻璃体皮质（vitreous cortex）：是玻璃体外周与睫状体及视网膜相贴合的部分，比较致密，由胶原纤维、纤维之间的蛋白质和黏多糖积聚而成。以锯齿缘为界可将玻璃体皮质分为前皮质和后皮质。位于锯齿缘前 2mm 及后 4mm 区域是玻璃体与眼球壁结合最紧密的部位，受病理和外伤影响也不至导致脱落，该处称为玻璃体基底部。

3）中央玻璃体：是玻璃体中央部分，结构类似皮质。

4）中央管：是玻璃体中央的透明管，又称为 Cloquet 管，位于晶状体后方至视乳头前方，为原始玻璃体的遗留。

5）玻璃体细胞：存在于玻璃体皮质，多见于近视网膜及视乳头处的皮质，包括玻璃体细胞以及玻璃体纤维细胞两种。

玻璃体的主要成分为水，约占 99%，其余为透明质酸和胶原原纤维，另外还有非胶原蛋白、糖蛋白、无机盐、维生素 C、氨基酸、脂类等物质。玻璃体是眼屈光间质之一，除屈光功能外，还对视网膜和眼球壁起支持作用。玻璃体无血管，代谢缓慢，营养来源于脉络膜和房水。若玻璃体发生浑浊，可影响视力。若玻璃体萎缩，支撑作用减弱，可导致视网膜剥离。玻璃体不能再生，玻璃体丢失时，其空间由房水填充。

眼的屈光系统包括角膜、房水、晶状体和玻璃体。外界物体反射或发射出来的光线，经过眼的屈光装置后，在视网膜上形成清晰的物像，这种视力称为正视。若眼轴较长或屈光装置的屈光率过大，则物像落在视网膜前，称之为近视。若眼轴较短或屈光装置的屈光率过小，则物像落在视网膜后，称之为远视。

（骆世芳 穆欣艺 贺桂琼 重庆医科大学基础医学院）

第二节 眼眶及眼附属器

一、眼眶

（一）骨性眼眶

眶（orbit）为一对四面锥体形的深腔（图 5-2-1），左右对称，分一尖一底和四壁，底朝前外，尖向后内，容纳眼球及附属结构。眶的周围由骨质组成,前面为眼睑,内有眼球和其他组织。成人眼眶深约 4 ~ 5cm,容积为 25 ~ 28ml。眼眶外侧壁稍偏后,该侧眼球暴露较多,视野更开阔,但更容易受伤。

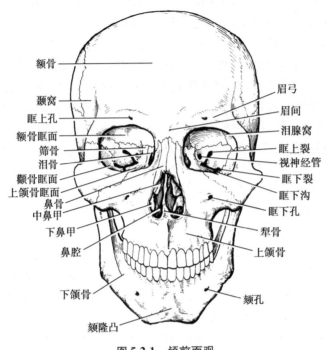

图 5-2-1 颅前面观

额骨
颞窝
眶上孔
额骨眶面
筛骨
泪骨
颧骨眶面
上颌骨眶面
鼻骨
中鼻甲
下鼻甲
鼻腔
下颌骨
颏隆凸

眉弓
眉间
泪腺窝
眶上裂
视神经管
眶下裂
眶下沟
眶下孔
犁骨
上颌骨
颏孔

1. 眶尖　朝向后内,尖端有一圆形孔,即视神经管,与颅中窝相通。

2. 眶底　即眶口,朝向前外,略呈四边形。眶上缘的内中 1/3 交界处有眶上切迹或眶上孔,眶上血管、神经由此通过。眶下缘的中份下方约 1cm 处有眶下孔。

3. 上壁　薄而光滑,由额骨眶部和蝶骨小翼构成,与颅前窝相邻,眶内病变破坏眶上壁时可波及颅内。眶上壁前部外侧份有一深窝,称泪腺窝,容纳泪腺。

4. 内侧壁　由前向后依次由上颌骨额突、泪骨、筛骨眶板和蝶骨体构成,与筛窦和鼻腔相邻。内侧壁最薄,约 0.2 ~ 0.4mm,筛窦的感染可累及眶内组织。其前下部有一个长圆形窝,称泪囊窝,容纳泪囊,此窝向下经鼻泪管通向鼻腔。

5. 下壁　由上颌骨构成,壁下方与上颌窦相邻,壁厚 0.5 ~ 1cm,上颌窦的炎症或肿瘤破坏眶下壁后可侵入眶内,导致眼球突出。下壁和外侧壁交界处后份有眶下裂,其向后可通向颞下窝和翼腭窝,眶下裂中部有前行的眶下沟,此沟向前导入眶下管,管开口于眶下孔。眶下裂内有三叉神经的上颌神经分支眶下神经及颧神经通过。

6. 外侧壁　由颧骨和蝶骨构成,骨质较厚,有利于抵抗外力,保护眼球。上壁与外侧壁交界处的后份为眶上裂,向后通入颅中窝。眶上裂内有第Ⅲ、Ⅳ、Ⅵ脑神经及第Ⅴ脑神经的眼神经分支(包括额神经、泪腺神经和鼻睫神经)、眼上静脉、脑膜中动脉的眶支和交感神经等穿过。临床上眶外侧壁部分切除常作为减轻眶内压力,治疗严重眼球突出的手术方法。

(二) 眶脂体与眶筋膜

1. 眶脂体(adipose body of orbit)　是填充于眼球、眼肌与眶骨膜之间的脂肪组织块(图 5-2-2)。眶脂体的功能是固定眶内各种软组织,对眼球、视神经、血管和泪器起弹性保护垫的作用。眼球后方的脂肪组织与眼球类似关节窝与关节头的关系,允许眼球做多轴运动;并可以减少外来震动对眼球的影响。

2. 眶筋膜(fascia in orbit)　包括眶骨膜、眼球筋膜鞘、肌筋膜鞘和眶隔。

(1) 眶骨膜(periorbita)　疏松地衬贴于眶壁内面的漏斗形膜,包绕除颧神经、眶下血管和神经以外的眶内结构。向后在视神经管和眶上裂内侧与颅腔内骨膜(硬脑膜外层)相延续,向前与额骨骨膜

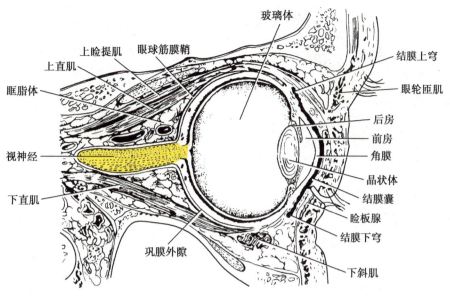

图 5-2-2　右眼眶(矢状切面)

相延续。

（2）眼球筋膜鞘(fascial sheath of eyeball)　是眶脂体与眼球之间的薄而致密的结缔组织膜,又称Tenon囊。此鞘包绕眼球大部,向前在角膜稍后方与巩膜融合,向后与视神经硬膜鞘相结合。眼球筋膜鞘内面光滑,与眼球之间存在潜在性的间隙称巩膜外隙,间隙内有松软而纤细的结缔组织,故眼球在此间隙内运动灵活。眼球摘除时,是在眼球筋膜鞘内进行。人工眼球术,是将眼球安置在鞘内。

（3）眼肌筋膜鞘(sheath of ocular muscles)　鞘状包绕眶内各肌,包绕眼球外肌的筋膜鞘与眼球筋膜鞘相延续。

（4）眶隔(orbital septum)　在上睑板的上缘和下睑板的下缘各有一薄层结缔组织连于眶上缘和眶下缘,此为眶隔,与眶骨膜相续连。

二、眼附属器

眼附属器(accessory organs of eye)包括眼睑、结膜、泪器以及眼球外肌,对眼球起保护、运动和支持作用。

（一）眼睑

1. 眼睑的解剖结构　眼睑(eyelids)分为上睑和下睑,位于眼球前方,是保护眼球的屏障(图5-2-2)。上睑较下睑大而宽,上睑的上缘以眉为界,下睑与颊部皮肤相连续,无明显分界,一般认为其下缘在眶下缘处。眼睑游离缘称睑缘,上、下睑缘之间的裂隙为睑裂,睑裂的高度是指静眼向前方注视时上、下睑缘中点之间的距离,宽度为7~10mm。睑裂的内、外侧角分别称内眦和外眦,内、外眦的距离称睑裂长度,成人睑裂长度平均值为28mm。内眦较圆钝,附近有一微凹陷的空隙,称泪湖(lacrimal lacus)。泪湖的底部有蔷薇色的隆起,称泪阜(lacrimal caruncle)。上、下睑的内侧端各有一小突起称泪乳头(lacrimal papilla),其顶部有一小孔,称泪小点(lacrimal puncta),是泪小管的开口,开口朝向后方,正对泪湖,便于吸入泪液。睑缘分为前、后两部分,称前缘和后缘。两缘间稍突起呈灰色,称灰线。前缘有睫毛,约2~3行,上睑有睫毛100~150根,下睑有50~70根。上下睫毛弯曲向前,具有防止灰尘进入眼内和减弱强光照射的作用。如果睫毛长向角膜,则为倒睫,严重者可引起角膜溃疡、瘢痕,导致失明。后缘有很多小孔排列成一行,这些小孔是睑板腺(Meibomian腺)导管的开口,腺体位于睑板内。

2. 眼睑的组织结构　上、下眼睑的结构层次相似。以上眼睑为例,由浅至深可分6层:皮肤、皮下组织、肌层、肌下结缔组织、纤维层和睑结膜(图5-2-3)。

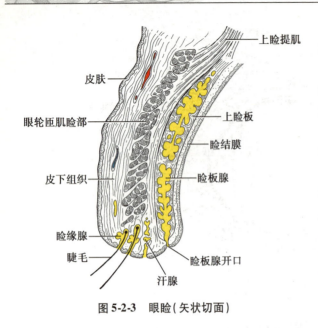

图 5-2-3　眼睑（矢状切面）

（1）眼睑皮肤：全身皮肤最薄者,受三叉神经第1、2支支配。

（2）皮下组织：为疏松结缔组织,缺乏脂肪组织,故可因积水或出血而发生肿胀。临床上肾炎患者常伴有眼睑水肿。

（3）肌层：包括眼轮匝肌、提上睑肌和Müller肌。

眼轮匝肌（orbicularis muscle）：位于皮下结缔组织和睑板之间,形似一扁环,以睑裂为中心环绕上、下眼睑。眼轮匝肌分为近眶缘的眶部、近睑缘的睑部和泪囊部（也称 Horner 肌）。该肌收缩时关闭睑裂,泪囊部肌肉的收缩与松弛,将结膜囊内的泪液吸入泪道。眼轮匝肌受面神经支配。

提上睑肌（levator palpebrae superioris）：自眶骨视神经孔周围的纤维环附近开始,沿眶上壁向前呈扇形展开,最后附着于上睑板上缘、眼睑皮肤、眼轮匝肌和结膜上穹隆部。该肌收缩时可同时提起上睑各部分,包括眼睑皮肤、睑板和睑结膜。此肌受动眼神经支配。

Müller 肌：为平滑肌,分别起自提上睑肌下面和下直肌的筋膜,并附着在上、下睑板的上、下缘,收缩时开大睑裂,该肌瘫痪可导致上睑下垂,此肌受颈交感神经支配。

（4）肌下结缔组织：位于眼轮匝肌与睑板之间,由纤维结缔组织构成。

（5）纤维层：包括睑板和眶隔。睑板（tarsus）由致密结缔组织构成,呈半月形,上、下各一（图 5-2-4）,硬度如软骨,是眼睑的支架组织。上、下睑板的内、外侧端借水平走行的结缔组织带附着于眶缘,称睑内侧韧带和睑外侧韧带。睑内侧韧带较强韧,前面有内眦动、静脉越过,后面有泪囊,是行泪囊手术时寻找泪囊的标志。眶隔是睑板向周围延伸的一薄层有弹性的结缔组织膜,在眶缘与增厚的骨膜相延续。

（6）睑结膜：位于眼睑内侧面,和睑板紧密相连。

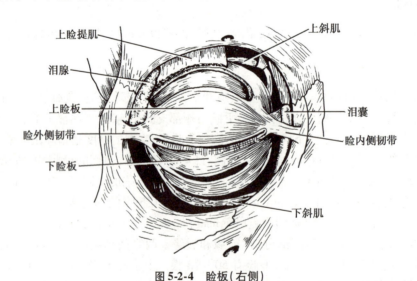

图 5-2-4　睑板（右侧）

3. 眼睑腺体　眼睑除皮肤腺体外,尚有三种腺组织

（1）Moll 腺（Moll glands）：为变态的汗腺,呈单螺旋状或窦状。每个腺体分为导管部和分泌部。腺管直接开口于皮肤,有时和 Zeis 腺的腺管相通。结构与顶泌汗腺相同。

（2）Zeis 腺（Zeis glands）：为变态的眼睑部皮脂腺，直接开口于毛囊。

（3）睑板腺（tarsal glands, Meibomian glands）：位于睑板内，呈麦穗状的腺体，上睑约有 30 个睑板腺，下睑有 20 个。每个腺体中央有一导管，各中央导管彼此平行，垂直排列并开口于睑缘。睑板腺分泌油脂样液体，富含脂肪、脂酸和胆固醇，有润滑睑缘及防止泪液外溢的作用。睑板腺的化脓性感染，临床上称内麦粒肿。若睑板腺导管被阻塞，形成睑板腺囊肿，称霰粒肿。

4. 眼睑的血管和淋巴

（1）眼睑的血管：上、下眼睑血液由面部动脉和眼动脉的分支供给（图 5-2-5），这些分支相互吻合，在睑板前后形成交通丛，并在上、下睑离睑缘 3mm 处形成睑缘动脉弓。动脉弓的分支穿过睑板到达睑结膜并营养结膜。此外，在上睑板上缘和下睑板下缘也形成周围动脉弓。眼睑静脉形成不规则的弓形，内侧与内眦静脉吻合，外侧与泪腺静脉和颞浅静脉吻合。眼睑和眼眶的静脉既可以通过眼静脉、海绵窦汇入颅内，也可由面静脉汇入颈内静脉至颅外。眼睑的手术需注意血管的位置和吻合。

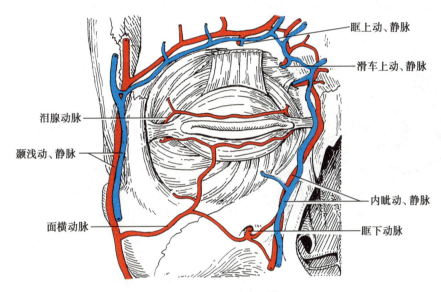

图 5-2-5　眼睑的血管

（2）眼睑的淋巴：眼睑淋巴分为深、浅两个系统，输送眼睑皮肤和眼轮匝肌淋巴的是浅部淋巴系，输送睑板和结膜的是深部淋巴系。睑板前淋巴丛和睑板后淋巴丛互相交通，由眼睑内、外侧两组淋巴管输送。

（二）结膜

1. 结膜的解剖结构　结膜（conjunctiva）为一层薄而透明的黏膜，覆盖在眼睑后面和眼球前面，富含血管（见图 5-2-2）。按其所在部位可分为三部：睑结膜、球结膜和结膜穹窿。睑结膜紧贴于上、下眼睑的后面，与睑板紧密相连，光滑透明，其深面的血管和睑板腺清晰可见。球结膜覆盖于眼球的前面，在角膜缘处移行为角膜上皮，除在角膜缘处与巩膜紧密相连，其他部分连接疏松易于推动。球结膜与巩膜间有疏松结缔组织，称结膜下组织。球结膜近内眦处有一淡红色半月形褶叠膜，称半月皱襞（plica semilunaris），凹面向角膜，宽约 2mm。结膜穹窿位于睑结膜和球结膜的移行处，其返折处形成结膜上穹和结膜下穹。结膜上穹较结膜下穹深。当上、下睑闭合时，整个结膜形成囊状间隙称结膜囊，此囊通过睑裂与外界相通。结膜穹窿内含静脉丛和大量淋巴细胞，有时形成淋巴滤泡（淋巴小结）。结膜各部的组织结构不完全相同，病变常局限于某一部位，如沙眼易发于睑结膜和结膜穹；疱疹多见于角膜缘的结膜和球结膜。

2. 结膜的组织结构　结膜可分为三个部分：结膜上皮层、基质层和结膜的腺组织。结膜各部由于解剖部位不同，其组织结构并不完全一致。

（1）结膜上皮层：睑结膜边缘部起始于睑缘皮肤和结膜交界处，由皮肤的角化的复层扁平上皮移行为不角化的黏膜上皮，约 5 层细胞。睑板部上睑有两层上皮：基底细胞层，细胞扁平，核与表面平行；柱状细胞层,核与表面垂直。下睑为4~5层的复层柱状上皮。眶部上皮细胞为3层的复层柱状上皮。结膜穹隆和球结膜的巩膜部分有3层上皮细胞,但在球结膜的角膜缘部变为复层扁平上皮,并有乳头形成。

(2)基质层:包括腺样层与纤维层。腺样层是在上皮层下的疏松结缔组织,内含淋巴细胞,以眶部最多,有时形成淋巴滤泡。球结膜的腺样层变薄。纤维层在腺样层下方,由胶原纤维、弹性纤维和血管构成。纤维层在睑板部消失,在巩膜处则和眼球筋膜混合。

(3)结膜的腺组织:结膜上皮层内含杯状细胞,染色浅亮,呈高脚杯状,细胞核靠近基底部,多见于球结膜,而睑缘处缺如。杯状细胞分泌黏液,对于湿润眼球表面十分重要。副泪腺又称Krause腺或Wolfring腺,位于结膜穹隆和眶部结膜下。组织结构与泪腺相同。

泪阜为界于皮肤和黏膜之间的变态皮肤组织,表面为不角化的复层扁平上皮,并有皮脂腺、汗腺、副泪腺和细毛。近结膜处有单独或成群的杯状细胞。间质的结缔组织内富含血管和神经,还有平滑肌纤维。

(三)泪器

泪器(lacrimal apparatus)由泪液的分泌部和排出部组成(图5-2-6)。

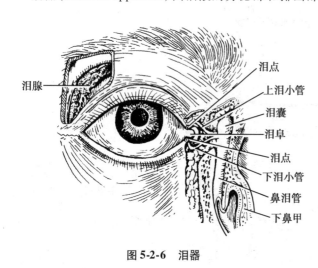

图5-2-6　泪器

泪腺——
泪点
上泪小管
泪囊
泪阜
泪点
下泪小管
鼻泪管
下鼻甲

1. 泪液分泌部　由泪腺和副泪腺组成。

(1)泪腺(lacrimal gland):位于眶上壁前外侧部的泪腺窝内,是分泌泪液的器官,由细管状腺和导管构成。泪腺分为上、下两部,上部为眶部,下部为睑部。泪腺眶部导管通入泪腺睑部的部分导管,开口于结膜上穹隆部的外侧。泪腺由眼动脉分出的泪腺动脉供给血液;受三叉神经第1支的泪腺神经支配。泪腺为浆液性复管状腺,含多个小叶。腺泡由圆柱状分泌细胞组成,外围有位于基膜上的扁平的肌上皮细胞。导管为双层上皮,内层立方、外层扁平。小叶间有结缔组织,弹性纤维、淋巴细胞和浆细胞等。泪腺分泌的泪液借眨眼活动涂抹于眼球的表面,多余的泪液流向泪湖,经泪小点、泪小管入泪囊,再经鼻泪管到鼻腔。泪液有防止角膜干燥和冲洗微尘的作用,此外,泪液中含有溶菌酶,具有灭菌的作用。

(2)副泪腺(accessory lacrimal gland):包括Krause腺、Wolfring腺和Ciaccio腺。

2. 泪液排出部　由泪小点、泪小管、泪囊和鼻泪管组成。

(1)泪小点:为两个微突起的圆形小孔,位于上、下睑缘内侧部,距内眦约6.5mm。

(2)泪小管(lacrimal ductule):为连接泪点和泪囊的小管,位于眼睑的皮下,分为上、下泪小管。它们分别垂直向上、下行,然后几乎成直角转向内侧汇合在一起,开口于泪囊上部。泪点有结缔组织包绕,富含弹性纤维。泪小管管壁为复层上皮,上皮下有弹性组织,因此可用探针扩大泪小管。管外有眼轮匝肌部分纤维围绕,可使泪小管垂直部收缩。泪点变位常引起泪溢症。

(3)泪囊(lacrimal sac):位于眼眶内侧壁前部的泪囊窝内,为一膜性囊,长径约为12mm,横径约为6mm。上端为盲端,下端移行为鼻泪管。泪囊的基底层有两层上皮,浅层为柱状,深层为扁平上皮,其间夹杂杯状细胞。间质分两层:上皮下为腺样层,内有淋巴细胞,有时形成淋巴滤泡;再下为致密结缔组织。泪囊前面有睑内侧韧带和眼轮匝肌的肌纤维,眼轮匝肌有少量肌束跨过泪囊的深面。当眼轮匝肌收缩闭眼时,可同时牵拉睑内侧韧带扩大泪囊,使囊内产生负压,促使泪液流入泪囊。

(4)鼻泪管(nasolacrimal duct):为膜性管道。鼻泪管上部包埋于骨性鼻泪管中,与骨膜紧密结合;下部位于鼻腔外侧壁黏膜的深面,末端开口于下鼻道的外侧壁。骨内段管长12.4mm,鼻内段长5.32mm。鼻泪管组织结构与泪囊相同,开口处的黏膜有丰富的静脉丛,当感冒时,黏膜易充血和肿胀,导致鼻泪管下口闭塞,泪液向鼻腔引流不通畅,故感冒时常有流泪的现象。

（四）眼外肌

眼外肌（extraocular muscles）包括 6 块眼球肌和 1 块眼睑肌，它们都是骨骼肌，统称为视器的运动装置（图 5-2-7）。眼球肌包括内直肌（rectus medialis）、外直肌（rectus lateralis）、上直肌（rectus superior）、下

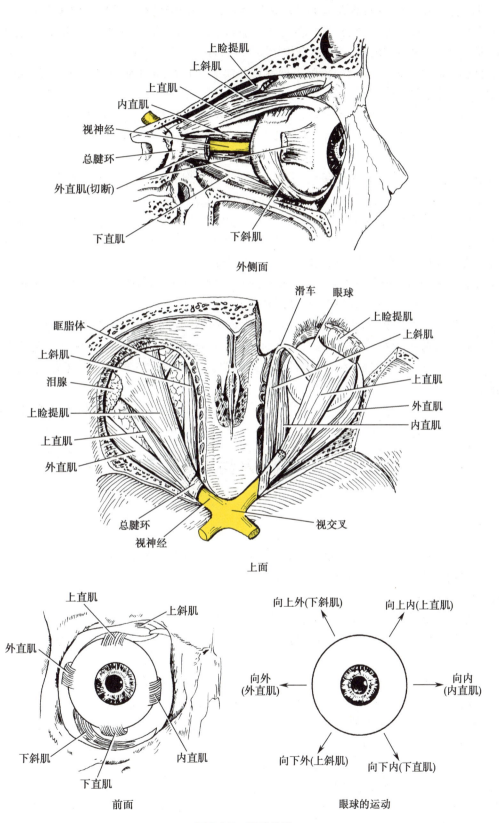

图 5-2-7　眼球外肌

直肌(rectus inferior)、上斜肌(obliquus superior)和下斜肌(obliquus inferior)。除下斜肌外,运动眼球的各肌均起自眶尖视神经孔周围总腱环,向前附着于眼球赤道前部的巩膜上。眼外肌随着眼眶和眼球的发育而增长,但与眼球的角度始终一致。水平直肌长约40mm,上直肌稍长,下直肌稍短,内直肌肥厚,外直肌相对薄弱。由于上、内直肌在眶尖紧贴视神经鞘,当视神经炎时眼球转动出现疼痛。

1. 上直肌　位于提上睑肌下方、眼球的上方,与眼轴呈23°角,起自总腱环上部,止于眼球角膜缘上7.7mm,司眼球上转、内转和内旋,也可协助提上睑肌打开大睑裂,受动眼神经支配。

2. 下直肌　起自总腱环的下缘,沿眶下壁前行并向下外伸展,止于眼球角膜缘下6.5mm,司眼球下转、内转和外旋,受动眼神经支配。该肌下方有下斜肌与之交叉。

3. 内直肌　起自总腱环内侧偏下方,前行于眶内侧壁与视神经、眼球之间,止于角膜缘内侧5.5mm,该肌的作用是使眼球水平内转,是直肌中力量最大最强者,受动眼神经支配。该肌上方有上斜肌跨过。

4. 外直肌　一部分起自总腱环外缘,另一部分起自眶上裂外侧缘的骨突,沿眶外侧壁前行,止于角膜缘外6.9mm,该肌的作用是使眼球水平外转,受展神经支配。

5. 上斜肌　起自总腱环的内上部及视神经管上缘的眶骨膜,沿上直肌与内直肌之间前行直达眶上缘附近,以纤细的肌腱通过附于眶内壁前上方的滑车,然后转向后外,在上直肌下方止于眼球赤道稍后偏外侧的巩膜上,司眼球下转、外转和内旋,受滑车神经支配。

6. 下斜肌　起自眶下壁的内侧近前缘处,斜向后外行于下直肌与眶下壁之间,止于眼球下面赤道之后的巩膜。司眼球上转、外转和外旋,受动眼神经支配。

眼球的正常运动并非单一肌肉的收缩,而是两眼数条肌肉协同作用的结果。如眼向下俯视时,两眼的下直肌和上斜肌同时收缩;仰视时,两眼上直肌和下斜肌同时收缩;侧视时,一侧眼的外直肌和另一侧眼的内直肌同时收缩;两眼聚视中线时,则是两眼内直肌同时收缩。当某一眼肌麻痹时,可出现斜视和复视的现象。

（骆世芳　贺桂琼　重庆医科大学基础医学院）

第三节　视路及瞳孔反射径路

一、视路

视路(visual pathway)是指从视网膜光感受器起,到达大脑皮质视觉中枢的视觉神经冲动传导径路(图5-3-1),包括视神经、视交叉、视束、外侧膝状体、视放射和视皮质。

(一) 视路的组成

1. 视网膜　视觉信息首先刺激视网膜感光细胞(视杆细胞和视锥细胞),经过其他众多的细胞类型,最终传到视网膜神经节细胞。不同的神经节细胞传导不同的视觉信息,包括视力、颜色、对比度和运动测试等。

空间定位贯穿于整个视觉系统,来源于视网膜神经节细胞反映视野特定部位的神经纤维在视路中同样保持这种解剖定位。通常下方视野反映上方视网膜的信息,鼻侧视野反映颞侧视网膜信息。在视网膜水平,来自鼻侧视网膜的纤维直线进入视乳头,来自颞侧视网膜的纤维由周边到视乳头呈弓形排列,其上下两方的颞侧纤维绕过乳头黄斑束,最后终止于黄斑中心水平线上。因此当颞侧纤维病变时,视野缺损呈弓形,鼻侧纤维病变时,视野缺损呈三角形。

黄斑中心凹主要由视锥细胞构成,这里的光感受器与神经节细胞1:1连接。神经节细胞轴索的60%~70%经乳头黄斑束到达神经,余下的神经纤维在乳头黄斑束上下方呈弓形行走,这样视网膜和视乳头的病变可以通过视野测试来诊断。

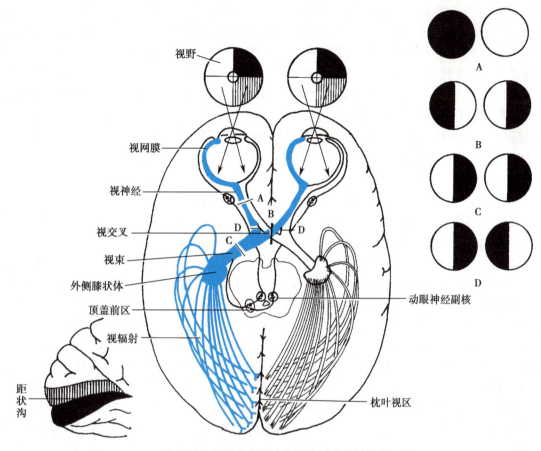

图 5-3-1　视觉传导通路和瞳孔对光反射通路

2. 视神经　指从视神经乳头至视交叉前脚的一段,即第 2 对脑神经,由视网膜神经节细胞的轴索汇集而成。视神经全长约 42～50mm,可分为四段:眼内段、眶内段、管内段和颅内段。

(1) 眼内段:指从视神经乳头开始,视网膜神经节细胞轴索成束穿过巩膜筛板的部分,长约 1mm,直径在眼内 1.5mm。筛板前的神经纤维没有髓鞘,筛板以后开始被髓鞘包裹,直径增至 3mm。视网膜神经纤维穿出筛板后,在视神经中的排列是:鼻侧上方纤维位于视神经内上方,鼻侧下方纤维位于视神经内下方,颞侧上方纤维位于视神经上方偏外处,颞侧下方纤维位于视神经下方偏外处。由于视网膜中央血管占据视神经的中心位置,黄斑纤维被挤在颞侧上、下方。视神经离开眼球 10～15mm 后,视神经轴心部位已无视神经中央血管,故黄斑纤维逐渐移至视神经轴心部位。

视神经的血供主要来自眼动脉,环绕视神经纤维束形成丰富的毛细血管网。颅内的软脑膜、蛛网膜和硬脑膜延续包绕视神经前鞘膜至眼球后方,鞘膜间隙与相应的颅内间隙相通,当颅内压增高时,压力可传至视乳头导致视盘水肿。

(2) 眶内段:自巩膜后孔至视神经管的眶口部分,长约 25～30mm,呈 S 形弯曲,以利于眼球的转动。

(3) 管内段:指视神经通过颅骨视神经管的部分,眼动脉与其伴行,长约 6～10mm。在眶尖部,视神经管被上、下、内直肌腱起始部构成的 Zinn 环包绕。管内视神经鞘膜与视神经管骨膜紧密结合,以固定视神经。由于视神经穿出视神经管后经过与眶骨粘连的鞘膜皱褶,此处易受外伤,该部位小的肿瘤或眼部血管瘤可造成严重的视力下降。

(4) 颅内段:为视神经离开视神经管到达视交叉前脚的部分,长约 10mm。

3. 视交叉(optic chiasma)　位于蝶鞍上方,前方与两侧视神经相连,称视交叉前脚;后方与两侧视束相连,称视交叉后脚;中央部分称视交叉体部。视交叉呈椭圆形,横径为 12mm,前后径为 8mm,厚约

2～5mm。视交叉下方为垂体,垂体肿瘤向上发展可压迫视神经,产生不同的视野缺损。

视神经的神经纤维包括交叉和不交叉两部分,来自视网膜鼻侧的纤维交叉至对侧,来自视网膜颞侧的纤维不交叉。来自视网膜上半部的交叉纤维位于视交叉上层,在同侧形成后膝,再进入对侧视束;下半部的交叉纤维位于视交叉下层,在对侧形成前膝,再进入对侧视束。来自视网膜上半部的不交叉纤维位于视交叉同侧的内上方,下半部的不交叉纤维位于同侧外下方,进入同侧视束。黄斑纤维也分为交叉和不交叉两部,分别进入对侧或同侧视束。

4. 视束(optic tract)　是指视交叉向后的视路神经纤维,长约 40～50mm。一侧视束包括来自同侧视网膜颞侧的不交叉纤维和对侧视网膜鼻侧的交叉纤维。不交叉纤维位于视束的背外侧,交叉纤维位于视束的腹内侧,黄斑纤维居中,后逐渐移至背部。

5. 外侧膝状体(lateral geniculate body)　是间脑的一部分,位于大脑脚外侧,视丘枕的下外面。来自视网膜神经节细胞的纤维终止于外侧膝状体的节细胞,交换神经元后进入视放射。在外侧膝状体中,黄斑纤维居背侧,视网膜上半部纤维居腹内侧,下半部纤维居腹外侧。

6. 视放射(optic radiation)　由外侧膝状体发出的视觉纤维组成,神经纤维向后通过内囊和豆状核后下方,呈扇形散开,同时分成背侧、外侧和腹侧三束,前两束经颞叶、顶叶髓质向后止于枕叶;腹侧束先向前外方走向颞叶,绕过侧脑室下角前端,形成 Meyer 环,再向后止于枕叶。视觉纤维离开外侧膝状体后向外旋转90°,来自视网膜上方的纤维居视放射背部,下方纤维居腹部,黄斑纤维居中部。

7. 视皮质(visual area)　视皮质位于两侧大脑枕叶后部内侧面的纹状区,即 Brodmann 第 17 区。来自视放射的纤维均终止于纹状区,此区是视觉的最高级中枢。视网膜各部的纤维在纹状区有一定的投影部位,视网膜上、下方的神经纤维分别终止于距状裂的上、下唇,黄斑纤维终止于距状裂的上、下唇的后极。视网膜越靠近中央部的纤维,越近枕叶的后极部,反之越靠近周边部分的神经纤维越近枕叶的前部,视野颞侧新月(双眼重叠的共同视野区以外的颞侧新月形视野区,即视网膜鼻侧最边缘部分)纤维位于纹状区最前部。每侧枕叶皮质接受同侧眼颞侧及对侧眼鼻侧的视觉纤维。一侧视皮质损害可出现双眼对侧视野的对称性同侧偏盲伴黄斑回避。

(二) 视觉传导径路

由 3 级神经元组成。眼球视网膜神经部最外层的视锥细胞和视杆细胞为光感受器细胞,中层的双极细胞为第 I 级神经元,最内层的节细胞为第 II 级神经元,其轴突在视乳头处集合成视神经,向后经视神经管入颅腔,形成视交叉后,延为视束。在视交叉中,来自两眼视网膜鼻侧半的纤维交叉,交叉后加入对侧视束;来自视网膜颞侧半的纤维不交叉,进入同侧视束。因此,左侧视束内含有来自两眼视网膜左侧半纤维,右侧视束内含有来自两眼视网膜右侧半的纤维。视束绕大脑脚向后,主要终止于外侧膝状体。第 III 级神经元胞体就在外侧膝状体内,由外侧膝状体核发出纤维组成视放射,经内囊后肢后份,投射到端脑距状沟两侧的视区,产生视觉。

(三) 视路损伤的表现

视觉传导径路传导两眼的视觉。眼球固定向前平视所能看到的空间范围称视野。一眼的视野可分为颞侧半和鼻侧半。由于眼球屈光装置对光线的折射作用,鼻侧半视野的物象投射到颞侧半视网膜,颞侧半视野的物象投射到鼻侧半视网膜。视路在不同部位受损时,可引起不同的视野缺损。

1. 视网膜受损　引起的视野缺损与损伤的位置与范围有关,若损伤出现在视乳头,则视野中出现较大暗点;若损伤出现在黄斑,则中央视野出现暗点,其他部位损伤则对应部位有暗点。

2. 视神经受损　一侧视神经损伤,导致该侧眼视野全盲。

3. 视交叉病变　视交叉中央部(交叉纤维)损伤,导致双眼视野颞侧半偏盲,垂体肿瘤可导致此结果;一侧视交叉外侧部(不交叉纤维)损伤,引起同侧眼视野鼻侧半偏盲。

4. 视束病变　一侧视束受损,导致双眼对侧视野同向性偏盲(如右侧受损则右眼视野鼻侧半和左眼视野颞侧半偏盲),多由邻近组织病变累及,如鞍区或鞍旁肿瘤,Wills 环动脉瘤,尤其是位于后交通动脉瘤的压迫等所致。

5. 外侧膝状体病　较罕见,多由血管性疾病所致,以大脑中动脉及其分支的动脉瘤(出血或栓塞)多见。其视野改变无特征性,可能与视束病变相同也可能与视放射前部损害所致者相同,临床表现为双眼对侧同向偏盲或完全一致性的同侧偏盲。

6. 视放射病变　肿瘤、外伤及血管性疾病均可引起视放射病变。如视放射前部受累,双眼视野缺损可不一致,因双眼相应的部分纤维在此处未充分地混合并列所致。病变越靠近视放射后部,一致性越明显。可出现颞侧半视野缺损。

(1) 内囊病变:视放射纤维自外侧膝状体发出,向后通过内囊后肢,位于视放射开始部,此处纤维集中成束,该部病变多引起病灶对侧的双眼完全一致性的同向偏盲。

(2) 颞叶病变:颞叶病变累及视放射下部纤维,出现病灶对侧视野的双眼上象限同侧偏盲。

(3) 顶叶病变:病变累及视放射上部纤维,出现病灶对侧视野的双眼下象限同侧偏盲。

(4) 枕叶皮质病变:视皮质中枢位于两侧大脑枕叶皮质纹状区,一侧纹状区代表对侧的一半视野,故视皮质病变引起病灶对侧一致性同向偏盲并伴有黄斑回避。若病变范围大,损害一侧的全部纹状区则出现病灶对侧的双眼完全同侧偏盲;若病变只损害一侧纹状区最前端,则表现为病灶对侧眼的单眼颞侧最外周部的颞侧新月形视野缺损。若病变位于一侧枕叶后极部只累及黄斑部纤维,出现病灶对侧的双眼同向偏盲型中心暗点。若仅损害一侧楔叶或舌回则出现病灶对侧的双眼象限型视野缺损。双侧楔叶受累则出现双眼下方的水平性偏盲。双侧舌回受累出现双眼上方的水平性偏盲。如果同侧偏盲先有黄斑分裂,然后出现黄斑回避者提示为血管性病变。当视皮质受损时,即使视野缺损很小也是两侧一致性的。

皮质盲(cortical blindness)也称大脑盲。由外侧膝状体以上包括双侧视放射和枕叶病变时均可出现双眼全盲,多由血管性病变引起。

黄斑回避(macular sparing)和黄斑分裂(macular splitting)　在同侧偏盲的患者中其视野内中央注视区可保留1°~3°或更大的视觉功能区,称黄斑回避;如果垂直分界线将黄斑中心注视区一分为二,称黄斑分裂。黄斑回避多发生于外侧膝状体以上的视路病变,尤其多见于枕叶病变,偶也见于黄斑分裂。

二、瞳孔反射径路

主要包括瞳孔对光反射和近反射。

(一) 瞳孔对光反射

当强光照射一侧瞳孔时,引起两侧瞳孔缩小的反应称为瞳孔对光反射(light reflex)。照射侧的瞳孔对光反射称为直接对光反射,非照射侧的瞳孔对光反射称为间接对光反射。反射径路自视网膜开始,经视神经、视交叉达视束,视束的少部分纤维经上丘臂至顶盖前区,终止于顶盖前核。在核内交换神经元后,一部分纤维绕中脑导水管与同侧缩瞳核(Edinger-Westphal核,E-W核)联系,另一部分经后联合交叉至对侧E-W核。由两侧缩瞳核发出的纤维,经动眼神经入眶内,止于睫状神经节,在节内交换神经元,节后纤维随睫状短神经到眼球内瞳孔括约肌(图5-3-1)。

瞳孔对光反射在临床上具有重要意义。一侧视神经受损时,瞳孔对光反射传入部分的通路中断,当光线照射患侧瞳孔时,两侧瞳孔均无反应,但光线照射健侧时,两侧瞳孔都缩小,此为患侧眼球直接对光反射消失,间接对光反射存在。一侧动眼神经损伤时,反射通路的传出部分中断,发自动眼神经副核的冲动不能传出,所以光线无论照射哪一侧,患侧瞳孔都无反应,即患侧眼球的直接和间接对光反射都消失,但健侧的直接、间接对光反射均存在。

(二) 瞳孔近反射

视近物时出现瞳孔缩小,同时发生调节和集合作用,称瞳孔近反射(near reflex),系大脑皮质的协调作用。其途径为:当信息经视路到达视皮质后,视皮质发出的纤维经枕叶-中脑束到E-W核和动眼神经的内直肌核,再随动眼神经到达瞳孔括约肌和内直肌,完成瞳孔缩小、调节和集合作用。

(骆世芳　贺桂琼　重庆医科大学基础医学院)

第四节 眼部血管和神经

一、眼球壁的血供来源及静脉回流

(一) 眼的动脉

眼球和眶内结构的血液供应主要来自眼动脉(图5-4-1)。颈内动脉穿出海绵窦后,在前床突内侧发出眼动脉。眼动脉在视神经下方经视神经管入眶,先在视神经外侧,再经其上方达眶内侧,前行于上斜肌与上直肌之间,终支出眶达鼻背。眼动脉在途中发支供应眼球、眼球外肌、泪腺和眼睑等。其最重要的分支为视网膜中央动脉。

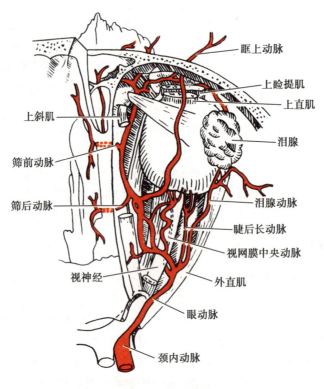

图 5-4-1 眼的动脉

1. 视网膜中央动脉(central artery of retina) 视网膜中央动脉为眼动脉一小分支(见图5-4-1),在眼球后方约9~11mm处穿入视神经中央,从视乳头穿出,再分成鼻上、鼻下、颞上和颞下四支小动脉,营养视网膜内层,是供应视网膜内层的唯一动脉,视网膜中央动脉阻塞时可导致眼全盲。临床上常用眼底镜观察此动脉,以帮助诊断某些疾病。

2. 脉络膜动脉 又称睫后短动脉,有10~20支,与睫状短神经伴行,在视神经周围穿入眼球,分布于脉络膜。

3. 虹膜动脉 又称睫后长动脉,有两支,在视神经内、外侧穿入巩膜。在巩膜与脉络膜之间前行至虹膜后缘,再分支与睫前动脉的小支吻合,形成虹膜动脉大环,然后再发出分支,呈辐射状走向瞳孔游离缘,再吻合成虹膜动脉小环(图5-4-2)。

4. 睫前动脉 由眼动脉的各肌支发出,从巩膜前部穿入,与虹膜动脉吻合。穿入巩膜前发小支至球结膜。

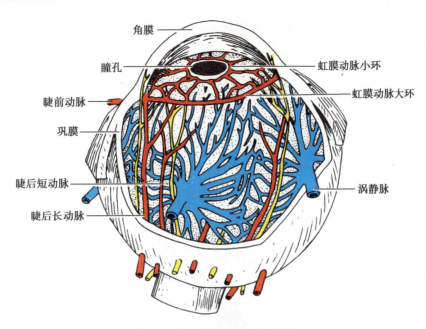

图 5-4-2　虹膜的动脉和涡静脉

（二）眼的静脉

眶内的静脉通过眼静脉回流。眼静脉主要包括眼上静脉和眼下静脉。眼上静脉起于眶内上角，向后经眶上裂注入海绵窦。眼下静脉起自眶下壁和内侧壁的静脉网，向后分两支，一支经眶上裂注入眼上静脉，另一支经眶下裂注入翼静脉丛。

眼球内的静脉有：①视网膜中央静脉（见图 5-4-1），与同名动脉伴行，收集视网膜的静脉；②涡静脉（图 5-4-2），位于眼球壁血管膜的外层，有 4~6 条，收集虹膜、睫状体和脉络膜的静脉；③睫前静脉，收集眼球前部虹膜等处的静脉。上述静脉都汇入眼上、下静脉。眼静脉无瓣膜，向前在内眦处与面前静脉相吻合，向后注入海绵窦。因此面部的感染，特别是"危险三角"的感染，可经眼静脉蔓延至海绵窦，导致颅内感染。

二、眼部的感觉神经

眼部感觉神经来自三叉神经的分支眼神经。眼神经自三叉神经节发出后，向前穿经海绵窦外侧壁，在动眼和滑车神经下方自眶上裂入眶，向前分为泪腺神经、额神经和鼻睫神经，分布于眼眶、眼睑、眼球、泪腺、结膜等部位，司一般感觉（图 5-4-3）。

1. 泪腺神经（lacrimal nerve）　细小，沿眶外侧壁、外直肌上缘行向前外，分布于泪腺和上睑，传导泪腺和上睑的感觉冲动。

2. 额神经（frontal nerve）　较粗大，沿提上睑肌上方前行，分为 2~3 支，其中经眶上切迹穿出者称眶上神经（supraorbital nerve），分布于额顶区和上睑部的皮肤。另一支经滑车上方出眶称滑车上神经（supratrochlear nerve），分布于鼻背和内眦附近的皮肤。

3. 鼻睫神经（nasociliary nerve）　经上直肌和视神经之间行向前内达眶内侧壁，发出滑车下神经（infratrochlear nerve）分布于鼻背、眼睑的皮肤及泪囊；发出筛前、筛后神经分布于鼻黏膜、筛窦及硬脑膜；发出睫状长神经穿入眼球。

睫状长神经分两支，它在眼球后视神经两侧与睫状短神经吻合，穿巩膜进入眼球，同时交感神经加入，沿巩膜与脉络膜之间向前，其感觉纤维分布于角膜、巩膜和虹膜，司一般感觉，其交感纤维分布于睫状肌和瞳孔开大肌。

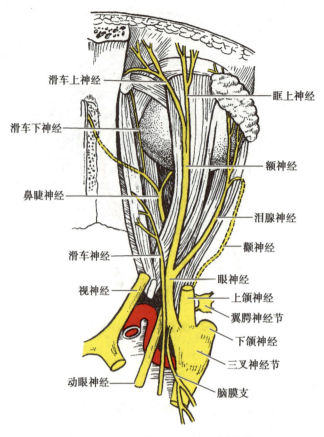

图 5-4-3 眶内的神经(右侧,上面观)

滑车上神经
滑车下神经
鼻睫神经
滑车神经
视神经
动眼神经
眶上神经
额神经
泪腺神经
颧神经
眼神经
上颌神经
翼腭神经节
下颌神经
三叉神经节
脑膜支

三、眼部肌肉的神经支配

(一) 眼外肌的神经支配

眼外肌的运动分别受动眼神经、滑车神经、展神经三对脑神经支配。

1. 动眼神经(oculomotor nerve) 自中脑脚间窝出脑,紧贴小脑幕切迹缘和蝶鞍后床突侧方前行,进入海绵窦侧壁上部,经眶上裂进入眼眶,立即分为上、下两支:上支较细小,分布于上直肌和提上睑肌。下支粗大,分布于下直肌、内直肌和下斜肌。动眼神经中一般躯体运动纤维起于中脑上丘的动眼神经核,一般内脏运动纤维起于动眼神经副核(E-W 核),由下斜肌支单独以一小支发出,即睫状神经节短根,进入睫状神经节,交换神经元,节后纤维分布于瞳孔括约肌和睫状肌,参与瞳孔对光反射和视物的调节反射。

当动眼神经麻痹时,可出现上睑下垂、眼球外下方斜视、瞳孔散大、视物模糊、瞳孔对光反射和调节反射消失等症状。

睫状神经节位于视神经与外直肌之间,视神经孔前 10mm 处,为一淡红色的扁平长方形小体,约 2mm×2mm×1mm 大小。睫状神经节为副交感神经节,有感觉、交感、副交感 3 种根:①副交感根:即睫状神经节短根,来自动眼神经的一般内脏运动纤维进入此节,在节内交换神经元,节后纤维加入睫状短神经进入眼球,支配瞳孔括约肌和睫状肌;②交感根:来自颈内动脉交感丛,穿过该神经节加入睫状短神经,进入眼球,支配瞳孔开大肌和眼球内血管;③感觉根:来自三叉神经第一支眼神经的鼻睫神经,穿过神经节随节发出的 6~10 条睫状短神经进入眼球,传导眼球的一般感觉。交感根和感觉根纤维在睫状神经节内并不与节后神经元形成突触,仅是穿经该节加入睫状短神经。

2. 滑车神经(trochlear nerve) 起于中脑下丘的滑车神经核,自中脑背侧下丘下方出脑,绕大脑脚外侧前行,穿过海绵窦外侧壁,经眶上裂入眶,支配上斜肌。

3. 展神经(abducent nerve)　起于脑桥被盖的展神经核,纤维从延髓脑桥沟中部出脑,前行至颞骨岩部尖端穿入海绵窦,经眶上裂入眶支配外直肌。展神经损伤可引起外直肌瘫痪,产生内斜视。

(二) 其他眼部肌肉的神经支配

眼轮匝肌的运动受面神经支配;交感与副交感神经支配泪腺、Müller 肌和眼内肌。

1. 交感神经　节前纤维起自脊髓胸 1 ~ 2 节段侧角,经胸及颈交感干上升至颈上节,颈上节的神经元的节后纤维经颈内动脉丛、海绵丛,再穿经睫状神经节分布到瞳孔开大肌和血管平滑肌,另有部分交感纤维经睫状长神经到达瞳孔开大肌。

2. 副交感神经　节前纤维起自中脑动眼神经副核(E-W 核),随动眼神经走行,终于睫状神经节,节后纤维经睫状短神经分布于瞳孔括约肌和睫状肌。

刺激支配眼球的交感神经纤维,引起瞳孔开大,虹膜血管收缩。切断这些纤维出现瞳孔缩小。损伤脊髓颈段和延髓及脑桥的外侧部亦可产生同样结果,这是因为交感神经的中枢下行束经过上述部位。临床病例除有瞳孔缩小外,还可出现眼睑下垂及同侧面部汗腺分泌障碍等症状(Horner 综合征),这是因为交感神经除管理瞳孔外,也管理睑板肌(Müller 肌)与头部汗腺的分泌。

刺激副交感神经纤维,瞳孔缩小,睫状肌收缩;切断这些纤维,瞳孔散大及调节视力的功能障碍。临床上损伤动眼神经,除有副交感神经损伤症状外,还出现大部分眼球外肌瘫痪症状。

(骆世芳　贺桂琼　重庆医科大学基础医学院)

第五节　视 觉 功 能

视觉(vision)是指通过视觉系统的外周感觉器官,接受外界环境中一定波长范围内的电磁波刺激,经视觉系统各有关部分的编码、加工及分析后获得的主观感觉。人类的视觉高度发达,研究表明,在人脑所获得的关于周围环境的信息中,至少有 70% 以上来自视觉,因此,视觉是从外部世界获取信息的主要途径。

引起视觉的外周感觉器官是眼,它由含有感光细胞的视网膜和作为附属结构的屈光系统等部分组成(见图 5-1-2)。人眼的适宜刺激是波长为 380 ~ 760nm 的电磁波。在这个可见光谱的范围内,来自外界物体的光线经眼的屈光系统成像在视网膜上。视网膜含有对光刺激高度敏感的视杆细胞和视锥细胞,能将外界光刺激所包含的视觉信息转变成生物电信号,并在视网膜内进行初步的编码、加工,然后由视神经传向视觉中枢作进一步分析,最后形成视觉。

一、眼的屈光系统及其调节

眼的屈光系统是外界光线经瞳孔入眼到视网膜所经过的结构,由眼球正中线上的角膜、房水、晶状体和玻璃体构成,它们都是一些透明而无血管分布的组织。来自眼外的光线经过屈光系统时发生折射,使外界物体最后成像在视网膜上。

(一) 屈光成像的光学原理

当光线由空气进入另一种光学介质构成的单球面屈光体时会发生折射,其折射情况取决于该介质与空气界面的曲率半径 R 和该介质的屈光系数 n_2。若空气的屈光系数为 n_1,则其关系式为

$$\frac{n_2 R}{n_1 - n_2} = F_2 \qquad\qquad 式(5\text{-}5\text{-}1)$$

F_2 为后主焦距或第 2 焦距(空气侧的焦距为前主焦距或第 1 焦距),指由折射面到后主焦点的距离,反映了这一屈光体的屈光能力。屈光体的屈光能力也可用焦度(diopter)表示,即把主焦距以 m(米)为单位,取此时主焦距数值的倒数,后者即为该屈光体的焦度。

$$焦度(D) = \frac{1}{F_2} \qquad\qquad 式(5\text{-}5\text{-}2)$$

如某透镜的主焦距为0.1m,则该透镜的屈光能力为10焦度(10D)。通常规定凸透镜的焦度为正值,凹透镜的焦度为负值。

主焦距是一个屈光体最重要的光学参数,由它可计算出位于任何位置的物体所形成的折射像的位置。以薄透镜为例,若已知物距a,则可由下式计算出像距b:

$$\frac{1}{a} + \frac{1}{b} = \frac{1}{F_2} \qquad\qquad 式(5\text{-}5\text{-}3)$$

由上式可见,当物体距透镜无限远时,物距a趋于无限大,$1/a$趋近于零,则像距b与F_2几乎相等,此时物体成像的位置正好在后主焦点的位置。而物距小于无限大的物体,其像距b恒大于F_2,即它们将成像在比后主焦点更远的地方。

另外,根据光学原理,主焦点的位置是平行光线经过折射后聚焦成一点的位置。每个物体的表面均可被视为是由无数的发光点或反光点组成的;而由每一点发出的光线都是辐散的,只有当这些点和相应的折射面之间的距离趋于无限大时,由这些点到达折射面的光线才能接近于平行,于是它们经折射后在主焦点所在的面上聚焦成一点,而整个物体则在这个面上形成物像。对于人眼和一般光学系统,来自6m以外物体的各光点的光线,均可认为是近于平行的,可以在主焦点所在的面上形成物像。

（二）眼屈光系统的光学特性

当用上述光学原理分析眼的屈光特性时,首先遇到的一个困难是,眼球并非一个薄透镜或单球面屈光体,而是由一系列折射率和曲率半径各不相同的屈光体所组成的复杂屈光系统。射入眼内的光线,通过角膜、房水、晶状体和玻璃体四种折射率不同的屈光体,并通过四个曲率半径不同的折射面,即角膜的前、后表面和晶状体的前、后表面,才能在视网膜上形成物像。显然,人眼屈光系统的后主焦距不能简单地由式(5-5-1)算出。不过,由于角膜的折射率明显高于空气的折射率,而眼内4种屈光体之间的折射率及各折射界面之间的曲率半径相差不大,故该系统最主要的折射发生在角膜的前表面。按几何光学原理进行较复杂的计算,还是可以追踪出光线经眼内多个屈光面行进的途径,并确定由这些折射率不同的屈光体所组成的复合透镜所决定的后主焦点的位置。

计算结果表明,正常成人眼处于安静状态而不进行调节时,它的屈光系统后主焦点的位置,恰好是视网膜所在的位置。这对于理解正常眼的屈光成像能力十分重要。由于对人眼和一般光学系统来说,来自6m以外物体的各发光点的光线,都可以认为是近于平行的,因而可以在视网膜上(即后主焦点处)形成基本清晰的图像。

（三）眼内光的折射与简化眼

由于眼的屈光系统是由多个屈光体所构成的复合透镜,要用一般几何光学的原理画出光线在眼内的行进途径和成像情况时,显得十分复杂。因此,有人根据眼的实际光学特性,设计了与正常眼在屈光效果上相同,但更为简单的等效光学系统或模型,称为简化眼(reduced eye)。简化眼只是一个假想的人工模型,但其光学参数和其他特征与正常眼等值,故可用来分析眼的成像情况和进行其他计算。

常用的一种简化眼模型设想眼球由一个前后径为20mm的单球面屈光体构成,折射率为1.333,外界光线只在由空气进入球形界面时折射一次。折射界面的曲率半径为5mm,即节点在折射界面后方5mm的位置,后主焦点恰好位于此屈光体的后极,相当于人眼视网膜的位置。这个模型和正常安静时的人眼一样,正好能使平行光线聚焦在视网膜上(图5-5-1)。

如图5-5-1所示,在简化眼中,n为节点,AnB和anb是具有对顶角的两个相似三角形,因此,利用简化眼可以方便地计算出不同远近的物体在视网膜上成像的大小。

$$\frac{AB(物体的大小)}{Bn(物体至节点的距离)} = \frac{ab(物像的大小)}{nb(节点至视网膜的距离)}$$

式中 nb 固定不变,相当于 15mm,若已知物体的大小和它与眼睛的距离,就可算出物像的大小。此外,利用简化眼还可以算出正常人眼能看清的物体在视网膜上成像大小的限度。实际上,正常人眼在光照良好的情况下,如果在视网膜上的像小于 $5\mu m$,一般不能产生清晰的视觉,表明正常人的视力或视敏度(visual acuity)有一个限度。这个限度只能用人所能看清的最小视网膜像的大小,而不能用所能看清的物体的大小来表示。因为物像的大小不仅与物体的大小有关,也与物体和眼的距离有关。人眼所能看清的最小视网膜像的大小,大致相当于视网膜中央凹处一个视锥细胞的平均直径。

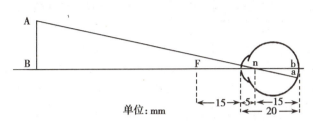

图 5-5-1　简化眼及其成像情况
AB:物体;ab:物像;n:节点

(四) 眼的调节

当眼在看 6m 以外的物体(远物)时,从物体发出的所有进入眼内的光线均可被视为平行光线,对正常眼来说,不需任何调节就成像在视网膜上。通常将人眼不作任何调节时所能看清的物体的最远距离称为远点(far point)。当眼看 6m 以内的物体(近物)时,从物体发出的进入眼内的光线不是平行的,而是呈不同程度的辐散状,光线通过眼的屈光系统将成像在视网膜之后。由于光线到达视网膜时尚未聚焦,因而物像是模糊的,由此也只能产生一个模糊的视觉形象。但事实上正常眼在看近物时也非常清楚,这是由于眼在看近物时已进行了调节(accommodation)。眼在注视 6m 以内的近物或被视物体由远移近时,眼将发生一系列调节,其中最主要的是晶状体变凸,同时发生瞳孔缩小和双眼会聚,这一系列的调节称为眼的近反射(near reflex)。近反射可使进入眼内的光线经历较强的折射,最终也能清晰地成像在视网膜上。

1. **晶状体变凸**　晶状体是一个透明、双凸透镜形、有弹性的半固体物,由晶状体囊和晶状体纤维组成。其四周附着于悬韧带上,后者又与睫状体相连。晶状体的凸度是眼屈光系统中屈光力可调节的部分。当眼看远物时,睫状肌处于松弛状态,这时悬韧带保持一定的紧张度,晶状体受悬韧带的牵引,其形状相对扁平;当看近物时,可反射性地引起睫状肌收缩,导致连接于晶状体囊的悬韧带松弛,晶状体由于其自身的弹性而变凸,尤以前凸更为明显。因此,晶状体前表面的曲率增加,屈光能力增强,从而使物像前移而成像在视网膜上(图 5-5-2)。

视近物时晶状体形状的改变是通过神经反射实现的,其反射过程如下:当模糊的视觉图像到达视觉皮质时可引起皮质发出下行冲动,冲动经锥体束中的皮质-中脑束到达中脑的正中核,继而传至动眼神经缩瞳核,再经动眼神经中副交感节前纤维到达睫状神经节,最后再经睫状神经到达眼内睫状肌,使其环行肌收缩,引起悬韧带放松,晶状体由于其自身的弹性而向前方和后方凸出,以前凸为甚。被视物体距眼睛越近,入眼光线的辐散程度越大,因而也需要晶状体作更大程度的变凸,才能使物像成于视网膜上。

晶状体变凸的能力是有限的,因此,人眼视近物的调节能力也是有一定限度的。晶状体的最大调节能力可用眼能看清物体的最近距离来表示,这个距离或限度称为近点(near point)。近点越近,说明晶状体的弹性越好,亦即它在悬韧带放松时可作较大程度的变凸,因而

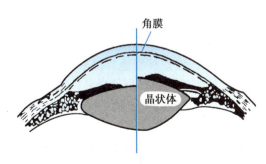

角膜

晶状体

图 5-5-2　眼调节前后晶状体形状的改变
左侧为安静时的情况,右侧为看近物时经过调节以后的情况,注意晶状体前凸比后凸明显

使距离更近的物体也能成像在视网膜上。随着年龄的增加,晶状体自身的弹性下降,调节能力随之降低,近点远移。这种现象称为老视(presbyopia)。例如,8 岁左右的儿童的近点平均约为 8.6cm,20 岁左右的成人约为 10.4cm,而 60 岁时可增大到 83.3cm。老视眼视远物与正常眼无异,但视近物时调节能力下降,需佩戴适度的凸透镜加以补偿。

2. 瞳孔缩小　正常人眼瞳孔的直径变动于 1.5~8.0mm 之间,瞳孔的大小可以调节进入眼内的光量。视近物时,可反射性地引起双侧瞳孔缩小,称为瞳孔近反射(near reflex of the pupil))或瞳孔调节反射(pupillary accommodation reflex)。在前述晶状体变凸的反射中,由缩瞳核发出的副交感纤维也可到达虹膜环形肌,使之收缩,引起瞳孔缩小。瞳孔缩小一方面可减少视近物时入眼的光线量,起保护作用;另一方面还可减少屈光系统的球面像差和色像差,使视网膜成像更为清晰。

3. 双眼会聚　当双眼注视近物或被视物由远移近时,两眼球内收及视轴向鼻侧集拢的现象,称为双眼会聚,亦称辐辏反射(convergence reflex)。其反射途径是在上述晶状体调节的反射中,传出冲动到达正中核后,再经动眼神经核与动眼神经传至双眼内直肌,引起该肌收缩,从而使双眼球发生会聚。该反射的意义在于可使双眼看近物时物体始终成像于两眼视网膜的对称点上,避免复视而产生单一的清晰视觉。

(五) 眼的屈光能力和调节能力异常

正常眼的屈光系统无需进行调节就可使平行光线聚焦于视网膜上,因而可以看清远物;经过调节的眼,只要物体离眼的距离不小于近点,也能在视网膜上形成清晰的像,称为正视眼(emmetropia)。若眼的屈光能力异常,或眼球的形态异常,使平行光线不能在安静未调节眼的视网膜上成像,则称为非正视眼(ametropia),也称屈光不正(error of refraction),包括近视眼、远视眼和散光眼。而老视眼则是由于眼的调节能力异常所致,老视眼在静息时屈光能力正常,但由于年龄的增长,晶状体弹性减弱,看近物时调节能力减弱。

二、眼的感光换能功能

来自外界物体的光线经眼的屈光系统在视网膜上形成物像,这一物像仍属于物理范畴的像,它与外界物体通过照相机中的透镜组在底片上成像无本质区别。但视觉系统最终在主观意识上形成的"像",则是属于意识或心理范畴的主观映象。虽然视觉最终在视觉中枢内形成,但视觉信息首先要在视网膜中形成并在此进行初步的加工处理。视网膜是眼的感光结构,其基本功能是感受光刺激,并将这种形式的刺激能量转换为神经纤维上的电信号。

(一) 视网膜的结构特点

视网膜是位于眼球最内层的一透明神经组织,仅 0.1~0.5mm 厚,但结构非常复杂。经典组织学将其由外向内分为 10 层,依次为色素上皮层、光感受器细胞层、外界膜、外颗粒层、外网状层、内颗粒层、内网状层、节细胞层、神经纤维层和内界膜(见图 5-1-5)。其主要的功能细胞可简化为四层,从靠近脉络膜的一侧起,依次为色素上皮层、光感受细胞层、双极细胞层和节细胞层。

色素上皮层不属于神经组织,细胞内含有黑色素颗粒,后者能吸收光线,因此能防止光线反射而影响视觉,也能消除来自巩膜侧的散射光线。当强光照射视网膜时,色素上皮细胞能伸出伪足样突起,包被视杆细胞外段,使其相互隔离;当入射光线较弱时,伪足样突起缩回,使视杆细胞外段暴露,从而能充分接受光刺激。此外,色素上皮细胞的血液供应来自脉络膜一侧,能为视网膜外层传递来自脉络膜的营养并吞噬感光细胞外段脱落的膜盘和代谢产物,因此,色素上皮在视网膜感光细胞的代谢中起重要作用,许多视网膜疾病与色素上皮功能失调有关。

光感受器细胞层有视杆细胞和视锥细胞两种特殊分化的细胞,属于神经组织。视锥细胞和视杆细胞在视网膜不同区域的分布很不均匀,在中央凹只有视锥细胞,且在该处它的密度最高;中央凹以外的周边部分则主要是视杆细胞。视杆和视锥细胞在形态上均可分为外段、内段和终足三部分(图 5-5-3)。其中外段是视色素集中的部位,在感光换能中起重要作用。视杆细胞的外段呈圆柱状,视锥细胞外段呈圆锥状。

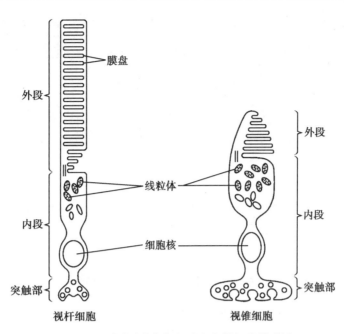

图 5-5-3　哺乳动物视杆细胞和视锥细胞模式图

两种感光细胞都通过其终足与双极细胞建立化学性突触联系,双极细胞再和节细胞建立化学性突触联系。在视网膜中,除这种细胞间的纵向联系外,还存在横向的联系,如在光感受器细胞层和双极细胞层之间有水平细胞,在双极细胞层和节细胞层之间有无长突细胞。这些细胞的突起在两层细胞间横向延伸,在水平方向传递信号;有些无长突细胞还可直接向节细胞传递信号。

(二) 视网膜的两种感光换能系统

从对视网膜结构与功能的研究得知,在人和大多数脊椎动物的视网膜中存在着两种感光细胞—视杆细胞和视锥细胞,它们和相应的双极细胞和节细胞等构成两种感光换能系统。一种由视杆细胞和与它们相联系的双极细胞以及节细胞等组成,它们对光的敏感度较高,能在昏暗的环境中感受弱光刺激而引起暗视觉,但视物无色觉而只能辨别明暗。该系统产生的视觉只有较粗略的轮廓,对被视物细节的分辨率低,称为视杆系统,又称晚光觉或暗视觉(scotopic vision)系统。另一种由视锥细胞和与它们相联系的双极细胞及节细胞等组成,它们对光的敏感性较差,只有在强光条件下才能被激活,但视物时可以辨别颜色,且对被视物的细节及轮廓都能看清,有较高的分辨能力,称为视锥系统,又称昼光觉或明视觉(photopic vision)系统。

证明这两种相对独立的感光换能系统存在的主要依据有以下几方面:

1. 视杆细胞和视锥细胞在视网膜中的空间分布不同　愈近视网膜周边部,视杆细胞愈多而视锥细胞愈少;愈近视网膜中心部,视杆细胞愈少而视锥细胞愈多;在黄斑中心的中央凹处,仅有视锥细胞而无视杆细胞(图 5-5-4)。与上述细胞分布相一致的是,在明处,人眼具有良好的颜色分辨能力和对被视物细微结构较高的分辨能力,其分辨能力以中央凹处最强。在暗处,人眼不能分辨颜色,对被视物只能辨别其大致轮廓和亮度差别,清晰度较差,对光的敏感度以视网膜周边区为高。

2. 两种感光细胞和双极细胞以及节细胞形成信息传递通路时,其联系方式有所不同　人一侧眼的视网膜中有 1.2×10^8 个视杆细胞和 6×10^6 个视锥细胞,而一侧视神经中仅有 1.2×10^6 根视神经纤维。因此,感光细胞通过双极细胞到节细胞总的会聚程度为 105:1。在视杆系统普遍存在会聚现象,即多个视杆细胞与同一个双极细胞联系,而多个双极细胞再与同一个节细胞联系的会聚式排列。在视网膜周边部,可看到多达 250 个视杆细胞经少数几个双极细胞会聚于一个节细胞。这样的感受系统不可能有很高的精细分辨能力,但这样的聚合系统却是刺激得以总和的结构基础。相比之下,视锥系统细胞间联系的会聚却少得多。在中央凹处甚至可看到一个视锥细胞仅同一个双极细胞联系,而该双极细胞也仅同

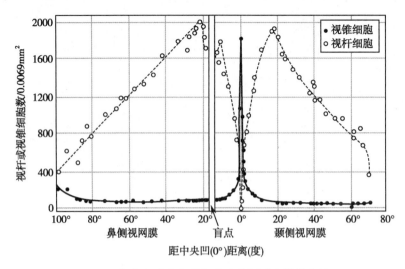

图 5-5-4　视杆细胞和视锥细胞在视网膜上的分布情况

一个节细胞联系的情况。这种低程度会聚或无会聚的"单线联系",使视锥系统具有较高的分辨能力。

3. 从动物种系的特点来看,某些只在白昼活动的动物如爬虫类和鸡等,其光感受细胞以视锥细胞为主;而另一些只在夜间活动的动物如猫头鹰等,其视网膜中则不含视锥细胞而只有视杆细胞。

4. 不同种类的感光细胞所含视色素不同　视杆细胞只含有一种视色素,即视紫红质(rhodopsin),而视锥细胞却含三种吸收光谱特性不同的视色素,这与视杆系统无色觉而视锥系统有色觉的事实相一致。

(三) 视杆细胞的感光换能机制

19 世纪末,有人就从视网膜中提取出了一定纯度的视色素,它在暗处呈紫红色,故称视紫红质。实验证明,视紫红质对不同波长光线的吸收光谱,基本上和晚光觉对光谱不同部分的敏感性曲线相一致。这一事实提示这种视色素的光化学作用可能是晚光觉的基础。

1. 视紫红质的光化学反应及其代谢　视杆细胞主要与晚光觉有关,而在所有的视杆细胞中都发现了同样的视紫红质,它对蓝光有最大吸收能力,而这与人眼在弱光条件下对光谱上蓝绿光区域(相当于 500nm 波长附近)感觉最明亮(不是感到了蓝绿色)的事实相一致(图 5-5-5),说明人的晚光觉与视杆细胞中所含视紫红质的光化学反应有直接关系。

视紫红质是一种结合蛋白质,由一分子视蛋白(opsin)和一分子称为视黄醛(retinene)的生色基团组成。视蛋白是由 348 个疏水性氨基酸残基组成的单链,有 7 个螺旋区(类似于 α-螺旋)穿过视杆细胞内膜盘的膜结构,11-顺视黄醛分子连接在第 7 个螺旋区的赖氨酸残基上。视蛋白具有与激活 G 蛋白的膜受体家族相似的分子结构,与蛋白质家族中 β-肾上腺素受体的氨基酸序列具有显著的同源性。视黄醛由维生素 A 在酶的作用下氧化而成。

视紫红质在光照时迅速分解为视蛋白和视黄醛,这是一个多阶段反应。光照时,视紫红质吸收光量子后,视黄醛分子构象发生改变,由本来较为弯曲的 11-顺型视黄醛转变为较直的全反型视黄醛。视黄醛分子构象的这种改变,导致它与视蛋白分子之间的构型不贴切而相互分离,视蛋白分子构象也发生改变。视蛋白分子的变构可经过较复杂的信号转导系统的活动,诱发视杆细胞出现感受器电位(见后

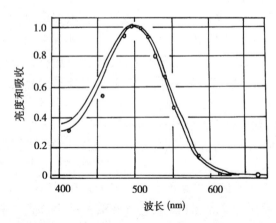

图 5-5-5　弱光条件下人眼所感到的光谱亮度曲线和实验条件下视紫红质对光谱不同部分的吸收曲线

文）。据计算,一个光量子被视紫红质吸收就可以使生色基团变为全反型的视黄醛,导致视紫红质最后分解为视蛋白和视黄醛。在这一过程中,视色素失去颜色,称为漂白。

视紫红质的光化学反应是可逆的,在亮处分解的视紫红质,在暗处又可重新合成,其反应的平衡点决定于光照的强度。视紫红质的再合成是由全反型视黄醛变为11-顺型视黄醛。这一过程需要一种异构酶,在视网膜色素上皮中有这种异构酶存在,所以全反型视黄醛必须从视杆细胞中释放出来,被色素上皮摄取,再异构化为11-顺型视黄醛,并返回到视杆细胞与视蛋白结合,重新形成视紫红质(图5-5-6)。此外,全反型视黄醛转变为11-顺型视黄醛还可通过另一条化学途径:全反型视黄醛首先转变为全反型视黄醇(维生素A的一种形式),再在异构酶的作用下转变为11-顺型视黄醇,最后转变为11-顺型视黄醛,并与视蛋白结合形成视紫红质。另一方面,贮存在色素上皮中的维生素A,即全反型视黄醇,同样可以转变为11-顺型视黄醛。所以,正常情况下,维生素A可被用于视紫红质的合成与补充,但这个过程进行的速度较慢,不是促进视紫红质再合成的即时因素。另外,视网膜中过多的视黄醛也可以逆转为维生素A以降低光敏色素的量,这对于视网膜适应不同的光强度特别重要。

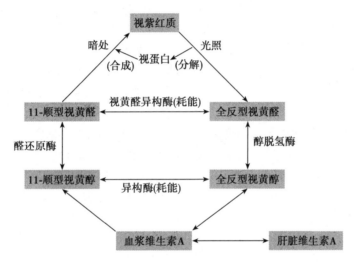

图 5-5-6　视紫红质的光化学反应示意图

人在暗处视物时,实际是既有视紫红质的分解,又有它的合成,这是人在暗光处能不断视物的基础。光线愈暗,合成过程愈超过分解过程,视网膜中处于合成状态的视紫红质数量也愈多,从而使视网膜对弱光愈敏感。相反,人在亮光处时,视紫红质的分解增强,合成过程甚弱,这就使视网膜中有较多的视紫红质处于分解状态,使视杆细胞几乎失去感受光刺激的能力。事实上,人的视觉在亮光处是靠视锥系统来完成的,视锥系统在弱光时不足以被刺激,而在强光条件下视杆细胞中的视紫红质较多地处于分解状态时,视锥系统就取而代之成为强光刺激的感受系统。在视紫红质分解和再合成的过程中,一部分视黄醛被消耗,最终要靠由食物进入血液循环(相当部分贮存于肝)中的维生素A来补充。因此,若长期维生素A摄入不足,会影响人在暗处的视力,导致夜盲症(nyctalopia)。

2. 视杆细胞的感受器电位　感光细胞的外段是视色素集中的部位,因此也是进行感光换能的关键部位。视杆细胞外段具有特殊的超微结构,如图5-5-7所示。在外段部分,膜内的胞质甚少,绝大部分空间为一些被称为膜盘的圆盘状结构所占据。每个膜盘是一个扁平状的囊状物,囊膜的结构和细胞膜类似,具有一般的脂质双分子层结构,其中镶嵌着的蛋白质绝大部分是视紫红质,视杆细胞所含的视紫红质几乎全部集中在膜盘膜中。不同动物的视杆细胞中膜盘的数目相差很大,人的每个视杆细胞外段中膜盘的数目近千个,每一个膜盘所含的视紫红质分子约有100万个。这样的结构显然可以使进入视网膜的光量子有更多的机会在外段中碰到视紫红质分子。另外,视杆细胞的外段比视锥细胞的外段更长,所含的视色素较多,因此单个视杆细胞就可对入射光线起反应。由于视杆细胞比视锥细胞对光的反应慢,有利于更多的光反应得以总和,这样的结构特征在一定程度上提高了单个视杆细胞对光的敏感度,

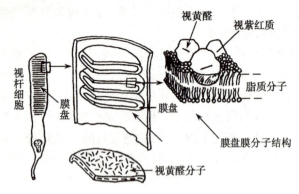

图 5-5-7 视杆细胞外段的超微结构示意图

使视网膜能察觉出单个光量子的强度。

用细胞内微电极技术测定视杆细胞外段膜内外的电位差在光照前后的变化,结果发现在视网膜未经照射时,视杆细胞的静息电位只有-30 ~ -40mV,明显小于大多数神经元的静息电位。视杆细胞在暗环境中主要存在两种电流:一是 K$^+$经内段膜中的非门控钾敏感通道外流所致,该外向电流可使膜发生超极化;二是 Na$^+$经外段膜中的 cGMP 门控通道内流而产生,该内向电流可使膜发生去极化。cGMP 门控通道的开放受胞质内 cGMP 浓度的控制。视杆细胞在静息(非光照)状态时,由于胞质内 cGMP 浓度较高,能维持 cGMP 门控通道处于开放状态,形成稳定的 Na$^+$内向电流,称暗电流(dark current)。暗电流可使视杆细胞膜部分去极化,因此视杆细胞的静息电位较一般的神经元低,这时视杆细胞的突触末梢持续释放神经递质谷氨酸。在视杆细胞内段膜中存在高密度的 Na$^+$泵,Na$^+$泵的活动将 Na$^+$移出膜外,这样就维持了膜内外的 Na$^+$平衡。

当视网膜受光照时,可看到外段膜两侧电位短暂地向超极化的方向变化,因此视杆细胞的感受器电位表现为一种超极化型的慢电位(视锥细胞也如此),而其他类型的感受器电位一般都表现为膜的暂时去极化。

光照引起外段膜出现超极化电反应的机制如下:在光照条件下,视杆细胞外段膜盘上的视紫红质受到光量子的作用,发生前述的光化学反应,最终视紫红质分解为视黄醛和视蛋白。此过程可激活膜盘中的一种称为转导蛋白(transducin,Gt)的 G 蛋白,进而激活附近的磷酸二酯酶,后者使外段胞质中的 cGMP 被大量分解为无活性的 5′-GMP。由于 cGMP 的存在是外段膜上 cGMP 门控通道开放的条件,因此随着细胞内 cGMP 浓度的下降,cGMP 门控通道关闭,暗电流减少或消失。而内段膜上的非门控钾敏感通道仍允许 K$^+$外流,且钠泵仍继续活动,于是就出现超极化型感受器电位(图 5-5-8)。据统计,一个

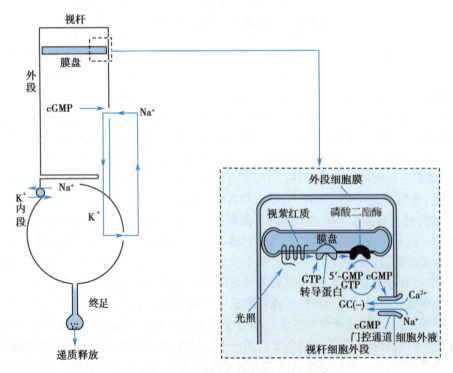

图 5-5-8 视杆细胞感受器电位的产生示意图

视紫红质被激活时,可使约500个转导蛋白激活;虽然转导蛋白激活磷酸二酯酶是一对一的,但是一个活化的磷酸二酯酶在1秒钟内大约可使2000多个cGMP分子降解。由于这种生物放大效应,1个光量子的作用就足以引起外段膜中大量cGMP门控通道的关闭,从而产生一个足以为人的视觉系统所感知的超极化型电变化。视杆细胞没有产生动作电位的能力,光刺激在外段膜上引起的超极化型感受器电位只能以电紧张的形式扩布到终足部分,影响其递质释放,使谷氨酸释放量减少。

视杆细胞外段膜中的cGMP门控通道除允许Na^+通透外,也允许Ca^{2+}通透,进入胞内的Ca^{2+}能抑制鸟苷酸环化酶的活性,因此可提供一个反馈环路来调节cGMP的合成。光照可使胞质内cGMP减少,cGMP门控通道关闭,进而使Na^+和Ca^{2+}内流减少,细胞膜出现超极化。Ca^{2+}内流的减少使胞质内Ca^{2+}浓度下降,对鸟苷酸环化酶活性的抑制作用减弱,cGMP合成增加,从而对稳定胞质内cGMP浓度,保持cGMP门控通道的开放具有一定的调节作用。

大多数脊椎动物都具有三种不同的视锥色素,分别存在于三种不同的视锥细胞中。三种视锥色素也是由视蛋白和视黄醛结合而成,只是视蛋白的分子结构略有不同。正是由于视蛋白分子结构中的这种微小差异,决定了与它结合在一起的视黄醛分子对某种波长的光线最为敏感,因而才有视杆细胞中的视紫红质和三种不同的视锥色素的区别。视锥细胞的感光换能机制与视杆细胞的相似,当光线作用于视锥细胞外段时,也能引起相应的视色素发生光化学反应,进而在其外段膜的两侧发生同视杆细胞类似的超极化型感受器电位,作为光电转换的第一步,最终在节细胞上产生动作电位。

三、颜色视觉及其产生机制

(一) 颜色视觉

视锥细胞具有辨别颜色的能力,这是其功能的重要特点之一。颜色视觉(color vision)简称色觉,是指不同波长的可见光作用于视网膜后在人脑产生的一种主观感觉,它是一种复杂的物理-心理现象。正常人眼可分辨波长380~760nm之间的约150种不同颜色,每种颜色都与一定波长的光线相对应。因此,在可见光谱的范围内,波长长度只要有3~5nm的改变,就可被人视觉系统分辨为不同的颜色。关于色觉的形成机制,目前尚不完全清楚,主要用三原色学说和对比色学说来解释。

(二) 三原色学说

正常人眼虽能分辨百余种颜色,但显然视网膜中不可能存在百余种视锥细胞或视色素,分别对不同波长可见光起反应。早在19世纪,Young和Helmholtz就提出用视觉的三原色学说(trichromatic theory)来解释颜色视觉的形成。该学说认为在视网膜上分布有三种不同的视锥细胞,分别含有对红、绿、蓝三种光敏感的视色素。当某一波长的光线作用于视网膜时,可以一定的比例使三种视锥细胞分别产生不同程度的兴奋,这样的信息传至中枢,就产生某一种颜色的感觉。例如,红、绿、蓝三种视锥细胞兴奋程度的比例为4:1:0时,产生红色的感觉;三者的比例为2:8:1时,产生绿色的感觉。如果红、绿、蓝三种色光按各种不同比例作适当的混合,就会产生任何颜色的感觉。

近年来,三原色学说已被许多实验所证实。例如,有人用不超过单个视锥细胞直径的细小单色光束,逐个检查并绘制在体视锥细胞的光谱吸收曲线,发现确实存在三种类型,其吸收峰值分别在564nm、534nm和420nm处,正好相当于红、绿、蓝三色光的波长(图5-5-9)。此外,用微电极记录单个视锥细胞感受器电位的方法也观察到,不同单色光照射引起的超极化感受器电位的幅度在不同的视锥细胞是不同的,峰值出现的情况也符合三原色学说。

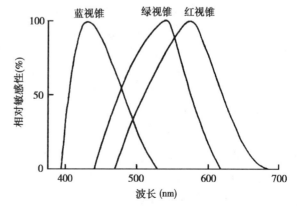

图5-5-9　人视网膜中三种不同视锥细胞对不同波长光的相对敏感性

三原色学说对色盲和色弱的发病机制有较合理的解释。色盲（color blindness）是一种对全部颜色或某些颜色缺乏分辨能力的色觉障碍。色盲可分为全色盲和部分色盲。全色盲极为少见，表现为只能分辨光线的明暗，呈单色视觉。部分色盲可分为红色盲、绿色盲及蓝色盲，其中以红色盲和绿色盲最多见，统称为红绿色盲。色盲除极少数是由视网膜病变引起的，绝大多数是由遗传因素引起的，男性居多，女性少见。近年来，已分离出编码人的视色素的基因，并成功地克隆了三种不同光谱吸收特性的视锥色素。红敏色素和绿敏色素的基因均位于 X 染色体上，而蓝敏色素的基因则位于第 7 对染色体上。目前认为，大多数绿色盲患者是由于绿敏色素基因的丢失，或是该基因为一杂合基因所取代，即其起始区是绿敏色素基因，而其余部分则来自红敏色素基因。大多数红色盲者，其红敏色素基因为相应的杂合基因所取代。这就是上述色盲患者辨色能力减弱的分子生物学基础。

有些色觉异常的产生并非由于缺乏某种视锥细胞，而只是由于后者的反应能力较弱，这样使患者对某种颜色的识别能力较正常人稍差，这种色觉异常称为色弱（color weakness），色弱常由后天因素引起。

（三）对比色学说

三原色学说虽然能够比较合理地解释许多色觉现象和色盲产生的原因，但却不能解释颜色对比现象。例如将蓝色纸块放在黄色或其他颜色的背景上，我们会觉得黄色背景上的那块纸片显得特别"蓝"，同时觉得背景也更"黄"，这种现象称为颜色对比，而黄和蓝则互为对比色或互补色。针对以上问题，Hering 于 1876 年提出对比色学说（opponent color theory），又称四色学说。该理论认为，视觉具有红-绿、蓝-黄及黑-白三对拮抗色，这三对拮抗色在感觉上是互不相容的，既不存在带绿的红色，也不存在带蓝的黄色。根据 Hering 的理论，任何颜色都是由红、绿、蓝、黄四种颜色按不同比例混合而成的。对比色学说也得到一些实验研究的支持。例如，在用微电极记录金鱼视网膜水平细胞的跨膜电位时发现，有些水平细胞在黄光刺激时出现最大的去极化反应，在蓝光刺激时则出现最大的超极化型反应；另一些水平细胞在分别用红光和绿光刺激时出现类似的反应。这些现象是同对比色学说一致的。

以上事实说明，颜色视觉的引起是一个十分复杂的过程，前述两种色觉学说各自以部分色觉现象为出发点，都是部分正确的。三原色学说所描述的是颜色信息在感光细胞水平的编码机制，而对比色学说却阐述了颜色信息在感光细胞之后神经通路中的编码机制。

四、与视觉有关的若干生理现象

（一）视敏度

眼对物体细小结构的分辨能力，称为视敏度（visual acuity），又称视力或视锐度。如前所述，正常人眼的视敏度有一个限度，该限度可以用人所能分辨两点的最小视网膜像的大小表示。在光照良好的情况下，这个最小视网膜像应不小于中央凹处一个视锥细胞的平均直径（约 $5\mu m$）。通常用来检查视敏度的国际通用的视力表，就是按上述原理设计的。

视敏度的度量通常以视角的倒数来表示。视角（visual angle）是指从物体的两端点各引直线到眼节点的夹角，即图 5-5-1 中的 AnB 角。视角大小直接关系视网膜像的大小。在距眼 5m 处，两个相距 1.5cm 的光点发出的光线入眼后形成的视角恰好为 1 分度（即 $1'$），它们所成的视网膜像约 $5\mu m$，正相当于一个视锥细胞的平均直径。如果受试者能够分辨出这两点，就认为此眼具有正常视力。受试者能分辨的视角越小，其视力越好。国际标准视力表上 1.0 行正是反映的这种情况。在距 5m 处看，这一行每个 E 字符号的整个字符形成的视角为 $5'$，其每一笔画的宽度和每两笔画间空隙的宽度各形成 $1'$ 视角，所以如能正确辨认这一行的字符，就意味着此眼能分辨的最小视角等于 $1'$，亦即此眼具有正常视力。视力表上 0.1 行的 E 字符号，其大小恰为 1.0 行字符的 10 倍，如将距离加大 10 倍，即在 50m 处看，视角也是 $1'$。但如仍在 5m 处才能看清，则其视敏度为正常眼的 1/10，记录为 0.1。视力表上还列出了相当于视力 0.2~0.9 时的逐步减小的图形。但国际标准视力表各行视标的增率不均，故不能很好比较视敏度的增减程度。为了避免这一缺点，设计了一种对数视力表，将视标大小的数值用对数处理后，其视标的增进率相等,即任何相邻两行视标大小之比恒为 1.2589($10^{0.1}$),这表示视标每增大 1.2589 倍,视力就减少 0.1($\lg10^{0.1}$)。这样,视力表上各行间的增减程度都相等。

(二) 暗适应和明适应

当人长时间在明亮环境中而突然进入暗处时,最初看不见任何东西,经过一定时间后,视觉敏感度才逐渐增高,能逐渐看见在暗处的物体,这种现象称为暗适应(dark adaptation)。相反,当人长时间在暗处而突然进入明亮处时,最初感到一片耀眼的光亮,也不能看清物体,稍待片刻后才能恢复视觉,这种现象称为明适应(light adaptation)。

暗适应是人眼在暗处对光的敏感度逐渐提高的过程。在进入暗处后的不同时间点,连续测定人眼感知光线的阈值,可以看到该阈值逐渐降低,亦即视觉的敏感度在暗处逐渐提高。如图 5-5-10 所示,暗适应可分为两个时相,第一时相是在进入暗处后的最初约 7 分钟之内,视觉阈值出现一次明显的下降,此期主要与视锥细胞色素的合成量增加,视锥细胞的敏感度增高有关;在第一时相后会进一步出现阈值的更明显下降,大约进入暗处后 25~30 分钟时,阈值下降到最低点,并稳定于这一水平,此为第二时相。第二时相是暗适应的主要构成部分,与视杆细胞中视紫红质的合成增强有关。

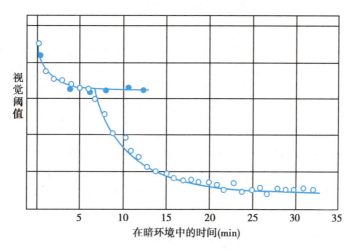

图 5-5-10　暗适应曲线
○表示白光对全眼的测定结果;●表示红光对中央凹的测定结果
(表示视锥细胞单独的暗适应曲线,因中央凹为视锥细胞集中部位,且红光不易被视杆细胞所感受)

明适应出现较快,通常在数秒内即可完成。其机制是视杆细胞在暗处蓄积了大量的视紫红质,进入亮处时在强光作用下迅速分解,因而产生耀眼的光感。只有在较多的视杆细胞色素迅速分解之后,对光相对不敏感的视锥细胞色素才能在亮光环境中感光以看清物体。

(三) 视野

单眼固定地注视前方一点时,该眼所能看到的空间范围,称为视野(visual field)。视野的最大界限应以它和视轴形成的夹角大小来表示。在同一光照条件下,用不同颜色的目标物测得的视野大小不一,白色视野最大,其次为黄蓝色,再次为红色,绿色视野最小。不同颜色视野的差异可能与各类感光细胞在视网膜中的分布范围有关。另外,由于面部结构(鼻和额)阻挡视线,也可影响视野的大小和形状。如一般人颞侧和下方视野较大,鼻侧与上方视野较小。视野对人的工作和生活有重要影响,视野狭小者不应驾驶交通工具,也不宜从事本身或周围物体有较大范围活动的劳动,以防发生事故。世界卫生组织规定,视野小于 10° 者即使中心视力正常也属于盲。临床上检查视野可帮助诊断视神经、视觉传导通路和视网膜病变。

(四) 视后像和视觉融合现象

与视觉系统的时间分辨特性有关的一个重要现象是视后像。注视一个光源或较亮的物体,然后闭上眼睛,这时可感觉到一个光斑,其形状和大小均与该光源或物体相似,这种主观的视觉后效应即为视后像(afterimage)。视后像的持续时间与光刺激的强度有关,通常持续数秒到数分钟,但如果光刺激很强,则视后像的持续时间可达数天乃至数周。

如果用重复的闪光刺激人眼,当闪光频率较低时,在主观上常能分辨出彼此分开的光感;当闪光频率增加到一定程度时,重复的闪光刺激可引起主观上的连续光感,这一现象称为融合现象(fusion phe-nomenon)。融合现象是由于闪光的间歇时间比其产生的视后像持续时间更短而产生的。

能引起闪光融合的最低频率,称为临界融合频率(critical fusion frequency,CFF),它表示了视觉系统时间分辨能力的上限。研究发现,临界融合频率与闪光刺激的亮度、闪光光斑的大小以及被刺激的视网膜部位有关。亮度很低时,闪光频率低至 3～4 周/秒即可产生融合现象;在中等亮度下,临界融合频率约为 25 周/秒;而亮度很高时,临界融合频率可高达 100 周/秒。电影每秒钟放映 24 个画面,电视每秒钟播放 60 个画面,因此,观看电影和电视时主观感觉其画面是连续的。在测定视网膜不同部位的临界融合频率时也发现,愈靠近中央凹,其临界融合频率愈高。另外,闪光的颜色、视角的大小、受试者的年龄及某些药物等均可影响临界融合频率,尤其是中枢神经系统疲劳可使临界融合频率下降。因此,在劳动生理中常将临界融合频率作为中枢疲劳的指标。

(五) 双眼视觉和立体视觉

某些动物的两眼长在头部两侧,因此两眼的视野完全不重叠,左眼和右眼各自感受不同侧面的光刺激,这些动物仅有单眼视觉(monocular vision)。人和灵长类动物的双眼都在面部前方,两眼的鼻侧视野有很大一部分重叠,因此凡位于此范围内的物体均能同时被两眼所见。两眼同时看某一物体时产生的视觉称为双眼视觉(binocular vision)。双眼视物时,两眼视网膜上各形成一个完整的物像,不同视网膜部分的像又各循自己特有的神经通路传向中枢,但正常时人主观感觉上只产生一个"物"的感觉。这是由于眼外肌的精细协调运动可使来自物体同一部分的光线成像于两眼视网膜的对称点上,因此在主观上产生单一物体的视觉,称为单视。若某些原因(如眼外肌瘫痪或眼球内肿瘤压迫)引起物像落在两眼视网膜的非对称点上,就会在主观上产生有一定程度互相重叠的两个物体的感觉,称为复视(diplopia)。

双眼视觉的优点是可以弥补单眼视野中的盲区缺损,扩大视野,并产生立体视觉。双眼视物时,主观上可产生被视物体的厚度以及空间的深度或距离等感觉,称为立体视觉(stereoscopic vision)。其主要原因是两眼间存在一定的距离,同一被视物体在两眼视网膜上的像并不完全相同,左眼从左方看到物体的左侧面较多,而右眼则从右方看到物体的右侧面较多,来自两眼的并不完全相同的图像信息经过视觉高级中枢处理后,产生一个有立体感的视觉形象。然而,在单眼视物时,有时也能产生一定程度的立体感觉,这主要是通过头部和眼球运动、眼的调节活动等而获得的。另外还与生活经验和物体表面的阴影等有关。但良好的立体视觉只有在双眼观察时才有可能获得。

本章小结

眼由位于眶内的眼球及其周围的眼副器两部分组成。眼球由眼球壁和眼球内容物构成。眼球壁由外向内分为三层:纤维膜、血管膜和视网膜。眼球内容物包括房水、晶状体和玻璃体。眼副器包括眼睑、结膜、泪器、眼外肌、眶脂体和眶筋膜等。

眼是视觉的外周感受器,由屈光系统和感光系统构成。角膜、房水、晶状体和玻璃体组成眼的屈光系统,其作用是通过改变晶状体的曲率等使远近不同的物体均能在视网膜上清晰成像;感光系统即视网膜,其作用是将光刺激转换为电信号,并向中枢传送。视网膜中存在两种感光系统,视杆系统司晚光觉,其感光色素为视紫红质,无色觉;视锥系统司昼光觉,其感光细胞分别含有对红、绿、蓝三种色光敏感的感光色素,有色觉。

思考题

1. 简述眼球壁有哪几层？各层有哪些结构？各结构的功能如何？
2. 简述房水和泪液的来源、去向及功能。
3. 从眼外肌的起止、位置去理解眼外肌的功能。
4. 简述视杆细胞从接受光线到产生视觉的基本过程。
5. 试比较视网膜上的两种感光换能系统。

（陈笛　重庆医科大学基础医学院）

第三篇 耳鼻咽喉

第六章　耳鼻咽喉的发生

学习目标

掌握　颜面的形成、腭的发生、口腔与鼻腔的分隔。

熟悉　牙的发生、舌的发生、耳的发生、颈的发生。

了解　鳃器的演化与各种常见颜面畸形。

第一节　鳃弓、咽囊的演变与头、颈部的发生

第4周时,扁平盘状的胚盘向腹侧卷折形成为圆柱状的胚体。神经管的头端迅速膨大形成脑泡(brain vesicle)。随着脑泡的发生及其腹侧间充质增生,胚体头端向腹侧弯曲,并在口咽膜(oropharyngeal membrane)上方形成一个较大的圆形隆起,称额鼻突(frontonasal prominence)。与此同时,随着心脏的发育,口咽膜下方也形成一个较大的隆起,称心突(heart prominence)(图6-1-1)。

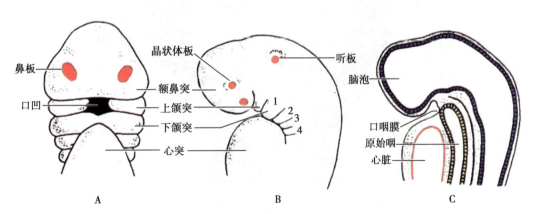

图6-1-1　第4周人胚头部
A. 腹面观;B. 侧面观;C. 矢状切面;1~4示鳃弓

一、鳃器的发生

第4~5周,胚体头端两侧的间充质增生,在额鼻突和心突之间,由头端向尾端渐次形成左右对称、背腹走向的6对棒状隆起,称为鳃弓(branchial arch)。相邻鳃弓之间的5对条形凹沟为鳃沟(branchial groove)。人胚前4对鳃弓明显,第5对出现不久即退化或者不出现,第6对则不明显。与此同时,胚体的原始消化管头端演变为背腹扁平的漏斗状,称为原始咽(primitive pharynx),其侧壁的内胚层向外膨出,形成5对左右对称的囊状结构,即咽囊(pharyngeal pouch),与5对鳃沟相互对应。鳃沟与咽囊之间的薄层膜状结构称鳃膜(branchial membrane),由鳃沟外胚层、咽囊内胚层及其之间的少量间充质构成

67

（图6-1-2）。

鳃弓、鳃沟、鳃膜和咽囊统称为鳃器（branchial apparatus）（见图6-1-2）。鱼类和两栖类动物幼体的鳃器将发育为成体的呼吸器官—鳃。人胚的鳃器存在时间短暂，但其与颜面、颈部等多种重要器官的形成密切相关。

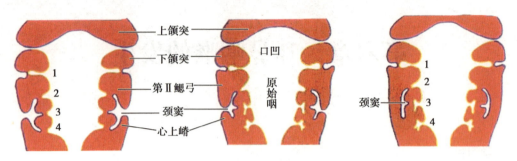

图6-1-2 第5～6周人胚头部冠状切面
示鳃器及颈部形成，1～4示咽囊

二、鳃弓的演变

鳃弓外表面被覆表面外胚层，内表面被覆咽壁内胚层，中轴为中胚层间充质。随着胚胎发育，鳃弓内将出现一条弓动脉、一条神经和一条软骨（图6-1-3）。另外鳃弓中轴中还含有一些肌纤维，可分化为骨骼肌，参与形成头颈部的肌肉。而每一鳃弓分化来的肌肉则受这一鳃弓内的神经所支配。

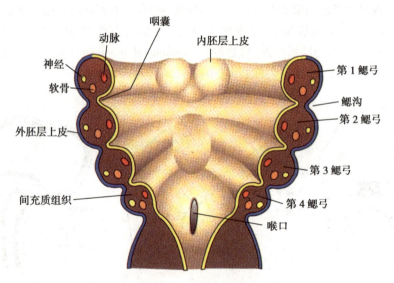

图6-1-3 咽囊与鳃弓

第1对鳃弓参与颜面的发生，第2～6对鳃弓参与颈部的形成。

（一）第1鳃弓

第1鳃弓的软骨将分叉形成上颌突软骨和下颌突软骨。上颌突软骨将退化，周围的间充质骨化形成上颌骨、颧骨和颞骨鳞部。下颌突软骨，又称Meckel软骨（Meckel's cartilage），大部退化，仅背侧端一小部分形成砧骨和锤骨，其周围的间充质骨化形成下颌骨（图6-1-4）。第1鳃弓间充质衍生的肌肉包括咀嚼肌（颞肌、咬肌和翼状肌）、鼓膜张肌、腭张肌、下颌舌骨肌和二腹肌的前腹。第1鳃弓内的神经演化为三叉神经下颌支以及面神经鼓索支，支配上述肌肉。

（二）第2鳃弓

又称舌骨弓（hyoid arch），其软骨称Reichert软骨（Reichert's cartilage）。该软骨背侧端形成中耳的

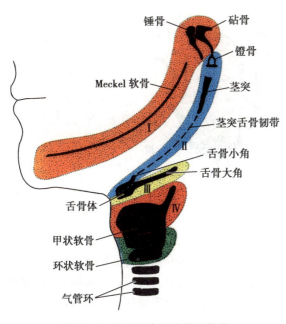

图 6-1-4　各鳃弓来源的骨和软骨

镫骨和颞骨茎突,腹侧端骨化形成舌骨小角和舌骨体的上段(见图 6-1-4)。由第 2 鳃弓衍生的肌肉包括镫骨肌、茎突舌骨肌、二腹肌的后腹、面部表情肌和耳肌。第 2 鳃弓内的神经演化为面神经,支配上述肌肉。

(三)第 3 鳃弓

第 3 鳃弓的软骨形成舌骨大角和舌骨体的下段(见图 6-1-4)。由第 3 鳃弓衍生的肌肉为茎突咽肌。第 3 鳃弓内的神经演化为舌咽神经,支配上述肌肉。

(四)第 4 和第 6 鳃弓

第 4 和第 6 这两对鳃弓的软骨形成喉部软骨(甲状软骨、环状软骨、杓状软骨、小角软骨和楔状软骨)(见图 6-1-4)。由第 4 鳃弓衍生的肌肉有环甲肌、腭提肌和咽缩肌,由第 4 鳃弓的神经演化形成的迷走神经喉上支支配。由第 6 鳃弓衍生的肌肉为喉内肌,由第 4 鳃弓的神经演化形成的迷走神经喉返支支配。

三、咽囊的演变

随着胚胎发育,咽囊将演变为一些重要器官。

第 1 对咽囊:外侧份膨大,形成中耳鼓室,内侧份延长,形成咽鼓管,第 1 鳃膜参与形成鼓膜,第 1 鳃沟形成外耳道。

第 2 对咽囊:外侧部退化,内侧部形成一浅窝,即扁桃体隐窝。内胚层形成隐窝上皮和腭扁桃体上皮。

第 3 对咽囊:向背侧扩展,形成腹侧部和背侧部。腹侧份囊壁上皮增生,囊腔封闭,形成胸腺原基。背侧部上皮细胞增生,形成一对球形细胞团,并随胸腺迁移至甲状腺背侧,形成下一对甲状旁腺。

第 4 对咽囊:腹侧部退化;背侧部上皮细胞增生并向深处迁移至甲状腺原基背侧,形成上一对甲状旁腺。

第 5 对咽囊:形成一小的细胞团,称后鳃体(ultimobranchial body),后鳃体的细胞将迁入甲状腺原基,分化为滤泡旁细胞(parafollicular cell)。

四、舌的发生

第 4 周末,咽底中央首先形成一个较小的隆起,称为奇结节(tuberculum impar)。在奇结节的两侧前方形成一对较大的隆起,称为侧舌突(lateral lingual swelling)。两个侧舌突生长迅速,越过奇结节并在中线发生融合,形成舌体,即舌的前 2/3,而奇结节仅形成舌盲孔前方舌体的很小部分。同时,奇结节背侧,第 2、3、4 鳃弓腹侧端之间的间充质凸向咽腔增生隆起,称为联合突(copula)。联合突形成舌根,即舌的后 1/3。舌体与舌根的融合处形成 V 形界沟,沟顶点的浅窝即为舌盲孔(foramen cecum),是甲状舌管(甲状腺原基)的起始端(图 6-1-5)。

五、唾液腺的发生

大唾液腺有 3 对,分别为腮腺、颌下腺以及舌下腺。腮腺起源于原始口腔位于上颌突与下颌突之间的外胚层,而颌下腺和舌下腺来源于原始咽底部的内胚层,分别位于口腔底以及舌旁沟。

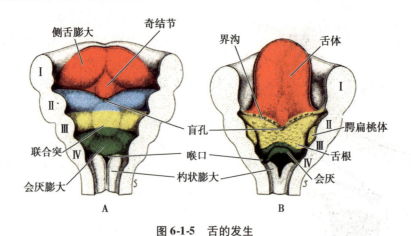

图 6-1-5　舌的发生

唾液腺的发生过程基本相同。在将要形成腺体的部位,上皮细胞不断增殖并下陷进入间充质内,形成上皮细胞索。上皮细胞索的远侧端反复分支,而分支的顶端发生膨大成为球形的细胞团,最终发育为唾液腺分泌部的腺泡。而分支状细胞索内逐渐出现空隙与空泡,相互融合形成中空的导管。

六、颜面的形成

颜面的形成由额鼻突及第 1 对鳃弓参与。人胚发育第 4 周额鼻突形成,同时第一鳃弓的腹侧份分叉为上、下两支,分别称为上颌突(maxillary prominence)和下颌突(mandibular prominence)。左、右两侧的上颌突、下颌突及其上方的额鼻突围绕在外,在这五个隆起的中央形成一个宽大的凹陷,称口凹(sto-modeum),又称原始口腔(图 6-1-6)。口凹的底为口咽膜,将原始口腔与原始咽相分隔。口咽膜约在人胚发育第 24 天左右破裂,原始口腔便与原始咽相通。

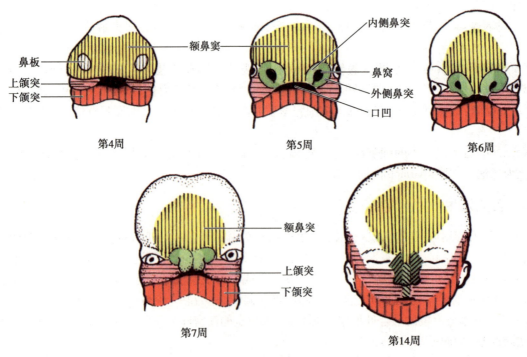

图 6-1-6　颜面形成过程

鼻的发生是颜面形成中的重要过程。人胚第 4 周末,额鼻突下缘两侧的局部外胚层发生增生,形成两个椭圆形的增厚区,称为鼻板(nasal placode)。第 5 周时,鼻板中央发生凹陷,形成鼻窝(nasal pit），其下缘有一条细沟与口凹相通。鼻窝周缘的间充质增生隆起，在其内侧和外侧形成的隆起分别称内侧鼻突（median nasal prominence）和外侧鼻突（lateral nasal prominence），两个隆起的上部相互连续（图6-1-7）。外侧鼻突与上颌突之间的浅沟称为鼻泪沟（nasolacrimal groove），是鼻泪管和泪囊发生的原基。

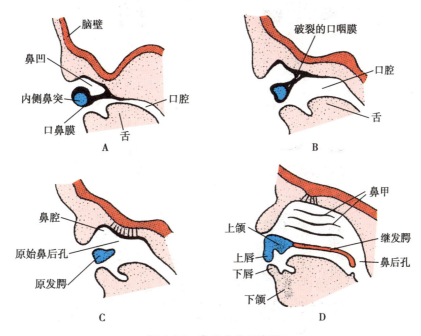

图6-1-7　鼻腔发育示意图

颜面的形成是从两侧向中央方向发展的。人胚第5周，左、右下颌突逐渐相向生长，并率先在胚腹侧中线融合，发育形成下颌和下唇。随后，左、右上颌突也向中线生长，分别与同侧的外侧鼻突和内侧鼻突相融合，形成上颌和上唇的外侧部。与此同时，两侧的鼻窝亦相互靠拢，使左、右内侧鼻突逐渐融合，形成鼻梁和鼻尖。内侧鼻突下缘向下方延伸，与正向中线生长的左右上颌突融合，发育形成人中和上唇的正中部分。此时，鼻窝与口凹分隔开，细沟封闭。第6～7周，外侧鼻突发育形成鼻翼和鼻外侧壁大部。额鼻突形成前额和鼻根。随着鼻梁、鼻尖等鼻外部结构的相继形成，最初向前方开口的鼻窝逐渐向下方转动，形成外鼻孔。鼻窝向深部不断扩大形成原始鼻腔。起初，原始鼻腔与原始口腔之间有很薄的口鼻膜（oronasal membrane）相隔离，该膜于第7周破裂，两腔相通（图6-1-7）。

上、下颌形成后，二者间的裂隙称口裂（oral fissure），即为原始口腔。口裂起初非常宽大，随着同侧的上、下颌突从分叉处向中线方向融合形成颊部，口裂外角不断合并，口裂逐渐缩小（见图6-1-7）。眼的原基发生于额鼻突外侧，最初两眼相距较远；随着颅脑的发育以及上颌与鼻的形成，两眼逐渐向中线靠近并转向颜面前方。外耳道由第1鳃沟演变而成，其周围的间充质增生形成耳廓。耳廓的位置最初很低，随着下颌与颈的发育逐渐移向后上方（详见后文相关章节）。至第8周末，胚胎颜面初具人貌。

七、腭的发生

腭起源于正中腭突与外侧腭突两个部分，从第5周开始至第12周完成（图6-1-8）。

约第6周，左右内侧鼻突融合处内侧面的间充质发生增生，形成一个小突起，凸向原始口腔，称正中腭突（median palatine process）或原始腭（primary palate），将发育为腭前部的一小部分。

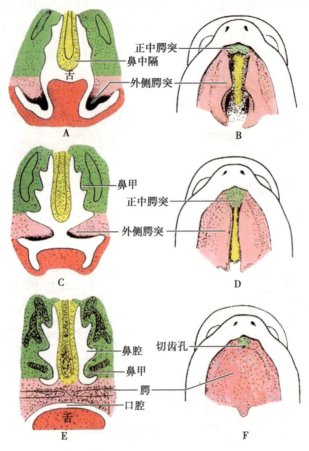

图 6-1-8 腭的发生及口腔与鼻腔的分隔示意图
A. C. E. 头部冠状切面；B. D. F. 口腔顶部观

约第 6~7 周，左、右上颌突内侧面的间充质增生，向原始口腔内长出一对扁平的突起，称左、右外侧腭突（lateral palatine process）。起初外侧腭突位于舌的两侧斜下方，随着口腔的扩大及舌的下降，左右外侧腭突逐渐向舌的上方水平生长，并于中线融合，形成腭的大部。外侧腭突前缘与正中腭突汇拢融合，形成腭，三者交会处残留一小孔，称切齿孔。之后，腭前部的间充质骨化形成硬腭，后部则为软腭。软腭后缘正中形成一个小突起，即腭垂（uvula）。

腭的形成将原始口腔与原始鼻腔分隔开，成为永久的口腔与鼻腔。在腭的后缘，鼻腔与咽相通，该部位即为鼻后孔。伴随腭的形成，额鼻突的下部在中线位置向原始鼻腔内垂直延伸，并与腭在中线融合，形成板状的鼻中隔。同时，鼻腔外侧壁上各发生三个皱襞，以后分别形成上、中、下鼻甲（见图 6-1-8）。

八、颈的形成

颈部由第 2、3、4、6 对鳃弓发育形成。第 5 周时，第 2 对鳃弓迅速生长，并向尾侧延伸，越过并覆盖在第 3、4、6 对鳃弓表面，和下方的心上嵴发生融合。心上嵴是心突上缘的间充质向头端增生长出的嵴状突起。二者融合后，第 2 对鳃弓与深部的其他 3 对较小的鳃弓之间形成一封闭腔隙，称颈窦（cervical sinus）（见图 6-1-2）。颈窦很快闭锁消失。随着鳃弓的进一步分化、食管和气管的伸长以及心脏的下降，颈部逐渐延长并成形。

九、颜面和颈的先天畸形

（一）唇裂

唇裂（cleft lip）是最为常见的一种颜面畸形，多见于上唇，表现为人中外侧可见垂直裂沟，因上颌突与同侧的内侧鼻突未融合导致，大多为单侧，双侧较少见（图6-1-9）。如果左、右内侧鼻突未融合，或两侧下颌突未融合，会分别导致上唇或下唇部位的正中唇裂，但均少见。如果内侧鼻突发育不良导致人中缺损，则会出现宽大的正中唇裂。唇裂可同时伴有腭裂和牙槽骨裂。

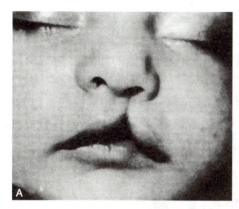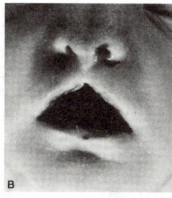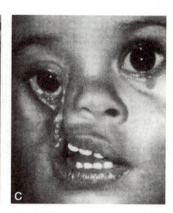

图6-1-9 唇裂和面斜裂
A. 单侧唇裂；B. 正中唇裂；C. 面斜裂

（二）腭裂

腭裂（cleft palate）也较常见，具有多种类型。如果外侧腭突未能与正中腭突融合，就会在切齿孔至切齿间残留一斜形裂隙，称前腭裂（单侧或双侧）。如果左、右外侧腭突未能在中线融合，则会在切齿孔至腭垂间残留一矢状裂隙，称正中腭裂。前腭裂和正中腭裂同时存在，则称全腭裂，多伴唇裂（图6-1-10）。

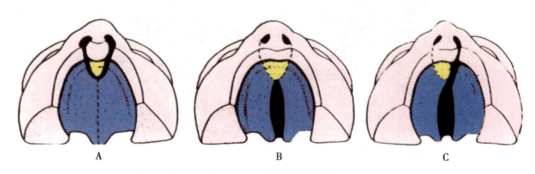

图6-1-10 唇腭裂模式图
A. 双侧前腭裂伴双侧唇裂；B. 后腭裂；C. 后腭裂伴单侧前腭裂和唇裂

（三）面斜裂

面斜裂（oblique facial cleft）可见位于眼内眦与口角之间的裂沟，是因为上颌突未与同侧外侧鼻突融合导致（见图6-1-9）。

（四）颈囊肿和颈瘘

颈窦如果没有完全闭锁消失，出生后仍在胸锁乳突肌前缘残留一封闭的囊泡，称颈囊肿（cervical cyst）。颈囊肿在出生后多不明显，青春期后逐渐明显，大多为卵圆形肿物，可穿刺出淡黄色黏液。若颈囊肿有瘘管与体表或咽相通，则称颈瘘（cervical fistula）。

第二节 耳 的 发 生

耳分内耳、中耳和外耳，来源各不相同，分别由头部表面外胚层形成的听板、内胚层来源的第一咽囊和外胚层来源的第一腮沟及其周围的6个结节演变而来。

一、内耳的发生

第4周初，菱脑两侧的表面外胚层在菱脑诱导下增厚，形成听板（otic placode），继而陷入下方间充质，形成听窝（otic pit），听窝闭合并与表面外胚层发生分离，形成一个囊状的听泡（otic vesicle）（图6-2-1）。听泡最初为梨形，之后向背、腹方向延伸增大，分别形成背侧的前庭囊和腹侧的耳蜗囊，并在背侧内长出一小囊管，为内淋巴管（endolymphatic duct）。前庭囊形成三个膜半规管和膜前庭的椭圆囊的上皮；耳蜗囊形成膜前庭的球囊和膜蜗管的上皮。这样，听泡及其周围的间充质便演变为内耳膜迷路（图6-2-2）。第3个月时，膜迷路周围的间充质分化成一个软骨囊，包裹膜迷路。约第5个月时，软骨囊骨化形成骨迷路，于是膜迷路完全被嵌套在骨迷路内，两者间隔以狭窄的外淋巴间隙。

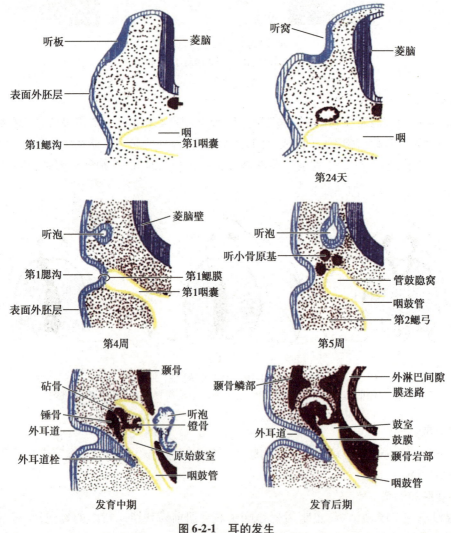

图 6-2-1　耳的发生

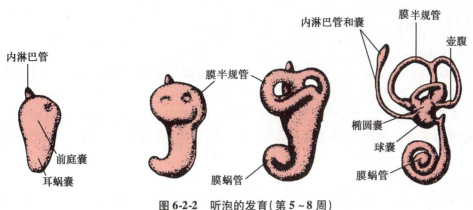

图 6-2-2　听泡的发育（第 5~8 周）

二、中耳的发生

第 9 周时，第 1 咽囊向背外侧扩伸，远侧盲端膨大形成管鼓隐窝（tubotympanic attic），近侧端较细窄形成咽鼓管。管鼓隐窝上方的间充质密集，形成 3 个听小骨原基。第 6 个月时，3 个听小骨原基经软骨内成骨，先后形成 3 块听小骨。与此同时，管鼓隐窝的远侧盲端扩大形成原始鼓室（primary tympanic cavity），而听小骨周围的结缔组织退化吸收而出现腔隙并向上部扩展，与原始鼓室共同形成鼓室。鼓室逐渐包围 3 个听小骨（见图 6-2-1）。管鼓隐窝顶部的内胚层与第 1 鳃沟底部的外胚层相对，分别形成鼓膜的内、外上皮，之间的间充质形成两层上皮之间的薄层结缔组织，于是形成了具有 3 层结构的鼓膜，分隔鼓室和外耳道（见图 6-2-1）。

三、外耳的发生

外耳道由第 1 鳃沟演变形成。第 2 个月末，第 1 鳃沟向内发生深陷，形成漏斗状管道，演变成外耳道的外侧段。管道底部的外胚层细胞增生形成一上皮性细胞索，称外耳道栓（external acoustic meatus plug）。第 7 个月时，外耳道栓内部细胞退化吸收，出现管腔，形成外耳道的内侧段（见图 6-2-2）。第 6 周时，第 1 鳃沟周围的间充质增生，形成 6 个结节状隆起，称耳丘（auricular hillock）。耳丘围绕在外耳道口，演变成耳廓（图 6-2-3）。

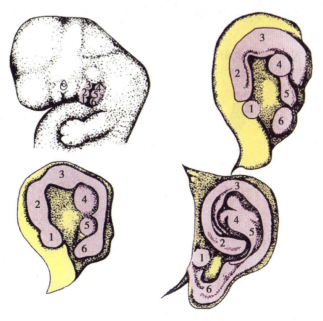

图 6-2-3　耳廓的发生
1~6 示耳丘 6 个结节状隆起的发生与演变

四、耳的先天畸形

（一）先天性耳聋

先天性耳聋（congenital deafness）分为遗传性和非遗传性两类，均可表现为导音性、感觉神经性或混合性耳聋。遗传性耳聋属于常染色体隐性遗传，由程度不同的内耳发育不全、听小骨发育缺陷、耳蜗神经发育不良和外耳道闭锁所致；非遗传性耳聋可由药物中毒、感染、新生儿溶血性黄疸等造成。这些因素可损伤胎儿的内耳、螺旋神经节、蜗神经和听觉中枢。先天性耳聋者因听不到语言，无法进行语言学习与锻炼，故为聋哑症（deafmutism）。

（二）先天性耳前瘘管

先天性耳前瘘管（congenital preauricular fistula）是一种常见的先天性耳畸形，由耳丘融合不良或第1鳃沟封闭不全导致。常发生于耳屏前方，形成一皮肤性盲管，继续向下延伸与鼓室相通，可有分支，腔内有脱落的上皮及角化物，挤压时可流出白色乳酪状液体，容易感染发炎。

（三）副耳廓

副耳廓（accessory auricle）或耳廓附件（auricular appendages）是由于耳丘的发生过多所致，常发生在耳屏前方或颈部。

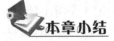
本章小结

在胚胎第4~5周，鳃器发生，由鳃弓、鳃沟、咽囊和咽膜组成，鳃弓主要参与了颜面和颈部的形成，咽囊内胚层则是多种器官发生的原基。舌的形成约始于第4周末奇结节的发生，由奇结节及其前方的一对侧舌突共同发育为舌体。颜面是由额鼻突及第1对鳃弓分化形成的一对上颌突和一对下颌突围绕口凹形成，从两侧向正中方向发展。腭的发生来源于两部分：正中腭突与外侧腭突。颈部由第2、3、4和6对鳃弓发育形成。内耳、中耳和外耳分别由头部表面外胚层形成的听板、内胚层来源的第1对咽囊和外胚层来源的第1鳃沟及其周围的耳丘演变而来。

颜面与颈发生的常见畸形包括唇裂、面斜裂、腭裂、颈囊肿和颈瘘。耳发生的常见畸形包括先天性耳聋、先天性耳前瘘管和副耳廓。

思考题

1. 鳃器的组成与发育。
2. 口腔是如何形成的？

（穆欣艺　重庆医科大学基础医学院）

第七章　耳鼻咽喉的结构与功能

学习目标

掌握　固有鼻腔的形态结构和鼻窦的位置和开口;咽的位置、分部及各部的形态结构与通向;喉软骨的名称与位置,喉腔的分区及结构;前庭蜗器的组成、分部及各部的形态结构特点;颈部的筋膜、筋膜间隙及通向,颈动脉三角及甲状腺区的境界、层次、内容及重要结构的形态、血供和毗邻关系,气管颈段前面的层次结构及毗邻,颈袢的组成、位置和分支,颈根部的结构安排。基底膜的振动和行波理论,毛细胞的感音换能原理,听觉相关生物电现象;前庭器官的生理功能。

熟悉　咽鼓管的位置、交通及年龄差异,侧颅底的形态结构,声波的传入途径,听觉传导通路,前庭反应;颈部常用标志;颈交感干。

了解　耳廓的形态结构,鼓室内的有关肌肉;鼻、咽、喉、内耳的结构特点及血管、淋巴和神经;颈部的分区,颈部浅、深淋巴结群的名称、位置及引流。

第一节　鼻的生理结构与功能

一、鼻的应用解剖

鼻(nose)是呼吸道的起始部分,也是嗅觉器官,并辅助发音。它分为外鼻、鼻腔和鼻窦 3 部分。

(一) 外鼻

外鼻(external nose)位于面部中央,呈三棱锥体形,由皮肤、骨和软骨构成。上部位于两眼之间的部分与额相连,称鼻根,向下延成隆起的鼻梁和左右两棱的鼻背,末端突出的部分称鼻尖,鼻尖两侧呈弧形隆突的部分称鼻翼(nasal ala),在呼吸困难时,可出现鼻翼扇动。从鼻翼外侧到口角的浅沟称鼻唇沟(nasolabial fold),面神经损伤面肌瘫痪时,此沟变浅或消失。左、右鼻翼的下方各围成一个前鼻孔(anterior nares),是气体进出的门户(图 7-1-1)。

外鼻以鼻骨和软骨作支架,外覆皮肤,内覆盖黏膜(图 7-1-2)。鼻尖、鼻翼和鼻前庭的皮肤较厚,并与其下的脂肪纤维组织和软骨膜连接紧密,炎症时皮肤稍有肿胀即压迫神经末梢,引起明显痛感。鼻尖和鼻翼的皮肤含有较多的汗腺和皮脂腺,易生痤疮、疖肿或形成酒渣鼻。软骨部的鼻根和鼻背处皮肤薄而松弛。

外鼻的静脉回流主要经过内眦静脉和面静脉汇入颈内静脉,内眦静脉又可经眼上、下静脉与海绵窦相交通;因面部的静脉无静脉瓣,血液可双向流动,鼻部的皮肤感染(如疖肿)如处理不当,可导致致命的海绵窦血栓性静脉炎等颅内感染。临床上将鼻根到两侧口角的三角区称为"面部危险三角区"(图 7-1-3)。

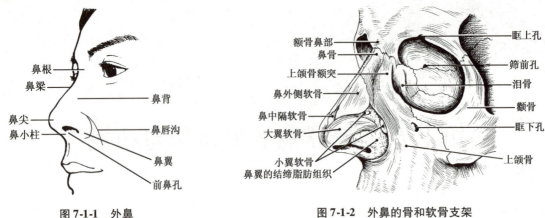

图 7-1-1 外鼻

图 7-1-2 外鼻的骨和软骨支架

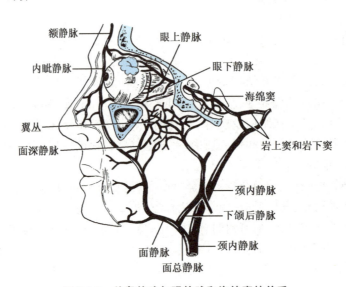

图 7-1-3 外鼻静脉与眼静脉和海绵窦的关系

外鼻的运动神经主要为面神经,感觉神经主要有三叉神经第1分支眼神经、第2分支上颌神经的分支,即筛前神经、滑车上神经、滑车下神经和眶下神经。

(二)鼻腔

鼻腔(nasal cavity)位于颅前窝下方、腭的上方,被鼻中隔分为左、右二腔,前以鼻孔(nostril)与外界相通,后经后鼻孔(posterior nares 或 choanae)通鼻咽。鼻腔由骨和软骨为支架,内衬黏膜和皮肤而成。鼻中隔(nasal septum)以筛骨垂直板、犁骨和鼻中隔软骨为支架,外覆黏膜,多不居中,常偏向一侧。每侧鼻腔以鼻阈(nasal limen,皮肤和鼻黏膜的分界处)为界分为前下份的鼻前庭和后份的固有鼻腔(临床上简称鼻腔)。

1. **鼻前庭(nasal vestibule)** 由鼻翼围成,内衬皮肤,生有鼻毛,能过滤、净化吸入空气。因鼻前庭皮肤含有大量皮脂腺和汗腺,疖肿好发于此,由于该处缺乏皮下组织,皮肤与软骨膜直接相连,故发生疖肿时,疼痛较剧烈。

2. **固有鼻腔(nasal cavity proper)** 是鼻腔的主要部分,常简称鼻腔。固有鼻腔的形态与骨性鼻腔大致相同,但由于表面覆以黏膜,因此较为肥大。每侧鼻腔有顶、底和内、外侧壁。

(1)鼻腔顶部:呈穹隆状,由鼻骨、额骨鼻突、筛骨筛板和蝶骨体下面构成,顶部的中段即为分隔颅前窝的筛骨水平板,该水平板上有容嗅区黏膜的嗅丝通过,筛板菲薄易脆,外伤、前颅底骨折手术时易造成筛板损伤,可导致脑脊液和血液流出和嗅觉功能障碍。

(2)鼻腔底部:即口腔顶,由硬腭及软腭构成。

（3）鼻腔内侧壁：为鼻中隔，由筛骨垂直板、犁骨及鼻中隔软骨覆以黏膜而成（图7-1-4）。由于出生后骨与软骨之间生长过程中张力作用的不均衡，或遗传因素的影响，鼻中隔可发生偏曲，可通过条形切除部分软骨或者骨结构恢复正常形态。在鼻中隔的最前下部黏膜区为易出血区。

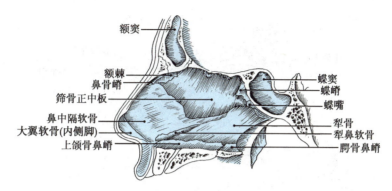

图 7-1-4 鼻中隔支架

（4）鼻腔外侧壁：形态结构最为复杂（图7-1-5），分别由上颌骨、泪骨、下鼻甲骨、筛骨、腭骨垂直板和蝶骨翼突构成。自上而下有向内下卷曲的上鼻甲、中鼻甲和下鼻甲，大小依次缩小约1/3，前端位置依次向后移约1/3，各鼻甲（nasal concha）的下方有一裂隙，分别称上鼻道、中鼻道和下鼻道。有时上鼻甲的后上方可有最上鼻甲（supreme nasal concha）和相应的最上鼻道。各鼻甲与鼻中隔之间的空隙称总鼻道。鼻甲及鼻道的形成，扩展了鼻黏膜的的面积，有利于对吸入的空气加温与湿润。

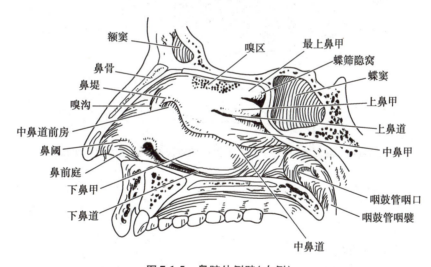

图 7-1-5 鼻腔外侧壁（右侧）

下鼻甲为独立的水平状卷曲薄骨，附着于上颌骨内侧壁和腭骨垂直板。下鼻道外侧壁前段近下鼻甲附着处（内侧为上颌窦），骨质薄弱，是上颌窦穿刺冲洗的最佳进针位置。下鼻道顶端有鼻泪管开口，经下鼻道行上颌窦开窗术时，窗口的高度应在下鼻甲附着处下0.5cm，避免损伤鼻泪管开口。

上鼻甲或最上鼻甲后上方的凹陷称蝶筛隐窝（sphenoethmoidal recess），是蝶窦开口的位置。

若将中鼻甲切除，在中鼻道外侧壁上可看到凹向上的弧形裂隙，称半月裂孔（semilunar hiatus），裂孔的前上部有一漏斗形的管道，称筛漏斗（ethmoidal infundibulum），通额窦，半月裂孔上方的圆形隆起即筛泡（ethmoidal bulb），通中筛窦。在下鼻道的前部有鼻泪管（nasolacrimal canal）的开口，鼻泪管位于距离鼻孔约3cm的下鼻道前上方。

（三）鼻窦

鼻窦（nasal sinuses）是鼻腔周围颅骨内开口于鼻腔的含气空腔，腔内衬以黏膜，与鼻腔黏膜相延续，均以窦口开口于鼻腔的外侧壁,故鼻腔的炎症可蔓延至鼻窦,引起鼻窦炎。鼻窦共有4对,依其所在骨的位置分别称上颌窦、额窦、蝶窦和筛窦。鼻窦的存在不仅可协助调节吸入空气的温度、湿度,并对发音起共鸣作用,还可减轻头部重量(图7-1-6、图7-1-7)。

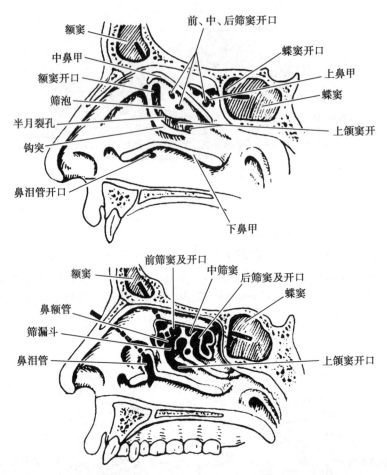

图 7-1-6　鼻窦的开口(上、中、下鼻甲切除及筛骨迷路内侧壁切除)

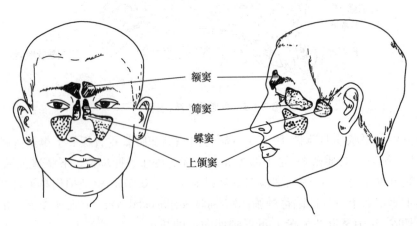

图 7-1-7　鼻窦的体表投影

1. 额窦(frontal sinus)　位于眉弓的深面,额骨内外板之间,左右各一,多不对称,窦的大小和形状也极不一致,但一般为三角锥体形。三个角分别为鼻根、鼻根上方约3cm的点和眶上缘内、中1/3的交点,双侧额窦之间的分隔常常偏离正中。额窦大小平均 $3.2 \times 2.6 \times 1.8 cm^3$,有时被不完整的骨性分隔成许多相互交通的隐窝,也可能一侧或两侧额窦完全缺如。额窦的特殊性可用于法医影像学的个体鉴定。

每侧额窦经筛漏斗,或穿筛迷路前部的额鼻管开口于中鼻道的前部。一般额窦在出生时可发育不全或缺如,7到8岁发育较好,青春期后发育完全,男性额窦更明显突出,其前额比儿童和女性典型的垂直或凹陷的轮廓更倾斜。

额窦的前(外)壁为额骨外骨板,较坚厚,含骨髓,故可致额骨骨髓炎;后(内)壁即额骨内骨板,较薄,为颅前窝前壁的一部分,额窦有导静脉穿此壁通硬脑膜下腔,因此壁可能存在骨裂隙,故额窦感染时可侵入颅内;底壁为眶顶壁外3/4和前组筛窦的顶壁,此壁是眶的内上角,急性额窦炎时,此处有明显压痛,额窦也可破坏此处侵入眶内;内侧壁为两侧额窦的中隔,多偏向一侧。

2. 上颌窦(maxillary sinus)　位于上颌骨体内,是鼻窦中最大的一对,容积约12~15ml。该窦呈锥体形,基底由鼻腔外侧壁构成,尖延伸至上颌骨的颧突,一般可分为5个壁。

前壁为上颌体前面的尖牙窝,中央骨质薄弱而凹陷,行Caldwell-Luc手术时可从此处进入窦腔,尖牙窝之上、眶下缘之下12mm处有眶下孔、眶下神经及血管通过;后外侧壁紧邻翼腭窝和颞下窝,可在此凿开结扎上颌动脉,又因靠近翼内肌,上颌窦的恶性肿瘤侵及该肌可引起张口困难。

内侧壁是鼻腔的外侧壁下部,由中鼻道和大部分下鼻道组成,在相当于中鼻道后部,有一裂口,为"上颌窦裂孔",该孔下界为下鼻甲附着处,后界为腭骨垂直板,前界为下鼻甲的泪突和泪骨下端,上界为上颌窦顶壁,上颌窦裂孔被钩突和下鼻甲的筛突呈十字形的连接分隔成四个象限,其中前上象限为上颌窦的窦口,其他被双层黏膜和致密结缔组织封闭,成为鼻囟门。上颌窦自然窦口直径大小不一,平均直径2.8mm。常规前鼻镜检不易看到,经中鼻道行上颌窦自然窦口扩大术时,如找不到窦口,可先找到钩突尾端和上鼻甲上缘上方的后囟,可在此处凿开并向前扩张自然窦口,但不易过分向前,以免损伤鼻泪管,也不要超过骨性窦口的上界。

上壁为眼眶的底壁。

底壁为牙槽突。底壁常低于鼻腔底,与第2前磨牙和第1、2磨牙根部邻近,只有薄层骨质相隔,有时牙根突入窦内,仅有黏膜与窦腔相隔,故牙与上颌窦的肿瘤和感染可以相互累及。

上颌窦窦腔为所有鼻窦中最大窦腔,窦口开口位置高于窦底,分泌物不易排出,引流时宜采用体位引流。

3. 筛窦(ethmoidal sinus)　是位于筛骨迷路内的许多含气的小房(即筛骨迷路),由额骨、上颌骨、泪骨、蝶骨、腭骨围成。每侧有3个大窦或18个小窦组成,可分为前、中、后三群,也可将前、中群合称为前群,即分为前、后两群。前、中筛窦开口于中鼻道的筛漏斗和筛泡,后筛窦开口于上鼻道。10%的筛窦可延伸入中鼻甲以及蝶窦两旁的蝶骨体和蝶骨翼,故筛窦有炎症时可扩散到眶腔,引起眶内蜂窝织炎。筛窦各群之间无明显界限,一群可侵犯另一群的范围。各群窦与窦之间被不完整的骨间隔分隔。出生时筛窦窦很小,容易感染炎症,6~8岁时和青春期后生长快速。

筛窦外侧壁为眼眶内侧壁,由泪骨和纸样板构成,纸样板占外侧壁的大部分,平均厚约0.2mm,偶有先天缺损或裂隙,手术损伤纸样板会出现眶内并发症。

筛窦内侧壁为鼻腔外侧壁上部,附有上鼻甲和中鼻甲,纸样板上缘与额骨结合处为额筛缝,相当于筛顶水平,有筛前动脉和筛后动脉经此进入筛窦。筛顶与筛板连接方式分为平台式或高台式两种,前者筛顶内外两侧与筛板处于同一平面,后者筛板位置较低,与筛顶内侧缘形成一陡直的高度差,后者此处骨质极薄,手术容易造成颅前窝底损伤和脑脊液鼻漏。因筛前动脉由外向内横穿筛顶,并向前穿透筛骨外侧板进入嗅沟,识别筛前动脉并避免损伤该动脉,能减少出血和眼眶血肿,降低颅底损伤、脑脊液漏等的风险。

筛窦下壁为中鼻道外侧壁,包括筛泡、钩突和筛隐窝等。

筛窦前壁由额骨筛切迹、鼻骨嵴和上颌骨额突构成。

筛窦后壁隔蝶筛板与蝶窦相邻,因后组筛窦变异较大,个体差异明显。

4. 蝶窦(sphenoidal sinus)　位于蝶骨体内,左右各一,大小、形态变化较大,一般不对称,常一个蝶窦较大且跨过正中延伸到对侧蝶窦的后方,偶尔一个在另一侧的上方并相互重叠,而这之间少见有相通。一侧或者两侧蝶窦均可紧靠视神经管,甚至部分围绕是神经管。蝶窦平均垂直径 2cm,横径 1.8cm,前后径 2.1cm。特别大的蝶窦可延伸至蝶骨翼突和大突的根部,也可侵入到枕骨基底部。蝶窦骨壁之间的间隙偶尔可使窦内的黏膜与覆盖其上的硬脑膜相接触。由颈内动脉管或翼管形成的骨嵴,可分别从蝶窦的外侧壁和底部突入蝶窦腔内。有时一个后筛窦可侵入蝶骨代替蝶窦。蝶窦上方为视交叉和垂体相邻的位置,两侧有颈内动脉和海绵窦相毗邻。偶尔蝶窦较小时,常位于垂体前方。蝶窦各壁尤其是外侧壁、上壁和后壁毗邻关系复杂,是鼻窦手术开放蝶窦或蝶窦内手术比较危险的区域。

蝶窦的外侧壁与颅中窝、海绵窦和视神经管毗邻。在气化较好的蝶窦,此壁菲薄或缺损,上述结构暴露于窦腔内,手术时不慎将损伤视神经或颈内动脉导致失明或致命性大出血。蝶窦顶壁上方为颅中窝的底,即蝶鞍,承托垂体。蝶窦前壁参与构成鼻腔顶的后段和筛窦的后壁,上方近鼻中隔出为蝶窦的自然开口。蝶窦后壁骨质较厚,毗邻枕骨斜坡。蝶窦下壁即后鼻孔上缘和鼻咽顶,翼管神经孔位于下壁外侧的翼突根部。

出生时蝶窦腔很小,主要在青春期后发育而成。蝶窦的前壁上部有蝶窦口,开口于鼻腔的蝶筛隐窝。

(四) 鼻的血管、淋巴和神经

1. 鼻腔血管

(1) 动脉供应:主要来自颈内动脉系统的分支眼动脉和颈外动脉系统的分支上颌动脉(图 7-1-8)。

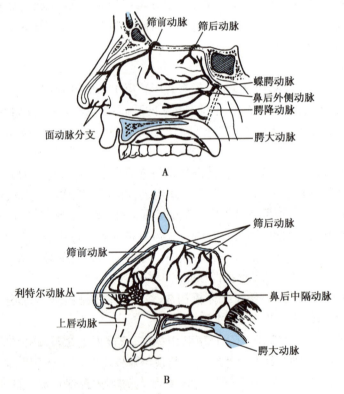

图 7-1-8　鼻腔动脉
A. 鼻腔外侧壁的动脉;B. 鼻中隔的动脉

1) 眼动脉:自视神经管入眶后分出筛前动脉和筛后动脉。两者穿过相应的筛前孔和筛后孔进入筛窦,均紧贴筛顶横行于骨嵴形成的凹沟和骨管中,然后离开筛窦,进入颅前窝,沿筛板前行穿过鸡冠旁小缝进入鼻腔。筛前动脉为前、中筛窦和额窦以及鼻腔外侧壁和鼻中隔前上部提供血供。筛后动脉为后筛窦、鼻腔外侧壁和鼻中隔的后上部提供血供。筛前动脉在筛窦顶骨管中横行,是鼻内镜鼻窦手术时的标志,前方为额隐窝。

2) 上颌动脉:在翼腭窝内相继分出蝶腭动脉、眶下动脉和腭大动脉供应鼻腔,其中蝶腭动脉是鼻腔血供的主要动脉。

蝶腭动脉经蝶腭孔进入鼻腔后分为内侧支和外侧支。蝶腭动脉的外侧支分成数支鼻后外侧动脉，继而分成下鼻甲支、中鼻甲支和上鼻甲支，分别供应鼻腔外侧壁后部、下部和鼻腔底。蝶腭动脉内侧支也称鼻腭动脉，在鼻腔顶部横行，在蝶窦开口的前下方行至鼻中隔的后部，分出鼻后中隔动脉供应鼻中隔后部和下部。鼻腭动脉、筛前动脉、上唇动脉和腭大动脉在鼻中隔前下方的黏膜下形成动脉丛，即 Kiesselbach 动脉丛，相互吻合，此区血管丰富而表浅，受外伤或者干燥空气的刺激，血管易破裂而出血。该区是临床上鼻出血最常见部位，称为易出血区（Little 区或 Kiesselbach 区），90% 的鼻部出血发生于此。

眶下动脉经眶下管出眶下孔后，供应鼻腔外侧壁前段。腭大动脉出腭大孔，沿硬腭向前进入切牙管供应鼻中隔前下方。来自面动脉的上唇动脉，其分支鼻中隔支参与形成 Kiesselbach 动脉丛。

（2）静脉回流：鼻腔前部、后部和下部的静脉汇入颈内、外静脉，鼻腔上部静脉则经眼静脉汇入海绵窦，亦可经筛静脉汇入颅内的静脉和硬脑膜窦（见图7-1-3）。

鼻中隔前下部的静脉构成的静脉丛，称为 Kiesselbach 静脉丛，也为该部位出血的重要来源，老年人下鼻道外侧壁后部，靠近鼻咽处表浅扩张的鼻后侧静脉丛，称为伍氏-鼻咽静脉丛，常是后部鼻出血的主要来源。

鼻中隔前下部动脉丛和静脉丛出血难以区分，临床统称该区为易出血区。

2. 鼻腔淋巴　鼻腔前 1/3 的淋巴管与外鼻淋巴管相连，汇入耳前淋巴结、腮腺淋巴结及颌下淋巴结。鼻腔后 2/3 的淋巴汇入咽后淋巴管及颈深淋巴结上群。鼻部恶性肿瘤可循上述途径发生转移（图7-1-9）。

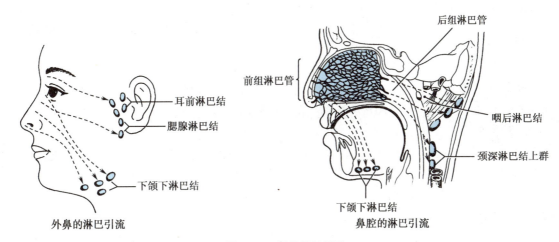

图 7-1-9　鼻的淋巴引流

3. 鼻腔的神经　包括嗅神经、感觉神经和自主神经。

（1）嗅神经：分布于嗅区黏膜。嗅细胞中枢突汇集成多条嗅丝穿经筛板上之筛孔抵达嗅球。嗅神经鞘膜为硬脑膜的延续，损伤嗅区黏膜或继发感染，可沿嗅神经进入颅内，引起鼻源性颅内并发症。

（2）感觉神经：来自三叉神经第 1 支（眼神经）和第 2 支（上颌神经）的分支（图7-1-10）。

1）眼神经：由其分支鼻睫神经分出筛前神经和筛后神经，与同名动脉伴行，进入鼻腔分布于鼻中隔和鼻腔外侧壁上部的一小部分和前部。

2）上颌神经：穿过或绕过蝶腭神经节后分出蝶腭神经，然后穿过蝶腭口进入鼻腔分为鼻后上外侧支和鼻后上内侧支，主要分布于鼻腔外侧壁后部、鼻腔顶和鼻中隔。

（3）自主神经：鼻黏膜血管的舒缩及腺体分泌均受自主神经控制。来自颈内动脉交感神经丛组成的岩深神经为交感神经，来自面神经分支的岩浅大神经为副交感神经，两者在翼管内组成翼管神经后，穿过颅中窝底，经蝶窦底外下方，在翼突根部出翼管进入翼腭窝的蝶腭神经节，再分支分布于鼻腔，交感

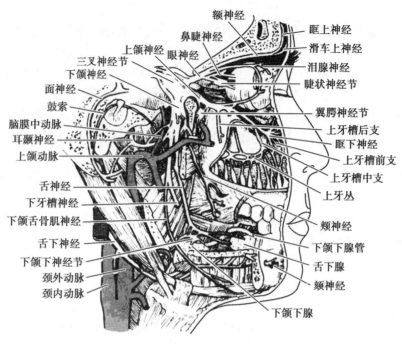

图 7-1-10　三叉神经

神经不交换神经元,支配鼻黏膜血管的收缩;副交感神经在节内交换神经元,支配鼻黏膜血管的扩张和腺体的分泌,二者相互制约。

（汪克建　重庆医科大学基础医学院）

二、鼻的组织学

鼻是呼吸和嗅觉器官,鼻腔内壁被覆黏膜,由上皮和固有层组成;黏膜下方与软骨、骨或骨骼肌相连。根据不同的部位和功能,鼻黏膜可分为前庭部、呼吸部和嗅部。

（一）前庭部

前庭部(vestibular region)是鼻腔的入口。近前鼻孔处黏膜上皮为角化的复层扁平上皮,与面部皮肤相移行,并有鼻毛和皮脂腺。鼻翼内表面上皮为未角化的复层扁平上皮。鼻毛能阻挡空气中的尘埃,过滤吸入的空气。黏膜深层与鼻的软骨相连。

（二）呼吸部

呼吸部(respiratory region)是鼻黏膜的大部分,含下鼻甲、中鼻甲、鼻道以及鼻中隔中下部的黏膜,由于富含血管而呈淡红色。上皮为假复层纤毛柱状上皮,含有较多杯状细胞。上皮细胞的纤毛向咽部摆动,能将黏着的灰尘颗粒及细菌等推向咽部经口咳出。黏膜固有层为疏松结缔组织,内有黏液性腺、浆液性腺和混合性腺,称鼻腺(nasal gland)。固有层内有丰富的静脉丛与淋巴组织,损伤时易出血。黏膜深层与骨相连。鼻腺分泌物同上皮杯状细胞分泌物一同形成一层黏液覆盖在纤毛表面,连同固有层丰富的血流对吸入的空气进行加湿和加热。

（三）嗅部

嗅部(olfactory region)位于鼻中隔上部、上鼻甲和鼻腔顶端。黏膜呈棕黄色,人的嗅部黏膜面积约为 $2cm^2$,而犬类约 $100cm^2$,嗅觉发达。嗅部上皮又称嗅上皮,为假复层纤毛柱状上皮,较呼吸部略厚,含嗅细胞、支持细胞和基细胞(图 7-1-11、图 7-1-12)。

1. 嗅细胞(olfactory cell)　呈梭形,夹杂在支持细胞之间,为双极神经元。其树突长,伸到上皮游离面,末端膨大形成球状的嗅泡。从嗅泡顶端发出数十根特化的纤毛,称为嗅毛(olfactory cilia)。由于嗅毛内含的微管为单微管,嗅毛不能摆动,而是倒伏、浸埋于上皮表面的嗅腺分泌物中。细长的轴突从嗅

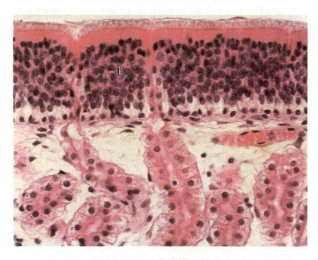

图7-1-11　嗅黏膜光镜图
1. 假复层纤毛柱状上皮；*嗅腺

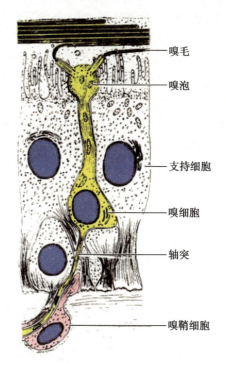

图7-1-12　嗅黏膜上皮细胞超微结构模式图

细胞基底部发出,穿过上皮基膜伸入固有层,并被一种称为嗅鞘细胞(olfactory ensheathing cell)的神经胶质细胞包裹形成无髓神经纤维,并组成嗅神经(olfactory nerve)。嗅毛为嗅觉感受器,细胞膜内有多种受体,可以接受不同化学物质的刺激,使嗅细胞产生神经冲动,传入中枢后产生嗅觉。

2. 支持细胞(supporting cell)　数量最多,呈高柱状,顶部宽大而基部较细,游离面有许多微绒毛。细胞核卵圆形,位于细胞上部,胞质内含丰富线粒体,常见黄色色素颗粒。支持细胞与邻近的嗅细胞之间有连接复合体,起到支持、保护和分隔嗅细胞的作用。

3. 基细胞(basal cell)　呈锥形或圆形,位于嗅上皮深部,是一种幼稚的细胞,可以增殖分化为嗅细胞和支持细胞。

嗅部黏膜固有层为薄层结缔组织,与骨相连,富含血管,并有许多浆液性嗅腺(olfactory gland),其分泌物排出并覆盖嗅上皮表面,可溶解空气中的化学物质,刺激嗅毛,引起嗅觉。嗅腺不断分泌浆液,还可清洗嗅上皮表面,保持嗅细胞的敏感性。

（穆欣艺　重庆医科大学基础医学院）

三、鼻的生理功能概述

（一）鼻的生理功能

鼻的主要功能为呼吸和嗅觉,此外还有保护、共鸣及反射功能等。

1. 呼吸功能　鼻腔为呼吸空气的通道,正常的鼻呼吸依赖于鼻腔适当的阻力。鼻阻力主要来自鼻阈,即鼻内孔。当吸入的空气抵达这一区域时,在鼻阻力的作用下分为两部分气流:①层流(laminar flow):向后上方呈弧形流向后鼻孔然后散开的这部分气流即为层流。鼻腔气流大部分为层流,它也是肺部进行气体交换的主要部分。层流可保证吸入的空气与黏膜充分接触,以发挥鼻腔的加温保湿功能。②湍流(turbulent flow):在鼻阈后方形成不规则漩涡的气流即为湍流。湍流只占吸入气流的一小部分,但它有利于空气中的尘埃沉降。

正常鼻阻力对于保证肺泡气体交换的充分进行具有重要意义。吸气时,鼻阻力的存在有助于胸腔负压的形成,使肺泡扩张,增大气体交换面积。呼气时,气流在前鼻孔和内孔受阻,气流速度减慢,气体在肺泡内的停留时间延长,有利于肺泡气体交换以及热量和水分的回收。

鼻腔阻力除由鼻阈产生外,还受鼻甲充血状态的影响。正常情况下,两侧下鼻甲充血状态呈规律性的交替变化,约间隔2~7h,称为生理性鼻甲周期(physiological turbinal cycle)或鼻周期(nasal cycle)(图7-1-13)。鼻周期使正常人出现左右侧交替性的轻度鼻阻塞,两侧鼻阻力发生相应变化,但并不改变鼻腔的总阻力,其形成原因尚不明确,可能与人体左右两侧下丘脑交感神经中枢交替性兴奋和抑制有关。鼻周期的生理意义在于促使睡眠时反复翻身,有助于缓解疲劳。

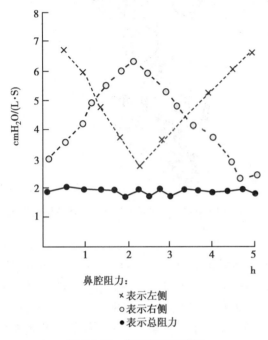

鼻腔阻力:
× 表示左侧
○ 表示右侧
● 表示总阻力

图7-1-13　鼻甲周期示意图

鼻阻力约占呼吸道总阻力的一半,吸气时占54%,呼气时占47%,故鼻腔阻力的改变将直接影响呼吸功能。如萎缩性鼻炎患者的鼻阻力显著降低,肺功能也随之降低,患者感到呼吸不适。经口呼吸因气道阻力小,肺泡不膨胀,可导致婴儿的肺不张。反之,鼻甲肥大和鼻息肉等鼻腔阻塞性病变则可明显增加鼻阻力,造成血氧分压降低,二氧化碳分压增高,久之可导致肺心病。

2. 保护功能　鼻腔可以调节吸入气的温度和湿度,并有滤过和清洁作用,以保护下呼吸道黏膜适应生理要求,有利于肺泡内氧和二氧化碳的交换。

(1) 加温作用:鼻腔黏膜的面积较大,且有丰富的海绵状血管组织,这些血管具有敏感的舒缩能力,使吸入鼻腔的气流保持相对恒定的温度。鼻腔温度一般比体温低3~4℃,在室温为10~30℃时,鼻腔温度通常保持在33~34℃。

(2) 保湿作用:为保持鼻腔、气管和支气管纤毛的正常活动,并有利于肺泡气体交换,吸入的空气必须保持适当的湿度。鼻黏膜分泌型上皮和腺体的分泌物富含水分,24h内鼻黏膜排出的液体量约1000ml,其中700ml用于提高吸入气的湿度,防止呼吸道黏膜干燥,使纤毛运动得以维持,其余液体则向后流入咽部。吸入鼻腔之空气抵达声门下区时湿度可达98%。

(3) 滤过清洁作用:鼻腔可以通过以下途径对吸入空气进行滤过清洁:①鼻前庭的鼻毛对空气中较大的粉尘有阻挡滤过作用;②较细微的尘埃和细菌进入鼻腔后,大部分受湍流作用沉降于黏膜表面的黏液毯,小部分随层流与黏膜大面积接触后也落入黏液毯中。其中的水溶性颗粒可被溶解,非水溶性颗粒及细菌等经纤毛运动向后送达鼻咽腔,经口腔吐出或咽下;③反射性喷嚏排出吸入的异物、颗粒或刺激性气体。

纤毛运动对维持鼻腔正常生理功能甚为重要。在鼻腔,每根纤毛向鼻咽部方向摆动的频率约1000次/min,黏液毯则以5mm/min的速度形成自前向后的流动波,使吸入的灰尘可在15min内排出(图7-1-14);在鼻窦,纤毛运动的方向一般是朝向自然窦口。黏液毯中含有多种生物活性物质,如溶菌酶、干扰素和分泌型IgA等,可维持鼻腔的正常清洁功能,故鼻腔后段在正常情况下很少发现细菌和病毒等。过度干燥、寒冷、高温、毒性气体、过强酸碱度以及不适当的滴鼻药物均可影响和损害纤毛运动。

3. 嗅觉功能　嗅觉感受器对某些化学分子产生高度敏感的、选择性反应,这种反应所提供的信息在大脑的有关中枢进行处理后形成的主观感觉为嗅觉(olfaction)。嗅觉是鼻的重要功能之一。

嗅觉感受器位于鼻腔的嗅上皮(olfactory epithelium)中,嗅上皮由嗅细胞、支持细胞和基底细胞构成。嗅细胞是嗅觉的感受细胞,其适宜刺激为空气中的化学物质。通过呼吸,这些分子被嗅上皮的黏液溶解,并扩散到嗅细胞的纤毛,与纤毛表面膜上的特异受体结合,这种结合可通过 G 蛋白激活腺苷酸环

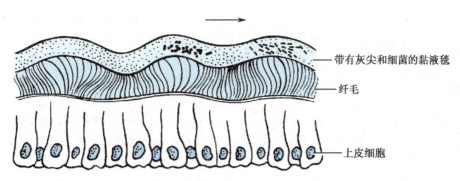

图 7-1-14　鼻黏膜的纤毛和黏液毯的运动形式

化酶,产生环磷酸腺苷(cyclic adenosine monophosphate,cAMP)。后者作为第二信使导致膜上 Ca^{2+} 通道开放,Na^+ 和 Ca^{2+} 流入细胞内,引起细胞膜去极化,并以电紧张方式扩布至嗅细胞的轴丘处,产生动作电位,动作电位沿轴突传向嗅球,进而传向更高级的嗅觉中枢,引起嗅觉。此外,受体蛋白质与 G 蛋白耦合后也可激活磷酸酯酶,生成三磷酸肌醇(inositol 1,4,5-triphosphate,IP_3),激活 Ca^{2+} 和 Na^+ 通道,产生感受器电位和嗅神经上的动作电位。

嗅觉有两个主要特点:①嗅觉的阈值很低,空气中只要含有极微量的某一种气味物质,即可引起相应的嗅觉,不同动物的嗅觉敏感度有明显差异,而同一种动物对不同气味物质的敏感程度也不相同;②嗅觉有明显的适应现象:适应是所有感受器的功能特点之一,嗅觉感受器是快适应感受器的典型代表。当某种气味突然出现时,可引起明显的嗅觉;若这种气味持续存在,则逐渐不再能感觉得到。所谓"入芝兰之室,久而不闻其香;入鲍鱼之肆,久而不闻其臭"就是嗅觉适应的例子。

4. 声音共鸣功能　鼻腔是重要的共鸣器官。正常情况下,从喉腔发出的声音经过鼻腔时,声流在鼻腔内撞击和回旋可产生共鸣效应,以使声音洪亮而清晰。此外,鼻窦腔、鼻咽腔和颅腔也参与了这种共鸣效应。在鼻腔病变时,这种共鸣效应会明显减弱。若鼻腔因炎症肿胀,或有鼻甲肥大、鼻息肉、鼻肿瘤等,发音则呈"闭塞性鼻音(rhinolalia clausa)"。若腭裂或软腭瘫痪时,发音时鼻咽腔不能关闭,则呈"开放性鼻音(rhinolalia aperta)"。

5. 反射功能　鼻腔内神经丰富,当鼻黏膜受到机械性、物理性或化学性刺激时,可引起广泛的心血管和呼吸系统的反射。

(1) 鼻肺反射(nasopulmonary reflex)和鼻心反射(nasocardiac reflex):鼻腔阻力增高和化学气体对鼻黏膜的刺激均可引起支气管收缩,导致肺通气量减少,此现象称为鼻肺反射。其反射弧的传入神经为鼻黏膜内的三叉神经末梢,传出神经为支配支气管平滑肌的迷走神经,中枢核团为三叉神经核和迷走神经核(图 7-1-15)。变应性鼻炎所致的支气管哮喘即通过此反射引起,故鼻黏膜普鲁卡因封闭可阻止支气管哮喘。鼻心反射是指鼻腔或后鼻孔堵塞可使支气管张力上升,肺顺应性下降,肺阻力增高,影响肺总量、气流量和肺泡内气体交换的现象。鼻心反射可使心肺负担增加,导致肺心病和冠心病等。甚至还可发生心肌梗死和脑血管意外,或心动过缓、反射性心搏骤停等。

(2) 喷嚏反射(sneezing reflex):鼻黏膜的三叉神经末梢受刺激(如吸入尘埃、刺激性气体、化学气体或致敏花粉等,或强光刺激、体表受凉)后,神经冲动传至脑桥和延髓,兴奋位于第四脑室底部的呼吸中枢,其传出冲动可引发一系列反射动作,如深吸气后,悬雍垂下降、舌压向软腭,继而声门突然开放,使气体从鼻咽部经鼻腔和口腔喷出,此为喷嚏反射。该反射可清除鼻腔内的异物和刺激物,也是一种保护性反射。

(3) 鼻睫反射(nasociliary reflex):属副交感神经系统反射。如当眼受刺激时,鼻黏膜可充血肿胀、鼻分泌物增多;而鼻黏膜受刺激时,也可引起流泪、结膜充血、瞳孔缩小和睑痉挛等眼部的症状。

6. 鼻的其他功能

(1) 免疫功能:鼻黏膜完整的上皮结构构成了呼吸道的第一道机械屏障,可防止有害物质进入黏

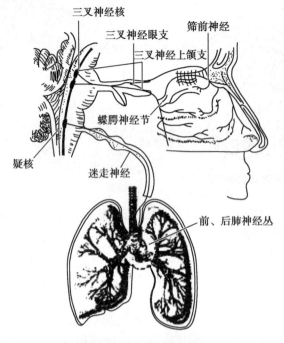

图 7-1-15 鼻肺反射示意图

膜下。此外,鼻黏膜是局部黏膜免疫系统的重要组成部分,黏膜内的多种免疫活性物质在上呼吸道黏膜防御方面发挥重要作用。鼻黏膜上皮细胞(杯状细胞)、黏膜下腺体(浆液腺细胞和黏液腺细胞)、浆细胞的分泌物,血管渗出的血浆蛋白,或由细胞合成和分泌的免疫物质,均参与鼻黏膜免疫系统的构成。这些具有免疫防御功能的物质可分为非特异性和特异性两大类,前者包括溶菌酶、乳铁蛋白等,后者则是由抗原刺激产生,如免疫球蛋白 A、E 和 G(IgA、IgE 和 IgG)等。

(2)吸收功能:人类鼻腔黏膜表面积较大,约 $150cm^2$,呼吸区黏膜上皮细胞有许多微绒毛,可进一步增加吸收的有效面积。上皮细胞有细胞间隙,上皮下层有丰富的毛细血管、静脉窦、动静脉吻合支,并交织成网,使上皮吸收的物质可迅速进入血液循环。这些解剖特点使鼻黏膜具有很强的吸收功能,某些药物也可以通过鼻黏膜被吸收,因此,近年来鼻内给药途径逐渐受到重视。临床研究证明,鼻内给药的利用度比口服高出数倍而接近于静脉注射的利用度。

(3)排泄泪液功能:泪腺分泌的泪液经泪小点、泪小管、泪总管、泪囊和鼻泪管到达下鼻道的顶部。

(二)鼻窦的生理功能

鼻窦具有以下生理功能:①呼吸功能:鼻窦黏膜与鼻腔黏膜相延续,可增加呼吸区黏膜面积,促进对吸入空气的加温和加湿作用,但出入鼻窦的空气量仅占鼻窦容量的千分之一,故其呼吸生理作用甚微;②对声音的共鸣作用;③减轻头颅重量;④缓冲冲撞力,保护重要器官。

(陈笛 重庆医科大学基础医学院)

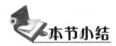**本节小结**

鼻腔可分为鼻前庭和固有鼻腔。固有鼻腔外侧壁形态结构复杂,自上而下有三个鼻甲,在各鼻甲下方各有一个鼻道。鼻腔周围有四种鼻窦,分别为额窦、蝶窦、筛窦和上颌窦。鼻腔黏膜包括呼吸部和嗅部。鼻腔为呼吸空气的通道,鼻腔维持适当的阻力对正常鼻呼吸的进行非常重要。鼻腔可对吸入气体加温保湿,并有滤过和清洁作用,以保护下呼吸道黏膜。此外,鼻腔还有嗅觉、声音共鸣、反射、免疫和吸收等功能。鼻窦也有一定的呼吸功能,并对声音有共鸣作用,还具有减轻头颅重量、缓冲和保护颅内器官的作用。

第二节 咽的生理结构与功能

一、咽的应用解剖

咽(pharynx)为一上宽下窄、前后略扁的漏斗形肌性管道,位于第 1～6 颈椎前方,自颅底向下至第 6 颈椎下缘与食管相续,长约 12cm,是呼吸道和消化道的共同通道。咽有完整的侧壁和后壁,后壁平坦,借疏松结缔组织连接于第 1～6 颈椎的前方；侧壁与颈部的大血管和甲状腺侧叶等相邻；其前壁因与鼻腔、口腔和喉腔相通而几乎缺如（图 7-2-1）。

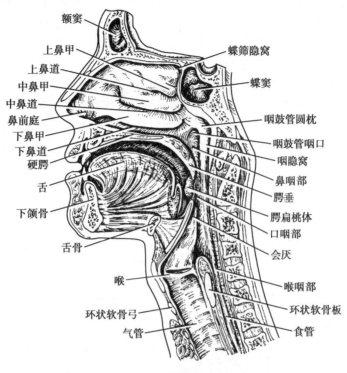

额窦
上鼻甲
上鼻道
中鼻甲
中鼻道
鼻前庭
下鼻甲
下鼻道
硬腭
舌
下颌骨
舌骨
喉
环状软骨弓
气管

蝶筛隐窝
蝶窦
咽鼓管圆枕
咽鼓管咽口
咽隐窝
鼻咽部
腭垂
腭扁桃体
口咽部
会厌
喉咽部
环状软骨板
食管

图 7-2-1　头颈部正中矢状切面

（一）咽的分部

咽腔分别以腭帆游离缘与会厌上缘为界分为鼻咽、口咽和喉咽 3 部，又称上咽、中咽、下咽，其中口咽和喉咽为消化道及呼吸道的共同通道，咽向前经鼻后孔、咽峡和喉口分别通鼻腔、口腔和喉腔。

1. 鼻咽（nasopharynx）　介于颅底与软腭之间，居软腭的后上方，为咽的上部，经鼻后孔与鼻腔直接延续，下至腭帆游离缘续为口咽。其顶和后壁呈圆拱形，咽扁桃体（pharyngeal tonsil）位于该处的黏膜深面，幼儿时有丰富的淋巴组织，6～7 岁时开始萎缩，10 岁后几乎完全退化。在儿童时，咽扁桃体可出现异常的增大，导致鼻咽腔狭窄，呼吸受到影响，熟睡时表现为张口呼吸。鼻咽侧壁距下鼻甲后端约 1～1.5cm 处，左、右各有一呈镰状或三角形的咽鼓管咽口（pharyngeal opening of auditory tube）。咽鼓管咽口平时关闭，吞咽或用力张口时，空气可从此口经咽鼓管进入中耳鼓室，以维持鼓膜两侧气压平衡。小儿的咽鼓管走向水平，短而宽，故细菌更易从鼻咽逆行，进入鼓室，从而致急性中耳炎。环绕咽鼓管咽口的前、上、后方的咽鼓管软骨形成的隆起，称咽鼓管圆枕（tubal torus），是寻找咽鼓管咽口的解剖标志。咽鼓管圆枕后方的纵行凹陷称咽隐窝（pharyngeal recess），是鼻咽癌的好发部位。咽鼓管咽口附近黏膜内的淋巴组织为咽鼓管扁桃体（tubal tonsil）。软腭背面及其后缘与咽后壁构成鼻咽峡，为鼻咽与口咽的分界，吞咽时，软腭上提与咽后壁接触，关闭鼻咽峡，鼻咽与口咽隔开。

2. 口咽（oropharynx）　是口腔向后的延续部，位于咽峡的后方，介于软腭至会厌上缘平面之间，上接鼻咽，下连喉咽。通常所称的咽部即为该部。软腭两侧分出两个腭弓，前方为腭舌弓，后方为腭咽弓，两弓之间为扁桃体窝，（腭）扁桃体位于其中，在每侧腭咽弓后方的纵行条索状淋巴组织，称咽侧索。口咽与口腔相通的部位即为咽峡，包括上方的悬雍垂、软腭游离缘、舌背、两侧的腭舌弓和腭咽弓围成的环形狭窄部分。

口咽前壁主要为舌根后部，正中有一黏膜皱襞与会厌相连，称舌会厌正中襞（median glossoepiglottic fold），两侧的浅凹为会厌谷（epiglottic vallecula），是异物易停留处。口咽的侧壁在腭舌弓和腭咽弓之间有一个三角形的凹陷,称为扁桃体窝(tonsillar fossa),容纳腭扁桃体(palatine tonsil),为卵圆形的淋巴器官,表面覆盖黏膜,内侧面上皮陷入实质内形成众多深陷的小凹,并向实质内伸出许多囊状分支,这些小凹称扁桃体小窝(tonsillar fossula),是细菌存留和感染的好发部位。腭扁桃体在青春期后萎缩。扁桃体窝上部未被扁桃体充盈的部分称扁桃体上窝(supratonsillar fossa),是异物易于停留的部位。

咽后上方的咽扁桃体、两侧的咽鼓管扁桃体、腭扁桃体以及舌扁桃体共同构成咽淋巴环,环绕于消化道和呼吸道的上端,具有重要的防御功能。

3. 喉咽(laryngopharynx)　是咽的最下部,较为狭窄,位于会厌上缘与环状软骨下缘平面间,下端在第6颈椎下缘处接食管,向前正对喉口。在喉口的两侧与甲状软骨内面之间,黏膜下陷形成深窝称梨状隐窝(piriform recess),在吞咽时呈漏斗状张开,为异物容易嵌顿的地方(图7-2-2)。喉上神经内支经梨状隐窝入喉,并分布于梨状隐窝的黏膜下。两侧梨状隐窝之间环状软骨板后方的间隙称为环后隙,下方即为食管入口,有环咽肌环绕。

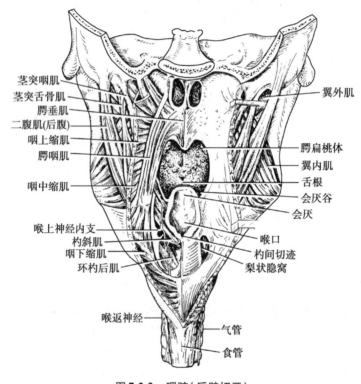

图7-2-2　咽腔(后壁切开)

(二)咽肌

咽肌包括三对横行的咽缩肌、三对纵行的咽提肌和五组腭帆肌(图7-2-3)。咽缩肌包括咽上缩肌、咽中缩肌、咽下缩肌三对,自下向上呈叠瓦状成对排列,吞咽时自上向下依次收缩,可将食团推向食管。咽提肌位于咽缩肌深部,包括茎突咽肌(起自茎突)、咽鼓管咽肌(起自咽鼓管软骨)及腭咽肌(起自腭骨),止于咽侧壁和甲状软骨上缘,收缩时上提喉及咽,使舌根后压,会厌封闭喉口,食物经过喉咽进入食管。腭帆肌包括腭帆提肌、腭帆张肌、腭舌肌、腭咽肌和悬雍垂肌,这些肌在上提软腭、鼻咽峡开闭、分隔鼻咽与口咽、开放咽鼓管咽口等作用。

(三)咽的血管、淋巴与神经

1. 咽的血管

(1) 动脉供应:主要由颈外动脉发出的咽升动脉支配。来自面动脉的腭升动脉和扁桃体动脉,上颌动脉的腭降动脉及舌动脉的舌背支亦为咽部的供血动脉。

(2) 静脉回流:咽部的静脉血经咽静脉丛与翼丛,流经面静脉,汇入颈内静脉。

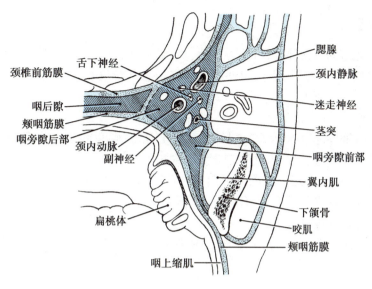

图 7-2-3　咽的筋膜间隙

2. 咽的淋巴

（1）鼻咽部：淋巴先汇入位于咽后间隙内的咽后淋巴结,再注入颈外侧上深淋巴结,然后注入颈外侧下深淋巴结或直接注入颈干。咽扁桃体所属淋巴结,位于乳突与下颌骨升支之间的深处（鼻咽癌患者,此处淋巴结常首先肿大）。

（2）口咽部：腭扁桃体及腭舌弓和腭咽弓、软腭、咽侧壁、舌根和舌扁桃体的淋巴向外侧汇入：①下颌角淋巴结,属颈外侧上深淋巴结,位于二腹肌后腹下方、面静脉注入颈内静脉交角处,故称为颈内静脉二腹肌淋巴结,临床上又称角淋巴结。此淋巴结除接受口咽部淋巴外,还收纳鼻咽部淋巴,故腭扁桃体肿瘤、炎症或鼻咽癌时,此淋巴结异常首先肿大;②上述淋巴汇流入颈外侧下深淋巴结。其中位于颈内静脉肩胛舌骨肌交角处的淋巴结,称为颈内静脉肩胛舌骨肌淋巴结。舌尖部肿瘤首先转移至该淋巴;③舌根、舌扁桃体和会厌谷的淋巴还可注入同侧或对侧的颈外侧深淋巴结的椎前淋巴结。该淋巴结位于深部椎前肌群之前,介于胸锁乳突肌及斜方肌之间的枕三角内。

（3）喉咽部：淋巴管穿过甲状舌骨膜进入颈深淋巴结。梨状隐窝及一部分喉咽部淋巴管则经喉前淋巴结,注入颈深外侧上淋巴结。

颈部淋巴结可分为颈前、颈外侧两组（图 7-5-12）,其中以颈外侧淋巴结较为重要。颈外侧淋巴结又以颈筋膜浅层为界分为颈外侧浅淋巴结和颈外侧深淋巴结。淋巴流向是从沿颈外静脉排列的颈外侧浅淋巴结注入沿颈内静脉排列的颈外侧深淋巴结。颈外侧深淋巴结,又以肩胛舌骨肌下腹为界分颈外侧上深淋巴结和颈外侧下深淋巴结两群。锁骨上淋巴结为颈外侧下深淋巴结的最低处。各群淋巴结之间联系复杂。有时改向,但基本流向如上。

3. 咽的神经　咽的感觉神经和运动神经主要来自由舌咽神经咽支、迷走神经咽支、副神经及交感神经构成的咽丛,位于咽后壁外膜层内。其中支配咽喉肌的运动神经主要来自副神经。鼻咽上部、软腭及扁桃体上端的感觉由三叉神经的上颌神经所支配,且后两个部位为上颌神经的腭后神经所支配。扁桃体下端的感觉直接由舌咽神经咽丛的分支所支配。由于上述解剖因素,眼部疾病或手术常可因刺激咽丛而出现相应的临床症状。如:眼部、扁桃体、颈外侧上深淋巴结及喉入口等处的炎症、肿胀及肿瘤,均可通过迷走神经耳支引起外耳道深部疼痛;扁桃体切除术时或切除后的创口疼痛及咽峡炎、扁桃体周围炎、舌扁桃体炎等,皆可由舌咽神经通过鼓室神经引起放射性耳痛。

（汪克建　重庆医科大学基础医学院）

91

二、咽部组织学

咽为呼吸道与消化道的交叉部分,可分为口咽、鼻咽以及喉咽三部分,其组织结构基本相同。咽壁从内到外依次分为黏膜层、纤维层、肌层和外膜层。结构上纤维层和黏膜层紧密附着,无明显的黏膜下层。

(一) 咽壁的构造

1. 黏膜层 鼻咽部的黏膜主要为假复层纤毛柱状上皮,口咽和喉咽的黏膜为复层扁平上皮,黏膜下含有丰富的黏液腺和浆液腺,以及大量的立办细胞聚集。

2. 纤维层 介于黏膜层和肌层之间,主要由颅咽筋膜构成,上端较厚,连接颅底;下端逐渐变薄,两侧的纤维组织在后壁正中线上形成咽缝,有咽缩肌附着。

3. 肌层 (见咽的应用解剖部分)。

4. 外膜层 即筋膜层,覆盖在咽缩肌之外,由咽肌层周围的结缔组织组成,上薄下厚,为颊咽筋膜的延续。

(二) 筋膜间隙

是指在咽筋膜与相邻筋膜间的疏松组织间隙(图7-2-3),重要的有咽后隙、咽旁隙。间隙有利于咽腔在吞咽时协调头颈部的自由活动,获得重要的生理功能。病变时可将病变局限,也提供了扩散途径。

(穆欣艺 重庆医科大学基础医学院)

三、咽的生理功能概述

咽为呼吸和消化的共同通道,具有呼吸、吞咽、发声、防御保护和免疫等生理功能。

(一) 呼吸功能

咽是呼吸时气流进出的通道。正常鼻呼吸时,空气由鼻经鼻咽、口咽、喉咽入喉,再经气管、支气管到达肺部。当空气经过鼻和咽腔时,软腭保持松弛状态,软腭(腭帆)松弛下垂。若鼻或鼻咽有阻塞,将影响鼻腔的正常呼吸作用而张口呼吸,软腭上升,气流直接由口腔出入。此外,咽对吸入的空气也具有调节温度、湿度和清洁的作用,但咽黏膜中的海绵状血管组织不如鼻黏膜的丰富,故对吸入气温的调节仅起辅助作用。经鼻吸入的空气到达咽部时,其湿度已达75%饱和点;而经口吸入的空气湿度明显较低,但当其流经咽部时,咽黏膜的黏液腺和杯状细胞的分泌液、黏膜上皮的渗出液及涎液等可以使其湿度有所提高,但仍较经鼻呼吸者为低。鼻咽黏膜亦为纤毛柱状上皮,并含有杯状细胞,黏膜表面黏液毯与鼻腔黏膜黏液毯连为一片,可以吸附吸入气流中的尘粒和细菌等;其中所含溶菌酶具有抑制与溶解细菌的作用。上皮的纤毛运动将黏液毯向口咽推动,使之随吞咽动作而被吞入胃内,或被咯出,以保持吸入空气的清洁。

(二) 发声和共鸣

咽部对语言形成和清晰度具有重要作用。咽腔为一膜性肌肉囊,发音时,咽腔和口腔借其大小与形状的变化,可对各种声音发生共鸣,使声音清晰、和谐悦耳。并在软腭、口、舌、唇、齿的协同作用下,构成各种语音。咽部的缺陷或病变,以及发声不当,会出现声音异常和障碍。如咽部急性炎症和脓肿等可引起言语含糊和不同程度的音色改变。

(三) 吞咽功能

吞咽(deglutition,或swallowing)是指口腔内的食团经咽和食管送入胃内的过程,它是由口腔和咽、喉各部分以及食管密切配合的有顺序的复杂运动。根据食团在吞咽时所经过的部位不同,吞咽动作可分为三期:

1. 口腔期 指食团由口腔进入咽。这一过程主要依靠舌的运动把食团由舌背推向咽部,是在大脑皮质的控制下进行的,因此属随意运动。

2. 咽期 指食团由咽进入食管上端。此期依靠食团对软腭和咽部触觉感受器的刺激所引起的一系列反射活动来完成。

3. 食管期 指食团从食管上端经贲门入胃。当食团通过食管上端括约肌后,该括约肌反射性收缩,食管随即产生自上而下的蠕动,将食团推送入胃。蠕动反射通常包含两个部分:一是食团上端食管的兴奋性反应,表现为环行肌收缩和纵行肌舒张;二是食团下端食管的抑制性反应,表现为纵行肌收缩和环行肌的舒张。这样,在食团上端食管出现一收缩波,在食团下端食管出现一舒张波,将食团推送前进。

吞咽动作一经发动则不能中止,必须待其完成后方能停止。吞咽过程所需时间与体位和食物的物理性状有关。直立位时的吞咽时间短于平卧位;吞咽液体所需时间最短,糊状物次之,固体物最长。昏迷或脑神经功能障碍(如偏瘫)的病人,其吞咽功能障碍,进食时食物(尤其是流质)易误入气管。

(四)保护和防御功能

咽部的防御保护功能主要通过咽反射完成。一方面,在吞咽和呕吐时,咽肌收缩可暂时封闭鼻咽和喉部,使食物不致反流入鼻腔或吸入气管。另一方面,若有异物或有害物质进入咽部,可引起呕吐反射,此时异物下方的咽肌收缩而阻止其下行,异物上方的咽肌舒张,咽腔扩大,以方便排出异物及有害物质。

此外,咽腔黏膜表面的分泌物中含有白细胞、溶菌酶和多种抗体,对保护黏膜免受细菌和有毒物质的侵害十分重要。自鼻、喉和咽鼓管排出的细菌和污物均集中到咽部,借咽的反射作用咳出或咯出,或吞下后借胃酸将细菌杀灭。

喉咽、会厌和杓状软骨的黏膜上有味蕾分布,咽部的味觉对苦味较敏感,这是对饮食的一种防卫性检验。

(五)调节中耳气压功能

鼻咽腔的咽鼓管软骨部有腭帆张肌、腭帆提肌和咽鼓管咽肌等附着,当吞咽或呵欠等动作时,这些肌肉的收缩使咽鼓管咽口开放,空气进入鼓室,以维持鼓膜内外气压平衡,保护听觉器官,这是保持正常听力的重要条件之一。

(六)扁桃体的免疫功能

咽淋巴环包括腭扁桃体、舌扁桃体、咽扁桃体、咽鼓管扁桃体、咽侧索及咽后壁散在的淋巴滤泡等。其中腭扁桃体的体积最大,通常以其作为咽部淋巴组织的代表,简称扁桃体。人类的扁桃体、淋巴结、消化道集合淋巴小结和阑尾等均属末梢性免疫器官。扁桃体的生发中心富含各种吞噬细胞,还可以产生具有天然免疫力的细胞(T 细胞、B 细胞和吞噬细胞)和抗体等,对从血液、淋巴或其他组织侵入机体的有害物质具有积极的防御作用。扁桃体在解剖上处于"守门"位置,使其成为呼吸道局部和全身免疫的重要器官。其功能机制包括捕捉抗原、形成抗体、免疫记忆和细胞免疫等。

扁桃体在淋巴器官中是发育最迟的组织,新生儿扁桃体很小,组织结构上也缺乏生发中心和浆细胞。出生后由于机体防御功能的需要,扁桃体发育较快,免疫功能逐渐活跃。1~3 岁建立自动免疫时,扁桃体逐渐增大,至 3~5 岁时更为明显。此时的扁桃体肥大为正常生理现象。青春期后,扁桃体的免疫活动趋于减退,扁桃体组织本身也逐步缩小。

(陈笛 重庆医科大学基础医学院)

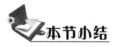

本节小结

咽是一个上宽下窄的漏斗形肌性管道,其后壁和两侧壁完整,前壁借鼻后孔、咽峡和喉口分别与鼻腔、口腔和喉腔相通,咽由此分为鼻咽、口咽和喉咽三部。咽为呼吸和消化的共同通道,具有呼吸和吞咽功能。咽还参与发声,对语言形成和清晰度具有重要作用。咽淋巴环是重要的末梢性免疫器官,对呼吸道局部和全身起到防御保护作用。

第三节 喉的生理结构与功能

一、喉的应用解剖学

喉(larynx)由软骨、软骨间连结、喉肌和黏膜构成,不仅是空气出入的管道,也是发音器官。喉位于颈前部中份,上借喉口通咽腔,下以环气管韧带续于气管,成年人的喉位于第3~5颈椎之间,女性和儿童喉的位置较男性稍高。喉前方有舌骨下肌群、颈筋膜、皮肤遮盖,后方为喉咽及颈椎,两侧为甲状腺侧叶及颈部的大血管、神经。

(一) 喉的软骨、连结、肌肉与黏膜

1. 喉的软骨 喉软骨构成喉的支架,主要包括不成对的甲状软骨、会厌软骨、环状软骨和成对的杓状软骨,其他软骨很小,临床意义不大。

(1) 甲状软骨(thyroid cartilage):是喉软骨中最大的一块,位于舌骨下方,由左、右两块方形的软骨板以直角(男性)或约120°角(女性)在前方融合而成,构成喉的前壁和侧壁。甲状软骨融合处称甲状软骨前角(anterior horn),其上端向前突出,在成年男性特别明显,称喉结(laryngeal prominence)。喉结上方呈"V"形的凹陷称甲状软骨上切迹。左、右板后缘游离,向上、下各伸出一突起,分别称上角和下角(图7-3-1)。上角细长,借韧带连于舌骨大角,下角粗短,借关节面与环状软骨形成环甲关节。

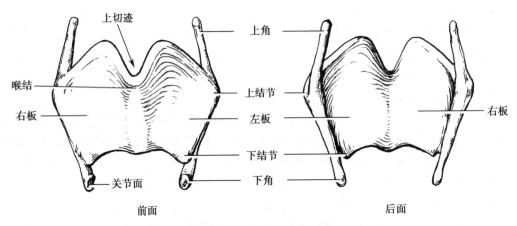

图 7-3-1 甲状软骨(前、后面观)

(2) 环状软骨(cricoid cartilage):位于甲状软骨的下方,形似戒指,前部低窄称环状软骨弓(cricoid arch),后部高而阔称环状软骨板(cricoid lamina)(图7-3-2)。环状软骨弓平对第6颈椎,是颈部重要的体表标志之一。环状软骨板上缘有一对小关节面与杓状软骨相连,构成环杓关节。两侧弓板交界处各有一关节面与甲状软骨相连,构成环甲关节(cricothyroid joint)。环状软骨是呼吸道软骨支架中唯一完整的软骨环,对保持呼吸道的通畅起重要作用,若损伤,易造成喉腔狭窄。

(3) 会厌软骨(epiglottic cartilage):位于舌根的后方,舌骨体的后上方,上宽下窄,呈树叶状。下端借韧带连于甲状软骨前角的内面,上端游离(图7-3-3)。会厌软骨前面稍突,后面略凹,表面覆以黏膜,构成会厌(epiglottis)。当吞咽时,喉升高,会厌关闭喉口,可防止食物进入喉腔。会厌可分为舌面和喉面,舌面组织疏松,感染时容易出现肿胀。会厌舌面正中的黏膜和舌根之间形成舌会厌皱襞,两侧为舌会厌谷。小儿会厌呈卷曲状。

(4) 杓状软骨(arytenoid cartilage):成对,位于环状软骨板的上方,近似三面锥体形,尖朝上,底朝

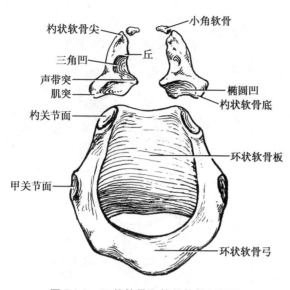

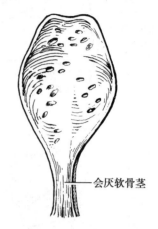

图 7-3-2 环状软骨和杓状软骨(前面)

图 7-3-3 会厌软骨(后面)

下,底与环状软骨板上缘形成环杓关节。杓状软骨基底部有两个突起,伸向前方的突起称声带突(vocal process),有甲杓肌和声韧带附着;伸向外侧的突起称肌突(muscular process),有环杓后肌在后面附着,环杓侧肌在前外侧附着(见图 7-3-2)。

(5)其他软骨:小角软骨,左右各一,位于杓状软骨顶部,杓状会厌襞中;楔状软骨,呈小棒状,左右各一,在小角软骨的前外侧,杓状会厌襞黏膜下,形成杓状会厌襞上的白色隆起,即楔状结节。

2. 喉的连结 喉的连结包括喉软骨间关节、膜和韧带,以及喉软骨与舌骨、气管之间的膜和韧带(图 7-3-4、图 7-3-5)。

(1)环甲关节(cricothyroid joint):由甲状软骨下角与环状软骨侧面的关节面构成,左、右两侧的关节构成一联合关节。在环甲肌的牵引下,甲状软骨可在通过两侧环甲关节的冠状轴上作前倾和复位运动。前倾时,拉大甲状软骨前角和杓状软骨之间的距离,使声带紧张;复位时,缩小两者之间的距离,使声带松弛。

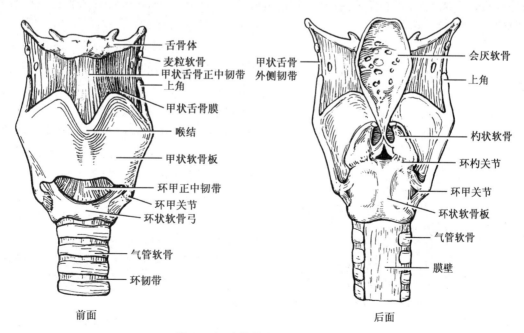

图 7-3-4 喉软骨连结(前、后面观)

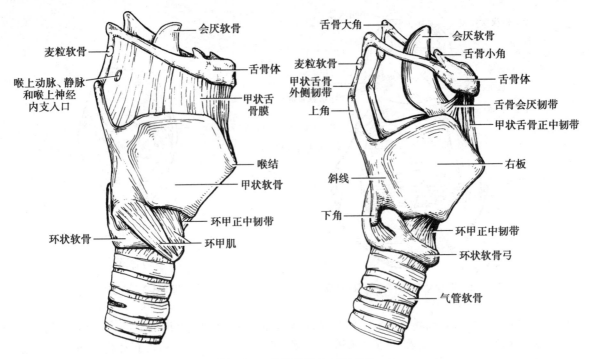

图 7-3-5 喉软骨连结(侧面观)

(2) 环杓关节(cricoarytenoid joint):由杓状软骨底与环状软骨板上缘的关节面构成。杓状软骨在此关节上可沿近似垂直的斜轴做旋转运动,使声带突向内、外侧旋转,内旋时两侧声带突互相靠近,可以缩小声门;外旋时则开大声门。此外,杓状软骨也可作前、后、内、外等方向的滑动。

(3) 甲状舌骨膜(thyrohyoid membrane):是连于甲状软骨上缘与舌骨之间的宽阔结缔组织薄膜。甲状舌骨膜中间部分增厚,称甲状舌骨正中韧带(median thyrohyoid ligament)。甲状舌骨外侧韧带连接舌骨大角和甲状软骨上角,其内常含有麦粒软骨(triticeal cartilage)(见图 7-3-5)。

(4) 方形膜(quadrangular membrane):为斜方形的弹性纤维膜,连于甲状软骨前角后面、会厌软骨侧缘与杓状软骨前缘之间,其下缘游离增厚,称前庭韧带(vestibular ligament),方形膜比声韧带薄、长,为前庭膜的支架(图 7-3-6)。

(5) 弹性圆锥(conus elasticus)(图 7-3-6、图 7-3-7):为圆锥形的弹性纤维膜,上窄下宽,呈扇形,紧张于甲状软骨前角的后面与环状软骨的上缘和杓状软骨声带突之间。此膜上缘游离增厚,附于甲状软骨前角后面与杓状软骨声带突之间,称声韧带(vocal ligament),是声带的基础。声韧带连同声带肌(vocalis),以及覆盖在表面的喉黏膜一起,称为声带(vocal fold)。弹性圆锥前部张于甲状软骨下缘和环状软骨弓上缘之间的部分较厚,称环甲正中韧带(median cricothyroid ligament)。急性喉阻塞时,可在此切开或穿刺,建立暂时的通气道,可以抢救病人生命,但要注意不能伤及环甲动脉吻合。

(6) 环气管韧带(cricotracheal ligament):是连于第一气管软骨环与环状软骨下缘之间的结缔

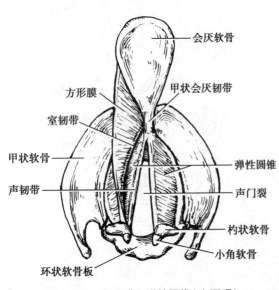

图 7-3-6 方形膜和弹性圆锥(上面观)

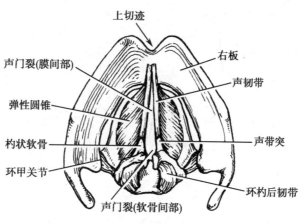

图 7-3-7　弹性圆锥（上面观）

组织膜（见图 7-3-4）。

3. 喉肌　喉肌（laryngeal muscle）为附着于喉软骨的细小骨骼肌。除杓横肌外,均为成对的肌肉,主要作用是开大或缩小声门裂,紧张或松弛声带,并可缩小喉口。喉肌按部位可分为内、外两群;按功能可以分为声门开大肌和声门括约肌（图 7-3-8 ~ 图 7-3-10）。

（1）环甲肌（cricothyroid muscle）:起自环状软骨弓的前外侧面,肌束呈扇形斜向后上方,止于甲状软骨下缘和下角,是唯一的一对外群喉肌。此肌收缩,可增加甲状软骨前角与杓状软骨的间距,使甲状软骨前倾,拉长并紧张声带。

（2）环杓后肌（posterior cricoarytenoid muscle）:成对,起自环状软骨板后面,纤维斜向外上方,止于同侧杓状软骨肌突。此肌收缩时,可牵拉杓状软骨向后,使声带突外转,开大声门裂,紧张声带。

（3）环杓侧肌（lateral cricoarytenoid muscle）:起自环状软骨弓上缘和外面,纤维自甲状软骨板的内侧斜行向后上方,止于杓状软骨肌突。此肌收缩,可牵拉杓状软骨肌突向前,使声带突内转,声门裂缩小。

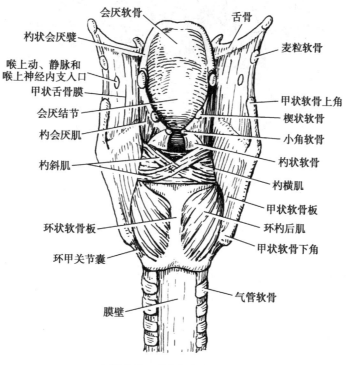

图 7-3-8　喉内肌（后面观）

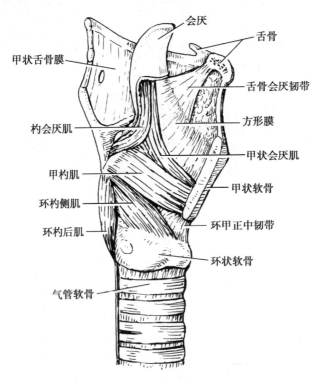

图 7-3-9　喉内肌(侧面观)

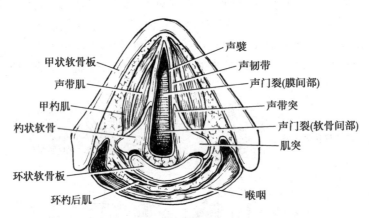

图 7-3-10　喉内肌(通过声带水平切面)

（4）甲杓肌(thyroarytenoid muscle)：起自甲状软骨前角的内面,止于杓状软骨外侧面和声带突。其终止于声带突的肌肉紧贴声韧带,称声带肌(vocal muscle),收缩时可使声带松弛变短;止于杓状软骨外侧面的肌肉收缩时可使杓状软骨向内侧旋转,缩小声门裂。

（5）杓横肌(transverse arytenoid muscle)：只有一块,位于喉的后方,肌束横行附着于两侧杓状软骨肌突及其外侧缘后面。此肌收缩,可使两侧杓状软骨互相接近,缩小声门裂。

（6）杓斜肌(oblique arytenoid muscle)：位于杓横肌后面,起自一侧杓状软骨肌突,纤维斜行向上止于对侧杓状软骨尖。两侧杓斜肌收缩,可缩小喉口。此外,还有杓会厌肌和甲状会厌肌,收缩时,分别使喉口缩小和扩大。

4. 喉腔(laryngeal cavity)　是由喉软骨、韧带、纤维膜、喉肌和喉黏膜等共同围成的管腔。喉腔上借喉口与咽腔相通;下接气管与肺相通。喉腔两侧壁的中部有上、下两对黏膜皱襞。上方的一对称前庭襞,其间的裂隙称前庭裂;下方的一对称声襞,其间的裂隙称声门裂。喉腔借前庭裂和声门裂分为上、中、下三部分。前庭裂平面以上的部分称喉前庭;前庭裂和声门裂之间的部分称喉中间腔;声门裂平面以下的部分称声门下腔(图 7-3-11)。

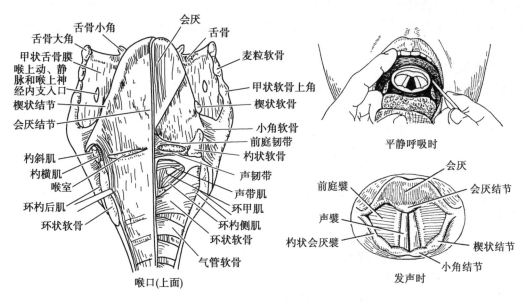

图 7-3-11　喉口(上面)及平静呼吸和发声时的声带变化
喉后正中切开并分开,切除右侧黏膜,显示喉上血管及神经内支入口以及平静呼吸、发声时的声带变化

(1) 喉口(laryngeal inlet):为喉腔的上口,由会厌上缘、杓状会厌襞和杓间切迹共同围成。连接杓状软骨尖和会厌软骨侧缘的黏膜皱襞称杓状会厌襞。前庭襞(vestibule fold)连接甲状软骨前角后面与杓状软骨声带突上方的前内侧缘,是呈矢状位、粉红色的黏膜皱襞。两侧前庭襞之间的裂隙称前庭裂(rami vestibuli)。声襞(vocal fold)紧张于甲状软骨前角后面与杓状软骨声带突之间,较前庭襞更突向喉腔。两侧声襞间的裂隙称声门裂(fissure of glottis)。

(2) 喉前庭(laryngeal vestibule):位于喉口与前庭裂之间,呈上宽下窄漏斗状,前壁中下份附着有会厌软骨茎,附着处的上方有结节状隆起称会厌结节。

(3) 喉中间腔(intermediate laryngeal cavity):位于前庭裂和声门裂之间的部分,其向两侧突出的隐窝称喉室(ventricle of larynx)。声带是由声韧带、声带肌和声襞构成。声门裂是喉腔最狭窄的部位,当气流通过时,振动声带而发出声音。声门裂前 2/3 在两条声带之间,称膜间部(intermembranous part);后 1/3 位于两侧杓状软骨底和声带突之间称软骨间部(intercartilaginous part)。声门和声门裂合称声门(glottis)。

(4) 声门下腔(infraglottic cavity):是位于声门裂平面以下的部分,其黏膜下组织较疏松,炎症时容易发生水肿,影响发音。婴幼儿的喉腔狭小,喉水肿时容易引起喉阻塞,导致呼吸困难。

(二) 喉的血管、淋巴及神经

1. 喉的血管

(1) 动脉供应:主要来自于甲状腺上动脉的分支喉上动脉和甲状腺下动脉的分支喉下动脉。在对侧和同侧的喉动脉之间存在很多吻合。喉上动脉供应喉从会厌到声带水平的大部分组织血供,包括主要的喉肌在内。喉下动脉供应环甲肌周围区域的血供,喉下动脉的前支供应环杓后肌。

(2) 静脉回流:主要是喉上静脉和喉下静脉,与同名动脉伴行,分别注入甲状腺上静脉和甲状腺下静脉。

2. 喉的淋巴　喉部的淋巴形成声襞上、下两组。声襞上淋巴管伴随喉上动、静脉,穿甲状舌骨膜后注入颈总动脉分叉处附近的颈深上淋巴结,或气管上部前方的淋巴结;声襞下淋巴管穿过环甲膜注入喉前淋巴结、气管前淋巴结或气管旁淋巴结,再经环状软骨下方注入颈深下淋巴结。

3. 喉的神经　来自迷走神经在颈部的分支喉上神经的内支和外支、迷走神经在胸部的分支喉返神经以及交感神经。喉上神经内支主要有感觉神经纤维和自主神经纤维;喉上神经外支主要含有运动纤维;喉返神经主要含混合纤维。喉上神经内支的感觉纤维下行主要支配声襞,喉上神经外支主要支配环甲肌;喉返神经的感觉纤维下行分布于声襞以下的喉黏膜,运动纤维分布于除环甲肌以外的所有喉内肌。

(三) 小儿喉的解剖特点

小儿喉部的解剖与成人有不同之处,其主要特点有:

(1) 喉腔较短,呈漏斗形,仅为成人大小的三分之一,产生不同的原因有二:一是婴儿喉腔相对于成人不成比例狭窄;二是小儿喉在颈部的位置相对于成人更高,静止状态下,会厌上缘在第 2 或第 3 颈椎平面;喉上升时,会厌在第 1 颈椎平面,这个较高位置有利于在婴儿吮吸时用鼻腔呼吸。

(2) 小儿喉软骨较成人更柔软,更容易弯曲,可诱使婴儿的气道坍塌,从而导致临床上的喉软骨软化病。新生儿的甲状软骨比成人甲状软骨短而宽,紧贴于舌骨,使甲状舌骨韧带也相应变短。小儿甲状软骨与成人的相比,无上切迹和喉结,但环状软骨的形状与成人的相同。声带长约 4～4.5mm,相对短于成人。

(3) 小儿喉部黏膜下组织较成人的更疏松,并出现了更多黏膜腺,炎症时容易发生肿胀。小儿喉腔尤其是声门区又特别窄小,所以小儿发生急性喉炎时易出现喉阻塞,导致呼吸困难。与成人不同,婴儿的声门下腔向后下延伸,此点在通过气管导管时尤为重要。

二、喉部组织学

喉是气体通道和发音器官,上接咽部,下连气管。喉以软骨(弹性软骨)为支架,软骨之间以韧带和肌肉相连。会厌表面为黏膜,黏膜深部与会厌软骨相连。会厌舌面和喉面上部的黏膜上皮为复层扁平上皮,内有味蕾,喉面基部为假复层纤毛柱状上皮。会厌固有层为疏松结缔组织,内含丰富的弹性纤维、混合性腺和淋巴组织。

喉部侧壁黏膜形成上下两对皱襞,分别为前庭襞和声襞,二者之间为喉室。前庭襞与喉室的黏膜和黏膜下层结构相似。其上皮为假复层纤毛柱状上皮,含杯状细胞,固有层和黏膜下层为疏松结缔组织,含有较多混合性腺和淋巴组织。声襞即声带,较薄的游离缘为膜部,而基部为软骨部。膜部是声带振动的主要部位,其上皮为复层扁平上皮,固有层较厚,含大量与表面平行排列的弹性纤维,形成了致密的板状结构,称为声韧带。固有层下方为声带肌,为骨骼肌。声带的软骨部黏膜结构与室襞相似。喉黏膜发生炎症时会导致水肿,引起喉痛,严重时声音嘶哑。

(穆欣艺　重庆医科大学基础医学院)

三、喉的生理功能概述

喉既是发声器官,又是呼吸道的门户。其主要功能是呼吸、发声、保护和吞咽。

(一) 呼吸功能

喉是呼吸通道的重要组成部分,其声门裂为呼吸通道最狭窄处,在正常情况下是空气出入肺部的必经之路。身体对气体的需要量,受中枢神经系统反射性调节,通过喉神经支配声带的运动,声门裂的大小随之发生变化。平静呼吸时,声带位于轻外展位(声门裂大小约 13.5mm)。吸气时声门裂稍增宽,呼气时声门裂稍变窄。深吸气或剧烈运动时,声带极度外展,声门裂开大,使气流阻力降至最小,以增加肺内气体交换,调节血与肺泡内二氧化碳浓度。

肺泡气和血液之间的氧气交换受肺泡内压力影响,在呼气早期,由于胸廓缩小,肺内压迅速升高,可促使氧气从肺泡气扩散入血液,故肺泡气和血液之间的氧气交换主要发生在这一时期。而在每一呼吸周期中,呼气时声门裂变窄,深呼吸时更为明显,增加空气呼出时的阻力,进而增加气管、支气管和肺泡内的压力,有利于肺泡与血液中的气体交换。由此可见,喉部除了是呼吸空气的通道外,也有助于肺泡内的血气交换及维持体液酸碱平衡。

喉黏膜内的化学感受器受到刺激时,可反射性地影响脑干呼吸中枢对呼吸的调控。如当喉黏膜暴露于氨气或低浓度一氧化碳时,会反射性地使呼吸减慢变深。肺的传入神经系统可以反射性地影响喉的肌肉运动,从而影响喉的呼吸功能。如支气管和细支气管壁黏膜上皮内的肺刺激感受器(lung irritant receptor)受化学物质刺激时,其传入冲动可经迷走神经传入纤维到达中枢,激活喉运动神经元,控制喉内收肌和外展肌的活动,使呼气时喉阻力增加,吸气时阻力降低。

(二) 发音功能

喉是发声器官,发声的主要部位为声带。正常人在发声时,先吸入空气,然后将声带内收、拉紧,声门闭合,并控制呼气,自肺部呼出的气流冲击靠拢的声带使之振动即发出声音。喉部发出的声音称为基音,受咽、口、鼻、鼻窦(统称上共鸣腔)、气管和肺(统称下共鸣腔)等器官的共鸣作用而增强,并使之发生变化,成为日常听到的声音。至于构语则由舌、唇、牙及软腭等完成。

喉的发声机制:根据空气动力-肌弹力学说(aerodynamic-myoelastic theory),声音的产生决定于呼出气流的压力和喉内肌肉的弹性组织力量直接的相互平衡作用。这种平衡作用的变动,可以改变声调、声强及音质。发声时,先吸气,使声带外展至中间位或外侧位。开始呼气时喉内收肌收缩,两侧声带互相靠近,对抗呼出气流的力量,使二者平衡。当声门逐渐缩小时,呼出气流的速度加快。声带之间气流速度加快可使声带之间的气体压力随之降低,此为Bernonlli效应。于是,在声带之间形成了相对真空的状态,双侧声带被牵拉接近。一旦声带靠拢在一起,则可完全阻断气流,声门下方的气体压力增加,直至压力增加到足以使声门开放为止。当声门开放、声门下方压力降低,声带因弹性及Bernonlli效应而重新关闭,这种现象重复发生而形成嗓音的基本频率。青年男性的基本频率约为124Hz,青年女性约为227Hz。

声音具有三个主要因素:音调、声强和音色。音调的高低取决于声带振动的频率,频率快则音调高,频率慢则音调低。而振动的频率又因声带的位置、长短、厚薄、质量、张力以及呼出气流作用于声带力量而不同。声强的大小取决于振幅的大小和呼出气压的强弱,因此与呼气时声门下压力和声门的阻力有关。音色是由混入基音的泛音所决定,每个基音都有其固有的频率和不同声强的泛音,故形成的声音各有其特殊的音色。声带在发音中的这些变化主要是由喉肌运动加以控制。

发声虽然不是喉部的主要功能,但对人类而言,由于语言的出现,该功能具有十分重要的意义。

(三) 保护功能

喉的杓状会厌襞、室带和声带,类似瓣状组织,具有括约肌作用,能发挥保护下呼吸道的功能。杓状会厌襞含有甲杓肌及杓间肌纤维,当它收缩时可以关闭喉入口,防止食物、呕吐物及其他异物落入呼吸道,形成第一道防线。喉室带的下面平坦,上面则呈斜坡状。当室韧带外侧的肌纤维收缩时,室带内缘可以相互接触,关闭喉的第二个入口,形成第二道防线。因其上斜、下平的外形,喉室带也有活瓣的作用,气流易进难出。在咳嗽反射时,室带关闭迅速,持续时间短暂;但在固定胸部时,动作缓慢,关闭持久。室带的主要功能为增加胸腔内压力,完成咳嗽及喷嚏动作。大小便、呕吐、分娩及举重时,需要固定胸部升高腹腔压力,此时室带的括约肌作用极为重要。切除声带之后,室带的作用更显出重要性。声带上面平坦,下面呈现曲面,可阻碍空气进入,当声门下气压升高时,容易使声门开放,空气难进易出,与喉室带作用相反。声带关闭可以抵抗咽腔内气压13kPa,而不使空气进入。两侧声带接近后在其下方形成圆拱形轮廓,两侧室带接近后则在上方形成形态相似、方向相反的圆拱形轮廓,使闭合的声门区不致为自上向下或自下向上的气流所冲开。声带和室带对气流开声门的能力可数倍于室带抵抗气流自下向上冲开声门的能力,故喉阻塞时呼吸困难以吸气性呼吸困难为主。声带的括约肌作用,声带内收,声门闭合,可形成第三道防线。

(四) 吞咽功能

吞咽为喉头上升,喉入口关闭,呼吸抑制,咽及食管入口开放的一个复杂的反射动作。吞咽开始时,食物到达下咽部,刺激黏膜内的机械感受器,冲动经咽丛、舌咽神经和迷走神经的传入纤维到达延髓的孤束核,继而到脑干的网状系统和疑核。疑核通过传出神经纤维,使内收肌收缩,同时抑制环杓后肌的活动,使声带拉紧,声门紧闭;而脑干的网状系统抑制吸气神经元,使呼吸暂停。如果食物进入喉入口,则会刺激喉上区域黏膜的感受器而增强这种反射。

喉外肌亦参与吞咽反射,正常吞咽时,由于甲状舌骨肌的收缩和环咽肌的松弛,使甲状软骨与舌骨接近,喉头抬高。刺激喉咽部和声门上黏膜机械感受器,或刺激喉上神经的传入神经,可反射性地产生上述效应。如果没有喉外肌的参加,喉声门的关闭力量也会减弱,因此在做颈部、甲状腺和喉部手术时要避免损伤喉外肌。

通过 X 线的观察,当食团积聚于会厌上时,喉和舌骨向上,同时舌骨旋转,其大角呈水平位,使会厌倒向咽后壁,阻止食物外溢;在吞咽时,随着食团向下移动,舌骨体更向甲状软骨靠近,此时喉腔前后径仅为平静呼吸时的1/3左右。喉关闭运动的最后动作是位于食团通道中的会厌突然下降,关闭喉入口。

(五)喉的心血管反射

刺激喉部可导致心律不齐、心搏徐缓,甚至心搏骤停等。其机制与发源于主动脉的压力感受器受到刺激有关。这些压力感受器的传入纤维,经过喉的深部组织、交通支、喉返神经感觉支,传至中枢神经,形成反射弧。喉内这些神经如果受到刺激则会减慢心率或出现心律不齐。这些神经纤维位置较深,因此喉内表面麻醉不会消除这种反射。但当施行气管插管和喉、气管支气管镜检查时,由于喉部扩张,则会引起这一反射。此反射可用阿托品抑制,而吗啡则可加重之。

除上述功能外,喉部可通过关闭声门,提高腹腔和胸腔的压力来完成咳嗽、呕吐、排便、分娩和上肢用力的动作。正常吸气时,纵隔负压增大,便于静脉血流回心脏;呼气时,纵隔正压加大,便于动脉血流出心脏。

(陈笛 重庆医科大学基础医学院)

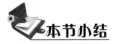
本节小结

喉位于颈前部中份,上借喉口与咽腔相通;下接气管与肺相通。喉腔由喉软骨、韧带、纤维膜、喉肌和喉黏膜等共同围成。喉软骨包括甲状软骨、环状软骨、会厌软骨和杓状软骨四种。喉腔两侧壁的中部有上、下两对黏膜皱襞。上方的一对称前庭襞,其间的裂隙称前庭裂;下方的一对称声襞,其间的裂隙称声门裂。喉腔借前庭裂和声门裂分为上、中、下三部分。前庭裂平面以上的部分称喉前庭;前庭裂和声门裂之间的部分称喉中间腔;声门裂平面以下的部分称声门下腔。

喉是空气出入肺部的必经之路,被视为呼吸道的门户,其活动有助于肺泡内的血气交换及维持体液酸碱平衡。喉还是发声器官,发声的主要部位为声带。喉也具有吞咽和保护功能,并参与心血管反射。

第四节 耳的生理结构与功能

一、耳的解剖概述

耳又称前庭蜗器(vestibulocochlear organ)或位听器,包括前庭器(vestibular apparatus)和听器(auditory apparatus)两部分。二者功能虽然不同,但结构上关系密切。位听器可分为外耳、中耳和内耳三部分(图7-4-1),外耳、中耳是传导声波的装置,内耳是接受声波和位觉刺激的感受器。

(一)外耳

外耳(outer ear)包括耳廓和外耳道两部分。

1. 耳廓(auricle) 位于头部的两侧,与头颅约成30°角,凸面向后,凹面朝向前外侧面。耳廓上方大部分以弹性软骨为支架,外覆皮肤,皮下组织很少,有丰富的血管神经;耳廓下方的小部分内无软骨,仅含结缔组织和脂肪,称耳垂,是临床常用的采血部位(图7-4-2)。

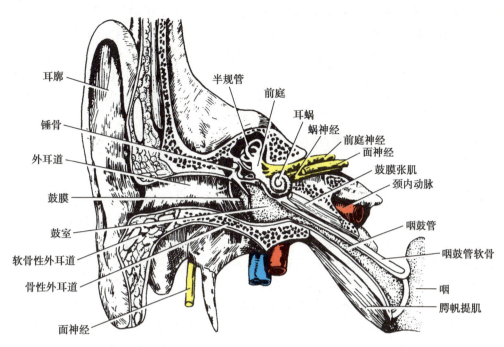

图 7-4-1 前庭蜗器

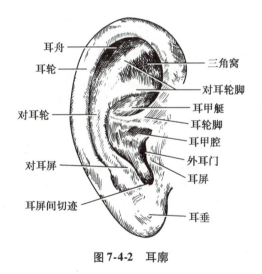

图 7-4-2 耳廓

耳廓的前外侧面高低不平,周缘卷曲称耳轮,以耳轮脚起于外耳门的上方。耳轮的前方有一与其平行的弓状隆起称对耳轮。对耳轮的上端分叉,形成对耳轮上脚和对耳轮下脚,两脚之间的三角形凹陷,称三角窝。耳轮与对耳轮之间的凹陷为耳舟。对耳轮前方的深窝为耳甲,耳甲被对耳轮脚分为上部的耳甲艇和下部的耳甲腔。耳甲腔通外耳门。外耳门的前方的突起称耳屏,在耳屏的对侧,对耳轮下端有一小隆起,称对耳屏。耳屏与对耳屏间之间的凹陷称耳屏间切迹。耳廓后方较平整而稍隆起,其附着处称耳廓后沟,是耳科手术定位的重要标志。

耳廓前面的皮肤与软骨连接较后面紧密,若因炎症发生肿胀时,感觉神经易受压迫导致剧痛,形成的血肿或渗出物很难吸收;耳廓外伤或耳部手术,可引起化脓性软骨膜炎,甚至软骨坏死,导致耳廓变形。耳廓的血管位置表浅、皮肤很薄,易冻伤。

2. 外耳道(external acoustic meatus) 为外耳门至鼓膜的一条弯曲的管道,成人长约 2.5～3.5cm。外侧 1/3 为软骨部,是耳廓软骨的延续;内侧 2/3 为骨性部,是由颞骨鳞部和鼓部围成的椭圆形短管。新生儿的外耳道软骨部与骨部尚未完全发育,由纤维组织构成,故外耳道较狭窄易塌陷。一岁以下的婴儿外耳道几乎为软骨组成。外耳道有两处狭窄,一处为骨部和软骨部的交界处,另一处为骨部距离鼓膜 0.5cm 处,称外耳道峡。外耳道约呈 S 形弯曲,从外向内,先趋向前上方,继而水平转向后,最后转向前下方。在检查外耳道深部或鼓膜时,需将耳廓向后上方牵拉,即可拉直外耳道,以便观察。婴儿外耳道短而狭窄,鼓膜的位置接近水平,故检查鼓膜时,须将耳廓向后下方牵拉。

外耳道皮下组织稀少,皮肤与软骨膜和骨膜结合紧密,故炎性肿胀时,常有剧烈疼痛。软骨部皮肤较厚,富有毛囊和皮脂腺,还含有耵聍腺,能分泌黏稠的液体,称为耵聍,干燥后形成痂块,可随颞下颌关节的运动而向外脱落。如凝结成块阻塞外耳道,则称耵聍栓塞,影响听觉。骨性外耳道皮肤菲薄,毛囊和耵聍腺较少,顶部有少量皮脂腺。外耳道炎症时,因咀嚼活动牵拉外耳道使疼痛加剧。

3. 外耳的神经、血管和淋巴　外耳的神经来源主要有二:一是下颌神经的耳颞支,分布于外耳道前壁,因此牙痛可引起反射性耳痛;二是迷走神经耳支,分布于外耳道后壁,因此刺激外耳道后壁皮肤,可引起反射性咳嗽。另外,颈丛的分支耳大神经和枕小神经以及面神经和舌咽神经的分支均有支配。外耳的血液供应由颈外动脉的分支颞浅动脉、耳后动脉和上颌动脉供给。外耳的静脉与动脉同名伴行且回流至颈外静脉,部分可回流至颈内静脉。外耳的淋巴引流至耳廓周围淋巴结。耳廓前面的淋巴回流至耳前淋巴结和腮腺淋巴结,耳廓后面的淋巴回流至耳后淋巴结,耳廓下部及外耳道下壁的淋巴流入耳下淋巴结、颈浅淋巴结和颈深淋巴结上群。

(二)中耳

中耳(middle ear)位于外耳与内耳之间,包括鼓室、咽鼓管、鼓窦和乳突气房,为一含气的不规则的腔隙,大部分位于颞骨岩部内。中耳的功能是传导声波、增强信号,并将空气振动转变为机械能。

1. 鼓室(tympanic cavity)　是颞骨岩部内含气的不规则小腔,位于鼓膜与内耳道外侧壁之间。以鼓膜紧张部的上、下缘为界,可将鼓室分成三部分:①上鼓室(epitympanum)或鼓室上隐窝(attic):位于鼓膜紧张部上缘平面以上的鼓室腔;②中鼓室(mesotympanum):位于鼓膜紧张部上、下缘平面之间;③下鼓室(hypotympanum):位于鼓膜紧张部下缘平面以下,下达鼓室底。鼓室的上下径约为15mm,前后径约为13mm,内外径在上鼓室约为6mm,在下鼓室约为4mm,中鼓室鼓膜脐与鼓岬之间的内外径约为2mm。鼓室容积为1~2ml。鼓室近似六面体,有六个壁,内有听小骨、韧带、肌、血管和神经等结构,鼓室各壁及上述结构均覆盖黏膜,黏膜与咽鼓管、鼓窦和乳突气房的黏膜相延续。

(1)鼓室的壁

1)外侧壁:大部分由鼓膜构成,又名鼓膜壁(membranous wall)。在鼓膜上方是颞骨鳞部骨质围成的鼓室上隐窝(图7-4-4)。

鼓膜(tympanic membrane):位于外耳道与鼓室之间,为椭圆形半透明薄膜(图7-4-3),高约9mm,宽约8mm,厚约0.1mm。鼓膜在外耳道底呈倾斜位,其外侧面向前、向下、向外倾斜,与外耳道底约呈45°~

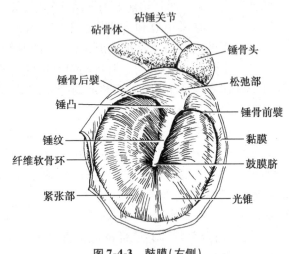

图7-4-3　鼓膜(右侧)

50°的倾斜角,所以外耳道的前壁和下壁较长。婴儿的鼓膜更为倾斜,几乎呈水平位。鼓膜的边缘附着于颞骨上,其中心向内凹陷,称鼓膜脐(umbo of tympanic membrane),为锤骨柄末端附着处。由鼓膜脐沿锤骨柄向上可见鼓膜形成锤骨前襞和锤骨后襞。在两个皱襞之间,鼓膜上1/4的三角形区为松弛部(flaccid part),薄而松弛,活体上呈淡红色;鼓膜的下3/4固定于鼓膜环沟内,称紧张部(tense part),坚实而紧张,活体呈灰白色,其前下方有一三角形反光区称光锥(cone of light),为外来光线被鼓膜的凹面集中反射而成。临床上作耳镜检查时,可窥见光锥,中耳的一些疾患常引起光锥的改变或消失。

2)上壁:为鼓室的顶壁,名鼓室盖,又称盖壁(tegmental wall),为分隔鼓室与颅中窝的薄骨板(见图7-4-4)。前与鼓膜张肌管的顶连接,向后延伸为鼓窦顶壁(鼓窦盖)。鼓室盖上的岩鳞裂(fissura petrosquamosa)在婴幼儿时常未闭合,硬脑膜的细小血管经此裂与鼓室相通,中耳感染可沿此途径扩散,引起耳源性颅内并发症。

3)下壁:为颈静脉壁(jugular wall),是分隔鼓室与颈静脉窝的薄层骨板(见图7-4-4)。若该壁未骨化形成骨壁,则仅借黏膜和纤维结缔组织分隔鼓室和颈内静脉。对这种病人施行鼓膜或鼓室手术时,易伤及颈内静脉而导致严重出血。

4)前壁:为颈动脉壁(carotid wall),即颈动脉管的后壁。此壁甚薄,借骨板分隔鼓室和颈内动脉

图中标注:
砧锤关节
砧骨体
锤骨头
锤骨后襞
松弛部
锤凸
锤骨前襞
锤纹
黏膜
纤维软骨环
鼓膜脐
紧张部
光锥

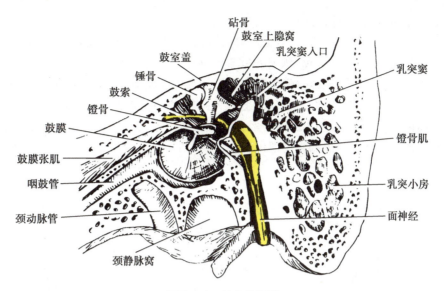

图 7-4-4 鼓室外侧壁

（见图 7-4-4）。该壁的外上方有咽鼓管的鼓室口，鼓室借咽鼓管与鼻咽部相通。

5）内侧壁：是内耳的外侧壁，称迷路壁（labyrinthine wall）。此壁中部的圆形隆突，称岬（promontory）。岬的后上方有一卵圆形的小孔，称前庭窗（fenestra vestibuli），又称卵圆窗，为镫骨底封闭。岬的后下方有一圆形的小孔，称蜗窗（fenestra cochleae）或圆窗，在活体有膜封闭，称第二鼓膜。当鼓膜穿孔时，此膜可以接受声波的振动。在前庭窗的后上方有一面神经管形成的弓形隆起，称面神经管凸（prominence of facial canal），内有面神经通过。此管壁骨质甚薄，甚至缺如，中耳炎症或施行中耳手术时易伤及面神经（图 7-4-5）。

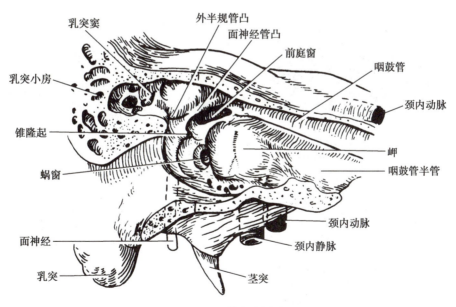

图 7-4-5 鼓室内侧壁

6）后壁：为乳突壁（mastoid wall），上宽下窄，面神经垂直段通过此壁内侧。后壁上方有一小孔，称鼓窦入口（aditus），上鼓室借此孔与鼓窦相通。鼓窦入口的内侧偏下方、面神经锥段后上方有外半规管凸。鼓窦入口的底部，在面神经管水平段与垂直段相交处的后方有一小窝，称砧骨窝（incudal fossa），容纳砧骨短脚，是中耳手术的重要标志。后壁下内方，相当于前庭窗高度，有一锥状突起，称锥隆起（pyramidal eminence），内有小管，镫骨肌腱经此管伸出，附着于镫骨颈后部。在锥隆起的外侧和鼓沟内侧之间有鼓索小管的鼓室口,鼓索神经由此口穿出,进入鼓室。

鼓膜后缘后方的鼓室腔称后鼓室,内有鼓室窦(tympanic sinus)和面神经隐窝(facial recess)(图7-4-6)。鼓室窦又称锥隐窝,是介于前庭窗、蜗窗和鼓室后壁之间的空隙,位于锥隆起下方,其后方与面神经骨管的乳突段、后半规管毗邻,外侧以锥隆起和镫骨肌腱为界。面神经隐窝的边界:内界为锥隆起,外界为骨性鼓环和鼓索神经,后界为面神经垂直段,上方为砧骨窝。行电子耳蜗植入术时,从乳突腔暴露面神经窝需磨除骨质的范围:外界不超出鼓索神经,内界不深于面神经,上方不高于砧骨窝底壁。鼓室窦和面神经隐窝为胆脂瘤等病灶隐匿的常见部位。

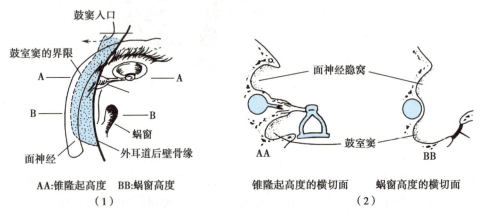

图7-4-6　鼓室窦与面神经隐窝

(2) 鼓室内的结构

1) 听小骨(auditory ossicles):听小骨位于鼓室内,每侧有三块,由外侧向内侧依次为锤骨、砧骨和镫骨(图7-4-7)。

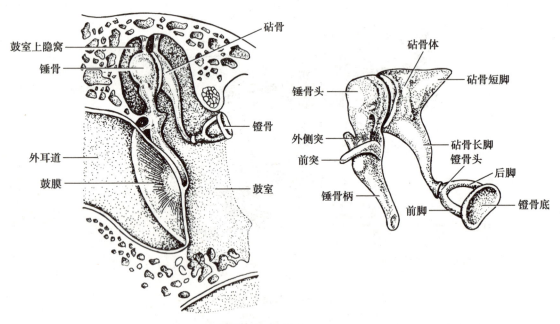

图7-4-7　听小骨

锤骨(malleus)形如鼓槌,有头、柄、外侧突和前突,长约8~9cm。锤骨头位于鼓室上隐窝,与砧骨体形成砧锤关节,借韧带连于上壁。锤骨柄细长,末端附于鼓膜脐区,其柄的上端有鼓膜张肌附着。

砧骨(incus)形如砧,分体和长、短两脚,长脚长约7mm,短脚长约5mm。砧骨体与锤骨头形成砧锤关节,长脚与镫骨头形成砧镫关节,短脚以韧带连于鼓室后壁。

镫骨(stapes)形如马镫,可分头、颈、两脚和一底,高约 3～4mm。镫骨头与砧骨长脚相连形成砧镫关节,镫骨底呈椭圆形,长 3mm,宽 1.4mm,借韧带连于前庭窗边缘,封闭前庭窗。

听骨链:锤骨柄连于鼓膜,镫骨底封闭于前庭窗上,它们在鼓膜与前庭窗之间以关节和韧带连接,形成听骨链,组成杠杆系统。当声波冲击鼓膜时,听骨链相继运动,使镫骨底在前庭窗上作向内或向外的运动,将声波的振动转化为机械能传入内耳。炎症可引起听小骨粘连、韧带硬化等,听骨链的活动受到限制,使听觉减弱。

2)运动听小骨的肌(muscles for moving the auditory ossicles):鼓室内有两块小肌肉与听小骨的运动有关。

鼓膜张肌(tensor tympani):起自咽鼓管软骨上壁和蝶骨大翼,肌腹位于咽鼓管上方的鼓膜张肌半管内,止于锤骨柄的上端(图 7-4-1、图 7-4-4)。该肌收缩可将锤骨柄牵拉向内侧使鼓膜内陷以紧张鼓膜,此肌接受三叉神经的下颌神经支配。

镫骨肌(stapedius):位于锥隆起内,肌腱自锥隆起尖端的小孔穿出,止于镫骨颈。收缩时牵拉镫骨底向外侧,使镫骨底前部离开前庭窗,减低迷路内压;并解除鼓膜的紧张状态。镫骨肌与鼓膜张肌是拮抗肌,该肌受面神经支配。此肌瘫痪可引起听觉过敏。

(3)鼓室隐窝与间隔:鼓室黏膜除了覆盖鼓室壁及鼓室内容物以外,还形成若干黏膜皱襞,与鼓室的韧带、肌肉和听小骨一起将鼓室分隔成几个间隙,于临床有重要意义。

1)鼓室隐窝(recesses or pouches of tympanic cavity)(图 7-4-8):覆盖听小骨和韧带的鼓室黏膜,形成小的黏膜隐窝,均开口于鼓室:①锤骨前隐窝(anterior pouch of malleus)位于锤骨头、鼓室前壁和前、上锤骨韧带之间;②砧骨上、下隐窝(superior and inferior pouches of incus)位于砧骨短脚的上、下方;③鼓膜上隐窝(Prussak space)或鼓室上隐窝(superior tympanic pouch),位于鼓膜松弛部和锤骨颈之间,上界为锤外侧韧带,下界为锤骨短脚;④鼓膜前、后隐窝(anterior and posterior pouches of Troeltsch)分别位于鼓膜与锤前皱襞、锤后皱襞之间,前隐窝较浅小,后隐窝较深大,鼓索神经于锤后皱襞游离缘穿过。

2)鼓室隔(tympanic diaphragm):鼓室隔由锤骨头及颈、砧骨体及短脚、锤骨前韧带及外侧韧带、砧骨后韧带、砧骨内侧及外侧皱襞、鼓膜张肌皱襞、镫骨肌皱襞等结构组成,分隔中、上鼓室。鼓室隔有前、后两个孔连通中、上鼓室,分别为鼓前峡(anterior tympanic isthmus)和鼓后峡(posterior tympanic isthmus)。由于鼓室隐窝和鼓室隔的存在,导致中、上鼓室之间的通路狭小,黏膜肿胀时易堵塞而出现各种病理变化。同时,鼓室隐窝和鼓室隔常常使感染或胆脂瘤暂时性局限在此部位。

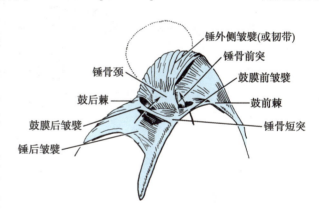

图 7-4-8 鼓膜前、后、上隐窝(鼓膜去除后的外面观)
箭头示三个隐窝的通道

(4)鼓室的血管与神经

1)鼓室的血管:动脉血液主要来自颈外动脉。上颌动脉的鼓室前动脉支配鼓室前部,耳后动脉的茎乳动脉支配鼓室后部和乳突,脑膜中动脉的鼓室上动脉及岩浅动脉支配鼓室盖及内侧壁,咽升动脉的鼓室下动脉支配鼓室下部和鼓室肌肉;颈内动脉鼓室支支配鼓室前壁。鼓膜由上颌动脉的分支支配,且血管主要分布在松弛部、锤骨柄和紧张部周围。因此,当鼓膜炎症时,充血自松弛部开始,逐渐延伸至锤骨柄和鼓膜其他部位。鼓室静脉均回流至翼静脉丛和岩上窦。

2)鼓室的神经:主要由鼓室丛和鼓索神经支配。鼓室丛由舌咽神经的鼓室支和颈内动脉交感神经丛的上、下颈鼓支组成,分布于鼓室、咽鼓管和乳突气房处的黏膜;鼓索神经自面神经分出,经鼓索小管入鼓室,再经岩鼓裂出鼓室,加入舌神经随舌神经分布至舌前2/3味蕾,管味觉。

2. 咽鼓管(pharyngotympanic tube)　连通鼻咽部和鼓室,长约3.5~4.0cm,其作用是使鼓室的气压与外界大气压相等,以维持鼓膜内、外两面的压力平衡(图7-4-1、7-4-5)。咽鼓管分骨部和软骨部,咽鼓管骨部即颞骨岩部的咽鼓管半管,以鼓室口开口于咽鼓管鼓室的前壁。软骨部约占咽鼓管全长的2/3,其内侧端开口于鼻咽部的侧壁,平对下鼻甲的后方,即咽鼓管咽口。咽鼓管骨部和软骨部交界处,称咽鼓管峡(isthmus of pharyngotympanic tube),是咽鼓管最狭窄处。咽鼓管咽口和软骨部平时处于关闭状态,当吞咽和张口时,咽鼓管咽口暂时开放,空气进入鼓室。幼儿的咽鼓管较成人短且走向平直,管径也较大,故咽部感染易沿咽鼓管蔓延至鼓室。咽鼓管闭塞会影响中耳的正常功能。

3. 鼓窦(tympanic antrum)　为鼓室后上方的含气腔,其大小、形状、位置不尽相同,与乳突气化程度有关。鼓窦向前经鼓窦入口与上鼓室相通,向后下与乳突气房连通,上方以鼓室盖与颅中窝相邻,内壁前部为外半规管凸及面神经管凸,后壁经乳突气房及乙状窦骨板与颅后窝相邻,外壁为乳突壁层,即外耳道上三角(suprameatal triangle,Macewen三角)。

4. 乳突气房(mastoid air cell)　为鼓室向后的延伸。乳突气房分布范围因人而异,与其发育程度有关。发育良好者,向上达颞鳞部,向前经外耳道上部至颧骨根内,向内达岩尖,向后延伸至乙状窦后方,向下伸入茎突(图7-4-9)。根据气房发育程度,乳突可分为四种类型(图7-4-10):①气化型,指乳突全

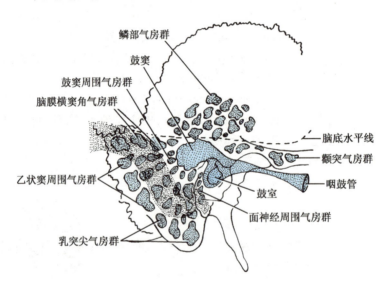

图7-4-9　乳突气房的分布

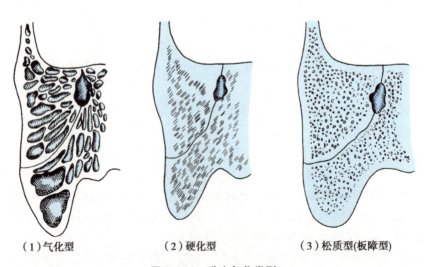

（1）气化型　　　　　　　（2）硬化型　　　　　　　（3）松质型(板障型)

图7-4-10　乳突气化类型

部气化,气房大而间隔骨质较薄,此型占80%;②板障型,指乳突气化不良,气房小而多,形如颅骨板障;③硬化型,乳突未气化,骨质致密,多数因为婴儿时期鼓室受羊水刺激、细菌感染或局部营养不良而成;④混合型,上述类型有两种或三种同时存在者。鼓窦和乳突气房内面都衬以黏膜,并与鼓室的黏膜相连续,故中耳的炎症可经鼓窦侵犯乳突气房而引起乳突炎,病人常出现乳突区域的压痛。

（三）内耳

内耳(inner ear)又称迷路(图7-4-11),在颞骨岩部骨质内,位于鼓室和内耳道底之间,为听觉和位置觉感受器的主要部分。迷路形状不规则,结构复杂,可分为骨迷路和膜迷路两部。骨迷路是颞骨岩部骨密质围成的曲折隧道。膜迷路套在骨迷路内,是密闭的膜性管腔或囊。骨迷路与膜迷路之间充填外淋巴液,膜迷路内充填内淋巴液。内、外淋巴液互不交通。

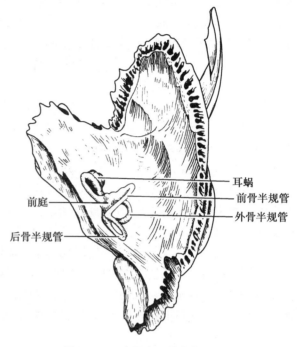

图 7-4-11　内耳在颞骨岩部的投影

1. 骨迷路(bony labyrinth)　可分为三部分:耳蜗、前庭和骨半规管,它们互相通连,从前向后沿颞骨岩部长轴排列(图7-4-11、7-4-12)。

（1）前庭(vestibule):是位于骨迷路中部近似椭圆形的空腔,约 6mm×5mm×3mm 大小,内藏膜迷路的椭圆囊和球囊(图7-4-11、7-4-12)。前庭可分为前、后、内和外四壁:前庭的前壁较窄,有一孔与耳蜗通连。后壁较宽,有五个小孔,向后通入三个骨半规管。前庭的外侧壁即鼓室的内侧壁,壁上有前庭窗和蜗窗,前者被镫骨底封闭,后者被第二鼓膜封闭。前庭内侧壁是内耳道底,有前庭蜗神经穿行。前庭腔内面有自前上向后下的斜行骨嵴,称前庭嵴(vestibular crest)。嵴的前方为球囊隐窝,容纳球囊,窝壁上有数个小孔,称中筛斑。嵴的后方为椭圆囊隐窝,容纳椭圆囊,窝壁及前庭嵴前上份有多个小孔,称上筛斑。椭圆囊隐窝下方有前庭水管内口,其外口位于岩部后方内淋巴囊裂底部。前庭水管内有内淋巴管与内淋巴囊相通。前庭水管大小与颞骨气化程度相关。前庭嵴后下端有分叉,其间小窝称蜗隐窝,蜗隐窝与后骨半规管壶腹之间的有孔区域称下筛斑。前庭上壁骨质

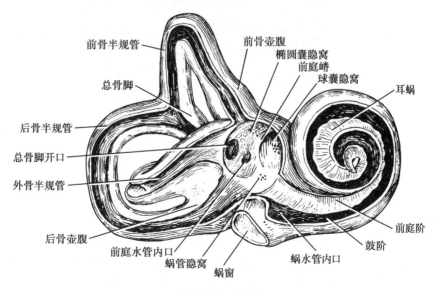

图 7-4-12　骨迷路

中有面神经穿过。

（2）骨半规管（bony semicircular canal）：为三个半环形的骨管，分别位于相互垂直的面内，互成直角排列。按其位置分别称为前、后和外骨半规管（见图7-4-11、图7-4-12）。前骨半规管长约15～20mm，凸向前上外方，与颞骨岩部的长轴相垂直；后骨半规管长约18～22mm，凸向后上外侧，与颞骨岩部的长轴平行，是三个半规管最长的一个；外骨半规管长约12～15mm，凸向后外侧，当头前倾30°时呈水平位，是三个半规管最短的一个。各半规管管径相等，约0.8～1mm。每个骨半规管均有两个骨脚（bony crura），一个骨脚细小，称为单骨脚（simple bony crura），另一个骨脚稍微膨大呈壶腹状，称壶腹骨脚（ampullar bony crura）。前、后骨半规管的单骨脚合成一个总骨脚（common bony crura），因此三个骨半规管只有5个孔开口于前庭后壁。

（3）耳蜗（cochlea）：位于前庭的前方，形如蜗牛壳（图7-4-11、图7-4-12、图7-4-14）。耳蜗的尖端朝向前外方，称蜗顶（cupula of cochlea），耳蜗的底部朝向后内，称蜗底（base of cochlea），对向内耳道底。蜗顶至蜗底之间锥体形的骨松质，称蜗轴（cochlear axis），有蜗神经和血管穿过。耳蜗由蜗轴和环绕蜗轴的蜗螺旋管（spinal canal of modiolus）构成。蜗螺旋管是由骨密质围成的骨管，环绕蜗轴旋转约两圈半，蜗螺旋管起于前庭，管腔底部较大，向蜗顶管腔逐渐变细小，以盲端终于蜗顶。在蜗螺旋管内，自蜗轴伸出的骨螺旋板突入蜗螺旋管内，此板的游离缘未达蜗螺旋管的对侧壁，其缺空处由膜迷路（蜗管）填补封闭。故耳蜗内共有三条管道：上方为前庭阶，起自前庭，于前庭窗处为镫骨底封闭；中间是膜蜗管，其尖端为盲端终于蜗顶处；下方是鼓阶，终止于蜗窗上的第二鼓膜。前庭阶和鼓阶内均含外淋巴，在蜗顶处借蜗孔相通。蜗孔是骨螺旋板和膜螺旋板与蜗轴围成的孔，为前庭阶和鼓阶的唯一通道。

2. 膜迷路（membranous labyrinth）　是套在骨迷路内封闭的膜性管道，管径较小，借纤维束固定于骨迷路的壁上。膜迷路由椭圆囊和球囊、膜半规管及蜗管三部分组成（图7-4-13）。

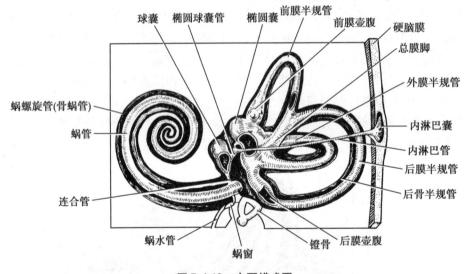

图7-4-13　内耳模式图

（1）椭圆囊（utricle）和球囊（saccule）：位于骨迷路的前庭部（见图7-4-13）。椭圆囊在球囊的后上方，后壁上有五个孔与三个膜半规管相通连。自前壁发出椭圆球囊管与球囊相连，椭圆球囊管上连有一细的内淋巴管，穿经前庭内侧壁，至颞骨岩部后面，在硬脑膜下扩大为内淋巴囊。膜迷路内的内淋巴可经此囊渗透到周围的血管丛。球囊较小，位于椭圆囊前下方的球囊隐窝内。下端借连合管连于蜗管；向后借椭圆囊球囊管及内淋巴导管连接椭圆囊和内淋巴囊。椭圆囊内的底部和前壁上有感觉上皮，称椭圆囊斑（macula utriculi），球囊内面的前壁上的感觉上皮称球囊斑（macula sacculi），它们都是位觉感受器，能感受头部静止的位置和直线变速运动引起的刺激，其神经冲动沿前庭神经的椭圆囊支和球囊支传入。

（2）膜半规管（membranous semicircular duct）：套于同名骨半规管内，形状与骨半规管相似，管径约为骨半规管的 1/4 ~ 1/3（见图 7-4-13）。在骨壶腹内，各膜半规管也有相应的呈球形的膨大部分，称膜壶腹。膜壶腹壁上的隆起，称壶腹嵴（crista ampullaris），也是位觉感受器，能感受头部旋转变速运动的刺激。三个膜半规管内的壶腹嵴互相垂直，可分别将人体在三维空间中的运动变化转变为神经冲动，经前庭神经的壶腹支传入。

（3）蜗管（cochlear duct）：套在蜗螺旋管内，介于骨螺旋板与蜗螺旋管外侧壁之间（见图 7-4-13、图 7-4-14）。一端伸入前庭内，借连合管与球囊相通连；另一端在蜗顶，为细小的盲端。蜗管的横切面呈三角形，可分为上、外和下三个壁：上壁为蜗管前庭壁（前庭膜），将前庭阶与蜗管分隔开；外侧壁较厚，含有丰富的结缔组织和血管，与骨蜗管的骨膜紧密结合，认为有产生内淋巴液的作用；下壁由骨螺旋板和蜗管鼓壁（膜螺旋板）构成，与鼓阶相隔。膜螺旋板又称基底膜，膜上有螺旋器（spiral organ）又称 Corti 器，是听觉感受器。

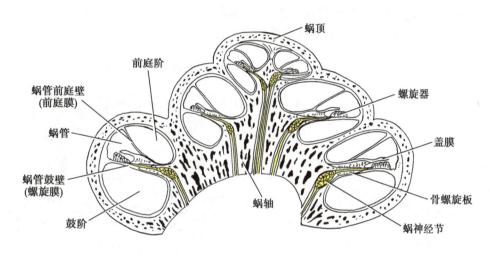

图 7-4-14　耳蜗轴切面

3. 内耳的血管、淋巴和神经

（1）内耳的血管：内耳的动脉主要来自基底动脉发出的迷路动脉，迷路动脉穿内耳门后分为前庭支和蜗支。前庭支分布于椭圆囊、球囊和半规管；蜗支分为十几支，经蜗轴内的小管分布于蜗螺旋管。此外，耳后动脉发出的茎乳动脉也分布到半规管。这三支动脉均为终动脉，不能互相代偿。当椎动脉血流受阻，基底动脉供血不足，导致内耳的血液供应减少，从而产生眩晕。内耳的静脉合成迷路静脉，汇入横窦或岩上、下窦。

（2）内耳的淋巴：内耳是否存在淋巴管尚无定论。外淋巴所含成分与脑脊液相似，但两者略有不同。外淋巴的来源、产生率、循环和吸收尚不清楚。一般认为前庭迷路的外淋巴与半规管的外淋巴相通，并与耳蜗前庭阶内的外淋巴相通，继而经蜗孔进入鼓阶。前庭迷路的外淋巴液经耳蜗导水管引流到蛛网膜下腔。

内耳膜迷路充填着内淋巴，现在认为内淋巴液是由外淋巴液的滤过液生成的。内淋巴液与外淋巴液的成分有明显差异。外淋巴液成分与脑脊液相似，含有丰富的 Na^+，但 K^+ 很少；内淋巴液类似细胞内液，含丰富的 K^+，但 Na^+ 很少。内淋巴液所含电解质分子大小和浓度受内淋巴腔中上皮的泵系统，特别是血管内钠泵的调节。膜迷路内的内淋巴液经内淋巴管引流至内淋巴囊，再经内淋巴囊流入周围的静脉丛。

（3）内耳的神经：内耳的神经即前庭蜗神经，由前庭神经和蜗神经组成，为特殊躯体感觉神经。前庭神经节内细胞的周围突由三支组成。上支为椭圆囊壶腹神经，分布于椭圆囊斑和上、外膜半规管的壶腹嵴；下支为球囊神经，分布于球囊斑；后支为壶腹神经，分布于后膜半规管的壶腹嵴。蜗神经由蜗螺旋神经节细胞中枢突组成,蜗螺旋神经节位于蜗轴螺旋管内,节细胞周围突穿经骨螺旋板和基底膜,分布于螺旋器,节细胞中枢突经蜗轴纵管,穿经内耳道底的螺旋孔列,经内耳门入颅。

（四）颞骨与内耳道

1. 颞骨(temporal bone) 是结构最复杂的人体器官之一。位于头颅两侧,在蝶骨、顶骨、颧骨及枕骨之间,参与构成颅底和颅腔侧壁,形状不规则。以外耳道为中心将颞骨分为5部分:

(1) 鳞部(squamous portion):也称颞鳞,位于颞骨前上部,呈鳞片状,分内、外两面。其外面光滑而略外凸,近中部有纵行的颞中动脉沟,沟下方有向前突出的颧突,颧突和颧骨的颞突汇合成颧弓。颧突三个根:关节结节、关节后突和颞线(图7-4-15)。颞线常作为颅中窝底平面的颅外标志。颞线下骨性外耳道后上方有一棘状突起,称道上棘(suprameatal spine)。该棘后方,外耳道后壁向上延伸与颞线相交形成稍凹陷的三角形区域称道上三角区(suprameatal triangle),也称筛区(cribriform area),深面为鼓窦。鳞部内面稍凹陷,紧邻颞叶,其上有脑回压迹和脑膜中动脉沟(7-4-16)。鳞部后上缘与顶骨相接,前下缘与蝶骨大翼相接。鳞部下缘与岩骨前缘结合,形成岩鳞缝,幼儿岩鳞缝较明显,且有细小血管自硬脑膜经此缝进入中耳,因此幼儿中耳炎可出现脑膜刺激症状。

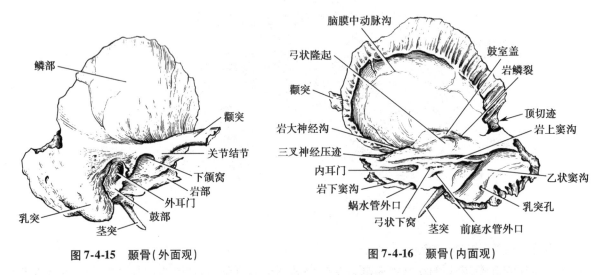

图7-4-15 颞骨(外面观) 图7-4-16 颞骨(内面观)

(2) 鼓部(tympanic part):位于鳞部下方,乳突前及岩部外下侧,为弯曲的U形骨片,从前、下、后三面围绕外耳道。鼓部与乳突之间为岩乳裂(tympanomastoid fissure),鼓部前上方与鳞部以鳞鼓裂(squamo tympanic fissure)相接,内侧与岩部以岩鼓裂(petrotympanic fissure)相接。鼓部前下方形成下颌窝后壁;鼓部内端有鼓沟(tympanic sulcus),鼓膜纤维软骨环附于鼓沟内。鼓沟上部有一缺口,称鼓切迹,此处无鼓膜纤维软骨环附着。

(3) 岩部(petrous part):也称锥体(pyramid),呈三棱锥形,内藏听觉和平衡器官。岩部底朝外,与鳞部和乳突部结合;尖端朝向内前且微向上、镶嵌在蝶骨大翼后缘和枕骨底部形成的角内、构成破裂孔的后外界。岩部三个面的结构特点如下:

1) 前面:构成颅中窝的后部,与鳞部的脑面相连(图7-4-17)。近岩尖处有三叉神经压迹,容纳三叉神经半月神经节。三叉神经压迹的后外侧有两条平行的小沟,靠内侧的是岩浅大神经沟,向后延展至面神经裂孔,岩浅大神经经此沟通过。靠外侧的是岩浅小神经沟,向后延展至鼓室小孔,为岩浅小神经进入鼓室的通道。其后外方有一骨性隆起称弓状隆起(arcuate eminence),上半规管位于其下方。弓状隆起外侧有分隔鼓室和颅中窝的浅凹状的薄骨板,称鼓室盖(tegmen tympani)。

2) 后面:为岩上窦、岩下窦和乙状窦围成的三角形骨面,组成颅后窝的前壁,并与乳突部内侧面相连(见图7-4-16)。其中央部有一大孔,称内耳门(internal acoustic pore),通入内耳道。内耳道与岩锥体长轴近似直角。内耳门后外方有一薄骨板遮盖的裂隙,内有前庭小管(也称前庭水管)外口,内淋巴管和内淋巴囊在此延续。此裂隙与内耳门之间上方有一小凹,称弓形下窝(subarcuate fossa),硬脑膜的细

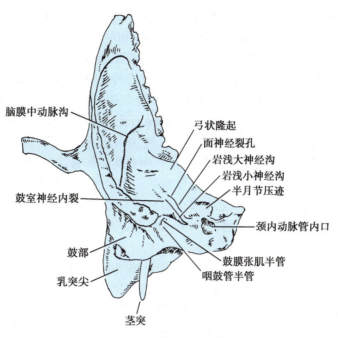

图 7-4-17　岩部(前面观)

小血管经此穿过。

3) 下面:形状凹凸不规则,组成颅底外面的一部分(图 7-4-18)。岩部内侧有两个紧邻的深窝,前为颈动脉管外口,颈内动脉和颈动脉神经丛经此穿过,后为颈静脉窝,内有颈静脉球。颈动脉管外口和颈静脉窝之间的骨嵴上有鼓室小管(tympanic canaliculus)下口,鼓室神经经此管进入鼓室。颈动脉管外口的内前方近岩尖处,有腭帆提肌和咽鼓管软骨附着。颈静脉窝外侧壁上有乳突小管开口,迷走神经耳支经此通过。颈静脉窝前内方有三角形小窝,窝内有蜗水管外口,硬脑膜延伸入其内,外淋巴液通过此小管流入蛛网膜下腔,此管位置恒定,是重要的定位标志。

岩部有三缘:上缘最长,其上有岩上沟,容纳岩上窦,沟缘有小脑幕附着;上缘内端有三叉神经压迹;

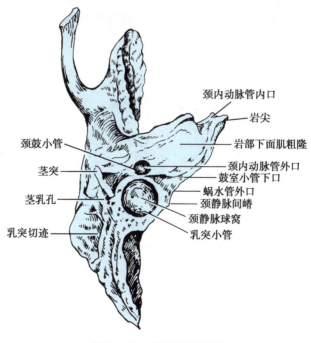

图 7-4-18　岩部(下面观)

上缘尖端借岩蝶韧带和蝶骨连接并形成小管,展神经和岩下窦经此小管通过,当气化良好的颞骨发生急性化脓性中耳炎乳突炎时可并发岩尖炎,出现三叉神经痛和展神经麻痹症状。岩部后缘的内侧段有岩下沟,内有岩下窦;后缘的外侧段和枕骨围成颈静脉孔。岩部前缘的内侧与蝶骨大翼连接形成蝶岩裂,外侧组成岩鳞裂和岩鼓裂;在岩部和鳞部之间,有上下平行的鼓膜张肌半管和咽鼓管半管通向鼓室。

（4）乳突部(mastoid part):构成颞骨后下部,呈锥状突起。乳突外下方有胸锁乳突肌、头夹肌和头最长肌附着,后方近枕乳缝处有乳突孔(mastoid foramen),乳突导血管通过乳突孔将颅外静脉与乙状窦连通,枕动脉也发出小分支穿过此孔供给硬脑膜。乳突尖内侧有一深沟,称乳突切迹(mastoid notch),二腹肌后腹起于此处;切迹内侧有一浅沟为枕动脉沟,内有枕动脉通过。乳突内侧面有一弯曲的深沟为乙状沟(sigmoid sulcus),乙状窦位于此沟内。乙状沟的形态及骨壁的厚度可因乳突气房发育情况的不同出现很大差异。乳突气房发育良好者,乙状窦骨板较薄且位置偏后,与外耳道后壁距离较远;乳突气房发育不良者,乙状窦骨板较厚,位置前移,与外耳道后壁距离较近,在乳突手术时容易损伤乙状窦导致出血,甚至发生气栓。

（5）茎突部(styloid part):位于乳突前方,为一细长的突起,长度约2.5cm。茎突近端被鼓部鞘突包绕,远端有茎突咽肌、茎突舌肌、茎突舌骨肌、茎突舌骨韧带和茎突下颌韧带附着。茎突根部后方的孔为茎乳孔(stylomastoid foramen),面神经经此孔穿出颅腔(见图7-4-18)。婴儿乳突尚未发育,茎乳孔位置表浅,乳突手术作耳后切口时,切口不宜过深,以免损伤面神经。

2. 内耳道(internal acoustic meatus)　位于颞骨岩部后面中部的骨性管道,平均长约10mm,垂直径约5.9mm。内耳道一端开口于内耳门,另一端为筛状小孔的骨板封闭,即内耳道底,内耳道底构成前庭和耳蜗内壁的大部分。内耳道向后、外侧伸入颞骨岩部,与岩部长轴成直角,硬脑膜经内耳门延伸入内耳道。内耳道底上的小孔有神经血管穿行,前庭蜗神经、面神经和基底动脉发出的迷路动脉等均由此穿过。内耳道底上有一横位的骨嵴,称横嵴,将内耳道底分隔为上、下两部(图7-4-19)。上部的前份为面神经管区,有一圆形的孔,面神经由此进入面神经骨管,向外延续为迷路段;上部的后份为前庭上区,呈漏斗状,有椭圆囊壶腹神经通过;下部前份为蜗区,有许多呈螺旋状排列的小孔,蜗神经经此通过;下部的后份为前庭下区,有球囊神经通过,前庭下区后方有一单孔,前庭神经后壶腹支经此通过。前庭蜗神经在内耳道内分成前庭神经和蜗神经两支,分别穿行内耳道底的小孔。蜗神经起自耳蜗蜗轴内的螺旋神经节,节细胞的周围突分布于螺旋器,中枢突合成蜗神经,将螺旋器产生的听觉冲动传导入脑。前庭神经起自内耳道底的前庭神经节,节细胞的周围突分布于椭圆囊斑、球囊斑和壶腹嵴,中枢突合成前庭神经,将位觉感受器产生的神经冲动传导入脑。

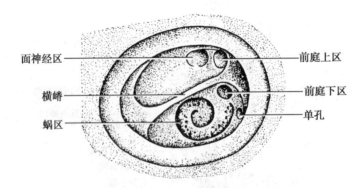

图7-4-19　内耳道底(右侧)

（五）声波的传导途径

声波传入内耳有两条途径:空气传导和骨传导,在正常情况下以空气传导为主。

1. 空气传导　耳廓将收集的声波经外耳道传至鼓膜,引起鼓膜振动,中耳的听骨链随之振动,把声波转换为机械能并加以放大,经镫骨底板传至前庭窗,引起前庭阶外淋巴的波动。在正常情况下,外淋巴的波动先由前庭阶传向蜗孔,再经蜗孔传向鼓阶。最后波动抵达第二鼓膜,使第二鼓膜外凸波动消失。外淋巴的波动可经前庭膜使内淋巴波动,也可以直接使基底膜振动,刺激螺旋器,产生神经冲动,经蜗神经传入脑,产生听觉(图7-4-20)。若第二鼓膜固定不动,镫骨运动时,内、外淋巴只能有压力的改变而不产生波动,此时螺旋器将不产生正常的听觉冲动。

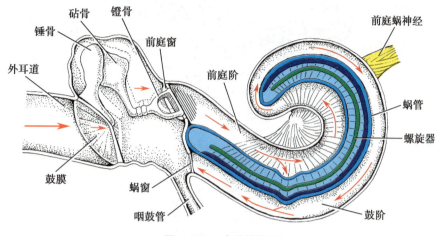

图 7-4-20　声波的传导

在鼓膜缺损(鼓膜穿孔)或听骨链运动障碍时,外耳道的空气振动可直接波及第二鼓膜,引起鼓阶内的外淋巴波动,振动基底膜兴奋螺旋器,也能产生一定程度的听觉。

2. 骨传导　指声波经颅骨(骨迷路)传入内耳的途径称骨传导。声波引起的振动经颅骨和骨迷路传入,使耳蜗内的淋巴液产生波动,从而刺激基底膜上的螺旋器产生神经冲动。在临床工作中,将击响的音叉柄底直接压置于颅面(如放在耳后乳突部)检查骨传导的情况。骨传导的效能与正常空气传导相比,是微不足道的。但在空气传导严重破坏时,骨传导对保存部分听力有一定意义。在传导性耳聋与神经性耳聋的鉴别诊断中也极为重要,前者可经骨传导听到声音,后者则不能引起听觉。

外耳和中耳的疾患引起的耳聋为传导性耳聋。此时空气传导途径中断,但骨传导尚能部分代偿,故不会产生完全性耳聋。内耳、蜗神经、听觉传导通路及听觉中枢的损伤引起的耳聋,为神经性耳聋。此时空气传导和骨传导途径均正常,但也不能产生听觉,故为完全性耳聋。

(六) 听觉传导通路

听觉传导通路由4级神经元组成(图7-4-21)。第1级神经元为位于蜗轴和骨螺旋板连接处的蜗螺旋神经节内的双极细胞,其周围突分布于内耳的螺旋器(Corti 器);中枢突组成蜗神经,与前庭神经一起,在脑桥延髓沟处入脑,止于蜗神经前核和后核。第2级神经元胞体在蜗神经前核和后核,发出的纤维大部分在脑桥内形成斜方体,并交叉至对侧,至上橄榄核外侧折向上行,称外侧丘系,经中脑被盖的背外侧部上升,大部分终止于中脑下丘。第3级神经元胞体在下丘核,其纤维经下丘臂止于内侧膝状体。第4级神经元胞体在内侧膝状体,发出纤维组成听辐射(acoustic radiation),经内囊后肢,止于大脑皮质的颞横回(听觉中枢)。

少数蜗神经前、后核的纤维不交叉,进入同侧外侧丘系;也有少数外侧丘系的纤维直接止于内侧膝状体;还有一些蜗神经核发出的纤维在上橄榄核换元,然后加入同侧或对侧的外侧丘系。因此,听觉冲动是双侧传导。若一侧通路在外侧丘系以上受损,不会产生明显症状,但若损伤了蜗神经、内耳或中耳,将导致听觉障碍。

听觉的反射中枢在下丘。下丘神经元发出的纤维到达上丘,再由上丘神经元发出纤维,经顶盖脊髓束下行到脊髓的前角运动细胞,完成听觉反射。

此外,大脑皮质听区还可发出下行纤维,经听觉通路上的各级神经元中继,影响内耳螺旋器的感受功能,形成听觉通路上的抑制性反馈调节。

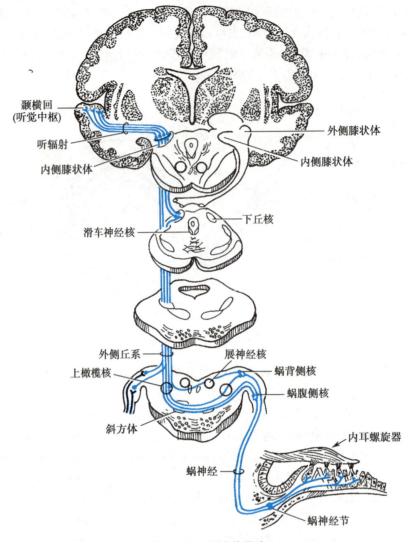

图 7-4-21　听觉传导路

颞横回(听觉中枢)
听辐射
内侧膝状体
滑车神经核
外侧丘系
上橄榄核
斜方体
蜗神经
外侧膝状体
内侧膝状体
下丘核
展神经核
蜗背侧核
蜗腹侧核
内耳螺旋器
蜗神经节

（七）面神经的应用解剖

面神经(facial nerve)为混合性神经(图7-4-22),含有4种纤维成分:①特殊内脏运动纤维,起于脑桥被盖部的面神经核,主要支配面部表情肌的运动;②一般内脏运动纤维,起于脑桥的上泌涎核,属副交感节前纤维,交换神经元后,节后纤维分布于泪腺、舌下腺、颌下腺及鼻、腭黏膜腺,控制上述腺体的分泌;③特殊内脏感觉纤维即味觉纤维,其胞体位于膝神经节,周围突分布于舌前2/3味蕾,中枢突止于孤束核;④一般躯体感觉纤维,传导耳部皮肤的躯体感觉和表情肌的本体感觉至脑干的三叉神经感觉核。

面神经由两个根组成,一个是较大的运动根,另一个是较小的中间神经(副交感纤维和味觉纤维)。自延髓脑桥沟外侧部出脑后再入内耳门,在内耳道内2根合成1干,穿过内耳道底进入面神经管。面神经在管内,先水平走行,再垂直向下,经茎乳孔出颅,向前穿过腮腺达面部。分布于面部表情肌(图7-4-22)。面神经干在面神经管转折处部有膨大的膝神经节,由特殊内脏感觉神经元胞体构成(图7-4-23)。

面神经的全长可分为8段(图7-4-24):

1. 运动神经核上段(supranuclear segment)　上起额叶中央前回下端的面神经皮质中枢,下至脑桥下端的面神经运动核。

2. 运动神经核段(nuclear segment)　面神经根在脑桥中离开面神经核,绕经展神经核从脑桥下缘穿出。

3. 桥小脑角段(cerebellopontine angle segment)　为脑桥下缘至内耳门之间的一段,与听神经一同

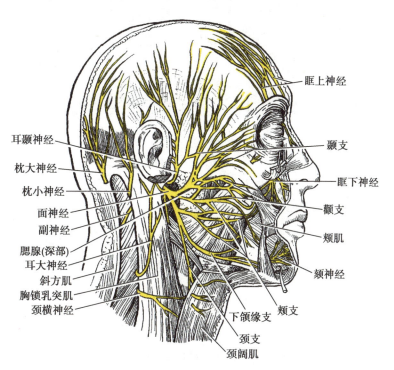

耳颞神经
枕大神经
枕小神经
面神经
副神经
腮腺(深部)
耳大神经
斜方肌
胸锁乳突肌
颈横神经

眶上神经
颞支
眶下神经
颧支
颊肌
颊神经
颊支
下颌缘支
颈支
颈阔肌

图 7-4-22 面神经在面部的分支

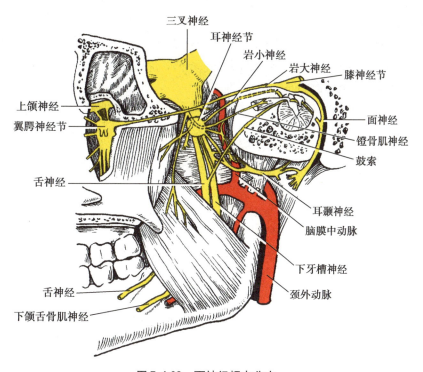

三叉神经
耳神经节
岩小神经
岩大神经
膝神经节
面神经
镫骨肌神经
鼓索

上颌神经
翼腭神经节
舌神经

舌神经
下颌舌骨肌神经

耳颞神经
脑膜中动脉
下牙槽神经
颈外动脉

图 7-4-23 面神经颅内分支

117

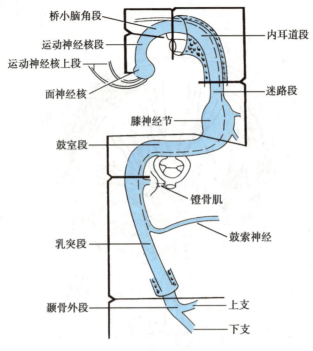

桥小脑角段
运动神经核段
运动神经核上段
面神经核
膝神经节
鼓室段
乳突段
颞骨外段

内耳道段
迷路段
镫骨肌
鼓索神经
上支
下支

图 7-4-24　面神经分段示意图

抵达内耳门。全长仅为 13～14mm,但可被扩展到 5cm 且不发生面瘫。

4. 内耳道段(internal auditory canal segment)　为内耳门至内耳道底的一段,长约 10mm。

5. 迷路段(labyrinthine segment)　面神经由内耳道底前上方进入面神经管到达膝神经节的一段,长约 2.25～3mm。

6. 鼓室段(tympanic segment)　也称水平段,自膝神经节起始,经鼓室内壁骨管,适在前庭窗上方、外半规管下方,到达鼓室后壁锥隆起平面,长约 11mm。此处骨管最薄,甚至先天发育缺失,容易受病变侵蚀或手术损伤。该段可再分成鼓室段(膝神经节至外半规管下方)和锥体段(外半规管下方至锥隆起平面)。

7. 乳突段(mastoid segment)　也称垂直段,自锥隆起下达茎乳孔的一段,长约 16mm。此段位置较深,在成人距离乳突表面多数超出 2cm。

8. 颞骨外段(extratemporal segment)　面神经出茎乳孔,在茎突外侧向前外方走行,进入腮腺。主干在腮腺内分为上、下 2 支,绕过腮腺岬部又分为 5 支:颞支、颧支、颊支、下颌缘支和颈支,各分支相互吻合分布于面部表情肌。

面神经穿经面神经管及穿出腮腺时发出许多分支(见图 7-4-23)。

1. 面神经管内的分支

(1) 鼓索(chorda tympani):在面神经出茎乳孔前约 6mm 处发出,行向前上进入鼓室,穿岩鼓裂出鼓室至颞下窝,行向前下以锐角由舌神经后方并入舌神经。鼓索含有 2 种纤维:味觉纤维随舌神经分布于舌前 2/3 的味蕾,传导味觉;副交感纤维进入颌下神经节,交换神经元后,其节后纤维分布于颌下腺和舌下腺,控制腺体分泌。

(2) 岩大神经(greater petrosal nerve):也称岩浅大神经,含有副交感的分泌纤维,自膝神经节处分出,经岩大神经裂孔穿出并前行,穿经破裂孔至颅底,与来自颈内动脉交感神经丛的岩深神经合成翼管神经,向前穿过翼管至翼腭窝,进入翼腭神经节,交换神经元后,节后纤维分布于泪腺、腭及鼻腔黏膜腺体,支配腺体的分泌。其中分布至泪腺的节后纤维,先经三叉神经的上颌神经的分支颧神经,再经颧神经与眼神经的泪腺神经之间的交通支进入泪腺。

(3) 镫骨肌神经(stapedial nerve):支配镫骨肌。

2. 颅外的分支　面神经出茎乳孔后即发出 3 小支,支配枕肌、耳周围肌、二腹肌后腹和茎突舌骨肌。面神经主干向前进入腮腺实质,在腺体内分支吻合成腮腺内丛,由丛发分支从腮腺前缘穿出呈辐射状分布,支配面部诸表情肌。

(1)颞支(temporal branches):常为3支,支配额肌和眼轮匝肌等。

(2)颧支(zygomatic branches):3~4支,支配眼轮匝肌和颧肌。

(3)颊支(buccal branches):3~4支,支配颊肌、口轮匝肌和其他口周围肌。

(4)下颌缘支(marginal mandibular branch):沿下颌下缘向前至下唇诸肌。

(5)颈支(cervical branch):在下颌角附近行于颈阔肌深面,支配该肌。

面神经行程长且复杂,损伤可发生在脑桥小脑角区、面神经管内及面神经管外。面神经损伤的部位不同,临床表现亦不同。面神经管外损伤主要表现为伤侧额纹消失,不能闭眼,鼻唇沟变平坦;发笑时口角偏向健侧,不能鼓腮,说话时唾液常从口角漏出;因眼轮匝肌瘫痪致闭眼困难,角膜反射消失。面神经管内的损伤同时伤及面神经管内的分支,因此除上述面肌瘫痪症状外,还出现舌前2/3味觉障碍、泪腺和唾液腺分泌障碍,听觉过敏等症状。

面神经的血管:面神经内耳道段和迷路段主要由迷路动脉分支供给,鼓室段和乳突段由茎乳动脉和脑膜中动脉分支供给。静脉主要经茎乳孔和面神经骨管裂孔回流出管外。

(八)侧颅底的应用解剖

1. 侧颅底骨性标志 主要由圆孔、卵圆孔、棘孔、三叉神经压迹、面神经管、弓状隆起、鼓室盖、内耳道和颈静脉孔等。

2. 侧颅底的境界与分区 颅底下面沿眶下裂和岩枕裂各做一延长线,向内交角于鼻咽顶,向外分别走向颧骨和乳突后缘,两线交角约为90°,两线之间的三角形区域为侧颅底。侧颅底位置较深,结构复杂,有重要的血管神经通过。故该区域的病变常累及血管神经,或向颅内蔓延,严重威胁患者生命。

侧颅底根据所包含的结构分为6个区域:①鼻咽区:也称咽区,以咽壁在颅底的附着线为界,外侧为咽隐窝;与腭帆提肌和颈动脉管下口相邻,沿颈动脉管底壁前行可达翼内板,向后可达枕骨髁和枕骨大孔前缘;②咽鼓管区:位于鼻咽区外侧,为咽鼓管骨部和咽鼓管张肌(腭帆提肌和腭帆张肌)附着处,前为翼突茎基部形成的舟状窝;③神经血管区:位于咽鼓管区的后方,此区有颈内动脉管外口、颈静脉孔、舌下神经孔及茎乳孔;④听区:为颞骨鼓部,后界为茎突,前界为岩鼓裂,鼓索神经和鼓前动脉经此区穿过;⑤关节区:颞下颌关节囊附着线所围成的区域;⑥颞下区:位于咽鼓管区和关节区之间,上与颅中窝相邻,前为眶下裂,外为颞下嵴,内为茎突,此区有卵圆孔和棘孔(图7-4-25)。

3. 侧颅底的血管神经

(1)颈静脉孔区的血管神经:经颈静脉孔进出的结构有颈内静脉、岩下窦、枕动脉脑膜支、咽升动脉脑膜支、舌咽神经、迷走神经和副神经等。

颈内静脉在颈静脉孔由乙状窦延续而来。该处颈内静脉膨大形成向上隆起的球状结构,称颈静脉球。颈静脉球的毗邻关系如下:上方与外耳道内段、中耳、后半规管下臂、前庭和内耳道外端毗邻;前方与颈内动脉、耳蜗导水管、岩下窦、咽升动脉脑膜支、舌咽神经、迷走神经、副神经以及脑膜后动脉毗邻;后方与乙状窦水平段毗邻;内侧与枕骨基板毗邻;外侧与面神经垂直段毗邻;下方延续为颈内静脉。

(2)颈内动脉岩部:颈动脉管位于颞骨岩部内,其外口在颈静脉孔的前方,内口在颞骨岩尖,颈内动脉穿经此管入颅。颈内动脉在入口处有致密纤维连接到岩骨,故此处颈内动脉不易与岩骨分离,但其他部位很容易自颈动脉管内的

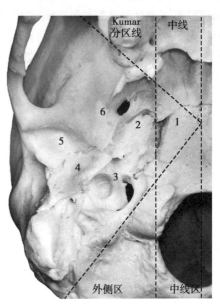

图7-4-25 侧颅底的境界与分区
1. 颞下区;2. 咽鼓管区;3. 鼻咽区;4. 颞下颌关节区;5. 听区;6. 神经血管区

结缔组织分离。颈内动脉岩骨部分为垂直段和水平段。垂直段后方与颈静脉窝相邻,前方毗邻咽鼓管,前外侧毗邻鼓室。水平段起自膝部,向前经耳蜗前内侧到达岩骨尖穿出岩骨。水平段与耳蜗仅以薄骨板相隔。此段顶壁内侧部由硬脑膜或薄骨板形成,分隔颈内动脉和三叉神经节。

(3) 脑膜中动脉:一般起于颌内动脉,穿经棘孔入颅,沿硬脑膜走行,分支分布于硬脑膜大部分。

(4) 动眼神经、滑车神经和展神经:动眼神经在后床突前外侧,即后床突与小脑幕游离缘最前端穿硬脑膜进入海绵窦。滑车神经在后床突稍后方,即小脑幕游离缘下方穿硬脑膜入海绵窦。展神经自延髓脑桥沟发出,向前越过岩骨尖入海绵窦。此3对神经穿经海绵窦后,经眶上裂入眶支配眼外肌。动眼神经的躯体运动纤维支配提上睑肌、上直肌、内直肌、下直肌和下斜肌,内脏运动纤维支配瞳孔括约肌和睫状肌。滑车神经支配上斜肌。展神经支配外直肌。

(5) 三叉神经:三叉神经感觉根与三叉神经节相连,运动根位于三叉神经节深面。三叉神经节位于颅中窝三叉神经压迹处,发出眼神经、上颌神经和下颌神经。眼神经支配眼裂以上的皮肤、鼻背皮肤、鼻腔前部黏膜和泪腺。上颌神经支配眼裂和口裂之间的皮肤、黏膜和牙的感觉。下颌神经为混合神经,其感觉纤维管理口裂以下和颞部皮肤、口腔舌部黏膜和下颌牙的感觉,运动纤维支配颞肌、咬肌、翼内肌和翼外肌的运动。三叉神经痛好发于上颌神经和下颌神经。

4. 翼状间隙、颞下窝和翼腭窝

(1) 翼状间隙(pterygoid space):位于咽旁,内侧与鼻咽部和口咽部毗邻;外侧为下颌骨支、腮腺深叶和茎突下颌韧带;上界为颅中窝底;下界为二腹肌后腹和下颌下腺。此间隙内有三叉神经的上颌支和下颌支,面神经、上颌动脉、翼肌、茎突及其韧带和肌肉。

(2) 颞下窝(infratemporal fossa):为上颌骨后方的不规则间隙,是翼状间隙的一部分。窝的前方为上颌骨体后外壁和颊肌;后方为腭帆提肌、腭帆张肌和蝶下颌韧带;内侧为翼突外侧板;外侧上部为颞下嵴,下部为下颌支;上界与翼状间隙相同;下界为翼内肌。窝内容纳翼内肌、翼外肌、翼静脉丛、鼓索神经、三叉神经下颌支和上颌动脉分支。翼内肌起自翼突窝,止于下颌骨内面的翼肌粗隆。翼外肌起自蝶骨大翼下面和翼突外板,向后外方止于下颌骨颈。翼肌与颞肌、咬肌都是咀嚼肌,参与咀嚼运动。翼静脉丛位于颞肌和翼外肌之间,经卵圆孔静脉网与颅内静脉相通。翼静脉丛形态差异很大,有的发育良好,吻合支多;有的发育不良,吻合支稀少。上颌动脉在下颌角水平起自颈外动脉,全程分为3段:第1段在下颌颈内侧向前,发出下颌下牙槽动脉和脑膜中动脉;第2段发出肌支,供应咀嚼肌和颊肌;第3段位于翼腭窝内,发出上颌牙槽动脉、眶下动脉和蝶腭动脉。下颌神经自三叉神经节发出,经卵圆孔出颅至颞下窝,在翼外肌深面发出耳颞神经、颊神经、舌神经和下牙槽神经等感觉支。并发出运动支支配咬肌、颞肌、翼肌、下颌舌骨肌等。鼓索神经由面神经发出,进入鼓室,穿岩鼓裂至颞下窝,向前下加入舌神经,分布到舌前2/3的味蕾司味觉。

(3) 翼腭窝(pterygopalatine fossa):为上颌骨体、蝶骨翼突和腭骨之间的狭小间隙(图7-4-26),深藏于

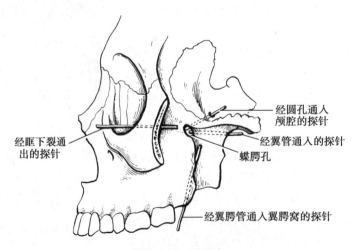

经眶下裂通出的探针　　经圆孔通入颅腔的探针　　经翼管通入的探针　　蝶腭孔　　经翼腭管通入翼腭窝的探针

图 7-4-26　翼腭窝

颞下窝内侧,有许多血管、神经由此通过。此窝向外通颞下窝,向前经眶下裂通眼眶,向内经腭骨与蝶骨围成的蝶腭孔通鼻腔,向后经圆孔通颅中窝,经翼管通颅底外面,向下移行为腭大管,经腭大孔通口腔。

(骆世芳　重庆医科大学基础医学院)

二、耳部组织学

耳是听觉和位置觉器官。外耳和中耳具有收集和传导声波的作用,内耳则具有感受位置觉和听觉的功能。

(一) 外耳

1. 耳廓　以弹性软骨为支架,外表被覆薄层皮肤。耳廓的软骨组织血液供应不够丰富,伤后不易愈合,易坏死,愈合后常留有畸形。

2. 外耳道　外侧部为软骨部,其皮肤稍厚,内有耳毛、皮脂腺和耵聍腺(ceruminous gland)。耵聍腺结构类似顶泌汗腺,分泌黏稠的耵聍,可阻止异物侵入外耳道。内侧外耳道为骨性,被覆的皮肤较薄,耳毛、皮脂腺和耵聍腺亦较少。由于外耳道皮肤内的游离感觉神经末梢比较丰富,外耳道发炎、肿胀可引起剧烈疼痛。

(二) 中耳

中耳包括鼓室、咽鼓管、鼓窦和乳突气房。鼓室是一个不规则、内有空气的小室。构成外侧壁的鼓膜为半透明、周缘略厚的薄膜,可分为3层:外层为复层扁平上皮,与外耳道皮肤表皮相延续;中层为由胶原纤维束构成的结缔组织,与鼓膜的振动有关;内层为黏膜层,覆以单层扁平上皮,与中耳黏膜相延续。由于鼓膜很薄,受外力冲击(如巨大噪声、打击、尖锐物刺入等)易发生破裂。鼓室内表面和三块听小骨表面均有黏膜覆盖。鼓室的黏膜由上皮和较薄的固有层组成,上皮的类型有多种,前壁和下壁上皮有杯状细胞。中耳炎时,杯状细胞增多,产生的黏液可积存在鼓室内,使听力受损。

咽鼓管管壁的前2/3(近鼻咽段)为软骨部,黏膜覆以假复层纤毛柱状上皮,纤毛朝咽部方向摆动;后1/3(近鼓室段)为骨部,表面被覆单层柱状上皮。咽鼓管固有层内有混合性腺。

(三) 内耳

内耳分骨迷路和膜迷路两部分。骨迷路从前至后分为耳蜗、前庭和半规管,内壁均覆有骨膜。膜迷路由相互连通的膜管和囊腔组成,包括耳蜗内的膜蜗管、前庭内的膜前庭、半规管内的膜半规管3部分。膜迷路的内壁覆有单层扁平上皮,某些部位上皮显著增厚,为特化的位觉与听觉感受器。

膜迷路和骨迷路之间的间隙称外淋巴间隙(perilymphatic space),内充满外淋巴(perilymph),主要从骨膜内的毛细血管渗出产生,或蛛网膜下隙的脑脊液经由蜗小管(cochlear canaliculus)导入。膜迷路内所含的液体为内淋巴(endolymph),由膜蜗管外侧壁的血管纹产生,经内淋巴管及其末端膨大的内淋巴囊导入硬膜下隙。内淋巴与外淋巴之间互不相通,淋巴有营养内耳和传递声波的作用。

1. 耳蜗、膜蜗管与螺旋器

(1) 耳蜗:中轴呈圆锥形,称蜗轴(modiolus),骨蜗管(bony cochlear canal)和嵌套其内的膜蜗管围绕蜗轴盘旋两圈半。蜗轴由松质骨构成,内有耳蜗神经节。通过蜗轴的纵切面观察,骨蜗管被从中间通过的膜蜗管分隔成上、下两部分:上部叫前庭阶(scala vestibuli),起始于前庭窗,以前庭膜与膜蜗管分隔;下方叫鼓阶(scala tympani),在耳蜗底端,以封闭在圆窗上的薄膜与中耳分隔。前庭阶和鼓室阶均充满外淋巴,通过蜗轴顶端的蜗孔(helicotrema)相通(图7-4-27)。

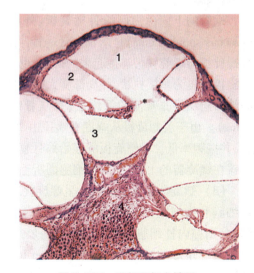

图 7-4-27　耳蜗顶部光镜图
*蜗孔;1. 前庭阶;2. 膜蜗管;3. 鼓室阶;
4. 耳蜗神经节

（2）膜蜗管（membranous cochlear duct）简称蜗管，又称中间阶（scala media），横切面呈三角形，由上壁、外壁和下壁围成（图7-4-28）。

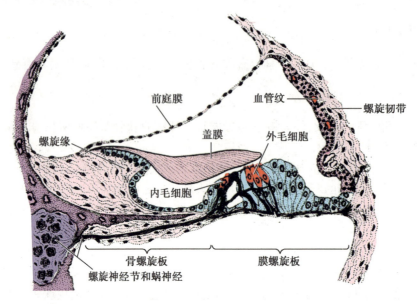

图7-4-28　蜗管结构模式图

上壁为菲薄的前庭膜（vestibular membrane），两面均覆单层扁平上皮，中夹有薄层结缔组织，呈外高内低的斜行走向。

外壁为螺旋韧带（spiral ligament），由骨蜗管外侧壁的骨膜增厚形成，表面覆盖着特殊的含连续型毛细血管的复层上皮，称血管纹（stria vascularis），可分泌和吸收内淋巴。血管纹上皮由三种细胞构成。边缘细胞（border cell）位于最表层，形态不规则，游离面有微绒毛，基底面有质膜内褶，具有丰富的ATP酶活性，细胞之间有紧密连接，并伸出许多突起包绕毛细血管。这些结构显示出边缘细胞活跃的离子转运及主动运输能力，能分泌含较高钾离子浓度的内淋巴。中间细胞（intermediate cell）位于边缘细胞的深层，细胞较小，细胞也有突起包绕毛细血管。基底细胞（basal cell）为位于上皮深部的扁平细胞，与螺旋韧带相邻。

蜗管的下壁由内侧的骨螺旋板、外侧的膜螺旋管及膜螺旋管上表面的螺旋器组成。骨螺旋板（osseous spiral lamina）是蜗轴向骨蜗管伸出的螺旋形薄骨片。膜螺旋板（membranous spiral lamina）是将骨螺旋板与螺旋韧带连接起来的薄膜，也称基底膜，由两层上皮夹薄层结缔组织构成。朝向膜蜗管的膜螺旋板上皮为单层柱状，并局部膨大隆起形成螺旋器（spiral organ），是特化的听觉感受器。膜螺旋板内的结缔组织是非常薄的纤维层，是从骨螺旋板向外呈放射状排列的胶原样细丝束，称听弦（auditory string）。由于膜螺旋板从蜗底向蜗顶由窄变宽，因此蜗底的听弦较短、共振频率高，而蜗顶的听弦较细长、共振频率低。骨螺旋板的起始部骨膜增厚，突入蜗管形成螺旋缘（spinal limbus），其分泌的胶质薄膜覆盖在螺旋器的上方，并与毛细胞的听毛接触，称盖膜（tectorial membrane）。

（3）螺旋器又称Corti器，呈螺旋状走向，主要由支持细胞和毛细胞组成。支持细胞种类较多，以柱细胞和指细胞为主（图7-4-29，图7-4-30）。柱细胞（pillar cell）基部较宽，中部细长，分内外两层排列，分别称内柱细胞和外柱细胞。两层细胞在基部相互接触，中部分离，顶部又互相嵌合在一起，围成一条三角形的隧道，称内隧道（inner tunnel），沿蜗管螺旋走行。指细胞（phalangeal cell）呈杯状，顶部凹陷内承托一毛细胞，一侧有一指状突起抵达螺旋器的游离面，扩展形成薄板状结构，与邻近的指细胞和柱细胞相连。指细胞的内侧有1列，外柱细胞的外侧有3～5列，分别称为内指细胞和外指细胞。

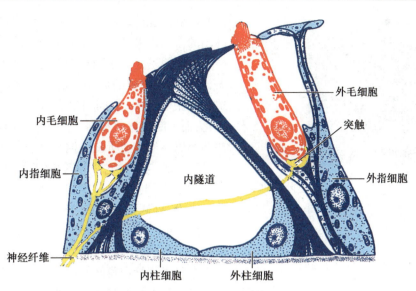

图 7-4-29　螺旋器模式图

内毛细胞
内指细胞
神经纤维
外毛细胞
突触
内隧道
外指细胞
内柱细胞　外柱细胞

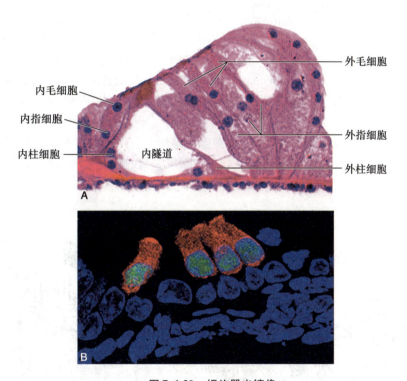

图 7-4-30　螺旋器光镜像

A. 豚鼠内耳螺旋器,HE. 染色;B. 小鼠内耳螺旋器,免疫荧光染色;红色荧
光:毛细胞细胞质;绿色荧光:毛细胞细胞核;蓝色荧光:细胞核

外毛细胞
内毛细胞
内指细胞
内柱细胞
内隧道
外指细胞
外柱细胞

　　毛细胞(hair cell)是感受听觉刺激的上皮细胞,坐落于指细胞上方的凹陷处,故相应地分为 1 列内毛细胞和 3~5 列外毛细胞。内毛细胞呈烧瓶形,而外毛细胞呈高柱状。毛细胞顶部有许多排列成 V 形或 W 形的静纤毛,称听毛(trichobothrium)(图 7-4-31)。听毛的排列呈阶梯状,外侧的听毛较内侧的逐渐增高。外毛细胞中较长的听毛插入盖膜的胶质中。毛细胞的基部与螺旋神经节双极神经元的周围突形成突触,其中枢突穿出蜗轴形成蜗神经。

　　螺旋器是听觉感受器,其接受声波刺激的途径如下:经外耳道传入的声波使鼓膜振动,通过与之相连的听小骨将振动传至前庭窗,引起前庭阶内的外淋巴振动,前庭膜随外淋巴一起振动,继而使膜蜗管

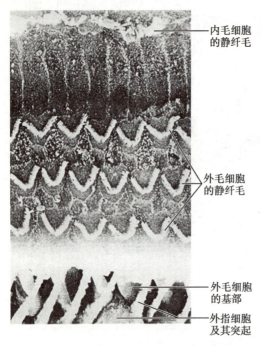

内毛细胞的静纤毛

外毛细胞的静纤毛

外毛细胞的基部

外指细胞及其突起

图 7-4-31　豚鼠螺旋器顶部扫描电镜图

内的内淋巴也随之振动,导致膜螺旋板振动。前庭阶外淋巴的振动也可经由蜗孔传至鼓室阶,鼓室阶外淋巴的振动可以使基底膜中与声波频率相对应的听弦发生共振,增强膜螺旋板的振动。最终,膜螺旋板振动将带动螺旋器振动,使得毛细胞的听毛因振动与盖膜接触发生变化,而不断地弯曲和伸直,刺激毛细胞兴奋,最终神经冲动经蜗神经传至听觉中枢,产生听觉。

2. 前庭与位觉斑　前庭位于骨迷路的中部,是一个膨大的椭圆形囊腔,连接耳蜗与半规管(见图 7-4-13)。前庭外侧壁是鼓室内壁的一部分,壁上有前庭窗和圆窗。前庭内的膜迷路称为膜前庭,由椭圆囊与球囊组成,两囊之间由 Y 形小管相连。椭圆囊和球囊分别与 3 个膜半规管和膜蜗管相连通。

椭圆囊外侧壁和球囊前壁的上皮局部增厚隆起,呈斑块状,构成位觉斑(maculae staticae)(图 7-4-32),分别称为椭圆囊斑和球囊斑,两者呈互相垂直的位置关系,均为位觉感受器。位觉斑表面平坦,上皮为高柱状,由支持细胞和毛细胞组成。位觉斑表面覆有支持细胞分泌的胶质状的耳石膜(又叫位砂膜 statoconic membrane),内有碳酸钙和蛋白质组成的晶体颗粒,称耳石(otolith)或位砂(见图 7-4-32)。毛细胞位于支持细胞之间,顶部有 40 ~ 80 根静纤毛和 1 根动纤毛。静纤毛由短到长呈阶梯状排列,是特化的微绒毛。最长的静纤毛一侧为动纤毛。静纤毛和动纤毛都伸入位砂膜内。毛细胞基底面与传入神经末梢形成突触。毛细胞分 Ⅰ 型和 Ⅱ 型。Ⅰ 型毛细胞呈烧瓶状,除顶部外,细胞其他部分被前庭神经末梢包裹。包裹 Ⅰ 型毛细胞的神经末梢形似酒杯,故称神经杯。Ⅱ 型毛细胞为长圆柱状,细胞基部与多个前庭神经末梢形成突触,但没有神经杯结构(图 7-4-33)。毛细胞的数量在 40 岁后逐渐减少。

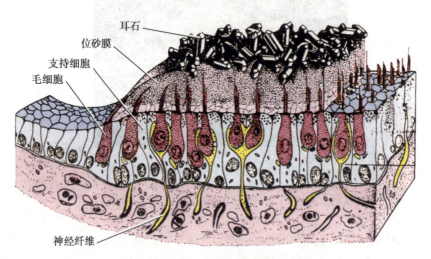

耳石

位砂膜

支持细胞

毛细胞

神经纤维

图 7-4-32　位觉斑模式图

位觉斑是位觉感受器感受身体的直线变速运动和静止状态。由于耳石比重比内淋巴大,当身体直线加速运动开始或终止时,位砂膜与毛细胞胞体的位置发生相对移动,从而使纤毛发生弯曲,引起毛细胞的兴奋,经前庭神经将神经冲动传向中枢。由于球囊斑和椭圆囊斑相互垂直,所以不管身体处于何种位置,都会有毛细胞受到刺激。

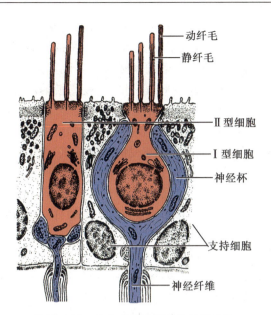

图 7-4-33　位觉感受器超微结构模式图

神经冲动传向中枢。

3. 半规管、膜半规管与壶腹嵴　半规管位于前庭的后上方,由3个互相垂直的半环形骨质管道组成。每个半规管与前庭相连的一端膨大,称壶腹(ampulla)。相应的膜半规管及其壶腹嵌套其内。在膜半规管壶腹的一侧,部分骨膜和上皮呈鞍状增厚并凸向腔内,形成横行的山脊状隆起,称壶腹嵴(图7-4-34、图7-4-35)。

壶腹嵴的上皮和位觉斑基本相似,也由支持细胞和毛细胞组成,毛细胞也分Ⅰ型和Ⅱ型,纤毛的数量和排布也类似。支持细胞分泌的含酸性黏多糖的胶状物形成一圆锥状的帽状结构,叫壶腹帽(cupula),毛细胞的纤毛插入其中。

壶腹嵴是位觉感受器,能感受机体运动状态和头部的空间位置,以维持身体的平衡。因为3个半规管相互垂直,当机体进行任意方向的旋转时,膜半规管的内淋巴都将由于惯性流动使壶腹帽倾斜,引起静纤毛向动纤毛侧弯曲,刺激毛细胞发生兴奋,经前庭神经将

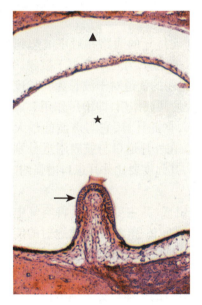

图 7-4-34　豚鼠内耳壶腹嵴
▲骨迷路;★膜半规管壶腹;→壶腹嵴

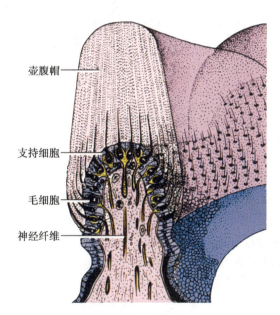

图 7-4-35　壶腹嵴模式图

（穆欣艺　重庆医科大学基础医学院）

三、耳的生理功能概述

耳主要的生理功能是感受听觉、位置觉和运动觉。

（一）耳的听觉功能

听觉(hearing)是由声源振动引起空气产生的疏密波,通过外耳和中耳组成的传音系统传递到内耳,经内耳的换能作用将声波的机械能转变为听神经纤维上的神经冲动,最终传送到大脑皮质听觉中枢产生的主观感觉。听觉是动物和人体获得外界信息的重要途径,对动物适应环境和人类认识自然有着重要意义。在人类,有声语言更是交流思想、互通往来的重要工具。

听觉系统由听觉器官、听神经和听觉中枢构成,其中听觉器官—耳,是听觉的外周感受器官,由外耳、中耳和内耳的耳蜗组成。耳在听觉形成的过程中具有传音、感音和对声波进行初步分析的功能。

1. 人耳的听阈和听域　耳的适宜刺激是空气振动的疏密波,但振动的频率必须在一定范围内,并且达到一定强度才能产生听觉。通常人耳能感受的振动频率为20～20 000Hz之间,感受声波的压强范围为0.000 02～1000dyn/cm²。对于每一种频率的声波,都有一个刚能引起听觉的最小强度,称为听阈(hearing threshold)。当声音的强度在听阈以上继续增加时,听觉的感受也相应增强,但当强度增加到某一限度时,它不但引起听觉,同时还会使鼓膜产生痛感,这个限度为人耳所能感受的最强声压,称为最大可听阈(maximal hearing threshold)。图7-4-36是以声波的频率为横坐标,以声音的强度或声压为纵坐标绘制而成的听力曲线。下方曲线表示不同频率的听阈,上方曲线表示其最大可听阈,两者所包含的面积为听域(hearing span)。由图可见,人耳最敏感的声波频率在1000～3000Hz之间,人类的日常语言频率主要分布在300～3000Hz的范围内,语音的强度在听阈和最大可听阈之间的中等强度处。

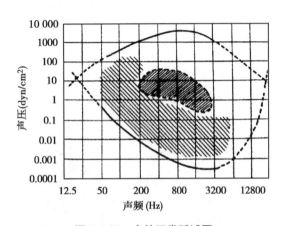

图 7-4-36　人的正常听域图

图中心部的斜线区为日常的会话语言域,下方的斜线区为次主要语言域

2. 外耳和中耳的功能

(1) 外耳的功能:外耳由耳廓和外耳道组成。耳廓的形状有利于收集声波,有采音作用;耳廓还可帮助判断声源的方向。有些动物的耳廓可以转动,以探测声源的方向。人耳耳廓的运动能力虽已退化,但在外耳和头部运动的共同作用下,声音抵达两耳时存在时间差和压强差,经中枢神经系统的分析处理,也可判断声源的位置。

外耳道是声波传导的通路并对声波起到共振作用。其一端开口于耳廓,另一端终止于鼓膜。根据物理学原理,一端封闭的管道对于波长为其长度4倍的声波能产生最大的共振作用,即增压作用。人类的外耳道长约2.5cm,据此计算,它与声波的最大共振频率约为3500Hz。在外耳道口与鼓膜附近分别测量不同频率声波的声压时,当频率为3000～5000Hz的声波传至鼓膜时,其强度要比外耳道口增强约10分贝(decibel,dB)。

(2) 中耳的功能:中耳由鼓膜、鼓室、听骨链和咽鼓管等结构组成,其主要功能是将空气中的声波振动能量准确高效地传递到内耳淋巴液。当声波在两种不同介质之间传递时,能够被透射的能量取决于这两种介质的声阻抗(acoustic impedance)之比。若两者的声阻抗越接近,声能传递越有效;若相差越大,则声能传递效能越差。气体和液体的声阻抗差异显著,因此,声波由空气传递到液态的内淋巴液时,将损失大部分的能量。约99.9%的声能被反射而损失了,仅约0.01%的声能可传入内淋巴液中。为了解决这一问题,中耳发挥其阻抗匹配作用,使液体的高声阻抗和空气的低声阻抗得以匹配,大大提高了声能从外界环境传递到耳蜗的效率。在这一声音传递过程中,鼓膜和听骨链起着重要作用。

鼓膜呈椭圆形,面积约50～90mm²,厚度约0.1mm,由谐振特性很好的弹性膜组成。它的形状如同一个浅漏斗,其顶点朝向中耳,内侧与锤骨柄相连。鼓膜的作用类似电话机受话器中的振膜,是一个压力承受装置,具有较好的频率响应和较小的失真度。据观察,当频率在2400Hz以下的声波作用于鼓膜时,鼓膜都可以复制外加振动的频率,其振动可与声波振动同始同终。

听骨链由锤骨、砧骨及镫骨依次连接而成。锤骨柄附着于鼓膜内面中心处,镫骨脚板与前庭窗膜相接,砧骨居中,将锤骨和镫骨连接起来,使三块听小骨形成固定角度的杠杆。锤骨柄为长臂,砧骨长突为短臂。杠杆的支点恰好位于听骨链的重心上,因而在能量传递过程中惰性最小,效率最高。鼓膜振动时,如锤骨柄内移,则砧骨的长突和镫骨柄也作相同方向的内移。

声波由鼓膜经听骨链到达前庭窗膜时,其振动的压强增大,而振幅稍减小,这就是中耳的增压作用。

其原因如下：①鼓膜的实际振动面积约为 $59.4mm^2$，而前庭窗膜的面积只有 $3.2mm^2$，二者之比为 18.6∶1；如果听骨链传递时总压力不变，则作用于前庭窗膜上的压强为鼓膜上压强的 18.6 倍；②听骨链杠杆的长臂与短臂之比为 1.3∶1，这样，通过杠杆的作用在短臂一侧的压力将增大为原来的 1.3 倍，而振幅约减小 1/4。通过以上两方面的作用，声波在整个中耳传递过程中将增压 24.2（18.6×1.3）倍，而幅度约减小 1/4（图 7-4-37）。声波从空气直接进入内淋巴液时，由于这两种介质声阻抗的差异将导致能量的衰减，但通过上述中耳的增压效应，可使之得到部分补偿。

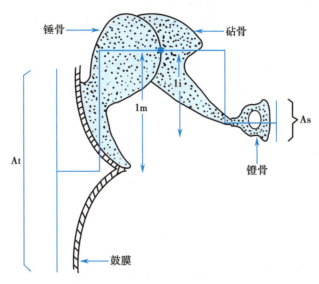

图 7-4-37 中耳的增压功能示意图
At 和 As 分别为鼓膜和镫骨脚板的面积；lm 和 li 分别为杠杆长臂（锤骨柄）和短臂（砧骨长突）的长度；圆点为杠杆的支点

　　一般情况下，中耳具有增益放大作用，但是当强度很大的声音传入时，中耳又可以阻止过度的声能传入内耳。这一功能与鼓膜张肌和镫骨肌等鼓室肌的活动有关。当声强过大时（70dB 以上），可反射性地引起这两块肌肉的收缩，结果使鼓膜紧张，各听小骨之间的连接更为紧密，导致听骨链传递振动的幅度减小，阻力加大，可阻止较强的振动传到耳蜗，从而对感音装置具有一定的保护作用。但是这种反射有一定的潜伏期，所以对突发性爆炸声的保护作用不大。

　　咽鼓管是连接鼓室和鼻咽部之间的通道，其鼻咽部的开口常处于闭合状态，在吞咽、打哈欠时开放。咽鼓管的主要功能是调节鼓室内的压力，使之与外界大气压保持平衡，这对于维持鼓膜的正常位置、形状和振动性能有重要意义。咽鼓管因炎症阻塞后，鼓室内空气被吸收，可造成鼓膜内陷而紧张度增高，致使患者出现鼓膜疼痛和耳鸣等症状，并可影响听力。

　　3. 内耳耳蜗的功能　内耳又称迷路，在功能上可分为耳蜗和前庭器官两部分。耳蜗是感音换能装置所在部位，其作用是把传递到它的机械振动转变为听神经纤维上的神经冲动，与听觉有关；前庭器官则与平衡感觉有关。

　　（1）耳蜗的感音换能作用

　　1）基底膜的振动和行波理论：当声波振动通过听骨链到前庭窗膜时，压力变化立即传给耳蜗内的液体和膜性结构。如果前庭窗膜内移，由于前庭阶内的外淋巴受压迫可相继推动前庭膜、蜗管内的内淋巴和基底膜下移，最后鼓阶的外淋巴压迫圆窗膜外移；相反，当前庭窗膜外移时，整个耳蜗内的液体和膜性结构则作反方向的移动，如此反复，形成基底膜的振动。在正常气传导的过程中，圆窗膜起着缓冲耳蜗内压力变化的作用，是耳蜗内结构发生振动的必要条件。

　　振动从基底膜的底部开始，以波的形式沿基底膜向耳蜗的顶部方向推进。声波在基底膜上的传播方式是按照物理学中的行波（traveling wave）原理进行的。不同频率的声波引起的行波都是从基底膜的底部开始，行波的振幅在行波向耳蜗顶部移行的过程中逐渐增大。但声波频率不同，行波传播的远近和最大振幅出现的部位也不同，当最大振幅出现后，行波将迅速衰减并消失。声波频率愈高，行波传播愈近，最大振幅出现的部位愈靠近前庭窗处；相反，声音频率愈低，行波传播的距离愈远，最大振幅出现的部位愈靠近基底膜顶部（图 7-4-38）。

基底膜对不同频率声波的传递特征可能主要是由基底膜的某些物理性质决定的。人基底膜长约 31.5mm，随耳蜗螺旋盘升，其宽度在上升过程中由窄变宽，蜗底处宽度约 0.04mm，蜗顶处约为 0.5mm。与此相对应，基底膜上的毛细胞长度、螺旋器的高度和重量也随基底膜的加宽而变大。这些因素决定了基底膜愈靠近耳蜗底部，共振频率愈高；愈靠近耳蜗顶部，共振频率愈低（图 7-4-39）。这就使得低频振动引起的行波在向耳蜗顶部传播时阻力较小，而高频振动引起的行波只局限在耳蜗底部附近。简言之，蜗底部感受高频声波，蜗顶部感受低频声波。

不同频率的声音引起的不同形式的基底膜振动，被认为是耳蜗对声音频率初步分析的基础：由于每一种振动频率在基底膜上都有一个特定的行波传播范围和最大振幅区，因此位于该区域的毛细胞受到的刺激就最强，与这部分毛细胞相联系的听神经纤维的传入冲动也越多。这样，来自基底膜不同区域的听神经纤维的冲动传到听觉中枢的不同部位，就可引起不同音调的感觉。在动物实验和临床研究上都已证实，耳蜗底部受损时主要影响高频听力，而耳蜗顶部受损时主要影响低频听力。

2）毛细胞兴奋与感受器电位：基底膜的振动又是怎样使毛细胞受到刺激而产生兴奋的呢？如图 7-4-40 所示，外毛细胞顶端一些较长的听毛埋植于盖膜的胶状物中，有的则与盖膜的下面相接触。由于基底膜与盖膜附着于蜗轴的不同部位，故当行波引起基底膜振动时，盖膜与基底膜便各自沿着不同的

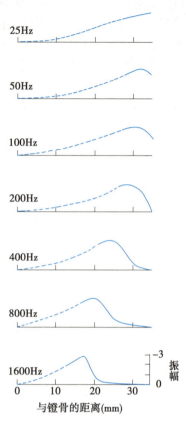

图 7-4-38　不同频率的纯音引起基底膜位移示意图

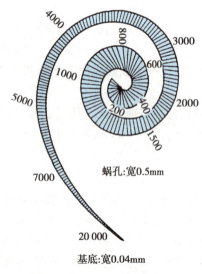

图 7-4-39　基底膜的频率分布

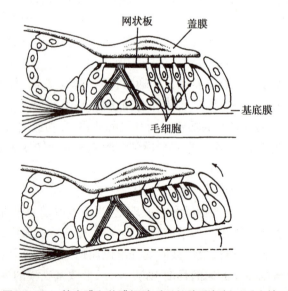

图 7-4-40　基底膜和盖膜振动时毛细胞顶部纤毛受力情况
上：静止时的情况；下：基底膜在振动中上移的情况

轴上、下移动,于是两膜之间便发生交错的移行运动,即剪切运动(shearing motion),在两膜之间形成一种剪切力(shearing force)。在该剪切力的作用下,与盖膜接触的较长的听毛发生弯曲或偏转。而内毛细胞的听毛较短,不与盖膜接触,呈游离状态,可随内淋巴液的运动而弯曲或偏转。毛细胞顶部听毛的弯曲或偏转是对声波刺激的一种特殊反应形式,也是引起毛细胞兴奋并将机械能转变为生物电的开始。

近年来利用细胞电压钳和膜片钳技术对毛细胞的感受器电位进行了深入的研究,发现在毛细胞的顶部有机械门控离子通道。这些通道对机械力的作用非常敏感,对离子的选择性不强,单价和某些二价阳离子(包括 Ca^{2+})均能通过。在记录单一毛细胞跨膜电位的情况下,发现听毛只要有 $0.1°$ 的角位移,就可引起毛细胞出现感受器电位,而且电位变化的方向与听毛受力的方向有关。当毛细胞处于相对静止状态时,听毛未发生弯曲或偏转,有少部分通道开放并伴有少量而稳定的 K^+ 内流。当声波振动引起前庭窗膜外移时,基底膜上移,短纤毛向长纤毛一侧弯曲,通道进一步开放,大量 K^+ 离子内流,产生去极化感受器电位。当声波振动引起前庭窗膜内移时,基底膜下移,长纤毛向短纤毛的一侧弯曲,通道关闭,K^+ 内流停止,产生超极化感受器电位。

毛细胞在产生感受器电位后需要将信息传递给听神经,其机制在内、外毛细胞有很大差异。内毛细胞的基底侧膜中存在电压门控钙通道和钙激活的钾通道。当听毛弯曲使其顶端的机械门控通道开放,引起 K^+ 内流使毛细胞去极化时,可激活位于基底侧膜的电压门控钙通道,使 Ca^{2+} 内流。内毛细胞内 Ca^{2+} 浓度升高可使毛细胞底部释放神经递质,进而引起分布在附近的听神经传入纤维产生动作电位。同时,内毛细胞基底侧膜中的钙激活的钾通道也被激活,引起 K^+ 外流,使其膜电位恢复至静息电位水平(图 7-4-41)。当内毛细胞产生超极化感受器电位时,其基底部几乎没有神经递质释放,听神经传入纤维上也就没有动作电位产生。外毛细胞则高表达马达蛋白(motor protein)prestin。当外毛细胞发生去极化时,这些蛋白同时收缩可引起外毛细胞收缩而缩短,进而加强基底膜的上移;而当发生超极化时,则导致外毛细胞伸长,进而加强基底膜的下移。所以,外毛细胞的功能类似于耳蜗放大器,能感受并迅速加强基底膜的振动,调节内毛细胞的敏感性。若用实验方法使马达蛋白 prestin 失活,可导致耳蜗放大器功能活动停止,并引起耳聋。

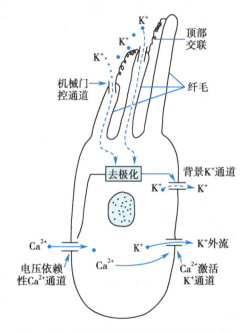

图 7-4-41　毛细胞离子通道及其作用示意图

(2) 耳蜗的生物电现象

1) 耳蜗内电位:如前所述,耳蜗各阶内充满着淋巴,其中前庭阶和鼓阶中是外淋巴,而蜗管中则是内淋巴。内、外淋巴在离子组成上差异很大:内淋巴中离子成分与细胞内液相似,含有高浓度(150mmol/L)的 K^+ 和低浓度(1mmol/L)的 Na^+。而外淋巴的成分则与脑脊液类似,含有较低浓度的 K^+ 和较高浓度的 Na^+。在毛细胞之间有紧密连接,使得蜗管中的内淋巴不能到达毛细胞的基底部,因此毛细胞的顶部和其他部位细胞膜的浸浴液成分具有显著的差异,这就造成静息状态下耳蜗不同部位之间存在一定的电位差。

在耳蜗未受刺激时,如果以鼓阶外淋巴的电位为参考零电位,则可测出蜗管内淋巴的电位为 +80mV 左右,称为耳蜗内电位(endocochlear potential,EP),又称内淋巴电位(endolymphatic potential)。静息状态下,毛细胞膜内的电位为 $-70 \sim -80mV$。由于毛细胞顶端的浸浴液为内淋巴,因此该处毛细胞膜内外的电位差可达 $150 \sim 160mV$ 左右。由于外淋巴较易通过基底膜,因此毛细胞基底部的浸浴液为外淋巴,该处膜内外的电位差只有 80mV 左右。这是毛细胞电位与一般细胞电位的不同之处。

内淋巴中正电位的产生和维持,与蜗管外侧壁血管纹结构的细胞活动密切相关。实验表明,在血管纹边缘细胞的细胞膜上含有丰富的高活性钠泵。在钠泵和 Na^+-Cl^--K^+ 同向转运体的共同作用下,将血浆中的 K^+ 转入内淋巴,同时又将内淋巴中的 Na^+ 摄回血浆。因此,内淋巴中含有大量的 K^+,以保持较高的正电位,同时也造成内淋巴中高钾、低钠的离子分布情况。实验还证明,任何影响 ATP 生成和利用的因素均可使耳蜗内正电位消失甚至出现负电位。血管纹细胞对缺氧或钠泵抑制剂(如哇巴因)非常敏感,缺氧可使 ATP 生成及钠泵活动受阻;临床上常用的依他尼酸和呋塞米等袢利尿药可抑制 Na^+-Cl^--K^+ 同向转运体,因而也可阻碍内淋巴正电位的产生和维持,导致听力障碍。

此外,耳蜗内电位对基底膜的机械位移很敏感,当基底膜向鼓阶方向位移时,耳蜗内电位可增高 $10 \sim 15 \mathrm{mV}$;当基底膜向前庭阶方向位移时,耳蜗内电位约可降低 $10 \mathrm{mV}$。当基底膜持续位移时,耳蜗内电位亦保持相应的变化。

2)耳蜗微音器电位:当耳蜗受到声音刺激时,在耳蜗及其附近结构所记录到的一种具有交流性质的电变化,这种电变化的频率和幅度与作用于耳蜗的声波振动完全一致,称为耳蜗微音器电位(cochlear microphonic potential,CM)(见图 7-4-42)。耳蜗微音器电位具有以下特征:①呈等级式反应,即其电位随刺激强度的增强而增大;②微音器电位无真正的阈值,没有潜伏期和不应期;③不易疲劳,不发生适应现象;④在人和动物的听域范围内,耳蜗微音器电位能重复声波的频率;⑤在低频范围内,微音器电位的振幅与声压呈线性关系,当声压超过一定范围则出现非线性失真;⑥对缺氧和深麻醉相对不敏感。

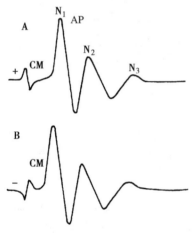

图 7-4-42　耳蜗微音器电位和听神经动作电位

CM:微音器电位;AP:听神经动作电位
A 和 B 对比表明,当声音位相改变时,微音器电位位相倒转,但听神经动作电位位相没有变化

实验证明,所谓微音器电位是多个毛细胞在接受声音刺激时所产生的感受器电位的复合表现。耳蜗微音器电位与动作电位不同,它具有一定的位相性,当声音的位相倒转时,耳蜗微音器电位的位相也发生逆转,但动作电位则不能(图 7-4-42)。

3)总和电位:在高频率、高强度的短纯音刺激期间,在蜗管或鼓阶内可记录到一种直流性质的电位变化,此即总和电位(summating potential,SP)。它是一个多种成分的复合电位,包括毛细胞感受器的电活动和听神经末梢的兴奋性突触后电位,前者为主要成分。将毛细胞完全破坏后,总和电位基本消失。总和电位有正 SP 和负 SP 两种成分,总和电位的极性和幅度与电极的部位、声波的频率和强度有关。例如,声刺激强度较低时,正 SP 明显,随着声刺激强度的增大,负 SP 占优势。声音刺激的持续时间长,总和电位的幅度大,声音刺激的持续时间短,总和电位的幅度小。在 40ms 至 2s 的范围内,总和电位的幅度与声音持续时间的对数呈线性关系。

4. 听神经动作电位　听神经动作电位是耳蜗对声音刺激所产生的一系列反应中最后出现的电变化,是耳蜗对声音刺激进行换能和编码的总结果,其作用为向听觉中枢传递声波信息。根据引导方法不同,可分为听神经复合动作电位和单一听神经纤维动作电位。

(1)听神经复合动作电位:听神经复合动作电位是从整根听神经上记录到的复合动作电位,它是所有听神经纤维产生的动作电位的总和。如图 7-4-42 所示,在耳蜗微音器电位之后出现的 N_1、N_2、N_3 等波形即为听神经复合动作电位。它反映了整个听神经的兴奋状态,其振幅取决于声音的强度、兴奋的纤维数目及放电的同步化程度。不过,听神经上神经冲动的振幅与波形不能反映声音的特性,只能依据神经冲动的节律及发放神经冲动的纤维在基底膜的起源部位来传递不同的声音信息。

(2)听神经单纤维动作电位:如果把微电极刺入听神经纤维内,可记录到单一听神经纤维的动作电位,它是一种"全或无"式的反应。听神经纤维在安静时有自发放电,声音刺激时放电频率增加。分析单根听神经纤维的放电特性与声音频率之间的关系时发现,不同的听神经纤维对不同频率声音的敏感性不同。用不同频率的纯音进行刺激时,某一特定的频率只需很小的刺激强度便可使某一听神经纤维发生兴奋,这个频率即为该听神经纤维的特征频率(characteristic frequency,CF)或最佳频率。随着声音强度的增加,能引起单一听神经纤维放电的频率范围也增大。每一条听神经纤维都有自己特定的特征频率。听神经纤维的特征频率取决于该纤维末梢在基底膜上的起源部位,特征频率高的神经纤维起源于耳蜗底部,特征频率低的神经纤维则起源于耳蜗顶部。由此可以认为,当某一频率的声音强度增大时,能使更多的纤维兴奋,这些纤维传递的神经冲动,共同向中枢传递这一声音的频率及其强度的信息。在自然情况下,作用于人耳的声音的频率和强度的变化是十分复杂的,因此基底膜的振动形式和由此而引起的听神经纤维的兴奋及其组合也很复杂,人耳之所以能区别不同的音色,其生理基础可能即在于此。

(二) 前庭器官的功能

维持正常的姿势是人和动物进行各种活动的必要条件。而正常姿势的维持依赖于前庭器官、视觉器官和本体感觉感受器的信息协同调节和配合。其中前庭器官由内耳中的三个半规管、椭圆囊和球囊组成,是人体对自身的姿势、运动状态以及头部的空间位置的感受器,在保持身体的平衡中起重要作用。

1. 前庭器官的感受装置和适宜刺激

(1) 前庭器官的感受细胞:前庭器官的感受细胞均为毛细胞,其结构和功能类似,都具有动纤毛和静纤毛两种纤毛。毛细胞的底部与来自前庭神经节的双极神经元周围突形成突触。各类毛细胞的适宜刺激是与纤毛的生长面呈平行方向的机械力的作用。当机械力作用于纤毛时,引起纤毛的弯曲或偏转,由此造成毛细胞膜电位发生变化,产生感受器电位,完成机械能到生物电的换能过程。

当纤毛处于自然状态时,其静息电位约为-80mV,同时与毛细胞相连的传入神经纤维上有一定频率的持续放电。若外力使静纤毛朝向动纤毛一侧弯曲或偏转时,毛细胞膜电位减小(去极化),当去极化达阈电位(约-60mV)水平时,相应的传入神经冲动发放频率增加,表现兴奋效应。相反,若外力使动纤毛朝向静纤毛一侧弯曲或偏转时,则毛细胞膜电位增大(超极化),同时传入神经纤维的冲动发放减少,表现为抑制效应(图7-4-43)。这是前庭器官中所有毛细胞感受外界刺激时的一般规律,其具体的换能机制与前述的耳蜗毛细胞相似。

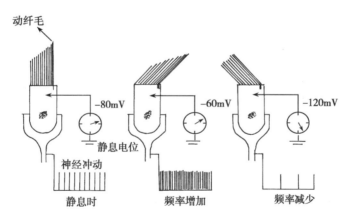

图7-4-43 前庭器官中毛细胞顶部纤毛受力情况与电位变化关系示意图

机体的运动状态和头部空间位置的改变均能以特定的方式改变毛细胞纤毛的倒向,改变相应的神经纤维的冲动发放频率,这些信息传到中枢后即可引起特殊的运动觉和位置觉,并出现相应的躯体和内脏功能的反射性变化。

(2) 前庭器官的适宜刺激和生理功能

1) 半规管:人体两侧内耳各有三个相互垂直的半规管,分别代表空间的三个平面。当头向前倾30°时,外半规管与地面平行,又称水平半规管;上、后半规管与地面垂直,统称垂直半规管。半规管的感受装置是壶腹嵴,其表面有面对管腔的毛细胞。毛细胞顶部的纤毛埋植在胶质性的壶腹帽之中,壶腹帽的运动可带动纤毛弯曲或偏转。毛细胞上动纤毛与静纤毛的相对位置是固定的,例如在水平半规管内,

131

所有毛细胞的动纤毛都位于静纤毛丛的椭圆囊侧,当内淋巴由管腔向壶腹的方向移动时,正好能使毛细胞的静纤毛向动纤毛一侧弯曲,引起毛细胞兴奋;而内淋巴离开壶腹时,静纤毛向相反方向弯曲,毛细胞抑制。在垂直半规管内,所有毛细胞的动纤毛都位于静纤毛丛的半规管侧,内淋巴流动的方向与毛细胞反应的方式刚好相反,内淋巴离开壶腹方向的流动引起毛细胞兴奋,而朝向壶腹的流动则引起毛细胞抑制。

半规管壶腹嵴的适宜刺激是正负角加速度,其感受阈值为 $1 \sim 3°/s^2$。人体三个半规管所在的平面相互垂直,因此可以感受空间任何方向的角加速度。当人体直立,沿水平方向旋转时,水平半规管的感受器受到的刺激最大。旋转开始时,由于管腔中内淋巴的惯性作用,它的启动将晚于人体和半规管本身的运动。因此当人体向左旋转时,左侧水平半规管中的内淋巴将压向壶腹的方向,毛细胞的静纤毛向动纤毛一侧弯曲,使该侧毛细胞去极化,传入神经发放冲动增加(兴奋);与此同时,右侧水平半规管中的内淋巴压力作用方向是离开壶腹,毛细胞的动纤毛向静纤毛一侧弯曲,使该侧毛细胞超极化,于是由该侧壶腹的传入神经发放冲动减少(抑制)。当旋转达到匀速状态时,管腔中的内淋巴与整个管腔呈相同角加速度的运动,不产生冲击壶腹帽的推力,两侧壶腹中的毛细胞都处于不受力状态,纤毛不再弯曲,毛细胞和传入神经元恢复到静息状态,中枢获得的信息与未旋转时相同。当旋转停止时,由于内淋巴的惯性作用,于是两侧壶腹中的毛细胞纤毛的弯曲方向和冲动发放情况正好与旋转开始时相反。人脑正是根据来自两侧水平半规管传入信号的不同来判定旋转方向和旋转状态的。内耳迷路的其他两对半规管,则接受与它们所处平面方向相一致的旋转变速运动的刺激。当头部以冠状轴为轴心旋转时,两对垂直半规管受到的刺激最大。

2)椭圆囊和球囊:椭圆囊和球囊统称为耳石器官,其感受装置为囊斑,毛细胞位于囊斑的表面上皮中。毛细胞的纤毛埋植于耳石膜中,耳石膜是一种胶质板,内含耳石,主要由蛋白质和碳酸钙组成,比重大于内淋巴,因而具有较大的惯性。当人体直立静止时,椭圆囊的囊斑平面与地面平行,耳石膜在毛细胞纤毛的上方;球囊的囊斑平面则与地面垂直,耳石膜悬在纤毛的一侧。

椭圆囊和球囊的适宜刺激是直线加速度运动。和壶腹嵴不同,在这两个囊斑的平面上,几乎每个毛细胞的排列方向都不完全相同(图7-4-44),但是分布仍有一定规律。在椭圆囊囊斑,每个毛细胞的动纤毛一侧均朝向囊斑的中央部分;在球囊囊斑,每个毛细胞的动纤毛一侧均背向囊斑的中央部分。毛细胞纤毛的这种配置有利于分辨人体在囊斑平面上所进行的直线变速运动的方向。例如,当人体在水平方向作直线加速度运动时,由于耳石的惯性作用,使毛细胞与耳石膜相对位置发生改变。在椭圆囊囊斑上总会有一些毛细胞的纤毛排列方向与运动的方向一致,正好使静纤毛向动纤毛一侧弯曲而使毛细胞产生兴奋效应。于是,引起与这些毛细胞相联系的传入神经纤维上冲动发放增加,中枢可根据这些传入信息判断机体的运动方向。另一方面,由于不同毛细胞纤毛排列的方向不同,当头部位置发生改变或囊斑受到不同方向的重力及加速度运动刺激时,有的毛细胞发生兴奋,有的则发生抑制。不同毛细胞综合活动的结果,可反射性地引起躯干和四肢不同肌肉的紧张度发生改变,从而使机体在各种姿势和运动情况下保持身体的平衡。球囊囊斑上的毛细胞则以类似的机制感受头在空间的位置,同时也反射性地引起肌张力改变,以调整身体的姿势。

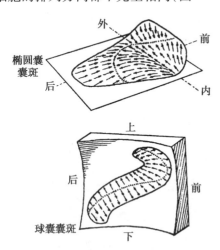

图7-4-44 椭圆囊和球囊中囊斑的位置及毛细胞顶部纤毛的排列方向
箭头所指方向是该处毛细胞顶部动纤毛所在位置,箭尾是同一细胞静纤毛所在位置,当机体所作直线加速运动的方向与某一箭头的方向一致时,该箭头所代表的毛细胞表面静纤毛向动纤毛侧的弯曲最明显,与此毛细胞有关的听神经纤维有最大频率的冲动发放

2. 前庭反应

(1)前庭姿势调节反射:来自前庭器官的传入冲动,除产生运动觉和位置觉外,还可引起各种姿势调节反射。例如,当

汽车向前启动时,惯性作用将会使身体后倒,可在身体向后倾倒之前,椭圆囊的耳石因其惯性而使囊斑毛细胞的纤毛向后弯曲,其传入信息即反射性地使躯干部屈肌和下肢伸肌的张力增加,从而使身体前倾以保持身体的平衡。电梯上行时,椭圆囊中的耳石对毛细胞施加的压力增加,球囊中的耳石使毛细胞纤毛向下方弯曲,可反射性地引起四肢伸肌抑制而发生下肢屈曲。电梯下降时,耳石对囊斑的刺激作用可导致伸肌收缩,下肢伸直。这些都是前庭器官对直线加速度运动反应而引起的姿势反射(postural reflex),其意义在于维持机体姿势和保持身体平衡。

(2) 前庭自主神经反应:当半规管感受器受到过强或过久的刺激时,可通过前庭神经核与网状结构的联系而引起自主神经功能失调,导致心率加速、血压下降、呼吸频率增加、出汗以及皮肤苍白、眩晕、恶心、呕吐、唾液分泌增多等现象,称为前庭自主神经反应(vestibular autonomic reaction)。主要表现为以迷走神经兴奋占优势的反应。前庭感受器过度敏感的人,一般的前庭刺激也会引起非常强烈的自主神经反应。晕车、晕船就是因为车船身颠簸过度刺激半规管的感受器所造成的。

(3) 眼震颤:前庭反应中最特殊的是躯体旋转变速运动时引起的眼球往返运动,称为眼震颤(nystagmus)。临床上常通过这一反应来判定前庭功能是否正常。眼震颤主要是由半规管受刺激引起的。生理情况下,两侧水平半规管受到刺激(如以身体纵轴为轴心的旋转运动)时,可引起水平方向的眼震颤;上半规管受刺激(如侧身翻转)时可引起垂直方向的眼震颤,后半规管受刺激(如前、后翻滚)时可引起旋转性眼震颤。

人类在水平面上的活动较多,故以水平方向的眼震颤为例加以说明。当头与身体开始向左旋转时,内淋巴的惯性作用将使左侧半规管壶腹嵴内的毛细胞受到的刺激增强,而右侧半规管则减弱,这种刺激方式可反射性地引起某些眼外肌的兴奋和另一些眼外肌的抑制,于是两侧眼球缓慢向右侧移动,称为眼震颤的慢动相(slow component);当眼球移动到两眼裂右侧端而不能再移时,又突然快速地向左侧移动,返回到眼裂正中,这称为眼震颤的快动相(quick component);而后再出现新的慢动相和快动相,如此反复。当旋转变为匀速转动时,由于两侧壶腹嵴所受压力一样,因此眼球不再震颤而居于眼裂正中。当旋转突然停止时,又会再次出现眼震颤,但慢动相和快动相的方向与旋转开始相反(图7-4-45)。

眼震颤慢动相的方向与旋转方向相反,是由于对前庭器官的刺激而引起的,而快动相的运动方向与

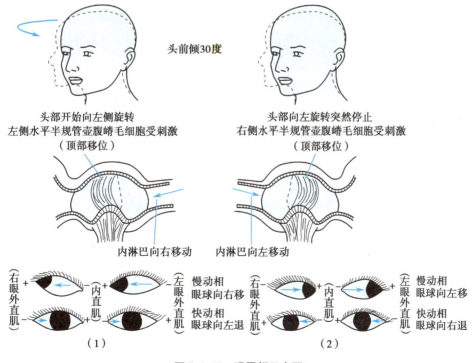

图 7-4-45 眼震颤示意图

旋转方向一致,属中枢矫正性运动。临床上用快动相来代表眼震颤的方向,进行眼震颤试验以判断前庭功能是否正常。如果眼震颤的持续时间过长,说明前庭功能过敏。前庭功能过敏的人容易发生晕车、晕船及航空病等;如果眼震颤的持续时间过短,说明前庭功能减弱,某些前庭器官病变的患者,眼震颤消失。

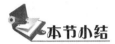

本节小结

耳由外耳、中耳和内耳三部分组成。外耳由耳廓和外耳道组成;中耳由鼓室、咽鼓管、鼓窦和乳突气房组成;内耳由骨迷路和膜迷路组成。骨迷路分为耳蜗、前庭和半规管;膜迷路相应分为膜蜗管、膜前庭(椭圆囊和球囊)和膜半规管。膜迷路腔面一些部位的黏膜特化形成感受器,即螺旋器、椭圆囊斑、球囊斑和壶腹嵴。螺旋器是听觉感受器,由支持细胞和毛细胞组成,毛细胞是感受听觉的细胞,支持细胞有支持和营养毛细胞的作用。椭圆囊斑和球囊斑感受直线运动开始和终止时的刺激,以及头部精致时的位觉。壶腹嵴感受头部旋转运动和终止时的刺激。

耳既是听觉的外周感受器,也含有运动觉和位置觉等前庭感觉的感受器。外耳具有集音、共鸣和辨别声源方向等功能。中耳的主要功能是将声波刺激能量准确高效地传至内耳,并在此过程中起到增压作用。内耳耳蜗是感音换能装置所在部位,其作用是把机械振动转变为听神经纤维上的动作电位。前庭器官由三个半规管、椭圆囊和球囊组成。半规管的感受装置为壶腹嵴,可以感受头部的角加速度。椭圆囊和球囊的感受装置为囊斑,其适宜刺激是直线加速度运动。

(陈笛　重庆医科大学基础医学院)

第五节　颈部解剖

一、颈部概述

颈部介于头与胸和上肢之间。在发生上与鳃弓和咽囊有密切关系,易发生一些先天性疾病,其结构来自三个胚层。脊柱颈段是颈部的支持结构,其前面正中有呼吸道和消化管的颈段,两侧有纵行排列的大血管和神经。颈根部有胸膜顶、肺尖及进出胸廓上口的血管和神经干等。甲状腺和甲状旁腺是颈部的重要器官。颈部筋膜包绕各层颈肌、血管、神经和脏器,这些结构之间有疏松结缔组织填充,形成筋膜鞘和筋膜间隙。颈部浅静脉和深部血管、神经周围排列着较多的颈部淋巴结,是全身淋巴的总汇区,炎症、肿瘤易发于此处。癌转移时容易累及颈部淋巴结,手术清除淋巴结应注意避免损伤血管和神经。颈部肌肉大多为纵行,可以产生头颈部的复杂灵活运动,并参与呼吸、吞咽和发音等生理活动。

(一)境界与分区

1. 境界　上方以下颌骨下缘、乳突尖、上项线、枕外隆凸的连线与头部为界,下方以胸骨颈静脉切迹、锁骨上缘、肩胛骨肩峰至第7颈椎棘突的连线与胸部、上肢、背部为界。

2. 分区　颈部(neck)一般以斜方肌的前缘为界分为前方的固有颈部和后方的项区两部分(图7-5-1)。

(1) 固有颈部:位于两侧斜方肌前缘之间和脊柱颈段前方的部分,即通常所说的颈部;又以胸锁乳突肌前、后缘为界,分为颈前区、胸锁乳突肌区和颈外侧区。

1) 颈前区(anterior region of neck):指颈前正中线、胸锁乳突肌前缘和下颌骨下缘之间的区域,又名颈前三角。该区以舌骨为界分为舌骨上区和舌骨下区。舌骨上区借二腹肌前腹再分为单一的颏下三角和成对的颌下三角,舌骨下区借肩胛舌骨肌上腹再分为颈动脉三角和肌三角(甲状腺区)。

2) 胸锁乳突肌区(sternocleidomastoid region):指胸锁乳突肌覆盖的区域。

3) 颈外侧区(lateral region of neck):指胸锁乳突肌后缘、斜方肌前缘、锁骨中1/3段上缘之间的区

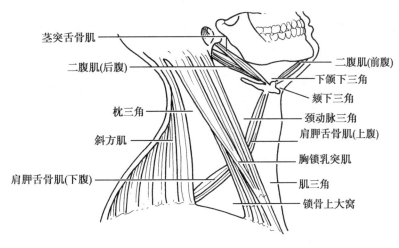

图 7-5-1 颈部的分区

域,又称颈后三角。颈外侧区借肩胛舌骨肌分为枕三角与前下部较小的锁骨上窝(又称锁骨上三角)。

(2) 项区(nuchal region):指斜方肌前缘以后的区域,即项部,又称颈后区(posterior region of neck)。

(二) 重要体表标志

根据骨架和活体辨认舌骨、甲状软骨、颈动脉结节、环状软骨、胸骨柄上缘、锁骨、肩峰、第 7 颈椎棘突(图 7-5-2)。

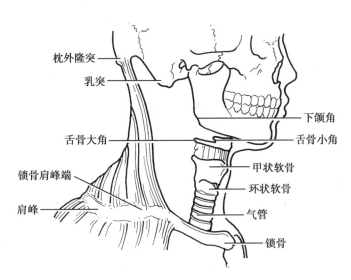

图 7-5-2 颈部的体表标志

1. 舌骨(hyoid bone) 位于下颌骨颏隆突的下后方,平对第 3、4 颈椎椎间盘平面,体表可扪及舌骨大角,是寻找舌动脉的重要标志。

2. 甲状软骨(thyroid cartilage) 位于舌骨下方,上缘平对第 4 颈椎椎体上缘,甲状软骨前正中线向前突起称为喉结(laryngeal prominence)。

3. 颈动脉结节(carotid tubercle) 第 6 颈椎横突前结节,颈总动脉在其前方通过。头部出血时,可在胸锁乳突肌前缘中点,平环状软骨弓以拇指向后压迫,即可将颈总动脉压向颈动脉结节,可以阻断颈总动脉的血流,达到暂时止血的目的。

4. 环状软骨(cricoid cartilage) 位于甲状软骨下方,环状软骨弓体表可扪及,平对第 6 颈椎横突,是计数气管环和甲状腺触诊的体表标志,也是喉与食管、气管分界标志。

5. 胸锁乳突肌(sternocleidomastoid)　胸锁乳突肌的胸骨头起自胸骨柄前面,锁骨头起自锁骨内 1/3 段上缘,两头之间的三角形间隙恰在胸锁关节上方,在体表即锁骨上小窝(lesser supraclavicular fossa)。该肌行向上后外方,止于乳突外面及上项线外侧 1/3。是颈部分区的重要标志。

6. 锁骨上窝(greater supraclavicular fossa)　又称肩胛舌骨肌锁骨三角,是锁骨中 1/3 段上方的凹陷,窝底可摸到锁骨下动脉的搏动、臂丛和第 1 肋,稍上方(一般在锁骨中点上方 1~1.5cm 处进针)为臂丛阻滞麻醉的注射部位。

7. 胸骨上窝(suprasternal fossa)　位于颈静脉切迹上方的凹陷处,是触诊气管的部位。

(三) 血管神经的体表投影(图 7-5-3)

1. 锁骨下动脉(subclavian artery)　相当于胸锁关节向上弯至锁骨中点的弧线,最凸点距锁骨上缘约 1cm。

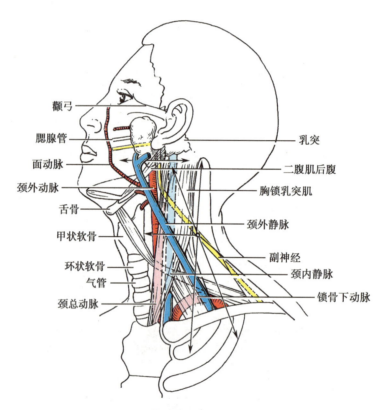

颧弓
腮腺管
面动脉
颈外动脉
舌骨
甲状软骨
环状软骨
气管
颈总动脉

乳突
二腹肌后腹
胸锁乳突肌
颈外静脉
副神经
颈内静脉
锁骨下动脉

图 7-5-3　颈部有关结构的体表投影

2. 颈总动脉(common carotid artery)和颈外动脉(external carotid artery)　右侧由乳突尖-下颌角中点至胸锁关节连线,左侧由乳突尖-下颌角中点至胸锁乳突肌胸骨头外侧缘连线。甲状软骨上缘以上为颈外动脉的体表投影,以下为颈总动脉的体表投影。

3. 颈外静脉(external jugular vein)　下颌角至锁骨中点的连线为颈外静脉的体表投影。颈外静脉常是小儿静脉穿刺的部位。

4. 副神经(accessory nerve)　乳突尖-下颌角连线的中点,经胸锁乳突肌后缘上、中 1/3 交点,至斜方肌前缘距锁骨 2.5cm 处。

5. 臂丛(brachial plexus)　胸锁乳突肌后缘中、下 1/3 交点至锁骨中、外 1/3 交点稍内侧的连线。锁骨中点后方是臂丛常用阻滞部位。

6. 颈丛皮支　胸锁乳突肌后缘中点为颈丛皮支的集中点,是颈丛皮支的阻滞部位。

7. 胸膜顶(cupula of pleura)和肺尖(apex of lung)　位于锁骨内侧 1/3 段上方,最高点距锁骨上缘 2~3cm。

（四）颈部结构配布特点

颈部可视为连接头与躯干、躯干与上肢的桥梁,脊柱是颈部的支持性结构。颈部结构的安排有如下特点:

1. 由头部下行入胸腔的消化管和呼吸道的器官,如咽、食管、喉、气管等皆纵行于脊柱前方,其两侧为纵形排列的神经和大血管,由胸部和颈部到上肢的大血管和神经,多为横行经过颈根部,如臂丛、锁骨下动、静脉等。

2. 颈部运动灵活,加上发音、吞咽及呼吸等活动,增加了颈部各结构间的活动范围。与颈部运动及上述功能相适应,颈部肌肉数目多,大小不一,形态复杂,层次较多。虽然如此,但归纳起来分层包裹前述结构:与颈椎活动有关的肌肉位于最深层包绕颈椎,如椎前肌、椎旁肌和椎枕肌群;与脏器活动有关的肌肉位于中层,形成舌骨上、下肌群;位于最浅层的肌肉是斜方肌和胸锁乳突肌。

3. 颈部的筋膜及蜂窝组织较为发达,层次较多。颈部器官均由筋膜形成的鞘包绕。筋膜之间形成蜂窝组织间隙,蜂窝织炎可沿着这些间隙蔓延到胸部和腋窝。颈部的血管和神经也被筋膜所包绕,形成血管神经鞘。围绕静脉形成的静脉鞘,通过结缔组织与静脉壁紧密相连,在颈部静脉创伤时不容易闭合,有引起空气栓塞的危险。

4. 颈部的结构在头颈运动时位置不固定。当头转向一侧时,喉、气管及血管均向该侧移动,食管则移向对侧;头后仰时,颈部气管凸向前上。在颈部手术时要注意这些情况。

5. 颈部淋巴结较多,主要排列在血管和器官的周围,因此颈部的恶性肿瘤沿淋巴扩散时,累及的范围较广泛。淋巴结的局部位置和引流范围具有重要的临床意义。

二、颈部层次结构

（一）浅层结构

颈部浅层包括皮肤、浅筋膜及皮肌、浅血管、皮神经、浅淋巴管和淋巴结。

1. 皮肤 较薄,移动度大,皮纹横向,因此手术时尽量选用横向切口,有利于愈合且美观。

2. 浅筋膜(superficial fascia) 即皮下组织,含有脂肪,在颈前部较为疏松,颈后部较为致密,其内主要含有颈阔肌、颈前静脉、颈外静脉起始端和颈横神经的终末。

（1）颈阔肌(platysma):为薄片的皮肌,该肌受面神经颈支支配,位于颈前外侧部脂肪层的深面,肌纤维起自胸大肌和三角肌筋膜,越过锁骨行向上内方,其前部纤维附于下颌体下缘,后部纤维附于腮腺咬肌筋膜,并移行为降下唇肌和笑肌。肌三角内侧部和枕三角上部未被此肌覆盖。胸锁乳突肌深面有浅静脉和皮神经等。颈阔肌在颈部手术时常作为切口深度的标志(注意颈正中线附近无肌束)。颈阔肌手术切开或外伤后,应予缝合,以免形成较大的瘢痕。

（2）浅静脉:颈部浅静脉无动脉伴行,主要有以下两条。

1）颈前静脉(anterior jugular vein):起自颏下一些小静脉,沿颈前正中线两侧下行于颈阔肌深面,至胸骨柄上方约3cm处穿深筋膜进入深层,有时仅为一条,位于前正中线上,称颈前正中静脉(图7-5-4)。本干弯向经胸锁乳突肌深面汇入颈外静脉。左、右颈前静脉在向外转弯时,中间有一静脉弓相连。此弓位于胸骨上间隙内,横过气管前方,在做低位气管切开时注意不要损伤此静脉弓,解剖时注意颈前静脉变异甚大,可很小或没有,也可左右合成一干。

2）颈外静脉(external jugular vein):起自下颌骨后方,较粗大,垂直下行于胸锁乳突肌表面,至锁骨中点上方2~5cm处,穿深筋膜,汇入锁骨下静脉或颈内静脉。当上腔静脉回流受阻时,可导致颈外静脉曲张。当颈外静脉破裂时,可导致气栓。

（3）皮神经:主要有颈丛皮支和面神经颈支分布(图7-5-5)。

1）颈丛皮神经:自胸锁乳突肌后缘中点处穿深筋膜浅出至皮下层,主要分支有:①枕小神经:沿胸锁乳突肌后缘上行,分布于枕部和耳廓背面皮肤;②耳大神经:伴随颈外静脉垂直上行,分布于耳廓及腮腺区皮肤;③颈横神经:向前横行于胸锁乳突肌表面,分布于颈前区皮肤;④锁骨上神经:向下跨锁骨至

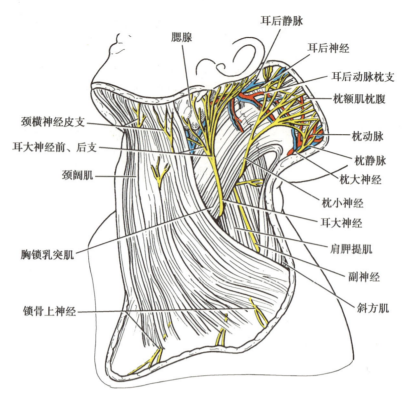

图 7-5-4　颈部浅层结构（1）

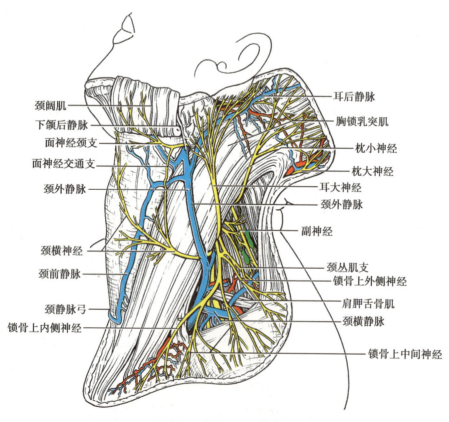

图 7-5-5　颈部浅层结构（2）

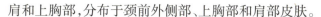

肩和上胸部,分布于颈前外侧部、上胸部和肩部皮肤。

2)面神经颈支:自腮腺下缘浅出后走向前下,位于颈阔肌深面,支配该肌。

(4)浅淋巴结群:主要有头、颈交界处的淋巴结和颈前、颈外侧浅淋巴结。

1)头、颈交界处的淋巴结:多为头部淋巴管的局部淋巴结,分为五组:

①枕淋巴结(occipital lymph nodes):位于枕部皮下、斜方肌止点表面,收纳枕、项部的淋巴,注入颈外侧浅、深淋巴结。

②乳突淋巴结(mastoid lymph nodes):又称耳后淋巴结,位于耳后、胸锁乳突肌止点表面,收纳颞、顶、乳突区及耳廓后面皮肤的淋巴,注入颈外侧浅、深淋巴结;

③腮腺淋巴结(parotid lymph nodes):又称耳前淋巴结,分浅、深两群,分别位于腮腺表面及实质内,收纳面部、耳廓、外耳道和腮腺等处的淋巴,注入颈外侧浅和颈深上淋巴结。

④颌下淋巴结(submandibular lymph nodes):位于下颌下三角内,约4~6个,位于颌下腺浅面或深面,收纳面、鼻、上下唇的外侧份,以及口腔内大部分的淋巴,注入颈深上淋巴结。面部、鼻、唇以及口腔的感染均可引起此淋巴结的肿大。

⑤颏下淋巴结(submental lymph nodes):位于颏下三角内、深筋膜的深面,约2~3个,收纳下唇、舌尖及口底的淋巴,注入颌下淋巴结。舌尖或下唇的癌可转移至此群淋巴结。

2)颈前浅淋巴结(superficial anterior cervical lymph nodes):沿颈前静脉排列,收纳舌骨下区的浅淋巴,其输出管注入颈外侧下深淋巴结或锁骨上淋巴结。

3)颈外侧浅淋巴结(superficial lateral cervical lymph nodes):沿颈外静脉排列于颈阔肌的深面,主要收纳腮腺附近的淋巴,其输出管注入颈外侧深淋巴结。

(二)颈筋膜及筋膜间隙

1.颈筋膜(cervical fascia)　即颈深筋膜(deep cervical fascia),位于浅筋膜与颈阔肌的深面,包绕颈部肌肉和脏器,并在血管和神经周围形成筋膜鞘及筋膜间隙。颈筋膜又可分为浅、中、深三层(图7-5-6、7-5-7)。

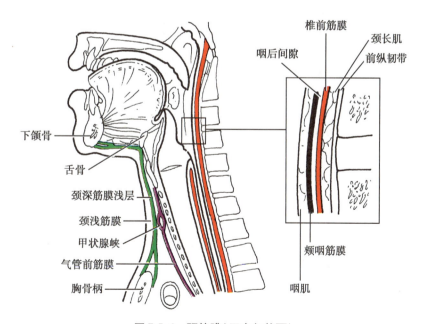

图7-5-6　颈筋膜(正中矢状面)

(1)颈深筋膜浅层:又叫封套筋膜(investing fascia),此层筋膜在后方附着于第7颈椎棘突和项韧带,由此向前分层包裹斜方肌,再向前至胸锁乳突肌后缘又分层包裹该肌,形成两肌的鞘。此筋膜在颈正中线上与对侧者相延续。封套筋膜在舌骨上部分别包裹颌下腺和腮腺,形成两腺的筋膜鞘,并在舌骨

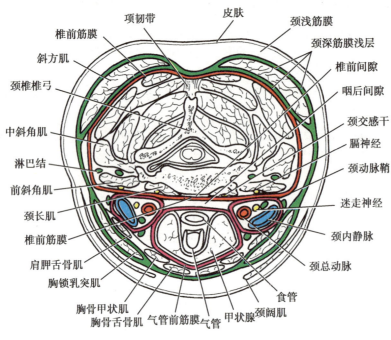

图 7-5-7　颈筋膜(横断面)

下部,胸骨柄和锁骨的上方分层形成二个间隙,即胸骨上间隙和锁骨上间隙,前者内含胸锁乳突肌胸骨头、颈前静脉下段、颈静脉弓、淋巴结和少量脂肪。

(2) 颈深筋膜中层:即气管前层(pretracheal layer),位于舌骨下肌群深面,除包裹舌骨下肌群外,还包绕咽、颈段食管、喉、颈段气管、甲状腺和甲状旁腺等脏器,又称内脏筋膜(visceral fascial)。其前下部覆盖气管,称气管前筋膜(pretracheal fascia);后上部覆盖颊肌和咽缩肌,称颊咽筋膜(buccopharyngeal fascia)。气管前筋膜向上附着于环状软骨弓、甲状软骨斜线和舌骨,向下包绕甲状腺形成甲状腺鞘,即甲状腺被膜,并越过气管前面及两侧入胸腔与纤维心包相融合。颈深筋膜中层向两侧延续,包绕颈总动脉、颈内静脉和迷走神经形成颈动脉鞘。

(3) 颈深筋膜深层:又叫椎前筋膜(prevertebral fascia)或者椎前层(prevertebral layer),位于颈部脏器的深面,紧贴颈椎肌肉(椎前肌、斜角肌)的浅面。该层上附于颅底,下续于前纵韧带及胸内筋膜,向后覆盖颈后肌并附着于项韧带。颈交感干、膈神经、臂丛及锁骨下动脉等结构均行经其后方。在外下方,该筋膜还包裹锁骨下动脉和臂丛,并随这些结构进入腋腔形成腋鞘(axillary sheath),又叫颈腋管。

2. 筋膜间隙

(1) 气管前间隙(pretracheal space):位于气管前筋膜与气管颈部之间,内含结构较多,有甲状腺峡、气管前淋巴结、甲状腺下静脉、甲状腺奇静脉丛、甲状腺最下动脉、头臂干及左头臂静脉,小儿有胸腺上部等。此间隙向下与胸腔的上纵隔相通,如有感染,脓液可向下蔓延至上纵隔。此间隙也为气管切开必经之处。

(2) 咽后间隙(retropharyngeal space):位于咽后壁后方,椎前筋膜和颊咽筋膜之间,上方为颅底,下达后纵隔至第4胸椎平面,两侧通咽旁间隙,外侧为颈动脉鞘。间隙内充满蜂窝组织,间隙内的脓肿常易引起吞咽困难和呼吸困难。脓液可以波及颈动脉鞘、咽旁间隙和后纵隔。

(3) 咽旁间隙(parapharyngeal space):位于咽侧壁与腮腺、翼内肌之间,内有淋巴结和疏松结缔组织,又称咽侧间隙,为头颈部感染的好发部位。咽旁间隙的前界为颊咽肌缝,外界为翼内肌、腮腺深面和下颌骨的颈深筋膜浅层,后界为椎前筋膜,内界为颊咽筋膜,上方抵达颅底,下达舌骨平面。咽旁间隙被茎突和附着于茎突的肌肉(茎突咽肌和茎突舌肌)分为前隙和后隙。其中前隙较小,内有颈外动脉及静脉丛,内侧与扁桃体窝相邻;后隙较大,内有颈动脉鞘、后组脑神经及交感神经干。咽旁间隙、咽后间隙和咬肌间隙相互交通,感染时可相互扩散。

(4)椎前间隙(prevertebral space):位于脊柱和椎前筋膜之间。颈椎结核时出现的脓肿多在此间隙内,形成慢性咽后脓肿,或向下外沿腋鞘蔓延至腋腔,形成腋腔冷脓肿。

(5)胸骨上间隙(suprasternal space):封套筋膜在距离胸骨柄上方3~4cm处分为前后两层,分别附在胸骨柄的前缘和后缘形成的筋膜间隙,称为胸骨上间隙,内有胸锁乳突肌胸骨头、颈前静脉、颈静脉弓、淋巴结和脂肪组织等。

(6)锁骨上间隙(supraclavicular space):封套筋膜在锁骨上方分为两层,所形成的筋膜间隙称为锁骨上间隙,该间隙内有颈前静脉、颈外静脉末段和疏松结缔组织。

(7)颌下间隙(submandibular space):在颌下三角内,其顶为覆盖下颌舌骨肌下面的筋膜,底为颈深筋膜浅层(封套筋膜),其前、后界分别为二腹肌的前、后腹。间隙内主要有颌下腺及其周围的神经、血管和淋巴结等。此间隙经下颌舌骨肌后缘与舌下间隙相通,并向后通至咽旁间隙。

三、颈前区

颈前区以舌骨为界,可分为舌骨上区和舌骨下区。

(一)舌骨上区

舌骨上区(suprahyoid zone)为颈前区舌骨上方的区域,包括两侧的颌下三角和中间的颏下三角。

1.颌下三角(submandibular triangle)　位于下颌骨下缘与二腹肌前、后腹之间,又名二腹肌三角(digastric triangle)(图7-5-8)。该区浅面有皮肤、浅筋膜、颈阔肌、封套筋膜、颌下腺等,深面有下颌舌骨肌、舌骨舌肌和咽中缩肌。

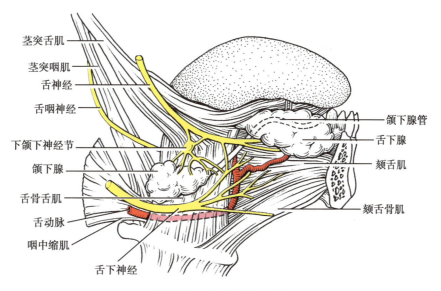

图7-5-8　颌下三角的内容

(1)颌下腺(submandibular gland):为颌下三角的主要内容物,位于封套筋膜形成的筋膜鞘内。腺与鞘之间连以蜂窝组织,易于分离。腺体的浅面、上部与下颌体内侧面的颌下腺窝及翼内肌下部邻接,下部越过下颌骨下缘,居颌下腺鞘浅层的深面。腺体深面与下颌舌骨肌、舌骨舌肌等相邻。颌下腺管(submandibular duct)经下颌舌骨肌和舌骨舌肌之间前行,开口于舌下阜。

(2)血管:面动脉(facial artery)经二腹肌后腹深面进入颌下三角,沿颌下腺深面的沟内前行,发出腺支营养颌下腺,再绕下颌骨下缘进入面部。面静脉(facial vein)在面动脉的稍后方与该动脉并列于咬肌附着端的前缘,越过下颌骨下缘,穿颌下腺鞘浅层,向后下方走行于颌下腺后部的浅面,经二腹肌后腹的浅面进入颈动脉三角,汇入颈内静脉。颌下腺摘除术应注意处理面动脉及面静脉的近、远侧端,以免引术后出血。舌动脉(lingual artery)与舌静脉在舌下神经与舌骨大角之间,入舌骨舌肌深面。

(3) 舌神经、颌下腺管及舌下神经:三者均位于颌下腺的深面,在舌骨舌肌浅面,自后向前经下颌舌骨肌的深面进入舌下区。在舌骨舌肌浅面,自上而下依次排列为:舌神经、颌下腺管及舌下神经。舌下神经(hypoglossal nerve)位于二腹肌中间腱的上方,手术分离颌下腺下缘时,应注意避免损伤其深面的舌下神经;舌神经(lingual nerve)与颌下腺管的关系密切。颌下腺摘除术切断颌下腺管时,慎勿将舌神经当成颌下腺管而误予切断,其主要区别如下:从外形及联系上区别,舌神经较粗,均匀呈扁索状,坚韧而具有光泽,下方连于颌下神经节;颌下腺管较细,管径粗细不匀,较薄而松软,直接发自颌下腺深部;从位置及行程上区别,在舌骨舌肌表面,舌神经位于颌下腺管的上方,若将下颌舌骨肌的后缘向前拉开,则见舌下区之舌神经约呈 U 形自外上勾绕颌下腺管(该管自后下行向前、上、内),经其下方转至其内侧和上方。颌下神经节上方连于舌神经,向下发出分支至下颌下腺。

(4) 颌下淋巴结:主要位于颌下腺鞘内,颌下腺与下颌骨体下缘之间,约 4~6 个。收纳颏下淋巴结、颊、唇外侧、牙、舌和口腔底的淋巴,其输出管注入颈外侧上深淋巴结。由于颌下淋巴结与颌下腺关系密切,故在口腔颌面部恶性肿瘤转移时,常将颌下淋巴结连同颌下腺一并摘除。

2. 颏下三角(submental triangle)　位于左、右二腹肌与舌骨体上缘之间。其浅面由浅入深依次有皮肤、浅筋膜和颈筋膜浅层,深面为两侧下颌舌骨肌及其筋膜,称为口隔。口隔的深面为舌下间隙(sublingual space)。颏下三角内有 1~3 个颏下淋巴结,收纳颏部、下唇中部、口腔底和舌尖等处的淋巴,其输出管注入颌下淋巴结和颈内静脉二腹肌淋巴结。

3. 舌骨上肌群　包括 4 对肌(表 7-5-1)。

表 7-5-1　舌骨上肌群

名称	起点	止点	作用	神经支配
二腹肌	乳突	下颌骨二腹肌窝	上提舌骨、降下颌骨	前腹:三叉神经 后腹:面神经
下颌舌骨肌	下颌体内面	舌骨体	拉舌骨向前上	三叉神经
茎突舌骨肌	茎突	舌骨	拉舌骨向后上	面神经
颏舌骨肌	下颌骨颏棘	舌骨	上提舌骨	舌下神经

(二) 舌骨下区

舌骨下区(infrahyoid zone)为颈前区舌骨下方的区域,包括颈动脉三角和肌三角。

1. 颈动脉三角

(1) 境界:颈动脉三角(carotid triangle)由胸锁乳突肌前缘上份、肩胛舌骨肌上腹和二腹肌后腹所围成。此三角的特点是局部位置表浅,结构较多,大血管集中。该三角浅面为皮肤、浅筋膜、颈阔肌和封套筋膜,深面为椎前筋膜,内侧为咽侧壁及其筋膜。

(2) 内容:颈动脉三角内有颈动脉鞘及其内容物颈总动脉、颈内静脉、迷走神经,该三角内还存在舌下神经、膈神经、颈深淋巴结等结构(图 7-5-9、图 7-5-10)。颈动脉鞘(carotid sheath)上起自颅底,下续纵隔,周围借疏松结缔组织与颈深筋膜浅层和深层融合。鞘内有纵行的纤维隔将动脉和静脉分开,迷走神经位于动、静脉之间的后方。

1) 颈总动脉:在颈动脉三角的下部,从胸锁乳突肌的前缘露出,沿气管及喉的外侧上行,约平甲状软骨上缘处,分为颈内动脉和颈外动脉。颈总动脉末端和颈内动脉起始部呈梭形膨大,称颈动脉窦(carotid sinus),为压力感受器;当血压升高时,窦壁扩张,刺激压力感受器,通过舌咽神经的窦神经向中枢发出神经冲动,此中枢反射性地引起心率变慢、末梢血管扩张,血压下降。在颈总动脉分叉处的后方,有一米粒大小的棕色椭圆形小体,称为颈动脉小球(carotid glomus),小体长约 5~7mm,宽约 2~4mm,由

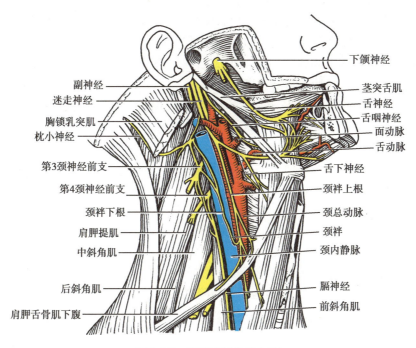

图 7-5-9　颈动脉三角的内容

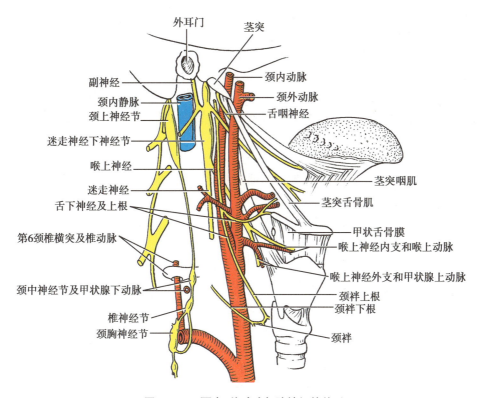

图 7-5-10　颈内、外动脉与脑神经的关系

结缔组织固定在动脉壁上,此为化学感受器,感受血液中二氧化碳分压和氧气分压的变化;当血液中氧分压降低和二氧化碳分压升高时,可反射性地引起呼吸加快、加深,以增加氧含量。

2）颈内动脉和颈外动脉:颈内、外动脉在甲状软骨上缘平面从颈总动脉分出后,颈外动脉(external carotid artery)先后沿颈内动脉前内侧和前外方上行,于其起始端至舌骨大角之间,首先发出咽升动脉,行向上方,再依次发出甲状腺上动脉、舌动脉、面动脉,然后颈外动脉穿过腮腺,到达下颌颈处分为颞浅动脉和上颌动脉,在近二腹肌后腹下缘处发出枕动脉。

颈内动脉(internal carotid artery)从颈总动脉发出后,在颈外动脉的后外方,然后行至颈外动脉的后内方,经过二腹肌后腹深面到下颌后窝,经颅底颈动脉管入颅。该动脉在颈部无分支。

颈内、外动脉的鉴别:①颈内动脉最初位于颈外动脉的后外侧,继而转至其后内侧;②颈内动脉在颈部无分支,颈外动脉在颈部发出一系列分支。在颈动脉三角内,颈外动脉发出甲状腺上动脉、舌动脉、面动脉、枕动脉及咽升动脉五个分支;暂时阻断颈外动脉,同时触摸颞浅动脉或面动脉,如无搏动,即可证实被阻断的动脉即颈外动脉。临床上施行颈外动脉结扎的主要危险之一,在于误将颈内动脉当成颈外动脉而加以结扎。误扎后可能引起同侧脑部血液循环障碍,导致偏瘫,甚至死亡,其死亡率可高达49%。

颈外动脉的毗邻:在颈动脉三角内,颈外动脉的浅面自上而下有舌下神经、舌静脉和面总静脉越过;内侧为咽侧壁及喉上神经的内、外支;后有舌下神经降支及迷走神经。在甲状腺上动脉与舌动脉之间结扎颈外动脉时,务必分离清楚,以免误伤上述神经。由于两侧颈外动脉有丰富的吻合,故结扎一侧颈外动脉,其所营养部位不受影响。

颈内动脉的毗邻:在颈动脉三角内,浅面有枕动脉、舌下神经、舌静脉及面总静脉,后外侧邻近迷走神经,外侧有颈内静脉,内侧为咽侧壁及喉上神经内、外支。

3）颈内静脉(internal jugular vein):位于颈内动脉和颈总动脉的外侧,在颈动脉三角内,仅在甲状软骨上缘平面以上,从胸锁乳突肌前缘露出少许,大部分为胸锁乳突肌覆盖。颈内静脉接受面静脉、舌静脉和甲状腺上、中静脉等属支。

4）迷走神经(vagus nerve):位于颈动脉鞘内,在颈内动脉、颈总动脉和颈内静脉之间的后方。在颈动脉三角内,迷走神经发出喉上神经和心支。喉上神经在颈内动脉和颈外动脉的内侧与咽中缩肌之间、平舌骨大角平面分为内、外两支;喉上神经外支伴甲状腺上动脉,沿咽下缩肌表面下降,支配咽下缩肌和环甲肌;内支弯向前下,伴喉上动脉穿甲状舌骨膜入喉,管理声门裂以上喉黏膜的感觉。心支沿颈总动脉表面下降到胸腔,参与心丛的组成。

5）面静脉:由面前静脉、面后静脉前支于下颌角下后方合成,越过舌下神经及颈外、内动脉的浅面,约平舌骨高度,注入颈内静脉。颈外动脉结扎时,面总静脉有碍显露颈外动脉时,一般将其牵开或结扎切断。

6）舌下神经:经二腹肌后腹深面进入颈动脉三角,呈弓形跨过颈内、外动脉的表面,于舌骨大角上方,再次经二腹肌后腹的深面进入颌下三角。舌下神经分出第1颈神经前支构成颈袢上根,在颈鞘浅面下行,与第2~3颈神经前支构成颈袢下根组成颈神经袢,由袢发出分支,分布于舌骨下肌群。

7）副神经(accessory nerve):经二腹肌后腹深面进入颈动脉三角后上角,越过颈内静脉浅面(或深面)行向后外方,至胸锁乳突肌深面发出肌支支配胸锁乳突肌,主干行往颈后三角。

8）二腹肌后腹(posterior belly of digastric)和舌骨大角:舌骨大角和二腹肌后腹为该区内的重要标志。二腹肌后腹为颈动脉三角之上界,但其位置与颈动脉三角的血管神经关系密切,在二腹肌后腹深面至该肌下缘,有一排重要血管、神经行经颈动脉三角,自后向前依次排列为:副神经、颈内静脉、舌下神经、迷走神经、颈内动脉、颈外动脉(图7-5-11)。在二腹肌后腹附近及其深面进行手术时,慎勿伤及上述重要血管神经。舌骨大角是寻找和辨认舌动脉的重要依据。

9）颈外侧深淋巴结(deep lateral cervical lymph nodes):颈外侧深淋巴结共10~15个,主要沿颈动脉鞘排列成行,分布从颅底到颈根部,以肩胛舌骨肌下腹为界,可分为上、下两群(图7-5-12)。

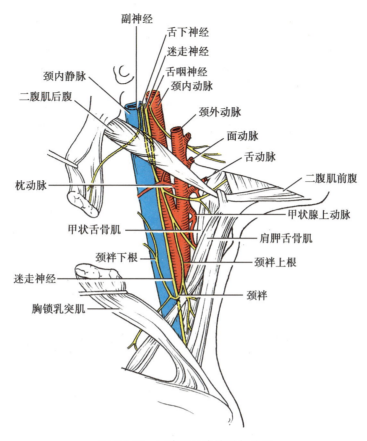

图 7-5-11　二腹肌后腹的毗邻关系

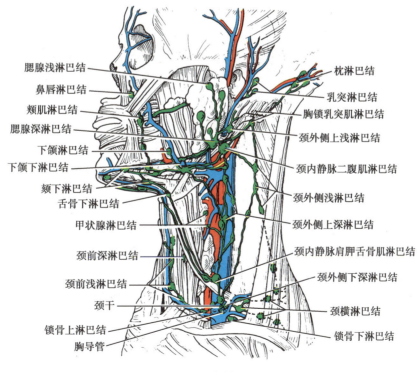

图 7-5-12　颈部的淋巴引流

颈外侧上深淋巴结(superior deep lateral cervical lymph nodes)：位于胸锁乳突肌深面,颈内静脉上段周围。接受颈外侧浅淋巴结、颏下、腮腺、乳突、枕和肩胛上淋巴输出管,还收纳咽、喉、甲状腺、气管、食管、舌根等器官的淋巴,其输出管注入颈外侧下深淋巴结,或者直接注入颈干。颈外侧上深淋巴结可分为：①颈内静脉前淋巴结(anterior jugular lymph nodes),沿颈内静脉前面排列,其中位于二腹肌后腹下方、面静脉汇入颈内静脉交叉处的淋巴结,为颈内静脉二腹肌淋巴结(jugulodigastric lymph nodes),又称角淋巴结(angle lymph nodes),收纳鼻咽部、腭扁桃体和舌根部的淋巴；鼻咽癌和舌根癌首先转移至该淋巴结,临床检查时,在舌骨大角水平,于胸锁乳突肌上份前缘处可摸到该淋巴结。②颈内静脉外侧淋巴结(lateral jugular lymph nodes),沿颈内静脉外侧排列,位于枕三角内,其中沿副神经排列的淋巴结又称副神经淋巴结(accessory nerve lymph nodes),收纳枕部及耳后的淋巴,其输出管注入颈外侧下深淋巴结。

颈外侧下深淋巴结(inferior deep lateral cervical lymph nodes)：是颈外侧上深淋巴结的延续,位于颈内静脉下段、臂丛及锁骨下血管的周围；收纳颈外侧上深淋巴结引流的淋巴,也可直接收纳颈上部各淋巴结群引流的淋巴,以及耳、鼻、咽、喉、甲状腺、口腔等器官的淋巴；其输出管合成颈干,左侧注入胸导管,右侧注入右淋巴导管。较重要的淋巴结有：①颈内静脉肩胛舌骨肌淋巴结(juguloomohyoid lymph nodes),位于颈内静脉和肩胛舌骨肌中间腱交叉处的淋巴结,接受舌尖部的淋巴,故舌尖癌首先转移到该淋巴结；②锁骨上淋巴结(supraclavicular lymph nodes),沿颈横血管排列,即锁骨上窝内的淋巴结,其中位于左侧颈根部静脉角处的淋巴结又称为 Vichow 淋巴结,食管下部癌或胃癌转移时常累及该淋巴结；③咽后淋巴结(retropharyngeal lymph nodes),位于鼻咽部后方,收纳鼻、鼻窦和鼻咽部等处的淋巴结,鼻咽癌转移时先累及此处。

2. 肌三角(甲状腺区)

(1) 境界　肌三角(muscular triangle)位于胸锁乳突肌前缘、肩胛舌骨肌上腹和颈前正中线之间,浅面为皮肤、浅筋膜和封套筋膜,深面为椎前筋膜。(图7-5-13、图7-5-14)。

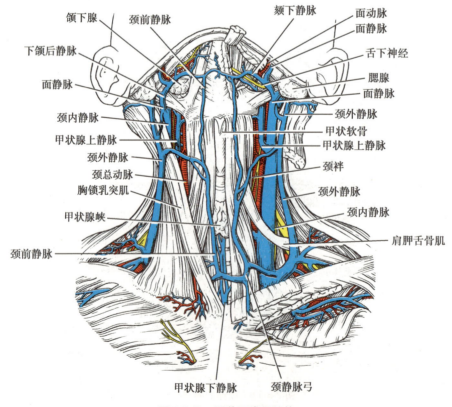

图 7-5-13　颈前区浅层结构

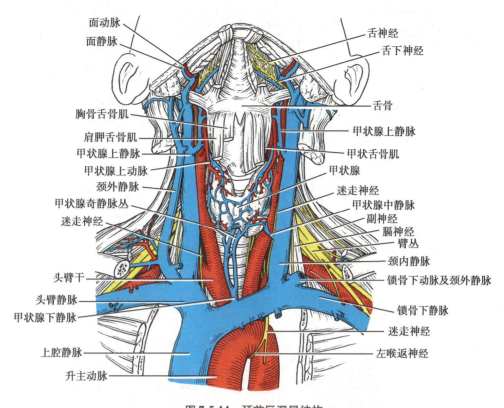

图 7-5-14　颈前区深层结构

（2）内容　肌三角内有舌骨下肌群、甲状腺、气管及其相关的血管神经等。

1）舌骨下肌群：包括 4 对肌（表 7-5-2）

表 7-5-2　舌骨下肌群

名称	起点	止点	作用	神经支配
肩胛舌骨肌	肩胛骨上缘	舌骨体	下拉舌骨	
胸骨舌骨肌	胸骨柄	舌骨体	下拉舌骨	颈襻
胸骨甲状肌	胸骨柄	甲状软骨板	下拉甲状软骨	
甲状舌骨肌	甲状软骨板	舌骨体	下拉舌骨	

2）甲状腺（thyroid gland）：腺体呈 H 形或 U 形，可分为左、右侧叶和连于两侧叶的峡部。峡部上缘偶有一锥状叶，其尖向上有一纤维束连于舌骨中部，是甲状舌管的遗迹。据统计，中国人峡部缺如约占7%，有锥状叶占70%，且多连接于左侧叶（图 7-5-15）。甲状腺分泌甲状腺激素，调节机体基础代谢并影响生长和发育等。

甲状膜的位置与毗邻：甲状腺两侧叶紧贴甲状软骨板、环状软骨和第 1～6 气管软骨环的侧面。有时侧叶的下极可伸至胸骨柄的后方，称胸骨后甲状腺。峡部位于第 2～4 气管软骨环的前方（图 7-5-16、图 7-5-17）。

从甲状腺侧叶的横切面来看，大体上呈三角形，有三个面，其前面为舌骨下肌群和胸锁乳突肌所覆盖；内侧面与两个管道，两条神经和两块肌肉相毗邻，即气管和食管，喉上神经外支和喉返神经，咽下缩肌和环甲肌；后面为甲状旁腺，颈总动脉和甲状腺下动脉的末段，以及颈交感神经干等结构（图 7-5-16）。当甲状腺肿大时，如向后压迫气管和食管，可引起呼吸和吞咽困难；若压迫喉返神经，可出现声音嘶哑；若向后外

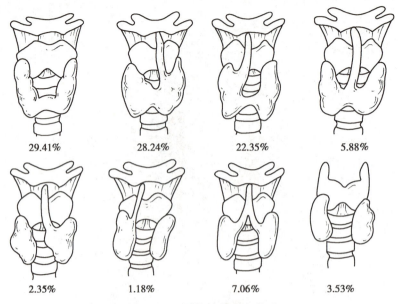

29.41%　28.24%　22.35%　5.88%

2.35%　1.18%　7.06%　3.53%

图 7-5-15 甲状腺的形态类型

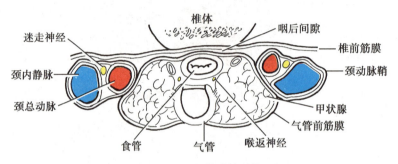

椎体

迷走神经

咽后间隙

颈内静脉

椎前筋膜

颈总动脉

颈动脉鞘

甲状腺

气管前筋膜

喉返神经

食管　气管

图 7-5-16 甲状腺的毗邻

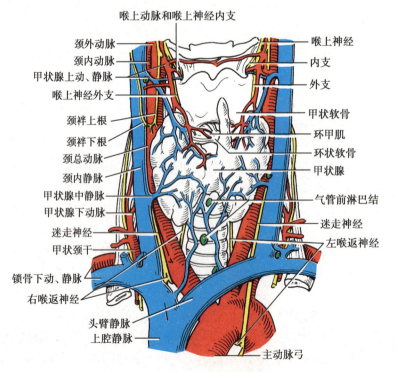

喉上动脉和喉上神经内支

颈外动脉

喉上神经

颈内动脉

内支

甲状腺上动、静脉

外支

喉上神经外支

甲状软骨

颈袢上根

环甲肌

颈袢下根

环状软骨

颈总动脉

甲状腺

颈内静脉

甲状腺中静脉

气管前淋巴结

甲状腺下动脉

迷走神经

迷走神经

左喉返神经

甲状颈干

锁骨下动、静脉

右喉返神经

头臂静脉

上腔静脉

主动脉弓

图 7-5-17 甲状腺的前面观

方压迫交感干时,可出现 Horner 综合征,即患侧瞳孔缩小,眼裂变窄(上睑下垂)及眼球内陷等。

甲状腺被膜:甲状腺有两种被膜,一真一假。真被膜位于内层,由腺体周围结缔组织增厚形成。甲状腺假被膜位于外层,为气管前筋膜包绕甲状腺形成的腺鞘。包裹甲状腺的假被膜在甲状腺侧叶和峡部后面与环状软骨和气管软骨之间增厚形成甲状腺悬韧带(suspensory ligament of thyroid gland),将甲状腺固定于环状软骨。因此吞咽动作时甲状腺可随喉上下移动,临床上可借此鉴别肿块是否属于甲状腺。

甲状腺真、假被膜之间有少量疏松结缔组织填充,其间含有甲状旁腺和静脉干,进入甲状腺的动脉也须穿过二层被膜,然后在真被膜下分支。因此外科医生处理甲状腺在真、假二囊间钳夹血管干时,应注意不要损伤真被膜,因其深面即为许多脆弱的血管,不易止血。喉返神经常穿过甲状腺悬韧带或者在甲状腺悬韧带后面经过,甲状腺切除术中处理悬韧带时,应注意保护喉返神经(图 7-5-18)。

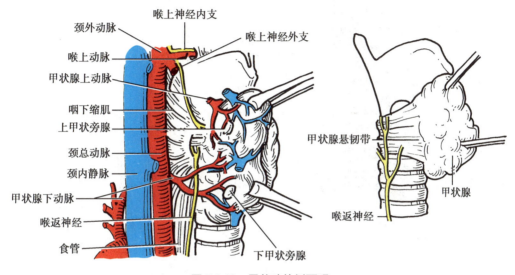

图 7-5-18　甲状腺的侧面观

甲状腺的动脉:极为丰富。甲状腺有名称的动脉有五条,即成对的甲状腺上动脉,成对的甲状腺下动脉和一条不成对的甲状腺最下动脉。

甲状腺上动脉(superior thyroid artery):起自颈外动脉起始处前方,伴喉上神经外支向前下行,至侧叶上极分支进入腺体。一般分为前后两支,一支沿侧叶前缘下行至腺的前面,并有分支沿甲状腺峡的上缘与对侧支吻合;一支沿侧叶后缘下行至腺的后面,与甲状腺下动脉的升支吻合,该血管沿途还发出胸锁乳突肌支、喉上动脉和环甲肌支,该血管还发分支至锥状叶基部,锥状叶尖端无动脉供应,切断时无出血之虑。

甲状腺下动脉(inferior thyroid artery):起自锁骨下动脉的甲状颈干,呈弓状弯向内,沿前斜角肌内侧缘上行到第 6 颈椎平面,即颈动脉鞘和椎动脉之间,行至甲状腺侧叶后面分为两支,分布在甲状腺、甲状旁腺、气管和食管。

甲状腺最下动脉(lowest thyroid artery):不成对,较小,出现率为 13.8%,一般起自主动脉弓或无名动脉。沿气管前方上行,由峡部下缘进入腺体。低位气管切开或甲状腺手术时要注意。

副甲状腺动脉:供应甲状腺的动脉除上述者外,还有许多来自食管、气管动脉的小支分布到甲状腺。当前述动脉结扎切断后,甲状腺仍可通过这些副甲状腺动脉获得足够的营养而不致坏死。由此之故,在甲状腺手术时,彻底止血是手术的关键环节。

甲状腺的静脉:变异较大,先在真囊下形成静脉丛,然后汇成甲状腺上、中、下三对静脉,穿真、假被膜出腺体,甲状腺静脉不完全与动脉伴行。

甲状腺上静脉(superior thyroid vein):由侧叶的上份出腺体,汇入颈内静脉,可以肩胛舌骨肌外缘跨颈总动脉处为标志追寻。

甲状腺中静脉(middle thyroid vein):由侧叶中分出腺体,汇入颈内静脉。此血管通常较短,手术时撕伤可引起严重出血。解剖时可以肩胛舌骨肌内缘跨颈总动脉处为标志追寻。

甲状腺下静脉(inferior thyroid vein):由峡部的下缘出腺体,经气管前方下行,汇入无名静脉,此血管较大,甲状腺切除时,应在动脉结扎切断后的手术最后阶段予以结扎,否则易造成甲状腺严重充血,给手术带来困难。

与甲状腺有关的神经(图7-5-19):喉上神经外支和喉返神经与甲状腺的关系密切,在甲状腺手术中保护这些神经是外科医生重点关心的问题之一,因此认清甲状腺区的这一重要关系也是解剖的重点问题之一。

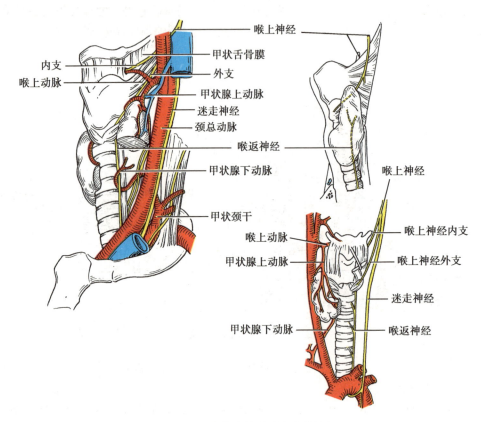

图 7-5-19 甲状腺的动脉及喉的神经

喉上神经(superior laryngeal nerve)外支:系喉上神经的分支,沿咽下缩肌筋膜下行,分布于使声带紧张的环甲肌。此神经在甲状腺上极附近居于内侧,甲状腺上静脉居外侧,甲状腺上动脉位于两者之间,通常神经位于甲状腺假被膜外面。所以在假被膜内作钝性解剖可使之与血管分开。但有些例子却较困难。如15%的神经与血管粘得很紧,有6%的神经穿过动脉分支之间,以致结扎血管时可能损伤神经。较为安全的方法是尽量靠近腺体结扎甲状腺上动脉。

喉返神经(recurrent laryngeal nerve):为迷走神经的分支,左侧喉返神经绕过主动脉弓返行。多数行于气管食管沟内,跨过甲状腺下动脉的后方与侧叶后缘关系较松;右侧者绕右锁骨下动脉返行,因其位置偏外偏前,多数行于气管食管沟的前方,跨甲状腺下动脉前方或与动脉分支交织(图7-5-20)。与甲状腺侧叶后缘关系较紧,有的甚至包埋于甲状腺悬韧带内,在向前牵拉甲状腺时,神经亦被拉向前。故手术时右侧喉返神经损伤的机会较左侧为多。极罕见亦有神经不返行的。这种不返行的喉返神经更易被误认为甲状腺下血管而被结扎切断。

3) 甲状旁腺(parathyroid gland):成人的甲状旁腺似黄豆大小,直径0.6～0.8cm,色泽棕黄,通常有上、下两对,但也可多于四个或少于四个。上一对一般位于甲状腺侧叶后部上、中1/3交界处。下一对多位于侧叶后部下端甲状腺下动脉分支附近。偶有该腺埋藏于甲状腺实质内者称迷走甲状旁腺(图7-5-21)。

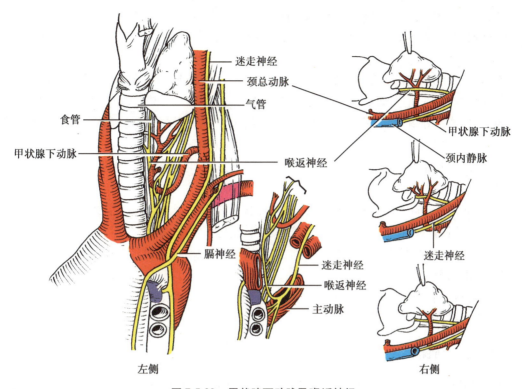

图 7-5-20　甲状腺下动脉及喉返神经

左侧

迷走神经
颈总动脉
气管
食管
甲状腺下动脉
喉返神经
膈神经
迷走神经
喉返神经
主动脉

甲状腺下动脉
颈内静脉
迷走神经

右侧

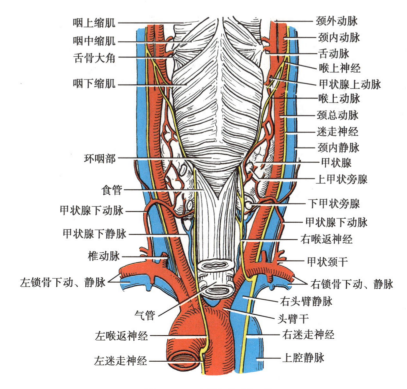

咽上缩肌
咽中缩肌
舌骨大角
咽下缩肌

环咽部
食管
甲状腺下动脉
甲状腺下静脉
椎动脉
左锁骨下动、静脉
气管
左喉返神经
左迷走神经

颈外动脉
颈内动脉
舌动脉
喉上神经
甲状腺上动脉
喉上动脉
颈总动脉
迷走神经
颈内静脉
甲状腺
上甲状旁腺
下甲状旁腺
甲状腺下动脉
右喉返神经
甲状颈干
右锁骨下动、静脉
右头臂静脉
头臂干
右迷走神经
上腔静脉

图 7-5-21　甲状腺后面观

4）颈段气管（cervical part of trachea）：起始于环状软骨水平，后方紧贴食管。喉返神经位于气管与食管沟内上行，两侧为颈总动脉。气管颈段前方的结构有临床实践意义，这些结构有：甲状腺峡部（第2、3、4气管软骨环前方）、颈静脉弓（胸骨上间隙内）、左无名静脉、甲状腺下静脉或甲状腺最下动脉等。

临床上进行气管切开时，要熟悉气管颈部的毗邻关系。体表上，位于环状软骨、两侧胸锁乳突肌前缘，尖向颈静脉切迹的三角形区域，为气管切开的安全三角。手术时，从环状软骨向下到胸骨上窝做前正中线上的切口，依次分离皮肤、浅筋膜和颈深筋膜，把舌骨下肌群向两侧分离牵拉，暴露颈段气管，根据需要切开第1、2或3、4或5、6气管软骨环。术中要注意保护胸骨上间隙的颈静脉弓，必要时结扎；切口要在前正中线上，避免偏离损伤颈部大血管；幼儿气管切开术时还要注意胸腺和头臂静脉位于颈段气管的下端前面，避免受损。

5）颈段食管（cervical part of esophagus）：颈段食管前方为气管，稍偏左侧，颈段食管的手术多从左侧入路。后方邻颈长肌和脊柱；后外侧隔椎前筋膜与颈交感干相邻，两侧为甲状腺侧叶、颈动脉鞘。颈段食管的动脉来自甲状腺下动脉的分支，静脉汇入甲状腺下静脉；迷走神经和交感干的食管支形成食管丛分布于食管；淋巴汇入气管旁淋巴结。

6）颈前深淋巴结（deep anterior cervical lymph nodes）：位于颈部器官周围，可分为喉前淋巴结、甲状腺淋巴结、气管前淋巴结和气管旁淋巴结。

四、胸锁乳突肌区

1. 境界　指该肌所在的区域，血供包括甲状腺上动脉和枕动脉，神经支配包括副神经和第2、3颈神经的前支。

2. 内容

（1）颈动脉鞘：其浅面有胸锁乳突肌、胸骨舌骨肌、胸骨甲状肌、肩胛舌骨肌下腹和甲状腺上、中静脉，颈袢可位于鞘的浅面；鞘的后方有甲状腺下动脉横过（左侧还有胸导管弓），隔椎前筋膜有颈交感干、椎前肌和颈椎横突等；鞘的内侧有咽和食管、喉与气管、甲状腺侧叶和喉返神经等。

（2）颈袢（ansa cervicalis）：第1颈神经前支的部分纤维随舌下神经走行，在颈动脉三角内离开舌下神经，称舌下神经降支，沿颈内动脉及颈总动脉浅面下行，又名颈袢上根（superior root of ansa cervicalis）。第2、3颈神经前支的纤维经过颈丛联合发出降支，称为颈袢下根（inferior root of ansa cervicalis），沿颈内静脉浅面（或深面）下行。该袢上、下两根在肩胛舌骨肌中间腱上缘，适平环状软骨弓处，在颈动脉鞘浅面或鞘内合成颈袢；自颈袢发支支配舌骨下肌群。甲状腺手术时，平环状软骨切断舌骨下肌群，可避免损伤颈袢的肌支（图7-5-22）。

（3）颈丛（cervical plexus）：由第1~4颈神经的前支构成，位于胸锁乳突肌上部和中斜角肌、肩胛提肌之间。发出的皮支在胸锁乳突肌后缘中点穿出颈筋膜浅层，分布在头部、颈部、胸前上部和肩部的皮肤，肌支支配颈深肌群。

（4）颈交感干（cervical sympathetic trunk）：由颈上、中、下交感神经节及节间支组成，位于脊柱两侧。颈上神经节最大，长约3cm，呈梭行位于第2、3颈椎横突前方。颈中神经结最小，位于第6颈椎横突前方。颈下神经节与第1胸神经节融合形成颈胸神经节（星状神经节），位于第1肋颈前方。上述三个神经节各发出一心神经，构成心丛。

除舌骨上、下肌群外，颈部其他肌见表7-5-3。

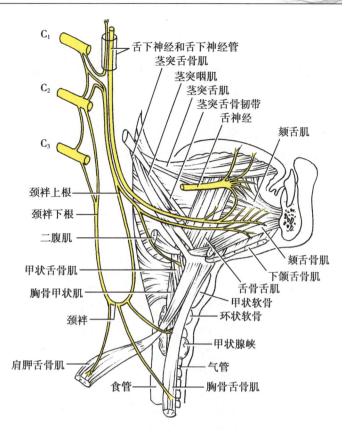

图 7-5-22 颈袢及其支配的肌

表 7-5-3 颈前部肌

肌群	名称	起点	止点	作用	神经支配
颈浅肌	颈阔肌	胸大肌筋膜三角肌筋膜	下颌骨下缘腮腺咬肌筋膜	紧张颈部皮肤	面神经颈支
颈外侧肌	胸锁乳突肌	胸骨柄、锁骨	颞骨乳突	单侧收缩:头向同侧侧屈双侧收缩:头后仰	副神经
颈深肌内侧群（椎前肌）	颈长肌上外部、下内部	第 3~6 颈椎横突、第 1~3 胸椎椎体、第 5~7 颈椎椎体	寰椎前结节第 2~4 颈椎体	屈颈、侧屈	第 3~8 颈神经前支
	头长肌	第 3~6 颈椎横突	枕骨底下面	低头,侧屈	第 1~6 颈神经前支
	头前直肌	寰椎横突	枕骨底下面枕骨大孔前面		颈神经前支(1、2)
	头侧直肌	同上	枕骨外侧部		
颈深肌内侧群（椎侧肌）	前斜角肌	第 3~6 颈椎横突前结节	第 1 肋斜角肌结节	一侧收缩使颈侧屈、旋转,两侧收缩使颈前屈,上提第 1、2 肋助吸气	颈丛前支(5、6)
	中斜角肌	第 3~7 颈椎横突后结节	第 1 肋上面中份		
	后斜角肌	第 5、6 颈椎横突后结节	第 2 肋		

五、颈外侧区

颈外侧区又称为颈后三角(posterior triangle of the neck),为胸锁乳突肌后缘、锁骨中 1/3 上缘和斜方肌前缘围城的三角区,该区域又被肩胛舌骨肌下腹分为枕三角和锁骨上三角。

(一)枕三角

1. 境界 枕三角(occipital triangle)由胸锁乳突肌后缘、斜方肌前缘和肩胛舌骨肌下腹上缘围成。由浅入深依次为皮肤、浅筋膜和封套筋膜,以及椎前筋膜和其下方的头夹肌、肩胛提肌和中、后斜角肌(图 7-5-23)。

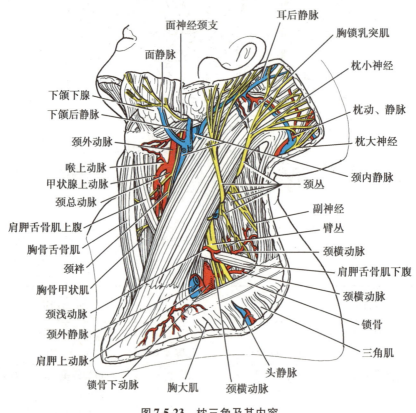

图 7-5-23 枕三角及其内容

2. 内容

(1)副神经:经胸锁乳突肌深面,出该肌后缘,斜跨过枕三角,行向后下进入斜方肌深面。即斜方肌前缘锁骨上二横指处。此点可作为寻找和辨认副神经的标志。

(2)颈丛、臂丛分支:颈丛皮支在胸锁乳突肌后缘中点处穿颈筋膜浅层,分布到头、颈、胸前上部及肩上部的皮肤;颈丛肌支支配肩胛提肌、斜方肌和椎前肌的颈丛皮支。臂丛分支有支配菱形肌的肩胛背神经,支配冈上肌、冈下肌的肩胛上神经,以及进入腋区支配前锯肌的胸长神经。

(二)锁骨上三角

1. 境界 锁骨上三角又称肩胛舌骨肌锁骨三角(omoclavicular triangle),由胸锁乳突肌后缘、肩胛舌骨肌下腹和锁骨中 1/3 上缘组成,该三角在体表明显凹陷,又称锁骨上窝。其浅面由浅入深依次为皮肤、浅筋膜(内有锁骨上神经、颈外静脉末段、颈阔肌)、封套筋膜、斜角肌下份和椎前筋膜。

2. 内容

(1)锁骨下静脉及静脉角:锁骨下静脉在第 1 肋外侧缘续于腋静脉,位于锁骨下动脉前下方。在前斜角肌内侧、锁骨下静脉与颈内静脉汇合成头臂静脉,二者之间向上外开放的角,称为静脉角。胸导管和右淋巴导管分别注入左、右静脉角(图 7-5-24)。

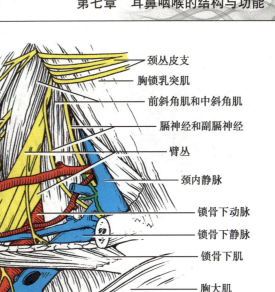

斜方肌
肩胛提肌
第5颈神经分支
后斜角肌
第6颈神经分支
颈横动脉
肩胛上神经、动脉和静脉

三角肌

腋动、静脉

颈丛皮支
胸锁乳突肌
前斜角肌和中斜角肌
膈神经和副膈神经
臂丛
颈内静脉
锁骨下动脉
锁骨下静脉
锁骨下肌
胸大肌
胸小肌

图 7-5-24　锁骨上三角及其内容

（2）锁骨下动脉：该动脉是经斜角肌间隙进入三角的锁骨下动脉第 3 段，并行向腋窝；其下方为第 1 肋，后上方有臂丛诸干，前下方为锁骨下静脉。在三角内，锁骨下动脉的直接和间接分支有：肩胛背动脉、肩胛上动脉和颈横动脉，分别至斜方肌深面和肩胛区。

（3）臂丛：由第 5～8 颈神经前支和第 1 胸神经前支的大部分纤维组成，经斜角肌间隙，锁骨下动脉后上方进入此三角。第 5、6 颈神经前支合成上干，第 7 颈神经前支延续为中干，第 8 颈神经前支和第 1 胸神经前支的部分纤维合成下干。各干均分为前、后两股，经锁骨中份的后下方进入腋窝。根、干、股合称为臂丛的锁骨上部。在锁骨中点上方，为锁骨上臂丛神经阻滞麻醉处。臂丛锁骨上部发出肩胛背神经、锁骨下肌神经和胸长神经等分支。臂丛和锁骨下动脉均由椎前筋膜形成的筋膜鞘包绕，续于腋鞘。

六、颈根部

1. 境界　颈根部（root of neck）是颈部与胸部和上肢之间的交接区。来往于各部之间的许多结构，如大血管、神经干、淋巴干和某些脏器都通过此部。其前界为胸骨柄，后界为第 1 胸椎体，两侧为第 1 肋。前斜角肌是颈根部重要的标志，其前内侧有胸膜顶和颈根部的纵行结构，前、后及外侧有胸、颈与上肢之间的横行结构（图 7-5-25）。

2. 内容

（1）胸膜顶（cupula of pleura）：是壁胸膜突入颈根部覆盖肺尖的部分，最高点超过锁骨内 1/3 段上方 2～3cm。第 7 颈椎横突、第 1 肋颈和第 1 胸椎椎体连至胸膜顶的筋膜称胸膜上膜，又称 Sibson 筋膜，具悬吊作用。肺塌陷手术需切断该筋膜，才能使肺尖塌陷。前斜角肌及其前后的结构均位于胸膜顶的前方，颈交感干和第 1 胸神经前支位于其后方，中斜角肌和臂丛位于其外侧。胸膜顶内侧的结构左右不同，左侧与左锁骨下动脉及左头臂静脉相邻，右侧则与头臂干、右头臂静脉和气管相连。针刺颈根部时要注意勿伤及胸膜顶和肺尖，以免造成气胸。

（2）锁骨下动脉（subclavian artery）及其分支（图 7-5-26）：左侧锁骨下动脉起自主动脉弓，右侧起自头臂干，两侧均呈弓形越过胸膜顶前上方，向外穿过斜角肌间隙，至第 1 肋外侧缘移行为腋动脉。以前斜角肌为界，锁骨下动脉可分为三段：第一段为起点到前斜角肌内侧缘，发出的分支有椎动脉、甲状颈干（短干，又分出甲状腺下动脉、肩胛上动脉和颈横动脉三支）、肋颈干（分出肋间上动脉和颈深动脉）；第

155

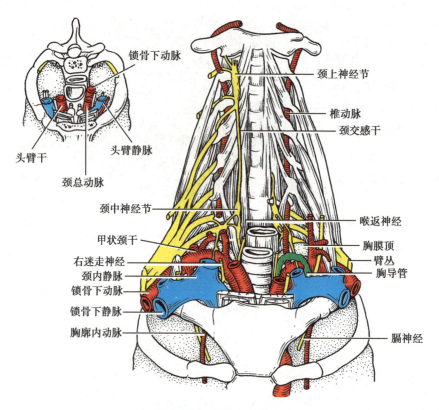

图 7-5-25　颈根部的结构

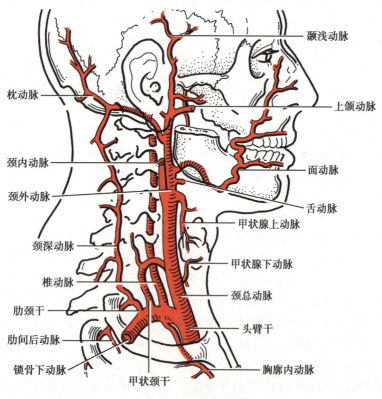

图 7-5-26　颈部的动脉

二段为前斜角肌后方,有时有肋颈干由此发出;第三段为出斜角肌间隙到第 1 肋外缘之间,有时有肩胛上动脉或者颈横动脉于此发出。

1) 椎动脉(vertebral artery):起自锁骨下动脉第 1 段,沿前斜角肌内侧上行于胸膜顶前面,穿经上位 6 个颈椎横突孔,经枕骨大孔入颅,分布于脑和内耳。

2) 胸廓内动脉(internal thoracic artery):起自锁骨下动脉第 1 段,椎动脉起始部的相对处,行于胸膜顶前方,经锁骨下静脉后方入胸腔。

3) 甲状颈干(thyrocervical artery):起自锁骨下动脉第 1 段,沿前斜角肌内侧缘上升,其分支有甲状腺下动脉、肩胛上动脉和颈横动脉。

4) 肋颈干(costocervical artery):起自锁骨下动脉第 1 或第 2 段,经胸膜顶上方弓形向后至第 1 肋颈处分为颈深动脉和最上肋间动脉。

(3) 胸导管(thoracic duct):经胸廓上口入颈根部,先沿颈段食管左缘上升,约平第 7 颈椎平面弯向外,呈凸向上的胸导管弓,该弓越过椎动脉、甲状颈干、膈神经及锁骨下动脉第 1 段之前,颈动脉鞘之后及胸膜顶之上,再弯向前下注入左静脉角。胸导管的位置和注入部位变异较大(图 7-5-27)。

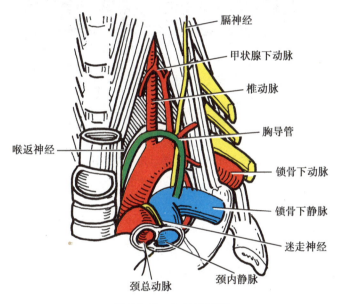

图 7-5-27 胸导管颈部

(4) 右淋巴导管(right lymphatic duct):为一短干,长约 1cm,由右颈干、右锁骨下干和右支气管纵隔干汇合而成,注入右静脉角,但右淋巴导管经常缺如。

(5) 锁骨下静脉(subclavian vein):自第 1 肋外缘续于腋静脉,在第 1 肋上面,经锁骨与前斜角肌之间向内与颈内静脉汇合成头臂静脉。锁骨下穿刺技术是临床上广泛应用于长期输液、心导管插管和中心静脉压测定等。插管时要根据锁骨下静脉和静脉角的投影位置、深度及周围结构的关系,紧贴胸骨内侧端和第 1 肋之间进针。要注意气胸、出血及胸导管损伤等并发症。

(6) 迷走神经:右迷走神经下行于右颈总动脉与右颈内静脉之间,在锁骨下动脉第一段发出右喉返神经,绕右锁骨下动脉的下面和后方返回颈部。左迷走神经在左颈总动脉和左颈内静脉之间下行入胸腔。

(7) 膈神经(phrenic nerve):由第 3~5 颈神经前支组成的混合神经,自前斜角肌上份的外侧缘穿出,在颈深筋膜深层的深部,沿着前斜角肌前面走向下内,在胸膜顶前内侧和锁骨下动脉、静脉之间降至胸腔。

(8) 椎动脉三角(triangle of vertebral artery):该三角外侧界为前斜角肌、下界为锁骨下动脉第一段,内侧界为颈长肌。尖为第 6 颈椎横突前结节;后方有胸膜顶、第 7 颈椎横突、第 8 颈神经前支和第 1 肋颈;前方有颈动脉鞘及膈神经、甲状腺下动脉和胸导管(左)等。三角内主要结构有椎动脉、椎静脉、甲状颈干、甲状腺下动脉、交感干和颈胸神经节等(图7-5-28)。

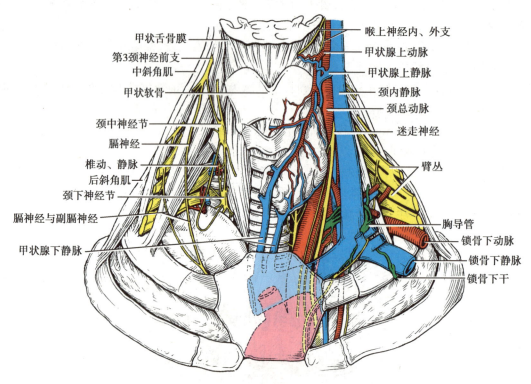

图7-5-28 椎动脉三角及其内容

七、颈部的解剖操作

(一)尸位及皮肤切口

尸体仰卧,肩部垫高,头尽量后仰,作如下皮肤切口:

(1)自下颌骨下缘中点起,沿着颈前正中线至胸骨颈静脉切迹中点做切口;

(2)自下颌骨下缘中点起,沿着下颌骨下缘及下颌支后缘到乳突根部切口;

(3)自胸骨颈静脉切迹中点起,沿锁骨到肩峰。切口要浅;

(4)自颈前正中线切口将皮片剥离翻向两侧,至斜方肌前缘,显露颈阔肌。

(二)浅层结构解剖

(1)解剖颈阔肌:观察颈阔肌的起点和止点。清除该肌浅面的筋膜,沿锁骨将其切断,上翻到下颌骨下缘,保留其表面的浅静脉和皮神经(勿翻)。

(2)解剖颈前静脉:在颈前正中线两侧的浅筋膜内从上到下解剖颈前静脉。观察附近的颈前浅淋巴结,然后清除该淋巴结。

(3)解剖颈外静脉:在下颌角后下方,沿胸锁乳突肌浅面解剖出颈外静脉,注意其下端在锁骨上方穿入深筋膜处。注意附近的颈外侧浅淋巴结,然后清除该淋巴结。

(4)解剖颈丛皮支:在胸锁乳突肌后缘中点附近的浅筋膜内,在前、上、下方向寻找颈丛皮支:颈横神经、耳大神经、枕小神经、锁骨上神经等。

(5)清除浅筋膜:保留上述浅静脉和皮神经,清除浅筋膜,修理整洁颈筋膜浅层(封套筋膜)。

(三)深层结构解剖

1. 颈前区解剖

(1)解剖颈筋膜浅层及颈静脉弓:观察颈筋膜浅层。在胸骨颈静脉切迹上缘中点向上切开该筋膜,显出胸骨上间隙,在该间隙内解剖出连接左右颈前静脉的颈静脉弓和间隙内的淋巴结。

（2）解剖颌下三角:解开颈筋膜浅层暴露颌下腺,注意观察腺体浅面和下颌骨下缘之间的颌下淋巴结,并清除;在腺体表面找到面静脉;在腺体与下颌骨之间找到面动脉,并观察其走向。

将颌下腺翻向上,修洁二腹肌后腹和茎突舌骨肌,观察颌下三角的境界;切断二腹肌前腹在下颌骨上的起点,将前腹翻向上,显露舌骨舌肌,在该肌表面观察舌下神经;在舌骨大角和舌下神经之间,观察舌动脉;在颌下腺深部前缘和舌骨舌肌表面寻找颌下腺管,观察舌神经和下方的颌下神经节。

（3）解剖颏下三角:清除颏下颈筋膜浅层,观察颏下淋巴结并清除;观察颏下三角的境界和其下的下颌舌骨肌。

（4）解剖胸锁乳突肌:在该肌前缘稍后纵行切开颈筋膜浅层,剥离到该肌后缘,显露该肌。切断该肌胸骨柄和锁骨上的起点,翻向后上方,观察支配该肌的副神经及颈外动脉的分支。观察副神经的走向。

（5）解剖舌骨下肌群及颈袢:修洁舌骨下肌群,将胸锁乳突肌复位,在胸锁乳突肌、胸骨舌骨肌和肩胛舌骨肌的三角内,观察舌下神经降支分出的支配舌骨下肌群的肌支,沿肌支向上追踪颈袢至颈动脉鞘。

（6）解剖颈动脉三角:将胸锁乳突肌复位,确认此三角是由胸锁乳突肌上份前缘、二腹肌后腹和肩胛舌肌上腹围成。

1）解剖颈动脉鞘:解剖该结构周围的颈外侧深淋巴结,观察颈外侧上深淋巴结和下深淋巴结,然后清除,显出颈动脉鞘。①沿颈动脉鞘前壁向上观察舌下神经形成的颈袢上根和来自第1~3颈神经形成的颈袢下根;②纵行切开颈动脉鞘,观察颈内静脉、颈总颈动脉和颈内动脉的位置;分离并清除颈内静脉的属支:面静脉、舌静脉、甲状腺上静脉、甲状腺下静脉;③在颈总动脉与颈内静脉之间分离筋膜,找出迷走神经,在迷走神经前方仔细找出迷走神经心支;④修洁颈总动脉,在甲状软骨上缘处找到颈内动脉和颈外动脉的分叉处,观察二者位置关系的变化;观察寻找颈动脉小球和颈动脉窦。

2）解剖颈外动脉在三角内的分支:寻找并追踪甲状腺上动脉、舌动脉的起点和走向。

3）解剖舌下神经:观察舌下神经的走向。

（7）解剖肌三角:注意肌三角的境界

1）清除舌骨下肌群的筋膜,在胸骨柄上缘处切断胸骨舌骨肌并翻转到舌骨;修洁深面的胸骨甲状肌和甲状舌骨肌,并在胸骨甲状肌下缘切断该肌,向上翻转到甲状软骨。

2）观察气管前筋膜,即甲状腺假被膜,观察甲状腺两侧叶和峡的位置和形状,注意有无锥状叶。

3）在甲状腺侧叶上极找出甲状腺上动脉、甲状腺上静脉,以及伴行的喉上神经外支;观察舌骨大角与甲状软骨间的喉上动脉与喉上神经内支。

4）观察在甲状腺峡下方的气管前间隙内的甲状腺最下动脉。

5）寻找甲状腺侧叶外侧缘中份的甲状腺中静脉,追踪到颈内静脉并切断。

6）将甲状腺侧叶翻向内侧,暴露侧叶后面,在甲状腺下极寻找甲状腺下动脉,并观察其走向;在环甲关节后方找到喉返神经,注意该神经与甲状腺下动脉的位置关系。

7）在甲状腺前面切开甲状腺假被膜,观察其下的甲状腺真被膜,观察甲状腺悬韧带,观察喉返神经与甲状腺悬韧带的位置关系。

8）清除甲状腺鞘,寻找观察甲状旁腺。

2. 胸锁乳突肌区解剖　该区主要观察椎动脉三角和前斜角肌周围的结构。将该肌翻起,注意辨认该区的境界。

1）解剖胸导管和右淋巴导管:在左侧静脉角寻找并观察胸导管,并观察其走行;在右侧静脉角寻找并观察右淋巴导管。

2）解剖迷走神经和喉返神经:在右侧颈内静脉与颈总动脉之间向下分离迷走神经到锁骨下动脉前方,分离出其分支右喉返神经,观察其走行;在左侧分离并观察左迷走神经的走向,解剖胸部时再观察左喉返神经。

3）解剖锁骨上淋巴结及膈神经：清除肩胛舌骨肌下腹以下的颈深筋膜浅层，注意左静脉角处的淋巴结；将脂肪组织及淋巴结清除后，暴露椎前筋膜，透过该筋膜可见前斜角肌和该肌表面的膈神经，在膈神经外侧纵切筋膜，注意该神经的走行。

4）解剖甲状颈干：在颈内静脉根部上方切断该静脉并上翻，在前斜角肌内侧解剖甲状颈干。观察该动脉起点和发出的 3 条分支。

5）解剖椎动脉：在甲状颈干内侧深面剥离椎动脉，观察其走行。

6）解剖胸廓内动脉：在椎动脉对应的锁骨下动脉对侧壁观察该动脉的起点。

7）解剖颈交感干：将颈总动脉、颈内静脉牵向外侧，把颈部器官推向内侧，在椎前肌和椎体两旁，纵行剥离椎前筋膜，即可找到颈交感干，寻找并观察颈上神经节、颈中神经节和颈下神经节。

3. 颈外侧区的解剖

1）将胸锁乳突肌复位，观察颈外侧区的境界。观察肩胛舌骨肌下腹。

2）解剖副神经：在胸锁乳突肌后缘上、中 1/3 交界处向外下方切开颈筋膜浅层至斜方肌前缘中、下 1/3 处，在筋膜的深面寻找副神经，观察副神经淋巴结并清除。

3）解剖颈丛：清除颈外侧区的颈筋膜浅层，清理颈丛各根及其分支，观察从颈丛发出的膈神经及其走向。

4）解剖臂丛：在前、中斜角肌之间解剖臂丛的五个根和三个干，寻找肩胛上神经、肩胛背神经和胸长神经，并观察他们的走向。

5）解剖肌：清理并观察中斜角肌、后斜角肌、肩胛提肌和夹肌。

4. 颈根部的解剖

1）截除锁骨：离断胸锁关节，在锁骨中、外 1/3 处锯断锁骨，分离其后的锁骨下肌，摘除锁骨。

2）清理并观察锁骨下静脉。

3）观察静脉角和淋巴导管。

4）观察迷走神经和喉返神经。

5）修洁锁骨下动脉，注意观察各段的位置及发出的分支，并观察分支的走行，注意其与喉返神经、胸导管、颈内静脉、迷走神经、膈神经、肺尖、胸膜顶、交感干的位置关系。

本节小结

颈部介于头与胸和上肢之间。脊柱颈段是颈部的支持结构，其前面正中有呼吸道和消化管的颈段，两侧有纵行排列的大血管和神经。颈根部有胸膜顶、肺尖及进出胸廓上口的血管和神经干等。甲状腺和甲状旁腺是颈部的重要器官。颈部筋膜包绕各层颈肌、血管、神经和脏器，这些结构之间有疏松结缔组织填充，形成筋膜鞘和筋膜间隙。沿着浅静脉和深部血管、神经排列较多颈部淋巴结，是全身淋巴的总汇区，炎症肿瘤易发于此处。颈部肌肉大多为纵行，不仅可使头颈产生复杂灵活的运动，并参与呼吸、吞咽和发音等生理活动。颈部以胸锁乳突肌与斜方肌为界分为颈前区、胸锁乳突肌区、颈侧区与颈后区。

（汪克建 贺桂琼 重庆医科大学基础医学院）

思考题

1. 从鼻窦的组成、位置及开口部位分析，为什么上颌窦炎在临床常见？

2. 中耳鼓室各壁的位置、结构、毗邻及临床意义。

3. 试述声波如何传至听觉中枢产生听觉的？

4. 何谓行波理论？耳蜗是通过什么机制辨别不同频率的声波刺激？

5. 试述耳蜗毛细胞肺的换能机制。

6. 甲状腺肿大时可能压迫哪些结构？

7. 颈部最常见的疾病是包块,如甲状腺瘤、甲状舌骨囊肿、颈淋巴结肿大等。根据所学局解的知识思考这三种肿块如何鉴别。

8. 甲状腺手术的重要环节是防止损伤喉上神经外支和喉返神经。防止这两条神经的损伤最重要的是掌握其解剖要点。试归纳:①喉上神经外支的解剖要点是什么？②左、右喉返神经的行径、毗邻有什么不同？③根据这两条神经的解剖特点,手术时防止神经损伤的措施是什么？

第二部分　感官系统疾病

第一篇 皮 肤

第八章 皮肤疾病的常见症状与体征

学习目标

掌握 皮肤疾病常见症状及体征,在体征当中常见的原发皮损、继发皮损的类型及定义。

熟悉 各种皮肤症状及各种体征的具体解释。

了解 与症状相对应的常见疾病。

皮肤性病的临床表现包括症状和体征,患者特有的临床表现是皮肤病诊断的基础,故学好皮肤疾病的常见症状与体征是正确诊断皮肤疾病的必要条件。

第一节 皮肤疾病的常见症状

症状就是患者主观感受到的不适,也就是患者的"感受"、"主诉"。主要有瘙痒、疼痛、及麻木感,另外还可以出现烧灼感、蚁走感等,全身症状有畏寒、发热、乏力、食欲缺乏和关节疼痛等。

1. 瘙痒 瘙痒是皮肤病最常见的症状,这种症状严重影响病人的生活质量,为病人造成苦恼。此症状可轻可重,存在个体差异,与神经、心理状态相关。常见于荨麻疹、慢性单纯性苔藓、湿疹、疥疮等,一些系统性疾病如恶性肿瘤、糖尿病、肝肾功能不全等也可伴发瘙痒。

2. 疼痛 许多原因都可能导致疼痛,常见病因有带状疱疹、皮肤化脓性感染、结节性红斑、淋病和生殖器疱疹等,疼痛性质可为刀割样、针刺样、烧灼样、电击样等,多局限于患处。

3. 麻木 麻木感常见于麻风患者。

第二节 皮肤疾病的常见体征

客观存在、可看到或触摸到的皮肤黏膜及其附属器的改变称为体征,又称为皮肤损害(简称皮损)。皮损可分为原发性和继发性两大类,但有时两者不能截然分开,如脓疱为原发性皮损,也可继发于丘疹或水疱。

1. 原发性皮损(primary lesion) 由皮肤性病的组织病理变化直接产生,对皮肤性病的诊断具有重要价值。

(1) 斑疹(macule):皮肤黏膜的局限性颜色改变,与周围皮肤平齐,无隆起或凹陷,大小可不一,形状可不规则,直径一般小于1cm(图8-2-1A)。直径达到或超过1cm时,称为斑片(patch)。根据发生机制和特征的不同,可分为红斑、出血斑、色素沉着及色素减退(或脱失)斑等,红斑是局部真皮毛细血管扩张、充血所致,分为炎症性红斑(如丹毒等)和非炎症性红斑(如鲜红斑痣等),前者局部可有皮温略升高,有时肿胀高起,压之变白;后者多由毛细血管扩张、数量增多导致,局部皮温不高,压之退色。出血斑由毛细血管破裂后红细胞外渗所致,压之不退色,直径小于 2mm 时称为瘀点(petechia),大于 2mm 时称瘀斑(ecchymosis)。色素沉着及色素减退(或脱失)斑是表皮或真皮色素增加、减少(或消失)所致,压之均不退色,如黄褐斑、花斑糠疹和白癜风等。

(2) 斑块(plaque):为丘疹扩大或较多丘疹融合而成、直径大于 1cm 的隆起性扁平皮损,中央可有凹陷(图 8-2-1B),见于银屑病等。

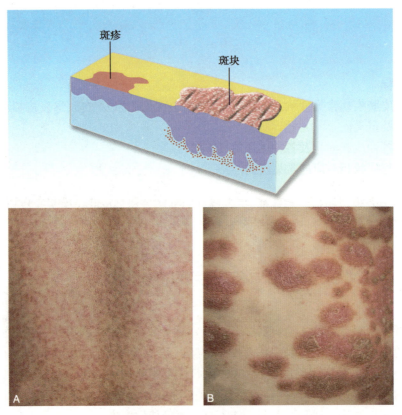

图 8-2-1 斑疹和斑块
A. 斑疹;B. 斑块

(3) 丘疹(papule):为局限性、实质性、直径小于 1cm 的表浅隆起性皮损(图 8-2-2A)。丘疹表面可扁平(如扁平疣)、圆形脐凹状疣(如传染性软疣)、粗糙不平呈乳头状(如寻常疣),颜色可呈紫红色(如扁平苔藓)、淡黄色(如黄色瘤)或黑褐色(如色素痣)。丘疹可由表皮或真皮浅层细胞增殖(如银屑病)、代谢产物聚积(如皮肤淀粉样变)或炎症细胞浸润(如湿疹)引起。形态介于斑疹与丘疹之间的稍隆起皮损称为斑丘疹(maculopapule),丘疹顶部有小水疱时称丘疱疹(papulovesicle),丘疹顶部有小脓疱时称丘脓疱疹(papulopustule)。

(4) 风团(wheal):为真皮浅层水肿引起的暂时性、隆起性、局限性皮损。皮损可呈红色或苍白色,周围常有红晕,一般大小不一,形态不规则(图 8-2-2B)。皮损发生快,此起彼伏,一般经数小时消退,消退后多不留痕迹,常伴有剧痒。见于荨麻疹。

(5) 水疱(vesicle)和大疱(bulla):水疱为局限性、隆起性、内含液体的腔隙性皮损,直径一般小于 1cm,大于 1cm 者称大疱(图 8-2-3A),内容物含血液者称血疱。因水疱在皮肤中发生位置的不同,疱壁可薄可厚,位于角质层下的水疱,疱壁薄,易干涸脱屑,见于红斑型天疱疮、白痱等;位于棘细胞层的水疱,疱壁略厚不易破溃,见于水痘、带状疱疹等;位于表皮下的水疱,疱壁较厚,很少破溃,见于大疱性类天疱疮等。

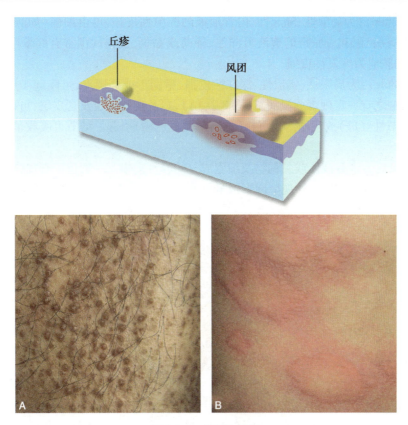

图 8-2-2　丘疹和风团
A. 丘疹；B. 风团

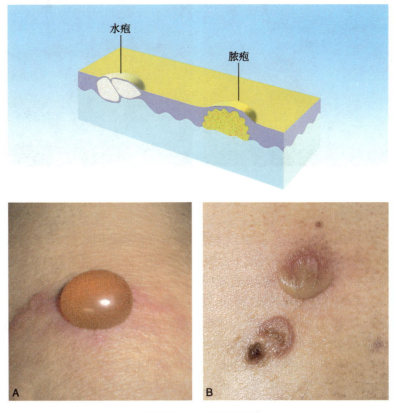

图 8-2-3　水疱和脓疱
A. 水疱；B. 脓疱

（6）脓疱（pustule）：为局限性、隆起性、内含疱液的腔隙性皮损，可由细菌（如脓疱疮）或非感染性炎症（如脓疱型银屑病）引起。脓疱的疱液可浑浊、稀薄或黏稠，皮损周围常有红晕（图 8-2-3B）。水疱继发感染后形成的脓疱为继发性皮损。

（7）结节（nodule）：为局限性、实质性、深在性皮损，呈圆形或椭圆形，可隆起于皮面，亦可不隆起，需触诊方可查出，触之有一定硬度或浸润感（图 8-2-4A），累及皮肤深层及真皮层，可由真皮或皮下组织的炎性浸润（如结节性红斑）或代谢产物沉积（如结节性黄色瘤）引起。结节可吸收消退，亦可破溃成溃疡，愈后形成瘢痕。

（8）囊肿（cyst）：为含有液体或黏稠物及细胞成分的囊性皮损。一般位于真皮或更深位置，可隆起于皮面或仅可触及（图 8-2-4B）。外观呈圆形或椭圆形，触之有囊性感，大小不等，常见于皮脂腺囊肿、毛鞘囊肿、表皮囊肿。

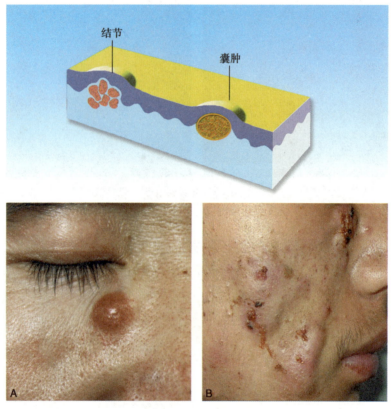

图 8-2-4 结节和囊肿
A. 结节；B. 囊肿

2. 继发性皮损（secondary lesion） 是由原发性皮损演变而来或因搔抓、治疗不当引起。

（1）糜烂（erosion）：局限性表皮或黏膜上皮缺损形成的红色湿润创面，常由水疱、脓疱破裂或浸渍处表皮脱落所致（图 8-2-5A）。因损害较表浅，预后愈后一般不留瘢痕。

（2）溃疡（ulcer）：局限性皮肤或黏膜缺损形成的创面，可深达真皮或更深位置，可由感染、损伤、肿瘤、血管炎等引起（图 8-2-5B）。其基底部常有坏死组织附着，边缘可陡直、倾斜或高于周围皮肤。因损害常破坏基底层细胞。故愈合慢且愈后可留有瘢痕。

（3）鳞屑（scale）：为干燥或油腻的角质细胞层状堆积，由表皮细胞形成过快或正常角化过程受干扰所致（图 8-2-6A）。鳞屑的大小、厚薄、形态不一，可呈糠秕状（如花斑糠疹）、蛎壳状（如银屑病）或大片状（如剥脱性皮炎）。

（4）浸渍（maceration）：皮肤角质层吸收较多水分导致表皮变白变软，常见于长时间浸水或处于潮

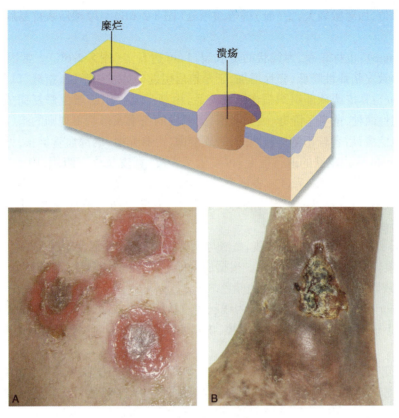

图 8-2-5 糜烂和溃疡
A. 糜烂;B. 溃疡

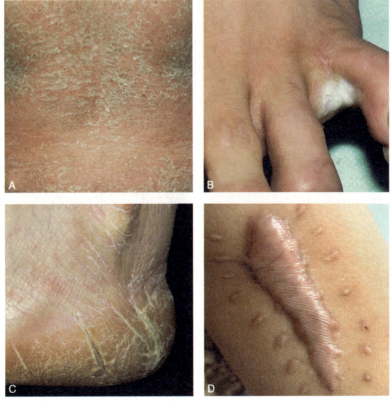

图 8-2-6 鳞屑、浸渍、裂隙和瘢痕
A. 鳞屑;B. 浸渍;C. 裂隙;D. 瘢痕

湿状态下的皮肤部位,如湿敷较久,指(趾)缝等皱褶处(图8-2-6B)。摩擦后表皮易脱落而露出糜烂面,容易继发感染。

(5)裂隙(fissure):也称皲裂,为线状的皮肤裂口,可达真皮(图8-2-6C)。常因皮肤炎症、角质层增厚或皮肤干燥导致皮肤弹性降低,脆性增加,于牵拉后引起。好发于掌趾、指缝、口角等部位。

(6)瘢痕(scar):真皮或深部组织损伤或病变后,由新生结缔组织增生修复而成(图8-2-6D)。可分为增生性和萎缩性两种,前者呈隆起、表面光滑、无毛发的条索或形状不规则的暗红色略硬斑块,见于烧伤性瘢痕及瘢痕疙瘩;后者较正常皮肤凹陷,表皮变薄,皮肤光滑,局部血管扩张,见于红斑狼疮。

(7)萎缩(atrophy):为皮肤的退行性变,可发生于表皮、真皮及皮下组织,因表皮厚度变薄或真皮和皮下结缔组织减少所致(图8-2-7A)。表皮萎缩常表现为皮肤变薄,半透明,表面有细皱纹呈羊皮纸样,正常皮沟变浅或消失;真皮萎缩表现为局部皮肤凹陷,表皮纹理可正常,毛发可变细或消失,皮下组织萎缩则表现为明显凹陷。

(8)痂(crust):由皮肤中的浆液、脓液、血液与脱落组织,药物等混合干涸后凝结而成(图8-2-7B)。痂可薄可厚,质地柔软或脆硬,附着于创面。根据成分的不同,可呈淡黄色(浆液性)、黄绿色(脓性)、暗红黑褐色(血性),或因混杂药物而呈不同的颜色。

(9)抓痕(excoriation):也称表皮剥脱,为线状或点状的表皮或深达真皮浅层的剥脱性缺损(图8-2-7C)、常由机械性损伤所致,如搔抓、划破或摩擦,皮损表面可有渗出、血痂或脱落,若损伤较浅则愈后不留瘢痕。

(10)苔藓样变(lichenification):因反复搔抓、长期摩擦导致的皮肤局限性粗糙增厚(图8-2-7D)。表现为皮嵴隆起,皮沟加深,皮损境界清楚,常伴有剧烈瘙痒。见于慢性单纯性苔藓、慢性湿疹等。

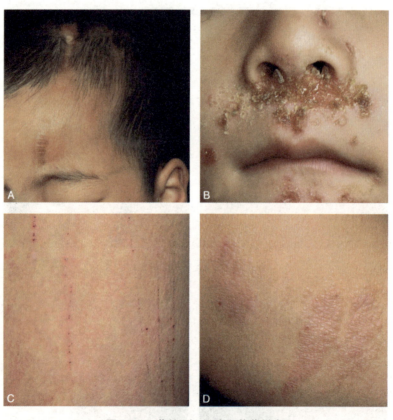

图8-2-7　萎缩、痂、抓痕和苔藓样变
A. 萎缩;B. 痂;C. 抓痕;D. 苔藓样变

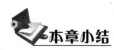

本章小结

　　皮肤性病的临床表现包括症状和体征,症状即患者主观的感受,体征即医生可以看到和触摸到的改变,某些疾病有其特有的症状及体征,而不同的皮肤疾病可以表现为相同的症状和体征,熟练地掌握皮肤性病的症状和体征是正确诊断皮肤疾病的基础。

思考题

　　1. 皮肤性病的常见症状是哪些呢?

　　2. 皮肤性病的常见体征包括原发皮损及继发皮损,其两者有什么区别呢? 原发皮损和继发皮损包括哪些体征,其具体的解释是什么?

（李惠　重庆医科大学附属第一医院）

第九章　皮肤疾病的常用诊断技术

学习目标

掌握　皮肤常用的实验室检查种类、适应证及其临床意义。

熟悉　各种实验室检查的具体方法。

了解　皮肤生物学无创性测量技术的适应证及方法。

第一节　皮肤组织病理及免疫病理学检查

皮肤疾病有其特殊的症状及体征,但许多疾病可以表现为相同的症状及体征,不同的症状及体征也可以出现在同一个疾病中。在有些情况下,某些疾病的皮肤损害不特殊,不能单靠症状及体征诊断其疾病,为了帮助我们诊断皮肤疾病,实验室检查是必不可少的。在这一章我们将学习皮肤病理、免疫荧光检查以及其他一些皮肤科常用的实验室检查。

一、皮肤组织病理

(一) 皮肤组织病理的基本要求

根据皮肤组织病理变化的层次变化,从上到下可分为表皮病变、真皮病变和皮下组织病变等。

【表皮病变】

1. 角化过度(hyperkeratosis)　由病理性改变所造成的角质层增厚,其原因许多,可以是相对的,也可以是绝对的(图 9-1-1)。见于扁平苔藓、掌跖角化病、鱼鳞病等。

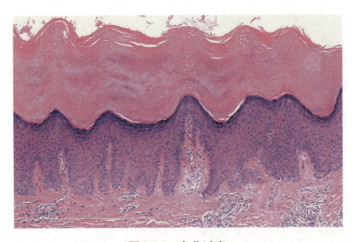

图 9-1-1　角化过度

2. 角化不全（parakeratosis）　角化不完全所致,角质层内仍有残留的细胞核（正常皮肤角质层中无细胞核）（图 9-1-2）。见于银屑病、玫瑰糠疹、汗孔角化症等。

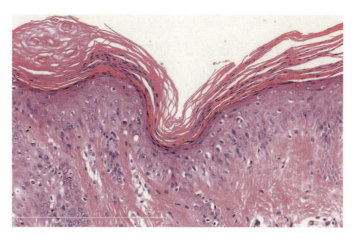

图 9-1-2　角化不全

3. 角化不良（dyskeratosis）　指角质形成细胞未到角质层即出现角化现象（图 9-1-3A）,表现为核固缩,胞质红染。良性疾病中可见于毛周角化病、病毒感染等,恶性疾病中最常见于鳞状细胞癌（图 9-1-3B）,其角化不良细胞可呈同心性排列,接近中心部逐渐出现角化,称角化珠（squamous pearls）。

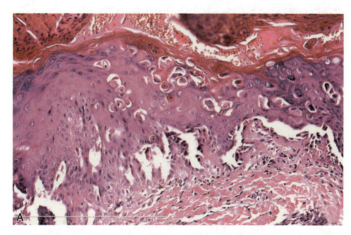

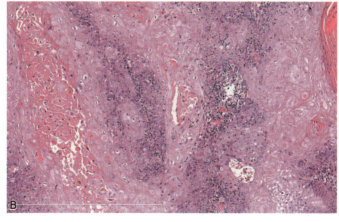

图 9-1-3　角化不良
A. 良性;B. 恶性

4. 颗粒层增生（hypergranulosis）　指颗粒层变厚（正常约 1～3 层），因细胞增生、肥大所致（图 9-1-4），常可伴有角化过度、棘层肥厚。见于慢性单纯性苔藓、扁平苔藓等。

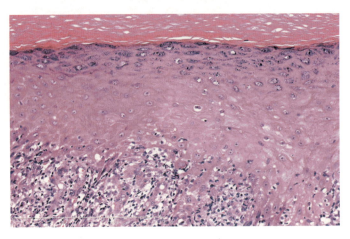

图 9-1-4　颗粒层增生

5. 棘层肥厚（acanthosis）　指表皮棘细胞层增厚，常伴有表皮突延长或增宽，一般由棘层细胞数目增多所致（图 9-1-5），由细胞体积增大所致者称假性棘层肥厚。见于银屑病及慢性皮炎等。

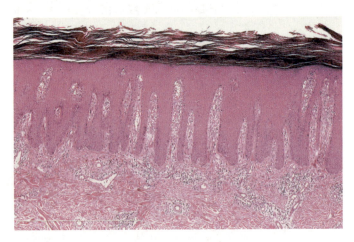

图 9-1-5　棘层肥厚

6. 疣状增生（verrucous hyperplasia）　指表皮角化过度、颗粒层增厚、棘层肥厚和乳头瘤样增生四种病变同时存在，表皮宛如山峰林立（图 9-1-6）。典型疾病为疣状表皮痣。

7. 乳头瘤样增生（papillomatosis）　指因真皮乳头体不规则的向上增生，往往表皮本身也出现不规则增生，使表皮呈不规则的波浪状（图 9-1-7）。见于黑棘皮病、皮脂腺痣等。

8. 假上皮瘤样增生（pseudoepitheliomatous hyperplasia）　指棘层高度增生，表皮突不规则延伸，可达汗腺水平以下，其间可有炎性细胞（图 9-1-8）。常见于慢性肉芽肿性疾病（如狼疮）、慢性溃疡的边缘。

9. 细胞内水肿（intracellular edema）　主要指棘层细胞内发生水肿，细胞体积增大，胞质变淡（图 9-1-9A）。高度肿胀的细胞可呈气球状，称气球状变性（ballooning degeneration）；若细胞内水肿使细胞膨胀破裂，邻近残留的胞膜连成许多网状中隔，最后形成多房性水泡，称网状变性（reticular degeneration）（图 9-1-9B）。见于病毒性皮肤病、接触性皮炎等。

10. 细胞间水肿（intercellular edema）　细胞间液体增多，细胞间隙增宽，细胞间桥拉长而清晰可见，甚似海绵，故又名海绵形成（spongiosis），水肿严重时形成表皮内水疱（图 9-1-10）。见于皮炎、湿疹等。

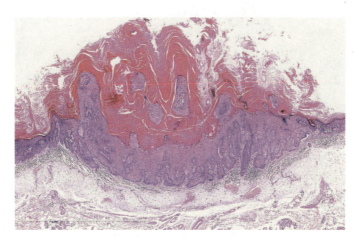

图 9-1-6 疣状增生

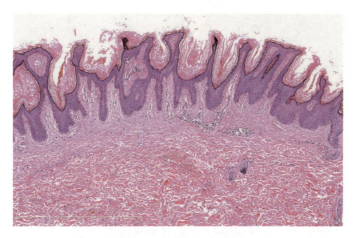

图 9-1-7 乳头瘤样增生

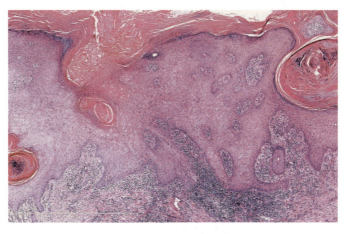

图 9-1-8 假上皮瘤样增生

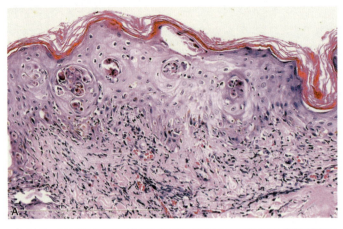

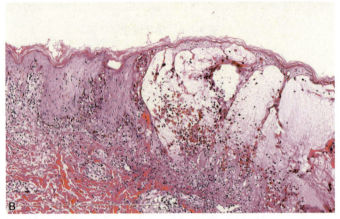

图 9-1-9　细胞内水肿
A. 细胞内水肿；B. 网状变性

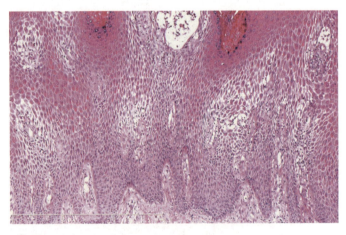

图 9-1-10　细胞间水肿

　　11. 棘层松解(acantholysis)　指表皮或上皮细胞间失去粘连,呈松解状态,致表皮内裂隙或水疱(图 9-1-11)。见于天疱疮、毛囊角化病等。

　　12. 基底细胞液化变性(liquefaction of basal cells)　指基底细胞空泡化和崩解,重者基底层消失,使棘细胞直接与真皮接触,常伴真皮内噬黑色素细胞浸润(图 9-1-12)。见于扁平苔藓、红斑狼疮等,基底细胞及黑色素细胞损伤后黑色素脱落被吞噬细胞吞噬,或游离于真皮上部称色素失禁(incontinence of pigment)。

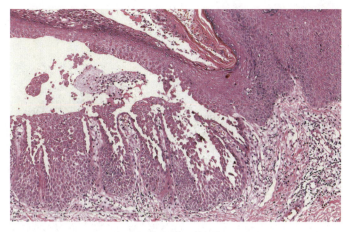

图 9-1-11　棘层松解

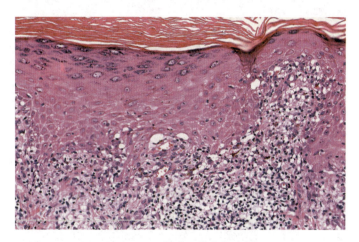

图 9-1-12　基底细胞液化变性

13. Kogoj 微脓肿和 Munro 微脓肿　颗粒层或棘层上部海绵形成的基础上中性粒细胞聚集成的多房性脓疱,称 Kogoj 微脓肿(图 9-1-13A);角质层内聚集的中性粒细胞形成的微脓肿,称 Munro 微脓肿(图 9-1-13B)。见于脓疱性银屑病等。

14. Pautrier 微脓肿　指表皮内或外毛根鞘 3 个或 3 个以上淋巴样细胞聚集形成的细胞巢(图 9-1-14),见于原发性 T 细胞淋巴瘤等。

【真皮及皮下组织病变】

1. 纤维蛋白样变性(fibrinoid degeneration)　指结缔组织因病变而呈现明亮、嗜伊红性均质性改变,显示出纤维蛋白的染色反应(图 9-1-15)。见于红斑狼疮、变应性血管炎等。

2. 嗜碱性变性(basophilic degeneration)　指真皮上部结缔组织失去正常的嗜伊红性,呈无结构、颗粒状或小片状嗜碱性变化、有时可表现为不规则排列的嗜碱性卷曲纤维,与表皮之间隔以境界带(图 9-1-16)。见于日光性角化病等。

3. 黏液变性(mucinous degeneration)　指胶原纤维基质中黏多糖增多,胶原纤维束间的黏液物质沉积而使间隙增宽,有时 HE 染色呈浅蓝色(图 9-1-17)。见于胫前黏液性水肿。

4. 弹力纤维变性(degeneration of elastic fibers)　指弹力纤维断裂、破碎、聚集成团或粗细不匀呈卷曲状,量减少甚至溶解消失(图 9-1-18),见于弹力纤维假黄瘤病。

5. 肉芽肿(granuloma)　指各种原因所致的慢性增殖性改变,以组织细胞和多核巨细胞浸润为主,还可见淋巴细胞、中性粒细胞、浆细胞等(图 9-1-19)。见于结节病、结核、麻风、梅毒和各种深部真菌病等。

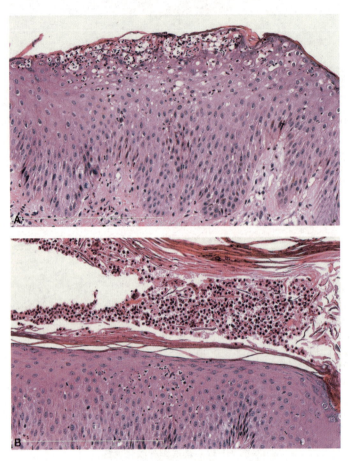

图 9-1-13　Kogoj 微脓肿和 Munro 微脓肿
A. Kogoj 微脓肿;B. Munro 微脓肿

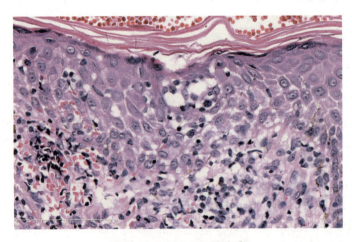

图 9-1-14　Pautrier 微脓肿

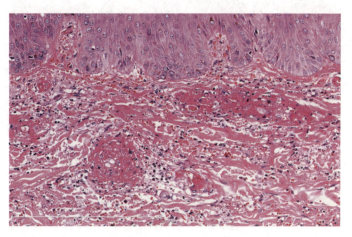

图 9-1-15　纤维蛋白样变性

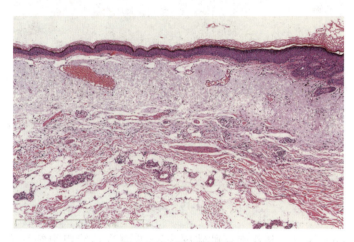

图 9-1-16　嗜碱性变性

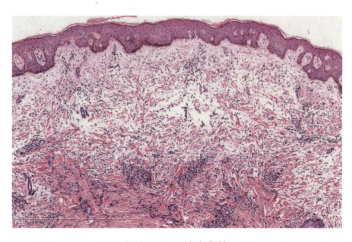

图 9-1-17　黏液变性

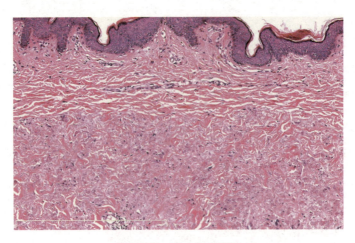

图 9-1-18 弹力纤维变性

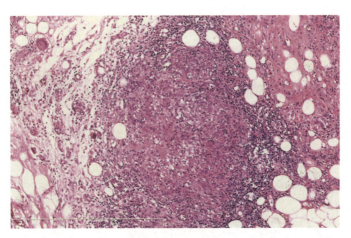

图 9-1-19 肉芽肿

6. 渐进性坏死(necrobiosis) 某些肉芽肿性皮肤病中,真皮结缔组织纤维及其内的血管等均失去正常着色能力,但仍可见其轮廓,无明显炎症,边缘常可见成纤维细胞、组织细胞或上皮样细胞呈栅栏状排列(图 9-1-20)。见于环状肉芽肿、类脂质渐进性坏死、类风湿结节等。

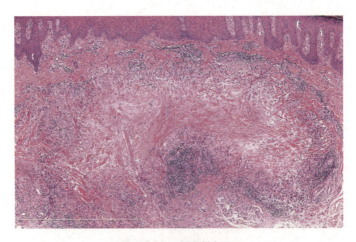

图 9-1-20 渐进性坏死

7. 脂膜炎（panniculitis） 指由于炎症反应而引起皮下脂肪组织不同程度的炎症浸润,水肿、液化、或变性坏死。可分为间隔性(图9-1-21A)与小叶性(图9-1-21B)。

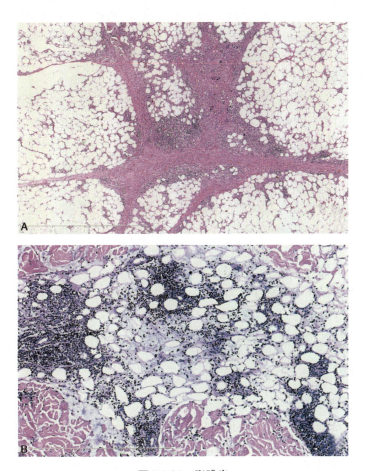

图9-1-21 脂膜炎
A. 间隔性;B. 小叶性

(二) 皮肤组织病理的适应证

皮肤组织病理学(dermatopathology)是皮肤病诊疗中最常用的辅助检查之一,不仅对皮肤病的诊断有重要价值,而且对了解疾病发生、发展、转归、机体的全身状态均有重要意义,也是选择治疗方法的重要依据,是每个皮肤科医生均需要学习和掌握的基本内容。免疫病理学也是帮助诊断皮肤科疾病非常重要的手段,特别是对于大疱性皮肤病、结缔组织疾病、一些特殊感染的诊断起到了非常重要的作用。

1. 确定诊断

(1) 皮肤肿瘤:必须通过病理确定诊断。

(2) 感染性皮肤病:一些病毒性疾病有一定的特异性改变,深部真菌病、麻风等可找到病原微生物,还可通过进一步的特殊染色发现微生物。

(3) 代谢性疾病:皮肤淀粉样变等疾病可找到特异的物质,或通过特殊染色明确诊断。

2. 鉴别诊断大疱性皮肤病、肉芽肿性皮肤病、结缔组织病、角化性皮肤病、某些红斑性皮肤病等,其病理改变具有一定的特点,可与类似疾病进行区分,达到鉴别诊断目的。

3. 指导治疗

(1) 对于皮肤恶性肿瘤如黑色素瘤、皮肤淋巴瘤等,需通过病理分期、分级以指导治疗。

(2) 一些临床不具有特异性的皮肤病,通过病理可找到一些有意义的诊断线索,或在诊断不能明确的情况下依据病理改变制订治疗方案。

（三）方法学

应选择未经治疗的成熟皮损。炎症性皮肤病应选择近成熟期的皮损,肿瘤性皮肤病应选择典型皮损,大疱性皮肤病及感染性皮肤病应选择新鲜皮损,环状损害应选择活动边缘部分,结节性损害切取标本时应达到足够深度。取材时应包括一小部分正常组织,以便与病变组织对照。应尽量避免在腹股沟、腋窝、关节和面部切取标本。

1. 取材方法

（1）手术切取法:适用于各种要求及大小的皮肤标本,最为常用,应注意切缘锐利整齐,切口方向尽量与皮纹一致,足够深、足够大尽量夹持切下组织的两端,以避免挤压组织影响观察。

（2）环钻法:只适用于较小损害,或病变限于表浅或手术切取有困难者。

（3）削切法:很少采用,可用于脂溢性角化病等表浅皮损。

2. 标本处理　标本应立即放入10%甲醛中固定,特殊情况下可采用95%乙醇固定。固定液体积应达到标本体积的10倍以上,大的肿瘤组织应切分成多块,以保证固定液能充分渗入。

3. 注意事项

（1）皮肤外科切除的任何肿物均应行病理检查。

（2）皮肤病理诊断需密切结合临床,皮肤科医师在取材之前应对拟取材皮损进行摄影,同时对全身各部位皮损均应进行摄影记录。

（3）皮肤科医师需详细填写病理申请单,特别要注明所取皮损的病期。

二、免疫病理学检查

（一）免疫病理学基本要求

1. 直接免疫荧光　直接免疫荧光显示的部位通常为棘细胞膜、皮肤基底膜带及血管壁。天疱疮皮损可见棘细胞间 IgG、IgA,IgM 或 C_3 呈网状沉积（图9-1-22）,皮肤基底膜带阳性可见于红斑狼疮、大疱性类天疱疮,血管壁内免疫球蛋白或补体沉积可见于血管炎和红斑狼疮等。

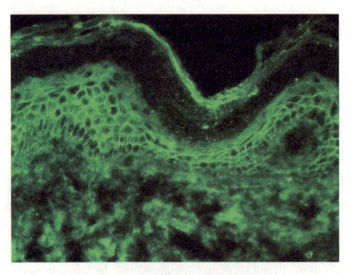

图 9-1-22　天疱疮棘细胞间荧光网状沉积

2. 间接免疫荧光　间接免疫荧光可测定血清中自身抗体的性质、类型和滴度。如结缔组织病中抗核抗体的类型可分为周边型、均质型、斑点型、核仁型和着丝点型,各有特殊意义。红斑狼疮中的抗 ds-DNA 抗体、天疱疮中的抗棘细胞抗体等对判断疾病活动性具有重要参考意义。

（二）适应证

适用于大疱性皮肤病、结缔组织病等自身免疫性皮肤病、某些感染性皮肤病及皮肤肿瘤的诊断和鉴别诊断。

（三）方法学

1. 直接免疫荧光法（direct immunofluorescence，DIF） 主要用于检测病变组织或细胞中存在的抗体或补体。将冷冻切片组织固定于玻片上滴加荧光素标记的抗人免疫球蛋白抗体或抗 C_3 抗体，经孵育、清洗等处理后，置于荧光显微镜下观察。若组织中有人免疫球蛋白或 C_3 沉积，则荧光抗体与之结合呈现荧光。

2. 间接免疫荧光法（indirect immunofluorescence，IIF） 主要用于检测血清中存在的循环自身抗体，并可作抗体滴度测定。底物取自正常人皮肤或动物组织（如鼠肝切片），将患者血清滴于底物上，再滴加荧光标记的抗人免疫球蛋白抗体等，荧光显微镜下观察。若血清中存在循环自身抗体，荧光标记的抗人免疫球蛋白抗体即可与结合到底物上的抗体结合，呈现荧光。

3. 免疫酶标法 有多种不同的检测系统和方法机制与间接免疫荧光法类似，但显示系统为可催化成色反应的辣根过氧化物酶、碱性磷酸酶等。主要标记细胞的某种特异性成分，用于肿瘤的鉴别诊断。

第二节 真菌检查

一、基本要求

掌握真菌检查的适应证、基本的检查方法。

二、适应证

对怀疑有真菌感染的组织标本或者是液体标本进行涂片、染色、培养，明确有无真菌感染，确定菌种，指导临床诊断及治疗。

三、方法

首先采集标本：浅表真菌的标本有毛发、皮屑、甲屑和痂等，标本在分离前常先用75%乙醇处理。深部真菌的标本可根据情况取痰、尿液、粪便、脓液、口腔或阴道分泌物、血液、各种穿刺液和活检组织，采集时应注意无菌操作。取下的标本按照以下的方法进行检测。

1. 直接涂片 为最简单而重要的诊断方法。取标本置玻片上，加一滴10% KOH 溶液，盖上盖玻片，在酒精灯火焰上稍加热溶解角质后，轻轻加压盖玻片使标本透明即可镜检。可用于检查有无菌丝或孢子（图9-2-1A），但不能确定菌种。

2. 墨汁涂片 用于检查隐球菌及其他有荚膜的孢子。取一小滴墨汁与标本（如脑脊液）混合，盖上盖玻片后直接镜检。

3. 涂片或组织切片染色 染色可更好地显示真菌形态和结构。革兰氏染色适用于白假丝酵母菌、孢子丝菌等；瑞氏染色适用于组织胞质菌；组织切片 PAS 染色，可将多数真菌染成红色。

4. 培养检查 可提高真菌检出率，并能确定菌种。标本接种于葡萄糖蛋白胨琼脂培养基上，置室温或37℃培养1~3周，必要时可行玻片小培养协助鉴定。菌种鉴定常根据菌落的形态（图9-2-1B）及显微镜下形态判断，对某些真菌，有时尚需配合其他鉴别培养基、生化反应或分子生物学方法确定菌种。

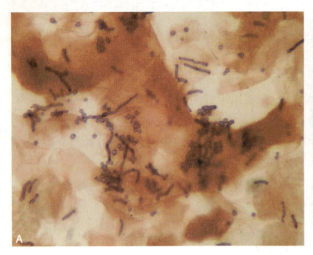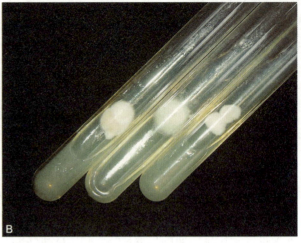

图 9-2-1　真菌检查

A. 直接镜检，可见菌丝和孢子；B. 真菌培养，可见菌落

第三节　变应原检测

一、基本要求

掌握变应原的适应证，以及常规的检测方法。

二、适应证

变应原检测用于确定过敏性疾病患者的致敏物，特别是对明确职业性疾病的病因有重要意义，有助于指导预防和治疗。目前临床常用的变应原检测为斑贴试验、点刺试验、划破试验和皮内试验等。

三、方法学

1. 斑贴试验　该种方法主要适用于接触性皮炎、职业性皮炎、手部湿疹、化妆品皮炎等。

将受试物置于铝制小室斑试器，贴于背部脊柱两侧或前臂屈侧的健康皮肤。每次试验时应设对照，一般在 48 小时去除斑贴，间隔 30 分钟观察结果，视情况可在 72 小时或 96 小时后观察。受试部位无反应为阴性（-）；有淡红斑为可疑反应（±）；轻度红斑、浸润及少量丘疹为阳性反应（+）；水肿性红斑、丘疹或水疱为强阳性反应（++）；显著红肿或浸润、聚合性水疱或大疱为超强阳性反应（+++）；对照有皮损或激惹反应为刺激性反应（IR）。

阳性反应说明患者对受试物过敏，但应排除原发性刺激或其他因素所致的假阳性反应，原发刺激性反应将受试物除去后，皮肤反应会减弱，而超敏反应除去受试物后，皮肤反应往往可增强。阴性反应则表示患者对试验物无敏感性。假阴性反应可能与试剂浓度低、斑试物质与皮肤接触时间太短等因素有关。

注意事项：①不宜在皮肤病急性发作期间进行试验，不宜用高浓度的原发性刺激物测试；②受试前至少 1 周及受试期间避免使用糖皮质激素或免疫抑制剂，受试前 3 天和受试期间避免使用抗组胺类药物，以免出现假阴性；③受试期间避免沐浴淋湿斑贴、避免过度牵拉斑贴部位或过度体力活动；④可疑反应可重复试验；⑤在受试期间发生全身过敏反应如荨麻疹、哮喘等或局部炎症反应过重应及时到医院就诊，必要时终止试验。

2. 点刺试验（skin puncture test）及划破试验（scratch test）　该种方法一般特别适用于荨麻疹、特应性皮炎、药疹等多种与速发型超敏反应相关的过敏性疾病。以往用划破试验,现逐渐被点刺试验取代。

一般选择前臂屈侧为受试部位,局部清洁消毒。消毒后 2 分钟皮肤血流恢复正常,按说明书滴试液及点刺,5~10 分钟后拭去试液,20~30 分钟读试验结果(图9-3-1)。皮肤反应强度与组胺(阳性对照)相似为阳性(++++),较强为(+++),较弱则相应标为(++)及(+);与生理盐水(阴性对照)相同为(-)。

进行该种检查应注意以下几点:①宜在基本无临床表现时进行;②应设生理盐水及组胺液作阴性及阳性对照;③结果为阴性时,应继续观察 3~4 天,如必要 3~4 周后重复试验;④有过敏性休克史者禁用;⑤受试前 2 天应停用抗组胺类药物;⑥妊娠期尽量避免检查。

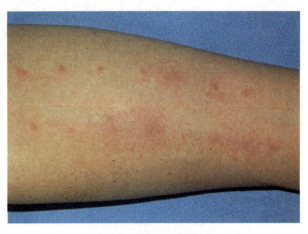

图 9-3-1　点刺试验

3. 皮内试验(intracutaneous test)　可用于测试速发型超敏反应或迟发型超敏反应,是目前最常用于药物速发型超敏反应的方法。原理、适应证及注意事项同点刺试验。

第四节　性　病　检　查

一、基本要求

要求掌握各种性病对应的适应检查方法以及检查结果。知道前带现象的意义。

二、适应证

对怀疑有性传播疾病,例如淋病、梅毒、尖锐湿疣的患者,可进行下列的检查帮助我们明确诊断。

三、方法学

1. 淋病奈瑟菌的检查

(1) 标本采集:用含无菌生理盐水的藻酸钙棉拭子,伸入男性尿道 2~4cm。轻轻转动取出分泌物;女性先用无菌的脱脂棉擦去阴道内黏液,用无菌藻酸钙脱脂棉拭子插入宫颈内 1~2cm 处旋转取出分泌物;患结膜炎的新生儿取结膜分泌物;全身性淋病时可取关节穿刺液;前列腺炎患者经按摩后取前列腺液。

(2) 直接涂片:主要用于急性感染患者。涂片 2 张,自然干燥、加热固定后作革兰氏染色,油镜下检查。

(3) 细菌培养:标本立即接种于血琼脂或巧克力琼脂平板上,置于含 5%~10% 的 CO_2 孵箱,37℃孵育 24~48 小时后观察结果。挑选可疑菌落作涂片染色镜检,也可用氧化酶试验或糖发酵试验进一步证实。

涂片染色镜检可见大量多形核细胞,细胞内外可找到成双排列、呈肾形的革兰氏阴性双球菌(图9-4-1)。在培养皿上可形成圆形、稍凸、湿润、光滑、透明到灰白色的菌落,直径为 0.5~1mm。生化反应符合淋病奈瑟菌特性。

临床意义:直接涂片镜检阳性者可初步诊断,但阴性不能排除诊断;培养阳性可确诊。

注意事项:①取材时拭子伸入尿道或宫颈口内的深度要足够;②男性患者最好在清晨首次排尿前或

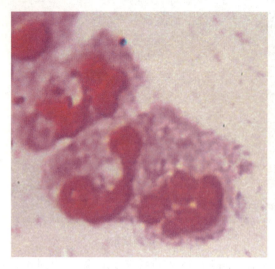

图 9-4-1　淋病双球菌（直接涂片镜检）

排尿后数小时采集标本进行培养；③涂片时动作宜轻柔，防止细胞破裂变形，涂片厚度、固定及革兰氏染色时间要合适。

2. 衣原体检查

（1）细胞培养法：将每份标本接种于 3 个培养瓶（为 McCoy 单层细管）中，置 37℃吸附 2 小时后，用维持液洗涤 2～3 次，最后加生长液，37℃培养 3～4 天，经吉姆萨染色或直接荧光染色后镜检。阳性标本碘染色包涵体呈棕黑色，吉姆萨染色呈红色。有尿道炎症状，再加上衣原体分离培养阳性者可确诊。

（2）衣原体抗原检测法（clearview chlamydia，简称 C-C 快速法）：用商品试剂盒检测，方便、简单、快速，但稳定性略差。按说明书操作，质控窗和结果窗均显示一条蓝带为阳性结果，阴性为结果窗尤变化。

阳性结果结合临床可确定沙眼衣原体感染，阴性时不能完全排除，可用细胞培养法确定。

（3）免疫荧光法：采集标本同淋病奈瑟菌检。将标本涂于玻片凹孔或圆圈中，干燥处理后加荧光素标记的抗沙眼衣原体单克隆抗体，反应、封固后置荧光显微镜下检查。阳性标本在高倍镜下可见上皮细胞内的原体颗粒，为单一、针尖大小、明亮的绿色荧光，在油镜下为荧光均匀、边缘光滑的圆盘样结构，也可见网状体等其他形态的衣原体颗粒。

3. 支原体检查　采集标本同淋病奈瑟菌检查，也可用 10ml 中段尿离心（2000r/min，10min），取沉渣接种于液体培养基。置与 5%～10% CO_2 环境中，37℃培养 24～72 小时，每天观察颜色变化。如由黄色变为粉红色，可能有解脲支原体生长。取 0.2ml 培养物接种到固体培养基上，培养 48 小时后观察，有典型"油煎蛋"状菌落者为阳性，可诊断支原体感染。

4. 梅毒螺旋体检查

（1）梅毒螺旋体直接检查：可取病灶渗出物、淋巴结穿刺液或组织研磨液，用暗视野显微镜检查，也可经镀银染色、吉姆萨染色或墨汁负染色后用普通光学显微镜检查，或用直接免疫荧光检查。梅毒螺旋体菌体细长两端尖直，在暗视野显微镜下折光性强，沿纵轴旋转伴轻度前后运动（图 9-4-2）。镀银染色法示螺旋体呈棕黑色，吉姆萨染色法示螺旋体呈桃红色，直接免疫荧光检查螺旋体呈绿色荧光。镜检阳性结合临床表现、性接触史可确诊。

（2）快速血浆反应素环状卡片试验（rapid plasma reagin test，RPR）：RPR 的原理为非梅毒螺旋体抗原血清实验。人体感染梅毒螺旋体一定时间后，血清中产生一定数量的心磷脂抗体，可用免疫学方法检测，作为梅毒的诊断筛选试验。

操作方法：①卡片定性试验：取 50μl 待检血清加入卡片的圆圈内并涂匀，用专用滴管加入摇匀的抗原 1 滴，将卡片旋转 8 分钟后立即观察结果，出现黑色凝聚颗粒和絮片为阳性；②卡片定量试验：用等量盐水在小试管内作 6 个稀释度，1∶1、1∶2、1∶4、1∶8、1∶16、1∶32，每个稀释度取 50μl 血清加入卡片圆圈中，按定性法测定。

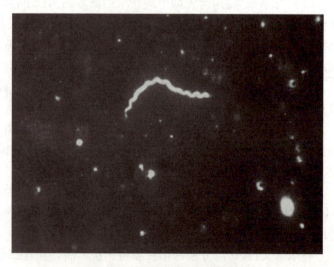

图 9-4-2　梅毒螺旋体暗视野检查

类似方法还有性病研究实验室试验（venereal disease research laboratory test，VDRL）、不加热血清反应素试验（unheated serum reagin test，USR）、甲苯胺红不加热血清试验（toluidine red unheated serum test，TRUST）等梅毒螺旋体检查的敏感性高但特异性低，结果为阳性时，临床表现符合梅毒，可初步诊断。定量试验是观察疗效、判断复发及再感染的手段。假阴性常见于一期梅毒硬下疳出现后的 2~3 周内、感染梅毒立即治疗、晚期梅毒或二期梅毒的前带现象（prezone phenomenon），假阳性常见于自身免疫性疾病、麻风、海洛因成瘾者、少数孕妇及老人。

（3）梅毒螺旋体颗粒凝集试验（treponema pallidum particle agglutination test，TPPA）：TPPA 为梅毒螺旋体抗原血清试验。将从感染家兔睾丸中提取的梅毒螺旋体纯化，并以超声粉碎后作为抗原，以明胶颗粒为载体，此致敏颗粒与人血清或血浆中的梅毒螺旋体抗体结合，产生肉眼可观察的凝集反应。

TPPA 临床意义在于阳性结果可明确诊断。类似方法有梅毒螺旋体血凝试验（treponema pallidum particle hemagglutination assay，TPHA）、荧光螺旋体抗体吸收试验（fluorescent treponemal antibody-absorption test，FTA-ABS）。

前带现象：在血清学试验中，抗原与抗体呈适当比例时，可出现可见的结合反应。若抗体过多，则抗原抗体的结合不能形成大的复合物，抑制可见的反应出现，可出现于梅毒血清学试验，导致假阴性出现，将抗体作适当稀释则可有效避免。

5. 杜克雷嗜血杆菌

（1）直接涂片：在开放溃疡中不易查到细菌所以最好从淋巴结潜行穿刺取材，一次推涂成片，以保持细菌的特征性排列方式。如见到呈鱼群状排列的细菌，即可作出初步诊断，但容易出现假阴性或假阳性，特异性和敏感性可能都低于 50%。

（2）细菌培养：用含血清和低浓度万古霉素的选择培养基培养，24~48 小时后观察，菌落直径 1~2mm，色灰黄、凸起、粗糙并能在培养基上推动，取菌落镜检或做生化反应可确诊。

（3）其他方法：基因扩增技术和单克隆抗体免疫荧光技术的特异性和敏感性均较高。

6. 醋酸白试验　人类乳头瘤病毒感染的上皮细胞与正常细胞产生的角蛋白不同，能被冰醋酸致白。以棉签清除皮损表面分泌物后，外用 5% 冰醋酸 2~5 分钟后观察，皮损变为白色、周围正常组织不变色为阳性。

7. 毛滴虫检查　在阴道后穹窿、子宫颈或阴道壁上取分泌物混于温生理盐水中，立即在低倍镜下检查，如有滴虫时可见其呈波状移动。男性可取尿道分泌物、前列腺液或尿沉渣检查。

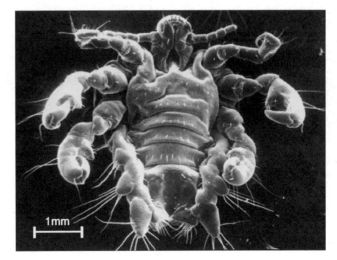

图 9-4-3　阴虱

8. 阴虱的检查　用剪刀剪下附有阴虱或虫卵的阴毛，75% 乙醇或 5%~10% 甲醛溶液固定后置于玻片上，滴一滴 10% KOH 溶液后镜检（图 9-4-3）。

第五节　皮肤生物学无创性测量技术

分子生物学技术飞速发展，为生物医学研究提供了非常便利的条件。对于临床实际应用，目前最有前景的是 PCR 技术和基因芯片技术,但基因芯片技术的实际应用尚有待于其成本的大幅降低和技术的进一步完善。

一、基本要求

了解 PCR 技术的基本原理及在皮肤科中的适用范围。

二、适应证

适用于分枝杆菌、真菌等皮肤性疾病的诊断,可以帮助明确分枝杆菌及真菌的种属。也可用于皮肤遗传疾病的诊断。

三、方法

PCR 技术(polymerase chain reaction,聚合酶链反应)是用于体外选择性扩增特异性核酸片段的一项技术,是在模板 DNA、引物、四种脱氧核糖核苷存在的条件下,体外模拟依赖于 DNA 聚合酶的 DNA 酶促合成,由变性、退火、延伸等三个连续步骤周而复始、反复循环的过程。扩增 DNA 片段的特异性是由引物与模板 DNA 结合的特异性所决定的。根据扩增产物的有无、片段大小、测序分析等即可对许多疾病做出诊断,如非结核分枝杆菌培养极其困难,疑为其感染时可用细菌 165 rDNA 通用引物及非结核分枝杆菌特异性引物,还可同时加真菌的 185 rDNA 通用引物,扩增细菌的 165 rRNA 及真菌的 185 rRNA 将扩增产物测序,在 GeneBank 中进行比较,即可明确细菌或真菌的种属。目前 PCR 技术已较普遍应用于感染性皮肤性病及遗传病的诊断。

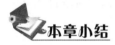

本章小结

皮肤性病的常用诊断技术在皮肤性病诊断工作中起到十分重要的作用。比如皮肤病理及免疫荧光在一些结缔组织疾病、血管相关性疾病、皮肤肿瘤的诊断中起到十分重要的作用。过敏原检查在皮肤变态反应性疾病的诊断及治疗中起到一定的帮助作用。而真菌、梅毒等检查能够给我提供病原微生物的证据。但必须注意到是,所有的诊断强调临床及实验室检查的密切联系。

思考题

1. 梅毒螺旋体的检查包括哪些?
2. 什么是前带现象?
3. 醋酸白试验适用于什么疾病呢? 其结果阳性的表现是什么?

(陈爱军　重庆医科大学附属第一医院)

第十章 皮肤疾病的常用治疗技术

学习目标
掌握 外用药物治疗原则与使用方法。
熟悉 皮肤性病常用的内用药物；外用药物的分类、性能和剂型。
了解 常用物理治疗方法。

皮肤疾病的治疗应遵循循证医学，要有整体观念，首先应该明确是单纯皮肤病变还是合并其他系统病变，根据患者实际情况进行合理化、个体化治疗。皮肤疾病的治疗方法主要有外用药物治疗、系统药物治疗、物理治疗和皮肤外科治疗等。

第一节 药 物 治 疗

皮肤疾病的药物治疗包括外用药物治疗和系统药物治疗，其中外用药物治疗是皮肤科特有的治疗方法，在临床治疗中占有重要地位。

一、皮肤外用药物治疗

皮肤为人体最外在器官，为外用药物治疗创造了良好条件。外用药物治疗时可以起到积极的局部治疗作用，可以避免和减少系统药物治疗时药物吸收所产生的不良反应。药物经皮吸收是外用药物治疗的理论基础。在使用外用药物时，要充分了解外用药物的种类、剂型、浓度，掌握外用药物的合理使用原则，结合患者机体情况和皮损性质选择合适药物，充分发挥疗效。

（一）外用药物的种类
外用药物按性质和作用分类可分为如下：

1. 清洁剂（clearing agents） 用于清除皮损上浆液、脓液等渗出物，同时可以清理鳞屑、痂和残留药物、污物等。常用药物有：生理盐水可用于急性期皮损的湿敷和清洁冲洗；3%硼酸溶液清洗或湿敷有感染、渗出的皮损；1∶1000 呋喃西林溶液、1∶5000~1∶8000 高锰酸钾溶液清洗、冲洗感染皮损及创面；植物油、矿物油和液状石蜡清除皮损上的结痂及油膏；温肥皂水清洗完整皮肤上污物或银屑病皮损的厚痂等。

2. 保护剂（protective agents） 用于保护皮肤、减少摩擦和缓解或避免外部刺激。如氧化锌不溶于水和乙醇，有消炎、干燥、保护和轻微收敛作用。炉甘石不溶于水，有止痒、收敛和保护作用。硅油是合成有机硅氧化物的聚合物，可作为保护剂、润滑剂、延效剂、消泡剂和抗湿剂，可防护酸碱、铬、镍、油及某些有机溶剂等所致的职业性皮肤病，也可防护日晒。植物油既可作清洁剂，又可作保护剂，常用菜油、橄榄油、芝麻油等。滑石粉主要含硅酸镁，有吸收、干燥、保护作用。

3. 止痒剂（antipruritic agents）　用于减轻瘙痒，根据瘙痒发生机制不同，可选用不同药物。如酚类可与乙醇、甘油、蒸馏水等配成复方甘油洗剂，护肤止痒，可用于老年瘙痒症等；薄荷脑微溶于水，易溶于乙醇，常起到清凉止痒作用；多塞平在皮肤靶部位封闭 H_1 和 H_2 受体，有明显止痒作用；达克罗宁为芳酮型局部麻醉药，起效快，可用于止痒、止痛、抗菌；辣椒辣素可选择性地阻止神经纤维传递热、痛和痒的感觉，也能导致 P 物质储存排空，可起抗瘙痒作用；苯佐卡因为局部麻醉药，可用于创面、黏膜等发挥止痒止痛作用；各种糖皮质激素的制剂均可起到抗炎止痒的作用。

4. 抗菌剂（antiseptics）　可分为抗生素类、化学抗菌剂、染料杀菌剂、氧化杀菌剂等。

（1）抗生素类：莫匹罗星对需氧革兰氏阳性菌有强抗菌活性，尤其对金黄色葡萄球菌、表皮葡萄球菌及皮肤感染有关的 β 溶血性链球菌属抗菌活性强，可配置成2%软膏用于各种皮肤细菌感染。夫西地酸能阻断肽链的延伸和蛋白质的合成，导致细菌死亡，可配成2%软膏外用。0.5%～1%红霉素软膏、乳膏亦可用于细菌性皮肤病。

（2）化学抗菌剂：碘有强大的杀细菌、真菌、芽胞的作用，可配成2%碘酊，用于消毒、预防感染，还可制成0.5%～0.75%碘伏清洗涂擦皮肤感染处。呋喃西林为广谱抗生素，可干扰菌体细胞生物氧化酶系统起到杀菌作用，可治疗各种细菌感染性化脓性皮肤病。过氧化苯甲酰具有广谱抗菌作用，同时具有角质剥脱及角质溶解作用，还可刺激肉芽增生和上皮细胞增生，可用于治疗痤疮、压疮、溃疡等。甲硝唑体外有抗革兰氏阴性和阳性厌氧菌作用，对厌氧原虫有杀虫效能，可治疗痤疮、酒渣鼻等。

（3）染料杀菌剂：甲紫对革兰氏阳性菌杀菌性强，可用于脓疱病、湿疹继发感染等。依沙吖啶可用于湿敷或清洗创面及黏膜感染。

（4）氧化杀菌剂：1∶5000～1∶8000高锰酸钾溶液、3%过氧化氢溶液可消毒除臭。氯己定为广谱杀菌剂，可用于消毒、清创、冲洗伤口等。

5. 抗真菌剂（antifungal agents）　主要包括多烯类抗真菌抗生素、唑类、丙烯胺类、染料类、碘制剂、吡啶酮类、吗啉类等。如克霉唑为广谱抗真菌剂，用于体股癣、花斑癣、手足癣等；联苯苄唑为咪唑类广谱抗真菌剂，高效无毒，可治疗各种皮肤癣菌、皮肤念珠菌病；制霉菌素为多烯类抗真菌抗生素，可用于治疗皮肤念珠菌病、外阴阴道念珠菌病等。特比萘芬疗效明显，除抑制杀灭真菌，同时具有抗炎作用；阿莫罗芬有广谱高效杀菌抑菌作用，穿透甲能力强，进入系统极少，可用于治疗皮肤癣菌、甲真菌病；吡硫翁锌均有抗细菌和抗真菌作用，能抑制皮脂溢出，可用于脂溢性皮炎和皮肤真菌病；苯甲酸有消毒、防腐、抗真菌、角质溶解作用，可用于角化过度型手足癣。

6. 抗病毒剂（antiviral agents）　抑制、杀灭病毒药物。核苷类抗病毒药阿昔洛韦具有较强抗疱疹病毒和水痘-带状疱疹病毒的作用；喷昔洛韦乳膏抗病毒疗效更佳；重组人干扰素 α-2b 可用于单纯疱疹、带状疱疹、人乳头瘤病毒感染等；酞丁胺可作为二线用药治疗单纯疱疹、带状疱疹、水痘、寻常疣等。

7. 角质促成剂（keratoplastics）　促进表皮角质层正常化，收缩血管、减轻渗出和浸润，如0.5%～2%水杨酸有角质形成和稳定作用；5%浓度以下的硫磺有角质形成或稳定作用；1%～5%煤焦油可刺激基底细胞增殖加速形成正常角质层。

8. 角质剥脱剂（keratolytics）　使过度角化的角质层细胞松解脱落，使角质变薄，如10%～20%煤焦油、松馏油；5%以上的水杨酸有迅速角质松解作用；维A酸类有角质溶解作用；10%～30%的醋酸有角质剥脱作用；尿素可抗菌、使蛋白溶解变性、增加蛋白质水合作用、促进皮肤穿透性，常用浓度为10%～40%；尿囊素为尿素衍生物，无刺激性，可促进角质层水合作用，有角质松解和皮肤软化作用，0.2%尿囊素的角质松解作用和10%～20%尿素相当。

9. 杀虫剂（insecticides）　用于杀灭疥螨、虱、蚤等。克罗米通无味无色，可杀疥、杀虱；5%～10%硫磺灭疥；丁香罗勒乳灭疥；苯甲酸苄酯灭疥效力确切，刺激性小；六苯酚杀虫作用好，可用于灭疥、灭虱；百部制成酊剂可治疗头虱、阴虱。

10. 收敛剂（astringents）　对蛋白质有凝固和沉淀作用，能使水肿消退、渗液减少、炎性反应消退。如鞣酸5%～20%可用于溃疡、压疮，10%～20%可治疗手足多汗；硝酸银1%～2%可恢复上皮作用，

2%~5%有收敛作用;三氯化铝能抑制顶泌汗腺分泌,有抑制分泌、收敛、止汗作用。

11. 腐蚀剂(caustics)　可破坏和去除增生的肉芽组织或赘生物,三氯醋酸有腐蚀性和吸湿性,30%~50%可用于胼胝、鸡眼、睑黄瘤等;硝酸银10%以上浓度水溶液或硝酸银棒有腐蚀作用,可腐蚀过度生长肉芽组织。

12. 脱色剂(depigment agents)　可减轻色素沉着。氢醌可抑制黑色素合成,有皮肤脱色作用,可用于黄褐斑、色素沉着类疾病;熊果苷可竞争抑制酪氨酸酶活性,外用能减轻色素;壬二酸是酪氨酸酶竞争抑制物,可抑制多巴和酪氨酸酶起反应,对结构紊乱、功能亢进或增殖的黑色素细胞有效,可治疗黄褐斑等;维生素C磷酸镁可抑制酪氨酸酶作用,可促进胶原形成,清除自由基,可用于各种原因所致的色素沉着。

13. 遮光剂(sunscreen agents)　可吸收或阻止紫外线穿透皮肤。氧化锌糊剂可作为物理遮光剂,但色白;5%对氨基苯甲酸PAPB能与角质结合或吸收,应用广泛;水杨酸苯酯、二羟苯酮和羟甲氧苯酮有吸收紫外线作用,均可作为遮光剂。3%喹啉具有防光作用,可用于日光性皮炎等。

14. 外用非甾体抗炎药物　吲哚美辛可抑制环氧合酶减少前列腺素合成,抑制炎症反应等,可抗炎,抗日晒,减轻局部红肿痛等;氟芬那酸丁酯对细胞膜有稳定作用,且和某些炎症介质生成相关,可治疗非感染性湿疹、慢性单纯性苔藓等。

15. 糖皮质激素(glucocorticoid)　具有抗炎、止痒、抗增生作用,对多种皮肤病有效,外用可减少系统使用不良反应,其疗效与不良反应和强度和经皮吸收相关。按强度分级(表10-1-1)。

表10-1-1　部分常用糖皮质激素外用制剂(七级法)

分级(作用强度)	药物及常用浓度
1级(超强效)	二丙酸倍他米松(betamethasone dipropionate)凝胶、软膏0.05%
	丙酸氯倍他索(methylprednisolone acetate)软膏、霜剂0.05%
	氟轻松(fluocinolone acetonide)霜剂0.1%
2级(高强效)	丙酸氯倍他索(methylprednisolone acetate)溶液(头皮剂)0.05%
	安西奈德软膏(amcinonide)0.1%
	糠酸莫米松(mometasone furoate)软膏0.1%
	氟轻松(fluocinolone acetonide)凝胶、软膏、霜剂、溶液0.05%
	哈西奈德(halcinonide)软膏、霜剂0.1%
3级(强效)	安西奈德(amcinonide)霜剂、洗剂0.1%
	戊酸倍他米松(betamethasone valerate)软膏0.1%
	丙酸氟替卡松(fluticasone propionate)软膏0.005%
	曲安奈德(triamcinolone acetonide)软膏0.1%,霜剂0.5%
4级(中效)	戊酸倍他米松(betamethasone valerate)泡沫0.12%
	氟轻松(fluocinolone acetonide)软膏0.025%
	糠酸莫米松(mometasone furoate)霜剂、洗剂0.1%
	曲安奈德(triamcinolone acetonide)霜剂0.1%
5级(弱强效)	二丙酸倍他米松(betamethasone dipropionate)洗剂0.05%
	戊酸倍他米松(betamethasone valerate)霜剂、洗剂0.1%
	氟轻松(fluocinolone acetonide)霜剂0.025%,油剂0.01%

续表

分级(作用强度)	药物及常用浓度
6级(弱效)	戊酸倍他米松(betamethasone valerate)霜剂、洗剂 0.1% 丙酸氟替卡松(fluticasone propionate)霜剂、洗剂 0.05% 丁酸氢化可的松(hydrocortisone 17-butyrate)软膏、霜剂、洗剂 0.1% 曲安奈德(triamcinolone acetonide)洗剂 0.1% 曲安奈德(triamcinolone acetonide)霜剂、水剂 0.025% 地奈德(desonide)凝胶、软膏、霜剂、洗剂、泡沫 0.05% 氟轻松(fluocinolone acetonide)霜剂 0.01%、溶液 0.05% 戊酸倍他米松(betamethasone valerate)洗剂 0.1% 二丙酸阿氯米松(alclometasone dipropionate)软膏、霜剂 0.05%.
7级(最弱)	外用氢化可的松、地塞米松、甲泼尼龙和泼尼松龙

外用糖皮质激素应掌握不同剂型、效力、局部作用时间等,个性化用药。需注意外用糖皮质激素可能引起皮肤屏障破坏、局部皮肤萎缩、毛细血管扩张、紫癜、多毛、痤疮、色素异常等,此外还可引起激素依赖性皮炎或增加感染的机会等。临床使用时避免激素恐惧,警惕激素耐受及激素依赖问题。面部、乳房、腋下、外生殖器等部分皮肤结构特殊,对激素吸收力较强,应慎用。注意大面积、长时间外用强效糖皮质激素或者封包治疗,也可以发生系统使用糖皮质激素时出现的不良反应。

16. 细胞毒性药物(cytotoxic agents) 该药物可干扰核苷酸和 DNA 的生物合成甚至直接破坏 DNA,抑制免疫反应和肿瘤生长。如氟尿嘧啶为脱氧核苷酸合成酶抑制剂,干扰核苷酸和 DNA 的生物合成,也作用于 RNA,抑制免疫反应和肿瘤生长,可用于光线性角化病、原位癌等。盐酸氮芥可阻止 DNA 复制造成细胞损伤死亡,对细胞 G_1 期和 M 期杀伤力最强,可用于白癜风、斑秃、蕈样肉芽肿等。喜树碱为生物碱,能直接破坏 DNA,对增殖期细胞敏感,作用于 S 期,对 G_1、G_2 与 M 期细胞具有轻微杀灭力,可用于治疗白癜风、寻常疣、银屑病等。

17. 维 A 酸类(retinoids) 通过细胞内核受体调节基因转录,对细胞分化和增殖、免疫系统及胚胎发育发挥多重作用。外用可治疗痤疮、光老化、局限性银屑病等疾病。常用药物有维 A 酸,即全反式维 A 酸,浓度为 0.025% 及 0.05%,可用于痤疮、光老化、扁平苔藓、银屑病、掌跖角化病、黄褐斑、炎症后色素沉着等。异维 A 酸即 13-顺维 A 酸,可用于痤疮、毛囊角化病、光老化、银屑病等;阿达帕林是人工合成萘甲酸衍生物,第三代维 A 酸,可调节角质形成细胞终末分化,抗炎作用强,可纠正表皮异常角化和分化,可用于治疗痤疮、酒渣鼻、扁平疣等。他扎罗汀为合成的乙炔维 A 酸,是第三代维 A 酸,主要调节角质形成细胞分化,抗增殖、抗炎,可用于银屑病及其他角化性皮肤病。倍扎罗汀是人工合成的与维 A 酸 X 受体高度特异性结合的维 A 酸类药,可抑制多种组织来源的肿瘤细胞生长,可外用治疗皮肤 T 细胞淋巴瘤。

18. 免疫调节剂(immunomodulator) 促进巨噬细胞活性,调节 B 细胞、T 细胞反应,抑制细胞因子、组胺的释放、抑制炎症反应。常见药物有他克莫司,为大环内酯结构的强免疫调节剂,选择性作用于钙离子依赖的信号转导途径,抑制细胞因子、组胺的释放、抑制 T 淋巴细胞的活性,抑制炎症反应,可用于特应性皮炎、银屑病、扁平苔藓、白癜风等疾病。匹美克莫司为大环内酯类钙调磷酸酶抑制剂,适应证同他克莫司。

19. 皮肤软化剂(skin softeners) 可抑制成纤维细胞增殖,抑制胶原纤维过度增生,增强角质层水合作用。如积雪苷可促进肉芽组织形成,激活上皮细胞,加快创伤愈合,抑制或缓解成纤维细胞增殖,防治瘢痕及缓解粘连。肝素钠为低分子肝素,在透皮吸收剂作用下透入真皮,调节内源性凝血系统及血黏度,改善局部微循环,增加血流量,抗炎止痛,促进结缔组织恢复,抑制胶原纤维过度增生,可用于冻疮、瘢痕、乏脂性湿疹等。类肝素即多磺酸黏多糖,能增强角质层水合作用,抑制血液凝固和血栓形成等,可用于皮肤干燥、浅表性静脉炎、肥厚性瘢痕等。

20. 维生素 D 类似物(vitamin D analogue)　维生素 D_3 通过与维生素 D 受体结合发挥作用,调节角质形成细胞增殖、分化的免疫功能,同时具有免疫抑制活性。常用药物有他卡西醇、卡泊三醇、骨化三醇等,可用于治疗银屑病。

(二) 外用药物的剂型(表 10-1-2)

表 10-1-2　常用外用药物剂型

	组成	作用特点	常用药物
溶液(solution)	一般为非挥发药物或少数挥发性药物的水溶液	具有清洁、收敛作用,主要用于湿敷。湿敷有减轻充血水肿和清除分泌物及痂等作用,如溶液中含有抗菌药物还可发挥抗菌、消炎作用,加入止痒剂可止痒,加入抗真菌剂可抗真菌	3% 硼酸溶液、0.05% ~ 0.1%黄连素溶液、1∶8000 高锰酸钾溶液、0.2% ~ 0.5%醋酸铝溶液、0.1% 硫酸铜溶液
洗剂(lotion) 也称振荡剂	粉(30% ~ 50%)与水的混合物,两者互不相溶	有止痒、散热、干燥及保护作用	炉甘石洗剂、氧化锌洗剂等
粉剂(powder)	一种或数种药物经粉碎、均匀、混合制成的干燥粉末制剂	有干燥、保护和散热作用,主要用于急性皮炎无糜烂和渗出的皮损、特别适用于间擦部位	滑石粉、氧化锌粉、炉甘石粉
油剂(oil)	植物油溶解药物或与药物混合	清洁、保护和润滑作用,主要用于亚急性皮炎和湿疹	25% ~ 40% 氧化锌油、10%樟脑油等
糊剂(paste)	含有 25% ~ 50% 固体粉末成分的软膏	作用与软膏类似,因其含有较多粉剂,因此有一定吸水和收敛作用,多用于有轻度渗出的亚急性皮炎湿疹等,毛发部位不宜用糊剂	氧化锌糊
酊剂和醑剂(tincture and spiritus)	药物的乙醇溶液或浸液,酊剂是非挥发性药物的乙醇溶液,醑剂是挥发性药物的乙醇溶液	外用于皮肤后,乙醇迅速挥发,将其中所溶解的药物均匀分布于皮肤表面,发挥其作用	2.5%碘酊、复方樟脑醑
软膏(ointment)	用凡士林、单软膏(植物油加蜂蜡)或动物脂肪等作为基质的剂型	具有保护创面、防止干裂的作用,软膏渗透性较乳剂更好,其中加入不同药物可发挥不同治疗作用	卡泊三醇软膏、硼酸软膏、水杨酸软膏
乳剂(emulsion)	一种或一种以上的液体以小液滴的形式分散在另一种与之不相混溶的液体连续相中构成的一种不均匀分散体系的液体药剂。分水包油型(O/W)和油包水型(W/O)	易涂展、作用缓和、刺激性小,可用于表皮剥脱处;有助于药物渗透吸收;易清洗;可润泽皮肤	复方新霉素乳膏、复方曲安奈德益康唑乳膏等
搽剂(liniment)	含油状、乳状或含醇的外用液体制剂,溶剂一般非水,常用醇、油、二甲基亚砜等	所含油类可润滑、柔软收敛保护皮肤,利于清除痂皮鳞屑;所含乙醇可利于药物渗透吸收	酞丁胺搽剂、布替萘芬搽剂等

	组成	作用特点	常用药物
气雾剂（aerosol）又称为喷雾剂（spray）	药物与高分子成膜材料（如聚乙烯醇、缩丁醛）和液化气体（如氟利昂）混合制成	药物均匀分布于皮肤表面，可用于治疗急、慢性皮炎或感染性皮肤病	吡硫翁锌气雾剂
硬膏剂（plaster）	脂肪酸盐、橡胶、树脂等组成的半固体基质贴附于裱褙材料上（如布料、纸料或有孔塑料薄膜）	牢固地黏着于皮肤表面，作用持久，可阻止水分散失、软化皮肤和增强药物渗透性的作用	氧化锌硬膏、肤疾宁硬膏、剥甲硬膏、冰樟胺氟轻松硬膏
凝胶（gel）	以有高分子化合物和有机溶剂如丙二醇、聚乙二醇为基质配成	外用后可形成一薄层，凉爽润滑，无刺激性，急、慢性皮炎均可使用	过氧化苯甲酰凝胶、阿达帕林凝胶
涂膜剂（film）	成膜材料、药物、溶媒及增塑剂等组成	显效快、作用持久、成膜大小可控制，有保护作用，促进水合作用，药物易渗透	水杨酸涂膜剂
栓剂（suppository）	药物和适宜基质制成供腔道给药的固体剂型	腔道使用方便	克霉唑阴道栓剂、重组人干扰素 α-2b 栓
巴布剂（cataplasm）	药物和高分子亲水性基质混合涂布于布上	给药剂量准确，吸收面积一定，使用方便、舒适	布洛芬巴布剂

（三）　皮肤外用药物基础知识及合理使用外用药物

1. 药物的经皮吸收　皮肤吸收药物通过角质层和皮肤附属器（毛囊、汗腺、皮脂腺）两个途径。外用药可直接作用于靶点，未经肝脏代谢，避免药物早期失活，使药物作用时间延长。药物经皮吸收的程度与药物在角质层和基质中的分配系数、药物在角质层的扩散常数以及外用药物的浓度成正比，而与角质层的厚度成反比。

2. 影响药物吸收的因素

（1）皮肤角质层因素：角质层结构、不同部位、不同年龄、角质层的厚薄程度、水合程度均可影响药物吸收。婴儿皮肤角质层薄，皮肤屏障不完善，吸收能力增强；老年人皮肤老化，角质层水分、脂质减少，经皮吸收能力下降，清除药物能力亦随之下降。

（2）药物的化学结构：亲水亲油均好的药物结构经皮吸收能力强，单纯亲水或单纯亲脂则不易吸收。

（3）药物基质之间的相互作用：药物在表皮和基质之间的分配系数越高，药物的释放速度越快，经皮吸收量高。药物与基质成分发生作用或结合，则影响药物的释放。在药物基质中加入透皮剂，如二甲基亚砜、氮酮、脂质体等，可增加药物的透皮吸收。

（4）其他：皮肤表面的毛囊、皮脂腺、及汗腺的密度，皮肤血流分布情况，皮肤表面 pH 值，温度均可影响经皮吸收。药物的浓度，使用次数、时间等也影响药物的吸收。

3. 外用药物的合理使用　皮肤病的性质和病期是选用药物的首要依据。同一皮肤病在不同病期，不同阶段选用药物及剂型各异。

（1）正确选用外用药物的种类：应根据皮肤病的病因与发病机制等进行选择，如细菌性皮肤病宜选抗菌药物，真菌性皮肤病可选抗真菌药物，超敏反应性疾病选择糖皮质激素或抗组胺药，瘙痒者选用止痒剂，角化不全者选用角质促成剂，角化过度者选用角质剥脱剂等。注意选择合适浓度：某些药物因其浓度不同，治疗作用各不相同，如选用不恰当，疗效欠佳，甚至导致不良反应。如水杨酸，低浓度 1%～3% 可具有角质促成及抗炎止痒作用，5%～10% 有角质松解作用，大于 20% 甚至局部腐蚀作用。

（2）注意合理选用剂型提高疗效：外用药物治疗除了药物本身药理作用外，剂型及生物利用度、作用特点均可影响疗效。如急性湿疹皮损渗出糜烂明显，用湿敷疗效明显；如选用软膏，即使应用相同药物，但软膏缺乏对渗液的吸收作用，还妨碍炎症热的散发可使炎症加剧，渗液增加。一般而言应根据皮肤病的皮损特点进行选择，原则为：①急性皮炎仅有红斑、丘疹而无渗液时可选用粉剂或洗剂，炎症较重、糜烂、渗出较多时宜用溶液湿敷，有糜烂但渗出不多时则用糊剂；②亚急性皮炎渗出不多者宜用糊剂或油剂，如无糜烂宜用乳剂或糊剂；③慢性皮炎可选用乳剂、软膏、硬膏、酊剂、涂膜剂等；④单纯瘙痒无皮损者可选用乳剂、酊剂等。

（3）详细向患者解释用法和注意事项：外用药物应告知患者正确的使用方法、使用时间、部位、次数、剂量和可能出现的不良反应及其处理方法等。

注意患者个体情况：如年龄、性别、机体反应性等。注意儿童、妇女皮肤渗透性较成年男性强，老年人皮肤有一定萎缩，用药浓度宜较低，宜选用温和副作用小的药物。妊娠期使用时注意吸收后可能引起全身反应和对胎儿致畸作用。

二、皮肤系统药物治疗

皮肤科常用系统药物有抗组胺药物、糖皮质激素、抗生素、抗病毒药物、抗真菌药物、免疫抑制剂、免疫调节剂、生物制剂等。

（一）抗组胺药物（antihistamine drugs）

组胺（histamine）是变态反应中的主要介质之一，通过组胺受体介导作用，参与各种病理生理过程。组胺具有较强血管活性，可引起血管扩张、通透性增加、平滑肌收缩、腺体分泌增加、血压下降等。目前发现组胺有四种受体亚型，其中 H_1 受体主要分布于皮肤黏膜的血管内皮细胞、平滑肌细胞、神经元及免疫细胞表面。现有抗组胺药物根据竞争受体不同，分为 H_1 受体拮抗剂和 H_2 受体拮抗剂。H_1 受体拮抗剂是皮肤科最常用的系统用药之一，皮肤科抗组胺药通常指 H_1 受体拮抗剂。

1. H_1 受体拮抗剂 该类药物通过阻断组胺和效应细胞的 H_1 受体结合而拮抗组胺引起的炎症反应，或通过稳定肥大细胞膜，阻止组胺及其他炎症介质释放，从而治疗变态反应性疾病。H_1 受体拮抗剂的乙基胺结构与组胺侧链类似，可竞争性结合靶细胞 H_1 受体，发挥抗组胺作用。从 1945 年合成的第一个抗组胺药物苯海拉明开始，陆续研制合成了多个抗组胺药，广泛应用于接触性皮炎、荨麻疹、湿疹等变态反应性疾病以及非变态反应疾病的镇静止痒。根据药物结构及透过血-脑屏障的通透性不同，可分为第一代和第二代。

第一代 H_1 受体拮抗剂易于透过血-脑屏障，中枢神经系统镇静作用明显，易眩晕、困倦、乏力、认知力降低、注意力下降。该反应可随用药时间延长而耐受，但疗效相应降低。部分药物还具有轻重不等的抗胆碱能作用，可引起口干、心悸、视力模糊、排尿困难等。驾驶、高空作业及需注意力高度集中者禁用或慎用。青光眼、前列腺肥大者慎用。使用时勿与其他镇静性药物及酒精同时应用。常见第一代 H_1 受体拮抗剂见表 10-1-3。

表 10-1-3 常见第一代 H_1 受体拮抗剂

类别	药名	常用剂量	备注
乙醇胺类	苯海拉明	25~50mg，每日3次或20~40mg肌内注射	可治疗晕动症，长期使用警惕造血抑制
	氯马斯汀	1.34mg 每日三次	长效、中枢镇静及抗胆碱作用较苯海拉明轻
烃胺类	氯苯那敏	4mg 每日3次	不良反应如嗜睡、烦躁，个别可诱发癫痫
哌啶类	赛庚啶	2~4mg 每日2~3次	具抗5羟色胺作用，镇静作用强，青光眼、前列腺肥大禁用

续表

类别	药名	常用剂量	备注
哌嗪类	羟嗪	25～50mg 每日 1～3 次	可抗过敏、抗焦虑,具抗胆碱作用,中枢神经抑制作用明显
	氯环利嗪	25mg 每日 2 次	作用时间长
吩噻嗪	异丙嗪	12.5～25mg 每日 1～3 次,针剂每次 25～50mg	中枢神经镇静作用强,不宜与其他镇静药物一起服用

20 世纪 80 年代后陆续合成新型 H_1 受体拮抗剂,具有较强抗组胺作用及较高 H_1 受体选择性,不易透过血-脑屏障,抗胆碱能作用小。治疗剂量中枢镇静作用低或无,半衰期长,作用时间长,临床得到广泛应用。但部分药物需注意药物之间的相互作用以及心脏毒性作用。常见第二代 H_1 受体拮抗剂见表10-1-4。

表 10-1-4 常见第二代 H_1 受体拮抗剂

药名	常用剂量	备注
西替利嗪	10mg 每日 1 次	哌嗪类,长效、高选择 H_1 受体拮抗剂,不易透过血-脑屏障,部分患者有镇静作用
左西替利嗪	5mg 每日 1 次	西替利嗪的左旋体,对 H_1 受体亲和力是西替利嗪 2 倍
依巴斯汀	10mg 每日 1 次	大部分经肝脏代谢,不宜与肝药酶抑制剂唑类抗真菌药物、大环类酯类抗生素合用
依匹斯汀	20mg 每日 1 次	对组胺、白三烯、5 羟色胺等抑制,并能抑制慢反应物等释放。对中枢抑制作用弱
非索非那定	60mg 每日 2 次	特非那定的活性代谢产物,无心脏毒性、推荐剂量不易嗜睡
咪唑斯汀	10mg 每日 1 次	哌啶类长效 H_1 受体拮抗剂,较强的抗过敏、抗炎作用。低血钾、心律失常者禁用。忌与大环类酯类抗生素等合用
氯雷他定	10mg 每日 1 次	哌啶类长效 H_1 受体拮抗剂,常用剂量无嗜睡,不良反应轻微
地氯雷他定	5mg 每日 1 次	氯雷他定的主要活性代谢产物,药效是氯雷他定 2～4 倍,安全性更高
苯磺酸贝他斯汀	10mg 每日 2 次	不易与其他经肝代谢药物发生反应
奥洛他定	5mg 每日 2 次	抗组胺、抗炎疗效好,多以原形肾脏排泄

抗组胺药物疗效、作用时间各有特点,副作用也各不相同,临床应根据患者年龄、病情、系统疾病及用药史,按有效、安全、经济的原则合理使用,注意药物抵抗及耐药产生。

2. H_2 受体拮抗剂 可抑制胃酸分泌,主要用于消化道疾病,其具有一定的血管扩张的抑制作用,可与 H_1 受体拮抗剂联合应用治疗慢性荨麻疹等相关性皮肤病。主要药物有西咪替丁、雷尼替丁、法莫替丁等。

（二）糖皮质激素

糖皮质激素(glucocorticoid)一直是皮肤科乃至医学领域处方较广的抗炎药物,具有抗炎、免疫抑制、抗毒素、抗休克、抗增生等作用,可对变态反应性疾病、大疱性皮肤病、血管炎、自身免疫性疾病等较多疾病有效。根据糖皮质激素对下丘脑-垂体-肾上腺(HPA)轴的作用,将常用糖皮质激素分为三类(表10-1-5)。

表 10-1-5　常用糖皮质激素及效能比较

种类	名称	剂量换算（mg）	糖皮质激素作用	盐皮质激素作用
短效	可的松	25	0.8	0.8
	氢化可的松	20	1	2
中效	泼尼松	5	4	1
	泼尼松龙	5	4	1
	甲泼尼龙	4	5	0
	曲安西龙	4	5	0
长效	地塞米松	0.75	20~30	0
	倍他米松	0.6	20~30	0

1. 系统用糖皮质激素的疗程及用法

（1）急诊用药：多见于危急重症，危及生命疾病使用，如过敏性休克、急性荨麻疹伴或喉头水肿时，多用氢化可的松 300~500mg/d，地塞米松 10~15mg/d，根据病情静脉滴注或推注，在某些感染性疾病较严重时（如感染性休克、金黄色葡萄球菌烫伤样综合征等疾病）充分抗感染的前提下可酌情短期使用。

（2）短程疗法：用药时间数日~数周，在 1 个月以内，对 HPA 轴影响小，适用于短期可迅速控制的疾病，如病因明确的急性荨麻疹、系统性接触性皮炎等，控制症状后可较快减量及停药。

（3）中程疗法：1 月至 3~4 月，多用于病情较重的急性皮肤病，如重症多形红斑，重症药疹、药物超敏反应综合征，经中等或大剂量糖皮质激素控制症状后，逐渐减量，对 HPA 轴已有影响。

（4）长程疗法：多用于慢性疾病、病情严重，需长期控制的疾病，如系统性红斑狼疮等结缔组织病，控制症状后，逐渐减量，维持治疗持续数月以上，甚至可达数年，数十年，对 HPA 轴影响大。

（5）冲击疗法：多用于危急重症患者，需短期控制病情，挽救生命，或危急重症患者常规激素治疗无效者需抢救者。疗程约 3~5 天，剂量较大，如常规治疗病情不能控制的重症药疹，病情严重不能控制的皮肌炎、系统性红斑狼疮等结缔组织病等，可用甲泼尼龙 0.5~1g 静脉滴注每日一次。

2. 系统用糖皮质激素的剂量　根据不同疾病病情及治疗目的选择剂量。以泼尼松为例，大于 1mg/（kg·d）为大剂量；0.5~1mg/（kg·d）为中等剂量；小于 0.5mg/（kg·d）为小剂量，长期维持替代剂量 5~10mg/d。

3. 系统用糖皮质激素给药途径

（1）口服：最常用的方式，给药方便，中长期治疗的患者多早晨顿服以减轻对 HPA 轴的抑制，剂量过大也可分次给予。长期治疗患者病情控制，激素量减量 20~30mg/d 者可使用隔日疗法。

（2）静脉给药：静脉使用起效快，多用于危急重患者，糖皮质激素大剂量及冲击治疗多使用静脉滴注。

（3）肌内注射：多用于长效激素，药效维持时间长，但对 HPA 轴抑制大于口服。给药时间比静脉短，方便，多用于急性变态反应性疾病，尤其是自限性皮肤病首选。

（4）皮损内多点注射：皮损内多点浸润注射，可用于治疗瘢痕疙瘩、增生性瘢痕、结节性痒疹、疥疮结节等局限性皮损。常用药物有曲安奈德注射液、复方倍他米松注射液等，多配入 2% 利多卡因溶液使用。

4. 系统用糖皮质激素使用注意事项

（1）严格掌握适应证，禁忌证，根据病情和糖皮质激素效能选择合适药物、剂型、用法。使用时注意监测不良反应，如诱发或加重各种感染、代谢紊乱（水、电解质、酸碱、血糖、血脂）、血压异常、诱发或

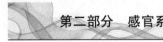

加重消化道溃疡、骨质疏松、肌无力、骨坏死、医源性库欣综合征、精神症状等。

（2）注意反跳现象、停药现象。长期使用糖皮质激素时，减量过快或突然停用可使原有疾病复发或加重的情况叫反跳现象，此时应恢复原有剂量甚至加大原有剂量治疗，病情控制后缓慢减量。而长期中或大剂量使用糖皮质激素时反馈性抑制 HPA 轴，减量过快或突然停用，可导致肾上腺皮质功能不全，甚至遇到应激状态时可发生肾上腺皮质危象，发热、恶心呕吐、血压下降等，需及时抢救。

（3）注意和其他药物之间相互作用：如同时使用红霉素、雌激素和口服避孕药可增加糖皮质激素血清水平或毒性；糖皮质激素和噻嗪类或呋噻类利尿药合用加重低血钾等；糖皮质激素可降低异烟肼、胰岛素等药物水平或活性等。

（三）抗生素（antibiotics）

皮肤科临床治疗中，抗生素有重要作用，选择药物时应注意药物对微生物的敏感性、药物之间的相互作用、患者个体化情况等，常用药物如下：

1. 青霉素类　属 β-内酰胺类抗生素，天然青霉素类药物，对革兰氏阳性及阴性球菌、大多数革兰氏阳性杆菌、螺旋体敏感。常用青霉素 G，主要针对革兰氏阳性菌；苯唑西林主要对产酶金黄色葡萄球菌有效；氨苄西林对革兰氏阳性和阴性菌均有效；哌拉西林对铜绿假单胞菌和厌氧菌有效；替卡西林对革兰氏阴性菌有效，对假单胞菌有较好抗菌活性。如加用 β-内酰胺酶抑制剂克拉维酸、舒巴坦、他唑巴坦等可将青霉素类药物抗菌谱扩展至葡萄球菌及其他产 β 内酰胺酶的细菌。应根据具体病种和病情选择合适药物及剂量，需注意青霉素类药物易引起过敏反应，使用前注意询问过敏史及按规定青霉素皮试。

2. 头孢菌素类和碳青霉烯类　头孢菌素类抗生素是具有杀菌效用的 β 内酰胺类抗生素。第一代头孢菌素对革兰氏阳性菌疗效好，对革兰氏阴性菌效果较差，对大肠埃希菌、克雷伯杆菌等有效；第二代头孢菌素对革兰氏阳性菌、阴性菌均有效；第三代头孢菌素对革兰氏阴性菌抗菌效果优于革兰氏阳性；第四代抗菌性能强，抗菌谱更广，对革兰氏阴性菌和葡萄球菌疗效较好。使用时注意和青霉素类的交叉过敏。碳青霉烯类对革兰氏阳性和革兰氏阴性菌、需氧菌、厌氧菌均有很强抗菌活性，对 β-内酰胺酶稳定。常用亚胺培南、美洛培南等。主要用于耐青霉素的金黄色葡萄球菌及革兰氏阴性菌的感染。

3. 大环内酯类　主要针对革兰氏阳性菌有较强抗菌活性，对革兰氏阴性菌如淋病奈瑟菌、流感杆菌、沙眼衣原体等敏感，对军团菌和弯曲菌高度敏感。常用红霉素、阿奇霉素、克拉霉素、地红霉素等。使用时注意和其他药物的相互作用。

4. 喹诺酮类　对革兰氏阴性菌、阳性菌、支原体、沙眼衣原体及分枝杆菌均有效，可用于敏感细菌引起的各种感染。使用时注意药物的光敏反应。

5. 四环素类　抗菌谱较广，对革兰氏阳性和阴性菌均有效。抗菌作用米诺环素>多西环素>美他环素>金霉素>四环素>土霉素。注意四环素可使儿童牙齿变色、延迟骨生长，孕妇儿童禁用。

6. 利福霉素类　利福平、利福喷丁、利福定等，主要针对结核分枝杆菌和其他分枝杆菌。使用时注意检查肝功能，以及药物之间相互作用。

7. 糖肽类　抑制细菌细胞壁糖肽聚合物的合成，因而妨碍细胞壁的形成，现有万古霉素、替考拉宁等。主要用于治疗甲氧西林耐药金黄色葡萄球菌（MRSA）感染。

8. 氨基糖苷类　对需氧革兰氏阴性杆菌抗菌活性强，对链球菌、革兰氏阴性球菌作用较差，对厌氧菌无效。常用的有链霉素、新霉素、庆大霉素、卡那霉素、阿米卡星、妥布霉素等。常作为皮肤科二、三线用药。

9. 磺胺类　磺胺类药物对革兰氏阳性菌、阴性菌、衣原体和放线菌有抑菌效应。甲氧苄啶/磺胺甲噁唑可用于诺卡放线菌属、气单胞菌属感染治疗，非复杂性尿道感染等。皮肤科常作为二三线用药，以及耐药菌替换治疗。

10. 其他　克林霉素抗菌谱和大环内酯相似，多用于治疗敏感革兰氏阳性菌、厌氧菌治疗。硝咪唑类的甲硝唑、替硝唑、奥硝唑等对厌氧菌有较强杀菌活性，强大的杀灭滴虫作用，也可治疗阿米巴原虫的感染性疾病，可用于治疗滴虫病、阿米巴病、贾弟鞭毛虫病、酒渣鼻和厌氧菌引起的感染。氨曲南为单环

β-内酰胺类抗生素,抗菌谱较窄,对大多数革兰氏阴性菌需氧菌有较强抗菌活性。替加环素可干扰细菌蛋白合成,用于复杂性皮肤感染。利奈唑胺和奎奴普丁/达福普汀可抑制细菌蛋白合成,用于治疗各种严重的葡萄球菌和链球菌皮肤感染,包括甲氧西林耐药金黄色葡萄球菌(MRSA)。达托霉素可抑制蛋白和核酸合成杀灭细菌,可用于复杂性皮肤感染。

(四) 抗病毒药物(antiviral drugs)

包括抗疱疹病毒药物、抗反转录病毒药物等。常用抗疱疹病毒药物有阿昔洛韦、伐昔洛韦、泛昔洛韦、膦甲酸、溴夫定等。

1. 核苷类化合物 包括阿昔洛韦、泛昔洛韦、伐昔洛韦、更昔洛韦等。阿昔洛韦为常用抗疱疹病毒药物,阿昔洛韦可在疱疹病毒特异性胸腺嘧啶核苷酸酶、细胞激酶的作用下形成阿昔洛韦三磷酸酯,在病毒感染的细胞内竞争性地与病毒的DNA聚合酶结合,干扰病毒DNA合成,适用于单纯疱疹、水痘、带状疱疹等病毒性皮肤病。口服吸收较差,生物利用度差,需多次给药,而泛昔洛韦、伐昔洛韦给药方便、提高了生物利用度,治疗指数高。使用时注意对肾功能的影响。

2. 膦甲酸 用于治疗耐阿昔洛韦的单纯疱疹病毒感染,耐阿昔洛韦的水痘带状疱疹病毒感染,巨细胞感染等。主要用于静脉滴注,口服吸收及胃肠耐受差。剂量相关性肾损害,注意避免和肾毒性药物合用。

3. 溴夫定 在被病毒感染的细胞内,溴夫定通过一系列磷酸化形成溴夫定三磷酸盐。溴夫定三磷酸盐通过与DNA聚合酶作用,竞争性抑制病毒DNA合成,可以抑制水痘-带状疱疹病毒(VZV)的复制;可用于免疫功能正常的成年急性带状疱疹患者的早期治疗,应避免和5氟尿嘧啶或结构类似物同时使用。

4. 阿糖腺苷 通过抑制病毒DNA多聚酶从而抑制DNA病毒合成,可用于疱疹病毒、巨细胞病毒感染和传染性单核细胞增多症等。

(五) 抗真菌药物(antifungal drugs)

抗真菌药物可通过损害真菌细胞膜、细胞壁,影响核酸合成和功能等作用机制起到抗真菌作用,常见的药物有:

1. 多烯类抗真菌抗生素 两性霉素B常用于治疗系统性真菌感染,但毒副作用较严重,尤其是肾毒性。现已开发出两性霉素B脂质体、两性霉素B脂质复合物、两性霉素B胶状分散剂等新剂型降低了毒性。常用剂量为0.5～1mg/kg,疗程6～10周。常见副反应有寒战、发热,恶心呕吐,静脉炎,肾毒性等。

2. 灰黄霉素 主要用于治疗浅部真菌病,能抑制各种引起皮肤、毛发和甲的真菌感染的常见皮肤癣菌。目前主要用于治疗头癣。使用时注意药物的相互作用。

3. 唑类 酮康唑是第一个可口服咪唑类抗真菌药,为广谱抗菌药,常用剂量每日200～400mg,疗程数日至数月不等,但由于其肝毒性,临床已警示使用。

伊曲康唑是对酮康唑结构改造后获得的三唑类药物,保留抗菌谱广的优点,同时毒性降低。可用于临床浅部及深部真菌病。具体剂量视疾病种类及患者个体差异适当调整。氟康唑:三唑类抗真菌药物,水溶性高,抗菌谱较广,可用于治疗浅部、深部真菌病。需注意该药克柔念珠菌、光滑念珠菌天然耐药。伏立康唑:为氟康唑衍生而来,治疗肺曲霉病的一线用药,对两性霉素B和氟康唑耐药的真菌感染的一线用药。可口服和静脉用药。

4. 丙烯胺类 特比萘芬为第一个口服丙烯胺类抗真菌药,对皮肤癣菌疗效好。用量根据疾病和致病菌个体化治疗。

5. 棘白菌素 已上市的药物包括卡泊芬净、米卡芬净、阿尼芬净等,作用靶点均为β-(1→3)-葡聚糖合成酶,引起真菌细胞壁破坏导致菌体死亡。卡泊芬净为静脉注射剂,推荐剂量50mg/d,对念珠菌、曲霉菌均有效。米卡芬净对念珠菌、曲霉菌属有效,对结合菌、隐球菌属无效。常用于深部念珠菌病150mg/d,骨髓移植前预防用药可50mg/d。阿尼芬净主要用于念珠菌病,推荐剂量50～100mg/d。

（六）维 A 酸类药物（retinoid drugs）

维 A 酸类药物分为第一代、第二代、第三代（表 10-1-6）。

表 10-1-6　常用系统用维 A 酸药物

药物名称		常用量
第一代	异维 A 酸	0.5 ~ 2mg/(kg·d)
	全反-维 A 酸	45mg/(m² · d)
	维胺酯	25 ~ 200mg
第二代	阿维 A 酯	0.25 ~ 1mg/(kg·d)
	阿维 A	25 ~ 50mg/d
第三代	贝扎罗汀	300mg/(m² · d)

维 A 酸类药物可对上皮细胞的增殖和分化有双向调节作用，可抗皮脂分泌，对抗光老化，此外可通过调节黑色素的形成，调节免疫系统，抗炎、抗肿瘤作用发挥作用。临床上可用于银屑病、痤疮、皮肤 T 细胞淋巴瘤、毛囊角化病、脂溢性皮炎等疾病。其中阿维 A 为治疗银屑病的一线药物，根据病情可个体化治疗，10 ~ 75mg/d。使用时注意不良反应，主要为皮肤黏膜和系统不良反应。其中系统使用维 A 酸应注意致畸性，育龄期使用应谨慎。

（七）免疫抑制剂（immunosuppressor）

传统免疫抑制剂包括：硫唑嘌呤、环磷酰胺、甲氨蝶呤、秋水仙碱；新型免疫抑制剂包括：环孢素、他克莫司、西罗莫司、麦考酚酯、来氟米特等。免疫抑制剂影响免疫活性细胞内 DNA、RNA 及蛋白质的生物合成。可用于大疱性皮肤病、结缔组织病、银屑病等。

（八）免疫调节剂（immunomodulator）

是能修饰机体免疫功能的药物，包括增强、调节和恢复机体免疫应答的非特异活性成分，如灭活细菌、病毒脂多糖、干扰素及干扰素诱生剂、胸腺肽、淋巴因子和细胞因子、单克隆抗体及其交联物、重新被激活的免疫活性细胞、肿瘤抗原及其疫苗等。

免疫球蛋白（IVIg）静脉用免疫球蛋白是健康人血浆中经分离提纯后得到的无菌免疫球蛋白，具有广泛的抗感染和免疫调节作用，可用于系统性红斑狼疮、皮肌炎、多发性肌炎、硬皮病、自身免疫性疱病、重症药疹、重症多形红斑等皮肤病。IVIg 发挥作用较快，能较快地控制病情，能缓解疾病危象，有利于糖皮质激素或免疫抑制剂的减量。常根据不同疾病、不同病情设计给药剂量、疗程等。耐受性较好，不良反应轻微且有自限性。

（九）生物制剂（biologicals）

免疫生物制剂是一系列能用于修饰正常或病理性细胞免疫反应的分子，可治疗银屑病、特应性皮炎、淋巴瘤等，包括干扰素、白介素、细胞因子阻断剂等。

（十）维生素类药物（Vitamins）

维生素 A 可维持上皮组织正常功能，调节人体表皮角化，可用于治疗鱼鳞病、毛周角化症等。维生素 C 可降低毛细血管通透性，是体内氧化还原系统的重要成分，用于变态反应疾病、慢性炎症性疾病、色素性皮肤病等辅助治疗；维生素 B_{12} 为体内多种代谢过程辅酶，可用于带状疱疹后神经痛、银屑病等辅助治疗；维生素 B_6 为肝脏辅酶的重要成分，可用于脂溢性皮炎、痤疮、脱发等辅助治疗。维生素 B_2 为人体内黄酶类辅基的组成部分，可用于口角炎、阴囊炎、舌炎的治疗。

（十一）其他

1. 雷公藤　我国传统中药，有抗炎、免疫抑制、抗肿瘤、抗菌等作用。可用于多种皮肤病，如血管炎、白塞氏病、银屑病、无菌性脓疱性皮病、泛发型湿疹、痒疹、系统性红斑狼疮、皮肌炎、红皮病等。起效快,疗效确切、稳定,停药后不反跳,可和糖皮质激素联合使用。不良反应发生率较高,但严重脏器损害少,且大多可逆,多见于消化道反应、肝损害、造血抑制、月经不调、可逆性影响精子等,使用时注意有效治疗剂量和毒性剂量相近,要严格掌握适应证,用药期间检查血常规、肝肾功能、心电图,及时注意不良反应,及时处理。

2. 氨苯砜　为芳香胺类抗炎药物,其具有抗菌作用,抗炎作用,可用于麻风、大疱性皮肤病、嗜中性皮病、血管炎等疾病。对磺胺类、砜类药物过敏者,严重肝肾功能障碍、粒细胞缺乏者禁用。使用时应监测血常规、肝肾功能。

3. 沙利度胺　谷氨酸衍生物,具有抗炎作用,免疫调节作用,抗移植排斥反应,减低外周瘙痒刺激感觉,阻断瘙痒-搔抓恶性循环,可用于多种难治性皮肤病,如移植物抗宿主病、结节性痒疹、红斑狼疮、瘙痒症、白塞氏病、麻风性结节性红斑等。但其作用机制尚不明确,注意该药的不良反应有致畸作用,神经炎改变等。

4. 氯喹和羟氯喹　抗疟药,具有抗疟、免疫抑制、抗炎、抗增生作用,紫外线吸收作用,抗血栓形成等,可作为二线药物治疗红斑狼疮、类风湿关节炎、多形性日光疹、硬皮病、皮肌炎皮损治疗等,不良反应有对眼的毒性(视网膜病、角膜炎等)、造血系统抑制、肝毒性、皮肤黏膜色素异常、皮疹等。

第二节　物理治疗

一、电疗法(electrotherapy)

电疗是指通过电流作用于组织,引起一系列包括电干燥、电凝、或切割等生物效应,以达到去除浅表、深部组织以及切割皮肤的治疗方法。

随着科技的发展,临床上电疗装置也逐步发展,选择合适的输出电流可达到切开、切除、消融、凝固等效果,可用于浅表组织的破坏(电干燥法),深部切除(电凝法)和切割(电切除术)。操作时应注意最小限度的破坏正常组织,以防瘢痕的形成。使用时无绝对的禁忌,但安装有起搏器或埋藏式心脏复律除颤器的患者应谨慎。

常用电外科疗法有:

1. 电灼/电干燥法　浅表皮肤切除,可用于治疗脂溢性角化、扁平疣、雀斑、表皮痣、小血管瘤、皮赘等浅表皮肤赘生物。

2. 电凝　可用于较深部皮肤切除,如寻常疣、汗管瘤、色素痣、基底细胞癌、毛细血管扩张、鲍温病等。

3. 电切除术　良恶性皮损的外科切除、毛发移植带获取、瘢痕修整治疗、良性皮损的刮除等。

4. 高频电脱毛　高频电产生热能引起毛囊凝固性破坏,影响毛发生长。

5. 射频治疗　利用调制的射频电波,通过选择性电热作用对组织进行切割、破坏、电凝等,可用于换肤、瘢痕、脱毛、痤疮等治疗。

二、冷冻疗法(cryotherapy)

冷冻疗法是皮肤科常用的传统的治疗方法,它直接冷冻组织以及导致血管阻塞后造成组织选择性坏死,其范围取决于皮损类型以及冷冻的程度。常用的冷冻剂有液氮,沸点-196℃,可利用不同的专用装置使用。不同疾病液氮的使用量,冷冻技巧,冷冻持续时间各异。

冷冻可用于治疗多种良、恶性皮损及癌前病变,全身各部位均可治疗。但注意某些情况如肿瘤冷冻并非首选疗法。此外,冷冻禁忌证也包括寒冷性荨麻疹、寒冷性耐受不良、冷球蛋白血症、冷纤维蛋白原血症等。侵袭性肿瘤、边界不清的肿瘤不推荐使用。术后尽量保持创面清洁、干燥,术后结痂血疱等可外用抗生素防治感染。常见不良反应及并发症有疼痛、水肿、水疱和血疱、皮下气肿、色素异常、继发感染、瘢痕形成等。

三、光动力疗法(photodynamic therapy)

是一种利用光敏分子产生的细胞毒性氧自由基达到治疗目的的一种技术。近年来在皮肤科的应用日益扩大。可用于基底细胞癌、光化性角化病、痤疮、光老化、人乳头瘤病毒感染、鲜红斑痣、银屑病等多种疾病的治疗。该疗法为光化学反应,病变细胞在光敏剂和特定光源共同作用下发生反应,产生单态氧、氧自由基等物质,损伤细胞膜及血管内皮细胞,选择性杀伤病变细胞达到治疗目的。常用光敏剂:局部有5-氨基酮戊酸、甲基氨基酮戊酸酯等;系统用常用血卟啉衍生物。光源有普通光源、激光及单色光源,目前多用红蓝激光、发光二极管 LED 发出的单色光(主要是红光)、长脉宽 PDL 等作为光动力治疗的光源。不良反应包括局部烧灼疼痛、局部红斑水肿、糜烂结痂、色素异常等。

四、激光疗法(laser)

激光疗法是一个不断发展的技术,广泛应用于皮肤科临床(表 10-2-1)。激光具有单色性、相干性、平行性和高能量的特点,利用光热作用,光机械作用可解决众多种类的皮肤问题,尤其是选择性光热作用开始了脉冲染料激光在皮肤科领域的应用。使用激光时应注意激光的光束危害和非光束危害,尤其需要注意激光对眼的损伤,正确使用眼罩及激光。

表 10-2-1　皮肤科常用激光

激光	波长(nm)	靶色基	适应证
二氧化碳激光	10 600	水	组织气化、去除增生物
氩激光	488、514	黑色素、血红蛋白	血管性损害
倍频激光 Nd:YAG/KTP	532	血管、黑色素、纹身色素	血管性损害、色素性损害、红色纹身
Nd:YAG 激光	1064	血红蛋白、黑色素、纹身色素	深在真皮色素、纹身(蓝、黑)
Er:YAG 激光	2940	水	皮肤磨削、除皱,浅表瘢痕,浅表增生物
脉冲染料激光	585～600	血管	血管性损害
红宝石激光	694	黑色素、纹身色素	色素性损害、纹身(黑、蓝、绿)
翠绿宝石激光	755	黑色素、纹身色素	纹身(黑、蓝、绿)
半导体激光	810	黑色素、血红蛋白	脱毛
点阵激光	1550,2940,10 600	水,胶原	痤疮瘢痕、除皱、嫩肤、色素性损害

此外,一种非激光光源强脉冲光(IPL)也得到广泛应用,可用于治疗非剥脱嫩肤、脱毛、血管色素病变。强脉冲光为波长为 480～1200nm 的高强度的脉冲光,遵循选择性光热作用原理,部分为可见光、部分为近红外光。多能性是强脉冲光的最大优点,波长、脉宽在较大范围调整,属于非剥脱性疗法。

常见的激光治疗用途有:

1. 剥脱性治疗　可用于光老化皮肤的重建、瘢痕、表皮痣、脂溢性角化等病变。Er:YAG 激光,CO_2等均可磨削浅表组织。

2. 血管病变的治疗　氩激光、脉冲染料激光、钇铝石榴石激光均有报道用于治疗血管性病变,目前585nm 闪光灯泵脉冲染料激光是治疗血管性病变的标准设备。

3. 色素病变及纹身的治疗　多种激光均可用于去除外源性纹身色素以及治疗内源性色素疾病。不同类型的激光可治疗不同的色素。常用的有高选择性调 Q 激光、色素选择性较差的长脉宽激光、非

色素特异性的剥脱性激光等(表10-2-2)。

表10-2-2　常用治疗色素的激光

	激光	波长(nm)	脉宽
调Q激光	Q开关倍频Nd:YAG激光	532	5~10ns
	Q开关Nd:YAG激光	1064	5~10ns
	Q开关红宝石激光	694	20~40ns
	Q开关翠绿宝石激光	755	50~100ns
长脉宽激光	长脉宽红宝石激光	694	0.2~25ms
	半导体激光	800	5~400ms
	Nd:YAG激光	1064	0.25~300ms

4. 脱毛　以毛囊中色素为色基,长波长、高剂量,释放的热量破坏毛囊处干细胞达到治疗目的。红宝石激光、紫翠玉激光、半导体激光、强脉冲光均可用于脱毛。

5. 激光理疗　常用氦氖激光。波长主要为630nm,可促进炎症消退和组织修复,可用于带状疱疹、斑秃、慢性溃疡等疾病。

6. 嫩肤及皮肤重建治疗　随着激光的发展,人们逐渐应用剥脱性激光、点阵激光、非剥脱性激光对瘢痕及光老化等进行了治疗。剥脱性激光主要应用短脉冲、高能量的二氧化碳激光,快速扫描的连续式CO_2激光和Er:YAG激光进行光老化和瘢痕的治疗,但患者不适感明显,愈合时间较长,色素异常,胸背部遗留瘢痕高风险,使应用有一定局限。而由于非剥脱性治疗对表皮损伤微小,加速了复原速度,增强了嫩肤疗效,现已得到了广泛的应用。血管性激光(5323nm脉冲KTP激光,585、595nm脉冲染料激光等)、近红外激光、脉冲光(1310nm半导体、1320长脉宽Nd:YAG、1450半导体、1540Er:YAG等)、射频均可用于嫩肤和肌肤重建。

五、放射疗法(radiation therapy)

放射疗法是治疗皮肤恶性肿瘤的重要方法,与手术相比较可降低死亡率,减少复发风险。虽然大多数皮肤癌患者通常以放疗以外的方法进行治疗,但某些情况下,如肿瘤部位大小,分期不利于手术时,放射治疗是很重要的措施。不同情况下,放射疗法可作为主要疗法、辅助疗法或姑息疗法使用。除此之外,放射疗法也可用于某些良性疾病,如血管瘤、瘢痕疙瘩等的治疗。常用的放射疗法有X线、电子束、核素等。在甲状腺、胸腺、乳腺、生殖器部位治疗时应注意保护腺体。

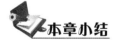

本章小结

随着科技的发展,皮肤病的治疗不断发展,现有外用药物治疗、系统药物治疗、物理治疗、皮肤外科治疗、心理治疗等方法。

外用药物是皮肤科治疗的重要手段,是皮肤科所特有的治疗方法。外用药物可按剂型和性质分类,合理掌握外用药物的使用原则和注意事项,可进行安全高效的治疗。

内用药物包括抗组胺药、糖皮质激素、维A酸类药物、抗生素、抗病毒剂、抗真菌剂、免疫抑制剂、免疫调节剂、生物制剂、维生素等药物。

掌握药物的适应证和禁忌证,合理规范使用药物,同时注意药物之间的相互作用。

物理治疗包括电疗、冷冻疗法、光动力疗法、激光疗法、放射疗法、光疗等。

皮肤病治疗时应合理选择治疗策略,要有整体观念,个体化治疗。

思考题

1. 以湿疹的外用治疗为例,试述皮肤科外用药物的治疗原则。
2. 试述糖皮质激素在皮肤科的主要适应证及应用方法。
3. 简述抗组胺药物的分类及应用。
4. 什么是光动力治疗? 简述光动力疗法的适应证。
5. 常用的外用药物剂型有哪些?
6. 如何合理使用外用糖皮质激素?

（邓娅　重庆医科大学附属二院）

第十一章　常见皮肤病

学习目标

掌握　带状疱疹、真菌病、体股癣、头癣、手足癣、梅毒、淋病、尖锐湿疣、非淋菌性尿道炎、生殖器疱疹、接触性皮炎、湿疹、荨麻疹、变态反应性药疹和重症药疹、银屑病皮疹的临床特征及诊治要点。

熟悉　病毒性皮肤病、单纯疱疹、水痘-带状疱疹、疣、念珠菌病、疥疮、特应性皮炎、毛囊炎、疖和痈、慢性单纯性苔藓、过敏性紫癜，寻常痤疮、白癜风的定义、特征、临床分型、实验室检查；艾滋病的传播途径、临床表现、实验室诊断方法；梅毒、淋病、尖锐湿疣、非淋菌性尿道炎、生殖器疱疹的治疗方法；接触性皮炎的发病机制及诊断方法(斑贴试验)；特应性皮炎的临床分期；荨麻疹、药疹的常见临床类型及各自的特征性皮疹；痣细胞痣、脂溢性角化病的临床表现。

了解　接触性皮炎的病因、药疹的变态反应性机制、病毒性皮肤病发病机制，组织病理，流行病学；丹毒、深浅部真菌病的定义、各种性传播疾病流行概况；瘙痒症、慢性单纯性苔藓的病因及临床表现；银屑病的病因、发病机制；多形红斑的病因；物理性皮肤病的临床表现以及治疗原则；过敏性紫癜的病因、病理、治疗；白癜风的病因、组织病理学表现及治疗；代谢性皮肤病临床表现和治疗原则；先天性血管瘤、基底细胞上皮瘤、鳞状细胞癌的临床表现及治疗；痣细胞痣、脂溢性角化病、基底细胞上皮瘤、鳞状细胞癌的病理变化。

第一节　病毒性皮肤病

病毒性皮肤病是指由病毒感染引起的，以皮肤、黏膜改变为主要表现的一类疾病。引起病毒性皮肤病的病毒种类多达500余种，不同病毒感染引起的皮肤表现不一，可分为水疱型(如水痘、单纯疱疹)、红斑发疹型(如麻疹、风疹)和新生物型(如各种疣)。

单 纯 疱 疹

一、概述

单纯疱疹(herpes simplex)，ICD-10 编码:B00.902，是由人单纯疱疹病毒(herpes simples virus，HSV)感染引起的，以皮肤、黏膜簇集性水疱为特征的病毒性皮肤病。本病有自限性，但容易复发，临床上分为原发型和复发型。

二、诊断

（一）临床表现

1. 原发型　初次感染单纯疱疹病毒后,仅有 10% 被感染者出现临床症状,表现为发热、倦怠等全身症状和皮肤、黏膜水疱。主要有以下几型:

（1）疱疹性齿龈口腔炎(herpes gingivostomatitis):ICD-10 编码:B00. 201,也称为疱疹性口炎,为原发型中最常见类型。主要由 HSV-1 感染引起,多见于 1~5 岁儿童,无季节性,传染性较强,可在托幼机构流行。起病时常有高热、倦怠、口咽疼痛,在口腔黏膜、牙龈、舌、上腭、咽等处出现簇集性小水疱,很快破溃形成溃疡,表面覆盖黄白色膜样渗出物,绕以红晕。疼痛明显,流涎,拒食,颌下淋巴结肿大。病程约 1~2 周。

（2）新生儿单纯疱疹(neonatal herpes simplex):ICD-10 编码:P35. 200,新生儿出生时经产道感染所致,70% 为 HSV-2 感染。多见于早产儿及缺乏获得性母体抗体(IgG)的新生儿,常于生后 4~6 天起病,表现为皮肤、结膜发生水疱,严重者伴有喂养困难、高热、惊厥、肝脾肿大、黄疸、意识障碍等,病情凶险,死亡率高达 15%~50%。

（3）接种性单纯疱疹(inoculation herpes):ICD-10 编码:B00. 801,由 HSV 直接接种擦伤或正常皮肤所致,表现为接触部位群集性水疱。发生于指尖,则出现深在的疼痛性水疱或脓疱,称疱疹性瘭疽(herpetic whitlow)。

（4）疱疹性湿疹(eczema herpeticum):ICD-10 编码:B00. 000,又称 Kaposi 水痘样疹,是指在原有湿疹或特应性皮炎基础上感染 HSV 病毒引起的疱疹。表现为原皮损区域突然出现密集成群或散在的水疱,中央脐凹,似水痘(图 11-1-1)。水疱可迅速变为脓疱,周围有红晕,严重者可泛发全身并伴有发热等全身症状。

2. 复发型　在原发感染消退后,当机体抵抗力下降或在诱发因素刺激下,疱疹在同一部位反复发作,多见于成人。皮疹好发于口、鼻、外阴等皮肤黏膜交界处,为红斑基础上群集的丘疹、水疱,可相互融合(图 11-1-2),水疱破溃后形成糜烂、结痂,1~2 周后愈合,自觉灼热或疼痛。

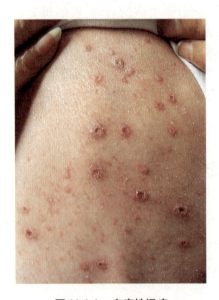

图 11-1-1　疱疹性湿疹

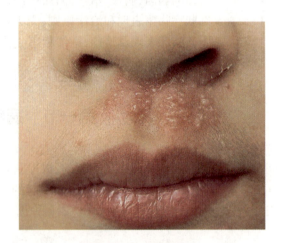

图 11-1-2　单纯疱疹

（二）实验室和辅助检查

1. 病毒培养分离　是 HSV 感染诊断的"金标准",可采用急性期病人的疱疹液接种细胞进行病毒培养分离。

2. 病毒抗原检测　应用免疫荧光、免疫印迹法检测疱液中 HSV 病毒抗原。

3. 病毒核酸检测　应用分子杂交、PCR 等方法检测 HSV-DNA。

4. 血清学(病毒抗体)检查　检测血清中特异性 HSV-IgM 抗体有辅助诊断价值。

（三）鉴别诊断

需要与带状疱疹、脓疱疮、固定药疹等鉴别。

三、病因和发病机制

病因为单纯疱疹病毒(herpes simples virus,HSV)，分为 Ⅰ 型(HSV-1)和 Ⅱ 型(HSV-2)。HSV-1 主要引起生殖器以外的皮肤黏膜和脑部感染，HSV-2 主要通过性接触或产道引起生殖器部位的皮肤黏膜和新生儿感染。HSV 入侵皮肤黏膜后，在局部繁殖形成初发感染，后沿神经末梢上行至神经节内长期潜伏，在某些诱因(如发热、劳累、抵抗力下降)的作用下，潜伏的病毒可被激活并沿神经移行至神经支配的皮肤，形成疱疹复发。HSV-1 和 HSV-2 间存在交叉免疫，但血清特异性抗体不能阻止复发。

四、病理和病理生理

病毒进入宿主易感细胞后，以复制的方式进行繁殖，在胞质或胞核产生包涵体。由于病毒酶或受感染细胞释放的溶酶体酶作用，使细胞膜破坏而相互融合，形成多核巨细胞。广泛分布的多核巨细胞及胞质或胞核内包涵体是单纯疱疹病毒感染的主要病理特征之一。

五、治疗

治疗原则为缩短病程、防止继发感染和全身播散、减少复发。

（一）系统治疗

核苷类药物是目前抗 HSV 最为有效的药物。

1. 原发型　口服阿昔洛韦 200mg/次,5 次/天，或 400mg/次,3 次/天;或伐昔洛韦 500mg/次,2 次/天;或泛昔洛韦 250mg/次,3 次/天。疗程 7~10 天。

2. 复发型　最好于前驱症状或皮损出现 24 小时内开始治疗。阿昔洛韦 200mg/次,5 次/天，或 400mg/次,3 次/天口服;或伐昔洛韦 500mg/次,1~2 次/天;或泛昔洛韦 125mg/次，每天 2 次/天口服，疗程一般为 5 天。

3. 重症或皮疹泛发者　阿昔洛韦 5~10mg/kg，每 8 小时静脉滴注一次，疗程 5~7 天。

阿昔洛韦耐药者，可选择膦甲酸 40mg/kg，每 8~12 小时静脉滴注一次，连用 2~3 周。主要副作用为肾毒性。

（二）外用治疗

可选用 3% 阿昔洛韦软膏、1% 喷昔洛韦乳膏或炉甘石洗剂外用。继发细菌感染时可用莫匹罗星软膏外用。

带状疱疹

一、概述

带状疱疹(herpes zoster),ICD-10 编码:B02. 900,是由潜伏在体内的水痘-带状疱疹病毒(vericella-zoster virus,VZV)再激活所致。以沿单侧神经分布的簇集性水疱伴神经痛为特征。

二、诊断

（一）临床表现

1. 典型表现　前驱症状可有低热、乏力、全身不适，患处皮肤自觉灼热、瘙痒或刺痛、触痛。而后局部皮肤出现红斑,在红斑基础上出现粟粒至黄豆大小丘疱疹和水疱,呈簇状分布而不融合,各簇水疱间皮肤正常。皮损沿一侧周围神经排列成带状,一般不超过中线(图 11-1-3A),多见于肋间神经、脑神经和坐骨神经。病程一般 2~3 周。神经痛为本病的特征之一,可在皮疹出现前或伴随皮疹出现,老年患者较剧烈。部分患者在皮疹消退后(通常 4 周后),神经痛持续存在达数月或更久,称带状疱疹后神经痛(postherpetic neuralgia)。

2. 特殊表现

(1) 眼带状疱疹:累及三叉神经眼支,疼痛剧烈,可伴发眼部疾病,如结膜炎、角膜炎,甚至虹膜睫状体炎、眼外肌麻痹、失明等(图 11-1-3B)。

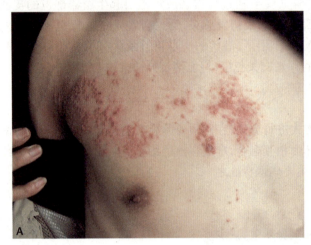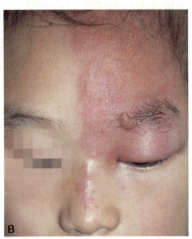

图 11-1-3　带状疱疹
A. 躯干;B. 头面部

(2) 耳带状疱疹:同时累及面神经和听神经,表现为外耳道或鼓膜疱疹。膝状神经节受累时,可同时表现为面瘫、耳聋、外耳道疱疹三联征(Ramsay-Hunt 综合征)。

(3) 免疫缺陷者带状疱疹:20% ~50% Hodgkin 病患者并发带状疱疹,HIV 感染者发生状疱疹的几率是一般人群的 30 倍。大剂量糖皮质激素和免疫抑制剂使用者、放射治疗的恶性肿瘤患者、接受器官移植或结缔组织病患者的带状疱疹发病率明显增加。其严重程度往往较重,表现为出血性水疱、坏疽性和泛发性皮损(同时累及 2 个以上神经节段或受累节段外出现 20 个以上皮损)。

(二) 实验室和辅助检查

疱底刮片或印片找到多核巨细胞和包涵体有助于诊断,必要时可进行 PCR 检查 VZV-DNA 和病毒培养确诊。

(三) 鉴别诊断

在前驱期和无皮疹时,带状疱疹神经痛需要与肋间神经痛、心绞痛、偏头痛、急腹症疼痛等鉴别。出疹后需要与丘疹性荨麻疹、单纯疱疹等鉴别。

三、病因和发病机制

病因为水痘-带状疱疹病毒(vericella-zoster virus,VZV),VZV 经上呼吸道侵入人体,通过病毒血症播散引起水痘或隐性感染。后病毒沿神经纤维上行,潜伏于脊髓背根神经节或脑神经感觉神经节。当机体抵抗力下降或细胞免疫功能减弱时,病毒可被再次激活并沿感觉神经下行到达支配区域皮肤繁殖,产生水疱,同时使受累神经发生炎症及坏死,产生神经痛。具有正常免疫能力的人罹患水痘后可获得终身免疫,带状疱疹愈后可获得较持久的免疫,一般不会再发。

四、治疗

治疗原则为抗病毒,止痛,防止并发症。

(一)系统治疗

1. 抗病毒　早期、足量抗病毒治疗有利于减轻神经痛,缩短病程。口服阿昔洛韦800mg/次,5 次/天;或伐昔洛韦1000mg/次,3 次/天;或泛昔洛韦500mg/次,3 次/天;或溴夫定125mg/次,1 次/天。疗程7 天。

2. 止痛　急性期疼痛可选择阿米替林25mg/晚,可根据效果增加剂量至最高100mg/晚。亚急性或慢性疼痛可选择加巴喷丁100mg/次,3 次/天,可逐渐增加到600～900mg/次,3 次/天;或普瑞巴林75～150mg/次,2 次/天;或选用非甾体类抗炎药。

3. 糖皮质激素　尚存在争议,但早期合理应用可缩短病程、减轻炎症反应和疼痛。主要用于病程<7 天,无禁忌证的老年患者,一般口服泼尼松30～40mg/天,疗程不超过7 天。

(二)外用治疗

水疱未破时可外用炉甘石洗剂、3% 阿昔洛韦软膏、1% 喷昔洛韦乳膏。水疱破溃后可外用0.5% 新霉素软膏或莫匹罗星软膏。

(三)物理治疗

可采用紫外线、红外线等局部照射、频谱治疗仪等缓解疼痛。

水　痘

一、概述

水痘(varicella,chickenpox),ICD-10 编码:B01.900,是由水痘-带状疱疹病毒(varicella-zoster virus,VZV)感染引起的急性呼吸道传染病。以皮肤黏膜广泛的丘疹、水疱、结痂为特征。

二、诊断

(一)临床表现

1. 流行病学　本病传染源为水痘和带状疱疹患者,出疹前1 天至水疱结痂期间均有传染性。病毒主要通过空气飞沫传播,也可经过接触疱液感染,孕妇在病毒血症期可通过胎盘传染胎儿。本病冬春季多发,以2～6 岁儿童为发病高峰。病后可获持久免疫。

2. 典型水痘

(1)潜伏期:10～20 天,平均14 天。

(2)前驱期:婴幼儿多无明显症状,年长儿可有低热、头痛、厌食等,持续1～2 天。

(3)出疹期:发热24 小时内出皮疹,皮疹分批出现。为红色斑丘疹、丘疱疹、水疱、结痂(图11-1-4)。水疱中央可有脐凹,伴有瘙痒。皮疹累及头面、躯干、四肢近端,呈向心性分布,可同时累及口、外阴黏膜。在同一部位各期皮疹同时存在是特征性表现。本病有自限性,约10 天左右自愈。痂皮脱落后一般不留瘢痕。

3. 重症水痘　发生于免疫缺陷或使用免疫抑制剂者。皮疹广泛而严重,为大疱或血疱,新发皮疹常持续2 周或更久,并伴持续发热。常并发肺炎、血小板减少或DIC 而

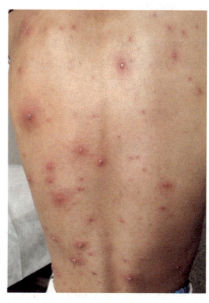

图11-1-4　水痘

危及生命。

（二）实验室和辅助检查

1. 病毒培养分离　取急性期病人的疱疹液接种细胞进行病毒培养分离。

2. 病毒抗原检测　应用免疫荧光、免疫印迹法检测疱液中 VZV 抗原。

3. 病毒核酸检测　应用分子杂交、PCR 等方法检测 VZV-DNA。

4. 血清学（病毒抗体）检查　双份血清特异性 IgG ≥4 倍或特异性 IgM 抗体滴度升高提示近期感染。>8 个月婴儿持续 VZV IgG 抗体阳性提示先天性水痘可能。

（三）鉴别诊断

需要与播散性 HSV 感染、丘疹性荨麻疹、手足口病等鉴别。

三、病因和发病机制

VZV 病毒经结合膜和上呼吸道侵入人体，通过病毒血症播散至皮肤引起水痘，免疫力低下者容易侵犯其他器官。

四、病理和病理生理

多核巨细胞和核内包涵体形成为特征性病理改变。

五、治疗

水痘患儿应严格隔离，保持皮肤清洁、避免搔抓、防止继发感染。

（一）系统治疗

1. 阿昔洛韦　每次 20mg/kg 口服，4 次/天，疗程 5 天。最好在出疹后 48 小时内开始使用。

2. 重症水痘　阿昔洛韦 5～10mg/kg，每 8 小时静脉滴注一次，疗程 5～7 天。对阿昔洛韦耐药者，可选用膦甲酸。

（二）外用治疗

皮疹瘙痒时可局部外用炉甘石洗剂。

疣

一、概述

疣（verruca，wart），ICD-10 编码：B07. x04，是由人乳头瘤病毒（human papilloma virus，HPV）感染皮肤黏膜引起的良性增生物。根据临床表现和发生部位分为寻常疣、扁平疣、跖疣、生殖器疣（尖锐湿疣）及疣状表皮发育不良等。

二、诊断

（一）临床表现

1. 寻常疣（verruca valgaris）　俗称"刺猴"、"瘊子"，多由 HPV-2 感染所致。皮疹初起为针头大小丘疹，逐渐扩大至黄豆大小或更大，呈圆形或多角形，表面粗糙、角化，质硬，可呈乳头瘤样增生（图 11-1-5）。好发于手指、手足背、甲周，一般无自觉症状。开始多为单个，由于自身接种，可逐渐增多至数个到数十个。发生于甲周者称甲周疣（periungual wart），疣体呈柔软细长丝状突起，顶端角化者称丝状疣（verruca filiformis），疣体呈多个参差不齐指状突起者，称指状疣（digitate wart）。寻常疣有自然消退倾向，65% 可在 2 年内消退，5 年自然清除率可达 90%。

2. 跖疣（verruca plantaris）　寻常疣发生于足跖部称跖疣。以足掌、足底受压部位多见，局部摩擦、外伤、多汗为发病诱因。皮疹初起为针头大小发亮的丘疹，逐渐增大至黄豆大小或更大，由于受压形成淡黄色或灰褐色胼胝样斑块，表面粗糙不平（图11-1-6），边缘绕以稍高起的角质环，去除角质层后下方可见疏松的角质芯，周围可见乳头层毛细血管破裂形成的小黑点。可有明显压痛。

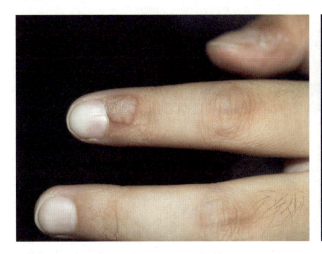

图 11-1-5　寻常疣　　　　　　　　　　　　　图 11-1-6　跖疣

3. 扁平疣（verruca plana）　主要发生于青少年，多由 HPV-3 感染所致。皮疹好发于颜面、手背及前臂，典型皮疹为粟粒至绿豆大小扁平丘疹，圆形或椭圆形，表面光滑，淡褐色或正常皮色。皮疹数目较多，常密集分布，因搔抓自体接种，沿抓痕呈串珠状排列（图11-1-7）。病程慢性，一般无自觉症状，可自行消退，但也可持续多年不愈。

4. 疣状表皮发育不良（epidermodysplasia verruciformis）　又称泛发性扁平疣，主要由 HPV-3 及 HPV-5、8 感染引起。发病与免疫功能受损有关。本病多在婴儿及儿童期开始发病，典型皮疹为粟粒到黄豆大小扁平疣状丘疹，圆形或多角形，颜色暗红、紫红或呈褐色。对称分布于面部、颈部、手背，也可泛发全身。病情进展缓慢，约20%患者皮疹可发生恶变，在日光暴露部位发展成鳞状细胞癌。

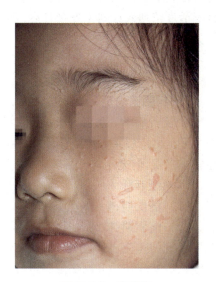

图 11-1-7　扁平疣

（二）实验室和辅助检查

无特殊实验室检查，诊断主要依据临床表现。

（三）鉴别诊断

各种疣以增生性丘疹或结节为主要表现，不同部位的疣需要与不同疾病鉴别。发生于面部的扁平疣，需与传染性软疣、汗管瘤、毛发上皮瘤等鉴别。跖疣应与鸡眼、胼胝进行鉴别。

三、病因和发病机制

病因为人乳头瘤病毒（human papilloma virus，HPV），不同类型 HPV 与疣的临床表现有一定关系，如 HPV1、2 与寻常疣、跖疣有关，HPV3 与扁平疣有关。HPV 经直接或间接接触传播，通过皮肤黏膜微小破损侵入并复制、增殖，引起上皮细胞异常分化和增生，导致皮肤新生物。疣的发生与消退与机体免疫功能，尤其是细胞免疫功能有重要关系。

四、病理和病理生理

HPV 具有嗜表皮性，感染后引起表皮增生、棘层肥厚和乳头瘤样增生改变。

211

五、治疗

主要采用外用药物治疗或物理治疗。

（一）系统治疗

目前尚无抗 HPV 的有效药物，可试用免疫调节剂，如干扰素、左旋咪唑等。

（二）外用药治疗

皮损较大或数目较多不宜用物理治疗者，根据病情选用外用药物治疗，包括：维 A 酸乳膏、3% 酞丁胺、5% 咪喹莫特软膏等外用，平阳霉素 10mg 与 1% 普鲁卡因 20ml 混合疣体根部注射。

（三）物理治疗

数目较少者可选择冷冻、激光、电灼、光动力等。

麻　疹

一、概述

麻疹（measles），ICD-10 编码：B05.900，是由麻疹病毒引起的急性呼吸道传染病，临床以发热、呼吸道及黏膜卡他症状、全身斑丘疹，疹退后皮肤糠秕样脱屑和遗留暂时性色素沉着等为特征。我国在麻疹减毒活疫苗列入计划免疫接种后，其发病率和病死率大幅下降，使婴儿及成人麻疹，不典型麻疹变得常见。

二、诊断

（一）临床表现

1. 流行病学　患者为唯一传染源，其眼结膜和鼻咽分泌物、血、尿中均含病毒，具有传染性。出疹前 5 天至出疹后 4 天传染性最强。病毒主要通过空气飞沫传播，也可经过接触污染的物品感染。本病冬春季多发，但全年均可发病。90% 以上为 9 岁以下儿童，尤以 6 月 ~2 岁多见。病后获终身免疫。

2. 典型麻疹

（1）潜伏期：6~18 天，一般 10~14 天，免疫接种者可延长至 21~28 天。

（2）前驱期：持续 3 天（2~4 天），表现为发热、结膜炎（充血、流泪、畏光）、感冒样症状（喷嚏、流涕、咳嗽）和麻疹黏膜斑（koplik 斑）。后者是麻疹特征性表现，常于出疹前 1~2 天出现，出疹后 1~2 天内消失。在患者两侧磨牙对应的颊黏膜处可见 0.5~1mm 大小白色斑点，伴有黏膜粗糙和充血（图 11-1-8）。可快速增多，融合成片，甚至累及下唇黏膜。

（3）出疹期：持续 3~5 天，一般于发病后 4~5 天，在全身和呼吸道症状达高峰、体温高热时开始出疹。皮疹先见于耳后、发际，逐渐延及面部和颈部，再自上而下发展至躯干、四肢，最后可达掌跖，2~3 天遍及全身。皮疹初

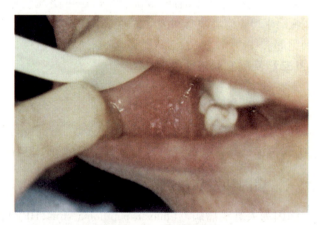

图 11-1-8　麻疹黏膜斑

为淡红色斑丘疹，稍高出皮面，随皮疹增多，相互融合成片，颜色加深，但疹间仍有正常皮肤（图 11-1-9），无明显瘙痒。出疹时全身中毒症状加重，体温可高达 40℃，伴有嗜睡、咳嗽气促、淋巴结和肝脾大等。

（4）恢复期：体温下降，全身情况好转。皮疹按出疹顺序消退，消退处有糠秕样脱屑和褐色色素沉着。如无并发症，病程一般 10~14 天。

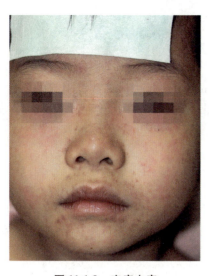

图 11-1-9 麻疹皮疹

3. 非典型麻疹

（1）轻型麻疹：见于有部分免疫力者。主要特点为潜伏期长，前驱期短，症状轻微。表现为中低热、黏膜卡他症状轻，麻疹黏膜斑数量少或无，皮疹稀疏，脱屑后可不留色素沉着。病程 6～9 天，无并发症。

（2）重型麻疹：见于身体虚弱患者和病毒毒力过强。中毒症状重，皮疹密集融合成片，呈深紫红色，或皮疹少、颜色淡。常伴有黏膜和消化道出血、肺炎、呼吸循环障碍或神经系统症状。

（3）无疹型麻疹：见于免疫力强或使用免疫抑制剂者。仅有全身症状，病程中无皮疹，可有麻疹黏膜斑。此型不易诊断，常根据前驱期症状，麻疹特异性抗体升高或黏膜分泌物找到多核巨细胞明确诊断。

（4）异型麻疹：见于接种过麻疹灭活疫苗或减毒活疫苗后 4～6 年，再次感染麻疹者。与典型麻疹比较有如下特点：①全身症状重，体温高且持续时间长，可有心肌受累、血小板减少和 DIC 现象，但预后良好；②皮疹多开始于四肢末端，逐渐向躯干、面部蔓延；面部及躯干皮疹稀疏，四肢密集；疹型多样，有斑丘疹、瘀点、水疱、红斑、风团；多无麻疹黏膜斑；③常伴腹痛和肌痛，易并发肺炎及胸腔积液；④恢复期麻疹血凝抑制抗体效价常显著升高。

（二）实验室和辅助检查

1. 多核巨细胞检查　取患者鼻咽分泌物涂片，瑞氏染色镜检多核巨细胞。

2. 病毒分离培养　取发热期病人血、尿或鼻咽分泌物进行病毒培养分离。

3. 病毒抗原检测　应用免疫荧光法检测鼻咽分泌物中病毒抗原。

4. 血清学（病毒抗体）检查　特异性麻疹病毒 IgM 抗体阳性可诊断急性期感染。双份血清血凝抑制和补体结合抗体效价≥4 倍升高有诊断意义。

（三）鉴别诊断

需要与其他出疹性疾病，如川崎病、猩红热、幼儿急疹、传染性单核细胞增多症、幼年性类风湿关节炎、出疹型药疹等相鉴别。

三、病因和发病机制

病因为麻疹病毒，病毒经上呼吸道侵入，经二次病毒血症后到达皮肤和内脏。麻疹病毒直接损伤皮肤和黏膜血管内皮细胞，特异性细胞毒性 T 淋巴细胞杀伤病毒感染的靶细胞导致血管扩张和血浆外渗，抗原-抗体复合物活化补体，造成血管内皮细胞损伤等过程均参与麻疹的发病。麻疹病毒特异性 IgM 抗体于发热后 2～3 天出现，30～60 天消失。特异性 IgG 抗体稍晚出现，25～30 天达高峰，长期存在。

四、病理和病理生理

广泛分布的多核巨细胞是本病的病理特征。皮疹处细胞核和胞质内可见包涵体，伴有角化不全，表皮细胞间水肿，真皮浅层血管扩张和周围少量淋巴细胞与组织细胞浸润。

五、治疗

尚无抗麻疹病毒特效药物，治疗原则为对症支持、加强护理、防止并发症。

风 疹

一、概述

风疹(rubella),ICD-10 编码:B06.900,又称德国麻疹(German measles)是由风疹病毒引起的急性传染病。临床以发热,全身皮疹,耳后、枕后和颈部淋巴结肿大为特征。病程短,症状较轻,预后良好。妊娠早期孕妇感染风疹病毒可致胎儿发育异常和严重先天畸形。

二、诊断

(一)临床表现

1. 流行病学 患者为唯一传染源,其鼻咽分泌物、血、尿、粪中均可检出病毒,出疹前后传染性最强。主要通过空气飞沫传播,孕妇可将病毒通过胎盘传给胎儿。本病全年均可发病,高发年龄5~9岁,可在幼儿园、学校等集体机构流行。病后获持久免疫力,但可再次感染。由于本病临床症状轻微,多数呈隐性感染,血清流行病学调查显示,人群感染率很高。

2. 获得性风疹

(1)潜伏期:14~41 天,平均 18 天。

(2)前驱期:短暂或不明显,可有低热(体温一般不超过 39℃)、全身不适和轻微上呼吸道感染症状。

(3)出疹期:于发热后 1~2 天开始出疹,从面、颈部向躯干、四肢蔓延,但掌跖少见,1 天出齐。皮疹为细点状淡红色斑丘疹,面部和四肢较稀疏,躯干尤其背部皮疹密集,一般持续 3 天(1~4 天)消退。可伴有低至中度发热和上呼吸道感染症状。皮疹消退后一般不留色素沉着和脱屑。

(4)淋巴结肿大:可发生于出疹前,耳后、枕后或颈淋巴结肿大,持续 1 周或更久。

3. 先天性风疹综合征 为胎儿经胎盘感染所致,多发生于妊娠前 4 个月。受感染胎儿表现为宫内发育迟缓、流产、死胎。出生后20%~80% 有先天畸形或疾病,如听力障碍、视网膜病变、小头畸形、先天性心脏病等。

(二)实验室和辅助检查

1. 常规检查 外周血白细胞总数降低,淋巴细胞在病初减少,后期增多。

2. 病毒分离培养 取出疹后 3 天内鼻咽分泌物进行病毒培养分离,阳性率较高。羊水或胎盘绒毛病毒分离是诊断胎儿风疹病毒感染最可靠的方法之一。

3. 病毒抗原和核酸检测 采用免疫印迹法检测胎盘绒毛或胎儿标本中病毒抗原。也可应用 PCR 检测羊水或绒毛中的病毒 DNA。

4. 血清学(病毒抗体)检查 特异性 IgM 抗体阳性提示期感染。双份血清特异性 IgG≥4 倍升高有诊断意义。先天性风疹出生时特异性 IgM 抗体即阳性,并持续 6 月。

(三)鉴别诊断

需要与其他出疹性疾病,如川崎病、猩红热、幼儿急疹、麻疹、传染性单核细胞增多症、出疹型药疹等相鉴别。

三、病因和发病机制

病因为风疹病毒,病毒侵入上呼吸道,在黏膜和局部淋巴结繁殖,形成二次病毒血症后侵犯皮肤等靶组织器官。病毒的直接细胞毒作用和病毒免疫复合物形成是致病的主要机制。特异性 IgM 和 IgG 抗体先后或同时出现,IgM 抗体一般 8 周内消失,IgG 可持续数年。

四、治疗

无抗风疹病毒特效药物,可根据病情进行对症治疗,如退热、止咳、支持等。

手 足 口 病

一、概述

手足口病（hand-foot and mouth disease），ICD-10 编码：B08.401，是由肠道病毒感染引起的一种常见传染病，临床以手掌、足跖及口腔黏膜发生小水疱为特征，主要发生于儿童。

二、诊断

（一）临床表现

1. 流行病学　患者和无明显症状的隐性感染者都是重要的传染源，从发病 4～5 天开始，口鼻分泌物中排出病毒，而粪便排出病毒可达 2～3 周。可经呼吸道及粪-口途径传播，在托幼机构造成局部流行。主要发生于 10 岁以下儿童，尤以 4～5 岁儿童为多。潜伏期 2～5 天。

2. 普通病例　急性起病，轻者无发热和自觉症状，大多有低热，口腔疼痛、流涎、拒食，部分有咳嗽、流涕，恶心、呕吐。

（1）口腔溃疡：口腔黏膜可见散在水疱或破溃后形成的浅溃疡，主要见于舌背、上腭、齿龈及颊黏膜（图 11-1-10A）。

（2）手足水疱：在口腔水疱出现同时或 1～2 天后，手足掌开始出现皮疹，初为斑丘疹，后形成粟粒

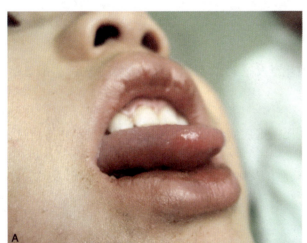
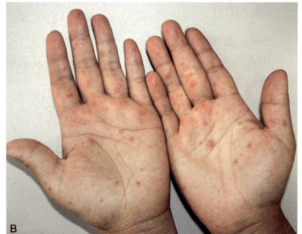
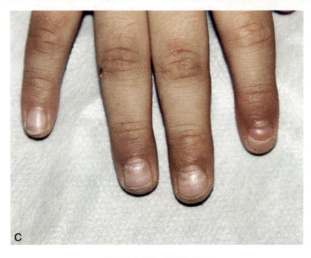

图 11-1-10　手足口病
A. 口腔损害；B. 手足水疱；C. 手足口病后甲分离

至米粒大小水疱,疱壁厚,不易破溃,周围可有红晕(图 11-1-10B)。双足趾内侧与皮纹走行一致的水疱具有特征性。部分患者皮疹泛发,累及双膝、臀部等。水疱消退后不留痕迹。大多数患者病程短、症状轻,预后良好。

(3)指(趾)甲改变:部分患者在手足口病后 1 月左右,单个或多个指(趾)甲甲板与甲床分离、脱落,多无自觉症状(图 11-1-10C)。

3. 重症病例 出现神经系统受累、呼吸和循环功能障碍表现。可表现为手足口病患儿同时出现肌阵挛,或脑炎、急性迟缓性麻痹、心肺功能衰竭、神经源性肺水肿等;也可无手足口病典型表现,但在手足口病流行地区,患儿出现发热伴肌阵挛,或脑炎、急性迟缓性麻痹、心肺功能衰竭、神经源性肺水肿等。少数病例,特别是肠道病毒 EV71 型感染者,病情凶险,可导致死亡或留有后遗症。

(二) 实验室和辅助检查

检测患儿粪便、咽拭子、水疱液中病毒抗原或病毒 DNA 可辅助诊断。

(三) 鉴别诊断

需要与水痘、播散性单纯疱疹、丘疹性荨麻疹、疱疹性齿龈口腔炎等鉴别。

三、病因和发病机制

柯萨奇病毒 A16 为最常见的病因,肠道病毒 71 型和其他柯萨奇病毒(A5、A6、A9 ~ 10、B3、B5)也可引起。病毒经粪-口途径或经呼吸道侵入人体,产生病毒血症,到达皮肤黏膜引起水疱。

四、治疗

(一) 普通病例

患儿隔离、休息、清淡饮食。水疱皮疹防止抓破发生继发感染,口腔疱疹可用溶菌酶含片、碳酸氢钠溶液漱口。

(二) 重症病例

1. 神经系统受累 降温、镇静、止惊,控制颅内高压。重症病例可酌情使用糖皮质激素冲击治疗,合并呼吸衰竭者应进行机械通气。

2. 呼吸和循环功能障碍 应严密监测呼吸、心率、血压及血氧饱和度。保持呼吸道通畅,及时气管插管行正压机械通气。

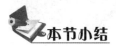 **本节小结**

病毒性皮肤病包括水疱型、红斑发疹型和新生物型。水疱型主要包括单纯疱疹、带状疱疹及水痘,治疗以系统性抗病毒为主,辅以局部外用药物治疗。单纯疱疹好发于皮肤黏膜交界处,有自限性,但易反复。带状疱疹主要表现为沿神经单侧分布的红斑及簇集样水疱,常伴剧烈的神经痛,有时需与单纯疱疹鉴别。红斑发疹型主要包括麻疹、风疹及手足口病,具有一定传染性,好发于儿童,皮疹可累及全身皮肤黏膜,早期妊娠感染风疹病毒时可致胎儿发育异常或先天畸形。疣主要为人乳头瘤病毒感染引起,包括寻常疣、扁平疣、跖疣、生殖器疣(尖锐湿疣)及疣状表皮发育不良等,以增生性丘疹或结节为主要表现,采用外用药物治疗或物理治疗。

(罗晓燕 重庆医科大学附属儿童医院)

第二节 细菌性皮肤病

皮肤位于人体的最外层,与外界环境密切接触,因此,在正常人皮肤表面有不同种类和数量的细菌定植(colonization)。这类定植的细菌又称正常菌群,对维持皮肤和内环境的稳态具有重要作用。其中常驻菌(resident flora)能在皮肤上生长繁殖,不易被清除,如表皮葡萄球菌、类白喉杆菌等;而暂驻菌(transient flora)多从环境中污染获得,暂时定植于皮肤表面(包括金黄色葡萄球菌、链球菌、革兰氏阴性杆菌等),经过一定时间可从皮肤上消失,但在一定条件下也可生长繁殖,引起皮肤感染。正常皮肤具有物理、化学及生物性的屏障保护作用,能够抵御外来细菌的入侵和感染,只有在有利于细菌侵入和繁殖的条件下才会发病,如细菌在皮肤表面大量生长繁殖或接触到毒力较强的菌株;原有皮肤病如湿疹、特应性皮炎、痱子等瘙痒、搔抓,使表皮屏障受到破坏;患有营养、代谢或慢性疾病(糖尿病、结核等)使机体抵抗力下降;使用免疫抑制剂、放化疗或免疫缺陷的病人;皮肤薄嫩、屏障功能发育尚不健全的婴幼儿。

根据引起感染的细菌形态不同,细菌性皮肤病分为球菌性皮肤病和杆菌性皮肤病。球菌性皮肤病由化脓性球菌(金黄色葡萄球菌、链球菌或两者混合感染)引起,又称为脓皮病(pyoderma)。杆菌性皮肤病由结核分枝杆菌、麻风分枝杆菌、革兰氏阴性杆菌等感染引起。

脓 疱 疮

一、概述

脓疱疮(impetigo),ICD-10 编码:L01.000,俗称"黄水疮",是由化脓性球菌引的急性炎症性皮肤病,也是儿童最常见的感染性皮肤病。易发生于潮湿、炎热季节或居住拥挤的环境。具有接触或自身接种传染的特点,可在家庭内或幼儿园中传播蔓延。

二、诊断

(一)临床表现

1. 寻常型脓疱疮(impetigo vulgaris) ICD-10 编码:L01.008,为最常见类型,占 70%。好发于颜面部、口鼻周围及四肢暴露部位皮肤。皮损初起时为 1~2mm 大小红色斑丘疹或薄壁水疱、脓疱,迅速破溃后形成潮湿的糜烂面,表面脓液干燥后形成蜜黄色厚痂(图 11-2-1),为本型特征。皮损广泛或病情严重者可伴有发热、全身中毒症状及淋巴结炎。

2. 大疱型脓疱疮(impetigo bullosa) ICD-10 编码:L01.002,皮损开始时为米粒大小的水疱或脓疱,迅速扩大至蚕豆到鸽蛋大小的大疱,疱液开始时清亮,经 1~2 天变浑浊、脓液坠积于疱底呈半月形(图 11-2-2),是本型脓疱疮的特征。由于疱壁薄而松弛,容易破溃形成浅表糜烂、结痂,脓疱继续向四周扩展,呈环状或半环状。

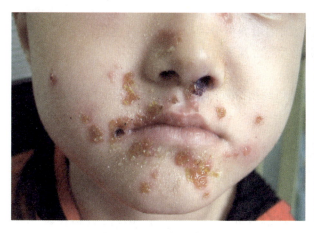

图 11-2-1 寻常型脓疱疮

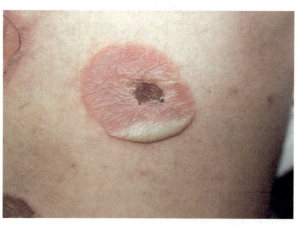

图 11-2-2 大疱型脓疱疮

3. 新生儿脓疱疮(impetigo neonatorum)　ICD-10 编码:L01.007,是发生于新生儿的大疱型脓疱疮,多见于生后 4 ~ 10 天的新生儿。起病急骤,开始为散在的水疱或大疱,2 ~ 3 天后形成脓疱,好发于皮肤皱褶和尿布区域。进展迅速,可在短时间蔓延至全身,常常伴有发热、神萎等全身中毒症状。如不及时治疗容易并发败血症、脑膜炎、肺炎等而危及生命。

4. 深脓疱疮　又称臁疮(ecthyma),为疼痛性、伴溃疡形成的皮肤深在感染,其炎症较脓疱疮深,好发于营养不良,卫生条件差的患者。皮疹多见于下肢和臀部,在皮肤轻微损伤、虫咬、抓伤后,局部发生小的水疱、脓疱,基底发红,炎症向深部发展,中心坏死并形成溃疡和黑褐色结痂。皮疹疼痛,愈合缓慢,愈后留有瘢痕和色素沉着。

5. 葡萄球菌烫伤样皮肤综合征(staphylococcus scald skin syndrome,SSSS)　ICD-10 编码:L00.x00,多见于 5 岁以内婴幼儿,早期表现为发热、易激惹或不适,以眼、口为中心和(或)颈、腋下、腹股沟皱褶部位为主的红斑,红斑迅速波及全身。1 ~ 2 天后,在红斑基础上可出现松弛性大疱或表皮剥脱,似烫伤样,尼氏征阳性(图 11-2-3A)。皮肤触痛明显,小婴儿表现为拒抱和哭闹。后期眼、口周围出现特征性的放射状结痂或皲裂(图 11-2-3B)。无黏膜受累。部分患者可在皮肤、鼻咽部、结膜或外耳道,新生儿脐部等发现皮肤感染病灶。

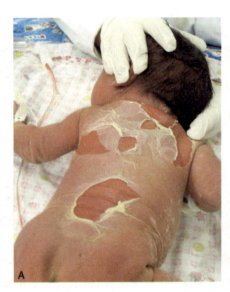
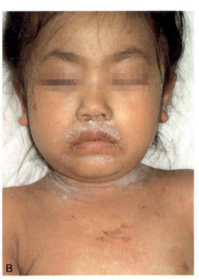

图 11-2-3　葡萄球菌烫伤样皮肤综合征
A. 烫伤样表皮剥脱;B. 口周放射状结痂

(二) 实验室和辅助检查

外周血白细胞及中性粒细胞可增高。皮损处脓液细菌培养可分离鉴定出金黄色葡萄球菌或链球菌。新生儿脓疱疮易并发败血症、脑膜炎、肺炎等,重症者应常规进行血培养。

(三) 鉴别诊断

脓疱疮应与丘疹性荨麻疹、水痘等鉴别。SSSS 需要与药物所致的中毒性表皮坏死松解症鉴别。

三、病因和发病机制

病因为化脓性球菌(金黄色葡萄球菌、链球菌或两者混合感染)。细菌可直接侵犯皮肤及皮下组织引起化脓性病变,其发病与细菌的数量和毒力有关。此外,机体抵抗力低下、某些瘙痒性皮肤病造成皮肤屏障功能破坏有利于细菌在局部定植,并在一定条件下引发感染。金黄色葡萄球菌分泌的表皮剥脱毒素(exfoliative toxin,ET)经过血液循环到达表皮,破坏桥粒结构而引起表皮烫伤样剥脱及 SSSS 表现。

四、治疗

脓疱疮以外用药物治疗为主,皮损广泛或病情严重者应系统药物治疗。

（一）系统治疗

皮损广泛,伴有发热、乏力等全身中毒症状或营养不良、抵抗力低下时,应系统应用抗生素治疗。可选用耐酶青霉素、头孢类抗生素,也可根据药敏试验选择抗生素口服或静脉滴注。

（二）外用治疗

轻症、皮损数目少的脓疱疮可仅采用外用治疗。脓疱较大时先抽去脓液。局部可用碘伏、1∶5000高锰酸钾溶液等清洗消毒,可选用莫匹罗星、夫西地酸软膏外用。

毛囊炎、疖和痈

一、概述

毛囊炎、疖和痈是一组以毛囊及周围组织细菌感染为特征的皮肤病。

二、诊断

（一）临床表现

1. 毛囊炎（folliculitis）　ICD-10 编码:L73.900,为毛囊口的化脓性炎症,好发于头面部、颈部、臀部和四肢,呈针头至米粒大小红色毛囊性丘疹或脓疱,中心有毛发贯穿(图 11-2-4),有轻微疼痛感。

2. 疖（furuncle）　ICD-10 编码:L02.901,系毛囊深部和毛囊周围组织的化脓感染,皮疹初起时为毛囊性炎性丘疹,逐渐增大成豆大的红色触痛性硬结,表面紧张发亮。经数日中心化脓形成坏死性脓栓(图 11-2-5),继之破溃排出脓液,炎症随之消退。

3. 痈（carbuncle）　ICD-10 编码:L02.903,是由多个相邻的疖融合而形成的炎性肿块,表面可见多个脓栓,脓栓脱落后可形成深在溃疡,常伴有明显的疼痛、发热,局部淋巴结肿大和全身中毒症状。

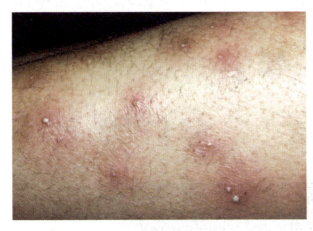

图 11-2-4　毛囊炎　　　　　　　　　　　　　图 11-2-5　疖

（二）实验室和辅助检查

脓液直接涂片、细菌培养鉴定和药敏试验。

（三）鉴别诊断

应与痤疮、丘疹性荨麻疹、脓癣等鉴别。

三、病因和发病机制

病因多为凝固酶阳性金黄色葡萄球菌,潮湿、多汗、搔抓及卫生习惯差,营养不良、长期使用糖皮质激素或免疫抑制剂使机体抵抗力低下等为常见诱因。

四、治疗

(一)系统治疗

根据皮损数目和严重程度,选用耐酶青霉素、头孢类抗生素口服或静脉滴注,也可根据药敏试验选择抗生素。

(二)外用治疗

早期未化脓穿破时,可外用20%鱼石脂软膏,也可选用莫匹罗星、夫西地酸软膏外用。晚期已化脓的疖和痈应及时切开引流。

丹毒和蜂窝织炎

一、概述

丹毒和蜂窝织炎是累及皮肤和皮下组织的细菌感染性皮肤病。

二、诊断

(一)临床表现

1. 丹毒(erysipelas) ICD-10 编码:A46. x00,为真皮浅层淋巴管的急性化脓性炎症。皮损好发于小腿和头面部。发病前常有足癣、皮肤感染病灶或皮肤黏膜细微破损。起病突然,常先有发热、畏寒、全身不适等前驱症状,继而皮肤局部发生境界清楚的水肿性红斑,表面紧张发亮(图11-2-6),向四周快速蔓延。有时皮损表面可出现水疱,自觉灼热或疼痛,局部淋巴结肿大。

2. 蜂窝织炎(cellulitis) ICD-10 编码:L03. 900,为皮肤和皮下疏松结缔组织的弥漫性化脓性炎症。皮损初起为局部弥漫性、浸润性、水肿性红斑,边界不清楚(图11-2-7),局部皮温升高,自觉疼痛,压痛明显。严重者皮损表面可发生水疱和大疱。随炎症发展,红肿组织软化并有波动感,破溃和排出脓液后形成溃疡。发生于指(趾)的蜂窝织炎局部有明显搏动性疼痛,炎症向深部组织蔓延可累及肌腱和骨骼。患者多伴有发热、畏寒等全身症状,局部淋巴结肿大。

(二)实验室和辅助检查

外周血白细胞总数升高,中性为主,急性时相反应蛋白升高。

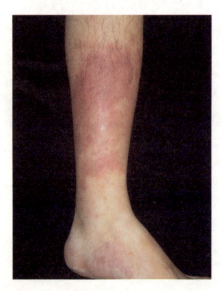

图 11-2-6 丹毒

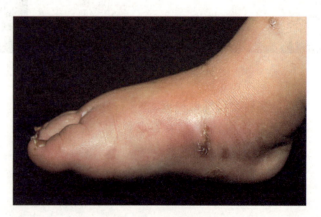

图 11-2-7 蜂窝织炎

（三）鉴别诊断

丹毒需与接触性皮炎,蜂窝织炎应与虫咬皮炎、嗜酸性蜂窝织炎(wells 病)鉴别。

三、病因和发病机制

丹毒主要由乙型溶血性链球菌感染引起,往往在原有皮肤病基础上,如足癣、湿疹、皮肤黏膜损伤或溃疡等,细菌通过皮肤细微损伤侵入,机体抵抗力降低和慢性疾病可为诱发因素。

蜂窝织炎由溶血性链球菌和金黄色葡萄球菌感染引起,常继发于其他感染性皮肤病,如疖、脓疱疮或皮肤损伤、溃疡,也可由细菌直接通过皮肤损伤侵入。

四、治疗

（一）系统治疗

早期、足量的抗生素治疗可有效控制症状、防止炎症扩散和并发症。

丹毒首选青霉素 480 万 U/d,静脉滴注,连续 10～14 天。青霉素过敏者可选用红霉素或喹诺酮类抗生素治疗。蜂窝织炎应选用二代或三代头孢菌素,必要时可根据药敏试验选择抗生素。

（二）外用治疗

可用 50% 硫酸镁溶液湿敷,并外用莫匹罗星或夫西地酸等抗生素软膏。已化脓者可切开引流。

（三）物理治疗

紫外线、红外线等照射有一定疗效。

猩红热

一、概述

猩红热(scarlet fever),ICD-10 编码:A38. x00,为急性呼吸道传染病,临床特征为发热、咽峡炎、全身弥漫性红斑和粗糙丘疹及疹退后脱屑。少数患儿在病后 2～3 周发生风湿热、急性肾小球肾炎等并发症。

二、诊断

（一）临床表现

1. 流行病学　全年均可发病,但以冬、春季多见。传染源为病人和带菌者,细菌通过空气飞沫传播,也可经皮肤伤口感染引起"外科型"猩红热。儿童尤其以 3～7 岁为主要易感人群,感染后可获得较长时间的抗菌和抗毒素免疫能力。但由于红疹毒素有多种血清型,型间无交叉免疫,故感染另一种产不同毒素的链球菌仍可再次发病。

潜伏期 1～7 天,平均 3 天。外科型 1～2 天。

2. 普通型　流行期间大多数病例属此型,典型表现分为 3 期。

（1）前驱期:起病急,发热,体温可达 39℃,可伴有头痛、咽痛、全身不适。此期除全身中毒症状外,咽峡炎症状突出,可见咽部和扁桃体充血肿大,扁桃腺窝处脓点或脓性渗出。软腭黏膜针尖大小充血或出血点,可见草莓舌,颌下及颈部淋巴结肿大。

（2）出疹期:皮疹多在发热第二天出现,始于耳后、颈部、腋下和腹股沟,24h 内布满全身。典型皮疹为全身弥漫充血发红的皮肤上密集、均匀分布的红色小丘疹(图 11-2-8A),似鸡皮样,压之退色,触之粗糙有砂纸感,疹间皮肤发红(图 11-2-8B),可伴有瘙痒。面部皮肤潮红而口鼻周围皮肤发白,形成环口周苍白圈。在腋窝、肘窝、腹股沟等皮肤皱褶处皮疹密集间有出血点,形成明显的红色线条,称为帕氏线(pastia line)。

（3）恢复期:一般情况好转,体温降至正常,皮疹按出疹顺序开始消退,一般 3～4 天退尽,1 周后开

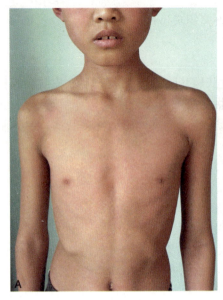
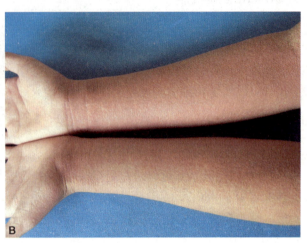

图 11-2-8　猩红热
A. 皮疹；B. 鸡皮样外观

始脱屑。皮疹越重脱屑越明显,可呈糠状脱屑或片状脱皮。

3. 轻型　全身症状较轻,热程短,咽峡炎和皮疹轻,容易被漏诊,有时因皮肤脱屑或并发肾小球肾炎等才被回顾诊断。由于近年来抗生素的早期应用,轻型病例增多。

4. 重型　又称中毒型。除典型表现外,全身中毒症状重,高热、头痛、嗜睡、烦躁或意识障碍,常并发化脓性脑膜炎、肺炎、败血症,甚至发生感染性休克、中毒性肝炎、急性肾功能不全。本型临床少见,但死亡率高。

5. 外科型　细菌从皮肤损伤处侵入体内,无咽峡炎及草莓舌。皮疹首先发生在伤口周围,然后向全身蔓延。全身症状较轻,预后良好。

（二）实验室和辅助检查

1. 外周血象　外周血白细胞总数升高,中性粒细胞为主,急性时相反应蛋白升高。

2. 细菌学检查　咽拭子、外伤或皮损处分泌物培养可分离到化脓性链球菌。

3. 血清学检查　血清抗溶血素 O 抗体、抗 DNAase、抗透明质酸酶及抗链激酶抗体等阳性,均提示近期链球菌感染。

（三）鉴别诊断

需要与其他出疹性疾病,如麻疹、风疹,川崎病、中毒休克综合征、药疹等鉴别。

三、病因和发病机制

病因为化脓性链球菌,其细菌胞壁上有多种蛋白抗原成分,根据其抗原性不同可将细菌分为 100 余种血清型。不同血清型可导致不同的临床表现。M 蛋白是化脓性链球菌的主要抗原成分和毒力因子,具有促黏附、抗吞噬、对中性粒细胞和血小板的毒性作用。链球菌可产生和释放多种酶和毒素:①链球菌致热外毒素(streptococcal pyrogenic exotoxin,SPE)即红疹毒素,可导致发热、头痛等中毒症状和猩红热样皮疹,并抑制 T 淋巴细胞和吞噬系统功能;②链激酶(streptokinase),使血浆蛋白酶原转变为血浆蛋白酶,从而抑制血浆凝固,具有溶栓作用;③透明质酸酶(hyaluronidase),又称扩散因子,可溶解细胞间的透明质酸,促进细菌扩散;④溶血素,可溶解红细胞并损伤中性粒细胞、血小板和心肌组织,可破坏组织并引起坏死。

链球菌由呼吸道侵入后借助 M 蛋白和脂壁酸黏附于黏膜上皮,并进一步侵入组织,在透明质酸酶、

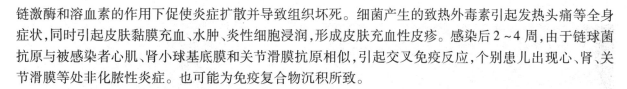

链激酶和溶血素的作用下促使炎症扩散并导致组织坏死。细菌产生的致热外毒素引起发热头痛等全身症状,同时引起皮肤黏膜充血、水肿、炎性细胞浸润,形成皮肤充血性皮疹。感染后 2 ~ 4 周,由于链球菌抗原与被感染者心肌、肾小球基底膜和关节滑膜抗原相似,引起交叉免疫反应,个别患儿出现心、肾、关节滑膜等处非化脓性炎症。也可能为免疫复合物沉积所致。

四、治疗

（一）系统治疗

化脓性链球菌对青霉素仍高度敏感,因此首选青霉素静脉或口服治疗,疗程 10 天。对青霉素过敏者可选用红霉素、一代或二代头孢菌素、大环内酯类药物,疗程 10 天。

（二）外用治疗

皮疹瘙痒可选用炉甘石洗剂外用。皮肤损伤或感染病灶可外用莫匹罗星软膏。

皮 肤 结 核

一、概述

皮肤结核(cutaneous tuberculosis),ICD-10 编码:A18.401,是由结核分枝杆菌感染引起的皮肤病。因感染的途径、数量、毒力,机体对结核分枝杆菌的免疫力等不同,其临床表现差异较大。

1. 外源性感染   结核分枝杆菌由患处直接接种侵入皮肤,如原发性皮肤结核综合征、疣状皮肤结核。

2. 自身接种或病灶扩散   原有内脏器官的结核病灶通过分泌物自身接种、病灶直接扩展至皮肤或经淋巴管、血行播散至皮肤所致,如溃疡性皮肤结核、瘰疬性皮肤结核、粟粒性皮肤结核、寻常狼疮等。

二、诊断

（一）临床表现

1. 寻常狼疮(lupus vulgaris)   ICD-10 编码:A18.410,为最常见的皮肤结核,占所有皮肤结核的 50% ~ 75%,以儿童及青少年多见,尤其感染过结核分枝杆菌并高度致敏的个体。皮疹好发于面部,尤其是颊部,其次为臀部和四肢。典型皮损为粟粒大小的棕红色丘疹或结节,触之柔软,用探针稍用力即可刺入,容易贯通(探针贯通现象);用玻片压诊呈特征性的苹果酱颜色(苹果酱现象)。丘疹扩大和融合形成大片棕红色的浸润性斑片,局部可发生溃疡和萎缩,愈后留有瘢痕。溃疡一边愈合,另一边又可出现新皮损,与陈旧皮损并存,为本病的另一特征(图 11-2-9A)。约 50% 患者伴有淋巴结肿大。本病进展缓慢,可迁延多年不愈。

2. 疣状皮肤结核(tuberculosis verrucosa cutis)   ICD-10 编码:A18.4,为典型的接种性皮肤结核,结核分枝杆菌由皮肤直接接种侵入,感染有免疫力的个体。皮损多累及手指、手背、足等暴露部位,其次为小腿及臀部。初起为黄豆大小紫红色丘疹,质硬,逐渐向周围扩大形成斑块,表面粗糙不平,呈疣状增生,有较深沟纹分割,挤压时有脓液从缝隙中流出。皮损中央可结痂愈合留下萎缩性瘢痕,而边缘向外扩张形成环状或弧形,最外周有红晕(图 11-2-9B)。皮损多为单个,单侧分布。病程慢性,数年或数十年不愈,一般无自觉症状。

3. 瘰疬性皮肤结核(scrofuloderma)   ICD-10 编码:A18.404,为淋巴结、骨、关节等结核病灶直接扩散或经淋巴管播散至皮肤所致。多见于儿童和青年,皮损好发于颈部和上胸部,其次为腋下和腹股沟等处。皮损初起为硬结,后结节增大变紫,顶端变软、破溃形成溃烂面或瘘管,流出稀薄脓液或干酪样物质。溃疡边缘潜行,深在而有压痛,溃疡愈合时留下凹凸不平的条索状瘢痕(图 11-2-9C),因瘢痕挛缩导致畸形而影响功能。邻近结节可相互贯通、粘连。病程慢性,常多年不愈,无全身症状。

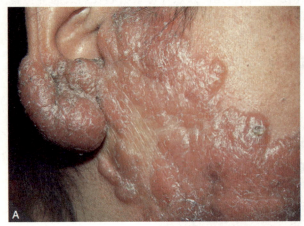

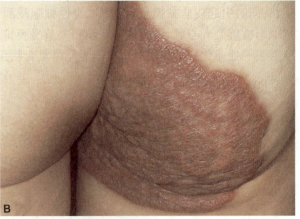

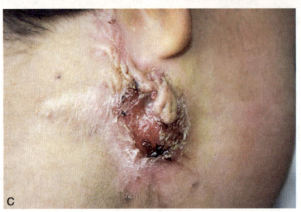

图 11-2-9　皮肤结核
A. 寻常狼疮；B. 疣状皮肤结核；C. 瘰疬性皮肤结核

（二）实验室和辅助检查

1. 组织病理检查　各型皮肤结核的共同典型病理改变为结核肉芽肿，由上皮样细胞和多核巨细胞组成，中心可有干酪样坏死，外周绕以淋巴细胞浸润，组织中可查见结核分枝杆菌。

2. 细菌学检查　皮损直接涂片或组织病理切片抗酸染色可发现结核分枝杆菌。必要时可进行结核菌培养或结核分枝杆菌 DNA 的 PCR 检测。

3. 结核菌素试验　结核菌纯蛋白衍生物（PPD）试验阳性仅说明过去感染过结核或接种过卡介苗，强阳性反应提示体内可能存在活动性结核病灶。

4. 胸部 X 线　可发现活动性或陈旧性结核病灶。

（三）鉴别诊断

寻常狼疮有时需与盘状红斑狼疮鉴别，疣状皮肤结核应与疣状扁平苔藓、着色芽生菌病等鉴别。瘰疬性皮肤结核需与放线菌病等进行鉴别。

三、病因和发病机制

病因为人型或牛型结核分枝杆菌，通过外源性和内源性途径感染。结核分枝杆菌在组织内繁殖引起局部炎症反应，菌体成分如多糖、类脂质和蛋白质则引起机体超敏反应。

四、治疗

采用早期、足量、规则、联合抗结核治疗，2~3 种药物联合，疗程不少于 6 个月。

标准方案：异烟肼和利福平 6 个月，前 2 月合用吡嗪酰胺。

常用药物及剂量:异烟肼:5mg/(kg·d),或300mg,每天1次顿服。利福平:400~600mg/d,每天1次顿服。吡嗪酰胺:15~25mg/(kg·d),分3~4次服用,最大剂量不超过0.75g/d。乙胺丁醇:15mg/(kg·d),或750mg,每天1次顿服。硫酸链霉素:1.0g/d,分2次肌注,或750mg,1次肌注。使用前皮试并注意听力损害。

麻 风

一、概述

麻风(leprosy),ICD-10编码:A30.900,是由麻风分枝杆菌感染引起的一种慢性传染性皮肤病,主要侵犯皮肤和神经。

1. 传染源 未经治疗的麻风患者是本病的唯一传染源。病原菌来自病人的鼻黏膜和破溃的皮损。

2. 传染途径

(1) 直接传播:吸入患者鼻分泌物中的麻风杆菌是主要的传播途径,生活中长期密切接触也可导致感染。

(2) 间接传播:较少见。因麻风杆菌可在体外存活数日,使用被麻风杆菌污染的用品,甚至使用带有麻风杆菌的针头注射或纹身也可以传播。

二、诊断

(一) 临床表现

临床常用5级分类即光谱分类法,根据病人免疫力由强到弱,分为结核样型麻风(tuberculoid leprosy,TT),界线类偏结核样麻风(borderline tuberculoid leprosy,BT),中间界线类麻风(mid-borderline leprosy,BB),界线类偏瘤型麻风(borderline lepromatous leprosy,BL),瘤型麻风(lepromatous leprosy,LL)。其中TT免疫力最强,LL免疫力最弱,麻风杆菌数量LL>BL>BB>BT>TT。麻风早期为未定类麻风(interminate leprosy,IL),可演变成任何一种类型,也可自愈。5种类型麻风可随机体免疫力发生转换,在细胞免疫力增强时BL可向BT转化,反之BT可向BL转化。

此外,还可根据皮肤涂片细菌检查结果将上述分类简化为多菌型麻风(multibacillary,MB)和少菌型麻风(paucibacillary,PB)两大类。

1. 未定类麻风(interminate leprosy,IL) ICD-10编码:A30.000,为麻风的早期表现,临床表现轻微易被忽略。典型损害为圆形、椭圆形或不规则形淡色斑或淡红色斑片,表面光滑无鳞屑及浸润(图11-2-10A)。数目可为单个或多个,伴有局部感觉障碍、浅表神经粗大,但很少发生运动障碍和畸形。多数患者麻风杆菌检查阴性,麻风菌素试验晚期可呈阳性或阴性。皮损可自愈,亦可向其他类型转变。

2. 结核样型麻风(tuberculoid leprosy,TT) ICD-10编码:A30.100,本型患者免疫力较强,因此皮损数目少而局限,常不对称分布于面部、肩、臀、四肢等易受摩擦的部位。损害呈圆形或带状的红色或紫红色斑块。大斑块边界清楚,表面光滑,陈旧者表面可覆有白色鳞屑,似银屑病(图11-2-10B)。小斑块由大小不等的红色或紫红色丘疹组成,聚集成堆,排列成片状、半环状或条索状。本型外周神经受累早而严重,皮损附近可摸到皮神经粗大或淋巴结肿大,相应区域皮肤感觉减退或消失、闭汗、毳毛脱落、肌肉萎缩、运动障碍和各种畸形。皮肤查菌通常阴性,反应期可为阳性,但菌量少、持续时间短。麻风菌素试验晚期反应多呈强阳性。本型少数病人可不经治疗而愈,经过治疗皮损消退快,预后好。

3. 中间界线类麻风(mid-borderline leprosy,BB) ICD-10编码:A30.300,皮损数目多,分布广泛而不对称。皮疹形态多样,可为斑疹、结节或浸润性斑块。可在同一病人的不同部位,同时存在结核样型和瘤型两种损害。斑疹呈圆形、椭圆形或不规则形,中央为浅色斑,周围呈红白、淡黄或淡红色,层层相间呈多环状,称为靶形或徽章样斑,为本型特征之一。斑块形者表面光滑,呈淡红、紫红、黄色,大小不一。斑块中央高起,向四周逐渐倾斜,形如倒碟。本型神经受累症状较轻,可摸到神经粗大,均匀较软,感觉障碍出现较迟较轻,早期闭汗不明显,皮损区毳毛一般不受累,眉毛外 1/3 可脱落。皮肤查菌数量较多,麻风菌素试验反应阴性或弱阳性。本型不稳定,"升级反应"可向 BT 转变,"降级反应"可向 BL 转变。

4. 瘤型麻风(lepromatous leprosy,LL)　ICD-10 编码:A30.500,本型患者对麻风杆菌无抵抗力,故皮损数目多,发展快。除皮肤及周围神经外,多种组织器官受累,传染性强。

早期:皮损为浅色或淡红色斑疹,边界模糊、广泛对称分布。局部感觉障碍和闭汗不明显,可感觉稍迟钝或有蚁行感。鼻黏膜可充血、肿胀或糜烂。

中期:皮损逐渐增多,浸润更明显,有的形成结节或斑块。周围神经普遍受累,出现浅感觉障碍,眉毛、头发脱落。此外,可产生运动障碍和畸形,肝、脾、淋巴结肿大。

晚期:皮损弥漫性浸润,形成结节和斑块。面部皮损融合成片,凹凸不平,口唇肥厚,耳垂肿大,形如"狮面"。眉毛和头发部分或全部脱落(图 11-2-10C)。由于四肢弥漫深在浸润,淋巴和血液循环障碍,可出现下肢肿胀,皮肤变硬,呈蜡样发亮。周围神经广泛受累,出现浅感觉和出汗障碍,伴面瘫、肌肉萎缩、肢体运动障碍和畸形。患者鼻咽黏膜可肥厚、糜烂发生溃疡,产生鼻中隔穿孔,形成鞍鼻。淋巴结、睾丸、眼和内脏多器官受累,但很少直接造成死亡。皮肤查菌可见大量麻风杆菌,麻风菌素试验多为阴性反应。

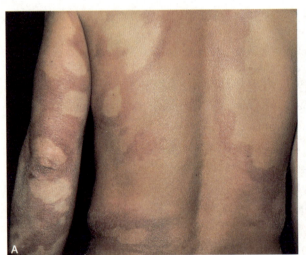
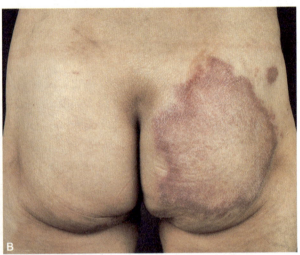
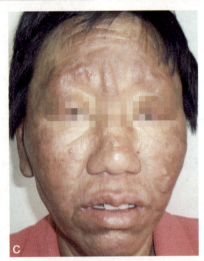

图 11-2-10　麻风
A. 未定类麻风;B. 结核样型麻风;C. 瘤型麻风
(C 图由重庆医科大学附属第一医院　陈爱军提供)

5. 麻风反应(leprosy reaction) 在麻风病的慢性病程中突然出现原有皮损或神经炎加重,或出现新的皮损或神经损害,并伴有畏寒、发热、乏力、全身不适及食欲减退等症状,称为麻风反应。其确切机制尚不清楚,一般认为可能为一种变态反应综合征,分为Ⅰ型麻风反应(细胞免疫介导的迟发超敏反应)、Ⅱ型麻风反应(体液免疫介导的免疫复合物反应)和混合型麻风反应。常见诱因包括药物、精神因素、内分泌(月经和妊娠)、预防接种、劳累、酗酒、外伤和手术等。

(二) 实验室和辅助检查

1. 组织病理检查 TT真皮内小血管、神经周围有上皮样细胞及巨细胞浸润,但抗酸染色一般找不到抗酸杆菌。LL为真皮内大量泡沫细胞(麻风细胞)浸润,真皮浸润区与表皮之间有无浸润带,抗酸染色可见大量聚集或分散的麻风杆菌。

2. 麻风杆菌检查 活动性皮损组织液直接涂片抗酸染色,一般LL患者标本中可找到细菌,有诊断意义,而TT很少找到细菌。

3. 麻风菌素试验 采用麻风菌素(lepromin)皮试,测定机体对麻风杆菌的迟发超敏反应。TT多呈强阳性,LL呈阴性。

(三) 鉴别诊断

麻风皮损形态多样,容易与其他皮肤病混淆,但多数皮肤病有痒感,罕有麻木或闭汗,结合外周神经粗大,麻风杆菌检查阳性、病理改变,一般可做出诊断。

未定类麻风应与白癜风、单纯糠疹、无色素痣、炎症后色素减退斑等色素减退性疾病鉴别。结核样型麻风需要与寻常银屑病、体癣、环状肉芽肿、梅毒、多形性红斑、寻常狼疮、盘状红斑狼疮、硬红斑及结节性红斑等鉴别。瘤型麻风主要应与蕈样肉芽肿、囊肿性痤疮、Kaposi肉瘤、神经纤维瘤、寻常狼疮、黄色瘤、皮肤淀粉样变、皮肌炎、脂溢性皮炎、斑秃等鉴别。

三、病因和发病机制

病因为麻风分枝杆菌,为G⁺细菌,长2~6μm,宽0.3~0.4μm,呈短棒状或略有弯曲,抗酸染色为红色,其对外界抵抗力较强,离体后可存活2~9天。在60℃煮1小时或日光照射2~3小时即丧失活力。消毒灭菌可参照结核分枝杆菌方法。由于至今无麻风菌体外培养成功的报道,其发病机制尚不清楚,本病可能存在遗传易感性。

四、治疗

以系统药物治疗为主。WHO推荐的麻风MDT治疗方案如下:

1. 多菌型 利福平600mg每月1次,氨苯砜100mg/d,氯法齐明300mg每月1次或50mg/d,疗程12~18个月。

2. 少菌型 利福平600mg每月1次,氨苯砜100mg/d,疗程6个月。疗程结束后继续接受定期随访监测,每年1次临床和细菌学检查,随访5年。

3. 麻风反应治疗 首选糖皮质激素,泼尼松30~60mg/d分次口服,病情缓解后减量。沙利度胺是治疗Ⅱ型麻风反应的首选药物,300~400mg/d分3次口服,症状控制后减量至25~50mg/d维持。

本节小结

常见细菌性皮肤病包括脓疱疮、毛囊炎、丹毒、蜂窝织炎等。是由化脓性球菌引起的急性炎症性皮肤病,也是儿童最常见的皮肤感染性疾病。毛囊炎、疖和痈是一组以毛囊及周围组织细菌感染为特征的皮肤病,多为凝固酶阳性金黄色葡萄球菌,潮湿、多汗、搔抓及卫生习惯差,营养不良、长期使用糖皮质激素或免疫抑制剂使机体抵抗力低下等为常见诱因。皮肤结核是由结核分枝杆菌感染引起的皮肤病。因感染的途径、细菌数量、毒力、机体对结核分枝杆菌的免疫力等不同,其临床表现差异较大。麻风是由麻风分枝杆菌感染引起的一种慢性传染性皮肤病,主要侵犯皮肤和神经,以系统药物治疗为主。

(王华　重庆医科大学附属儿童医院)

第三节　真菌性皮肤病

真菌病(mycosis)是由真菌(fungus)引起的疾病。

真菌是一群数量庞大的细胞生物,有10万种以上,但它们都有共同的特征:真菌是真核生物,有细胞核和细胞器,且一般都有细胞壁,能进行有性和无性繁殖;体内无叶绿素和其他光合作用的色素;只能靠腐生或寄生的营养方式;细胞储藏的养料是肝糖而不是淀粉。能引起人和动物感染的真菌仅占极少部分,约400种左右,其中临床上常见致病真菌约100种。

按照菌落形态,真菌可分为酵母菌和霉菌两大类,前者菌落呈乳酪样,由孢子和芽生孢子组成,其体细胞为单细胞,呈球形或椭圆形,包括念珠菌和隐球菌;后者菌落呈毛样,其体细胞是由多细胞组成的丝状体,称为菌丝,故霉菌又叫丝状真菌。根据其致病部位又分为浅部霉菌如皮肤癣菌和深部霉菌如曲霉、毛霉等。还有的真菌在自然界或25℃培养时呈菌丝型,活组织内寄生或培养时呈酵母型,故称为双相型真菌。如组织胞浆菌、孢子丝菌、皮炎芽生菌等。

引起人或动物感染的真菌分为病原真菌和条件致病真菌两大类。病原真菌本身具有致病性,而条件致病真菌一般情况下不致病,只有机体免疫力下降时才致病。根据真菌入侵组织深浅的不同,临床上把引起感染的真菌分为浅部真菌和深部真菌。浅部真菌主要指皮肤癣菌,包括毛癣菌属、小孢子菌属和表皮癣菌属,其共同特点是亲角质蛋白,侵犯人和动物的皮肤、毛发、甲板,引起的感染统称为皮肤癣菌病(dermatophytosis),简称癣(tinea)。皮肤癣菌病为接触传染,不洁的卫生习惯、多汗浸渍、共用拖鞋、毛巾、梳子及接触患癣的动物是皮肤癣菌传播的主要途径。目前浅部真菌病仍按发病部位命名,如头癣、体癣、手足癣及股癣等;少数浅部真菌病按皮损形态的传统命名,如叠瓦癣、花斑癣等。深部真菌多为条件致病真菌,常引起皮肤、皮下组织,包括肌肉和结缔组织的感染,在机体免疫功能低下时还可累及组织和器官,甚至引起播散性感染。近年来,随着高效广谱抗生素、糖皮质激素、免疫抑制剂、抗恶性肿瘤药物的广泛应用,器官移植、导管技术以及外科其他介入性治疗的深入开展,以及艾滋病感染者的增加,深部感染也日益增多,新的致病菌不断出现,病情也日趋严重。深部真菌病一般按致病菌命名,如孢子丝菌病、着色芽生菌病、念珠菌病、曲霉病、隐球菌病、和马尔尼菲青霉病等。

真菌学检查是诊断真菌病的根本依据,包括直接镜检、真菌培养、血清学实验以及组织病理检查等。近年来,分子生物学技术也已用于真菌菌种鉴定及某些深部真菌病的早期诊断。

头　癣

一、概述

头癣(tinea capitis),ICD-10编码:B35.002,是指由皮肤癣菌引起的头发和头皮的感染。本病多累及儿童,成人少见。

二、诊断

(一)临床表现

根据致病菌和临床表现不同分为黄癣、白癣、黑点癣和脓癣四种类型。

1. 黄癣(tinea favosa)　ICD-10编码:B35.901,俗称"秃疮""癞痢头",在50~70年代流行的头癣中居首位,尤其在农村多见。儿童多发,可至成年而不愈。目前新发病例罕见。病初首先是毛根部皮肤发红,继而发出一小脓疱,干后即变成黄痂。随皮损增大而相互融合,黄痂变厚,形成黄癣痂(scatula),典型者为硫黄色,质硬,干燥易碎,中心凹陷,基底固着,有一根或数根头发穿过,边缘稍高,有如碟状。除去黄痂,其下为鲜红湿润糜烂面或浅溃疡(图11-3-1)。黄痂可扩大融合形成大片,严重者可覆盖整个头皮。真菌在发内生长,造成病发干燥无光泽,变脆易折断。如不及时治疗,可使毛囊破坏,形成萎缩性瘢痕,遗留永久性秃发。黄痂较厚处易继发细菌感染,局部带有特殊臭味,自觉剧痒。

2. 白癣(white ringworm)　ICD-10编码:B36.201,初起损害为群集红色毛囊丘疹,或环形红色斑片。继而变为以灰白色干燥鳞屑为主的小斑片,并于数周内迅速扩大。典型者在初发较大的母斑周围继发较小的子斑。头发略稀疏、无光泽,病发在离头皮上约2~4mm处折断,在残留的毛干上有灰白色套状鳞屑包绕,称为"菌鞘",是真菌孢子寄生在发干上所形成(图11-3-2)。本型头癣最常见,多为儿童期患病,青春期后可自愈。可能是与青春期皮脂腺分泌活跃,皮脂中不饱和脂肪酸可以抑制真菌生长有关。本型头癣一般炎症反应较轻,不破坏毛囊,若无继发感染,愈后不留瘢痕,头发可完全生长。

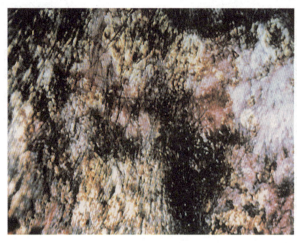

图 11-3-1　黄癣

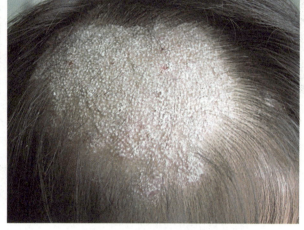

图 11-3-2　白癣

3. 黑点癣(black dot ringworm)　ICD-10编码:B36.101,较少见,儿童成人均可感染。初起损害为小片丘疹、鳞屑,继而形成多数指甲盖大小的鳞屑小斑,可相互融合成较大鳞屑斑。患处病发刚出头皮即折断,在毛囊口留下残发,呈黑点状,故称"黑点癣"(图11-3-3)。皮损炎症反应较轻,稍痒。本型头癣病程很长,进展缓慢,可至成年而不愈,因毛囊破坏留有秃发和点状萎缩性瘢痕。

4. 脓癣(kerion),ICD-10编码:B35.001,为白癣或黑点癣的一种特殊类型。多由亲动物性或亲土性的真菌引起,由于机体反应强烈,引起明显的炎症。初起为群集的毛囊炎性

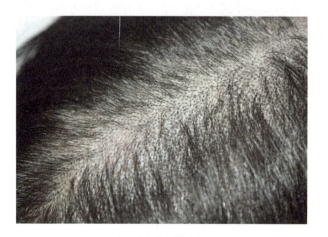

图 11-3-3　黑点癣

丘疹,迅即发展成为由多数毛囊性脓疱组成的隆起性肿块,边界清楚,质地柔软,表面有多个蜂窝状排脓小孔,可挤出脓液(图11-3-4)。发根松,易拔出。常伴耳后、颈部、枕部淋巴结肿大,轻度疼痛和压痛。本型头癣可破坏毛囊,愈后有永久性秃发和瘢痕形成。

(二) 实验室和辅助检查

1. 真菌直接镜检　头癣的直接镜检有特征性,具有诊断意义。可疑头癣应取黄癣的黄癣痂或痂上失去光泽而弯曲的病发、白癣的"菌鞘"发和黑点癣的点状断发作标本。黄癣病发内可见与毛发长轴平

行的发内菌丝和关节孢子,黄癣痂中可见厚壁孢子和形似鹿角状的菌丝;白癣病发外有很多圆形小孢子镶嵌堆积在发周;黑点癣病发内可见呈链状排列的圆形大孢子。

2. 滤过紫外灯(WOOD 灯)检查　在滤过紫外灯下,黄癣病发呈暗绿色荧光;白癣病发呈亮绿色荧光(图 11-3-5);黑点癣病发无荧光。

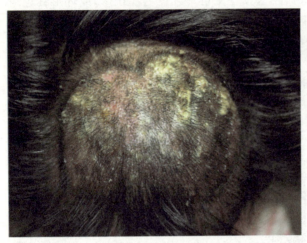

图 11-3-4　脓癣

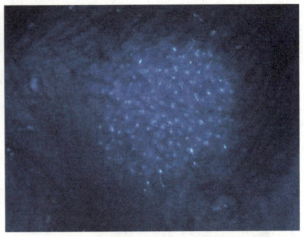

图 11-3-5　白癣在 WOOD 灯下呈亮绿色荧光

(三) 鉴别诊断

诊断主要根据临床表现、真菌直接镜检及滤过紫外灯检查。

在临床上应与头皮的脂溢性皮炎、头皮银屑病、头皮脓肿、斑秃等疾病鉴别。

三、病因和发病机制

黄癣是由许兰毛癣菌(*T. schoenleinii*)感染引起;白癣主要由犬小孢子菌(*M. canis*)、石膏样小孢子菌(*M. gypseum*)感染引起,此外还有铁锈色小孢子菌(*M. ferrugineum*)、红色毛癣菌(*T. rubrum*)等;黑点癣主要由紫色毛癣菌(*T. violaceum*)和断发毛癣菌(*T. tonsurans*)感染引起;脓癣主要由亲动物性小孢子菌和毛癣菌感染引起,如犬小孢子菌、石膏样小孢子菌、须癣毛癣菌(*T. mentagrophytes*)等。

头癣主要是由直接或间接接触患者或患病的动物而传染。饲养和嬉戏患癣的猫、狗易发病,理发也是重要的传染途径之一。真菌侵入后不一定都致病,与机体对真菌的抵抗力密切相关,由于儿童抵抗力较弱,故易患头癣。

四、治疗

(一) 一般治疗

应积极发现和治疗患者,做好消毒隔离工作。要尽量避免和患病的动物如猫、狗、兔子等密切接触。

(二) 系统治疗和外用治疗

采用综合疗法,包括剪发、洗头、搽药、服药、消毒五个方面。如脓癣有继发细菌感染者可同时予抗生素治疗。

1. 剪发　尽可能剪除病发,每周 1 次,连续 4~8 周。

2. 洗头　2% 酮康唑洗剂洗头,每日 1 次,连续 4~8 周。

3. 搽药　2% 碘酊、5% 硫黄软膏、1% 联苯苄唑溶液或霜剂、及 1% 特比萘芬霜等涂于患处,1~2 次/日,连续 4~8 周。

4. 服药　灰黄霉素:儿童 10~20mg/(kg·d),成人 600~800mg/d,分 2~3 次口服,疗程为 3~4 周。伊曲康唑:儿童 3~5mg/(kg·d),成人 200mg/d,疗程为 4~8 周。灰黄霉素和伊曲康唑为脂溶性药物,故多吃油脂性食物或餐后立即服用可促进药物吸收。特比萘芬:儿童体重小于 20kg 者给予 62.5mg/d,20～40kg 者给予 125mg/d,大于 40kg 者给予 250mg/d,成人予 250mg/d 口服,疗程 4～8 周。治疗过程中定期检查肝功能,如肝酶异常应立即停药。

5. 消毒　患者使用过的物品如帽子、枕巾、梳子、毛巾以及理发工具应煮沸消毒。

体癣和股癣

一、概述

体癣(tinea corporis),ICD-10 编码:B35.401,是指除头皮、毛发、掌跖、甲板以及阴股部以外的平滑皮肤上的皮肤癣菌感染;股癣(tinea cruris),ICD-10 编码:B35.601,是指发生于腹股沟、会阴、肛周和臀部皮肤的皮肤癣菌感染。

二、诊断

(一) 临床表现

体癣皮损初发为针头至绿豆大小丘疹、水疱、丘疱疹,以后逐渐向外扩展呈环状,中心炎症减轻,呈脱屑斑或色素沉着斑。边缘由丘疹、水疱、丘疱疹、痂和鳞屑连接成狭窄隆起,有活动性(图 11-3-6、11-3-7)。

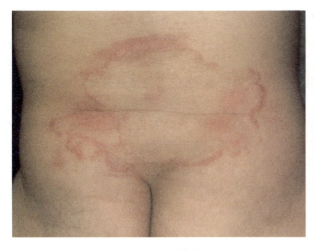

图 11-3-6　体癣

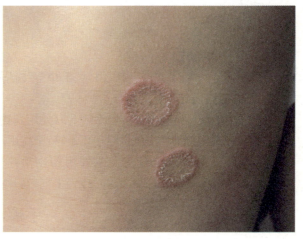

图 11-3-7　体癣

股癣常发生于阴囊对侧的大腿皮肤,单侧或双侧发生,初为丘疹、丘疱疹,逐渐扩展向四周蔓延,在股上部形成弧形损害,中央部位可自愈,有色素沉着或脱屑,反复发作者皮肤增厚呈苔藓样变(图 11-3-8、11-3-9)。严重者可扩展至阴囊、肛周、臀部。一般急性期自觉瘙痒明显,慢性期可无明显自觉症状。

(二) 实验室和辅助检查

1. 真菌直接镜检　取可疑病变部位的皮屑进行镜检,镜下观察是否有孢子、菌丝。

2. 真菌的分离培养　一般用于直接镜检不能确诊时。标本接种于沙保弱培养基上,在 25℃ 培养数日至数周,观察菌落特征,鉴别菌种。

(三) 鉴别诊断

诊断主要根据临床表现、真菌直接镜检检查到菌丝或孢子,一般诊断不难。本病需与慢性湿疹、慢性单纯性苔藓、反向性银屑病等鉴别。

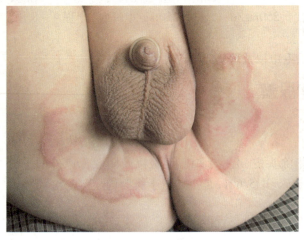

图 11-3-8　股癣

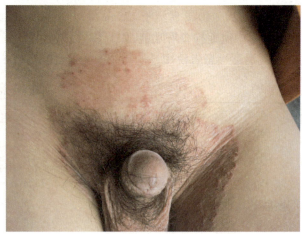

图 11-3-9　股癣

三、病因和发病机制

体癣和股癣主要由红色毛癣菌、须癣毛癣菌、疣状毛癣菌（*T. verrucosum*）、犬小孢子菌等感染引起。本病通过直接或间接接触传染，也可通过自身感染而发生。

四、治疗

（一）一般治疗
注意个人卫生，不共用鞋袜、浴盆、毛巾等生活用品，内衣应宽松透气；应避免接触患畜。

（二）系统治疗和外用治疗
1. 外用治疗　体股癣的治疗原则上以外用药物为主，包括各种唑类、丙烯胺类乳膏或复方苯甲酸软膏、复方水杨酸酊剂等。应强调疗程要足够，坚持用药 2~4 周，或皮损消退后继续用药 1~2 周以免复发。

2. 系统治疗　对全身泛发或外用药物治疗效果不佳者，可联合应用口服抗真菌药，伊曲康唑 100mg/d，疗程为 2 周，或 200mg/d，疗程 1 周；特比萘芬：250mg/d 口服，疗程 2 周。

手癣和足癣

一、概述

手癣（tinea manus），ICD-10 编码：B35. 201，是指皮肤癣菌感染手指屈面、指间及掌侧平滑皮肤；足癣（tinea pedis），ICD-10 编码：B35. 301 则是指皮肤癣菌感染足趾间、足底、足跟、足侧缘。

二、诊断

（一）临床表现
足癣是最常见的浅表真菌病，其患病率远高于手癣，在我国南方尤为多见。手足癣夏秋季多发，足癣多累及双足，手癣常见于单侧。临床分为三型：

1. 水疱鳞屑型　常发生于指（趾）间，掌心、足趾及足缘，为群集或散发的小水疱，水疱位置较深，疱壁厚，不易破溃，疱液澄清（图 11-3-10A）。数天后水疱干涸，呈领圈状脱屑。皮损可向周围蔓延，瘙痒明显。

2. 角化过度型　好发于掌跖部及足跟，表现为皮肤角化过度，粗糙无汗，冬季常有皮肤皲裂，皮损可向手足背蔓延（图 11-3-10B）。一般无瘙痒，皲裂时疼痛。

3. 浸渍糜烂型（间擦型）　好发于指（趾）缝，足癣尤以三、四趾和四、五趾间多见。表现为指（趾）

间皮肤浸渍发白,表面松软易剥离,基底湿润潮红,糜烂渗液或出现裂隙(图 11-3-10C)。瘙痒明显,常因伴发细菌感染而有恶臭,并继发淋巴管炎、淋巴结炎、蜂窝织炎或丹毒。

本病一般以一型为主或几型同时存在,也可从一型转向另一型,如夏季表现为水疱鳞屑型,而冬季表现为角化过度型。

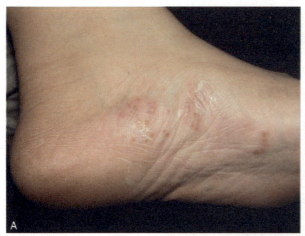
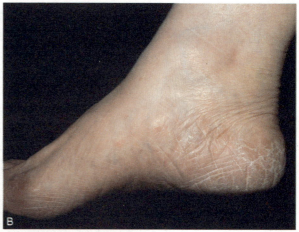
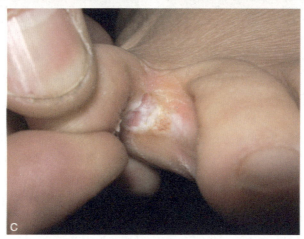

图 11-3-10 各型足癣
A. 水疱鳞屑型;B. 角化过度型;C. 浸渍糜烂型

(二) 实验室和辅助检查

取皮损处鳞屑做真菌直接镜检可见菌丝和孢子。而真菌的分离培养则可鉴定菌种。

(三) 鉴别诊断

根据临床表现、真菌直接镜检和真菌培养可诊断。本病需与湿疹、掌跖脓疱病、汗疱疹、接触性皮炎、掌跖角化症等鉴别。

三、病因和发病机制

手癣和足癣的主要致病菌为红色毛癣菌、须癣毛癣菌、石膏样小孢子菌、絮状表皮癣菌(*E. floccosum*)等。本病通过直接或间接接触传染,与患者共用鞋袜、脚盆、浴巾等是主要传播途径。

四、治疗

(一) 一般治疗

穿透气性好的鞋袜,保持足部干燥。避免手部长期潮湿及酸碱物质对手部皮肤的损伤。注意个人卫生,不共用鞋袜、浴盆、脚盆、毛巾等生活用品。

（二）系统治疗和外用治疗

1. 外用治疗　本病以外用药物治疗为主,疗程1~2个月。水疱鳞屑型可用各种唑类、丙烯胺类霜剂或水剂,也可用复方水杨酸酊剂等。浸渍糜烂型予3%硼酸溶液或0.1%雷夫奴尔溶液等湿敷,待水分收干脱皮后再用各种唑类、丙烯胺类霜剂。

2. 系统治疗　对单纯外用抗真菌药效果不好者,可口服抗真菌药,伊曲康唑100mg/d,疗程为2~4周;特比萘芬:250mg/d口服,疗程2~4周。有继发细菌感染者,应先予抗生素治疗继发感染再进行抗真菌治疗。

念珠菌病

一、概述

念珠菌病(candidiasis)是由念珠菌属,主要是白念珠菌所引起的原发或继发性感染,可累及皮肤黏膜,也可累及内脏器官引起深部感染。

二、诊断

（一）临床表现

根据念珠菌侵犯部位不同本病可分为以下三种类型。

1. 皮肤念珠菌病

（1）念珠菌性间擦疹:常见于糖尿病、肥胖多汗者。好发于腋窝、腹股沟、乳房下、臀裂、龟头及脐部,从事水中作业者常发生于三、四指间。在红斑基础上糜烂渗出,边界清楚,周围散在炎性丘疹、丘疱疹、水疱或脓疱,有时也可呈干燥、脱屑(图11-3-11A)。

（2）丘疹性念珠菌病:婴儿、儿童多见,好发于颈、肩背、臀及会阴部。皮疹为粟粒至绿豆大小扁平暗红色丘疹,边缘清整上覆灰白色领圈状鳞屑(图11-3-11B),散在或密集分布。

（3）念珠菌性甲沟炎和甲念珠菌病　甲沟炎表现为甲沟红肿,有少量溢液但不化脓,稍有疼痛和压痛,病程慢性;甲念珠菌病表现为甲板增厚混浊,有白斑,变硬,表面有横沟或凹凸不平,但甲面仍有光泽,甲下角质增厚堆积或致甲剥离。

（4）慢性皮肤黏膜念珠菌病　是一种少见的慢性进行性的念珠菌感染,常伴有免疫缺陷或内分泌疾患,本病常是从婴儿期开始发病,也可发生于新生儿期。皮损好发生于头面部、手背及四肢远端。初起为红斑、丘疹鳞屑性损害渐呈疣状或结节状,上覆黄褐色或黑褐色蛎壳样痂,周围有暗红色晕(图11-3-11C)。有的损害高度增生,呈圆锥形或楔形,形似皮角。夫掉角质后基底为肉芽组织。愈后结痂累及头皮的可致脱发。

2. 黏膜念珠菌病

（1）口腔念珠菌病:又称"鹅口疮",多见于婴幼儿及免疫功能低下者。在颊、齿龈、上下颚等黏膜表面出现凝乳状白色假膜,易剥离,其下露出鲜红的糜烂面(图11-3-12)。

（2）生殖器念珠菌病:包括念珠菌性女阴阴道炎及念珠菌性龟头包皮炎。前者可见外阴及阴道黏膜红肿,阴道分泌物呈豆渣样、凝乳块状或水样,有腥臭味,在阴道壁上可见灰白色假膜样斑片,有瘙痒或灼热感。男性患者较少见,可通过性接触传播。可见包皮及龟头潮红,包皮内侧及冠状沟可附着乳白色斑片(图11-3-13)。

3. 内脏念珠菌病　可累及全身所有内脏器官,其中以肠念珠菌病及肺念珠菌病较常见。此外,尚可引起泌尿道炎、肾盂肾炎、心内膜炎及脑膜炎等,偶可引起念珠菌性菌血症。内脏感染常继发于慢性消耗性疾病,且有长期应用广谱抗生素、皮质激素及化疗放疗等诱发因素。

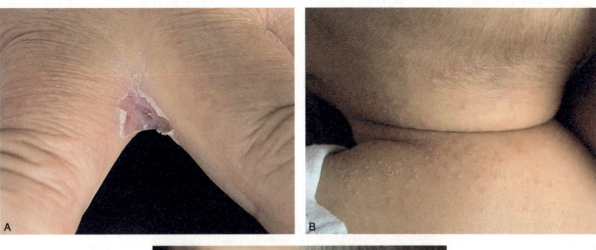

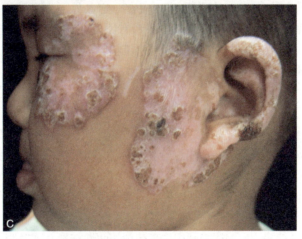

图 11-3-11　各型皮肤念珠菌病
A. 念珠菌性间擦疹；B. 丘疹性念珠菌病；C. 慢性皮肤黏膜念珠菌病

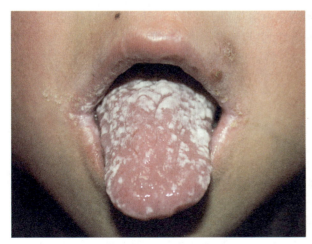

图 11-3-12　鹅口疮

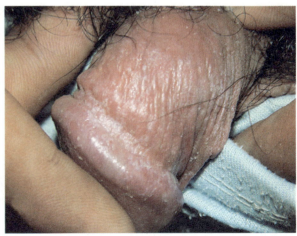

图 11-3-13　念珠菌性包皮龟头炎

（二）实验室和辅助检查

选取患处皮屑、假膜或血液、脑脊液、分泌物、排泄物及痰液等行真菌直接镜检,可发现孢子及假菌丝

（三）鉴别诊断

念珠菌病临床表现多种多样,诊断应根据临床特点结合真菌学检查。鉴于念珠菌是人体正常菌群之一,从皮肤、黏膜、痰、粪便中查到念珠菌孢子不能作为诊断皮肤黏膜念珠菌病的标准,必须在镜下见到大量出芽孢子、假菌丝或菌丝,才说明该菌处于致病状态。皮肤念珠菌病应与湿疹、尿布皮炎、红痱等鉴别;念珠菌性甲沟炎应与细菌性甲沟炎鉴别;口腔念珠菌病应与口腔扁平苔藓及黏膜白斑、地图舌鉴别。

三、病因和发病机制

念珠菌病的主要病原菌是白念珠菌(*C. albicans*),其毒力最强。其次为光滑念珠菌、克柔念珠菌、热带念珠菌及近平滑念珠菌等。念珠菌是人类最常见的条件致病菌,它广泛存在于自然界及正常人的口腔、消化道、上呼吸道、阴道和皮肤上,一般不致病。仅在一定条件下方可致病。感染的发生取决于真菌的数量、毒力与机体对病原菌的抵抗力两方面。当患者有原发或继发免疫缺陷、糖尿病、肿瘤、慢性消耗性疾病以及长期使用广谱抗生素、糖皮质激素及免疫抑制剂等导致机体抵抗力下降时,均易发生感染。也可由于长期放置导管、插管、器官移植、放疗、化疗而致病。

四、治疗

（一）一般治疗

去除诱发因素,保持皮肤清洁干燥。应注意营养和休息,积极治疗基础疾病,必要时给予支持治疗。

（二）系统治疗和外用治疗

1. 外用治疗　主要用于皮肤黏膜感染。口腔念珠菌病外用3%碳酸氢钠、制霉菌素(10万 U/ml)含漱。皮肤黏膜念珠菌病外用唑类霜剂或栓剂。

2. 系统治疗　深部念珠菌病应口服或静脉用抗真菌剂如两性霉素 B 或其脂质体、氟康唑、伊曲康唑等。

孢子丝菌病

一、概述

孢子丝菌病(sporotrichosis),ICD-10 编码:B42.901,是由申克孢子丝菌(*S. schenckii*)所引起的皮肤、皮下组织及其附近淋巴系统的慢性感染,偶可播散至全身,引起系统损害。可发生于任何年龄组,从婴幼儿到老人,无性别差异。地理分布以温热带多见。职业特点以农民或在阴暗潮湿环境中工作及园林工作者为多。

二、诊断

（一）临床表现

根据孢子丝菌侵犯部位及机体抵抗力的不同,孢子丝菌病可分为如下类型:

1. 皮肤淋巴管型　是孢子丝菌病最常见的一型,好发于四肢、面部,常为单侧性,多有外伤史。孢子由外伤处植入,数日或数月后局部出现圆形、坚韧无痛的皮下结节,表面皮肤呈紫红色。其后,结节中心坏死形成溃疡,溃疡表面有稀薄脓液,上覆厚痂。再经 1~2 周,沿淋巴管方向出现新的结节,向心性成串排列(图11-3-14)。一般在腋下或腹股沟淋巴结被侵袭前,病情停止发展。常可见老的损害愈合,新的损害继续发生,病程迁延数月至数年。

2. 局限性皮肤型(固定型)　好发于面、颈、躯干和手背。特点为皮损多固定在初发部位,不侵犯附

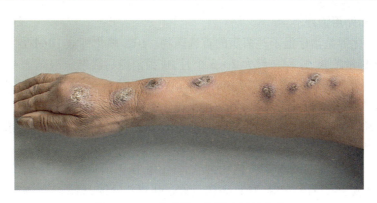

图 11-3-14 皮肤淋巴管型孢子丝菌病

近的淋巴结,皮损形态多变,可表现为丘疹、脓疱、疣状结节、浸润性斑块、溃疡、肉芽肿或坏疽(图 11-3-15)。

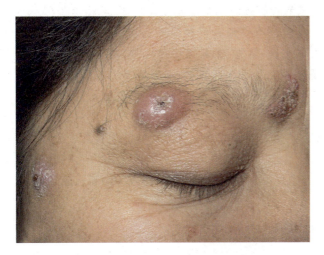

图 11-3-15 局限性皮肤型孢子丝菌病

3. 皮肤黏膜型 本型少见,常继发于全身播散性病变,发生于口、咽喉、鼻。初为红斑,以后可呈溃疡或化脓性病变,最后可形成肉芽肿、乳头瘤样损害,伴有疼痛,附近淋巴结可肿痛。

4. 皮外及播散型 多累及免疫功能低下者,由血行播散引起。可侵犯肺、骨骼、眼、中枢神经系统,偶可波及肝、脾、胰、甲状腺及睾丸等脏器。

（二）实验室和辅助检查

1. 真菌直接镜检 取病灶组织液、脓液或坏死组织涂片,作革兰氏染色或 PAS 染色,在多核细胞内或大单核细胞内或细胞周围,可见有革兰氏染色阳性卵圆形或梭形小体。

2. 真菌培养 真菌培养可见初为乳白色酵母样菌落,以后成为咖啡色丝状菌落。

（三）鉴别诊断

根据临床表现、真菌培养和组织病理检查可明确诊断。本病需与皮肤结核、着色芽生菌病、梅毒树胶样肿、脓皮病及皮肤肿瘤等鉴别。

三、病因和发病机制

孢子丝菌病的病原菌为申克孢子丝菌。它是一种存在于土壤、木材及植物的腐生菌,为双相型真菌。人的皮肤接触了带菌植物或土壤后可引起感染。

四、病理与病理生理

早期病变表现为真皮非特异性肉芽肿;成熟皮损中央为化脓区,周围由组织细胞、上皮细胞和多核巨细胞组成的结核样结构,外层为浆细胞、淋巴细胞浸润。革兰氏染色或 PAS 染色,可见染色阳性的圆形、卵圆形或雪茄形孢子及星状小体。

五、治疗

（一）一般治疗

注意保护皮肤,勿接触腐烂草木,勿刺伤皮肤。

（二）系统治疗和外用治疗

1. 系统治疗　碘化钾是治疗孢子丝菌病的首选药物。10%碘化钾液 10ml/次、每日 3 次,可渐增加到 60~90ml/d,儿童用量酌减,疗程一般为 2~3 个月,皮损消退后需继续服药 3~4 周以防复发。该药可使肺结核扩散,故不宜用于肺结核患者。灰黄霉素治疗效果较差,对碘过敏者可考虑使用,0.8g/d,持续 1~3 个月。氟胞嘧啶:按 100~200mg/(kg·d),直至痊愈。伊曲康唑:200~400mg/d,持续 3~6 个月;特比萘芬:250~500mg/d,疗程 3~6 个月。两性霉素 B 对皮肤淋巴管型及播散型孢子丝菌病均有较好疗效。

2. 外用治疗　2%碘化钾溶液或 10%碘化钾软膏外用,损害消退后,应持续使用 1 个月左右,以防复发。温热疗法:45℃电热器局部加温,每日 3 次,每次 30~60 分钟,对孤立损害有效。

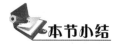**本节小结**

真菌性皮肤病,亦称皮肤真菌病,是指由病原真菌所引起的人类皮肤以及黏膜、毛发和指(趾)甲等皮肤附属器的一大类感染性疾病。临床上将致病真菌分为浅部真菌和深部真菌。浅部真菌(癣菌)仅侵犯皮肤、毛发和指(趾)甲,而深部真菌能侵犯人体皮肤、黏膜、深部组织和内脏,甚至引起全身播散性感染。皮肤癣菌是真菌性皮肤病的主要致病菌,此类疾病的共同特点是:发病率高、具有传染性、易复发或再感染。感染皮肤、皮下组织,包括肌肉和结缔组织,一般不会经血液流向重要脏器播散;但有些感染可以由病灶向周围组织缓慢扩散蔓延,如足菌肿等;也有些则沿淋巴管扩散,如孢子丝菌病、着色芽生菌病。免疫受损患者的皮下真菌具有潜在的播散全身的危险。治疗上主要为局部外用抗真菌治疗和系统抗真菌治疗。

（肖异珠　重庆医科大学附属儿童医院）

第四节　寄生虫及昆虫性皮肤病

能够引起人类寄生虫及昆虫性皮肤病的动物种类颇多。如蛔虫、钩虫、绦虫、血吸虫等蠕虫;利什曼和疟原虫、弓形虫等原虫;最多见的节肢动物有螨、蚊、蠓、臭虫、蚤、蜂、隐翅虫等;以及水母、海葵等水生生物。动物性皮肤病的发病机制主要有:口器叮咬或尾钩造成的机械性损伤;虫体表面的刺毛、鳞片、分泌物、排泄物及蜂、蜈蚣、蝎等刺螯人时排出毒液刺激皮肤引起的局部或全身症状;昆虫的毒液或唾液内所含的多种抗原引起的 I 型变态反应;昆虫的口器残留在组织内或寄生虫直接侵入皮肤后形成异物引起的肉芽肿性反应。

疥　疮

一、概述

疥疮(scabies),ICD-10 编码:B86 01,俗称"闹疮"、"疳疮",是由疥螨引起的接触传染性皮肤病。

二、诊断

根据接触史、典型临床表现:①有剧烈瘙痒,尤以晚间为甚;②皮肤薄嫩部位如指缝、下腹部和外生殖器等特殊部位有皮疹;③集体宿舍或家中有同样患者,以及结合疥螨检查一般可确诊。

（一）临床表现

疥螨好发于皮肤薄嫩部位(如指缝、腕部、肘窝、腋窝、乳房下、脐周、下腹部、股内侧和外生殖器等部位),成年人头面部和掌跖部不易受累,而婴幼儿任何部位均可受累。皮损为米粒大小的丘疹、丘疱疹和灰白色或浅灰色线状隧道,丘疹为正常肤色或淡红色,反应剧烈者其顶端可出现脓疱;男性患者病程长或疥疮活跃时可在阴囊、阴茎、龟头等部位出现直径 3 ~ 5mm 的暗红色结节,称疥疮结节,是疥螨死亡后引起的异物反应。自觉剧烈瘙痒,尤以晚间为甚。病程较长者常因搔抓而出现湿疹样变或继发脓皮病、淋巴结炎;婴幼儿偶可发生以大疱为主的大疱性疥疮。本病多发生于冬季,病程长短不一,有的可迁延数月。

对于有免疫功能异常如身虚体弱、感觉神经病变、麻风和艾滋病等患者可发生结痂型疥疮(又称挪威疥或角化型疥疮),表现为大量结痂、脱屑,有时呈红皮病样外观,脱痂中有大量疥螨,传染性极强。此外对于频繁洗手洗澡或不按正规治疗者,在临床上可出现非典型性瘙痒症状或皮损的表现,如疏于追问病史易致临床漏误诊(图 11-4-1)。

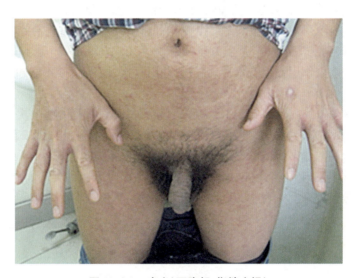

图 11-4-1　疥疮(下腹部、指缝皮损)

（二）实验室检查和辅助检查

选择疥螨的好发部位为手指缝和手腕,其次为肘窝、生殖器、臀部和腋窝,刮取标本。方法为用刀片或无菌针轻轻切开隧道并挑起隧道末端的疥螨;也可滴一滴矿物油在皮损表面,并轻轻地刮掉表皮后取材。然后放置于显微镜下观察找疥螨或虫卵。

（三）鉴别诊断

本病需与痒疹、虱病、丘疹性荨麻疹、皮肤瘙痒病等进行鉴别。

三、病因和发病机制

疥螨是一种表皮内寄生虫,可分为人型疥螨和动物疥螨两大类,人的疥疮主要由人型疥螨引起。人型疥螨呈扁平椭圆形,腹侧前后各有两对足,雌虫体长约 0.3 ~ 0.5mm,雄虫较小,在交配后不久即死亡,雌虫受精后钻入皮肤角质层内,掘成隧道并在其内产卵,产卵 40 ~ 50 个后死于隧道内,虫卵经 3 ~ 4 天孵化成幼虫,约经 2 ~ 3 天变为若虫,再经过二次蜕皮变为成虫,由虫卵变为成虫大约须 7 ~ 14 天。疥螨离开人体后可存活 2 ~ 3 天。

疥螨在皮肤角质层内掘凿隧道引起的机械性刺激、疥螨分泌的毒液及排泄物刺激皮肤引起的变态反应以及雌疥螨滞留在皮肤角质层内引起异物反应均可刺激皮肤神经末梢导致皮肤剧烈瘙痒,疥螨以夜间活动力为强。本病主要通过直接接触(如握手、身体接触等)传染,或接触被污染的被褥、衣物等也可造成间接传染。

四、病理与病理生理

表皮棘层不规则增生肥厚,有海绵形成及炎症细胞渗出,形成表皮内水肿。在角质层或棘层上部可见到隧道内有虫体或虫卵。真皮上层血管扩张,有炎症细胞浸润。

五、治疗

(一) 一般治疗

应注意个人卫生,勤洗澡、勤晒被褥;患者应及时隔离;家庭或集体宿舍中的患者应同时治疗;污染物品应煮沸消毒或在日光下暴晒以杀灭疥螨。

(二) 药物治疗

本病以外用药物治疗为主。瘙痒重者可于睡前口服镇静抗组织胺止痒药物。

1. 局部外用药物治疗

(1) 10% 硫黄软膏(婴幼儿用5%):洗澡后除头面部外,涂布全身,每天1~2次,连用3~4天为1个疗程,治疗过程中不洗澡、不更衣,治疗后1~2周内如有新疹发生需重复治疗。

(2) 10% ~25% 苯甲酸苄酯乳膏:杀虫力强,每天外用1~2次,2~3天为1个疗程。

(3) 1% γ-666 霜:杀虫作用强但有毒性,一般只外用一次,成人用量不能超过30g,儿童、孕妇和哺乳期妇女禁用。

(4) 10% 克罗它米通(Crotamiton,又称优力肤):乳膏外用,每天早晚各1次,连用3天为1个疗程。

(5) 疥疮结节可外用糖皮质激素,也可皮损内注射泼尼松龙混悬液或曲安西龙、曲安奈德松等,此外还可液氮冷冻或手术切除结节,如有继发化脓性感染应同时抗感染治疗。

2. 全身系统药物治疗 伊维菌素(ivermectin)是一种口服半合成的大环内酯广谱抗寄生虫药物,国外报道治疗疥疮也有效且安全。剂量为200μg/kg单次口服,适宜于外用药物治疗无效的疥疮,或有结痂性皮损、流行范围广、反复感染的疥疮。

虱 病

一、概述

虱病(pediculosis),ICD-10 编码:B85. 201,是由头虱、体虱和阴虱所引起的传染性皮肤病。虱病可通过人与人之间直接接触(其中阴虱也系性传播性疾病)或通过衣帽、被褥间接接触传染。

二、诊断

根据有接触史、临床表现可考虑本病,如找到成虫或虱卵则可确诊。

(一) 临床表现

1. 头虱 儿童多见,成人偶有受累。头虱寄生于头部,在毛根之间的头皮上可见成虫,发干上常能看到针头大小的白色虱卵,少数患者眉毛、睫毛上也可发现。虱叮咬的皮肤可出现瘀点、丘疹、红斑。自觉头皮瘙痒,常因剧烈搔抓头皮而出现渗出、血痂或继发感染,甚至形成脓疱或疖病,近卫淋巴结可肿大。

2. 体虱 体虱寄生于人体的贴身内衣上,尤其裤裆、裤腰、衣缝、被褥缝及皱褶处。皮肤被叮咬后出现红斑、丘疹或风团,其中央有一小出血点,常因搔抓而出现抓痕、血痂、皮肤苔藓样变、色素沉着或继发皮肤感染。

3. 阴虱 寄生于阴毛,偶见于腋毛或眉毛。可通过性接触传播。自觉阴部剧烈瘙痒、以夜间为甚。皮损为表皮剥蚀、抓痕、血痂或继发毛囊炎,部分患者外阴散在分布直径0.5cm左右片状的青蓝色出血瘀斑,阴毛干上可见灰白色虱卵或毛干上及毛根部褐棕色横宽的成虫,内裤上常可见到胡椒粉样点状污褐色血迹。

(二) 实验室检查和辅助检查

取毛发上卵或根部虱体标本,作显微镜镜检进一步证实即可确诊。

（三）鉴别诊断

本病需与疥疮、湿疹、脂溢性皮炎、瘙痒症等进行鉴别。

三、病因和发病机制

虱是体外寄生虫，能引起皮肤病的主要为人虱，具有刺吸型口器，以吸血为食。根据寄生部位的特异性可将虱分为头虱、体虱和阴虱。虱嗜夜深人静时吸血，在吸血的同时释放唾液中的毒汁，其毒汁和排泄物均可引起皮肤炎症。虱叮咬还可传播斑疹伤寒、伤寒、回归热、战壕热等传染病。

四、病理与病理生理

有限局性表皮棘细胞水肿及真皮乳头水肿。在真皮呈楔形，有浅层及深层血管周围及胶原纤维间淋巴细胞，组织细胞及嗜酸性粒细胞浸润。

五、治疗

（一）一般治疗

注意个人卫生，勤换衣服、常洗澡，避免与虱病患者直接或间接接触。

（二）药物治疗

男性头虱患者最好将头发剃掉并焚烧；女性患者用篦子去除成虫和虫卵，用50%百部酊或25%的苯甲酸苄脂乳膏外用搽遍头发、头皮，每日2次，第3天用温热水肥皂洗头，彻底消毒用过的梳子、篦子、帽子、头巾、枕巾等。体虱患者应将衣被等煮沸消毒。阴虱患者可剃除阴毛，外用50%百部酊、1% γ-666霜、10%硫黄软膏或25%苯甲酸苄酯乳剂，夫妻应同时治疗。

隐翅虫皮炎

一、概述

隐翅虫皮炎（paederus dermatitis）是由于皮肤接触隐翅虫毒液引起的急性炎症反应性皮炎。

二、诊断

根据夏秋好发季节及暴露部位典型皮损，有灼热、灼痛或瘙痒感，有拍打或压碎了晚间疑似隐翅虫趋光性飞虫可作出诊断，若发现隐翅虫，则可确诊。

（一）临床表现

本病好发于夏秋季，雨后闷热天气尤为多见。好发于面、颈、四肢和躯干等暴露部位。典型皮损为条状、斑片状或点簇状水肿性红斑，上有密集的丘疹、水疱及脓疱，部分脓疱融合成片，可继发糜烂、结痂、表皮坏死，侵犯眼睑时肿胀明显。自觉灼热、灼痛或瘙痒。严重者出现发热、头痛、头晕、恶心和浅表淋巴结肿大等全身症状。病程约1周，愈后局部遗留暂时性色素沉着（图11-4-2）。

（二）实验室检查和辅助检查

可查血图分析。

（三）鉴别诊断

本病需与接触性皮炎、急性湿疹、脓皮病等进

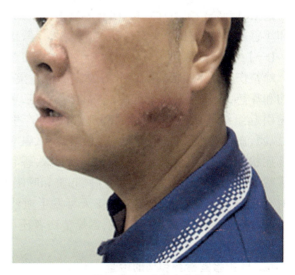

图11-4-2　隐翅虫皮炎

行鉴别。

三、病因和发病机制

隐翅虫属昆虫纲、鞘翅目、隐翅虫科,是一种蚁形小飞虫,种类很多,其中有致病作用的是毒隐翅虫。后者白天栖居于阴暗潮湿处,夜间在有灯光处飞行。

隐翅虫身体各段均含有毒素,当其停留于皮肤上虫体被受压或拍打、压碎时,即释放强酸性毒液(pH 1~2)灼伤皮肤,数小时后可出现皮肤损害。

四、病理与病理生理

角质层下可见水疱、脓疱,表皮溶解坏死,细胞内水肿明显,可出现网状变性,或有轻度细胞间水肿,一般不出现海绵形成。真皮深浅血管及附属器周围淋巴细胞浸润和间质的混合细胞浸润。各种皮损中性粒白细胞非居占优。

五、治疗

(一)一般治疗

应搞好环境卫生,清除居所周围隐翅虫滋生地;晚上开灯关好纱窗纱门,避免直接在躯体上拍打或压碎虫体;接触部位应尽早用肥皂水清洗。

(二)药物治疗

皮损无糜烂、渗出时可外用炉甘石洗剂或糖皮质激素霜剂;水肿明显或有糜烂渗出时可选用1:5000~1:8000高锰酸钾溶液、0.1%雷夫奴尔溶液、生理盐水或5%碳酸氢钠溶液湿敷;民间用新鲜马齿苋捣烂敷于患处,每天1~2次,显效较快。有继发感染应给予抗感染治疗;病情严重者酌情使用糖皮质激素。

蜂蜇伤

一、概述

蜂蜇伤(bee sting)是被蜂尾蜇伤,毒液注入人体,或伴刺留皮内所致。

二、诊断

根据有蜂蜇伤史,在面、颈、四肢等暴露部位局部出现刺痛、烧灼感和痒感及红肿,皮损中央有一瘀点等皮损,一般诊断不难。

(一)临床表现

蜂蜇伤多见于头面、颈、四肢等暴露部位。蜇伤后即刻有刺痛、烧灼和痒感,很快局部出现红肿,中央有一瘀点,可出现水疱、大疱,少见引起组织坏死,若被蜂群同时刺蜇,还可产生大面积红斑及肿胀、风团、血管性水肿,重则可发生过敏性休克,甚至致死。严重者除局部症状外,还可出现畏寒、发热、头痛、头晕、恶心、呕吐、烦躁等全身症状或甚则出现抽搐、昏迷、肺水肿、心脏和呼吸抑制麻痹,可在数小时至数日内死亡。蜇伤后7~14天可发生血清病样迟发超敏反应,如发热、荨麻疹、关节痛等表现,毒蜂蜇伤者还可发生急性肾衰竭和肝损害等(图11-4-3)。

(二)实验室检查和辅助检查

可作血常规、出凝血时间、尿常规、肾功能、心电图等检查。

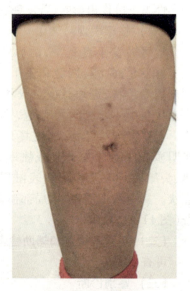

图11-4-3　蜂蜇伤

（三）鉴别诊断

与螨虫皮炎、丘疹性荨麻疹等其他虫咬性皮炎鉴别。

三、病因和发病机制

蜂类属昆虫纲膜翅目,常见螫人的蜂类有蜜蜂、胡蜂、蚁蜂、细腰蜂和丸蜂科等。螫人的工蜂是发育不完全的雌性蜂,螫针为发育未完全的产卵器,雌蜂蜂尾螫刺与体内的毒腺相连,蜂螫人时毒刺入皮内并将毒液注入,并将倒钩刺残留在皮内;多数蜂毒汁为酸性,主要成分为蚁酸、盐酸、正磷酸,而胡蜂毒汁为碱性,含生物胺类有组胺、5-羟色胺等,酶类有磷脂酶 A 和 B、透明质酸酶、蛋白酶、胆碱酯酶等,肽类有神经毒素、溶血毒素、肥大细胞脱颗粒肽等物质。

四、病理与病理生理

蜂毒进入机体内后可通过血液和淋巴液吸收,其主要成分蜂毒肽经肌内注射 5 分钟后,血液内含量即可达到 70% 左右。主要分布于肾、肺、心、肝、小肠、关节、脾、肌肉,脑组织中亦有少量分布;代谢后主要通过肾脏排泄。蜂毒对人体的损害包括蜂毒的直接毒性作用和蜂毒相关过敏反应引起的间接损伤。蜂毒对不同机体的致死剂量可能存在差异。蜂螫伤相关的过敏反应常发生于螫伤后数分钟至数小时内,是导致死亡的主要原因。

五、治疗

（一）一般治疗

蜂在飞行时切不要追捕或扑打,以防惹怒而被螫伤;当遭遇蜂群攻击时,用衣物保护好暴露的头面和颈部位,选择逆风反向逃跑,越远越好,若衣服穿的较多,可以脱下往路边上扔,分散部分马蜂或原地趴下,千万勿试图反击,否则只会招致更多的蜂群攻击。当发现蜂巢时,在有防护情况下要彻底捣毁它。

（二）药物治疗

蜂螫伤后首先应检查是否有毒刺残留在皮内,若有则用镊子拔出,再用吸引器将毒汁吸出;局部外用 10% 氨水或 5% ~10% 碳酸氢钠溶液冷湿敷,胡蜂螫伤后应用弱酸性溶液外敷;再酌情口服或肌注抗组胺药;对于疼痛明显者,可用 2% 利多卡因行伤口周围封闭。过敏性休克者应立即 0.1% 肾上腺素 0.5~1ml 皮下注射或肌注,地塞米松 5~10mg 肌注或静注,积极按抗休克组织抢救治疗;出现肌肉痉挛者可用 10% 葡萄糖酸钙 10ml 加入 25% ~50% 葡萄糖液 20ml 内,缓慢静注;足量静脉补液可促进毒物排泄,同时也应注意维持水、电解质和酸碱平衡等治疗处理。

皮肤猪囊虫病

一、概述

皮肤猪囊虫病(cysticercosis cutis)是由猪绦虫的幼虫(囊尾蚴)寄生于人体的皮下组织引起的皮下结节。

二、诊断

根据患者常有食未煮熟的猪肉及生蔬菜习惯,躯干四肢出现质偏硬、圆形或卵圆形无痛性皮下结节典型的临床表现可考虑本病;皮损活检找到猪囊虫的头节或吸盘即可确诊。

（一）临床表现

本病多见于青壮年男性,好发于躯干、四肢。典型皮损为黄豆至核桃大的无痛性皮下结节,呈圆形或卵圆形,触之质偏硬而有弹性,相对固定但可推移,外观呈正常肤色,皮损多少不一,可数个或数百个,不对称分布。一般无自觉症状;当脑、眼、心、肝、肾等被受累时可出现相应的症状,如脑囊虫病可出现急性脑炎、脑膜脑炎、癫痫等。

（二）实验室检查和辅助检查

1. 大便常规显微镜检查　可发现绦虫虫卵或虫体妊娠片段,可作为诊断本病的重要参考。
2. 血常规　嗜酸性粒细胞可增高。
3. 血清补体结合试验和间接血凝试验阳性等均有助于本病的诊断。
4. X线检查　囊尾蚴死亡后钙化在摄片上可显影。

（三）鉴别诊断

本病需与脂肪瘤、神经纤维瘤病、多发性脂囊瘤等进行鉴别。

三、病因和发病机制

猪绦虫的成虫有钩绦虫和链状带绦虫两种,寄生在人的小肠,人是猪绦虫的唯一终末宿主。虫体妊娠片段和虫卵随粪便排出体外,污染猪饲料或蔬菜、水源,猪吞食虫卵污染的饲料后,作为中间宿主,虫卵在其消化道内发育成六钩蚴,穿过肠壁进入血液到达全身,多半到达肌肉发育成囊尾蚴。

猪囊尾蚴也叫猪囊虫,系猪囊虫的幼虫阶段。人食用了未熟的含有囊尾蚴的猪肉或被虫卵污染的蔬菜,可感染肠绦虫病。当肠绦虫病患者在呕吐时,寄生在肠内的虫体节和虫卵可进入胃内,发育成六钩蚴,再进入十二指肠内孵化并穿入肠系膜小静脉及淋巴结到达全身,包括皮下组织及肌肉、内脏、眼、脑和心脏等组织中,形成囊尾蚴性囊肿,即皮肤猪囊虫病。

四、病理与病理生理

病变位于皮下组织与肌肉组织之间,为结缔组织增生形成的纤维包膜囊肿,囊内有液体和虫体,囊壁上有一小白点,是头节,呈椭圆形,有 4 个吸盘,顶突上有一圈小钩。切片中可看到部分虫体结构。

五、治疗

（一）一般治疗

防治并重,购食经卫生检疫的猪肉,不吃病或死猪肉,不吃生或未煮熟的猪肉,切生熟肉刀和砧板要分开,生食瓜果蔬菜要洗净;应早期及时和彻底治疗肠道猪绦虫病患者,以消灭传染源。

（二）药物治疗

对于囊肿数目多、累及广泛者可以口服广谱的抗寄生虫药物,如阿苯哒唑 15 ~ 20mg/（kg·d）,10天为 1 个疗程,连用 2 ~ 3 个疗程;或吡喹酮 20mg/（kg·d）,分 3 次口服,9 天为 1 个疗程,2 ~ 3 月后重复治疗,一般连服 3 个疗程;氯喹 0.25g,每天 2 次口服也有效。

（三）手术治疗

对于囊肿皮损数目少或产生压迫症状者应行手术切除;亦可用无水乙醇、1∶1000 升汞溶液或盐酸吐根碱 0.5 ~ 1.0ml 作囊腔内注射可杀虫。

 本节小结

疥疮可有接触史,剧烈瘙痒,尤以晚间为甚,皮肤薄嫩部位有皮疹,集体宿舍或家中有同样患者,疥螨检查可发现疥虫。虱病可有接触史,可在相应部位找到成虫或虱卵。隐翅虫皮炎夏秋好发,暴露部位典型皮损,有灼热、灼痛或瘙痒感,有拍打或压碎了晚间疑似隐翅虫趋光性飞虫等病史。疥疮、虱病、隐翅虫皮炎均以外用药物治疗为主。蜂蜇伤有蜂蜇伤史,在面、颈、四肢等暴露部位局部出现刺痛、烧灼感和痒感及红肿,皮损中央有一瘀点等皮损,以外用药物治疗为主,过敏性休克者应积极按抗休克组织抢救治疗。皮肤猪囊虫病患者常食未煮熟的猪肉及生蔬菜,躯干四肢出现质偏硬、圆形或卵圆形无痛性皮下结节,皮损活检可找到猪囊虫的头节或吸盘,可手术切除或药物治疗。

（胡敢　重庆医科大学附属第二医院）

第五节　性传播疾病

性传播疾病(Sexually transmitted disease,STD),ICD-10 编码:A6401,是指主要通过性行为、类似性行为或间接性接触传播的一组传染性疾病,主要引起泌尿生殖器官病变,也可通过淋巴或血液循环侵犯局部或区域淋巴结,或播散侵犯全身组织和器官,引起严重并发症。

我国的传染病防治法规定的经典性传播疾病主要有 8 种,即梅毒、尖锐湿疣、淋病、非淋菌性尿道炎(宫颈炎)、生殖器疱疹、软下疳、性病性淋巴肉芽肿和艾滋病。此外,广义的性传播疾病还包括其他一系列可能通过性接触或间接性接触而传播的疾病,如阴虱病、疥疮、传染性软疣、生殖系统念珠菌病、阴道毛滴虫病、细菌性阴道病、乙型肝炎、阿米巴病和股癣等。本章主要介绍梅毒、尖锐湿疣、淋病、非淋菌性尿道炎(宫颈炎)、生殖器疱疹五种常见的性传播疾病,艾滋病将在免疫缺陷性疾病相关章节介绍。

近年来,性传播疾病传播呈现出许多新特点,主要表现在:①发病数量逐年增加:2011 年度我国梅毒、艾滋病的发病率分别为 29.47/10 万和 1.53/10 万,与 2010 年度相比,分别增长 9.71% 和 27.37%;②构成比发生明显变化:尖锐湿疣和艾滋病发病率大幅增加,尤其是艾滋病已进入快速增长期;非淋菌性尿道炎(宫颈炎)和生殖器疱疹发病率也有所上升;而梅毒和淋病发病率显著下降;③人口流动大,防范意识薄弱,防治困难:随着工业和城市化发展,人员流动加剧,随之而来的各种观念包括性观念的变化,卖淫嫖娼及吸毒贩毒等高危行为也在某些地区死灰复燃,加之流动人口的性安全知识薄弱、防范意识不到位,以及性病医疗管理欠规范等,给防治带来了极大困难。

一、传播途径

性传播疾病的常见传播途径有:

1. 性接触传播　异性或同性性交是性传播疾病的主要传播方式,占95%以上。其他类似性行为(如口交、肛交、手淫、接吻等)也可增加感染几率,引起不典型的性传播疾病感染。

2. 血液传播　输入受病原体污染的不合格血液,静脉成瘾者共用注射器具,临床使用受污染的血液制品均可导致传播。

3. 母婴垂直传播　患病母亲可通过胎盘感染胎儿,或胎儿分娩通过产道时感染。此外病原菌尚可能存在于母乳中,通过喂养感染婴儿。

4. 间接接触传播　密切接触患者使用过的卫生器具、接触被污染的衣服或公用物品等传染。

5. 医源性传播　使用不合适或被污染的医疗器械或药品可通过注射、手术等方式感染他人;医务人员在操作过程中可因防护不严导致自身感染。

6. 其他　器官移植、人工授精等也可传播。

二、预防与治疗

性传播疾病是全人类面临的共同问题,在政府领导下、以医疗卫生部门为主体、全社会共同参与的防治格局是治疗和防范性传播疾病的重要手段。

1. 完善法律保障　1991 年我国卫生部颁发了《性传播疾病防治管理办法》,1998 国务院印发《中国预防与控制艾滋病中长期规划(1998～2010)》,2000 年卫生部制定颁发了《性传播疾病诊断标准及治疗原则》,2000 年国务院指导制定了《中国遏制与防治艾滋病行动计划(2001～2005)》,逐步建立和完善了我国的性传播疾病防治框架及网络,把我国性传播疾病防治工作逐渐纳入规范化管理的轨道,对各种性传播疾病的诊断、治疗、监控、管理等环节都做出了法律上的规定并为其实施提供了法律保障。

2. 重视宣传教育　针对不同人群采取形式多样的宣传教育,加强人们对性传播疾病危害的认识,介绍正确的防治方法。在公共娱乐场所等高危地推广使用安全套,提高人们对安全套接受程度。对同性性行为和其他高危人群如吸毒嫖娼等进行专题教育和提供咨询,改善对性传播疾病的认知。

3. 建立规范化的医疗网络　政府应加强对性病诊疗市场的规范化管理,指导建立有序的性病医疗市场。提高各级医疗卫生机构尤其是基层医疗卫生场所工作人员的业务水平,建立规范、合理,符合医学要求的诊疗机制。规范和减少性传播疾病的不合理诊疗行为,对感染者进行正规治疗。

4. 建立健全疫情收集报告系统　规范和指导各级医疗机构按照国家相关法律法规要求及时、正确地收集和报告性病的发生及流行情况,协助政府准确掌握性传播疾病的流行现状,把握流行规律,预测流行趋势,调整相应的卫生资源分配,指导性病的规范化管理。

5. 在诊疗中提倡配偶或性伴共同接受诊治。

梅　毒

一、概述

梅毒(Syphilis),ICD-10 编码:A53.901,是由梅毒螺旋体(treponema pallidum,TP),又称苍白螺旋体,引起的一种慢性性传播疾病,早期主要表现在皮肤黏膜系统,后期可通过淋巴或血液系统影响机体多数器官和组织,在孕妇还可通过胎盘传播引起畸形、流产、死产、早产和胎传梅毒,危害极大。

二、诊断

(一)临床表现

梅毒根据传播途径的不同可分为获得性(后天)梅毒和胎传(先天)梅毒,又可根据病程不同分为早期梅毒和晚期梅毒。

1. 后天梅毒

(1)一期梅毒(primary syphilis):是由梅毒螺旋体在入侵部位及局部淋巴结引发的皮肤黏膜的局限炎症反应,主要表现为硬下疳和硬化性淋巴结炎,一般无全身症状。

1)硬下疳(chancre):发生在不洁性交后的2~4周,在梅毒螺旋体侵入部位,主要是外生殖器(90%),男性多见于阴茎冠状沟、龟头、包皮及系带;女性多见于大小阴唇、阴唇系带、会阴及宫颈。男-男同性恋者可发生于直肠或肛周。若因类似性行为如口交、手淫等传播者也可发生于生殖器以外,如口腔、嘴唇、肛周等,但较罕见,易被漏诊或误诊。典型硬下疳为初起小红斑,迅速发展为无痛性炎性丘疹,数天内丘疹扩大成硬结,中央发生坏死形成单个直径约1~2cm、圆形或椭圆形的无痛性溃疡,境界清楚,周边水肿并隆起,基底肉红色,干净,触之具软骨样硬度,表面有少许浆液性分泌物(图11-5-1),合并细菌感染时则出现脓性分泌物或疼痛。硬下疳内含大量的梅毒螺

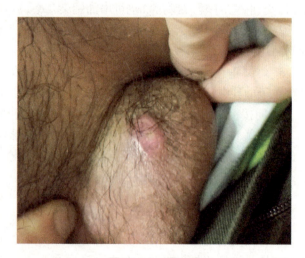

图 11-5-1　硬下疳

旋体,传染性极强。未经治疗的硬下疳可持续3~4周或更长,治疗者可在1~2周后消退,消退后不留痕迹或仅留暗红色表浅性瘢痕或色素沉着。

2)硬化性淋巴结炎(sclerolymphadenitis syphilitica):发生于硬下疳出现1~2周后,常累及单侧腹股沟或患处附近淋巴结。受累淋巴结呈指头大小,较硬,散在不融合,表面无红肿,一般不发生破溃,无

疼痛和触痛,常需数月逐渐消退。穿刺活检淋巴结内可见大量的梅毒螺旋体。

(2) 二期梅毒(secondary syphilis):是由一期梅毒未经治疗或治疗不彻底,梅毒螺旋体经淋巴系统进入血液循环形成菌血症播散全身,引起全身广泛的皮肤黏膜及系统性损害。常发生在硬下疳消退3~4周后(或感染9~12周后),少数可与硬下疳同时出现。通过输血感染者不发生一期梅毒损害,而直接进入二期。

1) 皮肤黏膜损害:

梅毒疹:常泛发躯干和四肢等处,皮损形态缺乏特异性,可表现为红斑、丘疹、斑丘疹、斑块、结节、脓疱或溃疡等,常以某一型为主。不痒或仅轻微瘙痒。斑疹性梅毒疹表现为淡红色或黄红色斑疹,直径0.2~1cm,类似病毒疹、玫瑰糠疹、麻疹猩红热样药疹或股癣等。丘疹性梅毒疹表现为红色丘疹、斑丘疹,表面可脱屑或结痂,类似湿疹、扁平苔藓、银屑病等。斑块或结节型梅毒疹易误诊为皮肤淋巴瘤。脓疱性梅毒疹多见于体质衰弱者,表现为基底潮红的脓疱,可伴发溃疡或瘢痕形成。掌跖梅毒疹表现为绿豆至黄豆大小、铜红色、浸润性斑疹或斑丘疹,互不融合,周围有领圈样脱屑为其特征(图11-5-2)。梅毒疹皮损内含有大量梅毒螺旋体,传染性强,不经治疗一般持续数周可自行消退。

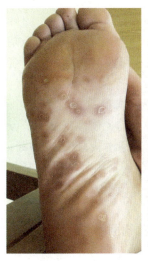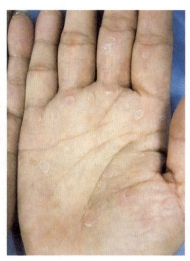

图11-5-2 梅毒疹

扁平湿疣(condyloma latum):好发于肛周、外生殖器、会阴、腹股沟及股内侧等皮肤潮湿而相互摩擦的部位。数目可单个或多个,呈肉红色或粉红色扁平丘疹或斑块,表面糜烂湿润或覆有灰白色白膜。内含大量梅毒螺旋体,传染性强。

梅毒性秃发(syphilitic alopecia):发生率约3%~7%。由梅毒螺旋体侵犯毛囊及毛囊周围微小血管,造成毛囊血供不足所致。表现为局限性或弥漫性脱发,呈虫蚀状,头发稀疏,长短不齐,可累及长毛和短毛(图11-5-3)。秃发非永久性,及时治疗后毛发可再生。

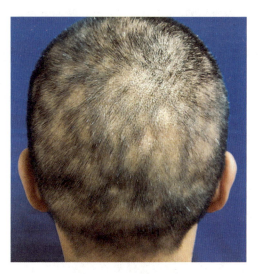

图11-5-3 梅毒性秃发

黏膜损害:多见于口腔、舌、咽、喉或生殖器黏膜。损害表现为一处或多处境界清楚的红斑、水肿、糜烂,略高出皮面,上覆灰白色膜状物,边缘有暗红晕,无疼痛。

2) 骨关节损害:梅毒螺旋体侵犯骨骼系统可引起骨膜炎、关节炎、骨髓炎、骨炎、腱鞘炎或滑囊炎。骨膜炎最常见,多发生于长骨,表现为骨膜轻度增厚、压痛明显且夜间加重,但表面组织正常,X线检查可见赘生性改变。关节炎常见于肩、肘、膝、髋及踝等处,多为对称性,表现为关节腔积液、关节肿胀、压痛、酸痛,症状昼轻夜重。

3)眼损害:包括虹膜炎、虹膜睫状体炎、脉络膜炎、视网膜炎、视神经炎、角膜炎、基质性角膜炎及葡萄膜炎,后期均可导致视力损害甚至失明。

4)神经损害:可表现为无症状神经梅毒,此时患者仅有脑脊液异常,白细胞数及蛋白量增加;或梅毒性脑膜炎、脑血管梅毒,可引起头痛、颅内高压、脑神经麻痹等。

5)多发性硬化性淋巴结炎(polysclerolymphadenitis syphilitica):表现为全身多发的淋巴结无痛性肿大,表面无或仅有轻度红肿。

6)内脏梅毒:可引起梅毒性肝炎、胆管周围炎、急性膜性肾小球肾炎、胃肠道和血液系统病变等。

二期早发梅毒未经治疗或治疗不当,经2~3个月可自行消退。但在免疫力低下患者可出现二期复发梅毒,此时皮损通常数目少,分布局限,群集现象突出,以肛周、腋窝、阴部及掌跖多见,形态难辨,破坏性大。

(3)三期梅毒(tertiary syphilis):早期梅毒未经治疗或治疗不彻底可转化为三期梅毒。潜伏期平均3~4年,发生率约40%。

1)皮肤黏膜损害:

结节性梅毒疹(nodular syphilid):为梅毒性肉芽组织所形成,好发于头面、肩、背及四肢伸侧,数量较少,为直径0.2~1cm,簇集排列的铜红色浸润性结节,表面可脱屑或坏死形成溃疡,愈后形成浅瘢痕,但周围又可发生新结节,自觉症状轻微,可迁延数十年。

梅毒性树胶肿(syphilitic gumma):破坏性极强,为三期梅毒的典型标志。好发于小腿,少数发生于骨骼、口腔、上呼吸道黏膜及内脏。小腿皮损初起常为单发的无痛性皮下结节,逐渐增大,中央发生坏死形成溃疡,溃疡直径可达2~10cm,境界清楚,边缘锐利,呈穿凿状,肾形或马蹄形,溃疡面有黏稠树胶状分泌物,愈后形成萎缩性瘢痕。口腔黏膜损害常致发音及进食困难。鼻部损害则常致鼻外形改变和呼吸受阻,形成马鞍鼻。眼部损害可致眼痛、视力障碍、阿-罗瞳孔甚至失明。炎症及主观症状轻微,而破坏性大,在驱梅治疗后愈合较快为其特点。

2)眼梅毒:可导致虹膜炎、虹膜睫状体炎、脉络膜炎、视网膜炎、视神经炎、角膜炎等,后期发生视力损害甚至失明。

3)骨梅毒:发生率仅次于皮肤黏膜损害。最常见为长骨骨膜炎,临床表现为骨痛、骨膜增生,如胫骨受累后可形成佩刀胫。骨髓炎、骨炎及关节炎可致病理性骨穿孔、骨折、关节畸形等。

4)心血管梅毒:发生率约10%,多在感染10~20年后出现。可为单纯性主动脉炎、主动脉瓣关闭不全、冠状动脉狭窄或阻塞、主动脉瘤甚至心肌树胶肿等,严重时可出现心肌破裂和危及生命。

5)神经梅毒:多在感染3~20年后发生,发生率为10%。主要表现为无症状神经梅毒、脊髓痨、麻痹性痴呆、脑(脊髓)膜血管型梅毒等,患者可出现癫痫、神经精神异常、痴呆或神经定位体征。

2. 先天梅毒 分为早期先天梅毒、晚期先天梅毒和先天潜伏梅毒三型。特点是:①不发生硬下疳;②早期病变较后天性梅毒重;③骨骼及感觉器官受累多而心血管受累少。

(1)早期先天梅毒(early congenital syphilis):ICD-10编码:A50.201,指患者出生后2年内者。患儿常早产,可有发育畸形。多在出生后3个月之内出现临床症状,表现为营养差、消瘦、脱水、皮肤松弛,貌似老人,哭声低弱嘶哑,躁动不安。

1)皮肤黏膜损害:多在出生3~6周后出现,少数出生时即有。皮损类似二期获得性梅毒,形态多样,可表现为斑疹、丘疹、斑块、结节、脓疱等,仍不痒或仅轻微瘙痒。但特点为常在口周及肛周形成皲裂,愈后遗留放射状瘢痕(Parrot线)。

2)梅毒性鼻炎:多在出生后1~2个月内发生。初期为鼻黏膜炎症充血,卡他症状明显,分泌物呈水样,逐渐加重后形成鼻黏膜溃疡,出现血性黏稠分泌物,导致患儿鼻孔堵塞,呼吸和吸吮困难。晚期则出现鼻中隔穿孔、鼻梁塌陷。

3）骨梅毒：较常见，可表现为骨软骨炎、骨髓炎、骨膜炎及梅毒性指炎等，引起肢体疼痛、关节畸形，活动受限。如出现肢体麻痹，称梅毒性假瘫。

4）其他：患儿可有肝脾巨噬系统受累，出现肝脾肿大和全身多处淋巴结肿大，后者特点为不融合、可活动、硬、无压痛。其他内脏受累可出现肾病综合征、脑膜炎、血液系统损害等。

（2）晚期先天梅毒（late congenital syphilis）：ICD-10 编码：A50.701，指发生在出生 2 年以后者，多在 5～8 岁左右开始发病，13～14 岁以后出现严重的临床表现。眼、骨损害和神经系统损害常见，而心血管梅毒罕见。

1）皮肤黏膜梅毒：以树胶肿为主，好发于硬腭、鼻中隔黏膜，可引起腭、鼻中隔穿孔和鞍鼻。

2）眼梅毒：多为间质性角膜炎，初起为角膜周围炎，继之出现特征性弥漫性角膜浑浊，出现眼痛、畏光、流泪、视力减退，反复发作后致永久性失明。

3）骨梅毒：骨膜炎多见，典型损害包括前额圆凸、佩刀胫、Higoumenaki 征、Clutton 关节肿等。

4）神经梅毒：可表现为无症状神经梅毒。常在青春期发病，以脑神经损害为主，尤其是听神经和视神经损害，少数出现幼年麻痹性痴呆、幼年脊髓痨等。

5）标志性损害：①哈钦森齿（Hutchinson teeth）：门齿游离缘呈半月形缺损，表面宽基底窄，牙齿排列稀疏不齐；②桑葚齿（mulberry molars）：第一白齿较小，其牙尖较低，且向中偏斜，形如桑葚；③胸锁关节增厚：由胸骨与锁骨连接处发生骨疣所致；④间质性角膜炎；⑤神经性耳聋：多发生于学龄期儿童，先有眩晕，随之丧失听力。哈钦森齿、神经性耳聋和间质性角膜炎称哈钦森三联征。

（3）潜伏梅毒：指有梅毒感染史，但无临床症状或临床症状已消失，除梅毒血清学阳性外无其他阳性体征，并且脑脊液检查也正常者称为潜伏梅毒（latent syphilis），其发生与机体免疫力较强或治疗暂时性抑制梅毒螺旋体有关。

（二）实验室和辅助检查

可分为梅毒螺旋体直接检查、梅毒血清学试验、脑脊液检查、影像学检查等。

1. 梅毒螺旋体直接检查　通常采用暗视野显微镜、镀银染色、吉姆萨染色或直接免疫荧光检查等方法，适合于一、二期梅毒，常在硬下疳或扁平湿疣皮损可大量检出。

2. 梅毒血清学试验　是临床梅毒诊断主要的检查方法和确诊主要依据，分为非特异性试验（包括 RPR、TRUST 和 VDRL 试验）和特异性试验（包括梅毒螺旋体 TPHA、TPPA 和 FTA-ABS）。

梅毒螺旋体含有很多抗原物质，多数为非特异性（如心磷脂），仅少数为特异性（如梅毒螺旋体抗原），均可诱发机体产生相应抗体，但对机体均无保护作用。其中，非特异性抗体（如心磷脂抗体）在早期梅毒患者经充分治疗后滴度可逐渐下降直至完全消失，在病情复发或再感染后可转阳或滴度再升，可作为评估病情的指标，临床常用 RPR、TRUST 和 VDRL 试验等方法检测。特异性抗体（如抗梅毒螺旋体抗体）在梅毒感染后可在血清中长期甚至终生存在，不能反应病情活动性，临床常用 TPHA、TPPA 和 FTA-ABS 试验等方法检测。

3. 脑脊液检查　主要用于神经梅毒的诊断，包括白细胞计数、蛋白定量、VDRL、PCR 和胶体金试验。其中，白细胞计数和总蛋白量的增加属非特异性变化；脑脊液 VDRL 试验是神经梅毒的可靠诊断依据。病情活动时脑脊液白细胞计数常增高（>10×10^6/L），蛋白定量>0.5g/L，因此脑脊液白细胞计数也常作为判断疗效的敏感指标。

4. 其他　X 线常用于骨关节梅毒、心脏彩超用于心血管梅毒、CT 和 MRI 常用于神经梅毒等的辅助诊断，用于判断病情损害程度和预后。

（三）鉴别诊断

一期梅毒的硬下疳应与固定性药疹、生殖器疱疹、接触性皮炎、白塞病、急性女阴溃疡、下疳样脓皮病和生殖器肿瘤进行鉴别。

二期梅毒应与玫瑰糠疹、病毒疹、药疹、扁平苔藓、寻常型银屑病等鉴别。

晚期梅毒应与特殊皮肤感染（真菌、麻风、结核等）和皮肤肿瘤等进行鉴别。神经梅毒应注意与其他中枢神经系统疾病或非器质性精神疾病进行鉴别。心血管梅毒应除外其他心血管疾病。

（四）诊断思路

在进行梅毒诊断时应注意：①由于梅毒临床表现复杂，皮疹多样，可类似于其他多种疾病的皮疹，极易误诊和漏诊；对于临床表现不典型者，更应注意详细询问病史、认真体格检查和实验室检查以明确诊断；②由于梅毒临床和血清学阳性均具有一定潜伏期，在窗口期易漏诊，因此对于检查结果阴性的患者应注意随访；③若伴有其他性病，6周前有不洁性接触者或梅毒患者的性伴应常规行梅毒血清学筛查。

一期梅毒的诊断主要根据接触史、硬下疳的典型表现，同时结合实验室检查（局部直接镜检发现梅毒螺旋体；血清学试验在窗口期后阳性）。特别注意不可仅凭一次血清学试验结果阴性排除梅毒。

二期梅毒的诊断主要根据接触史、典型临床表现（主要是皮肤黏膜损害），实验室检查（黏膜损害处发现梅毒螺旋体；梅毒血清试验阳性）。

晚期梅毒的诊断主要根据接触史、典型临床表现、实验室检查。神经梅毒脑脊液检查可见白细胞 ≥ $10 \times 10^6/L$，蛋白量 > 0.5g/L，VDRL 试验阳性。心血管梅毒应除外其他心血管疾病。

先天性梅毒的诊断主要根据患儿母亲有梅毒病史，结合患儿典型临床表现和实验室检查（发现梅毒螺旋体或梅毒血清试验阳性）。

三、病因和发病机制

（一）病因和发病机制

梅毒螺旋体小而纤细，由 8 ~ 14 个规则、固定、折光性强的螺旋构成，可以旋转、蛇行、伸缩三种方式运动。梅毒螺旋体离开人体不易生存，煮沸、干燥、日光、肥皂水和普通消毒剂均可迅速杀灭，但耐寒力强，4℃可存活 3 天，41 ~ 42℃时可生存 1 ~ 2 小时，−78℃存活数年仍具有传染性。梅毒螺旋体表面具有黏多糖酶，对皮肤、主动脉、眼、胎盘、脐带等富含黏多糖的组织有较高亲和力，梅毒螺旋体借其黏多糖酶吸附到上述组织细胞表面，分解黏多糖造成组织血管破坏，血管闭塞，血供受阻，导致闭塞性动脉内膜炎、动脉周围炎，局部组织出现坏死、溃疡等。

（二）传播途径

受梅毒感染的现症患者是唯一传染源。未治疗患者在感染后 1 ~ 2 年内具有强传染性。随病期延长，传染性越来越小。感染 4 年以上基本无传染性。患者的皮损、血液、精液、唾液和乳汁中均有梅毒螺旋体存在，与其接触均可能被感染。常见传播途径有：

1. 性接触 约95%患者由于性接触通过性器官皮肤黏膜的微小破损而感染。据报道，其半数感染量（ID_{50}）约为 50 条梅毒螺旋体，与一期或二期梅毒患者单次性接触后，受感染率约为30%，故合理使用避孕套是减少梅毒传播的有效途径。

2. 垂直传播 妊娠 7 周时梅毒螺旋体即可通过胎盘，在妊娠 4 个月后，梅毒螺旋体可通过胎盘及脐静脉由母体传染给胎儿，导致胎儿感染，发生死产、流产、早产或胎传梅毒。其传染性随母体病期延长而逐渐减弱，未经治疗的一期、早期潜伏和晚期潜伏梅毒孕妇的垂直传播几率分别为70% ~ 100%、40%和10%。分娩过程中，新生儿通过产道也可由于皮肤破溃而发生接触性感染。

3. 血液传播 输入受梅毒感染患者的血液、医务人员不小心接触含梅毒螺旋体的患者血液或体液、静脉吸毒者共用注射器等均可感染。

4. 其他途径 日常生活接触如接吻、握手、哺乳、接触污染衣物、共用剃须刀等用具也可发生感染。

四、病理与病理生理

基本改变是血管内膜炎和血管周围炎，表现为血管内皮细胞肿胀增生，血管周围大量淋巴细胞、浆细胞浸润。三期梅毒主要为肉芽肿性损害，中央坏死，周围大量浆细胞、淋巴细胞浸润，伴有较多上皮样细胞及巨细胞浸润。

五、治疗

（一）常用驱梅药物

1. 青霉素类　为首选药物。常用苄星青霉素、普鲁卡因青霉素 G、青霉素 G。心血管梅毒不用苄星青霉素。

2. 头孢曲松钠　近年来证实为高效的抗梅毒螺旋体药物,可作为青霉素过敏者优先选择的替代治疗药物。

3. 四环素类和大环内酯类　疗效较青霉素差,通常作为青霉素过敏者的替代治疗药物。

（二）方案选择

1. 早期梅毒　苄星青霉素 240 万 U,分两侧臀部肌内注射,1 次/周,连续 2~3 次;或普鲁卡因青霉素 G 80 万 U/d,肌肉注射,连续 10~15 天。青霉素过敏者可选用头孢曲松钠 1g/d 静脉注射,连续 10~14 天;连续口服四环素类药物(多西环素 100mg,bid;米诺环素 100mg,bid)或大环内酯类药物(阿奇霉素 0.5g,qd 或红霉素 0.5g,qid)15 天。

2. 晚期梅毒　苄星青霉素 240 万 U,分两侧臀部肌内注射,1 次/周,连续 3~4 次;或普鲁卡因青霉素 G 80 万 U/d,肌内注射,连续 20 天。青霉素过敏者可用四环素类或大环内酯类药物 30 天,剂量同上。

3. 心血管梅毒　为避免吉-海反应,首先用水剂青霉素 G 肌内注射,第 1 天 10 万 U,第 2 天 20 万 U(分 2 次),第 3 天 40 万 U(分 2 次);第 4 天起肌内注射普鲁卡因青霉素 G 80 万 U/d,连续 15 天为 1 个疗程。间歇 2 周,再进行第 2 个疗程。青霉素过敏者处理同上。若有并发心衰者,应控制心衰后再行驱梅治疗。

4. 神经梅毒　首先选用青霉素 G 1200 万~2400 万 U/d,分 4~6 次静脉注射,连续 10~14 天,继以苄星青霉素 240 万 U 肌内注射,1 次/周,连续 3 次;或普鲁卡因青霉素 G 240 万 U/d,肌内注射,同时连续口服丙磺舒(0.5g/d,每天 4 次)10~14 天。必要时再以苄星青霉素 240 万 U 肌内注射,1 次/周,连续 3 次。青霉素过敏者处理同上。

5. 妊娠梅毒　根据梅毒的分期不同,用法及用量与同期的其他梅毒患者相同,但应在妊娠初 3 个月及妊娠末 3 个月各进行 1 个疗程的治疗。对青霉素过敏者选用红霉素类药物口服。

6. 先天梅毒

（1）早期先天梅毒:脑脊液异常者选用青霉素 G 10 万~15 万 U/(kg·d),分 2~3 次静脉注射,连续 10~14 天;或普鲁卡因青霉素 G 5 万 U/(kg·d)肌内注射,连续 10~14 天。脑脊液异常者选用苄星青霉素 5 万 U/(kg·d)肌内注射。无条件检查脑脊液者按脑脊液异常者的方案进行治疗。

（2）晚期先天梅毒:水剂青霉素 20 万~30 万 U/(kg·d),分 4~6 次静脉注射,连续 10~14 天;或普鲁卡因青霉素 5 万 U/(kg·d)肌内注射,连续 10~14 天为 1 个疗程,可用 1~2 个疗程。较大儿童的青霉素剂量不应超过成人同期患者剂量。青霉素过敏者选用红霉素 20~30mg/(kg·d),分 4 次口服,连续 30 天。

（三）吉-海反应

吉-海反应系梅毒患者在接受高效抗梅毒螺旋体药物治疗时,因梅毒螺旋体被迅速杀死释放出大量异种蛋白,引起机体发生的急性变态反应。多在用药后数小时至 24 小时内,表现为寒战、发热、头痛、呼吸加快、心动过速、全身不适,内脏及中枢神经系统梅毒症状显著恶化,严重时心血管梅毒患者可发生主动脉破裂。预防吉-海反应一是青霉素使用可从小剂量开始,二是可用泼尼松,方法为在驱梅治疗前 1 天开始给予泼尼松 0.5mg/(kg·d),连服 3 天,在驱梅治疗后 2~4 日逐渐停用。在治疗过程中患者如出现胸痛、心衰或心电图 ST-T 段变化,则应及时暂停治疗,加强观察。

（四）随访

由于梅毒病程较长,部分患者起病隐匿,不易及时发现和诊治;受多种因素影响,部分患者不能坚持完成规定的疗程;或因过敏等不能选择高效的驱梅药物等,导致梅毒的治疗效果有时并不十分理想,因此必须重视对梅毒患者的治疗后随访。

治疗后应定期随访。第 1 年内每 3 月复查 1 次,第 2 年内每半年复查 1 次,第 3 年在年末复查 1 次;一般至少应坚持随访 3 年。神经梅毒每 6 个月行脑脊液复查;妊娠梅毒经治疗在分娩前应每月复查 1 次;梅毒孕妇分娩的婴儿,应在出生后第 1、2、3、6 和 12 个月进行随访。病程 1 年以上、复发者、血清固定及伴有视力、听力异常者应及时行脑脊液检查以了解是否有神经梅毒。随访复发患者应加倍量复治。同时,性伴应同时接受检查和治疗,在传染期间应避免性生活。

淋　病

一、概述

淋病(gonorrhea),ICD-10 编码:A54.901,由淋病奈瑟球菌(neisseria gonorrhoeae,NG,简称淋病奈瑟菌)感染引起,主要表现为泌尿生殖系的化脓性感染,也可导致眼、咽、直肠和播散性淋病奈瑟菌感染,可导致多种并发症和后遗症。

二、诊断

(一)临床表现

淋病可发生于任何年龄,但多见于性活跃的青、中年。潜伏期一般为 2~10 天,平均 3~5 天。

1. 单纯性淋病

(1)男性急性淋病:潜伏期后患者即出现尿频、尿急、尿痛,很快出现尿道口红肿,有稀薄黏液流出,逐渐转为黄色脓性,量增多,晨起在尿道口可见明显脓糊形成封住尿道口或在内裤上发现较多脓性分泌物。常伴明显尿道刺激症状,有时可伴发腹股沟淋巴结炎,夜间常有阴茎痛性勃起。包皮过长者可引起包皮炎、包皮龟头炎或并发嵌顿性包茎;后尿道受累时可出现终末血尿、血精、会阴部坠胀等。一般全身症状较轻,少数可有发热、全身不适、食欲缺乏等。

(2)女性急性淋病:好发于宫颈、尿道等,60% 的女性感染淋病后无症状或仅有轻微症状。常见表现有:①淋菌性宫颈炎:宫颈口红肿、触痛,检查可见较多分泌物,初起为黏液性,后转为脓性;②淋菌性尿道炎、尿道旁腺炎:尿道口红肿,有疼痛、压痛及脓性分泌物,伴尿频、尿急、尿痛;体检见尿道口潮红、黏膜水肿、较多脓性分泌物,挤压尿道旁腺可有脓液渗出;③淋菌性前庭大腺炎:表现为单侧前庭大腺红肿、疼痛,严重时形成脓肿,可有全身症状;④女童淋病:多为与患病的父母密切接触或共用浴具等感染,常见弥漫性阴道炎和继发外阴炎,有时累及肛门和直肠。

(3)淋菌性肛门直肠炎:主要见于男-男同性恋者由肛交所传播,女性可由淋菌性宫颈炎的分泌物污染肛门直肠所致。轻者仅有肛门瘙痒、烧灼感,排出黏液和脓性分泌物,重者有里急后重、排便痛,可排出大量脓性和血性分泌物。

(4)淋菌性咽炎:多见于口交者。表现为急性咽炎或急性扁桃体炎,患者出现咽干、咽痛、吞咽痛等症状。查体见咽部红肿、扁桃体充血肿大、颈淋巴结肿大,偶伴发热等全身症状。

(5)淋菌性眼炎:成人多因淋病奈瑟菌的自我接种或接触被分泌物污染的物品所致,多为单侧。新生儿为分娩时经母亲产道传染,多为双侧。表现为眼结膜充血水肿,脓性分泌物较多,查体见角膜呈云雾状,严重时发生角膜溃疡,导致穿孔,甚至失明。

2. 淋病并发症

(1)男性淋病并发症:男性淋菌性尿道炎因抵抗力下降、治疗不当、酗酒、过度性交等导致感染扩散,向后尿道及附属器蔓延,引起后尿道炎、前列腺炎、精囊炎、附睾炎等。局部症状加重,有疼痛及排尿不适等,若炎症反复发作可致瘢痕形成和后尿道狭窄,甚至发生输精管狭窄或梗阻,为男性不育的原因之一。

淋菌性前列腺炎:急性者症状较明显,有发热、尿频及会阴部疼痛,直肠指检见前列腺肿大伴压痛,挤压分泌物检查见较多上皮细胞、脓细胞和淋病奈瑟菌，如不及时治疗可形成脓肿，症状加重。慢性患者一般无明显自觉症状，仅表现为晨起时尿道口有脓液糊口现象。

淋菌性精囊炎：急性时有发热、尿频、尿痛，终末尿浑浊并带血，直肠指检可触及肿大的精囊伴剧烈触痛。慢性者无自觉症状，直肠检查可触及发硬的精囊。

淋菌性附睾炎：多为单侧，可有发热、阴囊红肿、疼痛和触痛，同侧腹股沟和下腹部有反射性抽痛，尿液常浑浊。

（2）女性淋病并发症：主要为淋菌性盆腔炎，包括急性输卵管炎、子宫内膜炎、继发性输卵管卵巢脓肿及破裂后所致的盆腔脓肿和腹膜炎等。常因临床误诊，导致发展为慢性反复性盆腔及附件感染，最终致输卵管狭窄或闭塞，可引起慢性下腹痛、宫外孕、不孕等。

3. 播散性淋病奈瑟菌感染 少见，占淋病患者的 1%～3%，常见于月经期妇女。淋病奈瑟菌通过血液或淋巴管播散全身，发生淋病奈瑟菌性菌血症。临床出现畏寒发热、寒战、乏力、全身不适，常在四肢关节附近出现瘀斑基础上的脓疱、血疱和坏死，散在分布；播散至骨关节或内脏可致关节炎、腱鞘炎、心内膜炎、心包炎、胸膜炎、肝周炎及肺炎等，严重时可危及生命。

（二）实验室和辅助检查

详见性病的实验室检查章节。

（三）鉴别诊断

本病应与非淋菌性尿道炎、念珠菌性阴道炎、滴虫性阴道炎等进行鉴别。非淋菌性尿道炎一般潜伏期较长，临床症状轻，多为尿道口红肿而无脓性分泌物，淋病奈瑟菌检查阴性，但衣原体或支原体检查阳性。念珠菌性阴道炎由白念珠菌感染引起，表现为白色豆渣样白带，略带臭味，查体见小阴唇内侧及阴道黏膜白色膜状物，擦除后见阴道黏膜红肿、糜烂或浅表溃疡。滴虫性阴道炎表现为黄绿色泡沫状白带，稀薄并有腥臭。但淋病有时可与这些疾病伴发，导致误诊或漏诊，病情迁延不愈。

（四）诊断思路

诊断主要根据有接触史（不洁性行为史或配偶感染史、与淋病患者共用物品或新生儿母亲有淋病史等）、潜伏期、典型临床表现和实验室检查结果（皮损、血液、关节液等淋病奈瑟菌检查阳性）进行。

三、病因和发病机制

（一）病因与发病机制

淋病奈瑟菌呈卵圆形或肾形，革兰氏染色阴性，常成对排列。适宜生长条件为 35～36℃，离开人体后不易生长。人是淋病奈瑟菌的唯一天然宿主。淋病奈瑟菌对理化因子的抵抗力较弱，42℃可存活 15 分钟，52℃只能活 5 分钟，60℃则 1 分钟内死亡；在完全干燥的环境中可存活 1～2 小时，但在不完全干燥环境和脓液中则能保持传染性 10 余小时甚至数天；对一般消毒剂很敏感。

淋病奈瑟菌主要侵犯黏膜，尤其对单层柱状上皮和移行上皮有亲和力。淋病奈瑟菌感染后侵入男性前尿道、女性尿道及宫颈等处，通过菌毛含有的黏附因子黏附到柱状上皮细胞表面进行繁殖，并沿生殖道上行，经柱状上皮细胞吞噬作用进入细胞内，导致细胞溶解破裂；淋病奈瑟菌还可从黏膜细胞间隙进入黏膜下层使之坏死。淋病奈瑟菌内毒素及外膜脂多糖与补体结合后产生化学毒素，能诱导中性粒细胞聚集和吞噬，引起局部急性炎症，出现充血、水肿、化脓和疼痛；如治疗不及时，淋病奈瑟菌可进入尿道腺体和隐窝，形成慢性病灶。

（二）传播途径

1. 性接触传播 为最主要传染途径，淋病患者为其传染源。处于潜伏期的患者仍具有传染性。

2. 间接传播 少数情况下可因接触含淋病奈瑟菌的分泌物或被污染的用具（如衣裤、被褥、毛巾、浴盆、坐便器等）而被传染。女性（尤其幼女）因尿道和生殖道短，更易感染。

3. 垂直传播 孕妇感染梅毒可累及羊膜腔导致胎儿感染。新生儿经过患淋病母亲的产道时，眼部可被感染引起新生儿淋菌性眼炎。

四、治疗

（一）单纯性淋病的治疗

1. 淋菌性尿道炎、宫颈炎、直肠炎　首选头孢曲松 250mg，一次肌内注射；或大观霉素 2.0g（宫颈炎 4.0g），一次肌内注射；或环丙沙星 500mg 顿服；或左氧氟沙星 400mg 顿服；或阿奇霉素 1g 顿服。

2. 淋菌性咽炎　首选头孢曲松 250mg，一次肌内注射；或环丙沙星 500mg，顿服；或左氧氟沙星 400mg，顿服。

3. 淋菌性眼炎　①新生儿：头孢曲松 25～50mg/（kg·d）（单剂不超过 125mg）静脉或肌内注射，连续 7 天；或大观霉素 40mg/（kg·d）肌内注射，连续 7 天；②成人：头孢曲松 1.0g/d 肌内注射，连续 7 天；或大观霉素 2.0g/d 肌内注射，连续 7 天。

（二）淋病并发症的治疗

1. 淋菌性附睾炎　头孢曲松 250～500mg/d 肌内注射，连续 10 天；或大观霉素 2.0g/d 肌内注射，连续 10 天。

2. 淋菌性盆腔炎　头孢曲松 500mg/d 肌内注射，连续 10 天；或大观霉素 2.0g/d 肌内注射，连续 10 天。因常合并其他厌氧菌感染，可加用甲硝唑 800mg/d，分 2 次口服；或多西环素 200mg/d，分 2 次口服，连续 10 天。

（三）播散性淋病的治疗

头孢曲松 1g/d 肌内注射或静脉注射，连续 10 天以上；或大观霉素 4.0g/d，分 2 次肌内注射，连续 10 天以上。淋菌性脑膜炎疗程至少需 2 周，心内膜炎需要 4 周以上。

（四）特殊淋病的治疗

1. 儿童淋病　头孢曲松 125mg，一次肌内注射；或大观霉素 40mg/kg，一次肌内注射。体重大于 45kg 者则按成人方案治疗。新生儿淋病为预防眼病发生，可用 1% 硝酸银眼药水滴眼。

2. 妊娠期淋病　头孢曲松 250mg，一次肌内注射；或大观霉素 4.0g，一次肌内注射。禁用喹诺酮类和四环素类药物，因可能对胎儿造成严重损害。

3. 淋病伴发衣原体或支原体感染　在上述药物治疗同时加用多西环素 200mg/d，分 2 次口服，连服 7 天以上；或阿奇霉素 1.0g，顿服。

（五）判愈标准

治疗结束后 2 周内，在无性接触史情况下符合：①症状和体征全部消失；②在治疗结束后 4～7 天淋病奈瑟菌复查阴性，则判为治愈。

泌尿生殖道沙眼衣原体感染

一、概述

泌尿生殖道沙眼衣原体感染是指由沙眼衣原体（chlamydia trachomatis，CT）感染引起的泌尿生殖道的急慢性炎症性疾病。泌尿生殖道沙眼衣原体感染目前在全球范围内的发病率均呈上升趋势，目前在我国发病率已超越淋病，位居 8 种经典性传播疾病的首位。

二、临床表现及诊断

（一）临床表现

泌尿生殖道沙眼衣原体感染多发生在性活跃的中青年人群，主要经性接触感染，男性和女性均可发生，新生儿可经产道分娩时感染。潜伏期平均 1～3 周。

1. 男性泌尿生殖道沙眼衣原体感染　临床表现与淋病相似但程度较轻。常见症状为尿道刺痒、刺痛或烧灼感，少数有尿频、尿痛。体检见尿道口轻度红肿，分泌物呈浆液而非脓性，量少，有些患者晨起时会发现尿道口有少量分泌物结成的脓膜封住尿道口（糊口现象）或内裤被污染,但程度均明显较淋病轻(图11-5-4)。部分患者可无任何症状或症状不典型。10%～20%患者可同时合并淋病奈瑟菌感染,而出现较多脓性分泌物等,易误诊。

未经治疗的男性泌尿生殖道沙眼衣原体感染并发症常见有:①附睾炎:多为急性,单侧发生,常与尿道炎并存;②前列腺炎:多为亚急性前列腺炎,慢性者可表现为无症状或会阴钝痛、阴茎痛;③Reiter综合征:表现为男性非淋菌性尿道炎、结膜炎和关节炎三联征;④其他:如直肠炎、眼虹膜炎、强直性脊柱炎等。

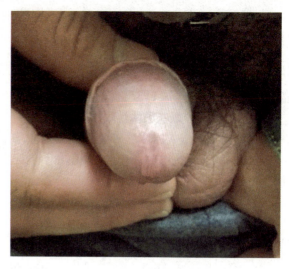

图11-5-4　糊口现象

2. 女性泌尿生殖道沙眼衣原体感染　女性泌尿生殖道沙眼衣原体感染主要侵犯宫颈,其次为尿道及附属器官。

（1）衣原体性宫颈炎:宫颈为主要受累部位,近半数患者无症状,有症状者亦常缺乏特异性,仅表现为白带增多、阴道或宫颈触痛和性交痛等不适。体检时见宫颈红肿、充血、糜烂、举痛等。

（2）衣原体性尿道炎:表现为尿道口充血、尿频、排尿困难等,一般无明显分泌物。

（3）其他:可引起前庭大腺炎、输卵管炎、子宫内膜炎等,长期反复发作可致输卵管狭窄或子宫内膜病变,导致宫外孕和不育等。

3. 新生儿感染　新生儿可在经母亲产道分娩时感染,引起沙眼衣原体性结膜炎,或因分娩时吸入致肺炎。

4. 其他　少见性行为接触方式如口-生殖器接触可导致沙眼衣原体的咽部感染致咽炎、咽峡炎。女性发生泌尿生殖道沙眼衣原体感染时,病原体可经盆腔或腹腔传播致腹膜炎或肝周围炎。

（二）实验室和辅助检查

详见性病的实验室检查章节。

（三）诊断和鉴别诊断

主要根据病史(不洁性接触史、配偶或母亲感染史等)、潜伏期、典型临床表现(男性以尿道炎为主,女性以宫颈炎为主,类似淋病表现但症状较轻)和实验室检查结果进行诊断。主要与淋病相鉴别,淋病潜伏期短,自觉症状突出,尿道口分泌物为脓性而非稀薄浆液,局部检出淋病奈瑟菌等。

三、病因和发病机制

沙眼衣原体的泌尿生殖道感染多发生在性活跃的中青年,以性传播为主,其次是手、眼接触或受病原体污染的衣物、器皿等发生间接感染。孕妇下生殖道的沙眼衣原体感染可上行感染胎膜、胎盘及羊水,最后传染至胎儿,或经血流播散至胎盘而感染胎儿,也可在分娩时经产道传染给新生儿。

沙眼衣原体对热敏感,在56～60℃可存活5～10分钟,但在-70℃可存活达数年之久;普通消毒剂如75%乙醇、0.1%甲醛、0.5%苯酚等均可迅速将其杀灭。沙眼衣原体是一种专性细胞内寄生的病原体,生活周期复杂,复制缓慢,要求临床有效的治疗药物必须具有良好的细胞穿透力,并同时对分裂或静止的细胞起作用。

四、治疗

（一）成人沙眼衣原体性尿道炎、宫颈炎、盆腔炎

选用喹诺酮类、大环内酯类或四环素类抗生素。左氧氟沙星200mg,每天2次;莫西沙星400mg,每

天 1 次;罗红霉素 150mg,每天 2 次;红霉素 500mg,每天 2 次;多西环素 100mg,每天 2 次;米诺环素 100mg,每天 2 次,疗程均为 7～10 天。也可用阿奇霉素,多采用 1g,一次顿服。

(二)孕妇或儿童

选用红霉素或阿奇霉素。孕妇用法用量同上。儿童用红霉素 20～30mg/(kg·d),分 2～3 次口服;或阿奇霉素 10mg/(kg·d)。

(三)新生儿沙眼衣原体性眼结膜炎

若母亲患有沙眼衣原体泌尿生殖道感染时,新生儿在经产道分娩后应立即用 0.5% 红霉素眼膏或 1% 四环素眼膏涂眼,具有一定预防作用。已感染者用红霉素干糖浆粉剂 50mg/(kg·d),分 4 次口服,连服 2 周,如有效再延长 1～2 周。

(四)判愈标准

符合以下情况可判为治愈:①患者自觉症状消失,无尿道分泌物;②尿沉渣检查无白细胞,细胞涂片未见沙眼衣原体。在判愈时,一般不作病原微生物培养。

尖 锐 湿 疣

一、概述

尖锐湿疣(condyloma acuminatum,CA),ICD 编码:A63.001,是由人乳头瘤病毒感染所致的发生在外生殖器及肛周等部位的慢性疣状增生性性传播疾病。尖锐湿疣十分常见,国外发病率占性传播疾病的第 2 位,在我国近年来有不断增加趋势,2002 年报道发病率为 12.94/10 万。

二、诊断

(一)临床表现

本病好发于性活跃的青、中年。潜伏期一般为 1～8 个月,平均 3 个月。外生殖器及肛周因温暖湿润,为其好发部位。男性多见于龟头、冠状沟、包皮系带、尿道口、阴茎、会阴(图 11-5-5)。女性多见于大小阴唇、阴道口、阴蒂、阴道、宫颈、会阴及肛周。男-男同性恋者多见于肛门及直肠内,口交者可发生于口腔甚至咽部,少数患者可发生于肛门生殖器以外部位如腋窝、乳房、趾间等(图 11-5-6)。

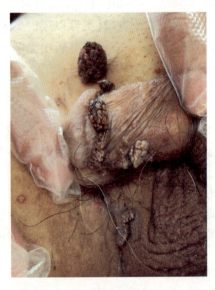

图 11-5-5　男性外阴尖锐湿疣

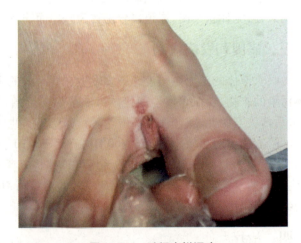

图 11-5-6　趾间尖锐湿疣

皮损初期为单个或多个散在的淡红色小丘疹,针尖大小,质地柔软,顶端尖锐,逐渐增多增大,呈乳头状、菜花状、鸡冠状及蕈样。后期疣体呈白色、粉红色或污灰色，表面可发生浸渍、糜烂、渗液及破溃，轻微外伤即可出血并难以自止，可合并感染形成较多脓性分泌物，伴恶臭。多数患者无明显自觉症状，较大者可有异物感、灼痛、刺痒等，位于阴道或宫颈者可引起性交不适，直肠肛管内可影响排便或便后出血。少数疣体可过度增生成为巨大型尖锐湿疣（Buschke-loewenstein 肿瘤），常与 HPV-6 型感染有关，部分可发生恶变，称为疣状癌（图11-5-7）。

部分患者在 HPV 感染后表现仅为潜伏感染或亚临床感染。潜伏感染者的局部皮肤黏膜外观正常且醋酸白试验阴性，但经分子生物学方法可检到 HPV 感染的存在，目前认为潜伏感染是临床尖锐湿疣复发的主要原因。亚临床感染表现为局部无肉眼可见的皮损，但醋酸白试验阳性，可单独发生或与伴发于临床疣体的周围，亚临床感染的存在和再活动也与本病复发有关。

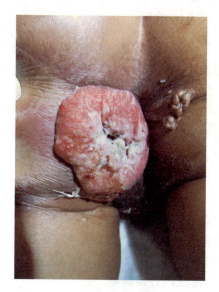

图 11-5-7　疣状癌

（二）实验室和辅助检查

详见性病的实验室检查章节。

（三）诊断和鉴别诊断

主要根据病史（不洁性接触史、配偶感染史或间接接触史等）、典型临床表现和实验室检查结果（典型的组织病理检查、醋酸白试验阳性等）进行诊断。

本病男性需与阴茎珍珠状丘疹、系带旁腺增生、皮脂腺异位症相鉴别；女性需与外阴假性湿疣、传染性软疣、扁平湿疣、鲍温病样丘疹病相鉴别；巨大型者需与生殖器鳞状细胞癌等鉴别。醋酸白实验常用作初步鉴别，组织病理检查则有助于确诊。

1. 阴茎珍珠状丘疹　为发生在男性龟头、冠状沟边缘的细小圆锥状丘疹、白色或淡红色、针尖大小，常较规律排列成单行或多行，不融合，持续较长时间无变化，无自觉症状，醋酸白试验阴性。

2. 系带旁腺增生症　发生在男性阴茎系带两侧，表现为白色或淡红色小丘疹，数目少，不融合、持续较长时间无明显生长，醋酸白试验阴性。

3. 皮脂腺异位症　男女均可发生，但以男性常见。为阴茎系带旁或沿冠状沟排列的群集针尖大小淡黄色小丘疹，醋酸白试验阴性。

4. 假性湿疣　为发生在女性小阴唇内侧及阴道前庭的群集白色或淡红色、鱼子大小的光滑丘疹，成群分布，有时可呈密集呈丝状排列，无自觉症状，短期内无生长，不融合，体积不增大，尖端无菜花状，醋酸白试验阴性。

三、病因与发病机制

生殖器部位的人乳头瘤病毒（HPV）感染主要通过性接触传播。此外，接触被 HPV 污染的用品或衣物、共用卫生器具也可能导致感染。接触时，HPV 经皮肤黏膜的细小破损，首先定植于上皮组织的基底膜，随之与基底层细胞结合后侵入胞内而感染。人是 HPV 的唯一宿主。利用分子生物学技术可将 HPV 分为 100 多种亚型，引起尖锐湿疣的主要是 HPV-6、11、16、18 等型。HPV-16、18、45、56 型与临床宫颈癌的发生密切相关，属高危型。

四、病理与病理生理

组织病理检查有助尖锐湿疣的诊断和与其他疾病的鉴别。典型表现为表皮乳头瘤样增生伴角化不全，颗粒层和棘层上部细胞可有明显的空泡形成，胞质着色淡，核浓缩深染，核周围有透亮的晕（即凹空细胞），为特征性改变。真皮浅层可见毛细血管扩张，周围伴炎性细胞浸润。

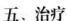

五、治疗

为防止复发,尖锐湿疣的治疗原则包括:①及时快速清除临床肉眼可见的皮损,改善外观症状;②清除亚临床感染和潜伏感染灶,减少复发;③性伴同治,防止交叉传播。

(一)物理及手术治疗

肉眼可见的较小皮损可用冷冻、CO_2激光、电灼、微波等清除;较大者可手术切除后辅以上述治疗;巨大者建议一次彻底切除后行病理检查以除外疣状癌。物理及手术治疗均可能在局部形成较大创面,加之邻近外阴及肛周,极易继发感染等,创面难愈,须加以重视。

(二)光动力治疗

为近年来新兴的一种治疗方法,原理为在局部给予光敏剂(如 5α-氨酮戊酸)后被高代谢的疣体组织选择性吸收并代谢,再予特定波长的激光照射,激发局部组织的光化学反应,产生高浓度的单线态氧或氧自由基以杀灭疣体细胞。尤其适合疣体较小的尿道口尖锐湿疣以及用于物理或其他治疗后的辅助预防复发。

(三)外用药物

如 5% 咪喹莫特乳膏、0.5% 鬼臼毒素酊、5% 5-氟尿嘧啶乳膏等。但需注意可能诱发局部刺激等不良反应,同时妊娠患者不宜使用。

(四)抗病毒和免疫增强药物

可选用干扰素、转移因子或胸腺素等,目的在于提高机体对病毒的抵抗力,减少复发。

生殖器疱疹

一、概述

生殖器疱疹(genital herpes,GH)是由单纯疱疹病毒(HSV)2 型感染泌尿生殖器及肛周皮肤黏膜而引起的一种慢性、复发性性传播疾病。由于存在潜伏感染、易于传播和复发等特点,常为临床局部生殖器溃疡的首要病因。

二、诊断

(一)临床表现

好发于 15~45 岁性活跃期青、中年患者。生殖器及会阴为好发部位。男性多见于包皮、龟头、冠状沟等处;女性多见于大小阴唇、阴阜、阴蒂、子宫等处;少数发生于阴囊、肛周、腹股沟及股臀部。男-男性同性恋者可发生肛门和直肠内。

临床上分为原发性、复发性和亚临床三种类型。临床症状的轻重及复发频率受病毒型别和宿主免疫状态等因素影响,表现千差万别,易于误诊和漏诊。

1. 原发性生殖器疱疹　指首次感染 HSV 的一系列临床表现,具有相对特征性。潜伏期通常为 2~14 天,平均 3~5 天。典型皮损表现为簇集的针尖大小薄壁透明水疱,基底稍红,周围有红晕,易于摩擦或外力后破溃后形成浅表糜烂或浅溃疡,约 7~10 天后结痂自愈。可有轻度疼痛。常伴腹股沟淋巴结肿大和疼痛、严重者有发热、头痛、乏力等全身症状。病程一般 2~3 周。

2. 复发性生殖器疱疹　指在原发性生殖器疱疹皮损消退后,一般于原发部位的反复病情复发,多在原发后 1~4 月内出现。皮损类似于原发性生殖器疱疹,但程度较轻,病程较短。发疹前局部常有前驱症状,如轻度痒感或烧灼感,然后在外观正常的皮肤上逐渐出现簇集针尖大小水疱,基底潮红,局部症状加重,约 3~5 天水疱开始破溃或自行干涸吸收,随之痊愈。病程一般 7~10 天;可间隔 2~3 周或月余再次复发。如累及肛门和直肠,可表现为局部疼痛、便秘、里急后重、肛周溃疡等,乙状结肠镜检可见直肠下段黏膜充血、出血和溃疡。

3. 亚临床型生殖器疱疹　50% 的 HSV-1 感染者和 70% ~80% 的 HSV-2 感染者缺乏典型临床表现,呈现亚临床感染,因具有隐匿性而被忽略,是临床生殖器疱疹主要传染源。此时皮损及病期均不典型,可表现为局部一过性的短暂轻微瘙痒等不适,或生殖器部位的微小裂隙或溃疡,短期即自愈,易被忽略。

4. 特殊人群感染　妊娠原发性生殖器疱疹可造成胎儿宫内发育迟缓、流产、早产甚至死产。妊娠复发性生殖器疱疹感染则可在胎儿分娩经过产道时传播给胎儿。

5. 生殖器疱疹合并 HIV 感染　可具有以下特点:①病情重,常表现为泛发性或慢性持续性感染,有明显坏死及溃疡,局部症状重,疼痛剧烈;②病程长,难自愈,复发频繁,单次发作可持续 1 月以上;③并发症多且严重,常合并细菌或真菌感染;④易发生疱疹性脑膜炎及播散性 HSV 感染等全身并发症;⑤治疗困难,对很多抗病毒药物易耐药,疗效差。

（二）　实验室和辅助检查

详见性病的实验室检查章节。

（三）　诊断与鉴别诊断

主要根据病史(不洁性接触史、配偶现症或既往感染史等)、典型临床表现和实验室检查结果进行诊断。本病应与接触性皮炎、带状疱疹、白塞病、毛囊炎、急性女阴溃疡等鉴别。

三、病因和发病机制

（一）　病因和发病机制

HSV 有 HSV-1 和 HSV-2 两个血清型,在血清学上存在交叉反应。生殖器疱疹主要为 HSV-2(约占90%)感染,但近年来,由口-生殖器性行为导致的 HSV-1 感染比例正逐渐增加。HSV 首次入侵后,首先在感染局部的表皮角质形成细胞内复制,引起表皮局灶性炎症和坏死,出现原发性感染的临床表现或轻微的亚临床感染表现。当原发性生殖器疱疹的皮损消退后,残留的病毒可长期潜存于骶神经节,基于特有的免疫逃逸机制可以长期不被机体所清除,在机体抵抗力降低或其他诱发因素下被重新激活而反复发作。

（二）　传播途径

生殖器疱疹的现症患者、亚临床或潜伏感染者均为传染源,主要通过性接触传播。HSV 存在于患者的皮损渗液、精液、前列腺液、宫颈及阴道的分泌物中,在有水疱破溃等表现时传染性尤强。

此外,孕妇可通过垂直传播引起胎儿感染和新生儿疱疹。在艾滋病流行地区,生殖器疱疹可增加HIV 感染的危险;同时 HIV 感染导致机体抵抗力降低,也改变生殖器疱疹的临床表现和流行特点。反复发作的女性生殖器疱疹还与宫颈癌密切相关。

四、治疗

体内病毒的持续存在和机体抗抗力降低是生殖器疱疹反复发作的两个关键环节。因此,治疗的重点在于抑制体内病毒的复制和增强患者抵抗力。

（一）　一般治疗

注意休息,避免饮酒、过劳和过度性生活,减少局部创伤。在临床症状期间应避免性生活,以免交叉传播,尤其局部有水疱或破溃未愈时。

（二）　系统抗病毒药物

可选阿昔洛韦、泛昔洛韦或伐昔洛韦等,强调早期、足量、足疗程的抗病毒治疗,以免诱导病毒耐药。对于个别疗效差,复发频繁者可采用阿昔洛韦等抗病毒药物抑制疗法。

（三）　外用药物治疗

外用干扰素等抗病毒制剂,注意局部清洁,合并细菌感染时外用莫匹罗星或夫西地酸等抗生素乳膏。

（四）妊娠期疱疹

妊娠原发性生殖器疱疹可引起胎儿畸形、流产或死产,但抗病毒药物多数对胎儿也有直接损害,因此应权衡利弊处理。妊娠复发性生殖器疱疹可在分娩时传染给胎儿,若在分娩期间出现病情活动,应行剖宫产。

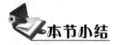
本节小结

我国法律规定的性传播疾病主要有梅毒、尖锐湿疣、淋病、非淋菌性尿道炎（宫颈炎）、生殖器疱疹、软下疳、性病性淋巴肉芽肿和艾滋病 8 种。主要通过性接触、血液、母婴垂直传播、间接接触和医源性途径等传播。

梅毒包括获得性(后天)梅毒和胎传(先天)梅毒,按病程又可分为早期和晚期梅毒,实验室检查有梅毒螺旋体直接镜检、血清学试验、脑脊液检查等,常用驱梅药物主要有青霉素类、头孢曲松钠、四环素类和大环内酯类等,治疗中需注意防治吉-海反应。淋病由淋病奈瑟球菌感染所致,临床表现包括男女单纯性淋病和淋病并发症,应与非淋菌性尿道炎、念珠菌性阴道炎、滴虫性阴道炎等鉴别,主要治疗药物有头孢曲松、大观霉素、环丙沙星、阿奇霉素等。非淋菌性尿道炎主要由沙眼衣原体、生殖道支原体和解脲支原体引起,临床表现包括男性非淋菌性尿道炎和女性非淋菌性尿道炎、宫颈炎,治疗药物主要有喹诺酮类、大环内酯类或四环素类抗生素。尖锐湿疣由人乳头瘤病毒感染所致,需与阴茎珍珠状丘疹、系带旁腺增生、皮脂腺异位症、外阴假性湿疣、生殖器鳞状细胞癌等鉴别,主要通过物理及手术、光动力、外用药物等治疗。生殖器疱疹由 HSV-2 型感染引起,临床表现有原发性、复发性和亚临床三种类型,主要治疗方法为系统使用抗病毒药物和外用药物治疗等。

（赵恒光　重庆医科大学附属第一医院）

第六节　皮炎和湿疹

接触性皮炎

一、概述

接触性皮炎(contact dermatitis),ICD-10 编码:L25.901,是由于接触某些外源性物质后,在皮肤黏膜接触部位甚至以外的部位发生的一种急性或慢性炎症反应。根据发病机制的不同,分为原发刺激性接触性皮炎和变应性接触性皮炎。根据病程分为急性、亚急性和慢性三个阶段。

二、诊断

（一）临床表现

一般无特异性。典型皮损为接触部位境界清楚的红斑,其上有丘疹和丘疱疹。病情严重者,水肿性红斑伴有水疱甚至大疱(图 11-6-1)。大疱破裂后则有糜烂、渗出、结痂,偶有坏死。皮炎的部位及范围与接触物的接触部位一致。有时由于搔抓,将接触物带到机体远隔部位产生类似皮损。患者有不同程度的瘙痒、烧灼感或刺痛,少数病情严重者伴有发热、畏寒、头痛、呕吐等全身症状。发生在组织疏松等部位,如眼睑、嘴唇、包皮、阴囊等部位,则呈局限性肿胀,表面紧张发亮。临床上还存在部分病因与临床表现具有一定特点的特殊类型的接触性皮炎:

1. 化妆品皮炎　系由接触化妆品或染发剂所致,病情轻重不一。轻者表现为接触部位水肿性红斑、丘疹和丘疱疹,重者在红斑基础上出现水疱,甚至泛发全身。

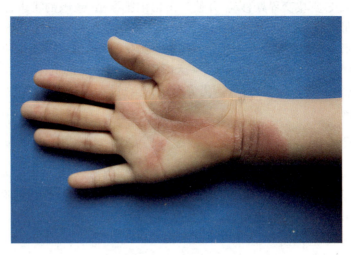

图 11-6-1 接触性皮炎

2. 尿布皮炎 好发于婴幼儿的会阴部。与尿布更换不勤,产氨细菌分解尿液后产生的氨刺激皮肤有关。皮疹可蔓延至大腿、下腹部,表现为境界清楚的片状潮红色斑疹,也可发生丘疹或斑丘疹,皮损形态多与尿布包扎方式一致。

3. 漆性皮炎 由于接触油漆、漆树或其挥发性气体所致。多发生于暴露部位。表现为皮肤红斑、丘疹、丘疱疹、水疱甚至大疱。

4. 空气源性接触性皮炎 由喷雾剂、香水、化学粉尘、植物花粉等空气中悬浮物导致,多累及暴露部位,特别是眼睑、颜面部,空气源性接触物产生的炎症范围更广。

（二）实验室检查与辅助检查

斑贴试验是辅助寻找接触性皮炎病因的最简单可靠的方法。

（三）鉴别诊断

接触性皮炎主要与湿疹鉴别,后者病因复杂,皮损具有多形性、对称性、复发性,境界欠清,斑贴试验结果常为阴性。

（四）诊断思路

本病的诊断一般不难,主要根据接触史、接触部位出现的红斑丘疹或水疱等典型的临床表现、去除病因后皮损很快消退进行诊断。

三、病因与发病机制

引起原发刺激性接触性皮炎的接触物本身具有强烈的刺激性(如强酸、强碱等化学物质),任何人接触后均可致病。某些接触物刺激性很小,但长期接触后也可致病(如肥皂、有机溶剂等)。而引起变应性接触性皮炎的接触物本身基本上是无刺激的,首次接触后不发生反应,经过 1~2 周后如再次接触同样致敏物才致病。接触物包括动物性、植物性和化学性三大类。动物性接触物:如动物的毒素、昆虫的毒毛等;植物性接触物:某些植物的叶、茎、花、果实等,常见的有漆树、橡树、补骨脂、芒果、银杏等;化学性接触物是引起变应性接触性皮炎最常见的原因,品种繁多,包括金属及其制品(镍、铬等)、日常生活用品(肥皂、洗涤剂、去垢剂、皮革制品、橡胶制品、颜料等)、美容化妆产品(如染发剂、指甲油、化妆油彩、洗发水等)、化工原料(汽油、溶剂、树脂)、杀虫剂、除臭剂等。

变应性接触性皮炎属于典型的Ⅳ型变态反应。作为接触性皮炎的抗原,本身并无刺激性或毒性,大多数是简单的化学物质,属半抗原,多数人接触后不发病,仅少数人群接触后经过一定时间的潜伏,再次接触该物质从而在皮肤黏膜接触部位发生炎症。这种半抗原,必须与表皮细胞膜的载体蛋白以及表皮内的朗格罕斯细胞表面的免疫反应性的 HLA-DR 抗原结合后形成完全抗原,才具有致敏性。朗格罕斯细胞携带完全抗原向表皮-真皮交界处移动,并使 T 淋巴细胞致敏,致敏的 T 淋巴细胞移向局部淋巴结副皮质区转化为淋巴母细胞,进一步增殖分化为记忆性 T 淋巴细胞和效应性 T 淋巴细胞,再经血流播散全身。上述从抗原的形成到朗格罕斯细胞携带抗原提呈给 T 淋巴细胞增殖分化并经血流播散全身的整个过程,称为初次反应阶段(诱导期),大约需要 4 天时间。当致敏后的机体再次接触相同的致敏物时,即进入二次反应阶段(激发期)。此时致敏物仍需形成完全抗原,再与致敏的 T 淋巴细胞作用,通常在 24~48 小时内产生炎症。

四、病理与病理生理

急性期皮炎组织病理变化主要表现为表皮棘细胞水肿,海绵形成,甚至表皮内水疱。真皮上部血管扩张,血管周围以淋巴细胞浸润为主,有时可出现少数中性粒细胞和嗜酸性粒细胞。亚急性期表皮轻度增厚,细胞内水肿,真皮上部淋巴细胞浸润。慢性期表皮棘层肥厚,表皮突延长,伴角化过度和角化不全。真皮上部和血管周围以淋巴细胞为主的炎症细胞浸润。

五、治疗

本病的治疗原则在于积极寻找病因、迅速脱离致敏接触物并对症处理。变应性接触性皮炎治愈后尽量避免再次接触相同的致敏源。

(一) 系统药物治疗

以止痒、抗过敏为主。内服抗组胺类药物。对于重症患者,短期内服用糖皮质激素,并发感染者,加用抗生素治疗。

(二) 外用药物治疗

根据皮损炎症的情况,合理选用剂型与药物。急性期红肿、丘疹、水疱而无渗液时,外用炉甘石洗剂。有明显渗液时,外用3%硼酸溶液湿敷。亚急性期有少量渗出时,外用糖皮质激素糊剂或氧化锌油剂,无渗液时外用糖皮质激素霜剂,伴有感染时加用抗生素;慢性期选用具有抗炎作用的软膏。

湿 疹

一、概述

湿疹(eczema),ICD-10 编码:L30. 902,是由多种内、外因素引起的一种表皮和真皮浅层的炎症。临床上急性期以丘疱疹为主,有渗出倾向,慢性期以苔藓样变为主,病情反复发作。

二、诊断

(一) 临床表现

湿疹的临床表现复杂,具有复发性、瘙痒性、对称性、多形性等特点。急性期湿疹多为水肿性红斑的基础上出现密集的针头至粟粒大小的丘疹、丘疱疹或水疱。由于搔抓,表面可出现糜烂、渗出。病变中心往往炎症较重,逐渐向周围蔓延,周围散在丘疹或丘疱疹,故境界不清(图 11-6-2)。当急性湿疹炎症反应减轻或未及时适当的处理则转变为亚急性湿疹。皮疹表现为红斑水肿渗出减轻,糜烂结痂伴脱屑(图 11-6-3)。慢性湿疹一开始即可呈现慢性炎症,或由急性、亚急性湿疹反复发作、经久不愈转化而来。表现为皮肤肥厚,苔藓样变,可伴有色素改变(图 11-6-4)。湿疹尽管具有上述共同表现,但由于某些特定环境或某些特定致病条件以及个体异质性等原因,临床表现存在一定的差异,表现为一些特殊类型的湿疹。

1. 耳部湿疹 多发生于耳后或耳垂下方裂隙,表现为红斑、渗出,或皲裂结痂。
2. 乳房湿疹 发生于乳头或乳晕周围,境界清楚,皮疹表现为暗红色的斑疹,表面糜烂或结痂。
3. 脐窝湿疹 发生在脐窝的红斑丘疹,表面常伴有渗液,边界清楚。

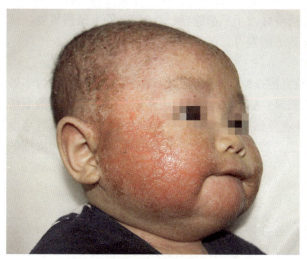

图 11-6-2 湿疹急性期

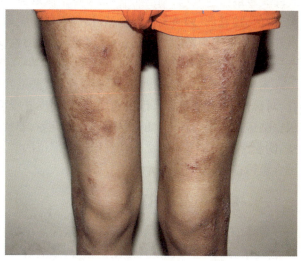

图 11-6-3 湿疹亚急性期

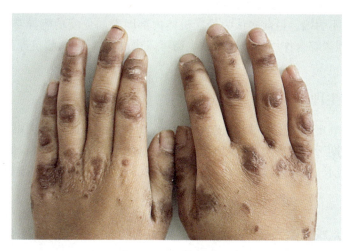

图 11-6-4 湿疹慢性期

4. 外阴、阴囊和肛周湿疹 病变部位局限,常由潮热多汗、过度清洗搔抓导致,皮损表现为红斑糜烂结痂,病程反复发作而呈皮肤肥厚苔藓样变。

5. 手部湿疹 多发生于指背或指端掌面,严重者蔓延至手臂、手腕,常由接触外界物质所致,表现为红斑丘疹鳞屑,长期反复发作可导致皮肤角质浸润肥厚皲裂,可伴发甲改变。

6. 自身敏感性湿疹 皮肤某部位的湿疹病变,由于过度搔抓或外用不恰当药物刺激,导致病情恶化,局部红肿糜烂,渗出明显,使组织分解物、细菌产物等形成一种特殊的自身抗原,吸收诱发病变附近及全身泛发湿疹。

7. 传染性湿疹样皮炎 常由局部细菌感染病灶,如中耳炎、瘘管、溃疡等,产生的分泌物刺激周围皮肤所致,临床表现为上述病灶周围出现红斑丘疹渗出糜烂等。

（二）实验室检查与辅助检查

血常规可有嗜酸性粒细胞计数的升高,伴有细菌感染者,白细胞计数升高。部分患者伴有血清 IgE 升高。

（三）鉴别诊断

急性湿疹应与接触性皮炎鉴别,后者病变局限于接触部位,皮损形态单一,境界清楚、病程短,去除病因后,容易治愈。慢性湿疹需与寻常型银屑病、神经性皮炎、疥疮等鉴别。寻常型银屑病皮疹为红斑表面大量银白色鳞屑,刮出鳞屑后,可见蜡滴现象、薄膜现象和点状出血;神经性皮炎皮损对称分布于眼睑、颈项、腰骶部、四肢关节伸侧,皮损局部浸润肥厚;疥疮好发于手指缝、腋窝、腹部、外生殖器等皮肤娇嫩部位,皮疹多为散在细小的丘疹,可见鳞屑,男性阴茎或阴囊可见结节。

(四)诊断思路

主要根据病史、皮疹形态及病程,结合必要的实验室检查或组织病理学检查。一般湿疹形态为多形性、对称性,急性期常伴有渗出糜烂,慢性期皮肤浸润肥厚。病情反复发作,瘙痒剧烈。特殊类型的湿疹根据临床特点进行诊断,如自身敏感性皮炎等;非特异者可根据临床部位进行诊断,如手部湿疹、乳房湿疹、阴囊湿疹、耳湿疹等;泛发性湿疹指多部位同时发生的湿疹。湿疹严重程度可根据其面积和皮疹的特点进行评分。

三、病因与发病机制

湿疹的病因复杂,涉及内外环境因素等多个方面。外在因素包括生活环境、气候变化、外界刺激如日光照射、寒冷、环境温度或湿度变化等,某些过敏原如动物皮毛、尘螨、植物或化学物质以及社会心理因素如紧张焦虑等,均可诱发或加重病情。内因包括机体系统性病变如慢性感染病灶、内分泌疾病、营养代谢紊乱、肿瘤、免疫异常、情绪变化等。

本病的发病机制还不明确。目前多认为是在机体内部因素如免疫功能异常、皮肤屏障功能障碍等的基础上,由多种内外因素综合作用的结果。微生物可以通过直接侵袭、超抗原作用或诱导免疫反应引发或加重湿疹。

四、病理与病理生理

急性期病理表现为表皮棘细胞水肿,真皮乳头水肿,真皮上部及血管周围淋巴细胞浸润,可见少许嗜酸性粒细胞。亚急性期轻度表皮增厚,表皮细胞内水肿,海绵形成,真皮血管周围淋巴细胞浸润。慢性期表皮增厚,表皮突延长,角化过度及角化不全,真皮上部炎症细胞浸润,以淋巴细胞为主。

五、治疗

主要目的是控制症状、减少复发、提高患者生活质量。治疗应当从整体考虑,兼顾近期疗效和远期疗效。

(一)基础治疗

1. 患者教育 指导患者寻找和避免环境中常见的变应原及刺激原,避免搔抓及过度清洗。

2. 避免诱发或加重因素 通过详细采集病史、细致体检、合理使用诊断试验,仔细查找各种可疑病因及诱发或加重因素,以达到去除病因、彻底治疗的目的。

3. 保护皮肤屏障功能 湿疹患者皮肤屏障功能有破坏,易继发感染及过敏而加重皮损,因此保护屏障功能非常重要。预防并适时处理继发感染,对皮肤干燥的亚急性及慢性湿疹加用保湿剂。

(二)局部用药

局部治疗是湿疹治疗的主要手段。根据病情分期及皮疹形态选择合适的药物剂型:

1. 急性期 有大量渗出时,选择3%硼酸溶液、0.1%利凡诺溶液湿敷,无渗出时,局部外用糖皮质激素;渗出减少或糜烂时,外用氧化锌糊剂或油剂;

2. 亚急性期 外用糖皮质激素软膏、乳膏等,伴有感染者,加用抗生素软膏;

3. 慢性期 皮疹外用糖皮质激素软膏、乳剂、硬膏、酊剂等。可合用保湿剂及角质松解剂,如20%~40%尿素软膏、5%~10%水杨酸软膏等。

外用糖皮质激素制剂依然是治疗湿疹的主要药物。应该根据皮损的性质和发生的部位选择合理的糖皮质激素:轻度湿疹建议选弱效糖皮质激素如氢化可的松乳膏;重度肥厚性皮损建议选强效激素如哈西奈德、卤米松乳膏;中度湿疹建议选择中效激素,如曲安奈德、糠酸莫米松等。疑与细菌感染有关者可合用外用抗生素类制剂或使用含抗菌作用的复方制剂。儿童老年患者、面部及皮肤皱褶部位皮损一般弱效或中效激素即有效。强效糖皮质激素连续应用一般不超过 2 周。

钙调神经磷酸酶抑制剂如他克莫司软膏、吡美莫司霜对湿疹有明确治疗作用,且没有糖皮质激素的副作用,尤其适合头面部及间擦部位湿疹的治疗。细菌定植和感染往往可诱发或加重湿疹,可选用各种抗生素、化学性抗菌药物的外用制剂,也可选用糖皮质激素和抗菌药物的复方制剂。其他外用药如焦油类、止痒剂、非甾体抗炎药外用制剂等,可以根据情况酌情选择应用。

(三) 系统治疗

1. 抗组胺药 根据病人情况选择适当抗组胺药止痒抗炎。

2. 抗生素 对于伴有广泛感染者建议系统应用抗生素 7~10 天。

3. 维生素 C、葡萄糖酸钙等有一定抗过敏作用,可以用于急性发作或瘙痒明显者。

4. 糖皮质激素 一般不主张常规使用。适用于病因明确、短期可以祛除病因的患者,如接触因素、药物因素引起者或自身敏感性皮炎等;对于严重水肿、泛发性皮疹、红皮病等为迅速控制症状也可以短期应用,但必须慎重,以免发生全身不良反应及病情反跳。

5. 免疫抑制剂 应当慎用,要严格掌握适应症。仅限于其他疗法无效、有糖皮质激素应用禁忌证的重症患者,或短期系统应用糖皮质激素病情得到明显缓解后、需减用或停用激素时使用。

(四) 物理治疗

对于慢性顽固性湿疹患者,可选用紫外线疗法包括 UVA1(340~400nm)照射、UVA/UVB 照射及窄谱 UVB(310~315nm)照射。

(五) 中医中药疗法

中药应根据病情辨证施治。中药提取物如复方甘草酸苷、雷公藤多苷等对某些患者有效。

特应性皮炎

一、概述

特应性皮炎(atopic dermatitis),ICD-10 编码:L20.901,是一种慢性、复发性、炎症性皮肤病,患者往往有剧烈瘙痒,严重影响生活质量。本病通常初发于婴儿期,1 岁前发病者约占全部患者的 50%,该病呈慢性经过,部分患者病情可以迁延到成年,但也有成年发病者。在发达国家本病儿童中患病率可高达 10%~20%。在我国,20 年来特应性皮炎的患病率也在逐步上升,1998 年学龄期青少年(6~20 岁)的总患病率为 0.70%,2002 年 10 城市学龄前儿童(1~7 岁)的患病率为 2.78%,而 2012 年上海地区流行病学调查显示,36 岁儿童患病率达 8.3%(男 8.5%、女 8.2%),城市显著高于农村(10.2% 比 4.6%)。

二、诊断

(一) 临床表现

根据年龄、发病部位、皮疹发生发展特点,将疾病分为三个阶段,即婴儿期、儿童期和青少年期。不同阶段的特应性皮炎临床特征有所差异,并不是所有患者均经过上述阶段,可由于某一阶段疾病的自愈而分隔。

1. 婴儿期 通常于生后 2~3 个月内发病,约 60% 患者 1 岁以内发病。皮损初为颜面红斑,特别以双侧面颊为主,继而红斑表面出现针头至粟粒大小的丘疹、丘疱疹,部分融合,境界不清,搔抓、摩擦后形成糜烂渗液结痂,皮损可扩展至头皮、颈前等其他部位(图 11-6-

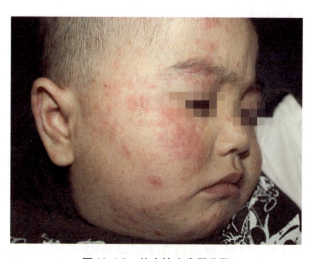

图 11-6-5 特应性皮炎婴儿期

5)。尿布区域不累及。发生于头皮者,表现为片状的黄痂。皮损合并感染时,可伴有发热和近卫淋巴结肿大。患儿常因瘙痒,夜间烦躁哭闹不安,影响睡眠和生长发育。病情反复,某些食物摄入、受热、日晒等环境因素可加重病情。一般在 2 岁内,病情逐渐缓解,部分患者病情迁延发展至儿童期。

2. 儿童期　本期既可以是婴儿期的延续,也可直接从儿童期发病。皮损累及四肢屈侧或伸侧,肘窝、腘窝常累及(图 11-6-6)。皮肤有不同程度的干燥,皮损表现为暗红色丘疹、斑块,可见抓痕血痂,瘙痒明显,反复搔抓,致使局部皮肤肥厚苔藓样变。

3. 青少年与成人期　指 12 岁以后青少年及成人发病的特应性皮炎。可以有儿童期发展而来或直接发生。皮损表现与儿童期相似,但累及范围更为广泛。好发于眼周、颈周、躯干和四肢屈侧,部分患者掌跖累及。既可出现红斑糜烂等急性期损害,也可表现为苔藓样变等慢性损害(图 11-6-7)。

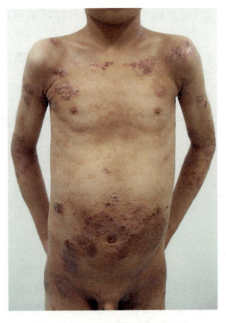

图 11-6-6　特应性皮炎儿童期

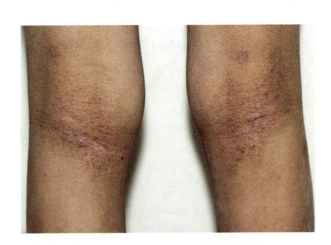

图 11-6-7　特应性皮炎青少年及成人期

（二）实验室和辅助检查

部分患者外周血嗜酸性粒细胞计数升高,血清中 IgE 水平升高。常用的辅助检查包括皮内点刺试验、斑贴试验、血清特异性抗体检测。

（三）鉴别诊断

1. 慢性单纯性苔藓　皮损表现为多角形的扁平丘疹,呈苔藓样变,无个人和家族特应性疾病病史,无特殊的皮损发生和发展规律,无血清和皮肤点刺试验的异常表现。

2. 婴儿脂溢性皮炎　常发生于婴儿的头皮、耳后、眉间及鼻唇沟处,以棕黄色油腻性鳞屑为特征性表现,无遗传和特应性家族病史。

3. 湿疹　无家族史,无一定好发部位,皮损常呈对称性、多形性等特点。

4. 疥疮　好发于手指腋窝、生殖器、腹部等皮肤薄嫩部位。

5. 原发免疫缺陷病　反复发作的皮炎同时伴有反复感染、生长发育落后或家族成员中有夭折病史,需警惕原发免疫缺陷病,如 Netherton 综合征、Wiskott-Aldrich 综合征、高 IgE 综合征等。

（四）诊断思路

根据不同时期的临床表现,结合个人及家族史(哮喘、变应性鼻炎、特应性皮炎),伴有血清中嗜酸性粒细胞计数和 IgE 升高者,应考虑该病的可能。特应性皮炎诊断标准较多,国际上普遍采用的有 Haniffin 和 Rajka 标准(表 11-6-1)以及 Williams 标准(表 11-6-2)。

表 11-6-1　Haniffin 和 Rajka 诊断标准

基本特征	瘙痒	
	典型的皮损形态与分布:成人屈侧苔藓化或条状表现,婴儿和儿童面部及伸侧受累	
	慢性或慢性复发性皮炎	
	个人或家族遗传过敏史(包括哮喘、过敏性鼻炎和特应性皮炎)	
次要特征	干皮症	前囊下白内障
	鱼鳞病/掌纹征/毛周角化症	眶周黑晕
	即刻型(Ⅰ型)皮试反应	苍白脸
	血清 IgE 升高	白色糠疹
	早年发病	颈前皱褶
	皮肤感染倾向(特别是金黄色葡萄球菌和单纯疱疹)/损伤的细胞中介免疫	出汗时瘙痒
	非特异性手足皮炎倾向	对羊毛敏感
	乳头湿疹	毛周隆起
	唇炎	对饮食敏感
	复发性结膜炎	病程受环境或情绪因素影响
	旦尼-莫根(Dennie-Morgan)眶下皱痕	白色划痕或延迟发白
	锥形角膜	

表 11-6-2　Williams 诊断标准

持续 12 个月的皮肤瘙痒(或父母诉患儿有搔抓或摩擦)加上以下标准中的三项或更多
1. 2 岁以前发病
2. 屈侧皮炎湿疹史(包括肘窝、腘窝、踝前、颈部,10 岁以下儿童包括颊部)
3. 全身皮肤干燥史
4. 个人有哮喘或过敏性鼻炎史(或 4 岁以下儿童的一级亲属中有特应性疾病史)
5. 有可见的屈侧湿疹样皮损(4 岁以下儿童包括面颊/前额或四肢伸侧)

三、病因和发病机制

(一) 病因

病因尚不完全清楚,一般认为是遗传因素与环境因素相互作用并通过免疫途径介导产生的结果。

1. 遗传因素　父母一方有 AD 者,其子女出生后 3 个月内发病率可达 25% 以上。2 岁以内的发病率可达 50% 以上。如果父母双方均有特应性疾病病史,其子女 AD 的发病率高达 79%;双生子研究显示,同卵双生子与异卵双生子一方患 AD,另一方患病的几率分别是 77% 和 15%。

2. 免疫学说　约 80% 患者血清 IgE 水平升高;患者外周血中单核细胞可产生大量前列腺素 E2,后者又可直接刺激 B 淋巴细胞分泌 IgE;急性期皮损中 Th2 型淋巴细胞浸润增多,产生的 IL-4 和 IL-5 也可导致 IgE 和嗜酸性粒细胞增多;皮肤朗格罕斯组织细胞数量异常,可激活 Th2 淋巴细胞增殖活化。

3. 环境因素　外界环境中的变应原(如屋尘螨、花粉等)可诱发或加重病情,婴儿期部分患者食物蛋白过敏导致病情反复。

(二) 发病机制

发病机制复杂,研究主要涉及皮肤屏障功能障碍和免疫异常两方面。

1. 皮肤屏障功能障碍　特应性皮炎患者皮肤存在不同程度的皮肤屏障功能缺陷，表现为皮肤神经酰胺含量减少、中间丝聚合蛋白等皮肤屏障相关蛋白表达下降、必需氨基酸代谢异常、水通道蛋白功能异常等，皮肤屏障功能障碍导致经皮水分丢失量增加，皮肤干燥，使多种抗原经皮渗透性增加，引起机体对非特异性抗原的高反应性。

2. 免疫异常　免疫功能异常一直是特应性皮炎发病机制的核心环节，包括细胞免疫和体液免疫紊乱。细胞免疫异常主要体现在 CD4$^+$T 淋巴细胞功能失衡，Th1-Th2-Th17-Th22-Treg 等淋巴细胞及其分泌的各种细胞因子在疾病的发展中发挥重要的作用，诱发一系列的炎症级联反应。体液免疫也呈现明显异常，B 淋巴细胞的异常活化、血清特异性 IgE 抗体以及血清中多种细胞因子的异常表达，扩大炎症效应，在特应性皮炎的发生发展中起到重要作用。

四、病理与病理生理

同湿疹。

五、治疗

尽可能的寻找各种致病因子或刺激因素，减少和预防复发，提高患者的生活质量，是特应性皮炎的治疗目的。

（一）患者教育

医生应向患者和家属说明本病的性质、临床特点和注意事项。患者内衣以纯棉、宽松为宜；应避免剧烈搔抓和摩擦；注意保持适宜的环境温度、湿度，尽量减少生活环境中的变应原，如应勤换衣物和床单、不养宠物、不铺地毯、少养花草等；避免饮酒和辛辣食物，避免食入致敏食物，观察进食蛋白性食物后有无皮炎和瘙痒加重。

（二）基础治疗

1. 沐浴　沐浴有助于清除或减少表皮污垢和微生物，在适宜的水温（32~37℃）下沐浴，每1日次或两日1次，每次10~15min。推荐使用低敏无刺激的洁肤用品，其 pH 值最好接近表皮正常生理（pH约为6）。皮肤明显干燥者应适当减少清洁品的使用次数，尽量选择不含香料的清洁用品。沐浴结束擦干皮肤后即刻外用保湿剂、润肤剂。

2. 恢复和保持皮肤屏障功能　外用润肤剂不仅能阻止水分蒸发，还能修复受损的皮肤。每日至少使用2次亲水性基质的润肤剂，沐浴后应该立即使用保湿剂、润肤剂，建议患者选用合适自己的润肤剂。

（三）外用药物治疗

1. 糖皮质激素　局部外用糖皮质激素（以下简称激素）是特应性皮炎的一线疗法。根据患者的年龄、皮损性质、部位及病情程度选择不同剂型和强度的激素制剂，以快速有效地控制炎症，减轻症状。一般初治时应选用强度足够的制剂（强效或超强效），以求在数天内迅速控制炎症，一般为每日二次用药，炎症控制后逐渐过渡到中弱效激素或钙调神经磷酸酶抑制剂；面部、颈部及皱褶部位推荐使用中弱效激素，应避免长期使用强效激素。含有激素的香波或酊剂可用于头皮。儿童患者尽量选用中弱效激素，或用润肤剂适当稀释激素乳膏。肥厚性皮损可选用封包疗法，病情控制后停用，并逐渐减少激素使用次数和用量。急性期病情控制后应逐渐过渡到维持治疗，即每周使用2~3次，能有效减少复发。长期大面积使用激素应该注意皮肤和系统不良反应。

2. 钙调神经磷酸酶抑制剂　多用于面颈部和褶皱部位。钙调神经磷酸酶抑制剂包括他克莫司软膏和吡美莫司乳膏。吡美莫司乳膏多用于轻中度特应性皮炎，他克莫司软膏用于中重度特应性皮炎，其中儿童建议用0.03%浓度，成人建议用0.1%浓度。0.1%他克莫司软膏疗效相当于中强效激素。钙调神经磷酸酶抑制剂可与激素联合应用或序贯使用，这类药物也是维持治疗的较好选择，可每周使用2~3次，以减少病情的复发。不良反应主要为局部烧灼和刺激感，可随着用药次数增多而逐步消失。

3. 外用抗微生物制剂　由于细菌、真菌定植或继发感染可诱发或加重病情，对于较重患者尤其有

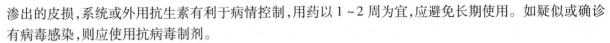

渗出的皮损,系统或外用抗生素有利于病情控制,用药以 1~2 周为宜,应避免长期使用。如疑似或确诊有病毒感染,则应使用抗病毒制剂。

（四）系统治疗

1. 抗组胺药和抗炎症介质药物 对于瘙痒明显或伴有睡眠障碍、荨麻疹、过敏性鼻炎等合并症的患者,可选用第一代或第二代抗组胺药,其中第一代抗组胺药由于可通过血-脑屏障有助于患者改善瘙痒和睡眠。其他抗过敏和抗炎药物包括血栓素 A2 抑制剂、白三烯受体拮抗剂、肥大细胞膜稳定剂等。

2. 系统抗感染药物 对于病情严重(特别是有渗出者)或已证实有继发细菌感染的患者,可短期(1 周左右)给予系统抗感染药物,可选用红霉素族、四环素族或喹诺酮类抗生素,尽量少用易致过敏的抗菌药物如青霉素类、磺胺类等。合并疱疹病毒感染时,可加用相应抗病毒药物。

3. 糖皮质激素 原则上尽量不用或少用此类药物。对病情严重、其他药物难以控制的患者可短期应用,病情好转后应及时减量,直至停药,对于较顽固病例,可将激素逐渐过渡到免疫抑制剂或紫外线疗法。应避免长期应用激素,以防止激素的副作用,病情控制后减量勿过快,减药或停药过快可导致病情反跳。

4. 免疫抑制剂 适用于病情严重且常规疗法不易控制的患者,以环孢素应用最多,起始剂量 2.5~3.5mg/(kg·d),分 2 次口服,一般不超过 5mg/(kg·d),病情控制后可渐减少至最小量维持。环孢素起效较快,一般在治疗 6~8 周可使患者疾病严重程度减轻 55%,但停药后易反复。用药期间应监测血压和肾功能,用药期间建议不同时进行光疗。甲氨蝶呤为常用免疫抑制剂,方法为每周 10~15mg,可顿服,也可分 2 次服用。硫唑嘌呤每日 50~100mg,可先从小剂量开始,用药期间严密监测血象,若有贫血和白细胞减少,应立即停药。应用免疫抑制剂时必须注意适应证和禁忌证,并且应密切监测不良反应。生物制剂可用于病情严重且常规治疗无效的患者。

5. 中医中药 根据临床症状和体征,进行辨证施治。

6. 紫外线疗法 紫外线是治疗特应性皮炎的有效方法,窄谱中波紫外线和 UVA1 安全有效,因而使用最多,也可用传统的光化学疗法,但要注意副作用。光疗后应注意使用润肤剂。6 岁以下儿童应避免使用全身紫外线疗法。

脂溢性皮炎

一、概述

脂溢性皮炎(seborrheic dermatitis),ICD-10 编码:L21.901,系发生在皮脂溢出部位的一种慢性丘疹性鳞屑性、浅表性炎症性皮肤病。好发于头面、躯干等皮脂腺丰富区,成人和新生儿多见,可伴有不同程度的瘙痒。

二、诊断

（一）临床表现

病变往往局限。初发于头部,加重者可向耳后、腋窝、上胸部、肩胛、脐窝、外阴及腹股沟等处发展。初发皮损为毛囊周围炎症性丘疹,随病情发展,丘疹融合成大小不等的黄红色斑块,边界清楚,上覆有油腻性鳞屑或结痂。由于部位和损害的轻重不同,临床表现亦有区别:头部的轻型损害为小片灰白色糠秕状或油腻性鳞屑性斑片,基底潮红。后逐渐扩展,严重者累及大部分头皮、覆有油腻性厚痂,可伴有渗出和腥臭味。面部皮损由头皮蔓延而来。以前额、眼睑、鼻唇沟为重。呈黄红色、油腻性鳞屑性斑片。眉及其周围弥漫性红斑、覆以白色鳞屑,或黄色油腻性厚痂。眼睑受累呈睑缘炎表现,睑缘由细小的白色鳞屑覆盖。鼻唇沟及鼻翼多表现为黄红色油腻性斑片。男性胡须部位的皮损除可表现为片状油腻性鳞屑性红斑外,常伴发毛囊炎。单侧或双侧耳后可出现红斑、肿胀和皲裂。脂溢性外耳道炎常见于老年患者。躯干皮损好发于前胸和肩胛之间,最初为小的红褐色毛囊丘疹伴油腻性鳞屑,以后融合成圆形、椭圆形或不规则黄红色或淡红色油腻性斑片。腋下、外阴、腹股沟和乳房下及脐部的皮损,红斑的边界清楚,上有油腻性鳞屑,往往呈急性湿疹样改变。脂溢性皮炎的严重程度和病程因人而异,伴有不同程度的瘙痒。由于搔抓,可以引起继发性感染。外用药物不当可引起接触性皮炎或湿疹样改变,严重者可发展为红皮病。婴儿脂溢性皮炎常于出生后 2～10 周发病。好发于头皮、面部、鼻唇沟、眉毛区、耳周及褶皱部位。表现为油腻性细小的鳞屑性红色斑片,头皮可为油腻性灰黄色或黄褐色鳞屑或黏附性厚痂,并侵及前额。严重者伴有糜烂渗出。常在 3 周至 2 个月内逐渐减轻、痊愈。可继发细菌或念珠菌感染。

（二）鉴别诊断

1. 头部银屑病 白色鳞屑与头皮紧密结合,剥离鳞屑,可见点状出血,鳞屑往往将头发缩紧成束状。

2. 玫瑰糠疹 本病皮损好发于躯干和四肢近端,常不累及头皮。表现为皮损长轴沿皮纹方向一致,表现为暗红色斑疹上细小鳞屑,常有"母斑"现象。

3. 湿疹 婴儿脂溢性皮炎常与婴儿湿疹鉴别。婴儿湿疹皮损多呈多形性损害,表现为红斑水疱渗出糜烂结痂等,瘙痒剧烈。

4. 红斑型天疱疮 皮损主要分布于面、颈部、胸背正中央,红斑基础上课出现水疱,且尼氏征阳性。

（三）诊断思路

根据本病好发于成人和婴儿,有皮脂溢出体质,在皮脂溢出基础上,典型皮损为油腻性鳞屑性黄红色斑片,常自头部开始向下蔓延,好发于皮脂溢出部位,诊断较易。

三、病因和发病机制

本病的发病原因尚不清楚。本病是在皮脂溢出基础上发生的一种炎症,可能与皮脂分泌增多、糠秕马拉色菌过度生长的改变有关。易患脂溢性皮炎的个体,可因疲劳、情绪紧张或感染所诱发。

四、病理与病理生理

病理组织表现随病期而不同。急性及亚急性表现为轻度至中度海绵形成,银屑病样增生。毛囊口角化不全,可见角栓。毛囊口顶端有含中性粒细胞的鳞屑痂。真皮血管周围少数淋巴细胞及组织细胞浸润。慢性期还有明显的毛细血管及浅静脉丛血管扩张。

五、治疗

（一）一般治疗

少吃辛辣刺激性和高脂食物。少用热水和碱性洗发水洗头,避免搔抓。

（二）系统治疗

口服维生素 B_2、B_6 及复合维生素 B。瘙痒剧烈时。服用具有镇静作用的第一代抗组胺药物或具有抗炎作用的第二代抗组胺药物。炎症反应剧烈、皮损面积较大时,短期服用四环素族抗生素或大环内酯类抗生素,减轻炎症。

（三）局部用药

以溶解脂肪、角质剥脱、消炎止痒为主。常用药物有硫磺、煤焦油、水杨酸、硫化硒等。对红斑鳞屑性皮损,面积不大者选用弱至中效糖皮质激素霜剂。伴有糜烂渗出者,可选用 0.5%～1% 碘伏、0.1%～0.5% 依沙丫啶溶液湿敷,后根据皮损选择合理外用制剂。

 本节小结

变应性接触性皮炎属于Ⅳ型变态反应,具有一定潜伏期,发生在少数过敏人群,临床表现为与接触部位境界清楚的红斑、丘疹或水疱,病情严重者伴有发热等全身症状,治疗首先在于脱离致敏物。湿疹病因复发,湿疹的临床表现复杂,具有复发性、瘙痒性、对称性、多形性等特点。急性期湿疹多为水肿性红斑的基础上出现密集的针头至粟粒大小的丘疹、丘疱疹或水疱。当急性湿疹炎症反应减轻或未及时适当的处理则转变为亚急性湿疹。皮疹表现为红斑水肿渗出减轻,糜烂结痂伴脱屑。不同阶段的特应性皮炎临床特征有所差异。局部外用糖皮质激素是特应性皮炎的一线疗法。根据患者的年龄、皮损性质、部位及病情程度选择不同剂型和强度的激素制剂,以快速有效地控制炎症,减轻症状。

（谭琦　重庆医科大学附属儿童医院）

第七节　变应性皮肤病

荨　麻　疹

一、概述

荨麻疹(urticaria),ICD-10 编码:T 78.302,俗称"风疹块",是皮肤黏膜由于暂时性血管通透性增加而发生的局限性水肿。根据病程、病因等特征,可将本病分为急性和慢性荨麻疹、物理性荨麻疹、其他特殊类型荨麻疹。

二、诊断

(一) 临床表现

1. 急性荨麻疹　起病常较急。患者常突然自觉皮肤瘙痒,很快于瘙痒部位出现大小不等的红色风团(图 11-7-1),呈圆形、椭圆形或不规则形,可孤立分布或扩大融合成片,皮肤表面凹凸不平,呈橘皮样外观,有时风团可呈苍白色。数分钟至数小时内水肿减轻,风团变为红斑并逐渐消失,不留痕迹,皮损持续时间一般不超过 24 小时,但新风团可此起彼伏,不断发生。病情严重者可伴有心慌、烦躁甚至血压降低等过敏性休克症状,胃肠道黏膜受累时可出现恶心、呕吐、腹痛和腹泻等,累及喉头、支气管时可出现呼吸困难甚至窒息,感染引起者可出现寒战、高热、脉速等全身中毒症状。

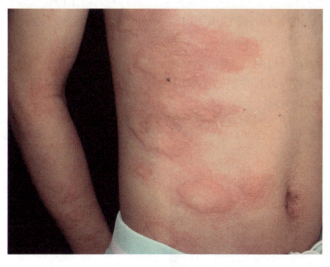

图 11-7-1　风团

2. 慢性荨麻疹皮损　反复发作超过 6 周以上,且每周发作至少两次者称为慢性荨麻疹。患者全身症状一般较轻,风团时多时少. 反复发生,常达数月或数年之久。慢性荨麻疹患者常与感染及系统性疾病有关,此外阿司匹林、非甾体类抗炎药、青霉素、血管紧张素转换酶抑制剂、麻醉剂、乙醇等都会加剧荨麻疹。

3. 物理性荨麻疹

（1）皮肤划痕症：亦称人工荨麻疹。表现为用手搔抓或用钝器划过皮肤数分钟后沿划痕出现条状隆起（图 11-7-2），伴或不伴瘙痒，约半小时后可自行消退。迟发型皮肤划痕症表现为划痕后数小时在皮肤上出现的线条状风团和红斑，在 6~8 小时达到高峰，持续时间一般不超过 48 小时。皮肤划痕症可持续数周、数月至数年，平均持续 2~3 年可自愈。

（2）寒冷性荨麻疹：分为两种类型：一种为家族性，为常染色体显性遗传，较罕见，可从婴幼儿开始发病，可持续终身；另一种为获得性，较常见，表现为接触冷风、冷水或冷物后，暴露或接触部位产生风团，病情严重者可出现手麻、唇麻、胸闷、心悸、腹痛、腹泻、晕厥甚至休克等，有时进食冷饮可引起口腔和喉头水肿。本病可为某些疾病的临床表现之一，如冷球蛋白血症、阵发性冷性血红蛋白尿症等。

（3）日光性荨麻疹：日光照射后数分钟在暴露部位出现红斑和风团，1~2 小时内可自行消退，严重患者在身体非暴露部位亦可出现风团，自觉瘙痒和刺痛。可由中波、长波紫外线或可见光及人造光引起，以波长 300nm 左右的紫外线最敏感。少数敏感性较高的患者接受透过玻璃的日光亦可诱发。病情严重的患者可出现全身症状（如畏寒、乏力、晕厥和痉挛性腹痛等）。

（4）压力性荨麻疹：压力刺激作用后 4~6 小时产生瘙痒性、烧灼样或疼痛性水肿性斑块，持续 8~12 小时，部分患者伴有畏寒等全身症状。站立、步行、穿紧身衣及长期坐在硬物体上可诱发本病，常见于承重和持久压迫部位，如臀部、足底及系腰带处。

（5）热性荨麻疹：分先天性和获得性两种。先天性热荨麻疹又称延迟性家族性热性荨麻疹，这类患者属常染色体显性遗传，幼年发病。43℃温水接触刺激后 1~2 小时在接触部位出现风团，4~6 小时达到高峰，一般持续 12~14 小时。获得性热荨麻疹又称局限性热性荨麻疹，这类患者以装有 43℃温水的试管放在皮肤上，约数分钟就在接触部位出现风团和红斑，伴刺痛感，持续 1 小时左右而自行消退。

（6）震颤性荨麻疹（血管性水肿）：比较少见，皮肤在被震动刺激后几分钟内就会出现局部的水肿和红斑，持续 30 分钟左右。这些刺激包括慢跑、毛巾来回的摩擦，甚至是使用震动性机器（如剪草机和摩托车）。可为获得性或原发性。

4. 特殊类型荨麻疹

（1）胆碱能性荨麻疹：多见于年轻患者，主要由于运动、受热、情绪紧张、进食热饮或乙醇饮料后，躯体深部温度上升，促使胆碱能神经发生冲动而释放乙酰胆碱，作用于肥大细胞而发病。表现为受刺激后数分钟出现直径 1~3mm 的圆形丘疹性风团，周围有程度不一的红晕，常散发于躯干上部和肢体近心端，互不融合（图 11-7-3）。自觉剧痒、麻刺感或烧灼感，有时仅有剧痒而无皮损，可于 30~60 分钟内消退。偶伴发乙酰胆碱引起的全身症状（如流涎、头痛、脉缓、瞳孔缩小及痉挛性腹痛、腹泻）等，头晕严重者可致晕厥。以 1∶5000 乙酰胆碱作皮试或划痕试验，可在注射处出现风团，周围可出现卫星状小风团。

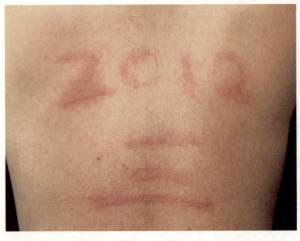

图 11-7-2　皮肤划痕症

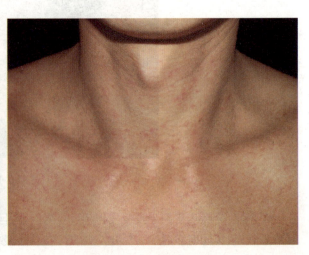

图 11-7-3　胆碱能荨麻疹

（2）接触性荨麻疹:皮肤直接接触变应原后出现风团和红斑,可由食物防腐剂和添加剂等化学物质等引起。

（3）水源性荨麻疹:在皮肤接触水的部位,即刻或数分钟后出现风团,与水温无关。皮损好发于躯干上半部分,伴瘙痒,持续时间在1小时之内。

（4）运动性荨麻疹:在运动开始5~30分钟后出现风团,但与胆碱能性荨麻疹不同,后者是由于被动性体温升高所引起。

（二）诊断与鉴别诊断

根据发生及消退迅速的风团,消退后不遗留痕迹等临床特点,本病不难诊断。但确定病因较为困难,应详细询问病史、生活史及生活环境的变化等。各种物理性荨麻疹和特殊类型荨麻疹的诊断还需依赖各项特异性诊断试验(如冰块试验等)。

本病应与丘疹性荨麻疹、荨麻疹性血管炎等进行鉴别;伴腹痛或腹泻者,应与急腹症及胃肠炎等进行鉴别;伴高热和中毒症状者,应考虑合并严重感染。

三、病因和发病机制

（一）病因

多数患者不能找到确切原因,常见病因如下:

1. 食物　动物性蛋白(如鱼虾、蟹贝、肉类、牛奶和蛋类等)和植物(如蕈类、草莓、可可、番茄和葱蒜等)。某些食物添加剂如水杨酸盐、柠檬黄、安息香酸盐、亚硫酸盐等。

2. 感染　各种病毒感染(如病毒性上呼吸道感染、肝炎、传染性单核细胞增多症和柯萨奇病毒感染等)、细菌感染(如金黄色葡萄球菌及链球菌引起的败血症、扁桃体炎、慢性中耳炎、鼻窦炎、幽门螺旋杆菌感染等)、真菌感染(包括浅部真菌感染和深部真菌感染)和寄生虫感染(如蛔虫、钩虫、疟原虫、血吸虫、蛲虫、丝虫和溶组织阿米巴等)。

3. 药物　常见的如青霉素、血清制剂、各种疫苗、抗癫痫药物、磺胺等。有些药物为组胺释放物(如阿司匹林、吗啡、可待因、奎宁、肼苯达嗪、阿托品、毛果芸香碱、罂粟碱和多黏菌素B等),还有的致敏原是药物添加剂中的赋形剂、防腐剂及抗氧化剂(如山梨醇、苯丙烯酸等)。

4. 呼吸道吸入物及皮肤接触物　常见吸入物有花粉、动物皮屑、粉尘、真菌的孢子、尘螨及一些挥发性化学品等;皮肤接触物有唾液、昆虫叮咬、毒毛虫刺激、某些植物(如荨麻)和动物毛发(如羊毛)等。皮肤接触引起的荨麻疹常常发生很迅速,但一般持续时间较短,数天之后就可减退或消失。

5. 物理因素　如冷、热、日光、摩擦及压力等。

6. 精神及内分泌因素　如情绪波动、精神紧张、抑郁等。

7. 系统性疾病　如风湿热、类风湿性关节炎、系统性红斑狼疮、恶性肿瘤、代谢障碍、内分泌紊乱、自身免疫性甲状腺炎等疾病。

8. 其他因素　近来有研究表明,部分慢性荨麻疹患者可存在凝血功能和免疫功能异常。

（二）发病机制

各种原因所导致的肥大细胞等多种炎症细胞活化,释放具有炎症活性的化学介质,包括组胺、5-羟色胺、细胞因子、趋化因子、花生四烯酸代谢产物(如前列腺素和白三烯),引起血管扩张和血管通透性增加、平滑肌收缩及腺体分泌增加等,产生皮肤、黏膜、呼吸道和消化道等一系列局部或全身性过敏症状。

根据发生快慢和持续时间长短,可将过敏反应分为速发相反应和迟发相反应,速发相反应通常在接触变应原数秒钟内发生,可持续数小时,该反应的化学介质主要是组胺;迟发相反应发生在变应原刺激后6~12小时,可持续数天,参与该相反应的化学介质为白三烯、血小板活化因子和前列腺素 D_2 等。

引肥大细胞等炎症细胞活化的机制可分为免疫性和非免疫性:

1. 免疫性机制　多数为Ⅰ型超敏反应,少数为Ⅱ型或Ⅲ型或Ⅳ型。Ⅱ型超敏反应多见于输血引起的荨麻疹。Ⅲ型超敏反应多于血清病及荨麻疹性血管炎。

2. 非免疫性机制 主要指物理因素(冷、热、水、日光、震动、运动等)、某些分子的毒性作用(食物、药物、各种动物毒素)、补体、神经递质等,通过肥大细胞膜表面的受体和配体间直接作用导致细胞活化。

四、治疗

治疗原则为去除病因,抗过敏和对症治疗。

1. 系统药物治疗

(1) 急性荨麻疹:首选镇静作用较轻的第二代 H1 受体拮抗剂治疗。维生素 C 及钙剂可降低血管通透性,与抗组胺药有协同作用;伴腹痛可给予解痉药物(如普鲁本辛、654-2、阿托品等);脓毒血症或败血症引起者应立即使用抗生素控制感染,并处理感染病灶。

病情严重、伴有休克、喉头水肿及呼吸困难者,应立即抢救。方法为:①0.1% 肾上腺素 0.5~1ml 皮下注射或肌内注射,必要时可重复使用,心脏病或高血压患者慎用;②糖皮质激素肌内注射或静脉注射,可选用地塞米松、氢化可的松或甲基泼尼松龙等,但应避免长期使用;③支气管痉挛严重时可静脉注射氨茶碱;④喉头水肿呼吸受阻时可行气管切开,心跳呼吸骤停时,应进行心肺复苏术。

(2) 慢性荨麻疹:首选第二代 H1 受体拮抗剂,一种抗组胺药无效时,可 2~3 种联用或交替使用。也可视病情联合应用第一代 H1 受体拮抗剂、H2 受体拮抗剂(如雷尼替丁)或曲尼司特等白三烯受体拮抗剂,还可酌情选用利舍平、氯喹、雷公藤等口服。给药时间应根据风团发生的时间进行调整,如晨起较多则应临睡前给予稍大剂量,如临睡时多则晚饭后给予稍大剂量;风团控制后宜继续用药并逐渐减量。

(3) 物理性荨麻疹和特殊类型荨麻疹:在抗组胺药基础上,根据不同类型荨麻疹可联合使用不同药物。如皮肤划痕症可用酮替芬;寒冷性荨麻疹可用酮替芬、赛庚啶、多塞平等;胆碱能性荨麻疹可用西替利嗪、酮替芬、阿托品、普鲁本辛(溴丙胺太林);日光性荨麻疹可用羟氯喹;压力性荨麻疹可用羟嗪。

(4) 其他治疗:因感染引起者可适当选用抗生素;免疫抑制剂(如环孢素 A、硫唑嘌呤等)多用于治疗自身免疫性荨麻疹;还可酌情应用中药治疗。

2. 外用药物治疗 夏季可选止痒液、炉甘石洗剂等,冬季则选有止痒作用的乳剂(如苯海拉明霜);对日光性荨麻疹还可局部使用遮光剂。

血管性水肿

一、概述

血管性水肿(angioedema),ICD 编码:T78.301,又称"巨大荨麻疹",是一种发生于皮下疏松组织或黏膜的局限性水肿,分获得性和遗传性,后者罕见。

二、诊断

(一) 临床表现

1. 获得性血管性水肿 常见于皮肤比较松弛的部位如眼睑、口唇及外阴(图 11-7-4),亦可见于非松弛部位的皮肤如手足肢端。皮损为局限性肿胀,边界不清,呈肤色或淡红色,表面光亮,触之有弹性感,多为单发,偶见多发。痒感不明显,偶有轻度肿胀不适。一般持续数小时至数天,消退后不留痕迹,但也可在同一部位反复发作。常并发荨麻疹;伴发喉头水肿可造成呼吸困难,甚至窒息死亡;消化道受累时可有腹痛、腹泻等表现。

2. 遗传性血管性水肿 多数患者在儿童或少年期开始发作,往往反复发作至中年甚至终生,但中年后发作的频率与严重程度会减轻,外伤或感染可诱发本病。主要发生在三个部位:①皮下组织:常累

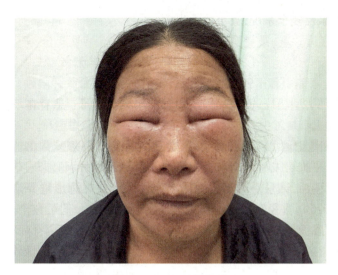

图 11-7-4　血管性水肿

及面部、手部、上肢、下肢、生殖器,皮损为局限性、非凹陷性皮下水肿,常为单发,自觉不痒,需 1～5 天消退;②腹腔脏器:如胃、肠道、膀胱,发病时表现类似急腹症,一般 12～24 小时消失;③上呼吸道:发病可致喉头水肿。

遗传性血管性水肿可分为三型,Ⅰ型最常见,其特征是 C1 酯酶抑制物(C1esterase inhibitor,C1INH)的形成不足,85% 患者属于此型;Ⅱ型患者 C1INH 水平正常或增高,而功能缺失;Ⅲ型于 2000 年由 Bork 等报道,该类型与 C1INH 缺陷无关,为 X 连锁显性遗传病,仅发生于女性。

（二）诊断与鉴别诊断

本病根据典型临床表现一般诊断不难;若患者发病年龄较早且家族中有近半成员发病,则应考虑为遗传性血管性水肿,发病期间 C_2 和 C_4 水平显著降低、血清 C1INH 水平降低有助于诊断。

三、病因与发病机制

两种血管性水肿的发病机制有明显不同。遗传性血管性水肿为常染色体显性遗传,由于 C1INH 缺乏或无活性,导致 C1 异常活化并从 C_2 分解出激肽,后者可使血管通透性升高,引起组织水肿。这个过程常伴有补体系统的活化,导致补体 C_2、C_4 的消耗,其血中浓度下降。获得性血管性水肿常发生在有过敏体质的个体,药物、食物、粉尘、吸入物及日光、冷热等物理因素为最常见的诱因。

四、治疗

本病对抗组胺药和肾上腺皮质激素治疗无效。桂利嗪治疗有效,6-氨基己酸等抗纤溶酶药物(纤溶酶为 C1 的活化剂)可使症状缓解,同时有预防及减少复发的效用,雄性激素类药物(如达那唑等)可以刺激机体 C_1 抑制物的合成而发挥治疗作用。急性严重发作患者,可使用 C1INH 浓缩制剂或激肽释放酶抑制剂治疗。过去曾主张以新鲜冰冻血浆治疗急性发作患者,但近期研究发现,新鲜冰冻血浆中含有补体成分及降解物,有加重水肿、诱发免疫应答的可能性,因此并不建议用其治疗急性发作,目前主要用于患者择期外科手术(尤其头颈部)前的术前准备,预防急性水肿的发生。

获得性血管性水肿的治疗与一般荨麻疹相同,苯海拉明对严重患者较为有效。在喉头水肿时可使用肾上腺素,同时使用糖皮质激素或氨茶碱等,治疗无效且危及生命时可采用气管切开术急救。

药　疹

一、概述

药疹(drug eruption),ICD-10 编码:L27.004,亦称药物性皮炎(dermatitis medicamentosa),是药物通过口服、注射、吸入、栓剂、灌注、外用药吸收等各种途径进入人体后引起的皮肤、黏膜炎症反应。由药物引起的非治疗性反应,统称为药物反应或不良反应。药疹是药物不良反应的一种表现形式,也是其最常见类型。

随着新药不断面世、用药人群增多及滥用药物等,药疹发生率不断增多。引起药疹的药物种类繁多,皮损多种多样,病情轻重不一,严重者尚可累及多个系统,甚至危及生命。

二、诊断

(一)临床表现

药疹的临床表现复杂,不同药物可引起同种类型药疹,而同一种药物对不同患者或同一患者在不同时期也可引起不同的临床类型。常见以下类型:

1. 固定型药疹(fixed drug eruption)　因每次发病常在同一部位,故命名为固定型药疹。常由解热镇痛类、磺胺类、巴比妥类和四环素类等引起。皮损可发生于全身任何部位,尤以口腔和生殖器皮肤-黏膜交界处好发(图11-7-5),约占80%,亦可累及躯干四肢。典型皮损为局限性圆形或类圆形境界清楚的水肿性暗紫红色或鲜红色斑疹、斑片(图11-7-6),直径0.2cm到数厘米不等,常为1个,偶可数个,亦有广布全身者,重者红斑上可出现水疱或大疱,黏膜皱褶处易糜烂渗出。瘙痒或疼痛,一般无全身症状。皮损消退时间一般为1~10天,消退后可遗留炎症后色素沉着,但会阴部发生糜烂、溃疡者常病程较长。

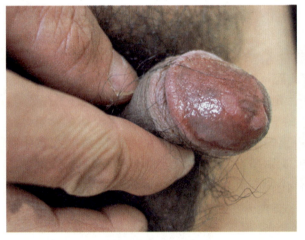
图11-7-5　生殖器药疹

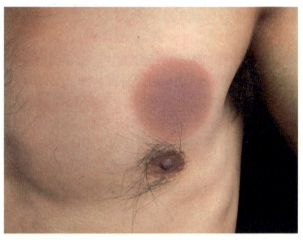
图11-7-6　固定型药疹典型皮损

2. 荨麻疹型药疹(urticarial drug eruption)　较常见,约占所有药疹的5%,可由变态反应机制及非变态反应机制引起,血清制品、呋喃唑酮、青霉素等β内酰胺类抗生素和阿司匹林等非甾体抗炎药为最常见。临床表现与急性荨麻疹相似,风团泛发全身,潮红水肿,消退缓慢,有时出现血管性水肿,伴有刺痛、触痛,也可出现血清病样症状如发热、关节疼痛、淋巴结肿大甚至蛋白尿等,严重者可出现过敏性休克。若致敏药物排泄缓慢或因不断接触微量致敏原,则可表现为慢性荨麻疹。

3. 麻疹型或猩红热型药疹(morbilliform drug eruption and scarlatiniform drug eruption)　又称为发疹型药疹,是药疹中最常见的类型,约占所有药疹的90%,常见于应用青霉素(尤其是半合成青霉素)、磺胺类、解热镇痛类、巴比妥类等患者。皮损多在首次用药一周内出现,发病突然,可伴发热等全身症状,但较麻疹及猩红热轻微,麻疹型药疹表现类似麻疹,皮损为针头或粟粒大小的红色斑丘疹,密集对称分布,可泛发全身,以躯干为多,严重者可伴发小出血点(图11-7-7)。

多有明显瘙痒。猩红热型药疹皮损呈弥漫性鲜红斑,或呈米粒至豆大红色斑疹或斑丘疹,密集对称分布,常从面颈部向躯干四肢分布,1~4天内遍布全身,尤以皱褶部位或四肢屈侧更为明显,皮损可密集、融合,形态酷似猩红热皮损,但瘙痒明显。两种类型的皮损先后或同时发生。患者一般情况良好,半数以上患者病程1~2周,皮损消退后可伴糠状脱屑,若不及时治疗,部分病人则可向重型药疹发展。

4. 湿疹型药疹(eczematous drug eruption)　患者多首先接触或外用青霉素、磺胺类等药物后使局部皮肤致敏并引起接触性皮炎,以后又口服或注射了相同或相似药物导致,出现全身泛发性湿疹样改变。皮损表现为大小不等的红斑、丘疹、丘疱疹及水疱,常融合成片,泛发全身,可继发糜烂、渗出。迁延者呈

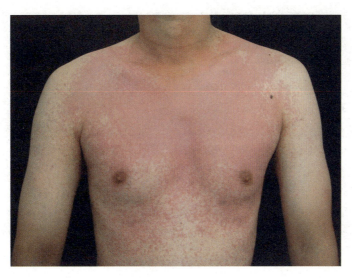

图 11-7-7　麻疹型药疹

慢性湿疹样改变。

5. 紫癜型药疹(purpuric drug eruption)　常见药物有抗生素、巴比妥类、利尿剂等,本型药疹可通过Ⅱ型或Ⅲ型变态反应介导。双下肢好发,两侧对称,严重者可累及躯干四肢。轻者表现为针头至豆大瘀点或瘀斑,散在或密集分布,稍隆起,压之不退色,可伴风团或血疱,病情严重者可伴关节肿痛、腹痛、血尿、便血等表现。

6. 多形红斑型药疹(erythema multiforme drug eruption)　多由磺胺类、解热镇痛类及巴比妥类等引起。根据病情分为轻型和重型,临床表现与多形红斑基本相同(图 11-7-8、图 11-7-9)。

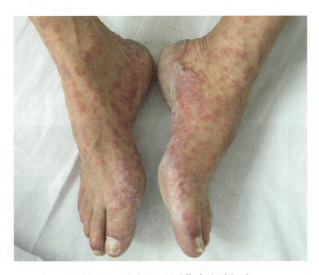

图 11-7-8　多形红斑型药疹皮肤损害

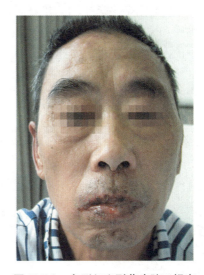

图 11-7-9　多形红斑型药疹腔口损害

7. 大疱性表皮松解型药疹(drug-induced bullosa epidermolysis)　即药物引起的中毒性表皮坏死症(toxic epidermal necrolysis,TEN),是药疹中最严重的类型,常由磺胺类、解热镇痛类(保泰松等)、抗生素(四环素等)、巴比妥类、卡马西平、别嘌醇、抗结核药等引起。特点是起病急骤,皮损初起于面、颈、胸部,部分患者发病初可似多形红斑型、麻疹型或猩红热型药疹,以后皮损迅速发展为弥漫性紫红或暗红及略带铁灰色斑片,并迅速波及全身,在红斑处出现大小不等的松弛性水疱和表皮松解(尼氏征阳性),稍受外力即形成糜烂面,出现大量渗出,如烫伤样外观(图 11-7-10)。皮损触痛明显,口腔、眼、呼吸道、

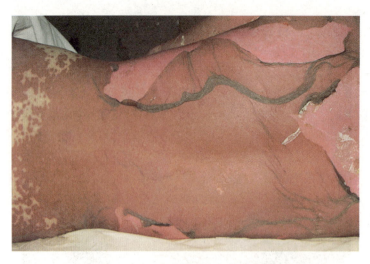

图 11-7-10 大疱性表皮松解型药疹

胃肠道黏膜均可累及,可伴有严重内脏损害,全身中毒症状较重,可出现高热、恶心、腹泻、谵妄、昏迷等全身症状,如抢救不及时常因继发感染、肝肾衰竭、肺炎、电解质紊乱、毒血症、内脏出血等而死亡。

8. 剥脱性皮炎型或红皮病型药疹(drug-induced exfoliative dermatitis) 常由磺胺类、巴比妥类、抗癫痫药、解热镇痛类、抗生素等引起,多为长期用药后发生。本型药疹如系初次用药,潜伏期多在 20 天以上,发病前先有全身不适、发热等前驱症状。皮损初期多呈麻疹样或猩红热样,部分患者也可在麻疹型、猩红热型或湿疹型药疹的基础上继续用药或治疗不当所致,亦可一开始即表现为泛发性损害。皮损逐渐加重并融合成全身弥漫性潮红、肿胀,尤以面部及手足为重,可伴有水疱、糜烂和渗出、结痂,因渗出物分解而出现特异性异味,经 2~3 周后皮肤红肿渐消退,全身出现大量鳞片状或落叶状脱屑(图 11-7-11A),掌跖部则呈手套或袜套状剥脱(图 11-7-11B),头发、指(趾)甲可脱落(病愈后可再生)。可累及口腔黏膜和眼结膜,出现糜烂、充血、水肿、进食困难、眼结膜充血和畏光等。病程可长达一个月以上,是药疹中的严重型,全身症状明显,常伴有寒战、发热、恶心、呕吐,可有浅表淋巴结肿大、蛋白尿、肝大、黄疸等,严重时可伴有支气管肺炎、肾衰竭、粒细胞缺乏等。本型药疹病程较长,如不及时治疗,严重者常因全身衰竭或继发感染而导致死亡。

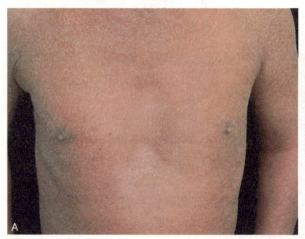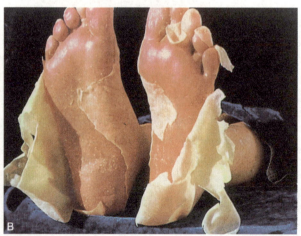

图 11-7-11 剥脱性皮炎型药疹
A. 身体鳞片状或落叶状脱屑;B. 足袜套状剥脱

9. 痤疮型药疹(acneiform drug eruption) 多由长期应用碘剂、溴剂、糖皮质激素和避孕药等引起,表现为毛囊性丘疹、丘脓疱疹等痤疮样皮损,多见于面部及胸背部,病程进展缓慢,停药后可迁延数月始愈,一般无全身症状。

10. 光感性药疹(photosensitive drug eruption) 多由应用氯丙嗪(冬眠灵)、磺胺类、四环素类、灰黄霉素、补骨脂、喹诺酮类、吩噻嗪类及避孕药等后,经日光或紫外线照射而发病。可分为两类:①光毒反应性药疹:多发生于曝光后7~8小时,仅在曝光部位出现与晒斑相似的皮损,任何人均可发生,发病与药物剂量和照射剂量都相关,停药后消退较快;②光变态反应性药疹:少数人发生,有一定的潜伏期,表现为曝光部位出现湿疹样皮损,同时累及非曝光部位,病程较长。

11. 药物超敏反应综合征(drug hypersensitivity syndrome,DHS) 亦称伴发嗜酸性粒细胞增多及系统症状的药疹(drug eruption with eosinophilia and systemic symptoms)。常于首次用药后2~6周内发生,再次用药可在1天内发病,多见于环氧化物水解酶缺陷的个体。诱发药物主要是抗癫痫药和磺胺类,也可由别嘌醇、硫唑嘌呤、甲硝唑、特比萘芬、米诺环素、钙通道抑制剂及雷尼替丁等引起。初发表现为发热,高峰可达40℃,停用致敏药物后仍可持续几周;皮损早期表现为面部、躯干上部及上肢的红斑、丘疹或麻疹样皮损,逐步变为暗红色,可融合并进行性演变为剥脱性皮炎样皮损或红皮病,因毛囊水肿明显而导致皮损浸润变硬,面部水肿具有特征性,真皮浅层水肿可导致水疱形成,也可出现无菌性脓疱、多形红斑样靶形损害及紫癜;内脏损害在皮损发生后1~2周内发生,也可延长至1个月,肝损伤常见,血清氨基转移酶不同程度升高,暴发性肝坏死及肝衰竭是主要死亡原因;血液系统异常表现为非典型性淋巴细胞增多,发生在最初2周内,也可见白细胞减少、粒细胞减少、Coomb试验阴性溶血性贫血及再生障碍性贫血、低丙种球蛋白血症、不同程度淋巴瘤样变化(良性淋巴组织增生最常见);此外,肾脏、肺部、心脏、中枢神经系统等器官系统也可受累。如未能及时发现与治疗,本病死亡率在10%左右。

临床上将病情严重、死亡率较高的重症多形红斑型药疹、大疱性表皮松解型药疹、剥脱性皮炎型药疹及药物超敏反应综合征称为重型药疹。此外药疹还可表现为黄褐斑样、皮肤色素沉着、系统性红斑狼疮样、扁平苔藓样、天疱疮样和脓疱样皮损等。

(二) 实验室检查

致敏药物的检测可分体内和体外试验两类。

1. 体内试验

(1) 皮肤试验:常用的特异性检查包括皮内试验、划破试验、点刺试验和斑贴试验等:以皮内试验较常用,准确度较高,适用于预测皮肤速发型超敏反应,如临床上预测青霉素和普鲁卡因等过敏反应,但阴性不能绝对排除发生反应的可能,高度药物过敏史者禁用。为预防皮肤试验诱发严重全身反应(过敏性休克),应在测试前准备好肾上腺素、氧气等抢救措施。对药物引起的接触性皮炎和湿疹型药疹,斑贴试验较有意义,且较为安全。

(2) 药物激发试验:药疹消退一段时间后,内服试验剂量(一般为治疗量的1/8~1/4或更小量),以探查可疑致敏药物。此试验有一定危险性,仅适用于口服药物所致的较轻型药疹,同时疾病本身又要求必须使用该药治疗时(如抗结核药、抗癫痫药等),禁止应用于速发型超敏反应性药疹和重型药疹患者。

2. 体外试验 安全性高,可选择嗜碱性粒细胞脱颗粒试验、放射变应原吸附试验、组胺游离试验、淋巴细胞转化试验、巨噬细胞游走抑制试验、药物诱导淋巴细胞刺激试验、琼脂弥散试验等,但上述试验结果均不稳定,操作繁杂,临床尚难普遍开展。

(三) 诊断和鉴别诊断

本病根据明确的服药史、潜伏期及各型药疹的典型临床皮损进行诊断,同时需排除具有类似皮损的其他皮肤病及发疹性传染病。一般来说,药疹皮损的颜色较类似皮肤病更为鲜艳,瘙痒更为明显,且停用致敏药物后逐渐好转。如患者服用两种以上的药物,准确判断致敏药物将更为困难,应根据患者过去的服药史、药疹史及此次用药与发病的关系等信息加以综合分析。

药物超敏反应综合征的诊断根据为:①皮损;②血液学异常:嗜酸性粒细胞≥1000/L或异形淋巴细胞阳性;③系统受累:淋巴结肿大,直径≥2cm和(或)肝炎、间质性肾炎、间质性肺炎、心肌炎等。同时

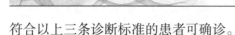

符合以上三条诊断标准的患者可确诊。

本病由于表现复杂，因此鉴别诊断也比较复杂。麻疹型或猩红热型药疹应与麻疹或猩红热进行鉴别；大疱性表皮松解型药疹应与葡萄球菌性烫伤样皮肤综合征进行鉴别；生殖器部位的固定型药疹出现破溃时，应与生殖器疱疹、硬下疳等进行鉴别。

三、病因及发病机制

（一）病因

1. 个体因素　不同个体对药物反应的敏感性差异较大，同一个体在不同时期对药物的敏感性也不尽相同，其原因包括遗传因素（过敏体质）、某些酶的缺陷、机体病理或生理状态的影响等。

2. 药物因素　理论上任何药物都有可能导致药疹，但不同种类药物致病的危险性不同。临床上易引起药疹的药物主要有以下四类：①抗生素；②解热镇痛药；③镇静催眠药及抗癫痫药；④中草药。另外，异种血清制剂及疫苗、各种生物制剂、抗痛风药物、抗甲状腺功能药物和吩噻嗪类药物也可引起药疹。

（二）发病机制

药疹的发病机制复杂，可分为变态反应和非变态反应两大类。

1. 变态反应　多数药疹属于此类反应。一种药物激发变态反应的能力由多种因素所决定，包括药物的分子特性、药物代谢的个体差异、遗传背景及接受药物时个体的状况等。药物可由复杂的蛋白制品到简单的低分子量化学品，多数属于后者。大分子药物（如血清、疫苗及生物制品）本身即为完全抗原，而多数小分子药物属于半抗原，需在机体内与蛋白等载体结合为完全抗原后，才能激发变态反应。引起变态反应的药物可以是药物原形，或其降解产物、赋形剂及杂质。少数药物进入人体后，在光线诱导下转变为抗原性物质，所引起的变态反应性药疹称光变态反应性药疹。

各型变态反应均可参与药疹的发生，表现为不同的临床特征。如Ⅰ型变态反应（又称过敏性变态反应或速发型变态反应），见于荨麻疹型药疹、血管性水肿及过敏性休克等；Ⅱ型变态反应（又称细胞溶解型变态反应或细胞毒型变态反应），见于血小板减少型紫癜型药疹、药物性溶血性贫血及粒细胞减少等；Ⅲ型变态反应（又称免疫复合物型变态反应），见于血管炎型药疹、血清病样综合征等；Ⅳ型变态反应（又称迟发性变态反应），见于剥脱性皮炎型药疹、麻疹型及湿疹型药疹等。药疹的变态反应机制相当复杂，特定药物所致的药疹既可以某一型变态反应为主，也可同时有两种或两种以上的变态反应同时参与，其具体机制尚未完全阐明。

变态反应性药疹的特点：①只发生于少数过敏体质者，多数人不发生反应；②有一定的潜伏期，首次用药一般需4~20天出现临床表现，已致敏者再次用药，可在数分钟至24小时内发病；③病情轻重与药物的药理及毒理作用、剂量无相关性，高敏状态下，即使极小剂量药物亦可导致极严重的药疹；④临床表现复杂，皮损形态各种各样，同种药物致敏同一患者在不同时期可发生不同类型药疹；⑤在高敏状态下可发生药物的交叉过敏或多价过敏现象。交叉过敏是药疹治愈后，如再用与致敏药物化学结构相似，或有共同化学基团的药物也可诱发药疹；多价过敏是指在药疹发生的高敏状态下，对平时不过敏，或与致敏药物化学结构不同的药物也出现过敏的现象；⑥病程有一定的自限性，使用致敏药物后病情常好转，抗过敏和糖皮质激素治疗有效。

2. 非变态反应　此类药疹较少见。可能的发病机制：①药理作用：阿司匹林可直接诱导肥大细胞脱颗粒释放组胺，引起荨麻疹，造影剂可通过激活补体效应途径引起过敏，某些非甾体抗炎药可通过抑制环氧化酶使白三烯水平升高而引起皮损；②过量反应与蓄积作用：过量反应多见于老年人和肝肾功能不全者，因对药物吸收、代谢、排泄速度个体存在差异，故常规剂量也可出现；蓄积作用主要见于某些药物排泄缓慢或用药时间过久，如碘化物引起的痤疮样皮损、铋剂引起的齿龈"铋线"、砷剂皮炎等；③参与药物代谢的酶缺陷或抑制：因影响了药物的正常代谢途径和速度而诱发药疹，如苯妥英钠超敏反应综合征常发生在环氧化物水解酶缺陷的个体；④药物不良反应及菌群失调：如细胞毒药物引起脱发，应用广谱抗生素后发生的肛周或口腔念珠菌感染；⑤药物的相互作用；⑥药物使已存在的皮肤病激发。

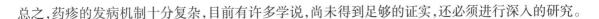

总之,药疹的发病机制十分复杂,目前有许多学说,尚未得到足够的证实,还必须进行深入的研究。

四、治疗

(一) 预防

药疹为药源性疾病,因此预防尤为重要。临床用药过程中必须注意:

1. 用药前应仔细询问药物过敏史,查看病人药物过敏记录卡,避免使用已知过敏药物或结构相似药物。

2. 应用青霉素、血清制品、普鲁卡因等药物时应作皮试,皮试前应备好急救药物,以应急需,皮试阳性者禁用该药。

3. 避免滥用药物,尽量减少用药品种。采取安全给药途径,对过敏体质者尽量选用致敏性较低的药物,尤应注意复方制剂中含有的已知过敏药物。

4. 注意药疹的早期症状,用药期间如突然出现不明原因的瘙痒、红斑、发热等表现,应立即停用一切可疑药物并密切观察,已出现的表现应作妥善处理。

5. 将已知致敏药物记入患者病历首页或建立患者药物禁忌卡片,并嘱患者牢记,每次看病时应告知医师。

(二) 治疗

药疹的治疗首先是停用致敏药物,包括可疑致敏药物,慎用结构相近似的药物,多饮水或静脉输液加速药物的排出,尽快消除药物反应,防止和及时治疗并发症。

1. 轻型药疹　停用致敏药物后,皮损多迅速消退。可给予抗组胺药物、维生素 C 及钙剂等,必要时给予小剂量泼尼松(<30mg/d),皮损好转后可逐渐减量。局部若以红斑、丘疹为主者可外用炉甘石洗剂或糖皮质激素霜剂,以糜烂渗出为主者可用 3% 硼酸溶液湿敷,湿敷间歇期间可外用氧化锌糊剂。

2. 重型药疹

(1) 及早、足量使用糖皮质激素:根据病情选择剂量,可选用氢化可的松、地塞米松、甲基泼尼松龙静脉注射,糖皮质激素如足量,病情应在 3~5 天内控制,如未满意控制应酌情加大剂量,以及时控制病情,待病情好转、无新发皮损、体温下降后逐渐减量。

(2) 防治继发感染:是关键措施之一。医护人员在治疗和护理过程中要护理好创面,无菌操作,减少感染的机会;如有感染存在,选用抗生素时应注意避免使用易过敏药物(特别应注意交叉过敏或多价过敏)。在细菌学检查结果报告之前,宜选用广谱、不易致敏抗生素;细菌学检查结果报告后,可结合菌种及药敏试验结果选用抗生素。如抗生素治疗效果不佳时应注意耐药菌的存在可能及是否并发其他感染(如真菌感染)的可能,并按具体情况及时调整治疗方案。

(3) 加强支持疗法:由于高热、进食困难、创面大量渗出或皮肤大片剥脱等常导致低蛋白血症、水电解质紊乱,应及时加以纠正,同时注意维持血容量,必要时可输入新鲜血液、血浆或蛋白以维持胶体渗透压,也可有效减少渗出;对内脏受累者也应做相应处理(如伴有肝损害时,应加强保肝治疗)。应酌情给予能量合剂。

(4) 静脉注射人血丙种免疫球蛋白:一般 400mg/(kg·d),连用 3~5 天。

(5) 血浆置换:清除致敏药物及其代谢毒性产物及炎症介质。

(6) 加强护理及外用药物治疗:应给予高蛋白、高碳水化合物饮食,病室温暖、通风、隔离、定期消毒。对皮损面积广、糜烂渗出重者局部可用 3% 硼酸溶液或生理盐水湿敷,或以暴露干燥创面、红蓝光治疗等交替治疗。累及眼睛结膜者需定期冲洗以减少感染及防止眼睑结膜粘连,闭眼困难者可用油纱布覆盖以防角膜长久暴露而损伤,如角膜受累,可每 2~3 小时用糖皮质激素类眼药水滴眼一次,并用含抗生素眼药膏保护。口腔黏膜损害要注意口腔清洁。受压部位防止压疮的发生。

3. 过敏性休克　治疗必须争取时间,及时抢救。

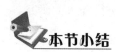
本节小结

　　荨麻疹是皮肤黏膜由于暂时性血管通透性增加而发生的局限性水肿。通常在2~24小时内可以消退,但易反复发生。根据病程可分为急性、慢性荨麻疹。治疗原则为去除病因,抗过敏和对症治疗。

　　血管性水肿又称巨大荨麻疹,是一种发生于皮下疏松组织或黏膜的局限性水肿。

　　药疹是药物通过口服、注射、吸入、栓剂、灌注、外用药吸收等各种途径进入人体后引起的皮肤、黏膜炎症反应。由药物引起的非治疗性反应,统称为药物反应或不良反应。药疹是药物不良反应的一种表现形式,也是其最常见类型。药疹包括固定型药疹、麻疹型或猩红热型药疹、湿疹型药疹、紫癜型药疹、多形红斑型药疹、大疱性表皮松解型药疹、剥脱性皮炎型药疹、痤疮型药疹、光感性药疹、药物超敏反应综合征。药疹的治疗首先是停用致敏药物,慎用结构相近似的药物,多饮水或静脉输液加速药物的排出,同时给抗组胺药物或糖皮质激素,防止和及时治疗并发症。重症药疹可能危及生命,需积极救治。

(蔡涛　重庆医科大学附属第一医院)

第八节　物理性皮肤病

　　外界环境中很多物理因素(如摩擦、压迫、光线、温度等)可直接或间接引起皮肤损害,这些皮肤病变称为物理性皮肤病。本章介绍几种常见的物理性皮肤病。

日光性皮肤病

一、概述

　　依据日光波长可将日光分为紫外线(180~400nm)、可见光(400~760nm)和红外线(760~1800nm)。引起皮肤病的主要是紫外线(UV)。UV又细分为短波紫外线(UVC)、中波紫外线(UVB)和长波紫外线(UVA)。其中UVA和UVB是引起光敏性皮肤病的主要作用光谱,UVC全部被大气臭氧层吸收,不能到达地球表面。UV光波长越长,穿透力越强而能量越小;UVB只能达到表皮基底层,强烈照射能引起表皮坏死和色素沉着;UVA可穿过表皮作用于真皮浅层,造成皮肤老化。按其作用机制可分为日晒伤、光毒性反应(phototoxicity)和光超敏反应(photoallergy)。

　　1. 日晒伤　皮肤接受超过耐受量的中波紫外线引起的急性皮肤炎症,多由于过度日晒引起。

　　2. 光毒性反应　属于非免疫反应,任何个体接受超量日光照射后都会发生反应,分为急性和慢性,后者多见于长期反复大量日晒者,如海员皮肤、光线性角化病、光老化等。

　　3. 光超敏反应　为淋巴细胞介导的迟发性超敏反应,只发生于少数具有光敏素质的个体。光敏物质吸收光能后发生化学变化成为半抗原,并与体内大分子结合形成完全抗原,刺激机体产生抗体或细胞免疫致病。根据发病时间可分为速发型光超敏反应(如光线性荨麻疹)和迟发型光超敏反应(如多型日光疹)。光敏物可分为内源性(如卟啉)和外源性(如泥螺、灰菜和磺胺类药物等)。

　　光毒性反应和光超敏反应可同时存在或以其中一种为主;光毒反应和光超敏反应存在不同:光毒反应可发生于任何个体、发病急、病程短、无潜伏期,发生于日晒部位,临床表现为日晒伤,被动转移试验为阴性;光超敏反应发生于少数过敏体质人群、病程长、长期发作、存在潜伏期,发生部位不限于日晒部位,被动转移试验为阳性。

二、诊断

(一)临床表现

　　1. 日晒伤(sunburn)　也称为晒斑或日光性皮炎(solar dermatitis),是由于强烈日光照射后产生的急性光毒性反应。

常春夏季日晒后数小时至十余小时后,暴露部位出现境界清楚的红斑(图 11-8-1),后红斑渐淡和消退,脱屑,并留有色素沉着。皮损严重时可出现水疱、破裂、糜烂。自觉皮损处烧灼感或刺痛感。皮损泛发时可有不适、寒战和发热等全身症状。

2. 多形日光疹(polymorphous light eruption)　是一种特发性、间歇性反复发作的、以多形皮损为特征的常见光照性皮肤病。

发病与季节有关,好发于春季、夏初,秋冬季节减轻。多见于中青年女性,好发于曝光部位(如面部、颈后、前胸 V 区、手背和前臂伸侧),而头发及衣物遮盖部位多不累及。常在日晒 1 小时内自觉瘙痒,数小时或数日后出现皮损。皮损形态多样,如小丘疹、丘疱疹,也可表现为水肿性红斑、斑块、苔藓样变,但对每一位患者而言,皮损常以某一形态为主(图 11-8-2)。患者自觉瘙痒显著,一般全身症状轻微,但易反复发作,病程长短不一。临床分型:丘疱疹型、丘疹型、痒疹型、红斑水肿型、混合型(皮疹两种或两种以上)。

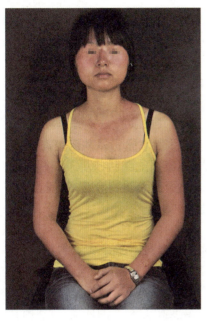

图 11-8-1　日晒伤表现为暴露部位红斑

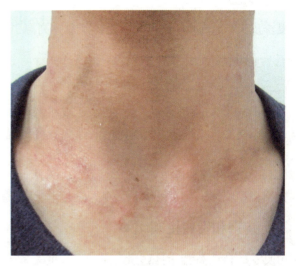

图 11-8-2　颈前 V 形区暴露区域红斑、丘疹,伴瘙痒

(二) 诊断和鉴别诊断

1. 日晒伤　根据强烈日光暴晒史及典型临床表现即可诊断,应与接触性皮炎相鉴别,后者有明确外界物质接触史,发病部位为接触部位,与日晒无关,可发生于任何季节。

2. 多形日光疹　主要根据青年女性曝光部位的多形性皮损、以某一类型为主要表现进行诊断,病史中常反复发作,可有光斑试验阳性、紫外线红斑试验异常反应。

本病应与刺激性接触性皮炎、慢性光化性皮炎等进行鉴别。刺激性接触性皮炎常与日晒无关,皮疹局限于接触部位,与日光、季节无明显关系。慢性光化性皮炎主要发生于 50 岁以上男性,病情持久,可从春夏持续到冬季,可见于非曝光部位。

三、病因与发病机制

日晒伤的发生因皮肤接受了超过耐受量的紫外线引起,以 UVB 为主。一方面可因日光过强、暴露时间过长,另一方面可因个体皮肤的易晒伤因素,如白、嫩、薄的皮肤。皮肤经紫外线过度照射后,细胞中蛋白质和核酸吸收大量的紫外线产生一系列复杂的光生物化学反应,造成表皮细胞坏死,释放多种活性介质,引起真皮血管扩张、组织水肿、黑色素合成加快等反应。

多形日光疹病因目前尚不清楚。目前一般认为由日光诱发的迟发型超敏反应介导，且致病光谱较宽，UVA、UVB 和可见光均可。其发生也可能与遗传、内分泌、微量元素、代谢异常等有关。

四、治疗

日晒伤应避免暴晒，并在暴露部位外用遮光剂，可根据个人皮肤类型选择遮光剂的日光保护指数(SPF)。逐渐外出，提高对日光的耐受性。治疗以局部外用药物为主，以消炎、安抚、止痛为原则。一般可外用炉甘石洗剂和糖皮质激素，严重者可用 3% 硼酸溶液湿敷。有全身症状者可口服抗组胺药、维生素 C、非甾体类抗炎药，严重者可系统应用糖皮质激素。

多形日光疹除避免暴晒外，外出时应使用遮光剂；易感者也可在发病季节前，让皮肤适当地逐渐增加日晒或者进行预防性光疗以提高皮肤对光线的耐受力。外用药物治疗以糖皮质激素为主，通常采用超强效或强效制剂，应用数日使皮损消退。系统药物治疗可口服氯喹或羟氯喹，烟酰胺、β-胡萝卜素对部分患者有效；严重者可口服糖皮质激素或硫唑嘌呤。

夏季皮炎

一、概述

夏季皮炎(dermatitis aestivale)是由于夏季高温引起的一种季节性、炎症性皮肤病。

二、诊断

(一) 临床表现

好发于成年人，女性多见。常躯干、四肢屈侧对称累及，尤以双侧胫前多见。皮损初起为针尖大小红斑、丘疹，继之可出现丘疱疹，伴瘙痒，搔抓后可出现抓痕、血痂、皮肤肥厚及色素沉着，无糜烂、渗出。天气凉爽后皮损可消退。

(二) 诊断和鉴别诊

根据典型临床表现容易诊断。本病应与痱子、夏季瘙痒症等疾病鉴别。

三、病因和发病机制

由夏季的持续高温、闷热引起，同时与湿度关系较大，尤其在温度高于 30℃ 的环境下长时间作业的人群易发病。

四、预防和治疗

以通风、降温为主要原则，衣着宽松透气，保持皮肤清洁干爽。

外用药物治疗以清凉、止痒为主，可外用炉甘石洗剂或弱效糖皮质激素霜剂。瘙痒显著者可口服抗组胺药。

痱　子

一、概述

痱子(miliaria)，ICD 编码：L74.001，亦称粟粒疹，为夏季或炎热环境下常见的一种表浅性、炎症性皮肤病。

二、诊断

(一) 临床表现

依据汗管损伤和汗液溢出部位的不同可分以下四种类型。

（1）晶形粟粒疹（miliaria crystallina） 又称白痱，汗液的溢出发生在角质层内或角质层下，故临床表现为针尖大小的浅表性小水疱，壁薄，清亮，周围无红晕，易破，一般无自觉症状（图11-8-3）。1~2天内吸收，留有细小脱屑。常见于卧床不起、体质体虚、大量出汗、发热患者，好发于躯干和间擦部位。

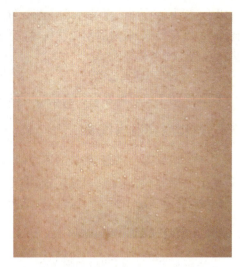

图 11-8-3　躯干散在针尖大小透明水疱

（2）红色粟粒疹（miliaria rubra） 又称红痱，最常见，由汗液溢出发生表皮较深处，表现为密集排列的针尖大小丘疹、丘疱疹，周围绕以红晕，皮损消退后有轻度脱屑。伴有灼热和刺痒感。多见于幼儿、家庭妇女、高温作业者，好发于额、颈、躯干及腋窝、肘窝、乳房下皱襞等处。

（3）脓疱性粟粒疹（miliaria pustulosa） 又称脓痱，多由红痱发展而来。皮损为密集的丘疹顶端有针尖大小浅在脓疱，细菌培养常为阴性。好发于皮肤皱褶处及小儿头颈部。

（4）深部粟粒疹（miliaria profunda） 又称深痱，汗液在真表皮交界处汗管破裂溢出，表皮汗管常被反复发作的红痱破坏，使汗液阻塞在真皮内而致病。皮损为密集的、与汗孔一致的非炎性丘疱疹，出汗时皮损增大，不出汗时皮损不明显，全身皮肤出汗减少或无汗，但常有代偿性面部多汗。一般无瘙痒，皮损泛发时可出现头痛、发热、头晕等全身症状。多累及热带地区反复发生红痱者，好发于颈部、躯干等部位。

（二）诊断和鉴别诊断

根据发病季节、典型皮损等可以确诊。本病需与夏季皮炎、急性湿疹等进行鉴别。

三、病因和发病机制

在高温闷热环境下，大量的汗液不易蒸发，使角质层浸渍肿胀，导致汗管变窄或阻塞，汗管内汗液滞留、压力增高、汗管破裂、汗液外渗周围组织而致病。此外，皮肤表面细菌大量繁殖产生毒素，也会加重炎症反应。

四、治疗

夏季应通风散热，衣着宽松透气，保持皮肤清洁干燥。

1. 外用药物治疗　以清凉、收敛、止痒为原则，可外用炉甘石洗剂和痱子粉，脓痱可外用2%鱼石脂炉甘石洗剂、黄连扑粉。

2. 系统药物治疗　瘙痒明显可口服抗组胺药，脓痱感染严重时可口服抗生素；也可服用清热、解毒、利湿的中药（如金银花）。

冻　疮

一、概述

冻疮（perniosis），ICD-10 编码：T69.101 由于气候寒冷引起的局部皮肤反复红斑、肿胀性损害，严重时出现水疱、溃疡，病程缓慢，天气转暖后自愈，易反复。

二、诊断

（一）临床表现

本病好发于初冬、早春季节。多见于儿童、青年女性或末梢血液循环不良者。好发于肢端及暴露部位,如手指、手背、耳廓、鼻尖等处。皮损为局限性水肿性紫红斑块或结节,按之退色,境界清楚,严重皮损表面时可有水疱,破溃后形成溃疡;伴痒感、肿胀感,受热后痒感加剧,溃疡处伴疼痛。冬季发病,气候转暖后自愈,易冬季复发。

(二) 诊断和鉴别诊断

根据发病季节和典型临床表现易于诊断。本病应与多形红斑等进行鉴别。

三、病因和发病机制

由于长期暴露于寒冷、潮湿的环境中,皮肤血管痉挛收缩,导致组织缺氧引起细胞损伤;久之血管麻痹扩张引起静脉淤血、毛细血管扩张、渗透性增加,血浆渗入组织间隙而引发本病。周围血液循环不良、缺乏运动、手足多汗、营养不良、贫血、鞋袜过紧等均可加重病情。

四、治疗

应注意保暖,保持干燥;加强营养,高蛋白及维生素丰富的饮食;坚持体育锻炼可促进血液循环,提高机体对寒冷的耐受性。

1. 外用药物治疗 以消炎、消肿、促进循环为原则。未破溃皮损可外用维生素 E 软膏和冻疮软膏等,已破溃皮损可用抗生素软膏,也可用氦氖激光等理疗。

2. 系统药物治疗 可口服烟酸、硝苯地平等扩血管药物,盐酸山莨菪碱和己酮可可碱也有一定的疗效。

鸡眼与胼胝

一、概述

鸡眼(clavus),ICD-10 编码:L8401 和胼胝(callus)为长期局部压迫和摩擦所致角质层增厚。

二、诊断

(一) 临床表现

1. 鸡眼 本病好发于成人,女性多见。常累及受力部位,临床表现为境界清楚的淡黄色或深黄色圆锥形角化,面光滑,与皮面平起或稍隆(图 11-8-4)。严重时站立或行走受压时自觉剧痛。

2. 胼胝 掌趾受压迫和摩擦处黄色或蜡黄色增厚的角化性斑块,扁平或稍隆起,中央厚边缘薄,质地坚实,边界不清,表面光滑且皮纹清晰(图 11-8-5)。局部汗液分泌减少、感觉迟钝,多无自觉症状,严重者伴疼痛。

(二) 诊断和鉴别诊断

根据好发部位和典型皮损易于诊断。有时需与跖疣进行鉴别,跖疣表面正常皮纹消失,常多发,不限于受压或摩擦部位,除去角质层可见棘状疣体,两侧挤压痛明显。

三、病因和发病机制

两者均与长期机械刺激(如压迫和摩擦)引起的角质层过度增生有关。

四、治疗

去除诱因,尽量避免摩擦和挤压。鞋应适足,足若有畸形应矫正。

1. 鸡眼 可外用鸡眼膏、50% 水杨酸软膏,但应保护周围正常皮肤,也可将鸡眼手术切除。此外,冷冻、激光等方法可适当选用。

2. 胼胝 具有一定保护作用,一般无需治疗,若能减少摩擦多能缓解。较厚皮损出现疼痛时可先

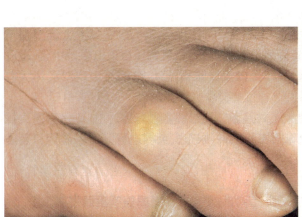

图 11-8-4　鸡眼

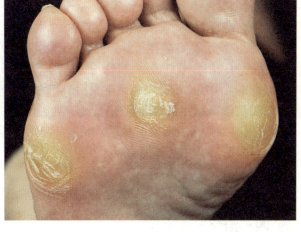

图 11-8-5　胼胝

用热水浸泡再用刀削除,也可外用角质剥脱剂如硫黄水杨馥软膏、维 A 酸软膏。

手 足 皲 裂

一、概述

手足皲裂(rhagades manus et pedes)是指由各种原因引起的手足皮肤干裂,可伴疼痛,既可是一种独立的疾病,也可以是某些皮肤病的伴随表现。

二、诊断

(一) 临床表现

好发于秋冬季,多累及手掌、足跟经常受摩擦的部位。皮损多沿皮纹方向发生。根据裂隙深浅程度可分为三度:一度仅达表皮,无出血、疼痛等症状;二度达真皮浅层而轻度疼痛,但不引起出血;三度由表皮深入真皮、皮下组织,常引起出血和疼痛。

(二) 诊断及鉴别诊断

根据典型临床表现易于诊断。

三、病因和发病机制

掌跖部位皮肤角质层较厚且无皮脂腺,易干燥,协同其他因素(如洗涤剂、摩擦、外伤、酸、碱、某些皮肤病等)使角质层变硬变脆,局部皮肤牵拉超过正常延伸限度时即可致病。

四、治疗

应尽量避免影响因素,减少直接接触洗涤剂的机会。外用有滋润作用的防护霜。可外用 10% ~ 20% 尿素霜、水杨酸或维 A 酸软膏;严重者先用热水浸泡患处,再用刀片将增厚的角质层削薄,然后外用愈裂贴膏。

褶 烂

一、概述

褶烂(intertrigo)又称摩擦红斑、间擦疹,是一种发生在皮肤皱褶部位的急性表浅性炎症损害。

二、诊断

（一）临床表现

本病多发于湿热季节。多见于婴儿和肥胖者的皱褶部位（如颈、腋下、乳房下、腹股沟、臀沟等处）。皮损初起为局限性鲜红或暗红斑，境界清楚，分布与相互摩擦的皮肤皱褶一致，继而可出现浸渍、糜烂、渗出，严重者出现水疱、溃疡，常继发细菌和念珠菌感染。

（二）诊断和鉴别诊断

根据典型临床表现易于诊断。本病应与股癣、念珠菌皮肤感染、尿布皮炎等进行鉴别。

三、病因和发病机制

皮肤的皱褶部位由于温热、出汗、潮湿引起角质层浸渍，活动时使皮肤相互摩擦刺激而发病。

四、治疗

应经常保持皱褶部位的清洁干燥。早期的红斑可外用扑粉、炉甘石洗剂，同时避免使用肥皂热水擦洗和使用软膏，避免摩擦刺激；出现糜烂的皮损可用糊剂，若渗液较多，可用 3% 硼酸溶液湿敷；若继发感染可外用抗感染药物。

摩擦性苔藓样疹

一、概述

摩擦性苔藓样疹（frictional lichnoid eruption）又名儿童性丘疹性皮炎。

二、诊断

（一）临床表现

多发生于夏季。常累及手背、前臂、肘、膝等易受摩擦刺激部位。皮损为直径 1~3mm，多角形或圆形苔藓化小丘疹，密集成群但不融合，对称分布，呈正常皮色或淡红色，表面可见附着细小鳞屑。一般无自觉症状，也可轻度瘙痒。本病具有自限性。

（二）诊断和鉴别诊断

根据典型临床表现易于诊断。本病应与儿童丘疹性肢端皮炎进行鉴别，后者皮损为较大而扁平丘疹，呈暗紫红色，瘙痒明显，伴有淋巴结肿大以及肝脏病变。

三、病因和发病机制

原因不明。可能与儿童在活动中频繁接触粗糙物质有关，如玩沙土、玩具等，也有认为与日晒、病毒感染有关，但尚待实验证明。

四、治疗

应避免不良刺激、减少摩擦。外用药物治疗以对症为主，可用糖皮质激素或焦油类制剂。

放射性皮炎

一、概述

放射性皮炎（radiodermatitis），ICD 编码：L58.901，是由各种类型电离辐射（如 α、β、γ、X 射线、电子、质子等）照射皮肤黏膜引起的皮肤损害。

二、诊断

（一）临床表现

多见于接受放疗患者和从事放射线工作的人员。根据临床表现的不同可分为急性放射性皮炎和慢性放射性皮炎。

1. 急性放射性皮炎　为短期内接受大剂量辐射所致，潜伏期短，一般为 1～3 周。根据临床反应的程度可分为三度。

（1）Ⅰ度：仅出现红斑，初起颜色鲜红，后逐渐变成暗红色，大约 3～6 周后红斑逐渐消退，留有脱屑、色素沉着、暂时性脱毛、自觉灼热与瘙痒。

（2）Ⅱ度：局部红肿明显，有水疱形成，破溃后出现糜烂和结痂，经 1～3 月痊愈，遗留色素沉着或色素脱失、毛细血管扩张、皮肤萎缩、永久性毛发脱落及瘢痕形成。自觉明显灼热及疼痛。

（3）Ⅲ度：局部红肿严重，很快出现组织坏死，形成顽固性溃疡，自觉剧痛。愈后留下萎缩性瘢痕、色素沉着或色素脱失、毛细血管扩张、毛发消失等，部分皮损难以治愈甚至形成永久性溃疡，溃疡和瘢痕部位易发生癌变。

Ⅱ、Ⅲ度放射性皮炎可伴全身症状如乏力、头痛、头晕、恶心、呕吐、出血等，可有白细胞减少及继发感染。

2. 慢性放射性皮炎　由于长期反复接受小剂量放射线辐射所致，也可由急性放射性皮炎转变而来。潜伏期数月至数十年不等。表现为皮肤干燥、萎缩，汗腺、皮脂腺分泌减少，皮下组织纤维化、增厚，毛细血管扩张、色素沉着或减退（图 11-8-6），毛发稀疏、脱落，甲出现条纹、变脆、脱落，严重时可出现顽固性溃疡和皮肤肿瘤病变。

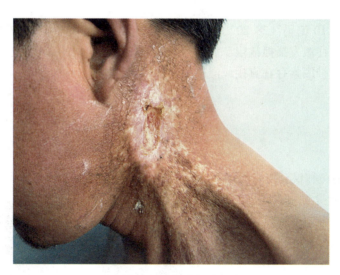

图 11-8-6　慢性放射性皮炎

（二）诊断及鉴别诊断

根据放射线照射史及典型临床表现可以诊断。有时外观可呈接触性皮炎样表现，需加以鉴别。

三、病因和发病机制

本病多由于长期或短期内接受大剂量放射线，或接受放射治疗者累积量过大所致。放射线可使组织细胞 DNA 发生可逆或不可逆性损伤，引起细胞死亡或 DNA 突变，甚至恶性肿瘤。放射线还可以使组织分子电离产生活性氧和自由基导致组织急、慢性损伤。发病过程及严重程度取决于不同类型辐射的生物学效应、辐射剂量及辐射部位组织细胞的敏感性。

四、治疗

从事放射线工作人员应严格遵守放射操作规程,加强安全防护措施;对接受放射线治疗患者,应掌握放疗适应证和总剂量;如发生放射源泄漏事件,应立即作好防护并脱离辐射源或污染区。

急性放射性皮炎应保护受损皮肤,避免局部刺激。治疗以对症处理为主,红肿显著时可用扑粉和振荡剂,渗出明显时可用3%硼酸溶液湿敷,无明显渗出时可外用糖皮质激素霜剂,对于长期不愈合的深溃疡,必要时行手术切除。

慢性放射性皮炎的治疗以保护和保湿为主,应避免破损,可外用保护性软膏;出现溃疡可用冷湿敷清洗,可同时加用理疗以促进愈合,同时防止继发感染;溃疡疑有癌变应作组织病理学检查,对难治性溃疡或角化过度性皮损可在感染控制后手术切除并植皮。

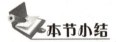

本节小结

外界环境中的诸多物理因素,如光线、摩擦、温度等可直接或间接造成皮肤损害;日光性皮肤病按其作用机制可分为日晒伤、光毒性反应、光超敏反应;夏季性皮炎、冻疮多与周围环境温度变化密切相关;长期压迫和摩擦可诱发相应部位皮肤角质层增厚,导致局部皮损改变。

(魏彬 重庆医科大学附属第一医院)

第九节 瘙痒性及精神性皮肤病

瘙痒(pruritus),ICD-10 编码:L28.202,作为皮肤病最常见的症状,可以定义为一种难以定位的、令人不愉快的主观感觉,往往激发搔抓欲望。瘙痒可以是原发性皮肤病的症状,也可以是潜在系统性疾病的症状,多认为与神经精神因素存在直接或间接的相关性。

瘙 痒 症

一、概述

瘙痒症(pruritus)是一种仅有皮肤瘙痒而无原发性皮损的皮肤病(图 11-9-1)。根据皮肤瘙痒的范围及部位,一般分为全身性和局限性两大类。

二、诊断

(一)临床表现

以瘙痒为本病主要临床表现,可有烧灼感、蚁行感等,一般无原发性皮肤损害。临床分为全身性瘙痒症及局限性瘙痒症:

1. 全身性瘙痒症 多见于成人,瘙痒可从一处开始,逐渐扩展到全身,或者开始即为全身性。常为阵发性,尤以夜间明显,往往痒无定处,瘙痒程度不尽相同,严重者呈持续性瘙痒伴阵发性加剧。饮酒、咖啡、

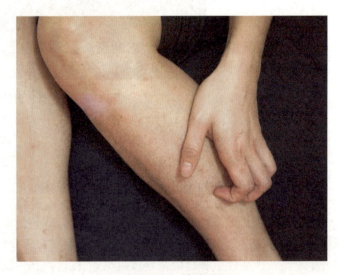

图 11-9-1 瘙痒症

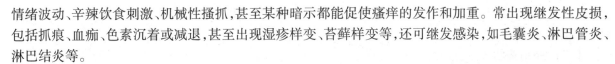

情绪波动、辛辣饮食刺激、机械性搔抓,甚至某种暗示都能促使瘙痒的发作和加重。常出现继发性皮损,包括抓痕、血痂、色素沉着或减退,甚至出现湿疹样变、苔藓样变等,还可继发感染,如毛囊炎、淋巴管炎、淋巴结炎等。

特殊类型的全身性瘙痒症有:

(1) 老年性瘙痒症(pruritus senilis):多因皮脂腺功能减退、皮肤干燥等因素所致,女性患者可能是绝经后综合征的一种表现,可发生在躯干及四肢。

(2) 冬季瘙痒症(pruritus hiemalis):多见于成年人,儿童也可发病。多伴有皮肤干燥。常发生于秋末和冬季气温急剧变化时,瘙痒常于进入温暖的室内或睡前脱衣时出现或者加重。

(3) 夏季瘙痒症(pruritus aestivalis):常高热、潮湿为诱因而引起瘙痒,汗液增多可使瘙痒加剧。

2. 局限性瘙痒症　好发于肛门、女阴、阴囊、头皮和小腿等部位。

(1) 肛门瘙痒症:瘙痒一般局限于肛门及其周围皮肤,有时可蔓延至会阴、女阴和阴囊。由于长期搔抓可致皮肤、黏膜肥厚,可有辐射状皲裂、苔藓样变、浸渍等继发性皮损。

(2) 阴囊瘙痒症:瘙痒主要局限于阴囊,有时也可累及阴茎、会阴和肛门。由于不断搔抓,引起苔藓样变、色素改变及继发感染等。

(3) 女阴瘙痒症:瘙痒常发生于大、小阴唇。因不断搔抓,阴唇部常有皮肤肥厚、浸渍,阴蒂及阴道黏膜可有红肿、糜烂等。

(二) 实验室和辅助检查

部分全身性瘙痒症为系统性疾病的症状,如尿毒症、胆汁性肝硬化、甲状腺功能亢进或减退、糖尿病、恶性肿瘤等。此部分患者可相应地出现肾功能尿素、肌酐的升高;甲状腺功能 TSH 升高或降低,T3、T4 降低或升高;肝酶谱异常,胆汁酸升高;血糖升高,糖耐量试验异常;肿瘤标志物明显升高等异常表现。

(三) 鉴别诊断

根据全身性或局限性瘙痒症状,或伴有继发性皮损,而无原发性皮损,可以明确诊断。为了明确致病因素,尤其是全身性瘙痒,有必要做全面的体格检查及实验室检查。

三、病因和发病机制

瘙痒症的病因复杂,致病因素分为外在因素和内在因素。外在因素包括环境因素(包括湿度、温度、季节、工作环境中的生物或化学物质刺激等)、生活习惯(用碱性强的肥皂、洗手液,着化纤织物、毛衣等)以及皮肤情况(如皮肤干燥)等。除了外在因素,全身性瘙痒症常为许多系统性疾病的症状,如尿毒症、胆汁性肝硬化、甲状腺功能亢进或减退、糖尿病、恶性肿瘤等。

除以上因素外,局限性瘙痒症可由某些特定疾病引起。比如肛门瘙痒症(pruritus ani)多与蛲虫病、痔疮、肛瘘等有关;女阴瘙痒症(pruritus scroti)多与白带、阴道滴虫病、阴道真菌病、淋病及宫颈癌等有关;阴囊瘙痒症(pruritus scroti)常与局部多汗、摩擦、精神因素等有关。

引起瘙痒的化学介质包括许多生物活性物质(如组胺、5-羟色胺、激肽、前列腺素、神经肽及阿片样物质等),但瘙痒发生的具体机制尚不明确。

四、病理与病理生理

瘙痒症无器质性病变,一般无异常病理表现。

五、治疗

需明确有无系统性疾病,并尽可能地针对病因治疗。

(一) 系统用药

主要为镇静止痒,可应用抗组胺药(如酮替芬、赛庚啶、西替利嗪等)、镇静安眠药、三环类抗抑郁药等,也可行普鲁卡因静脉封闭治疗。症状严重者可予以小剂量糖皮质激素治疗(强的松10mg/d)。

(二)外用药物

根据季节、气候及个体皮肤情况,参照外用药物使用原则,选择不同剂型药物。对于皮肤干燥的患者,应加强皮肤保湿,注意皮肤屏障的保护。宜选择刺激性小的制剂,可选用止痒剂(如炉甘石洗剂、樟脑乳膏等)、润滑剂、表面麻醉剂(如利多卡因乳膏等)、糖皮质激素及免疫抑制剂(如他克莫司等)等。

(三)物理治疗

紫外线(UVA、UVB)照射对部分瘙痒症患者有效。

慢性单纯性苔藓

一、概述

慢性单纯性苔藓(lichen simplex chronicus)即神经性皮炎(neurodermatitis),ICD-10 编码:L20.805,是一种常见的慢性炎症性皮肤神经功能障碍性皮肤病,常伴有剧烈瘙痒,以皮肤苔藓样变为主要特征。

二、诊断

(一)临床表现

本病常见于成年人,儿童少见。可分为局限型神经性皮炎和播散型神经性皮炎。

1. 局限性神经性皮炎　好发于颈项部,其次为肘、腰、骶、眼睑、腘窝、阴部、小腿等处(图 11-9-2)。首先感觉局部瘙痒,后出现簇集的粟粒至米粒大正常皮色或淡褐色、淡红色多角形扁平丘疹,稍具光泽,覆盖少量糠秕状鳞屑,进而丘疹融合成片,形成苔藓样变,境界清楚。患处皮损及周围皮肤常见抓痕、血痂。

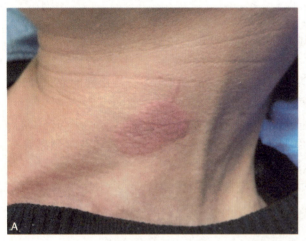
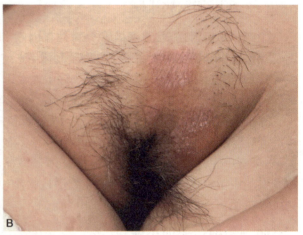

图 11-9-2　局限性神经性皮炎
A. 颈部;B. 外阴部

2. 播散型神经性皮炎　皮损与局限性神经性皮炎相似,但分布广泛,好发于头皮、眼睑、四肢、肩、背、腰等处(图 11-9-3)。既可有散在扁平丘疹,也可见大小不一片状苔藓样变,常见抓痕及血痂。伴阵发性瘙痒,尤以夜间为甚。由于经常搔抓可继发湿疹样改变或继发感染发生毛囊炎、疖等。病程慢性,常年不愈或反复发作。

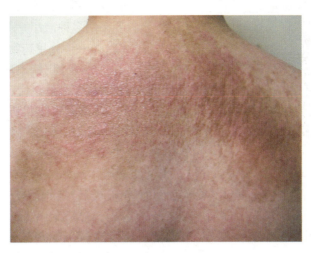

图 11-9-3 播散性神经性皮炎

（二）实验室和辅助检查

本病无特征性异常实验室和辅助检查指标。

（三）鉴别诊断

本病根据好发部位、皮肤苔藓样变、显著瘙痒及慢性病程等特点，易诊断。需要与慢性湿疹（表 11-9-1）、扁平苔藓、皮肤淀粉样变等鉴别。

表 11-9-1 神经性皮炎与慢性湿疹的鉴别

	神经性皮炎	慢性湿疹
病史	初起瘙痒为主，后苔藓样变	由急性演变而来
病因	神经精神因素为主	各种内外因素
表现	苔藓样变，正常肤色	浸润肥厚，暗红色
发病部位	颈项、骶尾、四肢伸侧	面、手足、四肢及外阴
病程	慢性经过，无渗出史	迁延复发，有渗出史

三、病因及发病机制

本病的确切病因尚不清楚，似与大脑皮质兴奋和抑制平衡失调有关，可能的诱因包括：精神因素，如情绪波动、精神过度紧张、焦虑不安、生活环境突然变化等。胃肠道功能障碍、内分泌系统功能异常、体内慢性病灶等，均可能成为致病因素。局部刺激，如衣领过硬而引起的摩擦、化学物质刺激、汗水浸渍、搔抓等。搔抓和摩擦被认为是本病诱发和加重的重要条件，形成"越抓越痒，越痒越抓，越抓越厚"的恶性循环，最终导致皮肤苔藓样变。

四、病理与病理生理

典型组织病理改变包括角化过度，可伴有角化不全，颗粒层增厚，棘层肥厚，表皮突延长、增宽。真皮乳头上延，真皮浅层血管周围淋巴、组织细胞浸润（图 11-9-4）。由于长期搔抓刺激，有时真皮乳头可见与表皮垂直走行、增粗的胶原纤维。

五、治疗

治疗神经性皮炎最重要的是打破瘙痒-搔抓的恶性循环，避免搔抓、摩擦等不良刺激，辅以心理治

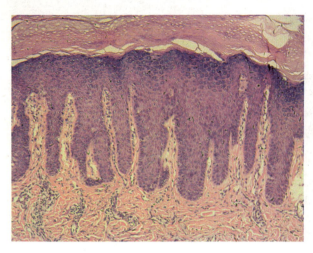

图11-9-4 神经性皮炎的组织病理

疗,减少紧张、焦虑、急躁等不良情绪。通常需要采用多种治疗方法以达到有效的治疗。

（一）外用药物

局部外用糖皮质激素、止痒剂等,皮损肥厚者可予以封包治疗。

（二）系统用药

可口服抗组胺药物,如酮替芬、赛庚啶、西替利嗪等,影响睡眠者睡前加用镇静安眠类药物

（三）物理治疗

皮损广泛可予以紫外线照射,局限性皮损可予以308nm准分子激光照射。

（四）其他疗法

肥厚性、顽固性皮损可予以糖皮质激素皮损内注射治疗。

痒 疹

一、概述

痒疹(prurigo)是一组以风团样丘疹、结节,奇痒难忍为特征的急性或慢性炎症性皮肤病。临床上包括丘疹性荨麻疹(papular urticaria)、小儿痒疹(prurigo infantilis)、成人痒疹(prurigo adultorum)、结节性痒疹(prurigo nodularis)和症状性痒疹等。

二、诊断

（一）临床表现

1. 丘疹性荨麻疹　又称为急性单纯性痒疹,多累及儿童及青少年,多在春夏秋季发病,与昆虫叮咬、肠道寄生虫及某些食物有关。皮损为红色风团样丘疹,中央可有水疱,散在或群集状分布,瘙痒明显,搔抓后可继发感染(图11-9-5)。皮疹可在1~2周后消退。

2. 成人痒疹　以中青年女性多见,发病前常有头疼、失眠、乏力及胃肠功能紊乱等症状。主要皮损为散在淡红色或肤色、圆形或顶部略扁平的丘疹,米粒至绿豆大小,丘疹顶部可有微小的水疱,皮损分批出现,引起剧烈瘙痒,由于搔抓可出现抓痕、苔藓样变及色素沉着。皮疹好发于躯干及四肢伸侧,也可累及头皮、面部、臀部等部位。皮损可在短期内自然消失,但有时会复发。

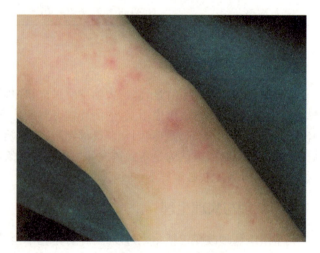

图11-9-5 丘疹性荨麻疹

3. 小儿痒疹　又称Hebra痒疹、早发性痒疹,多在3岁以前的儿童发病。好发于四肢伸侧。皮损初起主要为绿豆大小风团样丘疹,而后成为坚实质硬的肤色或淡红色丘疹或小结节,散在或成簇分布。瘙痒剧烈,由于搔抓可以出现抓痕、血痂或继发感染,可有腋窝与腹股沟淋巴结肿大。病程迁延、反复,少数病人病情一直延续至成年。

4. 结节性痒疹　损害初起为淡红色或红色丘疹,很快变成为圆顶形坚实结节,皮损表面角化、粗糙,呈疣状,触之有坚实感。伴剧烈瘙痒,消退后遗留色素沉着或瘢痕,也可因搔抓出现血痂、抓痕和苔藓样变。损害常发生在四肢,尤其以小腿伸侧多见,也可以发生背部或其他部位。

5. 症状性痒疹　常发生于妊娠妇女,妊娠痒疹皮损通常出现在妊娠的第 3 ~ 4 个月,或妊娠期的最后两月,一般产后 3 ~ 4 周自行消失。表现为散在分布的表皮剥脱性丘疹,好发肢体伸侧。其他症状性痒疹常发生于肿瘤(如淋巴瘤、白血病)患者。

（二）　实验室和辅助检查

部分丘疹性荨麻疹患者可有外周血嗜酸性粒细胞总数或比例的升高;部分症状性痒疹患者有原发疾病相应的实验室和辅助检查异常表现。

（三）　鉴别诊断

首先,根据风团样丘疹、结节损害,伴有明显瘙痒等典型特征,可作出痒疹的诊断,然后再进一步根据病史、年龄、病程及伴发疾病等进行临床分型。

丘疹性荨麻疹应与水痘、荨麻疹鉴别;结节性痒疹需要与寻常疣、神经性皮炎、疣状扁平苔藓等鉴别;妊娠痒疹与妊娠性类天疱疮的鉴别诊断则尤为重要,必要时行组织病理及免疫荧光检查。

三、病因和发病机制

本病病因不明,不同临床类型的具体病因也可能不相同。多认为与超敏反应有关,也可能包括神经精神因素、遗传过敏体质等因素,其他如虫咬、病灶感染、食物过敏、胃肠道功能紊乱、妊娠及内分泌障碍等也是可能诱因。

四、病理与病理生理

组织病理缺乏特征性。对于急性皮疹,可见表皮轻微的角化过度、角化不全,往往伴有棘层海绵状水肿,甚至水疱形成(图 11-9-6)。真皮中、浅层可出现水肿,血管周围淋巴组织细胞浸润,可见嗜酸性粒细胞。慢性皮疹,如结节性痒疹,显著改变为角化过度,棘层不规则增生、肥厚(图 11-9-7)。真皮浅层血管周围淋巴组织细胞浸润,真皮尤其是真皮乳头内可见增粗的胶原纤维。

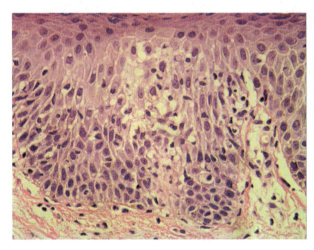

图 11-9-6　丘疹性荨麻疹的组织病理

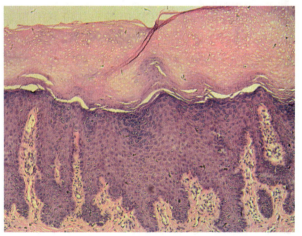

图 11-9-7　结节性痒疹的组织病理

五、治疗

最有效的方法是寻找和消除致病因素,注意防止虫咬,避免强烈搔抓刺激,不滥用刺激强烈的外用药物,积极寻找可能伴发的疾病。

（一）外用药物

局部外用糖皮质激素、止痒剂、角质剥脱剂等，局部封包可增强疗效。

（二）系统用药

可口服抗组胺药物，如酮替芬、赛庚啶、氯雷他定等；瘙痒明显可予以普鲁卡因静脉封闭治疗；有神经精神因素者可加用镇静安眠类药物；皮损广泛、瘙痒难忍者可短期使用小剂量糖皮质激素治疗（如口服强的松 30mg/d）。

（三）物理治疗

紫外线照射对部分患者有效。

（四）其他疗法

顽固性皮损可予以糖皮质激素皮损内注射治疗。

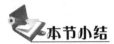 **本节小结**

瘙痒为一种难以定位的、令人不愉快的主观感觉，往往激发搔抓欲望。瘙痒可以是原发性皮肤病的症状，也可以是潜在系统性疾病的症状，多认为与神经精神因素存在直接或间接的相关性。临床上常见的相关疾病包括瘙痒症，慢性单纯性苔藓和痒疹等。治疗上系统治疗主要包括镇静止痒，外用药物包括润肤、皮质激素类制剂等，严重时还可以皮质激素局部封闭治疗。

（杜茂涛　重庆医科大学附属第二医院）

第十节　红斑丘疹鳞屑性皮肤病

银 屑 病

一、概述

银屑病（psoriasis），ICD-10 编码：L40.001，又名"牛皮癣"，是一种终身性疾病，其特征为慢性，加重和缓解交替，反复发作。该病发病率在世界各地差异很大，与欧美等国家 1% ~3% 的发病率相比，我国银屑病的发病率较低，约为 0.42%（2012 年）。目前认为银屑病是免疫介导的多基因遗传性疾病，但确切发病机制尚不清楚。多种环境因素如外伤、应激、感染及药物等均可诱导易感患者发病。

二、诊断

（一）临床表现

根据临床特征的不同，将银屑病分为寻常型、关节病型、脓疱型及红皮病型，其中寻常型占 99% 以上，其他类型多由寻常型银屑病转化而来。

1. 寻常型银屑病（psoriasis vulgaris）　皮损具有特征性，初起为红色丘疹或斑丘疹，逐渐扩展或融合成为境界清楚的红色斑块，上覆厚层银白色鳞屑（图 11-10-1A）。刮除最上层的银白色鳞屑，可观察到鳞屑成层状的特点，就像在刮蜡滴一样，称为蜡滴现象；刮去银白色鳞屑后可见一层淡红色发光半透明薄膜，这是表皮内棘细胞层，称薄膜现象；再刮除薄膜即达真皮乳头层的顶部，此处迂曲扩张的毛细血管被刮破，则出现小的出血点，称点状出血现象（即 Auspitz 征）（图 11-10-1B）。蜡滴现象、薄膜现象和点状出血现象对本病具有诊断价值。寻常型银屑病皮损形态多样，可为点滴状、钱币状、地图状、蛎壳状等。

皮损可发生于全身各处，但好发部位为头皮和四肢伸侧，尤其肘膝关节伸侧和骶尾部最为常见，常呈对称分布。发生于头皮者,皮损境界清楚,鳞屑较厚,常超出发际边缘,并可见"束状发"(图11-10-1C)。指(趾)甲受累者,可见甲板上出现"顶针样"凹陷、白甲、透明度降低、甲分离、易碎等。黏膜损害多见于龟头,表现为边缘清楚的光滑干燥性红斑,刮之有少许鳞屑。患者常自觉不同程度的瘙痒,一般全身情况不受影响。

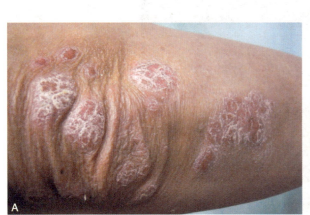
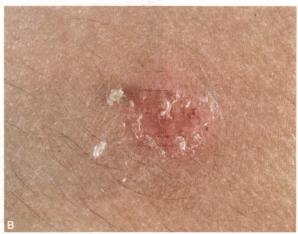
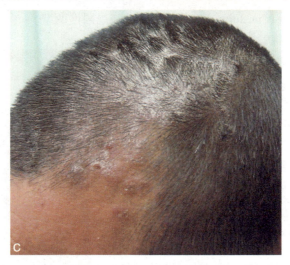

图 11-10-1 寻常型银屑病
A. 典型皮损;B. Auspitz 征;C. 束状发

寻常型银屑病根据病情发展可分为三期:①进行期:新皮疹不断出现,旧皮疹不断扩大,皮损浸润炎症明显,鳞屑较厚,针刺、搔抓、手术等损伤可导致受损部位出现典型的银屑病皮损,称为同形反应(isomorphism)或 Kobner 现象;②静止期:病情保持稳定,无新皮损出现,旧皮疹也不见消退,皮损炎症较轻,鳞屑较多;③退行期:皮损缩小或变平,炎症基本消退,遗留色素减退或色素沉着斑。

2. 关节病型银屑病(psoriasis arthropathica) 除皮损外可出现关节病变,后者与皮损同时或先后出现,但更多的是在皮损出现之后发生。本病可同时侵犯大小关节,包括脊椎,但以手、腕及足等小关节受累多见,特别是指(趾)末端关节受累更为普遍。可表现为关节肿胀和疼痛,活动受限,严重时出现关节畸形,呈进行性发展,常伴甲损害,但类风湿因子常阴性。

3. 红皮病型银屑病(psoriasis erythrodermic) 发生前常有典型的银屑病皮损,常由于突然停药,包括外用的强效糖皮质激素或口服糖皮质激素、环孢素等;或者继发于外用刺激性药物而发病。表现为全身皮肤弥漫性潮红、浸润肿胀并伴有大量糠状鳞屑,其间可有片状正常皮肤(皮岛)(图11-10-2),部分患者在残余正常皮岛上可见寻常型银屑病皮损,有时还可见到银屑病甲损害。患者常伴有发热、畏寒、头痛及不适等全身症状;各处浅表淋巴结可肿大。病程较长,常数月或数年不愈,易复发。

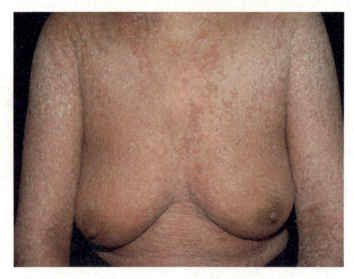

图 11-10-2　红皮病型银屑病

4. 脓疱型银屑病(psoriasis pustulosa)　分为泛发性和局限性两型。

(1) 泛发性脓疱型银屑病:常急性发病,皱褶部位突发红斑并扩展到躯体其他部位,红斑基础上出现针尖至粟粒大小、淡黄色或黄白色的浅在性无菌性小脓疱,常密集分布,可融合形成片状脓湖,破溃后局部糜烂、渗液、结脓痂。伴有肿胀和疼痛感(图 11-10-3)。脓疱于数日后干涸脱屑,其下可再发新的脓疱。甲受累变形。常有沟状舌、地图舌。病情反复发作,好转时可出现典型的寻常型银屑病皮损。病程可达数月或更久,大多数呈周期性反复发作,也可发展成红皮病。患者常伴有高热等中毒症状,患者也可因继发感染、全身衰竭而死亡。

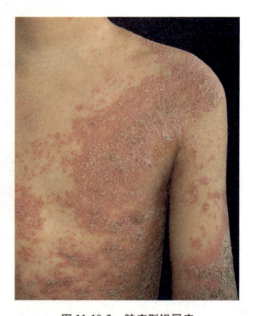

(2) 掌跖脓疱病:皮损局限于手掌及足跖,对称分布,掌部好发于大小鱼际,可扩展到掌心、手背和手指,跖部好发于跖中部及内侧。皮损为成批发生在红斑基础上的小脓疱,1～2 周后脓疱破裂、结痂、脱屑,新脓疱又可在鳞屑下出现,病情缓解与加重交替,经久不愈。甲常受累,可出现点状凹陷、横沟、纵嵴、甲浑浊、甲剥离及甲下积脓等。患者常自觉疼痛明显。

图 11-10-3　脓疱型银屑病

(3) 指(趾)脓疱型银屑病:又称为连续性肢端皮炎,皮损发生在肢端,有时可发生在脚趾。脓疱消退之后可见鳞屑和痂,甲床也可有脓疱,而且甲板可能会脱落,常有地图样舌。

(二) 实验室检查和辅助检查

X 线检查:关节病型银屑病的受累关节 X 线示软骨消失,骨质疏松、关节腔狭窄伴不同程度的关节侵蚀和软组织肿胀。

鉴别诊断:

1. 脂溢性皮炎　与头皮银屑病鉴别。皮损为边缘不清的红斑,上覆细小的黄色油腻性鳞屑,可伴有毛发稀疏、变细、脱落,但无束状发。

2. 白癣　与头皮银屑病鉴别。皮损上覆灰白色糠状鳞屑,可见"母子斑",有断发及脱发,易查到真

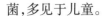

菌,多见于儿童。

3. **玫瑰糠疹**　为圆形、椭圆形的玫瑰色斑疹,鳞屑细小而薄,皮疹长轴沿肋骨或皮纹方向走行,以躯干及四肢近端为主,病程有自限性,一般在 4～8 周左右自愈。通常不复发。

4. **体癣**　皮损为红色环形或钱币状斑片,边界清楚、略隆起,表面可有细薄鳞屑,中央趋于消退,真菌镜检多阳性。

5. **二期梅毒**　二期早发梅毒疹最常见的是玫瑰疹,暗红色丘疹或带有鳞属性的丘疹,自觉症状轻微,数周后逐渐消退,不留痕迹。梅毒血清学阳性。

6. **慢性湿疹**　与发生于小腿、前臂伸侧及骶尾部的肥厚性银屑病皮损进行鉴别。慢性湿疹皮损肥厚浸润、粗糙、色素沉着,部分呈苔藓样变,往往有剧烈的瘙痒。

7. **甲癣**　银屑病甲损害需与之鉴别。甲癣多先自游离缘或侧缘发病,甲屑内可查到真菌,多伴有手足癣。

8. **类风湿关节炎**　关节型银屑病需与之鉴别。类风湿关节炎主要累及小关节,尤以指(趾)末端的关节多见,多伴有晨僵,受累关节疼痛、肿胀、功能下降,皮肤可有类风湿结节,病变可累及多个系统,呈持续、反复发作过程,血清类风湿因子多阳性。

（三）诊断与鉴别诊断

1. **寻常型银屑病**　根据好发部位、典型的鳞屑性红色丘疹和斑块,以及蜡滴现象、薄膜现象、点状出血现象等容易诊断。

2. **关节病型银屑病**　常与寻常型或脓疱型银屑病同时发生,大小关节可以同时发病,特别是指关节易发病。关节症状的轻重随皮损的轻重而变化。银屑病缓解时,关节症状亦随之减轻,甚至消失。类风湿因子阴性有助于诊断。

3. **红皮病型银屑病**　皮肤弥漫性发红、干燥,覆以薄鳞屑,有正常皮岛,有银屑病史和特征性的甲改变,易诊断。

4. **脓疱型银屑病**　其主要特点是在红斑基础上出现多数无菌性小脓疱,且反复发生,有银屑病史。

三、病因与发病机制

银屑病的确切病因和发病机制至今尚未完全阐明,目前认为银屑病是在多基因遗传背景下由 T 淋巴细胞介导的一种自身免疫性疾病。

1. **遗传因素**　流行病学资料、HLA 分析和全基因组关联研究（genome-wide association study, GWAS）均支持银屑病的遗传倾向。约 20% 银屑病患者有家族史,父母一方有银屑病时,其子女银屑病的发病率为 16% 左右;而父母均为银屑病患者时,其子女银屑病的发病率达 50%。同卵双胞胎和异卵双胞胎之间发病一致性研究也支持遗传因素对银屑病发病的影响。迄今通过全基因组扫描或 GWAS 确定的银屑病易感基因位点有 PSORSl-9、IL-12B、IL23R、LCE3 B/3 C/3D、ZNF313、IL23A、ERAPl、TN-FAIP3、TRAF3IP2、NFKBIA、PTPN22 等。

2. **环境因素**　仅有遗传因素不足以引起发病,环境因素在诱发及加重银屑病中起重要作用。最易促发或加重银屑病的因素是感染、精神紧张、应激事件、外伤手术、妊娠、肥胖、酗酒、吸烟和某些药物作用等。其中感染备受关注,如点滴状银屑病发病前常有咽部急性链球菌感染史,给予抗生素治疗后病情常好转,HIV 感染也可加重银屑病。

3. **免疫因素**　寻常型银屑病皮损处淋巴细胞、单核细胞浸润明显,尤其是 T 淋巴细胞和树突状细胞在表皮或真皮浸润为银屑病的重要病理特征,表明免疫系统参与该病的发生和发展。Thl 细胞因子（IFN-γ 和 IL-2）、天然免疫细胞因子（IL-1、IL-6 和 TNF-α）、Th17 细胞因子（IL-17、IL-23 等）以及 Th22 细胞因子（IL-22 等）可刺激角质形成细胞增殖,后者释放血管内皮生长因子、血管生成素、促炎因子、抗微生物肽、化学趋化因子等,加重炎症反应,并促进真皮血管新生,促发并参与银屑病的发展。

四、病理与病理生理

银屑病病理生理的一个重要特点是表皮基底层角质形成细胞增殖加速,有丝分裂周期缩短为37.5小时,表皮更替时间缩短为3～4天。

寻常型银屑病组织病理表现为角化过度伴角化不全,角化不全区可见Munro微脓肿,颗粒层明显减少或消失,棘层增厚,表皮突整齐向下延伸,真皮乳头上方棘层变薄,毛细血管扩张、延伸并迂曲,周围可见淋巴细胞、中性粒细胞等浸润。

脓疱型银屑病其病理变化基本与寻常型银屑病相同,棘层上部可见由中性粒细胞构成的海绵状脓肿,即Kogoj脓肿;真皮层炎症浸润较重,主要为淋巴细胞和组织细胞。

红皮病型银屑病除具有寻常型银屑病的病理特征外,可见明显的细胞内和细胞间水肿,但不形成水疱;真皮上部水肿,血管扩张充血,血管周围早期有中性粒细胞和淋巴细胞浸润,晚期为淋巴细胞、组织细胞及浆细胞等。

五、治疗

本病治疗只能达到近期疗效,无良好的预防方法,不能防止复发。治疗的目的在于迅速控制病情;减缓向全身发展的进程,提高患者生活质量。急性期病人一般不宜饮酒及食用有刺激性的过于辛辣的食物,注意避免上呼吸道感染及消除感染性病灶,注意消除精神创伤。治疗中应禁用刺激性强的外用药,以及可导致严重不良反应的药物(如系统使用糖皮质激素、免疫抑制剂等),以免使病情加重或向其他类型转化。治疗应遵循正规、安全、个体化的原则,中、重度银屑病患者单一疗法效果不明显时,应给予联合、轮换或序贯治疗。

1. 外用药治疗　外用药物治疗仍然为银屑病治疗的主要方法,以角质促成剂、角质剥脱剂及细胞抑制剂为主。银屑病急性期宜用温和的保护剂和润肤剂;稳定期和消退期可用作用较强的药物,但应从低浓度开始。值得注意的是糖皮质激素霜剂或软膏有明显疗效,应注意其不良反应,大面积长期应用强效或超强效制剂可引起全身不良反应,停药后甚至可诱发脓疱型或红皮病型银屑病。维A酸霜剂常用浓度为0.025%～0.1%,其中0.05%～0.01%他扎罗汀凝胶治疗斑块型银屑病疗效较好。维生素D₃衍生物如卡泊三醇也有较好疗效,但不宜用于面部及皮肤皱褶部。

2. 物理治疗　光化学疗法(PUVA)、光疗(特别是窄谱UVB)、308nm准分子激光、浴疗(温泉浴、海水浴、中药浴)等均可应用。

3. 系统药物治疗　维A酸类药物适用于各型银屑病,主要有阿维A酯、阿维A、新体卡松等。不同类型的银屑病,应采用不同的剂量,服药期间注意定期检查血脂、肝功能。本药可致畸胎,育龄妇女及孕妇忌用。免疫抑制剂主要适用于红皮病型、脓疱型、关节病型银屑病,常用的有甲氨蝶呤,成人剂量为每周10～25mg口服,每周剂量不超过50mg;还可用环孢素、吗替麦考酚酯或雷公藤多苷。感染明显的银屑病患者应使用抗生素类药物。糖皮质激素一般不主张用于寻常型银屑病,主要用于难以控制的红皮病型银屑病、其他药物无效或禁忌的泛发性脓疱型银屑病、急性多发性关节病型银屑病,可造成严重关节损害者;与免疫抑制剂、维A酸类联合可减少剂量,应短期应用并逐渐减量以防止病情反跳;免疫调节剂可用于细胞免疫功能低下者。

4. 生物制剂　从2000年开始,生物制剂被引入治疗银屑病性关节炎和中重度银屑病。主要针对两个靶点:T细胞和细胞因子,包括TNF-a和IL-12/23。目前通过美国FDA认证的治疗银屑病的生物制剂包括阿法西普(alefacept)、依那西普(etanercept)、英夫利昔单抗(infliximab)、阿达木单抗(aclalimumab)、优特克单抗(ustekinumab)。生物制剂适用于中度至重度的银屑病和(或)银屑病性关节炎的患者。其价格昂贵且可能导致潜在的感染如结核的发生,因此需严格掌握其适应证和禁忌证。

5. 中医治疗　根据临床表现,分为血热型(进行期)、血燥型和血瘀型,进行辨证论治。血热风盛型:相当于寻常型银屑病的进行期。治疗原则以清热凉血祛风为主,可用凉血四物汤和消风散加减。血瘀肌肤型:相当于寻常型银屑病的静止期。治疗原则以活血化瘀为主,可用活血逐瘀汤加减。血虚风燥型。相当于寻常型银屑病的消退期,治疗原则上以养血祛风为主,可用当归饮子和四物汤加减。

白 色 糠 疹

一、概述

白色糠疹(pityriasis alba),ICD 编码:L30.501,又称单纯糠疹(pityriasis simp lex),是一种好发于儿童或青少年面部的表浅性鳞屑性色素减退斑。

二、诊断

(一) 临床表现

常见于儿童,多在春季发病。皮疹好发于面部、上臂、颈和肩部等处,主要为色素减退性圆形或卵圆形斑片,淡白色或淡红色,大小不等,边界清楚,表面覆少量细小鳞屑(图 11-10-4)。一般无自觉症状,可有轻度瘙痒。经数月或更长时间可自行消退。

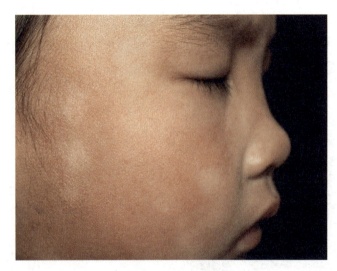

图 11-10-4　白色糠疹

(二) 鉴别诊断

1. 白癜风　表现为色素脱失斑,表面无鳞屑,边缘轻度色素沉着。无任何症状。

2. 花斑糠疹　好发于青壮年男性,初起为以毛孔为中心、境界清楚的点状斑疹,可为褐色、淡褐色、淡黄色或白色,逐渐增大至指甲盖大小,可相互融合成大片状,表面覆糠状鳞屑,真菌镜检阳性。

三、病因与发病机制

病因不明,营养不良、维生素缺乏、日晒均可诱发本病。

四、病理与病理生理

组织病理无诊断价值。表现为棘层肥厚,轻度棘层水肿,中度角化过度及斑片状角化不全,黑色素减少。

五、治疗

可自行消退,一般不必治疗,应避免过度清洗。可外用一些温和药物加以保护,防晒霜或遮光剂有助于减轻病情,一般不提倡使用糖皮质激素霜。可内服复合维生素 B。

玫 瑰 糠 疹

一、概述

玫瑰糠疹(pityriasis rosea),ICD-10 编码:L40 01,是一种较为常见的自限性炎症性皮肤病。

二、诊断

(一)临床表现

本病多累及中青年,春秋季多见。起病时常突然出现孤立的玫瑰色淡红斑,椭圆形或环状损害,直径可迅速扩大至 2~10cm,边界清楚,中心上覆细碎鳞屑,边缘有大而明显的领圈状鳞屑,称为前驱斑或母斑,可发生于任何部位,但通常发生于躯干和四肢近端。母斑出现后约 1~2 周,类似皮疹陆续成批发出,直径 0.2~1cm,常呈椭圆形,长轴与皮纹平行(图 11-10-5)。少数病例可有水疱、大疱、紫癜、出血、糜烂等损害。大多数患者无自觉症状,少数觉不同程度的瘙痒,病程有自限性,一般在 6~8 周左右自愈。愈后通常不复发。

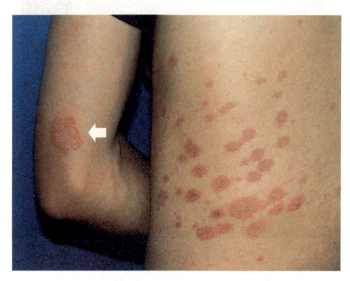

图 11-10-5　玫瑰糠疹
箭头所示为母斑

(二)鉴别诊断

1. 体癣　皮损范围多较局限,泛发者较少见,皮损为炎症性红色环形或钱币状斑片;表面可有细薄的鳞屑,边缘有丘疹或小水疱。真菌检查阳性。

2. 银屑病　皮疹多分布于头皮、四肢伸侧及骶尾部,为边缘清楚的红色斑片,表面有银白色鳞屑,刮之有点状出血。多冬重夏轻,病程长,易复发。

3. 脂溢性皮炎　头皮和面部较多见,红斑表面有淡黄色油腻性鳞屑,位于躯干的皮疹,在排列上无特殊性。

4. 二期梅毒疹　可表现为淡红色或黄红色斑疹,直径 0.2~1cm,但有不洁性行为史和硬下疳史,无自觉症状,梅毒血清学试验阳性。

三、病因与发病机制

确切病因不明,现关注与病毒(人疱疹病毒 HHV-7 及 HHV-6)感染有关。细胞免疫反应可能参与本病的发生。

四、病理与病理生理

组织病理为非特异性慢性皮炎的变化。表皮有轻度棘层肥厚、灶性角化不全、海绵形成和细胞内水肿,见于单核细胞浸入表皮部位。皮损发展到顶峰时,在表皮可见有小水疱或微脓肿。真皮可有浅层血管中度扩张、水肿及淋巴细胞浸润。

五、治疗

本病有自限性,治疗目的主要是减轻症状和缩短病程。

1. 抗组胺药物、维生素 C、维生素 B$_{12}$、葡萄糖酸钙及硫代硫酸钠等均可使用,红霉素治疗数周也可取得较好的效果,一般不用糖皮质激素。但皮损伴有紫癜、瘙痒显著或皮损泛发者可短期应用泼尼松,20～40mg/d,以后逐渐减量。

2. 局部治疗可外用炉甘石洗剂或少量使用皮质类固醇制剂。

3. UVB 照射能促进皮损消退,缩短病程。

4. 中医中药疗法以清热凉血、祛风止痒为治疗原则,可辅以针灸疗法。

多 形 红 斑

一、概述

多形红斑(erythema multiforme),ICD-10 编码:L51.001,为急性皮肤炎症疾病,皮疹多形,常伴黏膜损害,重症型有严重的黏膜和内脏损害。

二、诊断

(一)临床表现

多见于青壮年,女性较多,春秋季易于发病。发病急剧,发病前多有前驱症状,如头痛、低热、四肢倦怠、食欲缺乏和关节、肌肉疼痛等,部分病例有扁桃体炎和上呼吸道感染。皮疹多形性,有红斑、丘疹、水疱、大疱、紫癜、风团等。根据皮损形态不同可分为红斑-丘疹型、水疱-大疱型及重症型。

1. 红斑-丘疹型 此型最常见,病情较轻,无明显的全身症状。皮损好发于面颈部和四肢远端伸侧,口腔、眼等处黏膜较少受累。主要为水肿性鲜红色斑和扁平丘疹,境界清楚,向周围渐扩大。典型皮损中央部位暗红色或紫红色,有时中央可为水疱或紫癜,边缘颜色较浅,形成虹膜状损害(iris lesion),即靶形损害(target lesion)或虹膜样皮损(iris lesion)(图 11-10-6A)。有瘙痒或轻度疼痛和灼热感。皮损 2～4 周消退,可留有暂时性色素沉着。

2. 水疱-大疱型 在红斑基础上有水疱或大疱,可为血疱,水疱破裂后形成糜烂或溃疡。口腔、外阴部、包皮、尿道口、阴唇、阴道黏膜等常受累,可发生潮红、丘疹、糜烂和浅溃疡,眼部可有卡他性结膜炎。有显著的全身症状,如关节痛、发热、蛋白尿、血尿等。

3. 重症型 又称 Stevens-Johnson 综合征,多有服用致敏药物史。发病急骤,全身症状严重。皮损广泛分布于全身各处,常为水肿性鲜红色或暗红色虹膜样斑点或瘀斑,其上可出现水疱、大疱或血疱,尼氏征阳性。黏膜损害广泛而严重,口鼻黏膜可发生糜烂,表面出现灰白色假膜,疼痛明显;眼结膜充血、渗出,甚至可发生角膜炎、角膜溃疡、全眼球炎及失明;外阴、肛门黏膜可出现红肿糜烂;呼吸道、消化道黏膜受累可导致支气管肺炎、消化道出血等(图 11-10-6B)。中毒症状显著,有高热、寒战、气促、腹泻,甚至昏迷等,可伴发支气管肺炎、消化道出血、关节炎、心肌炎、心包炎、脑水肿、肝肾损害而死亡,也可因继发感染引起败血症,若不及时抢救,短期可进入衰竭状态,死亡率5%～15%。

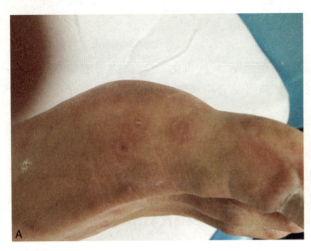
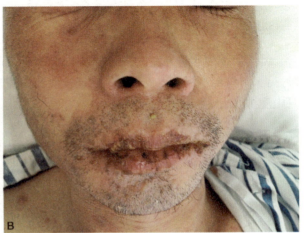

图 11-10-6　多形红斑
A. 靶形损害；B. 重症型累及黏膜

（二）诊断与鉴别诊断

1. 需与红斑-丘疹型鉴别的疾病

（1）玫瑰糠疹：皮损为暗红色丘疹或玫瑰色斑疹，椭圆形，以躯干及四肢近端为主，通常先有一母斑。躯干部的皮损长轴与肋骨平行。病程有自限性，无黏膜损害，一般在 6 ~ 8 周左右自愈。通常不复发。

（2）体癣：皮疹为红色环形或钱币状斑片，边界清楚，边缘略隆起，有丘疹、小水疱，表面可有细薄的鳞屑，鳞屑查真菌阳性。

2. 需与水疱-大疱型鉴别的疾病

（1）疱疹样皮炎：好发于青壮年，皮疹为群集的水疱，排列多环状，瘙痒剧烈，慢性经过，无黏膜损害。病理改变为表皮下水疱，疱内含有多量嗜酸性粒细胞，早期真皮乳头内有中性粒细胞微脓肿。直接免疫荧光示基底膜带及乳头顶部颗粒状 IgA 沉积。

（2）大疱性类天疱疮：好发于老年人，早期为水肿性红斑。常有大疱，疱壁紧张，尼氏征阴性。病理改变为表皮下水疱，真皮浅层血管丛及乳头周围有数量不等嗜酸性粒细胞浸润。直接免疫荧光示基底膜带线状 IgG 及 C3 沉积。

（3）寻常型天疱疮：好发于中年人，在外观正常的皮肤上发生大小不等的水疱，疱壁薄，尼氏征阳性，疱易破裂形成糜烂，常伴有口腔黏膜的损害。病理改变为表皮内水疱，有棘层松解现象。直接免疫荧光示棘细胞之间荧光。

3. 需与重症型鉴别的疾病　中毒性表皮坏死症：表皮大片松解、萎缩、坏死，呈棕红色烫伤样外观，尼氏征阳性，伴严重的内脏损害。

三、病因与发病机制

病因复杂，感染、药物、食物及物理因素（如外伤、寒冷、日光、放射线等）均可引起本病，单纯疱疹病毒感染是最常见的致病因素，EB 病毒感染不明确。某些疾病如风湿热、自身免疫病、恶性淋巴瘤等也可出现多形红斑样皮损。临床上将病因不明的称特发性多形红斑，病因明确的称症状性多形红斑。轻型多形红斑与 HLA-DQw3 密切相关，而重症型多形红斑则与药物异常代谢相关。

四、病理与病理生理

表皮中可见均一红染、坏死的角质形成细胞，轻度细胞间水肿及细胞内水肿，严重时可形成表皮内水疱或表皮下水疱,基底细胞液化变性,沿界面以淋巴细胞浸润为主,真皮乳头水肿,毛细血管扩张充血,有血管外红细胞,浅层血管丛周围淋巴细胞及组织细胞浸润。

五、治疗

去除致病因素,如控制感染、停用可疑致敏药物。若有明确单纯疱疹病毒感染,给予抗病毒药物。轻者一般给予抗组胺类药物、维生素C、钙剂等,可酌情给予中小剂量皮质类固醇激素。重症病例尽早给予糖皮质激素,如泼尼松1~1.5mg/(kg·d)口服,或等效剂量的氢化可的松、地塞米松或甲基泼尼松龙静脉注射,一般应用一周左右,当病情控制后,开始逐渐减量,并加强护理,保持水、电解质平衡,加强营养,给予高蛋白、高能量、富含维生素的流食或半流食,保护肝肾功能;选择适当抗生素预防和控制继发感染;注意激素副作用。

局部治疗,斑疹—丘疹型损害可外用炉甘石洗剂或糖皮质激素霜剂;水疱渗出可外用3%硼酸、0.1%利凡诺溶液湿敷;大疱性损害可用无菌注射器抽出疱液,口腔黏膜损害可用2%碳酸氢钠溶液、生理盐水漱口,眼部损害应每日数次用生理盐水冲洗,白天用含糖皮质激素及抗生素眼药水点眼,晚上用抗生素眼膏,以防止粘连、继发感染以及角膜溃疡穿孔等。

红 皮 病

一、概述

红皮病(erythroderma),ICD-10编码:L53.902,又称剥脱性皮炎(exfoliative dermatitis),是一种以全身90%以上皮肤潮红、脱屑为特征的炎症性疾病。红皮病不是一个独立的疾病,而是多种疾病的临床表型。

二、诊断

(一)临床表现

1. 皮肤黏膜表现 以全身90%以上的皮肤弥漫性潮红、浸润、肿胀、脱屑为特征,常伴有发热等全身症状。急性期皮肤鲜红色、水肿渗出较为明显,皱褶部位显著。亚急性期和慢性期皮肤暗红色,以浸润为主,脱屑较著(图11-10-7)。鳞屑可呈糠状或大片状,特别在掌、跖部位,鳞屑大片脱落,如手套、袜子状。黏膜部位如口腔黏膜、眼结合膜、角膜、外阴、肛门等可出现肿胀、充血、糜烂,容易继发感染。数周后可有毛发脱落。指(趾)甲可有萎缩、增厚混浊,甲板可有凹陷、纵裂和反翘等,亦可引起甲脱落。

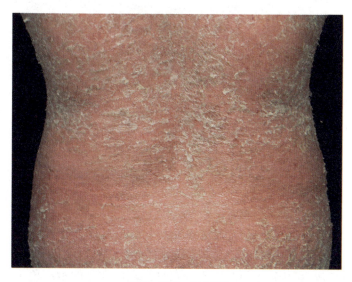

图 11-10-7 红皮病

2. 内脏损害 多数患者有淋巴结肿大,以腋淋巴结、腹股沟淋巴结和颈部淋巴结肿大最为常见。当淋巴结肿大特别明显,或不对称时,提示网状内皮系统肿瘤引起红皮病的可能。部分患者肝和(或)脾肿大,以药物过敏及淋巴网状系统肿瘤引起者最为常见。肾损害可引起蛋白尿、血尿,药物引起者可致急性肾衰竭。也可发生心率增快、心律失常和心力衰竭,出现颈静脉压增高,下肢可凹性水肿。红皮病肠病时肠内菌群失调,可发生脂肪痢。

3. 代谢紊乱 由于患者大量脱屑及肠道的吸收障碍,可出现低蛋白血症。皮肤屏障功能破坏,引起失水、电解质平衡失调等变化。皮肤调节体温功能受到影响,出现低体温状态,寒战、发热、低体温可交替出现。

(二)诊断与鉴别诊断

根据全身皮肤潮红脱屑的临床特点,红皮病的诊断是不困难的,主要是寻找红皮病发生的原因。要通过详细询问病史、全面系统地进行体格检查,找到原发病的线索,对部分原因不明者要长期随访观察。

三、病因与发病机制

引起红皮病的原因很复杂,可能的发病原因包括:

药物过敏,主要有磺胺类、抗生素、抗疟药、重金属(砷、金、汞等)、某些中药制剂等。某些炎症性皮肤病,如银屑病、湿疹、脂溢性皮炎、遗传过敏性皮炎、接触性皮炎、毛发红糠疹等因本身疾病加重、治疗不及时或因处理不当可发展成红皮病。伴发于恶性肿瘤,主要为淋巴网状内皮系统恶性肿瘤,包括蕈样肉芽肿、霍奇金病、白血病等。部分病例找不到明显诱发因素,即所谓的原发性红皮病。

四、治疗

1. 病因治疗 病因明确者要积极治疗原发病。药物引起者要停用一切可疑药物,可予泼尼松40～60mg/d(或相当剂量的糖皮质激素),症状控制后再逐渐减量;若银屑病引起者,可采用维A酸制剂(阿维A、阿维A酸或新体卡松)或MTX治疗,若肿瘤引起者可根据肿瘤情况采用手术疗法、化疗或放射治疗。湿疹、皮炎等引起者,可选用抗组胺类药物,若病情危急时也可采用皮质类固醇治疗。

2. 对症治疗 外用药以止痒、消炎、安抚为原则。急性期外用药宜缓和,无刺激性;瘙痒剧烈、鳞屑显著时可行矿泉浴、淀粉浴等。继发细菌感染时,应查明原因,并积极有力地选用抗生素或相关药物,尽快控制感染。

3. 支持疗法 及时补充营养,包括高蛋白、多种维生素饮食,维持水和电解质平衡以及精心的皮肤护理等。

扁 平 苔 藓

一、概述

扁平苔藓(lichen planus,LP)ICD-10 编码:L43.9 是一种原因不明的慢性或亚急性炎症性皮肤病,典型皮损为多角形紫红色扁平丘疹,好发于四肢屈侧,黏膜常受累,病程慢性。组织病理有特征性改变。

二、诊断

(一)临床表现

典型皮损为发亮的紫红色扁平丘疹,粟粒至绿豆大小或更大,多角形或圆形,境界清楚,表面有光滑发亮的蜡样薄膜鳞屑,亦可见白色光泽小点或细浅的白色网状条纹(Wickham 纹),为特征性皮损。皮损可密集成片或融合成斑块,斑块边缘可见散在的典型平顶而发亮的紫红色小丘疹(图 11-10-8A),急性期时可出现同形反应,常伴瘙痒。

黏膜损害很常见。口腔黏膜损害常发生于颊黏膜后侧,特点为树枝状或网状银白色细纹及小丘疹,对称分布,口唇部损害可有糜烂及渗液,有明显的粘着性鳞屑(图 11-10-9B)。少数口腔扁平苔藓可癌变。生殖器部位也是扁平苔藓的好发部位,可累及男性于龟头、包皮,女性的大阴唇内侧、小阴唇等处,损害与口腔黏膜病变相似。黏膜损害可有烧灼或疼痛感。

头皮损害多呈斑块状,可引起永久性脱发,偶可引起弥漫性脱发,脱发处头皮可萎缩或瘢痕形成。病变可侵犯甲,表现为甲板增厚或变薄,常有纵沟、嵴,可出现甲裂缝、甲翼状胬肉、甲床萎缩、甲脱落等。本病病程慢性,可持续数周或数月,亦可数年内反复发作。

本病临床上又可分为多种亚型,如急性泛发性扁平苔藓、慢性局限性扁平苔藓、色素型扁平苔藓、肥厚型扁平苔藓(图 11-10-8C)及大疱型扁平苔藓等。

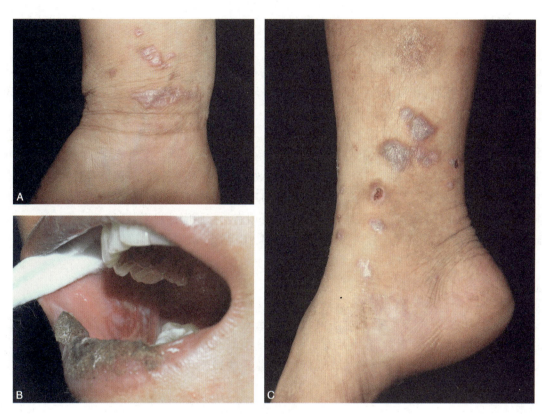

图 11-10-8　扁平苔藓
A. 典型皮损;B. 黏膜损害;C. 肥厚型扁平苔藓

(二) 诊断与鉴别诊断

1. **皮肤淀粉样变**　皮疹多对称分布于小腿伸侧及背部,为半球形或略扁平的丘疹,表面粗糙无光泽。刚果红试验阳性,组织病理示真皮乳头有淀粉样物质沉积。

2. **神经性皮炎**　皮疹好发于颈项、肘部及腘窝等处,常呈典型的苔藓样变,无 Wickham 纹及口腔损害。

3. **扁平疣**　扁平丘疹常位于面部及手背等暴露部位,多散在分布,部分皮疹可呈条状排列。组织病理表皮可见空泡细胞。

4. **银屑病**　银屑病鳞屑较多,常层层堆积,刮去鳞屑有薄膜现象及点状出血。病理改变具有特征性 Munro 微脓肿。

5. **黏膜白斑病**　本病与仅发生于口腔及女阴黏膜而无其他部位皮损的扁平苔藓较难鉴别,但黏膜白斑病多为微隆起的白色小斑块,触之质较硬。组织病理有助诊断。

三、病因与发病机制

病因不明。可能与遗传、自身免疫、感染、精神神经功能失调、药物、慢性病灶、代谢和内分泌紊乱等因素有关。目前认为该病的发病机制主要是通过各种细胞因子介导的 T 细胞免疫反应。

四、病理与病理生理

组织病理具有特征性。表现为表皮角化过度,颗粒层局灶性楔形增厚,棘层不规则增厚,表皮突呈锯齿状,基底细胞液化变性,真皮上部淋巴细胞为主带状浸润,真皮乳头层可见胶样小体及噬黑色素细胞。

五、治疗

目前尚无有效治疗方法,多采用综合治疗。

1. 外用药物治疗 糖皮质激素外用,对小面积的损害可用超强效或强效糖皮质激素夜间封包治疗。肥厚型、局限性损害,甲损害及口腔内的损害可采用皮损内注射疗法。也可采用 0.01% ~ 0.3% 维 A 酸软膏外涂。

2. 系统药物治疗 瘙痒者可给予抗组胺治疗等。对急性泛发型扁平苔藓,可采用小或中剂量泼尼松口服,症状缓解或皮疹消退后可逐渐减量停药。顽固的病例可用冲击疗法治疗。阿维 A 30 ~ 40mg/d,连服 3 周,无效应停用。环孢素 A 用于常规治疗无效的顽固性扁平苔藓,灰黄霉素对大疱性扁平苔藓疗效较好;氯喹、羟氯喹或氨苯砜对光线性扁平苔藓和扁平苔藓甲病有效;雷公藤多苷用于治疗口腔扁平苔藓。生物制剂如 TNF-a 抑制剂或 T 细胞调节剂可用来治疗顽固性扁平苔藓。

3. 物理治疗 可采用光化学疗法(PUVA)、窄谱 UVB、激光、放射线、冷冻、外科等手术治疗。

 本节小结

银屑病分为寻常型、关节病型、脓疱型及红皮病型,最常见的银屑病皮损为境界清楚的鳞屑性红色斑块,最常受累部位为头皮、肘和膝,然后是指甲、手、足和躯干。

玫瑰糠疹主要见于青少年和年轻的成人,好发于躯干和四肢近端,皮损为椭圆形淡红斑,表面细碎鳞屑,其长轴与皮纹一致。

多形红斑可以分为红斑-丘疹型、水疱-大疱型及重症型,典型皮损为靶形红斑,好发于肢端和面部,重症型有严重的黏膜受累和系统症状。

红皮病是根据临床特征——全身 90% 以上的皮肤弥漫性潮红、肿胀、脱屑来定义的,全身表现有淋巴结肿大、外周性水肿、体液和蛋白质的丢失及体温调节失调。红皮病的病因很多,常见的有药物过敏、恶性肿瘤、原有皮肤病的加重或治疗不当等。

(黄琨 重庆医科大学附属第一医院)

第十一节 血管性皮肤病

血管性皮肤病(vascular dermatosis)是指主要在皮肤的血管壁发生炎症性疾病。病理变化表现为血管内皮细胞肿胀,血管壁纤维蛋白样变性及管周炎症细胞浸润或肉芽肿形成。因为受累血管的尺寸大小不一,范围和炎症反应的程度不等,以及病因和发病机理不同,血管皮肤病可引起各种变化的临床表现。如毛细血管和细小血管炎主要表现为紫癜、水肿性红斑、坏死性小丘疹、水疱、血疱和小结节等;中等或较大血管炎表现为网状青斑、皮下结节、坏死和溃疡和肢端坏死等;血管炎可局限于皮肤,亦可同时累及其他系统(如关节、肾、肺、胃肠和神经系统等);可伴有发热、乏力等全身症状。

皮肤血管炎的病因比较复杂。在许多情况下,血管炎的病因是未知的。在少数情况下,病因可追溯到最近或正在进行的感染,如细菌、病毒、寄生虫和真菌感染均可引起。此外,药物也可以引起,如常由抗生素、口服避孕药、抗惊厥药、吩噻嗪类抗精神失常药、生物制药和血清制品等。血管炎可同时并发其他炎性疾病和肿瘤,如结缔组织疾病、炎症性肠病和淋巴系统肿瘤等。

本病发病机制尚未完全明了,可能与变态反应(主要是Ⅲ型与Ⅳ型变态反应)有关。大多数免疫相关的发病机制,主要涉及的体液免疫应答。针对外来抗原或自身抗原产生抗体,并在体内形成抗原抗体复合物,沉积在血管壁上,从而激活补体,导致多形核白细胞的趋化因子,趋化因子多形核白细胞,由此释放更多种蛋白酶的时,血管壁的破坏,引起栓塞,坏死,出血,以及其他变化。细胞介导的免疫应答也可导致血管炎的发生。致敏淋巴细胞与抗原反应,释放淋巴因子,其中在所述的趋化因子的大量单核细胞的免疫应答的巨噬细胞迁移抑制因子。这些细胞可被转化为活化的巨噬细胞,免疫复合物的吞噬作用,溶酶体酶,血管壁的破坏的释放。此外,这些细胞可被进一步转化成肉芽肿形成上皮样细胞,形成肉芽肿性血管炎。

血管炎病由于病因、发病机制不完全清楚,临床症状又多重叠,暂时没有统一的分类标准。目前临床上较一致的看法是首先将血管炎分为原发性血管炎和继发性血管炎。继发性血管炎是指血管炎继发于另一确诊的疾病,如感染、肿瘤、结缔组织病(如系统性红斑狼疮、干燥综合征、类风湿关节炎等)。而原发性血管炎即指本章所叙述的血管炎病。目前一般根据细胞浸润类型、受累血管大小及有无肉芽肿形成作如下分类:①白细胞破碎性大血管炎:如结节性多动脉炎;②白细胞破碎性小血管炎:如变应性皮肤血管炎、白塞病、过敏性紫癜、变应性皮肤系统性血管炎、血清病、荨麻疹性血管炎等;③淋巴细胞性小血管炎:如急性痘疮样苔藓样糠疹、皮肤结节性血管炎;④肉芽肿性大血管炎:如 Wegener 肉芽肿病、变应性肉芽肿病等;⑤肉芽肿性小血管炎:如淋巴瘤样肉芽肿病、面部肉芽肿等。

本章仅介绍几种常见的具有代表性的血管炎性皮肤病。

过敏性紫癜

一、概述

过敏性紫癜(anaphylactoid purpura),ICD-10 编码:D69.007,又称亨-许紫癜(Henoch-Schhnlein purpura),是一种好发于儿童的过敏性毛细血管和细小血管炎,可引起可触及的紫癜(小出血),常伴有关节和腹部疼痛以及肾脏受累。

二、诊断

(一) 临床表现

好发于儿童及青少年,男性多于女性。多数患者于发病前 1~2 周有上呼吸道感染史及症状。开始可有发热、头痛、关节痛、全身不适等前驱症状,继而皮肤黏膜上出现为针头至黄豆大小瘀点、瘀斑或荨麻疹样皮疹,可稍隆起呈斑丘疹状出血性紫斑,部分有融合倾向,严重者可发生水疱、血疱,甚至溃疡。好发于四肢伸侧,尤其是双下肢和臀部。皮损对称分布,2~3 周后颜色由暗红变为黄褐色而消退,但新疹成批发生(图 11-11-1)。仅有皮肤损害者称单纯性紫癜,伴有腹痛、腹泻、便血,甚至

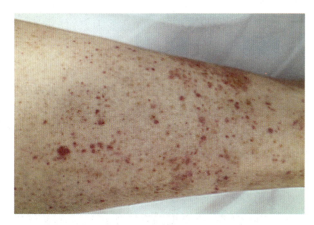

图 11-11-1 患者下肢出现瘀点瘀斑,部分有融合

胃肠道出血者称为胃肠型紫癜;伴有关节肿胀、疼痛、甚至关节积液者称为关节型紫癜,以膝、踝关节多见,也可累及肘、腕、指关节,大多在数周内消退而不留关节变形;伴血尿、蛋白尿,肾损害者称为肾型紫癜,重者可反复发作成慢性肾炎。上述各型有时可合并存在,称为混合型。非单纯型患者除瘀点、瘀斑外还可出现风团、丘疹、血疱等多形性皮损。本病病程长短不一,可数月或 1~2 年,常复发,除严重并发症外,一般预后良好(图 11-11-1)。

(二) 实验室检查和辅助检查

毛细血管脆性试验阳性,可有蛋白尿、血尿和管型尿,严重者尿素和肌酐可升高;血小板计数、出凝血时间、凝血因子等均在正常范围内。

(三) 诊断与鉴别诊断

根据典型皮损可诊断过敏性紫癜并进行分型。腹型紫癜应与急腹症进行鉴别,后者有腹部肌肉紧张,压痛明显,体温升高,甚至出现中毒性休克,白细胞明显增加。但须注意过敏性紫癜也可有肠套叠及肠穿孔;肾脏症状明显而皮损不突出时,应与其他肾病进行鉴别;有关节症状并伴低热者,应与系统性红斑狼疮进行鉴别。此外还需要与血小板减少性紫癜相鉴别,后者血小板减少且皮损为散在小点状或片状,无融合倾向,不突出于皮表,不对称分布。

(四) 诊断思路

本病的诊断思路需要考虑患者的年龄,本病好发于儿童和青少年;其次,发病机制与呼吸道感染有关,病史中需要注意有无类似病史。第三,临床表现上,本病特征为双下肢瘀点瘀斑,皮损相对单一,而非变应性血管炎的多形皮损,同时伴有关节痛、腹痛等症状时则更为典型。第四,实验室检查排除凝血异常和血小板减少,进一步可完善尿常规明确有无肾脏受累。必要时完善组织病理检查。

三、病因与发病机制

本病病因复杂。细菌(如溶血性链球菌)、病毒(如流感病毒)、食物(鱼虾、鸡蛋等)和药物(水杨酸盐类、抗生素类、巴比妥类)等均可促使发病,恶性肿瘤和自身免疫性疾病亦可导致本病。发生机制是由于抗原与抗体(主要为 IgA)结合形成免疫复合物在血管壁沉积,激活补体,导致毛细血管和小血管壁及其周围产生炎症,使血管壁通透性增高,从而产生各种临床表现。

四、病理与病理生理

组织病理提示真皮浅层毛细血管和细小血管的内皮细胞肿胀,管腔闭塞,管壁有纤维蛋白沉积、变性和坏死,血管及其周围有中性粒细胞浸润,有核破碎(核尘)、水肿及红细胞外渗。

五、治疗

1. 病因治疗　应寻找并消除致病因素,如防治上呼吸道感染、去除感染性病灶(如扁桃体炎、龋齿等)、避免服用可疑药物及食物。

2. 药物治疗

(1) 抗组胺药物和改善血管通透性的药物:可以选用扑尔敏、苯海拉明、异丙嗪、氯雷他定、左西替利嗪等抗组胺制剂,也可以使用芦丁、维生素 C、钙剂等改善血管通透性。

(2) 糖皮质激素:适用于皮损严重火灾伴有发热的患者。皮质激素可减轻血管通透性以及抗过敏的作用,并可迅速减轻关节疼痛和胃肠道症状。成人剂量不超过 60mg/d,症状控制后逐减量。皮质激素可抑制发热和关节痛,但不能阻止肾脏受累和加重。

(3) 免疫抑制剂:对于顽固的慢性肾病,可选用环磷酰胺、硫唑嘌呤或者霉酚酸酯等。

(4) 其他治疗:呼吸道感染伴有血象升高,明确细菌感染时适当选择抗生素治疗。如出现急腹症,如肠穿孔、肠套叠需要外科手术。肾衰尿毒症患者需要血液透析。

变应性皮肤血管炎

一、概述

变应性皮肤血管炎(allergic cutaneous vasculitis),ICD-10 编码 D69.001,是一种主要累及真皮浅层小血管及毛细血管的过敏性、炎症性皮肤病,皮损多形性,病程慢性,常反复发作。

二、诊断

(一) 临床表现

本病多累及中青年,女性多于男性,多为急性发作。本病发病前 1~2 周常有急性细菌或者病毒感染史。多数患者仅皮肤受累,少数可累及内脏。皮肤损害多分布于下肢,以小腿、足背多见。有时大腿、臀部、躯干和上肢也可出现。皮损呈多样性,但以紫癜、结节、坏死和溃疡为主要特征,还可表现为红斑、丘疹、风团、血疱、网状青斑等。初发皮损为粟粒至绿豆大小的红色丘疹和紫癜,对称分布,皮损渐增大为暗红色结节,亦可发生水疱、血疱、结节坏死而形成溃疡,上覆干性血痂。自觉疼痛和烧灼感,溃疡愈合后留有萎缩性瘢痕(图 11-11-2)。

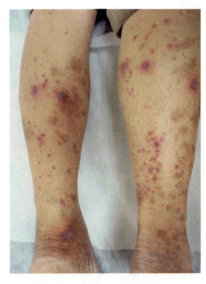

图 11-11-2 变应性血管炎皮损多形,可见瘀点瘀斑、溃疡、坏死和结痂

本病还可累及黏膜,出现鼻出血、咯血和便血。部分患者可伴发内脏损害,常出现关节痛、关节肿胀,大约三分之一的患者还可以肾脏受累,如尿蛋白、血尿和慢性肾炎。还可以中枢神经受累,表现为头痛、感觉及运动障碍或复视等。胃肠道受到侵犯,可导致腹痛、便血。内脏受累严重时可危及生命,此型称为变应性皮肤-系统性血管炎。总体来说,本病病程慢性,但常反复发作。

(二) 实验室检查和辅助检查

可有血沉加快、血小板减少、贫血、嗜酸性粒细胞增高、高球蛋白血症及补体下降、类风湿因子阳性等表现。肾脏受累可出现蛋白尿、血尿和管型尿。

(三) 诊断与鉴别诊断

典型临床表现,结合组织病理和免疫病理可以确诊。应与过敏性紫癜鉴别,后者皮损形态较单一,主要为紫癜或有风团样皮损,可伴关节痛、胃肠症状和血尿、蛋白尿。与皮肤型结节性多动脉炎比较,后者多在下肢,有沿小动脉分布的皮下结节,自觉疼痛明显及明显的压痛,皮肤组织病理表现小动脉炎及小动脉坏死。此外还应与高球蛋白血症、急性痘疮样苔藓样糠疹及结节性血管炎鉴别。

(四) 诊断思路

本病的诊断思路为临床上双下肢多发的多形性皮损,尤其是可见出血性皮损,如瘀点瘀斑,并在此基础上有坏死、溃疡、结痂,自觉有疼痛,且病程迁移。往往需要病理活检明确诊断,同时完善相关检查,排除有无脏器受累。

三、病因和发病机制

病因不明。感染、药物、恶性肿瘤和自身免疫性疾病在体内都可产生免疫复合物而引起本病。发病与Ⅲ型变态反应关系密切。链球菌和流感病毒可作为抗原诱导机体产生相应抗体,形成循环免疫复合物,由于下肢血流的液体静脉压高,易使血液循环中的免疫复合物沉积于小血管壁和毛细血管壁而导致血管炎形成。这种复合物沉积在血管壁及周围组织中,激活被体 C3 产生过敏毒素,引起肥大细胞释放组胺,使血管通透性增加,同时吸引中性多核白细胞聚集在免疫复合物沉积部位,引起炎性细胞浸润,中性多核白细胞释放出胶原酶、弹力酶及其他水解酶,其破坏胶原纤维、弹力纤维、基底膜及周围组织,使血管壁有炎性细胞浸润,纤维蛋白沉积血管壁破坏坏死,引起血管炎的各种症状。

四、病理与病理生理

组织病理提示主要为真皮小血管和毛细血管炎症。典型变化有毛细血管扩张、内皮细胞肿胀、管腔变窄、闭塞、血栓形成、管壁有纤维蛋白样变性或坏死,血管壁及其周围有中性粒细胞浸润,可见白细胞破碎及核尘和红细胞外渗等。直接免疫荧光显示早期皮损血管壁有免疫球蛋白(IgG 为主)和 C3 沉积。

五、治疗

应去除明显诱因,防治感染、去除慢性感染灶和停服可疑药物。药物治疗可选用氨苯砜(100 ~ 150mg/d)或沙利度胺;秋水仙碱 0.5mg,每日服 2 次,可能有抑制白细胞趋化因子、炎症及稳定溶酶体酶作用。皮损广泛、症状较重者需给予糖皮质激素(相当于泼尼松 20 ~ 40mg/d)或与氨苯砜、沙利度胺联用;有重要脏器损害者糖皮质激素与环磷酰胺联用可提高疗效;还可用维生素 C、潘生丁、阿司匹林、吲哚美辛、雷公藤多苷等。如有上呼吸道细菌感染,可用抗生素治疗;中医中药宜活血化瘀,清热解毒,可用复方丹参片或复春片。

结节性红斑

一、概述

结节性红斑(erythema nodosum),ICD-10 编码 L52 01,是发生于皮下脂肪的炎症性疾病。本病急性起病,基本皮损为红色结节和斑块,多累及小腿伸侧及大腿、前臂,经 3 ~ 6 周消退。

二、诊断

(一)临床表现

多累及青年或中年女性,好发于春秋季节。发病前有感染史或服药史,初始可有发热、肌痛和关节酸痛。结节性红斑常见于小腿伸侧,有时大腿下段和臀部亦可波及,少数患者上肢也可受累,但颜面部位通常不受侵犯。发病时皮下结节周围出现红斑,红斑中央可触及硬结。最初红斑颜色多呈鲜红色,约经 2 周左右后,逐渐变成暗红色或淡紫红色;结节性红斑数目多少不定,小的如花生米粒大,大的如核桃大,局部可有多个结节聚集,或散在对称性分布。结节一般不会破溃,相互邻近的结节可以彼此融合可形成较大硬块。如果局部血管受压,静脉回流受阻,可引起小腿下部轻度水肿。结节处自觉有痛感,尤其是触压痛比较明显。经过 3 ~ 6 周后,结节逐渐消退,但容易复发,呈

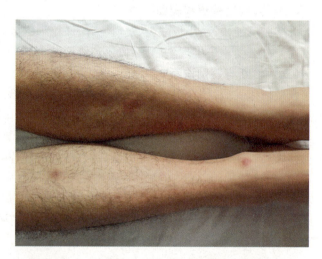

图 11-11-3 结节性红斑,多表现为双下肢触痛性结节

此起彼伏之势,且消退后红斑处会留有色素沉着(图 11-11-3)。

慢性结节性红斑不同于急性结节性红斑的特征,其常发生在老年妇女,皮损为单侧,若为双侧,则不对称,除关节痛外,不伴有其他全身症状。结节不痛,且比急性结节性红斑软。

（二）实验室检查和辅助检查

白细胞计数一般正常或轻度升高，但在初期，伴有高热、扁桃体炎或咽炎时，白细胞计数及中性粒细胞计数可明显增高。2/3 的患者血沉增快。类风湿因子亦可为阳性。在伴有结核时，结核菌素试验可阳性。

（三）诊断与鉴别诊断

根据典型临床表现、发病前有感染史或服用药物史（磺胺类、避孕药、溴及碘剂等），结合组织病理可确诊。应与硬红斑及变应性皮肤血管炎等进行鉴别。硬红斑多发生于小腿屈侧，常单发或为数个，皮损较结节性红斑为大，病程长，可自发性破溃，形成溃疡，愈合后留有不同程度萎缩。而变应性皮肤血管炎多表现为多形皮损，以紫癜、溃疡、坏死为主要特征，且可伴有系统症状和脏器受累。

（四）诊断思路

本病临床上主要表现为四肢疼痛的结节，尤其是双下肢，好发于中青年女性。起初表面可为红色，后期可为肤色或色素沉着，但一般不发生破溃。必要时病理活检明确诊断。需要注意的是结节性红斑伴发其他系统疾病，如白血病、自身免疫性疾病或者白塞病等。

三、病因与发病机制

病因未明。结节性红斑的致病因素很多。也比较复杂。最早报道为链球菌感染，观察发现：结节性红斑在症状发生之前，约有 80% 以上的患者有呼吸道感染症状，其中 50% 左右是溶血性链球菌引起的咽炎，扁桃体炎，一般在感染三周内发病。药物因素也可引起本病，过去一直认为磺胺，溴剂和碘剂均有可能致病，近年来发现口服避孕药物也可引发本病。一般认为结节性红斑系细菌、病毒、真菌感染、结核或药物等所致的血管迟发性过敏反应，亦可见于某些免疫异常性疾病（如结节病、溃疡性结肠炎及白塞病等），瘤型麻风反应的结节性红斑是一种免疫复合物性血管炎，因此结节性红斑可被视为一种综合征，或是一种对各种诱因的非特异性反应。

四、病理与病理生理

组织病理提示真皮深层血管周围呈慢性炎症浸润，脂肪小叶间隔里的中小血管（动脉或静脉）内膜增生，管壁有淋巴细胞及中性粒细胞浸润。在早期急性炎症反应阶段，皮下脂肪小叶间隔主要为中性粒细胞浸润，伴有少量淋巴细胞、嗜酸性粒细胞和少量红细胞外渗。随着病情发展，中性粒细胞很快消失，而代之以淋巴细胞、浆细胞和组织细胞浸润。在脂肪小叶间隔中，可出现巨细胞和肉芽肿改变。

五、治疗

寻找并祛除病因是治疗与防止复发的关键，急性期可卧床休息，抬高患肢，避免受寒及强劳动。有明显感染灶者，可配合抗生素。疼痛较著者可口服止痛药和非甾体类抗炎药，如吲哚美辛（消炎痛）及布洛芬等。严重者，给予皮质类固醇激素，如泼尼松或倍他米松/二丙酸倍他米松（得宝松）肌注，可迅速控制病情。另外，可用 10% 碘化钾合剂，每天 3 次，服 2~4 周。该法安全有效，但应注意长期应用可导致甲状腺功能低下。病情顽固者，可应用羟氯喹、氨苯砜，也可服中药雷公藤片或昆明山海棠片。

白　塞　病

一、概述

白塞病（Behcet's disease），ICD-10 编码 M35.201，又称白塞综合征（Behcet syndrome），是一种以血管炎为病理基础的多系统疾病。口腔、眼、生殖器、皮肤为本病的好发部位，多数患者预后良好。是一种全身性免疫系统疾病，属于血管炎的一种。

二、诊断

（一）临床表现

本病可多器官、多系统受累，但较少同时出现多种临床表现。有时患者需经历数年甚至更长时间才相继出现各种临床症状和体征。从青少年到老人都可患病，中青年更多见，男女均可发病。

口腔溃疡发生率98%，复发性口腔溃疡（每年至少发作3次）是诊断的必要条件。多为首发表现，好发于舌、颊黏膜、牙龈及腭等处。皮损呈圆形或椭圆形疼痛性溃疡，直径2~10mm，境界清楚，中心为淡黄色坏死性基底，周围为鲜红色晕，可为单发，也可成批出现。一般可持续1~2周后消失，不留瘢痕，但亦有持续数周并遗留瘢痕者。多数溃疡可自行好转，但常反复发作，严重者疼痛剧烈，非常影响进食。

眼部损害发生率50%。双眼均可累及。眼部病变可以在起病后数月甚至几年后出现。表现为视物模糊、视力减退、眼球充血、眼球痛、畏光流泪、异物感、飞蚊症和头痛等。通常表现为慢性、复发性、进行性病程。眼受累致盲率可达25%，是本病致残的主要原因。最常见和最严重的眼部病变为色素膜炎。前葡萄膜炎即虹膜睫状体炎，合并前房积脓是白塞病典型的特异体征，后葡萄膜炎和视网膜血管炎是导致失明的主要原因。眼部受累的其他表现有：角膜炎、疱疹性结膜炎、巩膜炎、脉络膜炎、视网膜炎、视神经乳头炎、眼底出血等。此外可有晶状体出血或萎缩、青光眼、视网膜脱落。

生殖器溃疡发生率80%，病变与口腔溃疡基本相似。出现次数少。溃疡深大，疼痛剧烈、愈合慢。受累部位为外阴、阴道、肛周、宫颈、阴囊和阴茎等处。阴道溃疡可无疼痛仅有分泌物增多。有的患者可因溃疡深而致大出血或阴囊静脉壁坏死破裂出血。

皮肤损害发生率为60%~80%。皮损类型较复杂，常见的有：①结节性红斑样皮损：好发于下肢（尤以小腿），皮损为多个蚕豆至胡桃大小的皮下结节，呈淡红、暗红或紫色，自觉疼痛和压痛，一般1个月左右消失，但新皮损可不断出现，极少破溃；②毛囊炎样皮损：见于头面、胸背、下肢、阴部等处，皮损为丘脓疱疹，周围红晕较宽，皮损多少不一，可反复出现，细菌培养阴性，抗生素治疗无效（图11-11-4）；③同形反应：用生理盐水皮内注射、无菌针头皮内刺入及静脉穿刺等均可在受刺部位于24小时左右出现毛囊炎样皮损或脓疱，48小时左右最明显，以后逐渐消退，此种反应阳性者达40%~70%，有诊断价值（图11-11-5）

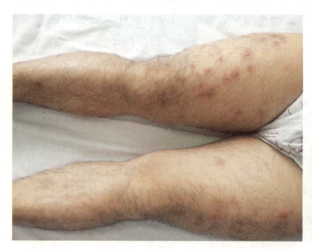

图11-11-4 白塞病的皮损损害可表现为毛囊炎样皮损

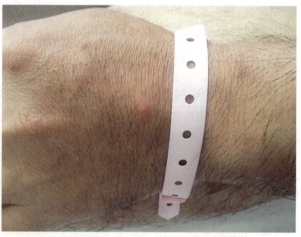

图11-11-5 白塞病患者输液后出线针刺反应（同形反应）

口腔溃疡、眼部损害、生殖器溃疡及皮肤损害可先后发生，少数患者无眼部损害称为不全型。

其他系统表现还可出现关节、胃肠道、肺、心、肾、附睾及中枢神经系统等病变。

（二）实验室检查和辅助检查

本病无特异性实验室异常。活动期可有贫血、白细胞增多、血沉加快、γ球蛋白增加、C反应蛋白升高;部分患者冷球蛋白阳性,血小板凝集功能增强。HLA-B51为易感抗原,其在白塞病患者中阳性率57%~88%,与眼、消化道病变相关。

（三）诊断与鉴别诊断

本病主要根据复发性口腔溃疡,同时存在以下四点中的两点即可诊断:①复发性生殖器溃疡;②眼部损害;③皮肤损害;④针刺反应阳性。早期只有口腔溃疡时需与其他原因导致的口腔溃疡鉴别,如口腔感染、维生素缺乏、阿弗他口腔溃疡。此外还应与结节性红斑及细菌性毛囊炎等进行鉴别。

（四）诊断思路

本病是口-眼-生殖器综合征,对于口腔和外阴的溃疡,需要考虑本病。皮肤表现可以是毛囊炎或者结节性红斑样皮损,结合针刺反应阳性也要警惕本病。必要时病理活检明确诊断。

三、病因和发病机制

本病为免疫异常性疾病,与病毒、链球菌及结核菌等感染因素引起的过敏有关,部分患者有遗传易感性。患者血清中有抗口腔黏膜自身抗体,血清中该抗体形成的免疫复合物阳性率可达60%,与病情活动有关;皮损血管壁(特别是细静脉)有IgM、IgG、免疫复合物和C3沉积;中性粒细胞趋化性显著增高、功能亢进。

四、病理与病理生理

组织病理提示基本病变为血管炎。口腔及皮肤损害早期常表现白细胞破碎性血管炎,后期为淋巴细胞性血管炎,可累及毛细血管、细小静脉,及少数细动脉,其中静脉病变更显著。急性渗出性病变表现为血管内皮细胞肿胀,管腔充血及血栓形成,管壁纤维蛋白样变性,管周中性粒细胞浸润和红细胞外渗。

五、治疗

本病目前尚无公认的有效根治办法。多种药物均有效,但停药后大多易复发。治疗的目的在于控制现有症状,防治重要脏器损害,减缓疾病进展。

1. 一般治疗　急性活动期,应卧床休息。发作间歇期应注意预防复发。如控制口、咽部感染、避免进刺激性食物。并发感染者给予抗生素治疗。

2. 局部治疗　口腔溃疡可局部用糖皮质激素膏,生殖器溃疡用1:5000高锰酸钾清洗后加用抗生素软膏;眼结膜炎、角膜炎可应用皮质激素眼膏或滴眼液,眼色素膜炎须应用散瞳剂以防止炎症后粘连。

3. 全身治疗

（1）非甾类抗炎药:具消炎镇痛作用。对缓解发热、皮肤结节红斑、生殖器溃疡疼痛及关节炎症状有一定疗效。

（2）秋水仙碱:可抑制中性粒细胞趋化,对关节病变、结节红斑、口腔和生殖器溃疡、眼色素膜炎均有一定的治疗作用。

（3）沙利度胺:用于治疗严重的口腔、生殖器溃疡。宜从小剂量开始(50mg/d),逐渐增加至200mg/d,分次口服。服药期间禁妊娠,以免引起胎儿畸形(详见强直性脊柱炎用药),另外有引起神经轴索变性的副作用。好转后逐渐减量。

（4）糖皮质激素:可有效地控制急性炎症,常用量为泼尼松40~60mg/d。重症患者如严重眼炎、中枢神经系统病变、严重血管炎患者可考虑采用静脉应用大剂量甲基泼尼松龙冲击,与免疫抑制剂联合效果更好,单纯应用糖皮质激素不能防止复发。

（5）免疫抑制剂:重要脏器损害时应选用此类药。常与皮质激素联用。小剂量糖皮质激素隔日口服,并联合免疫抑制剂是预防复发的有效措施。此类药物副作用较大,用药时间应注意严密监测。

4. 手术治疗 重症肠白塞病并发肠穿孔时可行手术治疗,但肠白塞病术后复发率可高达50%。血管病变手术后也可于术后吻合处再次形成动脉瘤,故一般不主张手术治疗,采用介入治疗可减少手术并发症。眼失明伴持续疼痛者可手术摘除。手术后应继续应用免疫抑制剂治疗可减少复发。

色素性紫癜性皮肤病

一、概述

色素性紫癜性皮肤病(pigmentary purpuric dermatosis)是一组由淋巴细胞介导的红细胞外渗所致的疾病,包括进行性色素性紫癜性皮病、毛细血管扩张性环状紫癜及色素性紫癜性苔藓样皮炎,其临床形态和组织病理类似。

二、诊断

(一)临床表现

可分为以下三种类型:

进行性色素性紫癜性皮病(progressive pigmentary purpuric dermatosis)初起为群集的针尖大红色瘀点,后密集成片并逐渐向外扩展,中心部转变为棕褐色,但新瘀点不断发生,散在于陈旧皮损内或其边缘,呈现辣椒样斑点。皮损数目不等,好发于胫前区,呈现对称性色素沉着性斑片,常无自觉症状,有时可轻度瘙痒。本病以成年男性多见,病程慢性,持续数年可自行缓解。

毛细血管扩张性环状紫癜(purpuraannu-laristelangiectodes)常对称发生于女性胫前区。皮损初起为紫红色环状斑疹,直径1~3cm,边缘毛细血管扩张明显,出现点状、针尖大红色瘀点,后皮损中央部逐渐消退,周边扩大呈环状、半环状或同心圆样外观,颜色可呈棕褐、紫褐或黄褐色。皮损可自然消退,但其边缘可再发新疹,反复迁延数年。

色素性紫癜性苔藓样皮炎(pigmented pur-puriclichenoid dermatitis)常对称发生于40~60岁男性的胫前区,亦可累及大腿、躯干及上肢。皮疹为细小铁锈色苔藓样丘疹,伴紫癜性损害,融合呈境界不清的斑片,或斑块,有红斑、鳞屑及不同程度瘙痒。病程持续数月或数年(图11-11-6)。

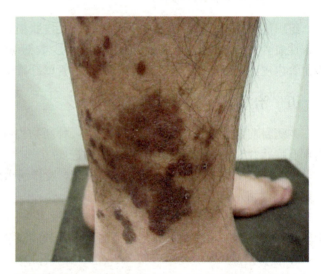

图11-11-6 双下肢褐色斑片,可由小的瘀点瘀斑融合,少许脱屑,伴有瘙痒

(二)实验室检查和辅助检查

本病无特异性实验室异常。

(三)诊断与鉴别诊断

根据典型临床表现诊断不难。应与静脉曲张性瘀积性皮炎、过敏性紫癜进行鉴别。瘀积性皮炎多伴有静脉曲张,皮损大片色素沉着斑,严重时出现溃疡,慢性病程,难以愈合。好发于足踝处。过敏性紫癜表现为下肢紫癜,皮损相对较大,部分可隆起,自觉瘙痒不明显,发病前常有呼吸道感染史,且可伴有关节痛和腹痛等症状,以资鉴别。

三、病因和发病机制

病因不明。发病可能与毛细血管壁病变有关,重力和静脉压升高是重要的局部诱发因素,某些药物

（如硫胺类、非那西丁、阿司匹林等）也可引起发病。皮损免疫病理显示浸润细胞主要是 T 淋巴细胞和 Langerhans 细胞，提示该病可能由Ⅳ型变态反应介导。

四、病理与病理生理

组织病理提示本组病理组织变化相似，表现为真皮毛细血管内皮细胞肿胀；管周红细胞外渗，含铁血黄素沉着。直接免疫荧光显示真皮乳头血管壁有 C3、C1q、纤维蛋白和免疫球蛋白沉积。

五、治疗

治疗效果常不满意。可静滴或口服维生素 C、口服抗组胺药和复方芦丁等，系统应用糖皮质激素可在短期内见效，但减量时或停药后易复发；静滴丹参等活血化瘀类中药可能有效。局部可外用糖皮质激素类霜剂或软膏等。

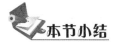**本节小结**

血管性皮肤病是指主要在皮肤的血管壁发生炎症性疾病，病因复杂，发病机制暂未完全明了，病理变化表现为血管内皮细胞肿胀，血管壁纤维蛋白样变性及管周炎症细胞浸润或肉芽肿形成。常见的病种为过敏性紫癜、结节性红斑、变应性血管炎以及色素性紫癜性皮肤病等，主要的临床表现为紫癜、水肿性红斑、坏死性小丘疹、水疱、血疱、溃疡等，该病可能局限于皮肤，亦可同时累及其他系统或伴有全身症状。该类疾病通过临床表现结合组织病检可基本诊断。血管性皮肤病的治疗主要是去除诱因及对症治疗，抗组胺药、改善循环及血管通透性药物有一定疗效，严重时需加用糖皮质激素。

（方圣　重庆医科大学附属第一医院）

第十二节　皮肤美容及损美性皮肤病

随着人民生活水平提高，也随着科技的进步，美容皮肤科学在现代皮肤科学的地位日益重要，其是以皮肤科学的基础理论、基本技术和方法为基础，结合医学美学、美容心理学、激光医学、皮肤外科学、化妆品学等内容后形成的新兴学科领域，是现代皮肤科学中的重要组成。

皮肤的美容

随着科技的日新月异，目前已经有多种治疗方法可以去除皮肤色斑、改善皮肤外观、延缓皮肤衰老，其中包括各种物理、化学和手术等治疗方法，现将临床常用及新近的皮肤美容技术进行介绍。

（一）注射美容技术

在皮肤内注射肉毒毒素、填充剂、自体脂肪等物质以减轻或消除皱纹、填补皮肤凹陷等皮肤问题，从而达到美容的目的。

1. 肉毒毒素（botulinum toxin, BT）注射　通过在特定部位注射肉毒毒素，不仅可减轻或消除额、眉间、眼角、颈部等部位的皱纹，而且还可通过面部咬肌内注射使其萎缩，达到瘦脸、修饰面型的效果。肉毒毒素的作用机制为阻断神经终末突触释放乙酰胆碱，使肌肉麻痹、萎缩。

2. 美容填充（soft tissue augmentation）　通过局部注射胶原、透明质酸、硅酮、自体脂肪等填充剂，达到填补软组织缺陷、消除皱纹、隆鼻、修饰唇部等美容目的。填充剂按其在体内降解的难易快慢分为非永久性填充剂（胶原、透明质酸等）和永久性填充剂（硅胶、硅酮等）。

3. 激光（laser）　激光是一种单向单波长、强而连贯的光束。通过光热作用去除色素性、血管性等皮肤病。

（二）射频

射频为无线电和微波等电磁辐射能量的统称。射频设备根据电极多少分为单极和双极射频两种，通过对靶组织的热学作用起到治疗作用。前几年还有将 RF 和 IPL/激光结合起来的技术，即所谓的"E光"。近年来出现的点阵射频设备可用于紧肤、除皱等。

（三）化学剥脱术

也称为化学换肤术，是利用各种酸、碱性化学物质先将表皮或真皮腐蚀，进而促进皮肤再生的一种美容方法。常用果酸、三氯醋酸、间苯二酚等酸性物质。根据所使用物质的种类、浓度及其作用深浅的不同，化学剥脱术可分深、中、浅三种，临床上用于不同病变深度皮肤病的治疗。

（四）遮盖术

用特定的粉底或彩妆类化妆品外用于有颜色改变或点状凹陷等瑕疵的皮损处（如白癜风、痤疮瘢痕等），使局部颜色或瑕疵被遮盖或减轻，从而获得美容效果的方法。

（五）文刺术

利用针刺技术将外源性色素颗粒置于特定部位的表皮或真皮内，使局部出现一定形状的颜色改变，从而达到美容目的的一种方法。适应证为纹眉线、眼线、唇线、唇红等。

此外，各种激光、皮肤磨削术、皮肤外科等技术也可用于皮肤美容。

寻 常 痤 疮

一、概述

寻常痤疮（acne vulgaris），ICD-10 编码：L70.002，是一种毛囊皮脂腺的慢性炎症性疾病，具有一定的损容性。各年龄段人群均可患病，但以青少年发病率为高。

二、诊断

（一）临床表现

多发于 15～30 岁的青年男女，皮损好发于面颊、额部，其次是胸部、背部及肩部，多为对称性分布，常伴有皮脂溢出。痤疮的各种类型皮损均是由毛囊不同深度的炎症以及其他继发性反应造成的，包括因毛囊皮脂腺导管阻塞所致的粉刺、发生于毛囊口处的表浅脓疱、炎性丘疹、结节、囊肿及瘢痕等。

初发损害为与毛囊一致的圆锥形丘疹，如白头粉刺（闭合性粉刺）及黑头粉刺（开放性粉刺），白头粉刺可挤出白黄色豆腐渣样物质，而黑头粉刺系内含脂栓氧化所致；皮损加重后可形成炎症丘疹，顶端可有小脓疱；继续发展可形成大小不等暗红色结节或囊肿（图11-12-1），挤压时有波动感，经久不愈可化脓形成脓肿，破溃后常形成窦道和瘢痕。各种损害大小深浅不等，常以其中一、二种损害为主。本病一般无自觉症状，炎症明显时可有疼痛。痤疮病程慢性，时轻时重，部分患者至中年期病情逐渐缓解，但可遗留或多或少的色素沉着、肥厚性或萎缩性瘢痕。

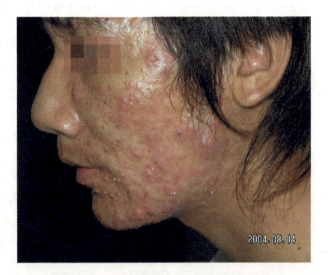

图 11-12-1 患者面部丘疹、脓疱、囊肿、结节

（二）诊断与鉴别诊断

根据青年男女，发生在颜面、前胸和背部，散在性黑头粉刺、丘疹、脓疱、结节及囊肿，对称分布等特点可以诊断。

本病应注意与酒渣鼻、颜面播散性粟粒性狼疮等进行鉴别。酒渣鼻好发于中年人,皮损分布于鼻尖、两颊、额及颏部为主,患部有毛细血管扩张、丘疹、脓疱,晚期形成鼻赘。颜面播散性粟粒性狼疮好发于成年人,皮损主要为半球形或略扁平的丘疹或小结节,呈暗红或褐色,触之柔软,中心坏死,玻片按压丘疹时,可以显出黄色或褐色小点,对称分布在眼睑,鼻唇沟及颊部为多,在下眼睑往往融合成堤状。

三、病因和发病机制

痤疮的发病主要与雄激素及皮脂分泌增加、毛囊皮脂腺开口处过度角化、痤疮丙酸杆菌感染及继发炎症反应等四大原因相关,部分患者的发生还与遗传、免疫、内分泌障碍、情绪及饮食等因素有关。

四、治疗

治疗原则主要为去脂、溶解角质、杀菌、消炎及调节激素水平。

1. 一般治疗 应注意清水洗脸,禁用手挤压及搔抓粉刺,使用清爽类化妆品,避免辛辣食物,控制脂肪和糖类食品,多吃新鲜蔬菜水果和富含维生素的食物。此外,劳逸适度,纠正便秘,禁用溴、碘类药也十分重要。

2. 外用药物治疗 轻者仅以外用药物治疗即可。

(1) 维A酸类:0.025%～0.05%维A酸(全反式维A酸)霜或凝胶,可使粉刺溶解和排出,从低浓度开始,避免初用时的刺激反应,每天晚上应用一次,症状改善后每周外用一次。

(2) 抗生素:红霉素、氯霉素或氯洁霉素,用乙醇或丙二醇配制,浓度为1%～2%,疗效较好。

(3) 二硫化硒:2.5%二硫化硒洗剂具有抑制真菌、寄生虫及细菌的作用,可降低皮肤游离脂肪酸含量。

3. 系统药物治疗

(1) 抗生素:口服四环素能抑制痤疮丙酸杆菌和抑制中性粒细胞趋化,并使面部皮脂中游离脂肪酸浓度下降。其用法为口服1.0g/d,连服4周,然后减量至每晨服0.5g,连服8周。此外多西环素、米诺环素、红霉素也可选用。

(2) 异维A酸:此药可减少皮脂分泌,控制异常角化和黑头粉刺的形成,并抑制痤疮丙酸杆菌,对结节性、囊肿性和聚合性痤疮效果好,一般剂量为0.5mg/(kg·d),3～4个月一疗程,可致口唇发干、脱屑、血脂升高等,故应注意血液学,以及肝、肾功能等变化,另外本药还有致畸作用,育龄期男女服药期间应避孕,停药一年后方可怀孕。

(3) 抗雄激素药物:①diane 35(达英-35):每片含醋酸环丙孕酮2mg和乙炔基雌二醇0.035mg。本药既有抗雄激素作用,同时又能抑制排卵兼有避孕作用,适用于患有痤疮而月经不正常或月经前痤疮皮损加剧的女性患者。其用法为:在月经来潮第1天开始,1粒/天连服21天,停药7天为一疗程,月经再次来潮时再继续上法服用,3～4个疗程后有较明显疗效。②螺内酯:轻度抗雄性激素作用,60mg/d连服1个月,对部分患者有效,可与其他药物合用,应定期查血钾和测血压。③西咪替丁:可与二氢睾酮竞争雄激素受体,用法0.6g/d口服。

(4) 糖皮质激素:小剂量的泼尼松或地塞米松具有抗炎作用,适用于严重结节性痤疮、聚合性痤疮、囊肿性痤疮的炎症期和暴发性痤疮,常用泼尼松15～30mg/d。对严重的结节或囊肿性痤疮可选用皮损内注射糖皮质激素,常用1%曲安缩松或泼尼松龙混悬液0.3～1.0ml加等量2%利多卡因或1%普鲁卡因,每两周一次,3～4次后有较好效果,但不宜长期反复使用,以免出现不良反应。

4. 光疗 联合应用红蓝光照射,可通过光动力学效应破坏痤疮丙酸杆菌及减轻炎症反应而对痤疮有效,该疗法是基于丙酸痤疮杆菌中包含内源性卟啉,光线照射痤疮丙酸杆菌可激活细菌内源性卟啉,产生单态氧,并聚集在皮脂腺和上皮细胞,破坏细胞膜和菌体。主要不良反应有疼痛、结痂、红斑和色素沉着。

5. 痤疮瘢痕 应于痤疮得到基本控制的年龄阶段后期对瘢痕进行治疗。萎缩性瘢痕行激光或超脉冲一氧化碳激光磨削术。激光发挥热效应,治疗后刺激胶原蛋白生长。

6. 辅助治疗 粉刺可用特制的粉刺挤压器将内容物挤出,化脓皮损有时需切开引流;清洁皮损后,用药物按摩或药物喷雾,可达到治疗和美容目的。

脂溢性皮炎

一、概述

脂溢性皮炎(seborrheic dermatitis),ICD-10 编码 L21. 901,又称脂溢性湿疹,系发生于头面及胸背等皮脂溢出较多部位的一种慢性炎症性皮肤病。

二、诊断

(一) 临床表现

本病可发生于各年龄阶段。好发于皮脂溢出部位,以头、面、胸及背部等处多见。皮损初起为毛囊性丘疹,渐扩大融合成暗红或黄红色斑,被覆油腻鳞屑或痂,可出现渗出、结痂和糜烂并呈湿疹样表现。严重者皮损泛发全身,皮肤呈弥漫性潮红和显著脱屑,称为脂溢性红皮病。伴有不同程度瘙痒。本病慢性经过,可反复发作。

头皮损害主要有两种类型:①鳞屑型:常呈红斑或红色毛囊丘疹并有小片糠秕状脱屑,头发干燥、细软、稀疏或脱落;②结痂型:多见于肥胖者,头皮厚积片状、粘着油腻性黄色或棕色痂,痂下炎症明显,间有糜烂、渗出。

颜面受累时常与痤疮伴发;耳部受累者可累及耳后皱襞、耳廓和外耳道,常伴有耳后皱襞处裂隙;躯干部皮损多为淡红色圆形、椭圆形斑片,境界清楚,毗邻者倾向融合形成环形、多环形或地图状等,表面覆有油腻性细碎鳞屑,有时表面可有轻度渗出;肥胖中年人多累及皱褶部(如乳房下、腋窝、外生殖器、大腿内侧、腹股沟等),皮损类似体癣,易继发念珠菌感染。

(二) 诊断与鉴别诊断

根据典型临床特点,本病不难诊断。

本病需与头皮银屑病、玫瑰糠疹、湿疹及体癣鉴别。头皮银屑病的损害为表面覆着银白色云母样鳞屑红色的丘疹、斑块,Auspitz 征阳性。玫瑰糠疹常先有母斑,后出继发疹,皮损长轴与皮纹一致,呈圆形或椭圆形,表面有糠状鳞屑,好发于躯干与四肢近端。湿疹的皮损呈多形性,对称分布,表面常渗出,无油腻性鳞屑和痂,境界不清,瘙痒剧烈。体癣的皮损数目少,边界清楚,直接镜检可见真菌菌丝。

三、病因和发病机制

尚未清楚。研究发现与马拉色菌等的定植与感染有关。在遗传性皮脂溢出素质的基础上,马拉色菌等微生物的寄生与繁殖可水解皮脂中的甘油三酯,产生的游离脂肪酸进一步刺激皮肤产生炎症反应。精神、饮食、维生素 B 族缺乏、嗜酒等因素均可不同程度地影响本病的发生和发展。

四、治疗

1. 一般治疗 生活规律,睡眠充足,调节饮食,限制多脂及多糖饮食,多吃水果、蔬菜,忌饮酒和辛辣刺激性食物。避免各种机械性刺激,少用热水、碱性大的肥皂洗浴。

2. 外用药物 治疗原则为去脂、消炎、杀菌、止痒,常用的药物有含抗真菌药的混合制剂(如复方咪康唑霜、复方益康唑霜);外用钙调磷酸酶抑制剂(如吡美莫司软膏及他克莫司)可用于严重患者或低强度糖皮质激素治疗无效者;少量渗出、糜烂部位可用 1% 雷凡诺尔锌氧油、氧化锌油或糊剂、1% 金霉素或 0.2% 呋喃西林软膏,头部皮损可用含酮康唑的香波洗头,每周 2 次。

3. 系统药物治疗 瘙痒剧烈时可予以止痒镇静剂;可补充维生素 B_6、B_2、复合维素 B 或锌剂;有真菌感染或泛发性损害可用伊曲康唑 100mg/d,连服 2～3 周;有细菌感染时用四环素或红霉素 250mg,每天 3～4 次;范围较大、炎症明显,甚至有红皮病倾向且无禁忌证,可使用泼尼松 15mg/d 每晨顿服,并可短期加用雷公藤多苷 20mg,每天 3 次。

斑 秃

一、概述

斑秃(alopecia areata),ICD-10 编码 L63.901,为一种突然发生的局限性斑片状脱发,可发生于身体任何部位。

二、诊断

(一)临床表现

本病发生于任何年龄,但以青壮年多见。典型表现为突然出现的圆形或椭圆形、直径 1～10cm、数目不等、边界清楚的脱发区,患处皮肤光滑,无炎症、鳞屑和瘢痕。按病期分为进展期、静止期及恢复期,进展期脱发区边缘头发松动,很易拔出(轻拉试验阳性),拔出头发,显微镜下可见毛干近端萎缩,呈上粗下细的惊叹号样,如损害继续扩大,数目增多,可互相融合成不规则的斑片(图 11-12-2);静止期时脱发斑边缘的头发不再松动,大多数患者在脱发静止 3～4 个月后进入恢复期;恢复期有新毛发长出,最初出现细软色浅的绒毛,逐渐增粗,颜色变深,最后完全恢复正常。

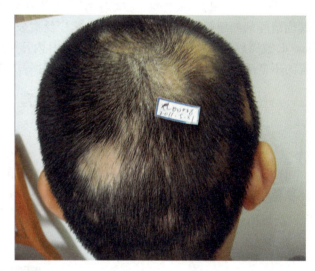

图 11-12-2 典型斑秃

病程可持续数月至数年,多数能再生,但也能再次发生,脱发愈广泛,再发机会愈多而再生机会愈少。头皮边缘部位(特别是枕部)毛发较难再生。斑秃继续发展出现头发全部脱失,称为全秃(alopecia totalis ICD-10 编码:L63.001),严重者眉毛、睫毛、腋毛、阴毛和全身毳毛全部脱落,则称为普秃(alopecia universalis)。全秃和普秃病程可迁延,且发病年龄越小,恢复的可能性也越小。

(二)诊断与鉴别诊断

诊断要点是头发呈斑状脱发,头皮正常,无自觉症状。

本病应与假性斑秃及头癣鉴别。假性斑秃是一种多发性圆形、椭圆形或不规则形头皮萎缩性斑片,无严重炎症或明显脓疱,逐渐急性出现毛囊萎缩和永久性脱发,秃发部位皮肤萎缩变薄,毛囊口消失,秃发区境界清楚,但边缘不规则。头癣为不完全脱发,毛发易折断,残留毛根,附有鳞屑或癣痂,断发中可查到真菌。

三、病因与发病机制

病因尚不完全清楚,目前认为可能与遗传、情绪应激、内分泌失调、自身免疫等因素有关,可能属于多基因疾病范畴。遗传易感性是斑秃发病的一个重要因素,约 25% 患者有家族史,此外神经精神因素被认为是重要的诱发因素。

相当多证据提示,本病与免疫机制相关,如斑秃常与一种或多种自身免疫性疾病并发,桥本甲状腺炎、糖尿病、白癜风患者及其亲属患本病的概率比正常人明显增高;斑秃患者体内存在自身抗体;在进展期或早期脱发及再生毛发毛囊周围区有以 Th 细胞为主的炎症细胞浸润;部分斑秃患者对糖皮质激素治疗有效。

四、治疗

1. 一般治疗　去除可能诱发因素,注意劳逸结合。向患者解释病程及预后,绝大多数斑秃在 6 ~ 12 个月内自然痊愈,对秃发范围广或全秃、普秃患者,宜戴假发以减轻心理负担。

2. 外用药物治疗

(1) 2% ~5% 米诺地尔(敏乐啶)溶液、10% 辣椒酊、10% 芥子酊等,可促进皮肤充血、改善局部血液循环、促进毛发生长,一般每天外用 2 次,2 ~ 3 个月可有毛发新生。

(2) 秃发区用泼尼松龙混悬液或复方倍他米松注射液作皮内注射,每次注射数点,每点 0.05 ~ 0.1ml,每 3 ~ 4 周 1 次,总注射量<2ml,一般 3 ~ 4 次后见效。

3. 系统药物治疗　脱氨酸、泛酸钙、维生素 B 族口服有助于生发。对于精神紧张、失眠的患者可给予其他镇静剂如地西泮、奋乃静等。对迅速广泛脱发(包括全秃及普秃)的患者,可口服强的松 15 ~ 30mg/d,数周后逐渐减量,维持数月,一般 2 个月内开始生长,但停药可能复发,长期应用会发生糖皮质激素的不良反应。可试用养血生发胶囊、何首乌片等中药制剂。

白　癜　风

一、概述

白癜风(vitiligo),ICD-10 编码:L8001,是一种常见的后天性色素脱失性皮肤黏膜疾病,肤色深的人群比肤色浅的发病率高,我国人群患病率为 0.1% ~2%。

二、诊断

(一) 临床表现

白癜风为后天发作,无明显性别差异,任何年龄均可发病,以青壮年多见,约50% 的患者 20 岁以前发病,部分患者有明显季节性,一般春末夏初病情发展加重,冬季缓解。任何部位皮肤均可发生,但好发于暴露及摩擦部位,如颜面部、颈部、手背、腕部、前臂及腰骶部等,口唇、阴唇、龟头、包皮内侧黏膜亦可累及。部分患者白斑沿神经节段单侧分布,少数患者皮损泛发遍及全身。皮损初发时为一片或几片色素减退斑,境界不清,逐渐扩大为境界清楚的色素脱失斑,呈乳白色,白斑中可出现散在的毛孔周围岛状色素区(图 11-12-3)。白斑中毛发可变白亦可正常,发于头部者可仅有白发

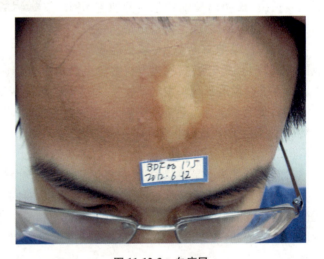

图 11-12-3　白癜风

而无白斑。大多数患者无自觉症状。病程慢性迁延,有时可自行好转或消退。在病程进展期,白斑可向正常皮肤移行,有时机械性刺激如压力、摩擦、烧伤、外伤后可继发白癜风(同形反应);至稳定期,皮损停止发展,呈境界清楚的色素脱失斑,损害边缘的色素增加。

根据皮损范围和分布将本病分型。

1. 局限型　皮损局限于一个部位,又可分为:①节段型:皮损按皮节分布;②黏膜型:仅累及黏膜。

2. 泛发型　最常见,表现为皮损泛发分布于体表,可分为:①寻常型:皮损散在分布多处;②面肢端

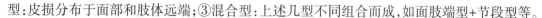

型:皮损分布于面部和肢体远端;③混合型:上述几型不同组合而成,如面肢端型+节段型等。

3. 全身型　全身皮肤完全或几乎完全受累,亦可有毛发变白。

（二）诊断与鉴别诊断

根据后天性乳白色脱色斑,无自觉症状,不难诊断本病。

本病需与下列疾病鉴别:

1. 单纯糠疹　常见于儿童,为面部局限性色素减退斑,而非脱色斑,且皮损边缘表面常有细碎鳞屑。

2. 花斑糠疹　损害常发生于颈、躯干、上肢,为圆形或卵圆形浅色斑,表面多有鳞屑,损害中易找到真菌。

3. 贫血痣　先天性色素减退斑,一般单侧分布,由于病变局部毛细血管稀少,摩擦或加热后白斑周围皮肤充血,而白斑本身不发红,可与白癜风相区别。

4. 无色素痣　出生时或生后不久即有局限性浅色斑,往往沿神经节段分布,境界模糊,周围无色素沉着带,一般单发,持续终身。

5. 炎症后色素减退　有原发疾病史,如湿疹、皮炎、银屑病等,色素减退局限在原发疾病皮损部位,一般为暂时性,能自行恢复。

三、病因与发病机制

目前尚不完全清楚,有以下几种学说。

1. 自身免疫病学说　主要证据有:①50%～80%患者血清中存在抗黑色素细胞自身抗体,特别是活动期及家族史阳性患者抗体阳性率较高,其滴度与病变程度成正比;②白癜风患者或亲属常伴发其他自身免疫性疾病,如甲状腺疾病、糖尿病、恶性贫血、慢性肾上腺皮质功能减退等,部分患者血清中检测到抗甲状腺球蛋白、抗胃壁细胞、抗平滑肌及抗肾上腺组织的器官特异性抗体,同时自身免疫性疾病患者中白癜风发生率较一般人群高10～15倍;③患者皮损组织病理学显示,活动期白斑边缘有淋巴细胞为主的单一核细胞聚集,CD3[+]、CD4[+]、CD8[+]细胞明显增加,该处黑色素细胞及黑色素缺如,提示T淋巴细胞在发病中可能起重要作用;④将正常人皮肤移植到裸鼠,注射白癜风患者血清IgG可使移植的皮肤出现白斑;⑤部分患者内服和外用糖皮质激素有效。

2. 黑色素细胞自毁学说　有学者认为本病好发于暴露及色素加深的部位,表皮黑色素细胞功能亢进,促使其耗损而早期衰退,并可能是由于黑色素细胞合成黑色素的中间产物(如多巴、5,6-二羟吲哚等)过量或积聚所致。实验证实酚类或儿茶酚胺等对正常黑色素细胞有损伤作用。由于职业等因素,接触或吸收上述化学物品亦可诱发白癜风。

3. 神经化学因子学说　约2/3的患者起病及皮损发展与精神创伤、过度劳累、焦虑有关,有些白癜风损害对称或沿神经节段分布,可能与黑色素细胞周围的神经化学物质(可能是去甲肾上腺素或其他儿茶酚胺)增加使黑色素细胞损伤或抑制黑色素形成有关,表明神经精神因素与白癜风发生密切相关。

4. 遗传学说　部分患者有家族聚集现象,目前被认为属于多基因疾病范畴,在遗传和环境因素共同作用下发病。目前已经确认的白癜风易感基因位点有AISl-4、VAMASl、VAMAS6、HLA、TYR、Cl QTN F6、RERE、LPP、UBASH3A、GZMB、PTPN22、IL2RA、FOXP1、PTPN22、IFIH1、CD80、CLINK、BACH2、SLA、CASP7、CD44、KZF4、SH2B3、TOB2等。

此外,还有黑色素细胞内在缺陷学说、自由基防御机制缺陷学说、黑色素细胞经表皮丢失学说等。

综上所述,本病发生是具有遗传素质的个体在多种内外因素激发下,出现免疫功能、神经精神及内分泌代谢等多方面的功能紊乱,导致酪氨酸酶系统抑制或黑色素细胞破坏,最终使患病处色素脱失。

四、病理与病理生理

活动期皮损内黑色素细胞密度降低,周围黑色素细胞异常增大;后期脱色皮损内无黑色素细胞,多巴染色阴性,真皮浅层可有淋巴细胞浸润。

五、治疗

本病治疗比较困难,虽然治疗方法及药物种类很多,但大多疗效不能令人满意。一般皮损面积小,发生在曝光部位,病期短者治疗效果较好。本病早期应积极治疗,最好采用综合疗法,且疗程至少 3 个月。

1. 光疗法　可采用光化学疗法(PUVA)。新近发展的窄波紫外线(308～311nm NB-UVB)可治疗局限型或泛发型白癜风,可得到与 PUVA 相似的疗效,且不良反应更小,其作用机制与抑制局部 T 淋巴细胞及刺激黑色素生成有关。开始剂量需小于最小红斑量(MED),以后每次增加约 10%,每周 3 次,一般需治疗 20～40 次以上可有明显疗效。治疗过程中可有轻度的红斑及瘙痒,也需进行眼及男性生殖器的防护。准分子激光使用的 308nm 和 NB-UVB 使用的波长相近,局部型白癜风皮损每周接受治疗 2 次,平均 24～48 次,疗效较肯定。

2. 氮芥乙醇　盐酸氮芥 50mg、异丙嗪 50mg、甘油 5ml 溶于 95% 乙醇 100ml 中,外用每天 2 次,需新鲜配制,冰箱内保存。本制剂有刺激性和致敏性,外用时仅限于白斑区。

3. 外科疗法　自体表皮移植术适用于局限型、节段型的静止期患者,可将自体黑色素细胞移植到脱色区,以达到色素恢复的目的。该法缺点是费用较高,有一定的失败率,部分患者再生色素颜色不均匀。方法有钻孔移植、负压吸疱法、自体表皮培养移植、自体黑色素细胞移植等。

4. 糖皮质激素　对泛发型白癜风进展期损害,尤其对应激状态下皮损迅速发展及伴有自身免疫性疾病者,系统用糖皮质激素有较好疗效。可口服泼尼松 15～20mg/d,见效后逐渐减量至停药。对局限型、早期损害,可局部应用糖皮质激素,如 0.05% 卤美他松、0.1% 倍他米松二甲基亚砜乙醇溶液等,每天外用一次,3 个月内未见色素再生者应停止用药。皮损内注射氟羟强的松龙混悬液(10mg/ml)亦有一定效果,但需注意长期外用糖皮质激素可引起局部皮肤萎缩、毛细血管扩张等不良反应。

5. 外用免疫抑制剂　应用于不适合使用激素的部位,或为避免长期使用激素的不良反应,目前已经证明外用 0.1% 他克莫司软膏或吡美莫司软膏具有一定疗效,并且可避免因长期使用激素导致的皮肤萎缩。

黄　褐　斑

一、概述

黄褐斑(melasma)为多见于中青年女性面部对称性的色素沉着性皮肤病。

二、诊断

(一) 临床表现

好发于青中年女性,男性也可发生。皮损常对称分布于颜面颧部及颊部而呈蝴蝶形,亦可累及前额、鼻、口周或颊部。皮损为大小不一、边缘清楚的黄褐色或深褐色斑片,受紫外线照射后颜色加深(图 11-12-4);常在春夏季加重,秋冬季则减轻。无自觉症状。病程不定,可持续数月或数年。

(二) 诊断与鉴别诊断

根据典型的临床表现即可诊断。

本病需与色素性化妆品皮炎、颧部褐青色痣、黑变病、雀斑及光化性扁平苔藓等面部色素性皮肤病进行鉴别。色素性化妆品皮炎与

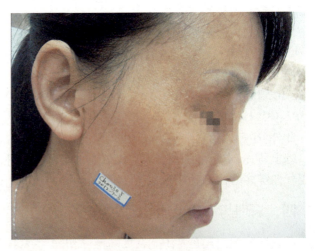

图 11-12-4　黄褐斑

用化妆品有关。黑变病的皮损为青灰色,可呈网状,耳前、颞部、额部好发,颈部、躯干部也可累及,病理检查有基底层液化、色素失禁、真皮部较多嗜黑色素细胞。雀斑发病早,有家族史,皮损为斑点状,散在分布,不融合。

三、病因及发病机制

多种原因可致黄褐斑,如紫外线照射、化妆品、妊娠、内分泌紊乱、过度疲劳、种族及遗传等。妊娠期雌孕激素作用使色素生成增加,出现的黄褐斑称为妊娠斑,分娩后该色素斑可消失。黄褐斑在一些慢性疾病特别是妇科疾病(如月经失调、痛经、子宫附件炎、不孕症等)以及肝脏病、慢性乙醇中毒、甲亢、结核病、内脏肿瘤患者中也常发生。此外,某些药物(如氯丙嗪、苯妥英钠及口服避孕药等)也可诱发黄褐斑。

四、病理与病理生理

损害处基层中黑色素形成活跃,黑色素增加,但无黑色素细胞的增殖;真皮上部可见游离的黑色素颗粒或被嗜黑色素细胞所吞噬,无炎症浸润。

五、治疗

首先应寻找病因,并作相应处理。避免日光照射,在春夏季节外出时应在面部外用遮光剂如5%二氧化钛霜。

1. 外用药物治疗 脱色剂如2%~5%氢醌霜(避光保存)、4%曲酸、15%~20%壬二酸霜和复方熊果苷乳膏等可抑制酪氨酸酶活性,减少色素的产生;0.025%~0.1%维A酸能够影响黑色素的代谢,外用药物治疗亦有一定的疗效;超氧化物歧化酶(SOD)霜通过抑制和清除氧自由基可减少黑色素生成。用果酸进行化学剥脱并加用脱色剂可取得良好效果。倒膜治疗能改善面部皮肤的血液循环,使药物更有效地透入皮肤,促进药物吸收,加速色斑的消退。

2. 系统药物治疗 口服维生素C、维生素E和氨甲环酸。严重者可用大剂量维生素C 1~3g/d静脉注射。还可用中药六味地黄丸、逍遥散或桃红四物汤等。

雀 斑

一、概述

雀斑(freckle),ICD-10 编码:L81.201,是常见于中青年女性日晒部位皮肤上的黄褐色色素斑点,家族聚集现象严重的雀斑可能与常染色体显性遗传有关,致病基因定位于4q32-q34。

二、诊断

多始见于5岁左右儿童,女性居多。常春夏季加重,秋冬季减轻。好发于面部(特别是鼻部),也可见于肩及背部。典型皮损为淡褐色至黄褐色针尖至米粒大小斑点,孤立而不融合,数目多少不一,分布对称,受紫外线照射后皮损可变大,同时颜色加深、数目增多(图 11-12-5)。一般无自觉症状。

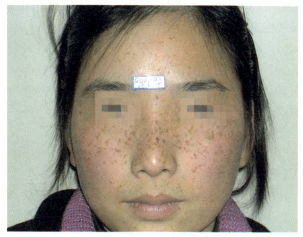

图 11-12-5 雀斑

三、病理与病理生理

表皮基底层黑色素细胞胞体较大,树枝状

突起明显,但黑色素细胞数目未见增多,在基底细胞内黑色素颗粒数量亦增多。

四、治疗

应避免日晒,外出时应外用遮光剂。局部腐蚀、皮损化学剥脱疗法(如30%～35%三氯醋酸溶液或苯酚点涂)均可使雀斑剥脱,但部分患者可形成瘢痕或色素紊乱。使用532nm的掺钕钇铝石榴石激光或强脉冲光治疗有较好疗效,但容易复发,应注意避光。

 本节小结

皮肤美容的一些常见技术和进展,常见损美性皮肤病包括寻常痤疮、脂溢性皮炎、斑秃、白癜风、黄褐斑及雀斑的诊断、鉴别诊断及治疗。

(陈瑾　重庆医科大学附属第一医院)

第十三节　遗传及代谢性皮肤病

遗传性皮肤病(genodermatosis)是一组由于遗传物质改变而导致的皮肤黏膜病变。根据遗传性皮肤病发病过程中遗传因素的作用模式,可分为:①单基因遗传性皮肤病:由单个基因的突变引起,在家系中的传递方式遵循孟德尔分离规律,包括常染色体显性遗传(autosomal dominant inheritance,AD)、染色体隐性遗传(autosomal recessive inheritance,AR)和性连锁遗传(sex-linked inheritance);②多基因遗传性皮肤病:又称复杂疾病,是由遗传因素和环境因素共同作用引起的遗传病,常具有一定的家族聚集倾向,但在家系中的传递方式不遵循孟德尔分离规律,遗传因素中往往涉及两对或两对以上等位基因,后者存在共显性、微效性和累加性等特点;③其他:包括染色体病、线粒体病等。已经确定的遗传性皮肤病超过300种。本章仅介绍几种常见的遗传性皮肤病。

代谢性疾病主要分为微量元素缺乏(包括维生素A,维生素B_2,烟酸缺乏症等)所引起的皮肤改变,还包括脂质、淀粉样物质、卟啉等异常代谢在皮肤上的表现,本节仅介绍几种常见的代谢性疾病。

鱼 鳞 病

一、概述

鱼鳞病(ichthyosis),ICD编码:Q80.901,是一组以皮肤干燥并伴片状鱼鳞样固着性鳞屑为特征的角化异常性遗传性皮肤病,临床上可分为寻常型鱼鳞病(ichthyosis vulgaris),ICD10编码:Q80.001、性连锁鱼鳞病(X-linked ichthyosis),ICD10编码:Q80.101、板层状鱼鳞病(lamellar ichthyosis),ICD10编码:Q80.201、先天性大疱性鱼鳞病样红皮病(congenital bullous ichthyosiform erythroderma),ICD10编码:Q80.301和先天性非大疱性鱼鳞病样红皮病(congenital non-bullous ichthyosiform erythroderma)等多种类型。

二、诊断

(一)临床表现

鱼鳞病均以干燥性的鱼鳞样固着性鳞屑为特征,根据不同的类型有各自独特的临床表现。

1. 寻常型鱼鳞病　本型最常见,系常染色体显性遗传。自幼年发病,皮损冬重夏轻,好发于四肢伸侧及背部,尤以胫前最为明显,屈侧及皱褶处甚少累及。轻者仅表现为冬季皮肤干燥、表面有细碎的糠秕样鳞屑。典型皮损是淡褐色至深褐色菱形或多角形鳞屑,鳞屑中央固着,周边微翘起,如鱼鳞状(图

11-13-1A)；常伴有掌跖角化、毛周角化。通常无自觉症状。

2. **性连锁鱼鳞病**　较少见，系性连锁隐性遗传。由于本病的基因在 X 染色体上，故仅见于男性，女性为携带者；一般出生时或生后不久即发病。可累及全身，以四肢伸侧、躯干下部为重，尤其以胫前最明显，面、颈部和皱褶部也可受累。表现与寻常型鱼鳞病相似，但病情较重，皮肤干燥粗糙伴有黑棕色鳞屑，不随年龄而改善，掌跖角化过度。可伴有角膜点状浑浊、隐睾。

3. **板层状鱼鳞病**　染色体隐性遗传。生后即全身覆有一层广泛的火绵胶样膜，2 周后该膜脱落，代之棕灰色四方形鳞屑（板层状），遍及整个体表犹如铠甲，以肢体屈侧、皱褶部位和外阴为重（图 11-13-1B、C）。1/3 患者可有眼睑、唇外翻，面部皮肤外观紧绷，常伴掌跖角化、皲裂。

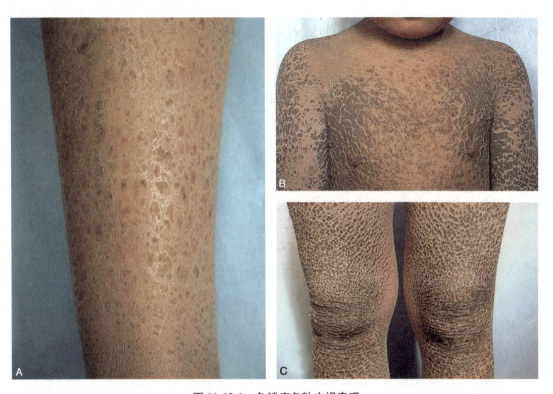

图 11-13-1　鱼鳞病各种皮损表现
A. 寻常鱼鳞病典型皮损；B、C. 板层状鱼鳞病皮损

4. **先天性大疱性鱼鳞病样红皮病**　又称表皮松解性角化过度鱼鳞病，系常染色体显性遗传。出生时即有皮肤潮红、湿润和表皮剥脱，受到轻微创伤或摩擦后在红斑基础上出现大小不等的薄壁松弛性水疱，易破溃成糜烂面。一般数天后红斑消退，出现广泛鳞屑及局限性角化性疣状丘疹，皮肤皱褶处更明显，呈"豪猪"样外观，常继发感染，严重时可伴发败血症、电解质紊乱而导致死亡。

5. **先天性非大疱性鱼鳞病样红皮病**　系常染色体隐性遗传。出生时全身皮肤紧张、潮红，覆有细碎鳞屑。皮肤有紧绷感，面部亦可累及，可见睑外翻，皮损大多数在青春期后趋于好转。常伴有掌跖角化，部分可伴有斑秃和甲营养不良。

（二）实验室和辅助检查

鱼鳞病的诊断主要依靠家族史，临床表现，结合组织病理特征一般可以确诊。必要时可行基因检测帮助疾病分型。

（三）诊断与鉴别诊断

此病应除外由淋巴瘤、多发性骨髓瘤、结节病、麻风或甲状腺疾病等疾病引起的获得性鱼鳞，后者一般发病较晚，可在其他表现出现数周或数月后才表现出来，常累及躯干和四肢，屈侧很少受累，原发病治疗后皮损常得到改善。

三、病因与发病机制

不同临床类型可能具有不同的发病机制,部分病因至今尚不明确。

1. 寻常型鱼鳞病　患者表皮中丝聚合蛋白(filaggrin)减少甚至缺乏,可能与丝聚合蛋白原(profilaggrin)合成转录后调控异常有关;其致病基因定位于1q21,但仍未克隆出致病基因。

2. 性连锁鱼鳞病　已证实大部分患者 Xp22.3 上编码类固醇硫酸酯酶(STS)的基因缺失,而另一部分患者则有 STS 基因突变;导致角质层类固醇硫酸酯增多,影响角质层细胞正常脱落而形成鳞屑。

3. 与染色体 14q11.2 的谷氨酰胺转移酶 I(TGMI)基因突变、缺失、插入有关。

4. 先天性大疱性鱼鳞病样红皮病　已证实系定位于 12q13.3、7q21.2 的角蛋白 1(KRTl)和角蛋白 10(KRT10)基因突变,影响角蛋白中间丝即张力细丝的正常排列与功能,进而导致角化异常及表皮松解。

5. 先天性非大疱性鱼鳞病样红皮病　由多个基因如 *TGM1* 基因、12-R 脂氧合酶(*ALOX12B*)基因、脂氧合酶 3(*ALOXE3*)基因、鳞蛋白(*CIE*)基因突变引起。

四、病理与病理生理

寻常型鱼鳞病表现为中度板层状角化过度,伴颗粒层减少或缺如;皮脂腺和汗腺缩小并减少。性连锁鱼鳞病表现为致密的角化过度,颗粒层正常或增厚,表皮突显著,血管周围有均匀分布的淋巴细胞浸润。板层状鱼鳞病表现为明显的角化过度,轻度棘层肥厚,颗粒层正常或轻度增厚,表皮可呈乳头瘤状增生伴银屑病样表现。先天性大疱性鱼鳞病样红皮病表现为角化过度和棘层肥厚,颗粒层内含有粗大颗粒,颗粒层及棘层上部有网状空泡化,表皮内可见水疱,真皮浅层少许炎症细胞浸润。先天性非大疱性鱼鳞病样红皮病表现为角化过度,伴有轻度角化不全和棘层肥厚,真皮浅层淋巴细胞浸润。

五、治疗

以外用药为主,以温和、保湿、轻度剥脱为原则。如 10% ~ 20% 尿素霜、α-羟基酸或 40% ~ 60% 丙二醇溶液可增加皮肤水合程度;维 A 酸外用制剂或钙泊三醇软膏等可改善角化程度,减少鳞屑,与糖皮质激素联用可增加疗效;对于性连锁鱼鳞病,外用 10% 胆固醇霜可取得较好疗效;严重患者在冬季可口服维生素 A 或维 A 酸类药物,能缓解病情。

毛周角化病

一、概述

毛周角化病(keratosis pilaris),又称毛发苔藓(lichen pilaris)或毛发角化病,是一种毛囊漏斗角化异常性皮肤病。毛周角化病在正常人中占相当大的比例,常发生于儿童,病情至青春期达到高峰,以后可随年龄增长逐渐消退。

二、诊断

(一)临床表现

常见于青少年,一般随年龄增长而改善。好发于上臂(图 11-13-2A)及大腿伸侧,也可见于臀部、肩胛、面部(图 11-13-2B)等处,对称分布,部分患者可累及腹部,甚至更广泛,受累部位皮肤有特殊粗糙感。皮损为针尖至粟粒大小的毛囊性丘疹,皮色,不融合,顶端有淡褐色角质栓,内含卷曲毛发,剥去角栓后遗留漏斗状小凹陷,但很快形成新角栓。炎症程度不一,出现红斑者易导致炎症后色素沉着。通常

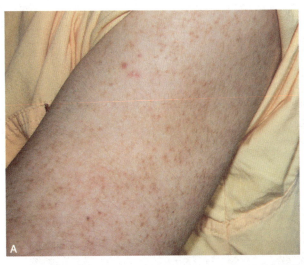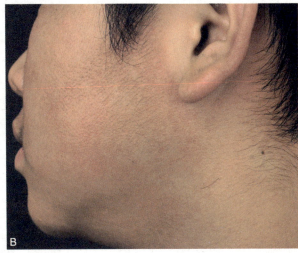

图 11-13-2　毛周角化病
A. 上臂皮损；B. 面部皮损

无自觉症状，有时轻度瘙痒。皮损冬重夏轻，但一般不会完全缓解。

（二）实验室和辅助检查

根据好发年龄及部位，以及伴有角栓的毛囊性丘疹，较易诊断。一般不需要实验室检查，必要时可行活检明确诊断。

（三）诊断与鉴别诊断

本病应与以下疾病进行鉴别：

1. 小棘苔藓　多见于儿童，成人少见。成片密集的毛囊性丘疹，丘疹顶端有一根丝状的角质小棘突，境界较明显，常发生于颈部、股部和臀部。大部分患者数月后可自然痊愈。

2. 毛发红糠疹　毛囊性坚实丘疹，顶端有尖形角质小刺，中央为黑色角栓，丘疹往往伴有炎症，并融合成片，表面覆糠秕状白色鳞屑。毛囊性丘疹多发于四肢的伸侧、躯干、颈旁和臀部，尤其好发于手指的第一和第二指节的背面。同时可伴有头面部脂溢性皮炎和掌跖角化过度。

3. 维生素 A 缺乏症　毛囊性角化性丘疹呈圆锥形或半球形，比较大，皮肤干燥明显，往往同时伴夜盲和眼干燥症。

三、病因和发病机制

病因和发病机制未明，可能与常染色体显性遗传、维生素 A 缺乏、代谢障碍有关，青春期时皮损明显，甲状腺功能低下、Cushing 综合征及糖皮质激素治疗的患者发病率高且皮损严重，提示内分泌异常对本病可能有影响。

四、病理与生理病理

毛囊口扩大，有角质栓，偶见扭曲或螺旋状毛发，毛囊周围轻度单核细胞浸润。

五、治疗

本病一般无需治疗。病情严重时可局部外用 0.05% ~0.1% 维 A 酸软膏、3% ~5% 水杨酸软膏、10% ~20% 尿素霜或 12% 乳酸铵洗剂，以软化或溶解角质，改善症状，病情严重者可口服维生素 A、维生素 E 或维 A 酸类药物治疗，果酸也可用于治疗该疾病。

遗传性掌跖角化病

一、概述

遗传性掌跖角化病(hereditaria palmoplantar keratoderma)以弥漫性或局限性的掌跖皮肤增厚和角化过度为临床特征,主要分为这两种类型,但除了这两种类型还有多种不同类型,为常染色体显性遗传或常染色体隐性遗传。

二、诊断

(一)临床表现

本病有许多不同的临床类型,常见的有:

1. 弥漫性掌跖角化病(diffuse palmoplantar keratoderma)　包括弥漫性表皮松解性掌跖角化病和弥漫性非表皮松解性掌跖角化病。常在婴儿期发病,持续终身,青春期后可有缓解。初起可为局灶性,6个月至1岁后呈掌跖部弥漫性分布,皮损为境界清楚的淡黄色坚硬角化斑块,蜡样外观,边缘常呈淡红色,掌跖可单独或同时受累(图11-13-3)。通常无自觉症状,有时可伴有瘙痒、触痛或疼痛性皲裂,冬季尤重。常伴有掌跖多汗和甲板增厚浑浊。

2. 点状掌跖角化病(punctate keratosis of the palms and soles)　可发于任何年龄,青春期多见。典型皮损为掌跖部散发角化性丘疹,多数呈圆形或卵圆形,皮色或黄色,直径2~

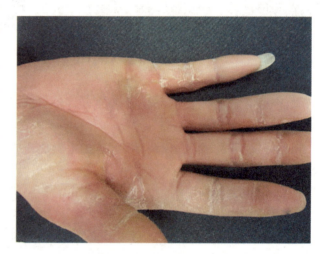

图11-13-3　弥漫性掌跖角化病

10mm,散在分布或排列成片状或线状,丘疹脱落后,呈现火山口样小凹陷。少数患者可累及于足背及肘膝部,不伴手足多汗,偶可见甲营养不良。

(二)实验室和辅助检查

根据发病的年龄、家族史及特殊的临床表现一般可诊断,必要时可行基因检测帮助诊断。

(三)诊断与鉴别诊断

1. 获得性掌跖性角化病　成年期发病,无明显家族史,少数为特发性,多数为系统疾病或药物引起。

2. 症状性掌跖角化病　在角化型手足癣、慢性湿疹、银屑病、毛发红糠疹或毛囊角化病中,掌跖角化可作为疾病的一个皮肤表现,但根据病史及其他表现不难进行鉴别。点状掌跖角化病还应与砷角化症、病毒疣、汗孔角化症等鉴别。

三、病因与发病机制

病因不明。弥漫性掌跖角化病与角蛋白1(KRT 1)和角蛋白9(KRT 9)基因突变有关;点状掌跖角化病的致病基因定位于8q24和15q22-q24,但确切的致病基因尚不明确。

四、病理与病理生理

弥漫性掌跖角化病,表现为角化过度,棘层和颗粒层增厚,真皮浅层有轻度炎症细胞浸润,汗腺和汗管萎缩,但弥漫性表皮松解性掌跖角化病还有表皮松解性角化过度。点状掌跖角化病表现为角质层明显增厚且异常致密,角质栓向下延伸,颗粒层增厚,棘层轻度增厚,表皮突延长,真皮乳头水肿,小血管扩张。

五、预防和治疗

外用20%尿素霜、0.1%~0.5%维A酸霜,或15%水杨酸软膏封包软化角质后,继之用糖皮质激素制剂可提高治疗效果;钙泊三醇软膏外用亦有一定疗效;严重者亦可口服异维A酸或阿维A酯。

遗传性大疱性表皮松解症

一、概述

大疱性表皮松解症(epidermolysis bullosa),ICD编码:Q81.901,分为遗传性和获得性两种。遗传性大疱性表皮松解症是典型的机械性大疱病,以皮肤轻微外伤后出现大疱为特点,至少包括23种不同临床表型。根据水疱的发生部位可分为三大类:①单纯型大疱性表皮松解症(epidermolysis bullosa simplex,EBS),水疱在表皮内;②交界型大疱性表皮松解症(junctional epidermolysis bullosa,JEB),水疱在透明层;③营养不良型大疱性表皮松解症(dystrophic epidermolysis bullosa,DEB),水疱在致密板下方。

二、诊断

(一) 临床表现

各型大疱性表皮松解症的共同特点是皮肤在受到轻微摩擦或碰撞后出现水疱及血疱(图11-13-4);肢端及四肢关节的伸侧尤其容易发生,严重者可累及任何部位,愈合后可形成瘢痕,肢端皮损反复发作可使指趾甲萎缩或甲缺如,可见粟丘疹和头皮萎缩性秃发。

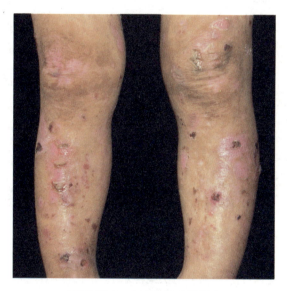

图11-13-4　大疱性表皮松解症

1. **EBS**　大多为染色体显性遗传,是最轻型。水疱发生在表皮基底细胞层,相对表浅,见于肢端及四肢关节伸侧,愈后一般不留瘢痕;黏膜及指甲损害少。常在2岁内发现摩擦部位易出疱,尼氏征阴性。

2. **JEB**　为常染色体隐性遗传。出生后即有广泛的水疱、大疱、糜烂和结痂,愈后出现萎缩性瘢痕,可致并指(趾)畸形,可有牙轴质发育不良,甲营养不良或无甲;预后差,大多数患者在2岁内死亡。

3. **DEB**　为常染色体显性遗传或常染色体隐性遗传,病情多较重,常在出生时即出现水疱,且位置较深,愈后留明显瘢痕,可发生体表的任何部位,常以肢端最为严重,肢端反复发生的水疱及瘢痕可使指趾间的皮肤粘连、指骨萎缩形成爪形手;也可累及黏膜,口咽黏膜的反复溃破、结痂可致患者张口、吞咽困难;预后不佳。常染色体隐性遗传DEB患者皮肤肿瘤发生率增高。

(二) 实验室和辅助检查

首选皮肤病理、免疫荧光、透射电镜协助诊断。必要时行基因检测。

(三) 诊断与鉴别诊断

以下鉴别的疾病都是发生于成人多见,应该首先与遗传性的有类似临床表现的疾病鉴别。如果没有家族史,可以和这三个病鉴别:

1. **获得性大疱性表皮松解症**　血清中存在针对Ⅶ型胶原抗体,临床表现与DEB相似,直接免疫荧光见 IgG 和 C3 线状沉积于表皮-真皮交界处;免疫电镜观察到 IgG 沉积在致密板下部或下方区域。

2. 大疱性类天疱疮　好发于老年人,表现为紧张性大疱,组织病理可见表皮下水疱伴较明显的炎症反应;可有基底膜抗体;直接免疫荧光示 IgG 和 C3 线状沉积于基底膜。

3. 天疱疮　发于中年人,表现为薄而松弛水疱,常累及黏膜;组织病理见基底层上方有棘层松解,可伴炎症反应,直接免疫荧光示 IgG 和 C3 沉积于细胞,血清学检查天疱疮抗体阳性。

三、病因与发病机制

由于编码表皮和基底膜带结构蛋白成分的基因突变,使这些蛋白合成障碍或结构异常,导致不同解剖部位水疱的产生。EBS 由角蛋白 5(K5,位于 12q13)和(或)角蛋白 14(K14,位于 17q12-q21)编码基因突变所致,这些角蛋白主要位于基底细胞层。JEB 由 BP180(即 BPAG2,又称 XⅦ型胶原)或板层素 5 编码基因突变所致,BP180 和板层素 5 均位于表真皮连接的透明层;DEB 由 Ⅶ型胶原(COL7A1,位于 3p21.3)编码基因突变所致,Ⅶ胶原位于致密板下。

四、病理与病理生理

该检查可以区分水疱是表皮内还是表皮下,透射电镜检查也是 EB 诊断的常规方法,可见 EBS 水疱位于表皮内,JEB 水疱位于透明层内,DEB 水疱在致密板下方。

五、预防和治疗

无特效疗法,仅能对症及支持治疗。应注意保护皮肤,防止摩擦和压迫,用非粘连性合成敷料、无菌纱布温敷或广谱抗生素软膏外用防治感染。重症患儿应加强支持疗法。

家族性良性慢性天疱疮

一、概述

家族性良性慢性天疱疮(familial benign chronic pemphigus),ICD 编码:Q82.801,又称 Hailey-Hailey 病,系一种少见的常染色体显性遗传。

二、诊断

(一)临床表现

通常 20~30 岁发病。皮损好发于颈项部、腋窝和腹股沟,少数发生在肛周、乳房下、肘窝和躯干。表现为红斑基础上的松弛性水疱,尼氏征阳性,常表现为一个部位多发性水疱,疱壁薄易破,形成糜烂和结痂,或因反复发作呈现颗粒状赘生物(图 11-13-5);自觉瘙痒和灼热,有腥臭味。少数可有黏膜受累,主要累及口腔、喉、食管、外阴及阴道。夏季因多汗而使皮损加重,间擦部位常因浸渍或皲裂引起活动性疼痛。数月愈合,不留瘢痕,可留色素沉着,反复发作,多无全身症状。

(二)实验室和辅助检查

联合皮肤病理、免疫荧光、电镜,结合其家族史及特殊的临床表现一般可诊断,必要时可行基因检测帮助诊断。

(三)诊断与鉴别诊断

1. 增殖型天疱疮　好发于中年人,无家族史。皮损主要位于腋窝、腹股沟、乳房下及外阴部位,愈合过程中皮损增生呈乳头瘤样新生物;组织病理可见表皮内水疱及棘层松解细胞,真皮炎症浸润明显,并有较多嗜酸性粒细胞浸润。直接免疫荧光示 IgG 和 C3 沉积于表皮细胞间;血清学检查天疱疮抗体阳性。

2. 毛囊角化病　属常染色体显性遗传性皮肤病,主要发生于皮脂腺丰富部位,为褐色的毛囊性角

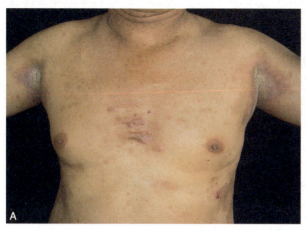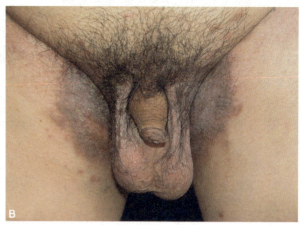

图 11-13-5　家族性良性慢性天疱疮

化丘疹伴油腻性痂,日光暴晒后加重;组织病理上有时很难鉴别,相对而言,本病在基底层与棘层间更多表现为裂隙而不是水疱,可见角化不良,即"圆体"和"谷粒"。

三、病因和发病机制

致病基因位于 3q21-q22,与编码一种新型钙离子泵的基因 ATP2C1 突变有关,该钙离子泵在维持高尔基体的钙离子浓度中起重要作用,ATP2C1 基因突变将导致角质形成细胞间黏附障碍,最终在表皮摩擦或感染后发生棘层松解。

四、病理与病理生理

早期可见基底层上裂隙,以后形成水疱或大疱,真皮乳头伸长衬以单层基底细胞,向上突入疱腔形成"绒毛",疱腔内可见大量单个或成群的棘层松解细胞,似"倒塌的砖墙",直接免疫荧光检查阴性,电镜检查示棘层松解细胞张力细丝与桥粒分离。

五、治疗

应尽量避免各种诱因,以免疾病复发或加剧。外用抗生素、抗真菌制剂以及糖皮质激素制剂对部分患者有效,可口服米诺环素、四环素、青霉素和红霉素;氨苯砜 100~200mg/d,分 2 次口服,维持量为 50mg/d,部分患者有效;严重而顽固患者用泼尼松 30mg/d 或甲氨蝶呤 7.5~15mg/w 口服,或有明显疗效。

维生素 A 缺乏症

一、概述

维生素 A 缺乏症(vitamin A deficiency),ICD 编码:E50.901,又称蟾皮病,临床表现为皮肤干燥粗糙,毛囊角化性丘疹、夜盲、眼干和角膜软化,目前在我国已罕见。

二、诊断

(一) 临床表现

多累及青少年,男性多于女性。好发于股外侧、上臂后侧、颈、肩、背及臀部等处。早期表现为皮肤干燥,逐渐出现散在或密集分布的、针尖大小的毛囊角化性丘疹,半球形或圆锥形,坚实而干燥,暗红色或褐色,密集时可呈蟾皮状,丘疹中央有棘刺状角质栓,去除角质栓后可形成小凹窝,但可重新长出。一般无自觉症状。患者毛发干燥,失去正常光泽,易脱落,甲光泽减退,甲板变薄变脆,可出现纵横沟纹及点状凹陷。眼部受累可表现为双眼干燥,暗适应能力减退,出现夜盲症。角膜感觉可减退,角膜干燥并逐渐失去光泽,严重者可软化、溃疡甚至穿孔失明。结膜常有棕褐色色素沉着,角膜侧缘处结膜可因脂肪和碎片堆积形成大小不一、境界清楚的泡沫样或蜡样斑块,即毕脱氏斑(Bitot's spot),呈圆形、卵圆形或三角形,尖端指向眼角。呼吸道、泌尿生殖道、外分泌腺等处可见上皮角化异常,易继发感染。

(二) 实验室和辅助检查

维生素 A 水平测定。患者一般低于 $0.35\mu mol/L$(正常水平为 $0.7 \sim 1.4\mu mol/L$)或进行试验性治疗。

(三) 诊断与鉴别诊断

一般根据临床特点即可诊断,确诊可进行维生素 A 水平测定(正常水平为 $0.7 \sim 1.4\mu mol/L$)或进行试验性治疗。

三、病因和发病机制

维生素 A 是一种脂溶性维生素,天然维生素 A 只存在于动物性食物中,以动物肝脏中含量最高。慢性腹泻、脂肪摄入不足、胆汁缺乏以及肝脏疾病均可影响维生素 A 的吸收;甲状腺功能减退可影响维生素 A 的利用;蛋白质缺乏可影响维生素 A 体内转运;重症消耗性疾病、妊娠或哺乳期妇女以及长期在弱光环境下工作的人员维生素 A 的消耗量较大,以上这些情况均可引起维生素 A 缺乏症。

四、病理与病理生理

可见角化过度、毛囊角栓,汗腺和皮脂腺可见不同程度的萎缩。

五、治疗

去除病因,多摄入富含维生素 A 和胡萝卜素的食物。补充维生素 A,病情轻者 1 万 U/d,重者 5 万 ~ 8 万 U/d,口服吸收不良者可肌内注射。皮损处可外用 $0.025\% \sim 0.1\%$ 维 A 酸软膏或 10% 尿素霜。眼部损害亦要采取相应治疗。

维生素 B₂ 缺乏症

维生素 B_2 缺乏症(vitamin B_2 deficiency),ICD 编码:E53.001,又称核黄素缺乏症(ariboflavinosis),是由于体内维生素 B_2(核黄素)缺乏,导致以阴囊炎、唇炎、舌炎和口角炎为主要表现的临床综合征。

一、概述

本病可分为阴囊炎、舌炎、口角炎、唇炎及其他类型。

二、诊断

(一) 临床表现

主要表现为阴囊炎、舌炎、口角炎和唇炎等(图 11-13-6),也可出现皮肤和眼部损害。

1. 阴囊炎 最常见,可分为红斑型、丘疹型和湿疹型。红斑型最常见,早期为对称性淡红色斑片,边缘鲜红,以后表面被覆灰白色或褐色黏着性鳞屑,重者边缘有褐色厚痂,除去鳞屑痂可见基底皮肤柔嫩,无浸润;丘疹型早期表现为单侧、散在分布的针头至黄豆大小扁平圆形丘疹,上覆棕褐色薄痂,可融合成片,晚期可双侧受

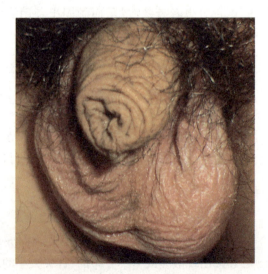

图 11-13-6 维生素 B₂ 缺乏症

累;湿疹型表现为阴囊局限性或弥漫性浸润肥厚、阴囊皱褶加深,可有渗液、皲裂、结痂,类似于慢性湿疹,久之皮损可扩展至阴茎或股内侧。

2. 舌炎 较常见。早期舌面鲜红色,蕈样乳头呈针尖大小的红点,轮廓乳头呈黄豆大小的肥厚性丘疹,舌中部或边缘可见境界清楚的鲜红斑,严重者舌明显肿胀、青紫;后期舌萎缩,舌乳头变小或消失,伴大小、深浅不一的裂隙,可有疼痛或烧灼感。

3. 口角炎、唇炎 口角炎表现为口角处皮肤浸渍、糜烂、渗出、结痂及皲裂等,可继发念珠菌感染。唇炎多发生于下唇,表现为水肿、红斑、糜烂或干燥、脱屑、色素沉着等,严重者可发生唇黏膜萎缩,可引起张口困难,影响进食。

4. 其他 面部中央、鼻翼等部位可出现脂溢性皮炎样损害,还可发生结膜充血、浑浊、溃疡等,引起畏光、流泪、视物不清、暗适应能力下降等。

(二) 实验室和辅助检查

维生素 B_2 水平测定。近年来认为,红细胞中谷胱甘肽还原酶的活性系数>1.2~1.3 时,即存在一定程度核黄素缺乏。

(三) 诊断与鉴别诊断

本病根据临床特点,结合饮食史一般即可作出诊断,对诊断困难者可进行试验性治疗,必要时可进行红细胞维生素 B_2 含量测定或 24 小时排出量测定。本病有时需与阴囊湿疹及脂溢性皮炎等进行鉴别。

三、病因和发病机制

维生素 B_2 是黄素蛋白辅酶的重要组成成分,对生长发育、皮肤黏膜完整性及视网膜代谢均有重要影响。人体对维生素 B_2 的每天需求量为 1.5~2mg。除前述原因外,维生素 B_2 缺乏症还可由口服避孕药或其他药物(尤其是酚噻嗪类、三环类抗抑郁药)引起,后者可影响维生素 B_2 代谢或与之发生相互作用。

四、治疗

纠正病因,给予富含维生素 B_2 的饮食。可用维生素 B_2 40~50mg/d,分 3 次口服,直至症状消失;口角炎和阴囊炎可按照皮炎湿疹的一般治疗原则处理。

烟酸缺乏症

一、概述

烟酸缺乏症(niacin deficiency),ICD 编码:E5201,又称陪拉格(Pellagra)、糙皮病或癞皮病,是由于缺乏烟酸类维生素(维生素 PP 或维生素 B_3)而出现皮炎、肠炎、舌炎、周围神经炎及精神异常为特征的疾病。

二、诊断

(一) 临床表现

典型的三联症为皮炎、腹泻和痴呆,多以皮炎和腹泻为主,三者同时存在较少。

1. 皮肤黏膜损害 皮肤黏膜损害最典型,光敏性皮炎最具诊断意义。皮疹最初为水肿型鲜红色斑,境界清楚,类似晒斑,后期出现糜烂鳞屑及色素沉着,反复发作者可出现浸润肥厚、拖鞋样皮损、皲裂、萎缩等,自觉灼烧及疼痛感,部分有瘙痒感。其他表现有口腔、食管黏膜受累时出现疼痛,严重时影响进食。

2. 消化系统损害 多伴有胃酸减少,常出现恶心、呕吐、食欲减退、腹胀、腹痛、腹泻。

3. 神经系统损害 精神症状差异较大,神经衰弱综合征最常见,重者精神异常及运动失调,甚至发展为痴呆、脊髓炎。

（二）实验室和辅助检查

评定烟酸营养状态的方法即测定 2-吡啶酮/N-甲基烟酰胺比值,正常为 1.3～4,若低于 1 则提示烟酸缺乏。其他检查可有贫血、低蛋白血症等。皮损组织病理无特异性。

（三）诊断与鉴别诊断

诊断应结合病史、临床表现及实验室检查,必要时可试验性治疗来确诊。临床上应与日光性皮炎及迟发型皮肤卟啉症鉴别。

三、病因和发病机制

烟酸富含于酵母、肝脏、谷类多种食物中,人类可以将食物中的色氨酸转变成烟酸。导致烟酸缺乏的原因,多数与长期酗酒有关,因其肝脏对烟酸利用不充分。其他原因包括多种疾病导致烟酸吸收不良或供给不足,如 Crohn 病、慢性腹泻和胃肠手术后、长期静脉给予营养者、厌食性神经官能症;导致烟酸需要量增加,如感染、癌症、类癌综合征;使烟酸前体色氨酸转变成 5-羟色胺导致烟酸合成减少,如先天性对色氨酸和氨基酸吸收有缺陷;还有长期服用维生素 B_6 拮抗剂,如异烟肼,或干扰色氨酸-烟酸代谢的药物如硫唑嘌呤、氟尿嘧啶等,也可引起烟酸缺乏。

四、治疗

首先应寻找并去除病因,根据病情轻重补充烟酸和烟酰胺,如烟酰胺 150～300mg/d,分 3 次口服,同时补充 B 族维生素及纠正营养不良,有胃肠道症状者,应静脉给予补充,同时纠正腹泻所致的水电解质失衡。有继发感染及精神症状者应积极对症处理。

肠病性肢端皮炎

一、概述

肠病性肢端皮炎(acrodermatitis enteropathica)是一种与锌缺乏有关的遗传性代谢性疾病,以肢端及腔口周围皮炎、脱发、腹泻和情感淡漠为临床特征。

二、诊断

（一）临床表现

平均发病年龄为出生后 9 个月,以断奶前后发病者居多。本病起病隐匿,临床表现主要有以下三方面:

1. 皮肤损害　多对称累及腔口周围(如口、眼、鼻、肛门、女阴)和骨突起部位(如肘、膝、踝、指关节及枕骨等处)。皮疹初期为对称分布的红斑鳞屑,伴群集水疱、脓疱或大疱,疱破后形成糜烂,数天后结痂或呈银屑病样改变,愈后不留瘢痕和萎缩(图 11-13-7)。

2. 腹泻　发生率 90%。表现为水样便或泡沫样便,尤对果糖和乳糖不耐受,大便恶臭,每天 3～8 次,还可出现畏食、腹胀、呕吐等胃肠道症状。病程长或严重患者可出现营养不良、发育迟缓、性成熟受阻等。

3. 毛发和甲损害　可见头发、眉毛和睫毛脱落,表现为弥漫性或片状脱发,严重者可呈全秃,与皮损同时或稍后出现,甲板出现肥厚、萎缩、变形甚至脱落,亦可发生甲沟炎。

（二）实验室和辅助检查

该疾病患者血清锌水平常 $\leq 9\mu mol/L$(正常值 $9.18～19.89\mu mol/L$)。

（三）诊断与鉴别诊断

本病应与尿布皮炎、念珠菌性间擦疹、大疱性表皮松解症、掌趾脓疱病等进行鉴别。

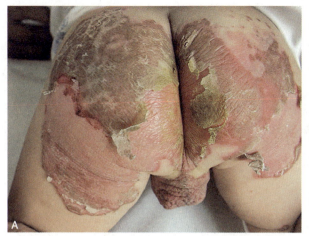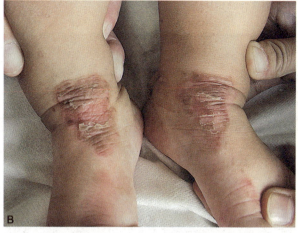

图 11-13-7　肠病性肢端皮炎的皮肤损害

（四）诊断思路

本病依据典型临床表现,结合血清锌水平降低(正常值 9.18～19.89μmol/L)可作出诊断;碱性磷酸酶是含锌的金属酶,其水平可随血锌缺乏而降低,因此肝功能正常者碱性磷酸酶活性降低也可作为机体锌缺乏的佐证。

三、病因和发病机制

本病是一种常染色体隐性遗传性锌缺乏症,血清锌水平≤9μmol/L。引起血锌水平降低的机制不明,可能与肠道转运蛋白、锌结合蛋白缺乏或缺陷有关。

四、治疗

母乳喂养,补充维生素,纠正腹泻引起的水、电解质紊乱。二碘羟基喹啉可增加锌的吸收和生物利用率,常用 30～45mg/(kg·d),分三次口服,症状改善后逐步减量;硫酸锌 2mg/(kg·d)口服,一般用药 24 小时显效,腹泻减轻,2～3 周皮损消退,3～4 周后即可取得满意疗效。

原发性皮肤淀粉样变

一、概述

原发性皮肤淀粉样变(primary cutaneous amyloidosis),ICD 编码:E85.409+L99.001 * ,是指淀粉样蛋白沉积于正常皮肤而不累及其他器官的一种慢性疾病。可分为苔藓状淀粉样变、斑状淀粉样变、结节型淀粉样变。上述皮损可同时存在或相互转变,称为混合型或双相型皮肤淀粉样变。

二、诊断

（一）临床表现

1. 苔藓状淀粉样变(lichen amyloidosis)　好发于中年,两性均可受累,但以男性多见,皮损对称分布于胫前、臂外侧,而上背部、腰部、腹部、大腿、足背也可受累。初发为针头大小褐色斑疹,以后逐渐形成直径 2mm 半球形、圆锥形或多角形隆起的质硬丘疹,呈皮色、淡红色、褐色或棕色,表面光滑发亮,可有少许鳞屑。皮损沿皮纹呈串珠状排列,密集而不融合。自觉瘙痒或剧痒,病程慢性,一般不影响患者健康(图 11-13-8A)。

2. 斑状淀粉样变(macular amyloidosis)　好发于中年妇女,皮损主要分布于背部肩胛区,也可见于四肢伸侧、胸部或臀部。皮疹为褐色色素沉着斑,融合形成网状或波纹状,自觉轻度瘙痒,也可无自觉症状(图 11-13-8B)。

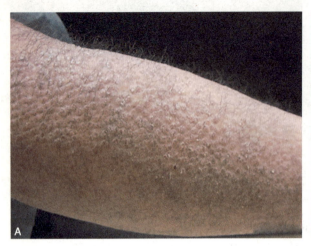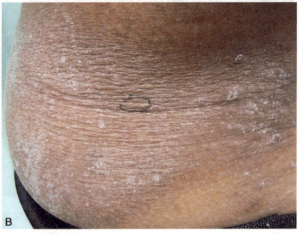

图 11-13-8　原发性皮肤淀粉样变
A. 苔藓状淀粉样变；B. 斑状淀粉样变

3. 结节型淀粉样变(nodular amyloidosis)　本型少见，好发于中年妇女。皮损单发或多发，以面、躯干、四肢及生殖器多见，为黄褐色肿瘤结节，表面可有萎缩或形似大疱。病程慢性，部分患者可发展为系统性淀粉样变病。

（二）实验室和辅助检查

本病诊断可行皮肤活检，还可行结晶紫染色、刚果红等特殊染色。

（三）鉴别诊断

本病应与慢性单纯性苔藓、肥厚性扁平苔藓等进行鉴别。

三、病因和发病机制

病因尚不清楚，细胞和组织合成或衍化为淀粉样蛋白沉积于真皮乳头后致病。

四、病理与病理生理

真皮乳头处及真皮上部局灶性无定形淀粉样蛋白团块沉积，电镜检查发现淀粉样蛋白细丝为诊断本病的金标准，结晶紫、刚果红特殊染色为阳性。

五、治疗

本病尚无特效疗法。瘙痒明显者可口服抗组胺药；皮损泛发、瘙痒严重且抗组胺药控制不良者，可采用普鲁卡因静脉封闭；阿维 A 酯、沙利度胺对部分患者有效。局部糖皮质激素封包或皮损内注射可缓解症状，但停药后易复发，0.1% 维 A 酸外用可有一定疗效。

皮肤卟啉病

一、概述

皮肤卟啉病(cutaneous porphyria)，ICD 编码：E80.201，又名紫血质症。主要分为红细胞生成性原卟啉病(erythropoietic porphyria, EPP)和迟发性皮肤卟啉病(porphyria cutanea tarda, PCT)

二、诊断

（一）临床表现

各型皮肤卟啉病具有类似临床表现(图 11-13-9)。

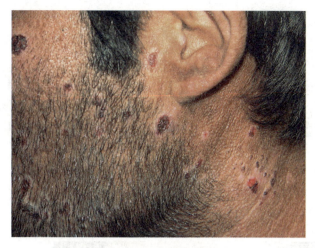

图 11-13-9 皮肤卟啉病

1. EPP 多于 3~5 岁内发病，男性多见。多儿童期起病，临床表现为曝光 5~30 分钟内于鼻、唇缘、面颊、手背及耳轮等暴露部位出现瘙痒、灼热感或针刺感，伴局部红斑、水肿，继之可发生丘疹、水疱、血疱，愈后留有萎缩性瘢痕及色素增加或减退。在骨突及皮肤易受创伤处反复的日光暴露可使皮肤呈蜡样增厚。

2. PCT 可分为获得性（PCT Ⅰ 型）和（PCT Ⅱ型），好发于成人曝光部位，多与长期酗酒或接触含卤族元素的农药导致肝功能受损有关。特征性皮损为皮肤脆性增加，皮肤脆性增加，表皮下水疱，此外还可有硬皮病样皮损、瘢痕性突发、甲剥离以及耳廓营养不良性钙化等。肝脏可发生不同程度的损伤。

（二）实验室和辅助检查

所有皮肤卟啉病患者均需行肝功能以及肝炎标志物检查。EPP 患者红细胞、血浆和粪便中原卟啉增加；PCT 患者尿卟啉明显升高，24 小时排出量大于 1000μg，高于正常 15~20 倍。另外，皮肤病理学也有其特征性表现。

（三）诊断与鉴别诊断

临床上应与其他光敏性皮肤病相鉴别，如需与日光性皮炎及烟酸缺乏症等鉴别。

三、病因和发病机制

遗传因素和后天因素可引起血红素合成过程中某些酶的缺陷，导致体内卟啉或卟啉前体含量过多，后者对波长为 400nm 左右的光线极为敏感，可因光毒反应引起细胞损伤并出现光感性皮损。EPP 为常染色体显性遗传，系亚铁螯合酶缺陷所致；PCT 系尿卟啉原脱羧酶缺陷所致，可为遗传性或获得性。

四、病理与病理生理

各型皮肤卟啉病具有类似的组织病理改变，即真皮乳头血管周围、真皮深层及附属器周围均一嗜酸性玻璃样物质沉积，后者 PAS 染色阳性。

五、治疗

首先治疗的关键是避光和对症处理。因饮酒或外在因素引起本病者需要积极查找相关因素并加以避免。

1. 红细胞生成性原卟啉病 首选 β-胡萝卜素，成人剂量为 3mg/（kg·d），连服 4~6 周，待出现掌趾黄染后减至维持量治疗 2~3 月；还可试用阳离子络合剂（考来烯胶）联用维生素 E 治疗。

2. 迟发性皮肤卟啉病 去除各种诱因，避免日晒和外伤，外用遮光剂。可口服氯喹 125mg，每周 2 次，连服 10 个月以上。

黄 瘤 病

一、概述

黄瘤病（xanthomatosis）是由真皮、皮下组织及肌腱中含脂质的组织细胞-泡沫细胞聚集而形成的一种棕黄色或橘黄色皮肤肿瘤样病变。主要分为 3 种类型：结节性黄瘤、扁平黄瘤、发疹性黄瘤。

二、诊断

（一）临床表现

根据发病部位和形态特点可分为以下类型：

1. 结节性黄瘤（xanthoma tuberosum） 可发生于任何年龄。好发于四肢伸侧和易摩擦部位，特别是肘关节和膝关节。皮损为黄色或深褐色扁平或隆起的圆形坚实结节，直径可达 5cm，单发或多发，可融合，后期皮损可纤维化而变得更加坚硬。发生于跟腱或指（趾）肌腱处者称为腱黄瘤。患者多合并胆固醇和（或）甘油三酯代谢异常、高脂蛋白血症，可伴发动脉粥样硬化性心血管疾病（图 11-13-10A）。

2. 扁平黄瘤（plane xanthoma，ICD 编码：E78.202） 皮损为稍高起的扁平黄色斑块，淡黄色至淡棕色，局限或广泛。发生于上眼睑内眦处称为睑黄瘤；发生于手掌者称为掌纹黄瘤；泛发于躯干、颈部和上臂等处者称为泛发性扁平黄瘤；发生于间擦部位者称为间擦性黄瘤（图 11-13-10B）。

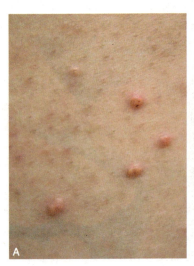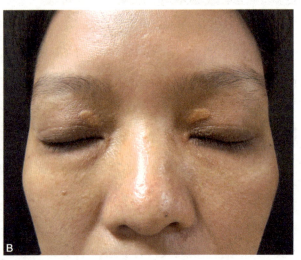

图 11-13-10 黄瘤病
A. 结节性黄瘤；B. 扁平黄瘤

3. 发疹性黄瘤（eruptive xanthoma） 多见于高甘油三酯血症、某些疾病或药物导致继发性高脂蛋白血症的患者，肢体伸侧和臀部等处为常见累及部位。皮损为橘黄或棕黄色柔软丘疹，迅速分批或骤然发生，急性期炎症明显，皮损周围有红晕。可有瘙痒或压痛，可有同形反应。数周后可自行消退，消退后可见色素沉着。

（二）实验室和辅助检查

需行血脂检查，部分患者血脂水平高于正常，但部分患者血脂可正常。

（三）诊断与鉴别诊断

本病应与各种组织细胞增生症、朗格汉斯细胞增生症、幼年黄色肉芽肿、进行性结节性组织细胞瘤等进行鉴别。

三、病因和发病机制

黄瘤是以其临床的形态学和好发部位为基础而命名的。临床表现为黄色、黄红色、橘黄色、或棕黄色的丘疹、结节、斑疹或斑块，常对称分布，可全身泛发，也可局限性发生，皮损大小不一，数目不等。一般无自觉症状。本病常发生于高脂蛋白血症的患者，但也有部分患者血浆脂蛋白正常。

四、病理与病理生理

各型黄瘤的组织病理学表现基本相同，真皮中可见泡沫细胞，早期损害中有炎症细胞，退行期皮损则有成纤维细胞增生。

五、治疗

注意低脂低盐低热量饮食及锻炼,定期监测血脂水平尤其低密度脂蛋白,伴发高脂血症者应给予低脂饮食,同时服用降脂药物。睑黄瘤和较小的黄瘤可采用30%三氯乙酸、CO_2激光及其他各类激光治疗,较大的孤立性皮损可行手术切除。

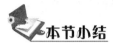本节小结

遗传及代谢性疾病是皮肤疾病中非常常见的疾病。遗传性皮肤病大多与基因突发有关,不能根治,只能控制症状。而代谢性疾病往往是体内某些微量元素缺乏亦或者是某些物质代谢异常在皮肤上的体现,我们需要通过皮肤的临床表现,并完善相关实验室检查,综合判断才能正确诊断疾病。

(陈爱军　重庆医科大学附属第一医院)

第十四节　皮　肤　肿　瘤

皮肤起源于外胚叶及中胚叶,组织结构异常复杂,可于多种致病因素作用下异常增生形成肿瘤。皮肤肿瘤可分为良性及恶性两大类。

良性皮肤肿瘤

痣细胞痣

痣细胞痣(nevus cell nevus),ICD编码:D22.901,又称色素痣或黑色素细胞痣,是人类最常见的良性皮肤肿瘤,由痣细胞聚集所形成。伴随年龄增长,痣细胞要经过发展、成熟及衰老等几个阶段,聚集形成细胞丛,并逐渐由表皮移入真皮。

一、概述

痣细胞痣可分为先天性和后天性。根据痣细胞所在位置的不同,分为交界痣、混合痣及皮内痣三型。

二、诊断

先天性痣细胞痣大小不一,小的直径约数毫米,大的甚至可覆盖身体大部分;后天性则一般较小。痣细胞痣可发生于身体皮肤、黏膜的任何部位,皮损为边界清楚、表面光滑的斑疹或略隆起的丘疹,也可为乳头瘤状、疣状、结节或有蒂的损害,可有或无毛发,数目不等(图11-14-1、图11-14-2)。因痣细胞内色素含量不同,皮损可呈棕色、褐色、蓝黑色或黑色,无色素皮损多呈皮色。本病进展缓慢,多无自觉症状。

三、病理与病理生理

交界痣痣细胞位于表-真皮交界处,混合痣痣细胞位于表皮内和真皮内,皮内痣痣细胞位于真皮内。痣细胞形态多种多样,有圆形、气球形、树枝形和梭形,多呈巢状分布,在表皮与真皮交界处可呈树枝状,在真皮上部为圆形,至真皮下部则细胞逐渐变小,浅层痣细胞内常可见黑色素。

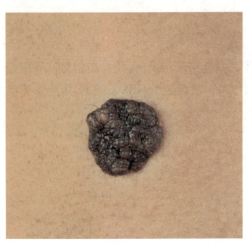

图 11-14-1　痣细胞痣（丘疹状）

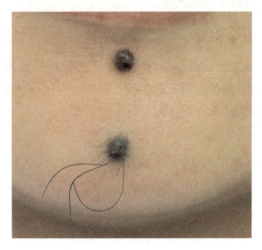

图 11-14-2　痣细胞痣（结节状）

四、治疗

一般不需治疗。发生在掌跖、腰部、腋窝、腹股沟和肩部等易摩擦或受压部位的痣细胞痣应考虑手术切除。有迅速增大、色素改变或破溃等恶变倾向者应及早切除并行组织病理检查。

脂溢性角化病

一、概述

脂溢性角化病（seborrheic keratosis），ICD 编码：L8201，又称老年疣、基底细胞乳头状瘤。

二、诊断

典型皮损为边界清楚、单发或多发椭圆形、淡褐色至黑色、隆起于皮面的丘疹或斑块，表面可呈乳头状或颗粒状，直径很少超出 3cm（图 11-14-3）。皮损好发于颜面、胸、背等处，也可见于头皮、颈和四肢等，偶见于生殖器。一般在 40 岁以后出现，随年龄增大而扩展增多，通常难以自行消退。呈良性经过，恶变者极少。

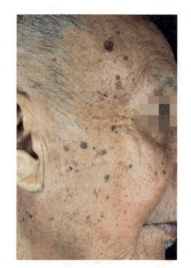

三、病因与发病机制

为老年人最常见的良性表皮肿瘤，可能与年龄、日晒、慢性炎症刺激导致角质形成细胞局限性发育成熟障碍有关。

四、病理与病理生理

有棘层肥厚型、角化过度型、网状型（腺样型）、刺激型、克隆型和黑色素棘皮瘤病型等 6 种。所有类型均有角化过度、棘层肥厚和乳头

图 11-14-3　脂溢性角化病

瘤样增生，瘤体由鳞状细胞和基底样细胞组成，一般向外生长，肿瘤的下缘与正常表皮平齐，可见假性角囊肿。

五、治疗

一般不需治疗，必要时可用冷冻、激光或电烧灼疗法，手术切除后可行组织病理学确诊。

皮肤纤维瘤

一、概述

皮肤纤维瘤(dermatofibroma)又称皮肤组织细胞瘤、结节性表皮下纤维化、硬纤维瘤或硬化性血管瘤等。本病可能是由微小皮肤损伤所引发的成纤维细胞反应性增生,而不是真正的肿瘤。

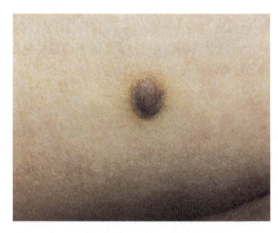

图 11-14-4 皮肤纤维瘤

二、诊断

皮损通常为单个、孤立的圆形或卵圆形半球状结节,好发于成年女性的四肢,特别是小腿伸侧。结节表面平滑或粗糙,边界清楚,质硬,直径数毫米至2cm,颜色褐色或黑褐色,一般无自觉症状(图 11-14-4)。皮损常持久存在,少数亦可自行消退。

三、病因与发病机制

本病可能是由微小皮肤损伤(如昆虫叮咬或钝器损伤)所引发的成纤维细胞反应性增生,而非真正的肿瘤。

四、病理与病理生理

病变主要位于真皮中下部,可分为纤维型和细胞型两种,前者主要由幼稚的胶原纤维交织状排列,其中可见胞核细长的成纤维细胞;后者由大量成纤维细胞组成,细胞团或典型皮损为缓慢生长的圆形或卵圆形细胞,胞质丰富,胞质内可含脂质呈泡沫状,或含有含铁血黄素,仅有少量胶原纤维。除上述两型外,部分病变内可见毛细血管及内皮细胞增生,局部可见灶状出血,称硬化性血管瘤。

五、治疗

一般不需治疗,必要时手术切除并行组织病理学检查。

Bowen 病

一、概述

Bowen 病(Bowen's disease)又称原位鳞状细胞癌,为发生于皮肤或黏膜的表皮内鳞状细胞癌。

二、诊断

(一)临床表现

本病可累及任何年龄,中老年人较多。好发于日光暴露部位(如颜面、头颈及四肢远端),亦可累及口腔、鼻、咽、女阴和肛门等黏膜。皮损为单发的、境界清楚的暗红色斑片或斑块,圆形、匍行形或不规则形,大小为数毫米至十余厘米不等,缓慢增大,表面常有鳞屑、结痂和渗出,去除鳞屑和结痂可露出暗红色乳头状湿润面(图 11-14-5)。偶见皮损多发者,

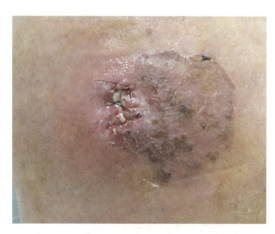

图 11-14-5 Bowen 病

可散在、密集或互相融合,有时亦可呈不规则隆起或结节状,如形成溃疡则提示侵袭性生长。本病无明显自觉症状,偶有瘙痒或疼痛感。约5%患者可演变为鳞状细胞癌。

(二) 诊断与鉴别诊断

中老年人境界清楚的孤立皮损,主要位于日光暴露部位,病程缓慢,病理活检可确诊。本病应与基底细胞癌、斑块状银屑病、Paget病、体癣、神经性皮炎等进行鉴别。

三、病因与发病机制

与长期接触砷剂、慢性日光损伤及免疫功能抑制有关,也可能与病毒感染有关,证据有:①将患者的滤过性标本接种于鸡胚尿囊和卵黄囊,可引发出类似Bowen病的组织病理改变;②电镜下可见皮损细胞中有病毒样颗粒;③患者皮损中能分离出人乳头瘤病毒16型,亦能分离如2、28、31、33及56型等。

四、病理与病理生理

表皮角化不全、角化不良、棘层肥厚,细胞排列不规则,呈现高度非典型增生,伴表皮突增宽,细胞结构紊乱,表皮全层均可见不典型角质形成细胞和角化不良细胞,常见瘤巨细胞(单核和多核巨大表皮细胞),表皮基底膜带完整,真皮浅层中等密度以淋巴细胞为主的炎症浸润。

五、治疗

本病治疗首选手术切除。较大的皮损光动力疗法亦有一定疗效。较小皮损可采用电烧灼、冷冻或激光治疗,外用咪喹莫特霜或5-氟尿嘧啶软膏。分布广泛的较多皮损可采用放射疗法。

基底细胞癌

一、概述

基底细胞癌(basal cell carcinoma)又称基底细胞上皮瘤,是一种常见的低度恶性皮肤肿瘤,本病起源于表皮或皮肤附属器的多潜能基底样细胞,可向不同方向分化。

二、诊断

(一) 临床表现

常在中年以后发病,好发于暴露部位,特别是面部的鼻旁沟、颊部及前额等处。皮肤损害根据临床特点,可分为5型,即①结节溃疡型:最常见,初起为单个灰白色或蜡样结节,质硬,缓慢增大并出现溃疡,绕以珍珠状向内卷曲隆起边缘,可向下侵蚀累及骨、软骨等组织(图11-14-6);②色素型:与结节溃疡型类似,但有明显褐色或深黑色色素沉着;③表浅型:常发生于躯干,表现为轻度浸润性红色鳞屑性斑片,向周围缓慢扩大,边界清楚,常绕以细线状珍珠状边缘,部分表面有浅表溃疡和结痂;④硬斑病样型或硬化型:罕见,常单发于头面部,皮损为扁平、黄白色稍硬斑块,边界不清,后期可破溃、结痂;⑤纤维上皮瘤型:好发于背部,为一个或数个高出皮面的结节,质中等,有蒂,类似纤维瘤。

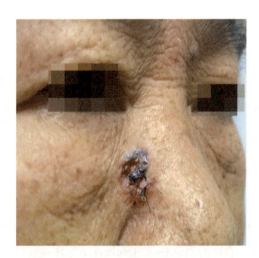

图11-14-6 基底细胞癌(结节溃疡型)

(二) 诊断与鉴别诊断

本病确诊依靠组织病理检查,应与色素痣、脂溢性角化病、恶性黑色素瘤、鳞状细胞癌等鉴别。

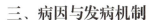

三、病因与发病机制

病因不明。可能与长期日晒密切相关,大剂量 X 线照射、烧伤、瘢痕、砷剂等与本病的发生、发展亦可能有关。此外,异常活化的 Hedgehog 信号通路和 *p53* 基因的突变是本病发病机制之一。

四、病理与病理生理

确诊要靠病理检查。病变主要在真皮,可与表皮相连,由基底样细胞团块组成,瘤细胞形态、大小较一致,无细胞间桥,无间变,肿瘤周边细胞排列呈栅栏状,与周围结缔组织间有裂隙(即收缩间隙)形成。

根据组织病理学表现的不同可分为以下类型:①实体型:其病理改变如上所述;②色素型:有较多色素;③硬皮病样型:结缔组织明显增生,瘤细胞被挤压呈束条状排列;④表浅型:瘤细胞团呈花蕾状或不规则团块状附着于表皮;⑤角化型:瘤细胞团块中央可见角化性区域;⑥囊肿型:瘤细胞团中央大片坏死出现囊腔;⑦腺样型:瘤细胞排列成细长索条,互相交织呈腺体样或花边样;⑧纤维上皮瘤型:瘤细胞排列成细长分枝的束条状,互相吻合,交织呈网,周围结缔组织基质明显增生。

五、治疗

根据肿瘤类型、部位和大小及患者全身状况选择不同治疗方案。

1. 手术治疗　手术切除或切除后植皮(如 Mohs 外科手术)为首选疗法。

2. 放射治疗　适用于高龄老人或头面部肿瘤较大不宜手术者。硬斑病样型对放射线不敏感不宜采用放射治疗。

3. 物理治疗及外用药物　激光、冷冻、外用氟尿嘧啶软膏或咪喹莫特膏等只适宜于较小浅表型损害,应注意复发的可能性。不能手术的患者可应用光动力疗法、放射疗法、电烧灼、激光、冷冻等治疗。

鳞状细胞癌

一、概述

鳞状细胞癌(squamous cell carcinoma)简称鳞癌,是起源于角质形成细胞的恶性肿瘤。

二、诊断

(一)临床表现

常见于 50 岁以上男性患者,多继发于某些皮肤病基础上,如日光角化病、黏膜白斑、慢性放射线皮炎、慢性溃疡、肥厚性瘢痕等;或长期接触某些致癌物质,如砷剂、焦油类及其衍生物等也可诱发。皮损常发生于头面部、颈部、下唇黏膜等处,或原有慢性皮肤损害处。皮肤损害初起常为小而硬的红色结节,境界不清,易演变为疣状或乳头瘤状,表面可有鳞屑,日久后中央易发生溃疡,溃疡表面呈颗粒状,易坏死、出血,边缘宽而隆起,呈菜花样外观,质地坚实,伴恶臭(图 11-14-7)。肿瘤生长较快,恶性程度较高,容易发生区域性淋巴结转移。

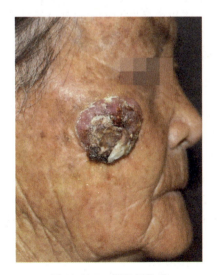

图 11-14-7　鳞状细胞癌

(二)诊断与鉴别诊断

根据临床表现,结合组织病理可作出诊断。应与角化棘皮瘤、基底细胞癌及其他恶性皮肤肿瘤鉴别。

三、病因与发病机制

1. 紫外线照射、放射线或热辐射损伤。
2. 化学致癌物 如砷、多环芳香族碳氢化合物、煤焦油、沥青、石蜡、烟草焦油、铬酸盐等。
3. 遗传因素 某些遗传性皮肤病如着色性干皮病、白化病等患者本病发病率较高。
4. 病毒感染 特别是人类乳头瘤病毒 16、18、30 和 33 型感染。
5. 某些癌前期皮肤病 如日光角化病、黏膜白斑、砷角化病。
6. 某些慢性皮肤病 如慢性溃疡、慢性骨髓炎、红斑狼疮、萎缩硬化性苔藓等均可诱发或继发鳞状细胞癌。

四、病理与病理生理

真皮内可见侵袭性生长的鳞状细胞肿瘤团块,由不同比例的正常和非典型(间变)鳞状细胞构成。非典型性表现为细胞形态、大小不一,核染色质多,核不典型分裂,细胞间桥消失,个别细胞出现角化不良和角化珠。可分低分化和高分化鳞癌。

五、治疗

应避免过度日晒、长期 X 线照射,避免接触化学致癌剂及焦油物质。早期发现和治疗癌前期皮肤病。

根据肿瘤大小、组织分化程度、患者年龄和身体状况等选择治疗方法。

1. 手术治疗 手术切除(如 Mohs 外科手术)为首选疗法,治疗应彻底,以免复发和转移。
2. 放射治疗 适于头面部肿瘤,特别是分化较差尚未发生转移者。
3. 其他治疗 光动力疗法、维 A 酸、干扰素、冷冻、激光治疗只适于瘤体较小,分化良好的肿瘤。已经转移或晚期患者可试用顺铂、阿霉素或博来霉素等化疗。

黑色素瘤

一、概述

黑色素瘤(melanoma)又称恶性黑色素瘤(malignant melanoma)简称恶黑,是来源于黑色素细胞恶性程度较高的恶性肿瘤;好发于皮肤、亦可见于皮肤-黏膜交界处、眼脉络膜和软脑膜等处。

二、诊断

(一)临床表现

白种人发病率较高,3% ~ 10% 有家族史,亚洲人发病率较低。皮肤恶性黑色素瘤可分为四种型:

1. 浅表扩散性黑色素瘤(superficial spreading melanoma) 是最常见的黑色素瘤类型,好发于躯干和四肢。皮损直径很少超过 2.5cm,呈不规则斑片,部分呈弓形,除了深浅不一的棕褐色外,还有混杂的黑色、红色、棕色、蓝色和白色。皮损出现丘疹、结节、出血、硬化、溃疡则提示预后不良。

2. 恶性雀斑痣样黑色素瘤(lentigo maligna melanoma) 好发于老年人的曝光部位,常由恶性雀斑样痣发展而来。皮损为不均匀的褐色色素性斑片,伴有暗褐色或黑色小斑点,边缘不规则,逐渐向周围扩大

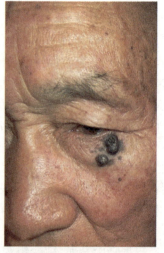

图 11-14-8 恶性黑素瘤(恶性雀斑痣样)

（图 11-14-8）。此型生长慢、转移晚，早期仅局限于局部淋巴结转移。

3. 肢端雀斑痣样黑色素瘤（acral lentiginous melanoma）　约占亚洲人黑色素瘤的 50%，为我国常见类型。多由肢端雀斑样痣发展而来，好发于掌跖、甲及甲周区。皮损表现为色素不均匀、边界不规则的斑片；若位于甲母质，甲板及甲床可呈纵行带状色素条纹（图 11-14-9）。此型进展快，可在短期内迅速增大，易发生溃疡和转移，存活率仅 11%～15%。

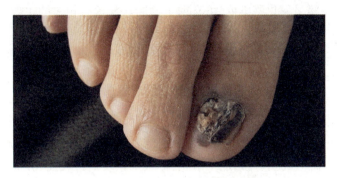

图 11-14-9　恶性黑素瘤（肢端雀斑痣样）

4. 结节性黑色素瘤（nodular melanoma）　好发于头颈及躯干部、足底、外阴、下肢等处（图 11-14-10）。典型皮损初起为蓝黑或暗褐色隆起性结节，可迅速沿水平和垂直方向增大成乳头瘤状或蕈样，形成溃疡。

此外，恶性黑色素瘤还可累及鼻腔、口腔（图 11-14-11）、肛管黏膜等，常导致破溃，并引起出血、疼痛、阻塞等表现。

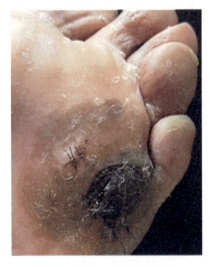

图 11-14-10　结节性黑素瘤

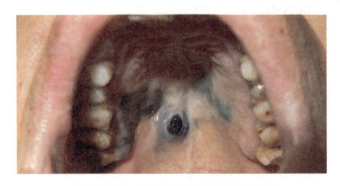

图 11-14-11　恶性黑色素瘤累及口腔黏膜

（二）诊断与鉴别诊断

本病根据临床表现，结合组织病理特点可以确诊。应与多种疾病进行鉴别，如交界痣和混合痣、色素性基底细胞癌、Bowen 病、脂溢性角化病、化脓性肉芽肿、Kaposi 肉瘤以及甲下外伤性血肿等。

三、病因与发病机制

本病与长期日光照射密切相关；研究表明某些黑色素瘤的发生与位于 9p 的抑癌基因 p16（CDKN2A）的突变相关；部分患者可由恶性雀斑样痣、发育不良性痣细胞痣、先天性痣细胞痣等发展演变而来；病毒感染、外伤、机体免疫功能低下等也可能参与黑色素瘤的发生和发展。

四、病理与病理生理

表皮和真皮内可见较多分散或巢状分布的黑色素瘤细胞,沿水平和垂直方向扩展,深达真皮甚至皮下。黑色素瘤细胞形态可呈多样性,以梭形细胞和上皮样细胞为主,细胞明显异形性异型性,大小、形态不一,胞核大,可见核分裂像,胞质内可含有色素颗粒,对多巴和酪氨酸酶呈强阳性反应。抗 S-100 蛋白及抗 HMB-45 单抗进行免疫过氧化酶染色,可有助于诊断。与预后相关的主要因素是黑色素瘤细胞的浸润深度或厚度。

表浅扩散性黑色素瘤:病变在原有基础上已侵入真皮,瘤细胞可上皮样、梭形或痣细胞样混合存在,但表皮内瘤细胞仍呈 Paget 样。

恶性雀斑样痣黑色素瘤:基底层见异形的黑色素细胞,多呈梭形,部分已侵入真皮,部分沿毛囊向下侵犯外毛根鞘,真皮浅层嗜碱变性,且有带状炎性细胞浸润。

肢端雀斑样黑色素瘤:瘤细胞多在交界处,部分已浸润至真皮,细胞可呈梭形,或 Paget 样。

结节性黑色素瘤:瘤细胞侵犯真皮形成结节状,但很少累及周边表皮,肿瘤旁表皮受累一般不超过 3 个皮突。

五、治疗

原发性恶黑首选手术切除,可采用术中淋巴结定位或区域选择性淋巴结切除。已转移患者可采用化疗或联合化疗,肢端恶黑可采用局部灌注化疗。放射疗法可以缓解内脏及中枢神经系统转移灶的压迫症状,亦可缓解骨转移所致的疼痛。近年来非特异性免疫治疗(干扰素、白介素单抗、反义寡核苷酸技术,小 RNA 干扰技术、抑癌基因和自杀基因导入等)和特异性免疫治疗(多效价细胞疫苗、多肽疫苗、无修饰的 DNA 疫苗、树突状细胞疫苗、抗 P97 或 gp240 糖蛋白的抗体等)恶性黑色素瘤也取得了一定的进展。恶性黑色素瘤恶性程度较高,多发生转移,预后比较差。

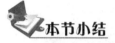 **本节小结**

常见良性皮肤肿瘤包括痣细胞痣、脂溢性角化病和皮肤纤维瘤,其生物学行为表现为良性,一般不需治疗。Bowen 病为皮肤原位癌,表现为单发的暗红色斑片或斑块;组织病理可见表皮细胞全层高度不典型增生,未突破基底膜;首选手术治疗。基底细胞癌是一种常见的低度恶性皮肤肿瘤,临床分为结节溃疡型、色素型、表浅型、硬斑病样型或硬化型、纤维上皮瘤型;首选手术治疗。鳞状细胞癌早期表现为红色结节,增大后易发生溃疡、坏死、出血,呈菜花样外观,肿瘤生长较快,恶性程度较高,易发生转移;可根据肿瘤大小、组织分化程度、患者个体状况等选择治疗方法。黑色素瘤是来源于黑色素细胞的恶性肿瘤,与长期日光照射密切相关,恶性程度较高,多发生转移,预后差;临床上分为浅表扩散性、恶性雀斑痣样、肢端雀斑痣样、结节性黑色素瘤等类型;治疗依据肿瘤类型、浸润深度、有无转移及患者身体状况选择手术、化疗、放疗或免疫治疗。

(单葵　重庆医科大学附属第一医院)

思考题

1. 带状疱疹的主要临床特点及治疗原则。

2. 脓疱疮的分型有哪些?

3. 简述头癣的临床表现及治疗。

4. 简述疥疮的临床表现及治疗原则。

5. 一期梅毒的主要临床表现是什么？梅毒的血清学实验室检查包括哪几项,各有何特点？

6. 湿疹的临床表现？

7. 试述重症药疹的治疗原则。

第十二章 烧 伤

学习目标

掌握 烧伤面积计算和深度估计方法。

熟悉 烧伤急救和治疗原则。

了解 烧伤病理变化及大面积烧伤的临床过程。

第一节 热 烧 伤

烧伤(burns)泛指由热力、电流、化学物质、激光及放射线等对机体组织的损伤。烧伤在平时和战时均较常见。我国尚无平时烧伤发生率的确切统计。一般工业城市发生率高些。估计平均每年烧伤发生率占总人口的 5‰~10‰,其中仅 1/10 需住院治疗。现代战争,由于武器的发展,烧伤的发生率也不断增高。第二次世界大战时烧伤的发生率在 1%。1973 年中东埃以战争,以军方统计烧伤发生率在 10%。如果发生核战争,其发生率会大大增加,据 1945 年广岛被原子弹轰炸后,烧伤的发生率在 75% 以上。

不论是平时还是战时,烧伤以热烧伤最常见,占 80%~90%。男女比例为 3:1。以青年和小孩多见。夏季发生率最高。以中小面积占大多数,<10% TBSA 占 58%,10%~30% TBSA 占 26%。多数发生在暴露部位。半数死亡烧伤面积(LA50)在 75%~80% TBSA 以上。

一、概述

热烧伤(thermal injury),ICD-10 编码:T20~T32,指火焰、热固体、热液体及热蒸汽等对机体组织的损伤。损伤部位以皮肤为主,可深及肌肉、骨、呼吸道、食管等。

二、诊断

(一)临床表现

不同程度的烧伤患者其临床表现各不相同,烧伤患者诊断主要依靠烧伤面积和深度来确定,年龄、烧伤部位、患者基础情况等也影响烧伤严重程度。

1. **烧伤面积评估** 烧伤面积是指烧伤皮肤占全身体表面积(total body surface area,TBSA)的百分比。目前国内多用中国九分法(rule of nine)和手掌法(rule of palm)。为便于记忆将体表面积划分为 11 个 9% 的等分,另加 1%,构成 100% 体表面积,即头颈部占:1×9%;双上肢:2×9%;躯干:3×9%;下肢及臀部:5×9%+1%。(表 12-1-1,图 12-1-1、图 12-1-2)

儿童头部体表面积大而下肢及臀体表面积小,故头面颈部面积:[9+(12−年龄)]%,双下肢面积:

表 12-1-1　中国新九分法

部位		占成人体表面积%		占儿童体表面积%
头颈	发部	3		
	面部	3	9×1(9%)	9+(12-年龄)
	颈部	3		
双上肢	双上臂	7		
	双前臂	6	9×2(18%)	9×2
	双手	5		
躯干	躯干前	13		
	躯干后	13	9×3(27%)	9×3
	会阴	1		
双下肢	双大腿	21		
	双小腿	13	9×5+1(46%)	9×5+1-(12-年龄)
	双足	7		

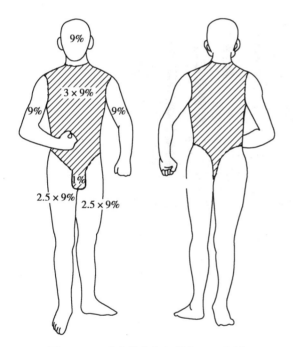

图 12-1-1　成人体表各部所占%示意图

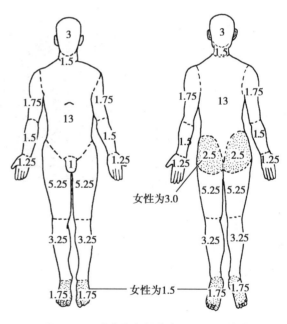

图 12-1-2　成人各部位体表面积(%)估计

[46-(12-年龄)]%。(图 12-1-3)此外不论性别、年龄,病人并指的掌面积约占其体表面积1%。(图 12-1-4)中国九分法多用于较大面积烧伤患者烧伤面积计算,手掌法多用于较小面和散在积烧伤患者烧伤面积计算。

2. 烧伤深度识别　烧伤深度是依靠烧伤累及表皮、真皮、皮下组织及其下深部结构等不同层次划分的(图 12-1-5)。常见的深度评估方法:三度四分法、四度五分法。但目前国内通用的是三度四分法。即:Ⅰ度、Ⅱ度、Ⅲ度。Ⅱ度又分为浅Ⅱ度、深Ⅱ度。其中Ⅰ度及浅Ⅱ度烧伤一般称为浅度烧伤,深Ⅱ、Ⅲ度一般称为深度烧伤。

(1) Ⅰ度烧伤(the first degree burns):仅仅累及表皮层,但表皮屏障功能完整。常见于太阳晒伤,

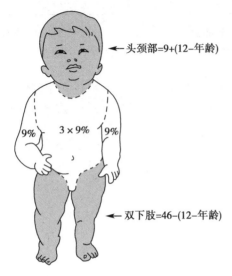

图 12-1-3　小儿体表面积估计法

头颈部=9+(12−年龄),双下肢=46−(12−年龄)

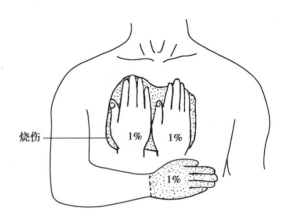

图 12-1-4　手掌估计法

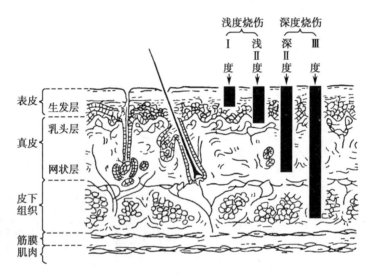

图 12-1-5　三度四分法的组织学划分

轻微烫伤。烧伤局部轻微疼痛或烧灼样感、红斑,故又称红斑样烧伤(erythematous burn)。上皮再生主要依靠生发层。3～5 天后愈合,短时间有色素沉着(pigmentation),不留瘢痕。

(2) Ⅱ度烧伤以局部出现水疱(blister)为典型特征,故又称为水疱样烧伤(blister burn)。根据伤及皮肤深浅可划分为:

①浅Ⅱ度烧伤(superficial partial thickness burns):累及真皮浅层,部分生发层存在。大小不一水疱,疱皮薄液清亮,水疱皮剥脱,创基潮红、质地柔软、剧烈疼痛。上皮再生依靠残余生发层及皮肤附件,若无感染等并发症,1～2 周内愈合,愈合之后不留瘢痕(scar),留有有色素改变(pigment change)。

②深Ⅱ度烧伤(deep partial thickness burns):累及真皮深层,但未累及皮下。也可有小水疱,去除水疱皮后,创面微湿,红白相间,触之不易退色,痛觉较迟钝,较韧,局部温度较低,拔毛试验(+),部分创面可见细小的网状栓塞血管(net like thrombosis vessel)影像。上皮再生依靠皮肤附件表面残余表皮,若无感染,一般 3～4 周愈合。因深Ⅱ度创面在未被增殖的上皮小岛覆盖之前已有一定肉芽组织形成,故愈合后常有明显瘢痕形成。影响患者外观及导致功能部位出现相应功能障碍。

(3) Ⅲ度烧伤(the third degree burns):累及皮肤全层,可深达肌肉、骨骼、内脏器官等。特征是烧伤处形成一层坚硬、皮革样、无痛、黑色、蜡白或樱桃红样痂皮。因部分坏死痂皮脱水后形成黑色焦痂(eschar),故又称焦痂样烧伤(eschar burn)。创面局部常常皮温较低,干燥,针刺或拔毛无痛觉,部分创面可见明显粗大树枝状栓塞血管(branch like thrombosis vessel)影像,以四肢内侧皮肤较薄处尤为明显。由于创面无残留上皮细胞,修复依赖于手术植皮或周围健康皮肤上皮爬行生长。愈合后形成瘢痕,正常皮肤功能丧失,常致畸形(deformity)(表12-1-2)。

(4)目前也有用四度五分法的,不同之处在于将三度四分法中Ⅲ度烧伤累及深筋膜以下的划分为Ⅳ度烧伤(the forth degree burns)。

表12-1-2 不同深度烧伤临床表现及预后

烧伤深度	临床表现	愈合基础	愈合时间	预后
Ⅰ度烧伤	红、微肿、微痛	生发层细胞	3~5天自愈	无色素瘢痕
浅Ⅱ度烧伤	薄壁大水疱、潮红、剧痛	健存基底细胞	8~14天自愈	留色素无瘢痕
深Ⅱ度烧伤	厚壁小水疱、红白相间、微痛	毛囊、皮脂腺、汗腺上皮	21~28天自愈	留瘢痕
Ⅲ度烧伤	蜡白、焦黄、皮革样、无痛	无	无法自愈	留瘢痕

(二) 烧伤严重程度分级

目前多采用1970年全国烧伤会议拟定的分类标准。

轻度:Ⅱ度烧伤面积<10%

中度:10%≤Ⅱ度烧伤面积<30%或Ⅲ度烧伤面积<10%

重度:30%≤Ⅱ度烧伤面积<50%或10%≤Ⅲ度烧伤面积<20%

特重:Ⅱ度烧伤面积≥50%或Ⅲ度烧伤面积≥20%

烧伤患者中如果烧伤面积不足30%,但是有以下情况之一者:①全身情况较重或以合并休克;②较重的复合伤;③中重度吸入伤。也应并入重度烧伤。小儿分类方法即在成人分类标准基础上减半。如:轻度:Ⅱ度烧伤面积<5%;中度:5%≤Ⅱ度烧伤面积<15%或Ⅲ度烧伤面积<5%。

(三) 吸入性损伤(inhalation injury)

又称"呼吸道烧伤"。之所以改称为"吸入性损伤",是因其致伤因素除了热力引起之外,燃烧时烟雾中还含有大量的化学物质如CO、氰化物等等,被吸入至下呼吸道,引起局部腐蚀或全身中毒。因此,在相对封闭的火灾现场,死于窒息者往往多于体表烧伤。合并严重吸入性损伤者仍为烧伤救治中的突出难题。据统计,重度吸入伤可使烧伤死亡率增加20%~40%。

吸入性损伤的诊断依据:①于密闭空间内发生的烧伤;②面、颈和前胸部烧伤,特别口、鼻周围深度烧伤;③鼻毛烧焦,口唇肿胀,口腔、口咽部红肿有水疱或黏膜发白者;④刺激性咳嗽,痰中有炭屑;⑤声嘶、吞咽困难或疼痛;⑥呼吸困难和(或)哮鸣;⑦纤维支气管镜检查发现气道黏膜充血、水肿,黏膜苍白、坏死、剥脱等,是诊断吸入性损伤最直接和准确的方法。

三、病因及发病机制

热烧伤的病因为热力,可以是火焰、热固体、热液体和热蒸汽。所导致组织结构损伤主要集中在皮肤,亦可深达皮下组织、肌肉、甚至是骨骼。热力对组织结构的破坏主要是凝固性坏死,根据作用深度和面积不同导致的全身反应及并发症不经相同,总的来说烧伤越深面积越大,全身反应越明显,且并发症越多。轻度烧伤主要以局部皮肤结构破坏为主,而重度烧伤不仅皮肤组织结构遭到破坏,全身反应明显且并发症多。严重烧伤后,全身反应除应急反应外,尚存在血容量降低、免疫功能降低、内脏器官由于缺血缺氧性损害而出现功能障碍、创面局部感染、创面细菌向深层侵袭以及肠道细菌移位而导致的全身感染等。这些并发症将直接影响疾病的严重程度和患者的转归。

四、病理与病理生理

根据烧伤病理生理特点,一般将烧伤临床病理发展过程分为四期,各期之间相互交错,烧伤越重,其关系越密切。

(一) 体液渗出期(fluid exudation phase)

伤后迅速发生的变化为体液渗出(exudation),体液渗出的速度,一般以伤后 2～3 小时最为急剧,8小时达高峰,持续 36～48 小时,严重烧伤可延至 48 小时以上。

在较小面积的浅度烧伤,体液渗出主要表现为局部的组织水肿。当烧伤面积较大(一般指Ⅱ、Ⅲ度烧伤面积成人在 15%,小儿在 5% 以上者),人体不足以代偿迅速发生的体液丧失时,则循环血量明显下降,导致血流动力与流变学改变,进而发生休克。因此在较大面积烧伤,此期又称为休克期(shock phase)。

体液渗出主要因毛细血管通透性增加所致,组织学已观察到伤后毛细血管内细胞间隙可增大达150Å,甚至能容许如纤维蛋白原这样的大分子物质通过,血管内水分、电解质、蛋白质等均渗出血管外,血浆样液体(protein rich fluid)一部分从创面渗出,而大部分则进入组织间,形成水肿。在较大面积烧伤,防治休克是此期的关键。

(二) 急性感染期(acute infection phase)

继休克后或休克的同时,感染是对烧伤病人的另一严重威胁。严重烧伤易发生全身性感染的原因主要有:①皮肤、黏膜屏障功能受损,为细菌入侵打开了门户;②机体免疫功能受抑制。烧伤后,无论细胞免疫还是体液免疫均受抑制;③机体抵抗力降低。烧伤后水肿回吸收、休克打击、内脏尚未恢复、局部肉芽屏障尚未形成及大量营养物质丢失均使人体抵抗力处于低潮;④易感性增加。早期缺血缺氧损害是机体易发生全身性感染的重要因素。烧伤感染可来自创面、肠道、呼吸道,泌尿道或静脉导管等。防治感染是此期的关键。

(三) 创面修复期(wound repair phase)

创面修复(wound repair)过程在伤后不久即开始。创面修复所需时间与烧伤深度等多种因素有关,无严重感染的浅Ⅱ度和部分深Ⅱ度烧伤,可自愈。但Ⅲ度和发生严重感染的深Ⅱ度烧伤,由于无残存上皮或上皮被毁,创面只能由创缘的上皮扩展覆盖。如果创面超过 3cm×3cm,不经植皮多难自愈或需较长时间,愈合后瘢痕较多,易发生挛缩,影响功能和外观。

(四) 康复期(rehabilitation phase)

深度创面愈合后形成的瘢痕,严重者影响外观和功能,需要锻炼、工疗、体疗和整形以期恢复;某些器官功能损害及心理异常也需要恢复过程;深Ⅱ度和Ⅲ度创面愈合后,常有瘙痒或疼痛、反复出现水疱,甚至破溃,并发感染,形成"残余创面"(residual wound),需要较长时间才能完全愈合;严重大面积深度烧伤愈合后,由于大部分汗腺被毁,机体散热调节体温能力下降,在盛暑季节,这类伤员多感全身不适,常需 2～3 年适应过程。

五、治疗

(一) 一般治疗

1. 烧伤的现场急救

(1) 脱离火源:尽快扑灭火焰、脱去着火或沸液浸渍的衣服,迅速消除致伤原因。热力烧伤后及时冷疗(cold therapy)能防止热力继续作用于创面使其加深,并可减轻疼痛、减少渗出和水肿。冷疗一般用清洁水(如自来水、河水、井水等,水温(15～20℃)冷敷或浸泡创面,需持续 30～60 分钟,以创面不痛或稍痛为止,适用于中、小面积头、面、四肢部位的烧伤。

(2) 保护创面:灭火后必要时脱去衣服(或顺衣缝剪开),将伤员安置于担架上或适当的地方,可用清洁的衣服被单等覆盖创面,目的是保护创面,避免再污染或损伤,不必作其他创面处理。

（3）止痛：烧伤后疼痛非常剧烈，必须及时予止痛剂，如口服止痛片或注射曲马多、杜冷丁等。合并呼吸道烧伤或颅脑损伤者忌用吗啡，以免抑制呼吸。

（4）补充液体：轻度烧伤者可口服淡盐水、淡盐茶或烧伤饮料。如病情严重，应及早静脉输液（如生理盐水、乳酸林格液、右旋糖酐、血浆等）。切忌口服大量无盐茶水或单纯输入大量5%葡萄糖溶液，以免加重组织水肿。

（5）其他措施：天冷时注意保暖；对有危及病人生命的大出血、窒息、开放性气胸及急性中毒等应迅速急救处理，骨折及其他开放性伤口应包扎固定，处理原则同创伤救治原则。

（6）伤员的后送与住院处理：当从现场抢救出大批烧伤伤员时，对中小面积烧伤原则上应就近（指现场邻近医疗单位）进行早期治疗。对于大面积烧伤伤员，必须是在休克未发生前，或休克已控制后转送到条件较好的医疗单位，转送途中必须输液，给予镇静剂，尽量减少颠簸。

2. 严重大面积烧伤伤员的急诊处理

（1）评估伤员一般情况，有无休克、呼吸道烧伤及合并伤。初步估计烧伤面积与深度。

（2）进行输液、配血　有休克或休克先兆者，尽早建立静脉通路，同时制订初步输液计划。

（3）酌情给止痛剂　休克严重病员止痛剂应自静脉注射。

（4）留置导尿管，记录每小时尿量，必要时测尿比重。

（5）中重度吸入性损伤，或面颈部深度烧伤后喉头水肿呼吸困难，应作气管切开并给氧。

（6）使用广谱抗菌药物。注射破伤风抗毒素或免疫球蛋白。

（7）病情稳定或休克好转后，及早施行肢体环状焦痂切开减压，对创面采取暴露或包扎疗法。

（8）监控病情变化（如脉搏、呼吸、血压、液体出入量等）与详细记录，根据情况调整治疗计划。

（二）内科治疗

1. 烧伤休克的防治　烧伤休克的原因是：大量体液丧失；早期迅即发生的心肌损害；钠离子的转移和微循环功能障碍。烧伤休克常可预防或减轻其严重程度，通常烧伤面积大于或等于体表面积15%的病人需要进行体液复苏治疗。

（1）补液治疗（fluid replacement）：

①补液公式：伤后第1个24小时补液量：成人每1%Ⅱ、Ⅲ度烧伤面积每kg体重补充胶体液0.5ml和电解质液1ml，另加基础水分2000ml。伤后8小时内输入一半，后16小时补入另一半。伤后第2个24小时补液量：胶体及电解质均为第1个24小时实际输入量的一半，另加水分2000ml。

上述补液公式，只是估计量，应仔细观察病人尿量[应达0.5～1ml/(kg·h)]，精神状态、皮肤黏膜色泽、血压和心率、血液浓缩等指标，有条件者可监测肺动脉压、肺动脉楔压、中心静脉压和心排血量，随时调整输液的量和质，做到补液个体化。

②液体的选择：胶体液（colloid）包括血浆、血浆代用品如右旋糖酐、羟乙基淀粉、琥珀酰明胶、白蛋白等；晶体液（crystalloid）即平衡盐溶液，可按等渗盐水和等渗碳酸氢钠溶液2:1的比例补充，以及乳酸林格液；水分（free water）：5%～10%葡萄糖溶液。

③延迟复苏（delayed resuscitation）病人的治疗：延迟复苏是指由于种种原因，烧伤后未予及时补液或补液不足，入院时已有明显休克者。可在有创血流动力学指标严密监护下，进行快速补液治疗。即于入院后1～2小时内补足按公式计算应该补充的液体量，以尽快改善组织灌注，使心排血量和血压接近正常水平。同时积极采用其他综合治疗。

第一个24小时预计补液量：2.6ml×体重（kg）×烧伤面积（%）其中晶胶比按1:1计算。另加水分2000ml。在有创血流动力学指标严密监护下，复苏的前2小时将第一个24小时液体总量的1/2快速补入，另1/2于余下时间均匀补入。

第二个24小时预计补液量：1ml×体重（kg）×烧伤面积（%）其中晶胶比按1:1计算，另加水分2000ml。于24小时内均匀补入。

④体表烧伤合并吸入性损伤的补液治疗：应处理好重度吸入性损伤肺水肿与抗休克治疗的矛盾。

一般认为,烧伤伴吸入性损伤的早期补液量,不应有意控制,以能迅速纠正休克为目的,但应在严密心肺功能监测下进行。在液体种类的选择方面,早期应用胶体或电解质液均无大的区别。应维持血浆白蛋白在30g/L以上。

严重烧伤后早期可能伴有心肌损害和功能降低,因此在休克复苏中应采用同时给予心肌保护或改善心功能的药物,增强现在的循环动力功能。

(2) 保持良好的呼吸功能:保持呼吸道通畅,维持良好的气体交换和氧供。吸入性损伤后,可迅速出现上气道水肿,液体复苏可能会加剧喉头水肿,增加气管插管的难度。因此对怀疑可能出现上呼吸道梗阻时,目前均主张及早行气管切开。

(3) 镇静止痛:剧痛和烦躁均可加重休克,故镇静止痛对休克的防治有辅助作用,可使用杜冷丁、吗啡以及苯二氮䓬类药物。应注意的是血容量不足可使脑缺氧而烦躁不安,此时需注意补充血容量。

(4) 其他药物治疗:经过上述积极处理后,若休克仍不能纠正,可根据情况使用强心药物、血管活性药物、皮质激素等。

2. 烧伤营养支持 严重烧伤后患者代谢呈现出高代谢、高消耗和高需求的特点,这与严重创伤后患者的代谢状态极为相似,本质是一种应激状态的代谢。在没有或缺乏营养支持的情况下,机体将大量消耗自身组织来提供能量和修复损伤组织,有限的机体自身组织无法满足高代谢和高消耗的需求,同时还将损害内脏器官功能、降低已处于抑制状态的免疫功能,对感染的防治和烧伤修复产生极为不利的影响。因此,严重烧伤的营养支持显得特别重要。

3. 烧伤全身感染防治 全身感染(systemic infection)亦称侵袭性感染(invasive infection),泛指菌血症(septicemic),脓毒症(sepsis),脓毒综合征(septic syndrome)或创面脓毒症(wound sepsis),是烧伤病程中常见的并发症,也是当前大面积烧伤死亡的主要原因。烧伤后全身性感染多发生在伤后1周内,少数在伤后2到3周,两者发病特点和影响因素不尽相同。

烧伤后两周内发病者属早期感染,这一阶段是全身感染的发病高峰。早期感染发病与以下因素有关:①广泛的皮肤屏障被破坏,大量坏死组织和渗出成为微生物的良好培养基,肉芽组织未形成,局部防御屏障不健全,易于发生全身感染;②肠黏膜屏障有明显的应激性损害,肠道微生物、内毒素等均可移位(translocation),肠道可成为一个重要的内源性感染的来源,所导致的烧伤全身感染被称为烧伤肠源性感染(entergenic infection of burn);③烧伤后早期机体免疫功能明显紊乱;④吸入性损伤继发肺部感染。休克期渡过不平衡的病人脓毒症发生率高,治疗较困难,死亡率较高。

烧伤两周以后发生的感染属后期感染,发病率比早期低,主要与休克期渡过不平稳、创面处理不当、营养支持不够和不合理应用抗菌药物有关,呼吸机相关感染、静脉导管感染和留置导尿管也是常见的医源性感染。

常见表现及诊断标准有:①意识的改变如:精神兴奋、多语、谵妄,乃至错觉、幻觉、定向障碍,也可能精神抑郁、淡漠;②创面急剧恶化,表现为潮湿、腐败、出血坏死斑、色泽晦暗、创缘凹陷、生长停滞、创面加深等;③体温>38℃或<36℃;④呼吸频率≥22/分钟或$PaCO_2/FiO_2<400$;⑤平均动脉压<70mmHg;⑥血小板计数<$150\times10^3/\mu l$;⑦胆红素≥$1.2\mu mol/L$;⑧肌酐≥$1.2\mu mol/L$;⑨血培养阳性;⑩每克焦痂下组织细菌含量>10^5个。新的标准认为意识改变、收缩压(SBP)≤100mmHg和呼吸频率≥22/分钟可以快速评估那些疑似感染患者有脓毒症可能,提醒医生加以重视。

4. 烧伤常见内脏并发症防治 严重烧伤伤情重,病程长,故在病程中并发症多,几乎包括各个系统并发症,下面仅对常见几种并发症做介绍。

(1) 肺部并发症(pulmonary complications):肺部并发症是烧伤常见的内脏并发症,伴有吸入性损伤者发病率更高,重度吸入性损伤者几乎达100%,且死亡率较高。肺部感染与肺水肿占多数,肺不张次之。严重烧伤死于多器官功能障碍(MODS)者增多,其中呼吸功能衰竭的发病最高。烧伤后呼吸功能衰竭的发病原因甚多,肺炎是最主要的原因,特别是休克期后并发的呼吸功能衰竭几乎都是肺部感染所致。烧伤整个过程都可以出现肺炎,但多发生在伤后2周以内,一般晚期肺炎多发生在老年人、儿童及严重烧伤衰竭的患者。加强呼吸道管理,必要时机械通气,出现感染时合理使用抗菌药物是治疗关键。

（2）心功能不全(cardiac dysfunction)：严重烧伤后早期心功能降低迅速发生,主要是因为烧伤休克引起心肌缺血、缺氧损害,心排血量不能满足机体的代谢需要,常表现为输出障碍。休克、感染等原因纠正后心脏的输出障碍也大多能纠正。但是若病因持续存在并加重,也可发展成为严重的心力衰竭。因此,严重烧伤患者,特别是休克时,应加强对心脏的监护。积极防治烧伤休克,控制感染等是关键。

（3）肾功能不全：急性肾功能不全(acute renal insufficiency)在严重烧伤患者中较为常见。在大面积烧伤时,烧伤本身的许多临床表现常与肾功能不全容易混淆,尤其是水、电解质平衡方面的征象。烧伤并发急性肾功能不全一般分为少尿型和非少尿型。当肾小管和肾小球损害的程度不一致,肾脏代偿能力较强时,可出现非少尿型急性肾功能不全,每天尿量可超过800ml,此型肾功能不全多见于烧伤并发严重感染之后,是目前最常见的类型,其临床表现轻,进程缓慢,但易被忽视而加重。积极防治休克、清除肌(血)红蛋白、防治感染等是治疗关键。

（4）烧伤应激性溃疡(curling ulcer)：指休克后发生的急性胃、十二指肠改变,多伴有出血症状,是一种急性胃黏膜病变。其发生与烧伤早期胃黏膜血流灌注减少致黏膜缺血损伤有关,早期糜烂若不及时保护处理可能发展为溃疡,在随后的时期,脓毒症和(或)低血容量能够引起类似的黏膜缺血,甚至胃肠壁全层缺血,整个胃肠道的这些改变可以引起局部的黏膜溃疡、管腔瘢痕形成和穿孔。防治主要是避免发生严重休克和脓毒症,对严重烧伤,常规保护胃黏膜,并给予质子泵抑制剂;早期肠内要素饮食;去除应激因素,纠正供氧不足,维持水、电解质、酸碱平衡。

（5）脑水肿(cerebral edema)：烧伤致全身充血水肿、缺氧、酸中毒、补液过多、中毒(CO、苯、汽油等)、代谢紊乱(尿毒症、低钠血症、血氨增高等)、严重感染、头面部严重烧伤、肾功能不全、复合脑外伤等是脑水肿发生的原因。早期症状为恶心、呕吐、嗜睡、舌后坠、打鼾或反应迟钝,有的表现为兴奋或烦躁不安,甚至出现精神症状。预防其发生要注意控制输液量,必要时及早应用利尿剂及脱水剂,保持呼吸道通畅。

（三）外科治疗

烧伤创面处理的一般原则为保护创面,减少渗出;预防和控制创面感染,选用适当的创面外用抗菌药物;尽早清除失活组织,并立即用各种方法封闭创面;积极预防烧伤后期瘢痕挛缩畸形,争取最大程度地恢复功能和外观。

各种创面处理原则：

1. 创面的非手术外科处理

（1）清创(debridement)：休克期以抗休克治疗为主,在休克得到基本控制,全身情况允许时,尽早进行创面的清理,去除松动、失活及坏死组织(如：水疱、异物和碎屑)。清创要在充分的镇痛、镇静和无菌条件下进行、操作要轻柔,以免增加创面损伤因而引起疼痛导致或加重休克。可用肥皂水、1:2000新洁尔灭液或洗必太溶液等清洗创面及周围皮肤,亦可用生理盐水清洗创面。对形成的水疱可作低位剪开引流。清创后创面可使用各类中药制剂,磺胺嘧啶银等药物,并使用全身抗菌药物。小面积浅Ⅱ度烧伤创面如水疱皮完整,应予保存,只需抽去水疱液,消毒包扎,水疱皮可充当生物敷料,保护创面、减痛,且有利于创面愈合。

（2）包扎疗法(occlusive dressing)：简单清创后,先放一层非粘纱布或其他生物敷料,外加干燥脱脂纱布多层(厚度约2~3cm)均匀加压包扎。包扎的范围宜超出创周5cm。包扎疗法用于四肢或躯干部的烧伤、转运的伤员以及寒冷季节无条件使用暴露疗法者。优点是护理方便,对病室环境要求较低;病员较舒适,肢体便于保持功能位;适于后送,缺点是炎热季节或地区,伤员不易耐受,消耗大量敷料,不适于大批伤员,更换敷料时有一定的痛苦。

（3）暴露疗法(exposure therapy)：要求暴露环境清洁、温暖、干燥,室温30~32℃,相对湿度40%,接触创面用品应灭菌。通常会在48小时后形成干痂。痂壳形成后要勤翻身,防止长期受压。有痂下感染时,应及时引流,实施暴露疗法的早期,也可涂收敛性较强的中草药制剂,促进创面干燥成痂。暴露疗法适用于头面部、会阴部及肢体一侧烧伤,严重大面积烧伤,污染重的或已感染的烧伤创面,炎夏季节尤为适用。暴露疗法的优点是创面干燥不利于细菌生长,便于观察创面,节省敷料。缺点是要求消毒隔离环境;寒冷季节需要保暖装备;不适于后送。

(4)半暴露疗法(semi-exposure therapy):半暴露是用单层的抗菌药液纱布或凡士林纱布黏附于创面,任其暴露变干,用以保证去痂后的Ⅱ度创面,固定所植皮片,保护供皮区,控制创面感染等。

(5)外用抗菌药物:Ⅰ度以上的烧伤创面应局部使用抗菌药物预防感染,如1%磺胺嘧啶银、莫匹罗星软膏、碘伏等外用抗菌药物。

2. 深度创面的手术处理方法　深度烧伤由于坏死组织多,容易出现快速细菌定植并存在侵袭性感染,一般采取暴露疗法并确选择外用抗菌药物,尽可能保留皮肤附件上皮。目前对深度烧伤多主张采用积极的手术治疗。早期外科手术能减少全身性感染发病率,降低脏器并发症,提高大面积烧伤的治愈率,并缩短住院日。对10%以下的小面积深度烧伤,全身情况稳定者应争取早期一次手术去痂(切痂、削痂),用自体皮片覆盖创面。对大面积的深度烧伤创面需按计划分期地切除焦痂(坏死组织),并用自体或异体皮肤覆盖。

(1)切痂(escharectomy):是将深度烧伤的皮肤连同皮下脂肪组织于伤后早期切除。主要用于Ⅲ度烧伤及手与关节等功能部位的深Ⅱ度烧伤。切痂平面除手背及颜面部外,一般需深达深筋膜,若筋膜及深部肌肉坏死也应一并切除。创面切痂后一般应立即使用自体皮或异体皮肤覆盖,避免创面外露,增加感染。

(2)削痂(tangential excision):是在烧伤早期用滚轴取皮刀削除深Ⅱ度的坏死组织,直至健康的真皮创面。在止血带下削痂者,健康真皮呈白色、致密、有光泽、无血管栓塞,放松止血带则出血活跃,密布针尖样出血点。削痂后创面若较浅可使用抗菌纱布包扎,对功能部位则使用自体皮覆盖。自体皮源不足时亦可用异体皮、冻干皮或人工皮等覆盖。

(3)自然脱痂:即在伤后取暴露疗法,经2~3周,焦痂与健康组织逐渐分离脱落,出现肉芽组织、再移植自体植皮。这种方法多用于失去早期切痂或削痂植皮时机,或某些特殊部位的深度烧伤早期不便切痂或削痂植皮等。因其创面愈合时间较长,植皮区遗留瘢痕挛缩与增生的机会较多,目前已较少采用。

3. 烧伤创面植皮术　植皮是消灭创面,从根本上防治创面感染,减少脓毒症的有效措施。大部分深度烧伤创面需采用自体皮片游离移植(autologous skin graft)才能愈合。

(1)自体皮片移植根据切取皮片的厚度可分为:①刃厚皮片:含表皮和部分真皮乳头层。是最薄的一种皮片,在成人厚度约为0.15~0.25mm。移植容易存活,但存活后易收缩,耐磨性差。取皮方法可用辊轴刀或剃须刀片;②中厚皮片:包括表皮和真皮的1/2~1/3,在成人厚度为0.3~0.6mm不等,弹性与耐磨性均较刃厚皮片为佳,适用于关节、手背等功能部位。用电动取皮机或鼓式取皮机切取,调节至要求的厚度,整张取下;③全厚皮片:包括皮肤的全层。存活后色泽、弹性、功能接近正常皮肤、耐磨性好。适用于手掌、足底与面颈部的创面修复。

(2)根据皮片移植的方式可分为:①自体网状植皮(mesh graft):将切取的大张薄中厚皮片,在网状切皮机上切出规则而密集的网孔,皮片拉开即成网状,扩大植皮面积。按所用切皮板不同,皮片可扩大1.5、3、6、9倍,可用较小皮片覆盖较大的创面。该法节省皮源,缩短手术时间,适用于深度烧伤切、削痂后的创面或肉芽创面。以扩大3倍者为最常用,1.5倍者适用于手部,6倍者用于非功能部位。为了减少网眼处创面暴露,常需用网状异体皮,异种皮或人工皮作重叠覆盖;②自体点状植皮:将薄皮片剪切成0.3~0.5或1.0cm以下的方形或长方形小块,散在移植于创面,皮片间距0.5cm左右。点状植皮操作简单,皮片生长条件较低,常用于肉芽创面,可扩大植皮面积,节省供皮区。但比较费时且远期遗留斑状瘢痕,易造成关节部位挛缩,外观也不能令人满意,因而最好仅限于非功能部位或隐蔽处;③微粒皮片移植(microskin graft):将小片薄断层自体皮剪成微粒,最大不超过1.0mm²,在等渗盐水中驱散。倾注于绸布上,在托盘内放一均匀布满小孔的漏小盘,上放绸布、皮片,加生理盐水达到漏盘的 $1/3 \sim 1/2$ 。这样供皮区与受皮区面积之比可达 $1:18$,创面愈合时间 $5 \sim 8$ 周,适用于自体皮源缺少的特大面积烧伤;④自体表皮细胞培养与移植:是 20 世纪 80 年代发展的新动向。取自体表皮基底细胞进行细胞培养,3周左右在培养瓶内扩展生长成一张复层表皮皮片。许多张培养皮片移植于部分烧伤创面。在国内目前该技术仍处于临床研究阶段。由于表皮细胞培养传代技术复杂,上皮细胞生长中抗感染能力弱,到临床广泛应用尚需时日。

4. 供皮部位 烧伤伤员的供皮区必须十分珍惜,应做到有计划合理利用,并尽可能照顾到晚期整复的需要。头皮作为供皮区由于皮肤较厚、毛囊深、血供丰富,抗感染能力强,切取薄皮后能较快愈合,$6 \sim 7$ 天可以重复切皮,一般供皮 10 次以上仍然不影响头发生长。四肢躯干的非烧伤区,浅Ⅱ度及深Ⅱ度愈合区,亦可在首次供皮后 $2 \sim 3$ 周重复供皮。广泛Ⅲ度烧伤伤员皮源不足,或因病情严重一时不能取自体皮时,采用异体(种)皮移植是挽救生命的重要措施。能成活 $2 \sim 4$ 周左右,暂时覆盖创面、预防感染,减少体液和蛋白质的丢失,为救治争得时间。此外,各种方法贮存的皮片,如液氮储存皮为保存着皮肤活力的代用品。冷冻干燥异种皮,冻干软化戊二醛皮,辐照异种皮等,为没有活力的代用品。还有其他生物膜、合成代用品、如羊膜、人工皮等,作为代用品,各有其适应范围,临床应用均可取得一定效果。

(四)预后

烧伤伤愈合取决于烧伤的深度和部位。Ⅰ度烧伤仅伤及基底细胞层,愈合迅速,无任何后遗症;浅Ⅱ度烧伤损及真皮浅层,2 周内愈合,遗留色素改变,但无瘢痕形成。深Ⅱ度烧伤损及真皮深层,愈合时间较长,愈合过程中已有肉芽组织生长,愈合后遗留浅表瘢痕,烧伤如发生在暴露部位,浅表瘢痕亦影响美观,如发生伤及关节部位,会使关节功能受到影响。Ⅲ度烧伤累及全层皮肤,甚至更深组织,无法自愈需要进行皮肤移植方能愈合,愈合后遗留大量瘢痕,影响外观和功能。

大面积深度烧伤愈合后遗留瘢痕除影响外观和功能外,还影响体表散热,因瘢痕皮肤无汗腺,无法通过排汗调节体温,仅能依靠对流散热。患者需要 $2 \sim 3$ 年时间适应。

(五)预防

严重烧伤由于发生突然,用费巨大,病死率高,致残率高,对容貌、生活自理、社会回归影响很大,因此对病人及其家属在人力、财力、心理上造成的压力,很少其他疾病可与之相比拟。在理论上烧伤是可以预防的,提高生产、生活安全意识,加强消防的四个能力建设:①检查火灾隐患能力;②扑救初起火灾能力;③疏散逃生自救能力;④教育宣传培训能力。可大大减少火灾发生,减轻烧伤程度,社会和经济效益非常显著。

(薛斌 张恒术 重庆医科大学附属第一医院)

第二节 电 烧 伤

一、概述

电烧伤(electric burn),ICD-10 编码:T75.401,是指电流通过人体所导致的损伤。其严重程度取决于电流、电压强度、接触时间、接触部位的电阻及电流通过人体的路径。

1. 全身性损伤 称电击伤,其皮肤损伤轻微,主要损害心脏,引起血流动力学剧烈改变。可发生电休克,甚至心跳呼吸骤停。

2. 局部损伤 电流在其传导受阻的组织产生热力,造成组织蛋白凝固或炭化、血栓形成等。此类病人全身症状较轻。

二、诊断

（一）临床表现

1. **全身表现** 人体触电时,如电流强度和电压达到一定强度,患者可出现电休克状态,表现为意识不清、烦躁、呼吸急促、血压升高、瞳孔缩小等,可持续数分钟至数小时,严重者出现呼吸、心跳停止或心室颤动,如不及时抢救可立即死亡。低电压(110~220V)电流由于易引起致命的心室颤动,复苏的成功率低于高电压。

如电烧伤面积较大,患者可出现典型的烧伤休克症状。但患者的休克症状与电烧伤的体表面积并不一致,这是由于严重高压电损伤导致大片肌肉坏死,液体大量渗出在组织间隙而引起低血容量休克。严重高压电损伤患者由于大量肌肉坏死和血红蛋白被破坏,还常伴有血红蛋白和肌红蛋白的释放,造成严重的血红蛋白和肌红蛋白尿。临床上表现为暗红色和酱油色尿,应警惕急性肾衰竭。

2. **局部表现**

（1）低压电损伤:低压电损伤造成的创面损害一般范围小,创面较浅,一般为深Ⅱ度至Ⅲ度烧创面。常局限于触电部位。

（2）高压电烧伤:电击创面最突出特点为,皮肤的创面很小,而皮肤下(正常皮肤下)的深部组织的损伤却很广泛。深部组织损伤可累及神经、血管、肌肉、肌腱、骨骼等。组织损伤可呈"多发性"、"节段性"、"跳跃性"。肌肉损伤的表现从一般性的肿胀直至明显的凝固性坏死,损伤的肌肉往往与正常肌肉分界不清,深浅层次不规则,可呈夹心坏死现象,骨周围"套袖状"坏死等复杂多样化表现。

当躯干直接接触电源时,也可引起内脏损伤如肺挫伤、肠穿孔等,对电烧伤波及腹部损害者必须进行定期而细致的腹部检查以防漏诊与误诊。

（二）实验室和辅助检查

应密切注意血容量、尿量和尿液常规、心电图和血细胞分析等。所有电击伤的基本检查应包括:心电图,心肌酶,全血细胞计数,尿液分析,特别是肌红球蛋白测定。

（三）鉴别诊断

电烧伤鉴别诊断主要是其相应并发症的诊断,电休克、急性心功能不全、急性肾功能不全、深层组织损伤、内脏器官损伤等,需要与患者原发疾病进行鉴别。

三、病因和发病机制

电烧伤的病因为电流经过人体,造成人体的损伤。主要由于电能在体内转变成热能引起,它受许多因素的影响,热性致病机制包括电流强度、电压高低、电流性质、组织电阻、接触电源的时间、接触电源的面积及触电部位的容量、电流通过人体组织的途径等,其中以电能本身的因素最为重要。此外,一些非热性致病机制,如电流导致的细胞去极化、细胞膜的电崩解机制、损伤细胞产生的炎性介质导致血管收缩和细胞坏死等。

四、病理与病理生理

皮肤正常结构破坏,缺乏完整的皮肤附件,皮肤呈玻璃样变性,皮下有凝固性坏死,皮肤毛囊、血管周围炎症;肌肉初期肌纤维间有散在性充血,水肿,结构模糊。此后肌纤维大部分凝固,肌肉内有明显充血、淤血。后期可见肌纤维结构溶解,个别呈脂肪变性及空泡变性;血管充血、水肿,严重的血管损伤可见血管壁全层坏死,结构模糊,管腔内血栓形成,大量炎性细胞浸润;神经束衣结构存在,神经细胞崩解,结构不清。

五、治疗

1. **急救** 电烧伤后死亡原因大多是在事故现场出现心跳、呼吸骤停,因而电烧伤患者的现场急救非常关键。急救的第一步应使患者脱离电源,最妥善的方法是立即切断电源,用绝缘物将患者从有关电力设备移开后,帮助者方可接触进行救治。

2. 全身治疗 与一般烧伤治疗基本相同。因电烧伤导致深层组织坏死,水肿范围广,且由于广泛的肌肉和红细胞破坏,产生大量肌红蛋白和血红蛋白,故补液量较同等面积热烧伤多,体液复苏过程中应使用利尿剂并碱化尿液,以防治急性肾衰竭。破伤风抗毒素或免疫球蛋白常规注射,早期使用有效抗菌药物,应注意防治厌氧菌感染。同时需要处理复合伤。

3. 局部治疗

(1) 低压电烧伤:由于创面局限、较浅,一般只需换药或一期坏死组织切除自体皮游离移植或皮瓣转移即可覆盖创面,极少数因指(趾)坏死行截指(趾)术。电弧或电火花烧伤因电流未通过人体,为体表的热烧伤创面,处理与热烧伤相同。

(2) 高压电烧伤:由于电烧伤在初次清创时很难区分健康的和烧损的肌肉组织,再加上肌肉发生"渐进性"或"夹心样"坏死,多采取延期修复创面的方法。即在第一次清创时切除明显失去活力的坏死肌肉组织,由于清创切除往往不容易彻底,所以主张清创后的创面保持开放,应用抗菌药物防治感染,逐次清除坏死组织,直到不再出现新的坏死组织,最后应用植皮或皮瓣修复闭合创面。

(贺光照 刘波 重庆医科大学附属第一医院)

第三节 化 学 烧 伤

一、概述

化学烧伤(chemical burn),ICD-10 编码:T20~T32,是指化学物质,特别是腐蚀性化学物质对人体所造成的损伤。其损害程度,与化学品的性质、剂量、浓度、物理状态(固态、液态、气态)、接触时间和接触面积的大小,以及当时急救措施等有着密切的关系。化学烧伤的致伤因子与皮肤接触时间往往较长,因此某些化学烧伤可以损害到深层组织,甚至通过创面等途径吸收,导致全身各脏器的损害。

化学烧伤根据致伤物质不同可分为酸、碱、盐和金属烧伤;根据烧伤部位不同可分为全身化学烧伤和局部性化学烧伤。

二、诊断

1. 酸烧伤 常见的为硫酸、盐酸、硝酸烧伤,此外尚有氢氟酸、石炭酸、草酸等。它们的特点是使组织脱水,蛋白沉淀,凝固,故烧伤后创面迅速成痂,界限清楚,因此限制了继续向深部侵蚀。

(1) 硫酸、盐酸、硝酸烧伤:硫酸、盐酸、硝酸烧伤发生率较高,约占酸烧伤的80%。硫酸烧伤创面呈黑色或棕黑色,盐酸者为黄色,硝酸者为黄棕色,此外,颜色改变与创面深浅也有关系,潮红色最浅,灰色、棕黄色或黑色较深。硫酸、盐酸、硝酸在液态时可引起皮肤烧伤,气态时吸入可致吸入性损伤,三种酸比较,在同样浓度下,液态时硫酸作用最强,气态时硝酸作用最强。

(2) 氢氟酸烧伤:氢氟酸是氟化氢的水溶液,无色透明,具有强烈腐蚀性,并具有溶解脂肪和脱钙的作用。氢氟酸烧伤后,创面起初可能只有红斑或皮革样焦痂,随后即发生坏死,向四周及深部组织侵蚀,可深达骨骼,形成难以愈合的溃疡,患者疼痛明显。

(3) 石炭酸烧伤:石炭酸腐蚀,穿透性均较强,对组织有进行性浸润损害,吸收后主要对肾脏产生损害。

(4) 草酸烧伤:皮肤、黏膜接触草酸后易形成粉白色顽固性溃烂,且草酸与钙结合使血钙降低。

2. 碱烧伤 临床上常见的碱烧伤有苛性碱、石灰及氨水烧伤等,其发生率较酸烧伤为高。碱烧伤的特点是与组织蛋白结合,形成碱性蛋白化合物,易于溶解,进一步使创面加深,皂化脂肪组织,使细胞脱水而坏死,并产热加重损伤。因此碱烧伤损伤比酸烧伤严重。

(1) 苛性碱烧伤:苛性碱是指氢氧化钠与氢氧化钾,具有强烈的腐蚀性和刺激性。其烧伤后创面呈粘质或皂状焦痂,色潮红,一般均较深,通常在深Ⅱ度以上,疼痛剧烈,创面组织脱落后,创面凹陷,边缘潜行,往往经久不愈。

(2) 石灰烧伤:生石灰(氧化钙)与水生成氢氧化钙(熟石灰),并放出大量的热,石灰烧伤时创面较干燥呈褐色,较深。

(3) 氨水烧伤:氨水极易挥发释放氨,具有刺激性,吸入后可发生喉痉挛,喉头水肿,肺水肿等吸入性损伤,氨水接触之创面浅度者有水疱,深度者干燥呈黑色皮革样焦痂。

3. 磷烧伤 磷烧伤在化学烧伤中居第三位,仅次于酸、碱烧伤,除磷遇空气燃烧可致伤外,还由于磷氧化后生成五氧化二磷,其对细胞有脱水和夺氧作用,五氧化二磷遇水后生成磷酸并在反应过程中产热使创面继续加深,磷蒸气吸入可引起吸入性损伤,磷及磷化物经创面和黏膜吸入可引起磷中毒。

磷系原生质毒,能抑制细胞的氧化过程。磷吸收后在肝、肾组织中含量较多,易引起肝、肾等脏器的广泛损害。由于吸入性损伤及磷中毒可引起呼吸功能不全及 ARDS。部分病人可有低钙,高磷血症,心律紊乱,精神症状及脑水肿等。磷烧伤创面多较深,可伤及骨骼,创面呈棕褐色,Ⅲ度创面暴露时可呈青铜色或黑色。

三、病因和发病机制

1. 局部损害 化学物对局部组织的损害有氧化作用、还原作用、腐蚀作用、原生质毒、脱水作用及起疱作用等。这是由化学物的性质所决定的,一种化学物质可同时存在以上几种。

2. 全身损害 化学烧伤的死亡率明显高于一般烧伤病人,就是由于化学物质引起的中毒及其并发症所致。多数化学物质是由肝、肾排泄,故肝、肾损害较多见;某些化学蒸气直接刺激呼吸道而致损伤;有些化学物质可抑制骨髓,破坏红细胞,引起贫血或溶血;有的还可引起中毒性脑病、脑水肿、神经损害、消化道溃疡及出血等。

四、病理与病理生理

酸烧伤由于组织蛋白凝固,形成一层痂壳,可预防进一步损害;碱烧伤后形成脂肪皂化,并可产生可溶性碱性蛋白,故对局部创面有继续损害的过程;磷烧伤后形成磷酸,可继续使组织损害。化学药物可从正常皮肤、创面、呼吸道、消化道等吸收,引起中毒及内脏器官的破坏。常见的有中毒性肝炎、急性肝坏死、急性肾衰竭、肾小管肾炎、肺水肿、吸入性损伤、骨髓抑制、贫血、溶血、中毒性脑病、脑水肿、神经损害、消化道溃疡及消化道出血等。

五、治疗

(一) 一般治疗原则

1. 迅速脱离污染物,并立即用流动冷水冲洗 20~30 分钟以上。有时应先拭去创面上的化学物质(如干石灰粉),再用流动水冲洗,以避免与水接触后产生大量热,造成创面热力烧伤等进一步损害。冲洗完后可再用相应的中和剂,中和时间不易过久,片刻之后再用流动水冲洗。

2. 及时确认是否伴有化学物质中毒,并按其救治原则及时治疗。如一时无法获得解毒剂或肯定致毒物质时,可先用大量高渗葡萄糖和维生素 C 静脉滴注、给氧、输新鲜血液等,如无禁忌,及早应用利尿剂,然后据情况选用解毒剂。

3. 按烧伤的治疗方法进行休克复苏及创面处理。早期切除Ⅲ度焦痂,消除深Ⅱ度创面坏死组织,尽早覆盖创面。

4. 及时处理合并症及并发症,必要时请相关科室协助诊治。

（二）常见化学烧伤治疗

1. 酸烧伤

（1）硫酸、盐酸、硝酸烧伤：硫酸烧伤后应立即用纸或布轻沾去残留酸，切忌擦破皮肤，然后用大量水冲洗，盐酸硝酸可立即用水冲洗，冲洗后，可用5%碳酸氢钠溶液或氧化镁、肥皂水等中和留在皮肤上的氢离子，中和后，仍继续冲洗。创面采用暴露疗法，如确定为Ⅲ度，迟早切痂植皮。吸入性损伤按其常规处理。吞食强酸后，可口服牛奶、蛋清、氢氧化铝凝胶、豆浆、镁乳等，禁忌洗胃或用催吐剂，切忌使用碳酸氢钠，以免产气造成胃肠穿孔。

（2）氢氟酸烧伤：氢氟酸烧伤后，关键在于早期处理，应立即用大量流动水冲洗，至少半小时，也有主张冲洗1~3小时，冲洗后创面可涂氧化镁甘油(1:2)软膏，或用饱和氯化钙或25%硫酸镁溶液浸泡，使表面残余的氢氟酸沉淀为氟化钙或氟化镁，忌用氨水，以免形成有腐蚀性的二氟化铵（氟化氢铵）。如疼痛较剧，可用5%~10%葡萄糖酸钙($0.5ml/cm^2$)加入1%普鲁卡因内行皮下及创周浸润，以减轻进行性损害。局部动脉灌注钙剂对于缓解局部剧烈疼痛效果明显，但操作有一定难度。若创面有水疱，应去除；烧伤波及甲下时，应拔除指（趾）甲。Ⅲ度创面应早期切痂植皮。

（3）石炭酸烧伤：急救时首先用大量流动冷水冲洗，然后再用70%酒精冲洗或包扎。深度创面应早期切痂或削痂后覆盖创面。

（4）草酸烧伤：处理时在用大量冷水冲洗的同时，局部及全身应及时应用钙剂。

2. 碱烧伤

（1）苛性碱烧伤：苛性碱烧伤其处理关键在于早期及时流动冷水冲洗，冲洗时间要长，有人主张冲洗24小时，不主张用中和剂。深度创面亦应早期切痂，误服苛性碱后禁忌洗胃、催吐，以防胃与食道穿孔，可用小剂量橄榄油，5%醋酸或食用醋，柠檬汁口服，对坏死组织自然脱落形成肉芽创面者，在肉芽创面上以1%柠檬酸溶液湿敷24小时可降低pH，提高植皮成活率。

（2）石灰烧伤：注意用水冲洗前应将石灰粉末擦拭干净，以免产热加重创面。

（3）氨水烧伤：其创面处理同一般碱烧伤，对伴有吸入性损伤者，应按吸入性损伤原则处理。

3. 磷烧伤 磷烧伤后，应立即扑灭火焰，脱去污染的衣服，创面用大量清水冲洗或浸泡于水中，仔细清除创面上的磷颗粒，避免与空气接触。若一时无大量清水，可用湿布覆盖创面，为避免吸入性损伤，患者及救护者应用湿的手帕或口罩掩护口鼻。患者入院后，用1%硫酸铜清洗形成黑色磷化铜，便于清除，然后再用清水冲洗或浸泡于水中。注意硫酸铜的用量以及创面不发生白烟为度。残余创面的磷化铜应用镊子仔细清除，再用清水冲洗后，用5%的碳酸氢钠溶液湿敷，中和磷酸，4~6小时后改用包扎，严禁用油质敷料，因可加速磷的吸收。深度创面应迟早切痂植皮，磷烧伤后全身均应早期应用钙剂预防和治疗磷中毒，给予高热卡高蛋白饮食，早期输液量应偏多，早给碱性药，早给利尿药，注意保护内脏功能等。

（杨天云 申宵 重庆医科大学附属第一医院）

第四节 放射性烧伤

一、概述

放射性烧伤(radiation burn)，ICD-10编码:T66，是皮肤受到一次或短时间内多次大剂量电离辐射而引起的急性皮肤放射性损伤，它可单独发生，或常合并有全身放射病。

二、诊断

1. 临床分期 在临床表现上，一般可分为4期：

（1）第一期：初期反应期，表现为受照射局部发生暂时性红斑，严重者可发生急性放射病时所出现的全身性早期反应（全身乏力、疲倦、食欲减退、恶心、呕吐等）。

（2）第二期：假愈期（又称潜伏期），上述局部红斑消退，患者看上去症状缓解，但照射部位仍有功能性障碍，出现温度变化，汗腺分泌失调等。此时如伴有全身性早期反应。

（3）第三期：症状明显期（又称极期），这期局部症状又复出现，症状随严重程度不同而各异。

（4）第四期：恢复期此期皮肤损伤恢复痊愈，或转为慢性病变（此时称晚期反应期）。

2. 严重程度　按其损伤严重程度可区分为 4 度。4 度的临床表现如下：

（1）第一度：脱毛反应，主要损伤皮肤的附属器官毛囊及皮脂腺。

（2）第二度：红斑反应，此度损伤有明显的临床分期。

（3）第三度：水疱反应，早期反应与第 2 度相似，但出现早，程度重。

（4）第四度：溃疡反应，照射后局部迅速出现烧灼或麻木感、疼痛、肿胀和早期红斑等明显加重。

第三、四度局部皮肤放射性烧伤后，多伴有全身症状，其中包括放射损伤的全身反应和局部烧伤病变引起地全身反应。局部的病变即使愈合，经数月或数年后，还可能发生晚期反应，转化为慢性皮肤放射性损伤。

三、病因和发病机制

放射性烧伤是因射线引起的一种特殊原因烧伤。可发生在核战争中、医疗治疗中及意外事故中。

电离辐射引起放射性皮肤损伤的程度取决于辐射的强度，极大剂量、数百戈瑞照射可使细胞中的蛋白质凝固，细胞立即死亡；数十戈瑞大剂量照射使细胞代谢活动停止，细胞结构也崩溃溶解而死亡；如剂量较小，仅几个戈瑞或分次照射，虽然细胞的形态和某些功能和正常的细胞相类似，但继续分裂增生的功能减退或丧失。如果照射的剂量小，皮肤放射性损伤可以自行愈合，但如照射的剂量大，一旦形成溃疡很难自行愈合。另一个重要的变化是细胞染色体的部分或完全断裂，发生染色体畸变和染色单体畸变，所以皮肤放射性损伤后期发生癌变的百分率较高，有报道高达 10% 左右。

皮肤生发层中的基底细胞、毛囊、皮脂腺、汗腺等皮肤附件的上皮均具有增生再生能力，属于对放射性中度敏感的组织。皮肤损伤的程度取决于剂量的大小，如果其他条件相同，照射的剂量越大，皮肤的损伤越重，甚至可波及肌肉、骨、神经、大血管和内脏组织。如果剂量相同，则一次性照射要比小剂量多次照射皮肤损伤要严重。同样剂量，软射线（X 线、α 线、β 线）比硬射线（γ 线、中子）引起的皮肤损伤要重，因为硬射线的穿透性强，皮肤吸收相对较少，因此对皮肤的损伤比软射线要轻。

四、病理与病理生理

1. 电离辐射对生物组织的影响　不论因何种原因引起的皮肤放射性损伤，都是出电离辐射作用所引起的。这一作用过程，开始为初始化的理化变化，按反应时间的先后包括有物理、物理化学和化学的 3 个阶段，在这过程中发生辐射能量的吸收和传递、分子的激发和电离、自由基的产生和化学键的断裂等。这些作用引起生物大分子的损伤，使细胞、组织内的蛋白质、氨基酸、DNA 及 RNA 的碱基破坏和脱落，单链或双链断裂，分子中及分子间发生交联，肽键或其骨架断裂，破坏了分子的内部结构和功能。

2. 决定和影响损伤程度的因素

（1）放射线的种类：不同的放射线具有不同的能量，所引起的放射性烧伤的严重程度及所需要的照射剂量也不相同。

（2）照射剂量、剂量率和照射间隔时间：照射剂量的大小决定着放射性烧伤的严重程度。

（3）机体和皮肤的敏感性：不同年龄的皮肤对放射线的敏感性有所不同，儿童的皮肤比成年人的敏感性为高。女性皮肤比男性的敏感性一般要高些，妇女在妊娠、月经期对照射的反应要明显一些。不同部位的皮肤的敏感性也有一定差异，按敏感性高低依次为：面部>颈前>腋窝>四肢屈侧>腹部。此外，某些原有疾病可使对射线的敏感性增高，如肾炎、结核病、高血压、糖尿病、甲状腺功能亢进及多种皮炎等。

（4）物理、化学因素：特别应指出的是紫外线、红外线照射可增加对射线的反应性，一些化学物质，如碘、硝酸银、氧化氨基汞（白降汞）等也有此作用。

3. 皮肤急性放射性损伤的病理改变

（1）一度皮肤放射性损伤：其特点是有脱毛反应，毛囊细胞肿胀，空泡性变；

（2）二度皮肤放射性损伤：特点是出现红斑，其病理学改变为表皮和真皮水肿，表皮下乳头及真皮层内血管扩张，有中性粒细胞和淋巴细胞浸润。基底细胞呈多核性、多形性及空泡性变化；

（3）三度皮肤放射性损伤：特点是起水疱，其病理改变比二度损伤更为明显，表皮及真皮明显水肿，基底细胞明显退化并有坏死；

（4）四度皮肤放射性损伤：其特点是有溃疡形成。表皮和真皮坏死脱落，形成溃疡，周围组织水肿。溃疡表面覆盖有增生不活跃、水肿、老化的肉芽组织，缺少炎性细胞反应。表皮和真皮内毛细血管扩张或血管狭窄栓塞，真皮下结缔组织有瘢痕增生。表面坏死组织与有活力的组织无明显的界限，坏死组织脱落后溃疡可深达骨、大血管或内脏器官。

五、治疗

（一）一般治疗原则

1. 尽快脱离放射源，消除放射性沾染，避免再次收到照射。

2. 保护损伤部位，防止外伤及各种理化刺激，及时给予必要的保护性包扎。

3. 消除炎症，防止继发感染，促进组织再生修复。

4. 对不同严重程度地放射性烧伤采取不同的方法进行治疗，对有深部组织损伤，经久不愈的溃疡应考虑从手术治疗，切除坏死组织，进行缝合、植皮或者皮瓣移植。

5. 如同时伴有全身性放射损伤（放射病），应局部治疗与全身治疗结合进行。

（二）内科治疗

1. 急性放射性损伤　局部处理原则基本与普通烧伤同。

2. 慢性放射性损伤　经过小剂量放射线多次照射后，或急性照射 1~2 个月后的创面，如果总的照射剂量不大，创面已自行愈合，则应注意创面的保护。应经常清洁创面，然后经常涂用无刺激性的润肤膏，尤其在冬天，要防止皮肤皲裂。避免局部再遭受物理或化学性的刺激，如防止受热、受冻，防止局部磨破或抓破；局部不能应用有刺激性的化妆品或药物；局部不要进行如红外线、紫外线、超短波或微波等物理治疗。如出现溃疡，治疗原则与急性损伤的治疗原则相同。

（三）手术治疗

1. 急性局部放射性损伤　对于很难应用冲洗、洗消方法清除干净的放射性沾染，为了避免放射性沾染物继续对皮肤引起损伤，及被吸收到体内后引起全身内照射的反应，应该把受沾染的皮肤切除，缺损的创面行游离植皮术。

2. 慢性放射性损伤　慢性或急性放射性损伤形成溃疡，经过 3~6 个月换药治疗尚未见愈合，或愈合后又复破溃的，应考虑手术治疗，手术方式有下列两类：

（1）溃疡切除后游离植皮修复；

（2）溃疡切除后可用大张游离皮片、局部或远部的皮瓣、肌皮瓣、皮管或大网膜瓣修复。

（果磊　杨娥　重庆医科大学附属第一医院）

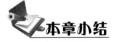

本章小结

烧伤是由热力、电流、化学物质、激光及放射线等对机体组织的损伤。由热力导致的烧伤最为常见，称热烧伤。本章以热烧伤为例讲述了烧伤的临床病理经过、严重程度的判别、急救、休克防治、创面的处理、感染防治及脏器功能保护。其中烧伤面积和深度是影响烧伤严重程度最为重要的因素。轻度烧伤全身变化并不明显,局部创面愈合是主要的临床病理变化。中、重度烧伤全身病理生理变化明显,容易出现烧伤休克,创面及全身感染几率明显增大,脏器功能受到影响,治疗难度加大;同时,深度创面愈合时间延长,而且需要皮肤移植,且愈合后遗留瘢痕,影响外观和功能。电烧伤严重程度取决于电压、电流强度及接触时间,电流通过人体后对局部和全身均会产生影响,治疗复杂,致残率高。化学烧伤主要是酸、碱和磷导致的烧伤,机制不尽相同,除可导致烧伤外,还可以引起全身中毒,急救处理以大量清水长时间冲洗是关键,后期处理原则上与热烧伤相同。放射性烧伤的严重程度与照射剂量相关,严重患者易出现经久不愈溃疡,处理原则与热烧伤大致相同。

 思考题

1. 混合深度烧伤创面如何判别其深度?
2. 大面积烧伤早期休克的防治为什么在烧伤治疗全过程中至关重要?
3. 如何防治烧伤全身感染?
4. 延迟复苏患者如何补液?
5. 大面积深度烧伤患者如何覆盖创面?

第二篇 眼

第十三章 眼疾病常见症状与体征

学习目标
掌握 眼科常见症状和体征的表现。
熟悉 常见症状和体征的诊断意义。

眼疾病常见症状与体征包括患者主诉症状及医生检查所发现的体征,本章主要介绍患者主诉症状,而医生检查所发现体征将在眼部检查及相关疾病章节进行介绍。患者主诉症状主要包括视觉性症状、感觉性症状和自己发现的体征三大类。常见视觉性症状有视力下降、复视、视物变形、视物遮挡等;感觉性症状有眼球疼痛、畏光、流泪等;患者自己发现的常见体征有眼分泌物、眼球充血、眼球突出等。

一、视力下降

对主诉视力下降的患者,需详细询问是单眼或双眼,在什么情况下发现,视力下降的程度、快慢、持续时间、有无缓解及相关伴随症状等,根据发生的特点将其主要归类为以下几种:

1. 突然视力下降、无眼痛 见于视网膜动脉或静脉阻塞、缺血性视神经病变、视网膜脱离、玻璃体积血、视神经炎等;

2. 突然视力下降、伴眼红及眼痛 见于葡萄膜炎、急性闭角型青光眼、角膜炎等;

3. 逐渐视力下降 见于屈光不正、白内障、慢性视网膜疾病、开角型青光眼等;

4. 视力下降而眼底正常 见于球后视神经炎、中毒性或肿瘤所致的神经病变、视锥细胞变性、视杆细胞性全色盲、癔症、弱视等;

5. 一过性视力丧失 常见于视盘水肿、一过性缺血、椎底动脉供血不足、精神刺激性黑矇、直立性低血压、视网膜中央动脉痉挛、过度疲劳、偏头痛、癔症等;

6. 阳光下视力减退 户外强光照射下瞳孔缩小,固有中心暗点、屈光介质中央浑浊(如核性白内障、后囊下白内障)者视力下降等。

二、眼分泌物

眼分泌物为结膜炎症的重要表现之一,由于致病原及病情轻重不同,眼分泌物的量及性质亦有差异。轻者仅在清晨眼角上少许眼分泌物,重者脓性分泌物甚多,分泌物变干后可将睫毛粘在一起而睁不开眼。

分泌物的性质有水样(病毒性结膜炎)、黏液性(过敏性结膜炎)、脓性(细菌性结膜炎)之分。当外眼角有白色泡沫状分泌物时,此为睑板腺分泌旺盛所致。

三、眼球疼痛

当患者主诉眼球疼痛时应详细询问疼痛的性质、持续时间以及在何种情况下发生、有无缓解等,常见的眼球疼痛有以下几种：

1. 急性剧痛 常见于急性虹膜睫状体炎、眼内炎、全眼炎、巩膜炎等；

2. 急性剧烈刺痛 常见于角膜炎、角膜上皮擦伤、电光性眼炎等角膜病变，并伴有畏光、流泪等刺激症状；

3. 胀痛 从隐痛到剧烈甚至爆裂性痛，轻重不一，疼痛明显时多伴有同侧头痛，多见于青光眼。

四、流泪

正常情况下，泪液由泪腺、副泪腺及结膜杯状细胞分泌，然后经由泪小点、泪小管、泪总管、泪囊及鼻泪管排泄，维持泪液生成与排出的平衡，当这一平衡被打破时即会出现流泪症状。在询问病史时应当注意询问流泪发生的时间、是自幼发生还是后天出现、有无异物入眼、是否从事电焊工作或受紫外线照射、是否有眼部手术史、是否伴有脓性分泌物等相关伴随症状。根据其发生机理不同，主要将其分为流泪和溢泪两种不同症状。

1. 流泪 当各种原因引起泪液分泌系统受到刺激时，均可导致泪液分泌增加，表现为真正意义上的流泪，常见于角膜或结膜异物，角膜、结膜、虹膜睫状体的急性炎症，角膜上皮损伤，某些泪腺疾病以及有害气体或化学物品暴露时。而在角膜穿孔伤时，由于房水外流，患者会有流"热泪"的感觉；

2. 溢泪 当泪道排出系统存在病变而泪液生成正常，即可出现溢泪症状，常见于泪道狭窄或阻塞、老年人下睑松弛或外翻等。当伴随有脓性分泌物时，可能为急性或慢性泪囊炎。

五、畏光

畏光（photophobia）表现为在光线照射后刺激性流泪、眼睑痉挛、睁眼困难、眼球充血等，不能直视阳光或灯光。多见于角结膜炎、角膜炎、虹膜睫状体炎、眼内炎、结膜及角膜的异物或外伤、先天性青光眼（婴幼儿）、急性闭角型青光眼、白化病、瞳孔扩大、核黄素缺乏等。

六、眼球充血

是眼部炎症的重要体征，主要表现为眼白发红，患者多主诉为眼红，在询问病史应注意询问发生时间、急缓程度、有无缓解、有无伴随眼痛、头痛、视力下降等症状，常见于结膜炎、角膜炎、巩膜炎、虹膜睫状体炎、眼内炎以及急性闭角型青光眼等。在进行眼科检查时，根据扩张血管来源及位置的不同，主要分为结膜充血、睫状充血、混合性充血以及巩膜充血。

1. 结膜充血 为来源于结膜后动脉的血管扩张，主要表现为在穹窿部结膜充血显著，推动球结膜时扩张血管可随之移动，扩张的血管粗大、弯曲，呈树枝状，眼球表面滴用肾上腺素后充血可消失，常见于结膜炎；

2. 睫状充血 为来源于睫状前动脉的血管扩张，与结膜充血形态上有明显不同，表现为在近角膜缘充血显著，推动球结膜时扩张血管并不随之移动，扩张的血管走行较直、呈毛刷状，眼球表面滴用肾上腺素后充血不消失，常见于角膜炎、虹膜睫状体炎、巩膜炎、急性闭角型青光眼等；

3. 混合性充血 为既有结膜充血又有睫状充血，形态及部位均为二者综合，常见于合并了角膜炎的结膜炎，眼内炎，葡萄膜炎等；

4. 巩膜充血 分为表层巩膜充血与深层巩膜充血。前者表现与结膜充血相似，自然光线下为鲜红色充血，浅表放射状血管丛仍保持正常走行，点用肾上腺素可使巩膜浅层毛细血管收缩，常见于表层巩膜炎；后者为巩膜深层血管丛扩张，自然光线下充血呈紫红色，扩张的血管走行扭曲，贴附于巩膜表面，推动球结膜时扩张血管并不随之移动，常见于巩膜炎。

七、复视

复视（diplopia）表现为视物时出现两个影像，在询问病史时应注意询问是单眼发生还是双眼发生，

是自幼发生还是后天形成,有无伴随眼痛及全身疾病如高血压、糖尿病等,根据发生的特点将其主要归类为以下两种:

1. 单眼性复视　遮盖一眼时可看到复视,即单眼注视时出现两个影像,主要为屈光不正、虹膜根部离断、多瞳症、晶状体半脱位、异常视网膜对应等所致,与光学入路、折射异常等有关;

2. 双眼性复视　遮盖任何一眼即无复视,需双眼同时视才会出现两个影像,是眼外肌或其支配神经的病变,导致双眼运动不能协调一致所致,常见于动眼神经(不全)麻痹、外展神经麻痹、眼外伤致眼外肌嵌顿或损伤、颅内占位病变、鼻咽癌等。

八、视物变形

主要表现为将直线看成为曲线、波浪状或歪斜的线条,多见于黄斑部病变,如中心性浆液性脉络膜视网膜病变、年龄相关性黄斑变性、黄斑水肿、后极部视网膜扁平脱离、视网膜脱离术后、后部玻璃体视网膜牵引综合征、视网膜前膜收缩等。另外,散光较高者若轴位不准,或散光未予充分矫正者,可见直线条呈现倾斜现象。

九、视物遮挡

患者在主诉视物遮挡时多见于三种情况,包括幕样遮挡、视野缺损以及眼前黑影,根据其眼球转动时的特点将其分为以下两种:

1. 固定遮挡　多见于视网膜脱离、角膜混浊、晶状体混浊、青光眼以及黄斑出血等,遮挡范围与眼球运动一致;

2. 非固定遮挡　患者多主诉眼前黑影飘动,黑影随眼球运动而不固定的飘动,且形态会有改变,多见于玻璃体后脱离、玻璃体液化混浊、玻璃体积血等。

十、眼球突出

正常眼球突出度为 12~14mm,双眼球突出度差值不超过 2mm,若眼球突出度大于 16mm 或两侧差值大于 2mm,则考虑为眼球突出。眼球突出是眼球在眼眶中的位置异常地前突,为多种眼眶疾病所共同具有的体征,可单眼突出、亦可双眼突出。根据引起眼球突出的不同致病因素,将眼球突出大概分为以下三类:

1. 内分泌性眼球突出　常见于甲状腺相关眼病,由弥漫性甲状腺肿、甲状腺功能亢进、促甲状腺激素增加所致;

2. 炎症性眼球突出　常见于眼眶蜂窝织炎及炎性假瘤;

3. 肿瘤性眼球突出　常见于眼眶内血管瘤、泪腺肿瘤、脑膜瘤、神经鞘瘤、视神经胶质瘤及各种眼眶肿瘤。

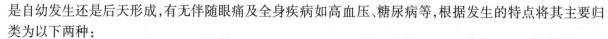本章小结

本章主要对眼科常见症状和体征做了简要的介绍,列举了一些引起上述症状和体征的常见眼病名称。眼科的临床表现多种多样,仅视力下降就有多种表现,在临床学习实践中,询问病史时应注意询问是否单、双眼发病,是否双眼同时或先后发病,起病的急缓程度、严重程度等,同时是否有相关伴随症状,不能仅注重眼疾病表现而忽视了全身病变,为后续的诊疗工作提供重要资料。在本章学习的过程中,应当熟悉常见症状和体征的诊断意义,具备一定的分析能力,有助于抓住重点、找到关键问题、提高工作效率。

思考题

1. 常见视力下降类型及原因。
2. 不同眼痛的临床特征。

（汤永强 王茜 重庆医科大学附属第二医院）

第十四章　眼科常用诊疗技术

学习目标
掌握　常用眼科检查方法。
熟悉　眼科常用的特殊检查方法。
了解　眼科检查对眼病诊断的意义以及眼科常见用药。

第一节　视功能检查

视功能检查包括形觉(视力、视野)及功能(色觉、暗适应、立体视觉、对比敏感度、视觉电生理等)的检查。

一、视力(vision acuity,VA)

1. 视力　以视角衡量,理论上理想的视力检查距离为无限远,实际中常规检查距离为5m。常见的视力表有 Snellen 视力表、标准对数视力表、ETDRS 视力表、Bailey-Lovie 视力表、和儿童用视力表等。

以小数视力为例,3 岁儿童正常最佳矫正视力参考值下限为0.5,4~5 岁为0.6,6~7 岁为0.7,7 岁以上为0.8。低于此参考值,排除眼部器质性病变者可以诊断为弱视,可为单眼或双眼。

2. 视力表和视力纪录形式

(1) Snellen 视力表:经典的 Snellen 视力表(图 14-1-1)用分数表达视力,也称"Snellen 分数"。

(2) 标准对数视力表:我国的缪天荣于 1959 年设计了对数视力表,1990 年,该视力表经改进被定为国家标准,称为"标准对数视力表"(图 14-1-1)。

标准对数视力表采用五分法记录视力。最小分辨角(minimum angle resolution,MAR)以视角为单位,表示恰能分辨的视标临界视角大小;最小分辨角的对数表达(logMAR)是对 MAR 取常用对数。五分纪录法公式为:

$$VA = 5 - logMAR$$

3. 视力测量

(1) 远视力:检查被测者裸眼视力或配戴矫正镜片视力,视力表和被测者的距离根据所用视力表规定距离设定,国内一般为5m。步骤:①被测者手持遮眼板遮一只眼,先测右眼,后测左眼;②鼓励被测者尽量读出尽可能小的视标,被测者能认清的最小视标所示视力即为被测者视力;③如果被测者不能看到最大的视标,让被测者走近视标直至能阅读最大视标。记录此距离,换算视力。如被测者在 1m 距离看清设计距离为5m 的0.1 视标,则该被测者的视力为0.1/5=0.02;④如果被测者在 1m 处尚不能看到

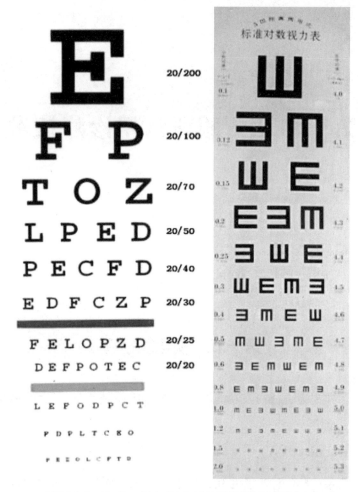

图 14-1-1　Snellen 视力表（左）和标准对数视力表（右）

最大视标,则指数:被测者背光,向被测者伸出不同数目的手指,让被测者说出指数,若能准确说出,逐渐增大距离直至被测者不能看清,记录检测距离。⑤若 5cm 处仍不能说出指数,则检查手动:若被测者觉察手动,逐渐增大距离直至被测者不能看清,记录检测距离。⑥若不能觉察眼前手动,则检查光定位:严密遮盖对侧眼,被测者注视正前方,房间照明暗,手电光分别放在眼前 1m 处的上、下、左、右、左上、左下、右上、右下 8 个方位,请被测者指出,记录各方位的光定位能力。⑦若不能准确光定位,则检查光感:将手电光直接照在被测者眼前,问能否看到灯光,记录是否能看到。

（2）近视力:检查被测者裸眼或配戴矫正镜片视力,视力表和被测者的距离为的 40cm,应有良好的照明。基本步骤同远视力测量,如被测者不能在 40cm 处识别视标,可改变距离,记录实测距离。

二、色觉（color vision）

色觉即颜色视觉,是指人的视网膜视锥细胞受不同波长光线刺激后产生的一种感觉。色觉检查为主观检查,包括假同色图法、色相排列法、色觉镜法等。

1. 假同色图（pseudoisochromatic plates）　俗称色盲本,多由以下三类图构成:①示教图:是让被检者了解检查方法及要求。构成图形色斑的亮度、饱和度及色调均与背景色斑有明显的差别,正常人及色觉异常者一般均能认出。如读不出,可能为后天性色觉异常或伪色盲;②检出图:用于鉴别被检者的色觉是否正常。其中的数字或图形,有些正常人能读出而色觉异常者读不出;有些正常人读不出而色觉异常者反而能读出;③鉴别图:用作鉴别红或绿色觉异常。

2. 色相排列法 在固定照明条件下,嘱患者将许多枚有色棋子依次排列,将与前一个棋子颜色最接近的棋子排在其后面,根据排列顺序是否正确来判断有无色觉障碍及其性质、程度。常用的有 FM-100 色彩试验和 D-l5 色盘试验。

3. 色觉镜(anomaloscope) Nagel I 色觉镜被认为是诊断先天性红-绿色盲的金标准。被检者单眼通过目镜可以看到分为上下两半的圆形视野,上半含红、绿混合光,下半为黄光。检查时,被检者可以通过混色旋钮调节上半视野中红光和绿光的配比比例,使上半视野呈现光谱色中从红到绿之间的各种色调;同时要求其调节另一用于控制下半视野黄光亮度的单色旋钮,直至被检者感觉上下两个视野的色调和亮度完全一致。记下被检者的能达到的配比范围,并确定配比中点,并根据这两个数值判断被检者的色觉障碍类型以及程度。

三、暗适应(dark adaption)

当人从强光处突然进入暗处时,对周围物体起初无法辨认,以后能逐渐看清暗处物体。这种对光敏感度的逐渐增加,最终达到最佳状态的过程称为暗适应。

1. 暗适应基本曲线 正常情况下,人眼从亮处进入暗室时,在最初 5 分钟暗适应能力提高很快,以后逐渐减慢,约 8 ~ 12 分钟时又加快,15 分钟后又减慢,直到 40 ~ 60 分钟达到稳定的高度。约在 5 ~ 8 分钟时可见曲线有一个转折点,代表视锥细胞暗适应过程的终止,以后完全是视杆细胞的暗适应过程。(图 14-1-2)

2. 暗适应检测

(1) 对比法:是一种简易方法,被检者和暗适应功能正常的检者同时进入暗室,在相同距离和条件下分别记录两者在暗室内可辨出周围物体所需的时间,粗略判断受检者的暗适应功能。

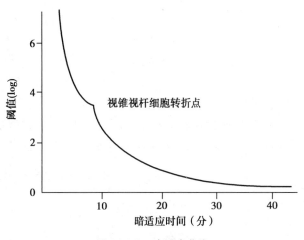

图 14-1-2 暗适应曲线

(2) 暗适应仪:用一定的刺激光和记录装置记录暗适应曲线,包括光敏感度和时间。常用的有 Goldman-Weeker 计、Hartinger 计以及与计算机控制的自动暗适应计等。

四、立体视觉(stereoscopic vision)

立体视觉,即三维空间视觉,是感知深度的能力,是双眼视觉的最高级功能,以双眼单视为基础。

1. 双眼视差与立体视觉 人的双眼视轴并非平行,而是稍稍向内倾斜,而且两眼之间有一定距离(瞳距),所以当观看一个物体时,双眼是分别从两个不同的角度去观察,物体在两眼视网膜上的成像存在一定差异,这就是双眼视差(binocular disparity)。双眼视差提供了物体之间的相对深度信息,是产生立体视觉的一个主要因素。

2. 立体视觉检查 衡量立体视的单位为立体视觉锐度(steroacuity),以双眼视差的最小辨别阈值表示,立体视觉锐度正常值≤60 弧秒。立体视觉检查可分两大类:一类属于二维检测方法,具有视差的图卡都是二维平面图形,观察时要分离两眼视野,因此使用时被检者要求戴特种眼镜(偏振光眼镜或红绿眼镜)。这类检测器有 Titmus 立体视觉图,随机点立体视觉图,Frisby 立体视觉图等。另一类属于三维检测方法,被检者不需戴任何眼镜,如 Holward-Dolman 立体视觉计、电脑测量仪等。

五、对比敏感度(contrast sensitivity,CS)

对比敏感度为视觉系统能觉察的对比度阈值的倒数。对比度阈值低,则对比敏感度高。从视敏度的角度将影响物体识别的参数归结为两个:空间频率和对比度,空间频率是单位视角所包含的线条数;对比度就是物体颜色亮度和该物体背景颜色亮度的关系:

$$对比度=(视标照明-背景照明)/(视标照明+背景照明)$$

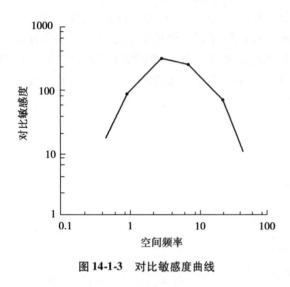

图14-1-3　对比敏感度曲线

在坐标图中,以空间频率为横坐标,对比敏感度为纵坐标,可绘出对比敏感度函数(contrast sensitivity function,CSF)(图14-1-3)。对比敏感度函数比视力或单一对比敏感度,能给予更多的视功能信息,可发现某些与视觉有关的疾病和视功能障碍。

六、视觉电生理(visual electrophysiology)

视觉电生理检查可分为视网膜电图(electroretinogram,ERG)、视觉诱发电位(visual evoked potential,VEP)、眼电图(electro-oculogram,EOG)。

ERG是视网膜受光刺激时从角膜电极记录到的视网膜电反应的总和。临床价值最大的是闪光ERG。在ERG各波分析中,最常用的是开始一个负相a波和紧接着一个正相b波。a波起源于光感受器,b波起源于双极细胞(表14-1-1)。多焦ERG是应用m序列控制伪随机刺激方法,达到同时分别刺激视网膜多个不同部位,并可将视网膜各部位的反应振幅构成立体地形图,从而定量和直观地评价视网膜黄斑及其周围的功能。

表14-1-1　视觉组织结构与相应的电生理检查

视网膜组织结构	电生理检查
光感受器	闪光ERG的a波
双极细胞、Müller细胞	闪光ERG的b波
无长突细胞等	闪光ERG的OPs波
神经节细胞	图形ERG
视神经及视路	VEP
色素上皮	EOG

视觉诱发电位(visual evoked potential,VEP)是表示视网膜受闪光或图形刺激后,经过视路传递在枕叶视皮质诱发出的电活动。分为闪光视觉诱发电位(flash-VEP)和图形视觉诱发电位(pattern-VEP)。

EOG记录暗、明适应条件下视网膜静电位的变化,反映视网膜色素上皮层和光感受器复合体的功能,也可用于测定眼球位置及眼球运动的生理变化。

第二节　眼部检查

一、眼附属器检查

1. 眼睑　观察有无红肿、淤血、气肿、瘢痕或肿物,有无内翻或外翻,上睑提起及睑裂闭合是否正

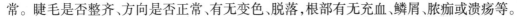

常。睫毛是否整齐、方向是否正常、有无变色、脱落,根部有无充血、鳞屑、脓痂或溃疡等。

2. 泪器 注意泪点有无外翻或闭塞,泪囊区有无红肿压痛或瘘管,压挤泪囊有无分泌物自泪点溢出。泪溢症时可采取泪道冲洗检查泪道有无阻塞。泪液分泌减少或其组成成分异常可采用 Schirmer 试验或检查泪膜破裂时间。

3. 结膜 注意球结膜有无充血、出血、水肿、新生物、色素沉着或异物。将眼睑向上、下翻转,检查睑结膜及穹窿部结膜,注意有无乳头肥大、滤泡增生、瘢痕、睑球粘连,有无异物或分泌物潴集。

4. 眼球位置及运动 注意两眼直视时角膜位置是否位于睑裂中央,高低位置是否相同,有无眼球震颤、斜视。眼球大小有无异常、有无突出或内陷。

检测眼球突出可用 Hertel 眼球突度计(Hertel exophthalmometer)测量。将眼球突度计的两端卡在被检查者两侧眶外缘,嘱其向前平视,从反光镜中读出两眼角膜顶点投影在标尺上的数值。我国成人眼球突出正常值为 12~14mm,两眼差不超过 2mm。

检查眼球运动时,嘱患者向左、右、上、下及右上、右下、左上、左下八个方向注视,以了解眼球向各方向转动有无障碍。

5. 眼眶 观察两侧眼眶是否对称,眶缘触诊有无缺损、压痛或肿物。

二、眼球前段检查

1. 角膜 注意角膜大小、弯曲度、透明度及表面是否光滑,有无异物、新生血管及混浊(瘢痕或炎症),有无知觉异常,有无角膜后沉着物(keratic precipitate, KP)。

(1)角膜荧光素染色:为查明角膜上皮有无缺损及角膜混浊是否溃疡,可在下穹窿部结膜放置荧光素钠液纸条,1~2 分钟后观察,黄绿色的染色可显示上皮缺损或溃疡的部位及范围。

(2)角膜弯曲度检查:可通过角膜曲率计(keratometer)或角膜地形图检查(corneal topography)测定角膜的曲率半径和屈光度。

(3)角膜知觉检查:从消毒棉签拧出一条纤维,用其尖端从被检者侧面移近并触及角膜。如不引起瞬目反射,或两眼所需触力有明显差别,则表明角膜知觉减退,多见于疱疹病毒性角膜炎或三叉神经受损者。

2. 巩膜 注意巩膜有无黄染、充血、结节或压痛。

3. 前房 注意中央与周边前房深度。正常中央前房深度为 3mm。注意前房深度是否对称,房水有无闪辉、混浊、积血、积脓等。周边前房检查即将裂隙灯光带调到最亮、最窄,方向与裂隙灯视轴呈 60°夹角,裂隙灯光通过最周边的颞侧角膜缘照射在周边虹膜表面,形成三条光带分别是角膜上皮表面、角膜内皮表面及虹膜表面,估计角膜内皮到虹膜表面的距离(周边前房深度)与角膜上皮面到角膜内皮面距离(角膜厚度)的比值。

4. 虹膜 观察颜色、纹理,有无新生血管、萎缩、结节,有无与角膜前粘连、与晶状体后粘连,有无根部离断及缺损,有无震颤(晶状体脱位)。

5. 瞳孔 两侧瞳孔是否等大、形圆,位置是否居中,边缘是否整齐。检查瞳孔和各种反射对于视路及某些全身病的诊断有重要意义:

(1)直接对光反射:在暗室内用手电筒照射受检眼,该眼瞳孔迅速缩小的反应。此反应需要该眼瞳孔反射的传入和传出神经通路共同参与。

(2)间接对光反射:在暗室内用手电筒照射对侧眼,受检眼瞳孔迅速缩小的反应。此反应只需要受检眼瞳孔反射的传出途径参与。

(3)集合反射:先嘱被检者注视一远方目标,然后嘱其立即改为注视 15cm 自己的食指,两眼瞳孔缩小。

6. 晶状体 观察晶状体有无混浊及程度,晶状体形态及位置有无异常。必要时需散瞳检查。

三、裂隙灯活体显微镜检查

裂隙灯显微镜(slit lamp microscope)除升降台及附件外,主要由光路和电路构成。光路由照明系统和双目显微镜两部分组成,照明系统可装有滤光片等。裂隙灯备有附件,可配压平眼压计、前房深度计、角膜内皮检查仪、照相机摄像系统等。常用直接焦点照明法,即灯光焦点与显微镜焦点合二为一,将光线投射在眼部。将裂隙光线投射到透明的角膜或晶状体,形成光学切面,可观察眼前段屈光间质的曲度、厚度、透明度及有无异物、混浊、沉着物、浸润、溃疡以及前1/3玻璃体的状态。此外,还有间接照明法、后发射照明法、弥散照明法、镜面反光照明法、角巩膜缘散射照明法等多种检查。

四、前房角镜(gonioscope)检查

1. 前房角镜 是直接观察前房角结构的检查工具,它利用光线的折射(直接式前房角镜)或反射(间接式前房角镜)原理进行检查,常需在手术显微镜或裂隙灯显微镜下配合使用。目前以间接式前房角镜较常用,如Goldmann前房角镜及Zeiss前房角镜。前房角宽窄与开闭对青光眼诊断、分类、治疗具有重要意义。常用前房角分类法有Scheie分类法:强调房角镜下可见到的房角隐窝最后部的结构,窄Ⅳ级房角最窄。在眼球处于原位时(静态)能看见房角的全部结构为宽角,否则为窄角。进一步将窄角分为四级,即静态仅能看到部分睫状体为窄Ⅰ,只能看到巩膜突者为窄Ⅱ,只能看到前部小梁者为窄Ⅲ,只能看到Schwalbe线者为窄Ⅳ。动态下,即在改变眼球位置或施加少许压力时可判断房角的开闭,若可见后部小梁者则为房角开放,否则为房角关闭。

2. 小梁网色素分级 Scheie将小梁网色素分为5级:0级:小梁网缺乏色素颗粒;Ⅰ级,细小色素颗粒分布在后部小梁网上;Ⅱ级,前后部小梁网均有细小颗粒色素沉着;Ⅲ级,密集粗糙颗粒状或均质性黑色或棕褐色色素附着在小梁网后部,小梁网前部及Schwalbe线上亦可见色素颗粒沉着;Ⅳ级,整个小梁网呈均质性黑色或棕褐色色素覆盖,在Schwalbe线、巩膜嵴及角膜内表面、睫状体带与巩膜表面上均可见色素颗粒。

五、眼压测量(tonometry)

眼压(正常值:10~21mmHg)测量包括指测法及眼压计测量法。

1. 指测法 最简单的定性估计眼压方法,需要一定的临床实践经验。测量时嘱患者两眼向下注视,检查者将两手示指尖放在上眼睑皮肤面,两指交替轻压眼球,估计眼球硬度。记录时以 Tn 表示眼压正常,用 T_{+1}~T_{+3} 表示眼压增高的程度,用表示眼压降低的程度。

2. 眼压计 主要使用的眼压计有Goldmann压平眼压计(Goldmann applanation tonometer)和非接触眼压计(non-contacttonometer)。它们均属压平式眼压测量计,即用一定力量将角膜凸面压平而不下陷,眼球容积改变很小,因此受眼球壁硬度的影响小。

(1) Goldmann 压平眼压计:是目前国际较通用的眼压计。它附装在裂隙灯活体显微镜上,主要是由测压头、测压装置、重力于衡杆组成,患者坐位测量。中央角膜厚度会影响其测量的眼压数值。如中央角膜厚,眼压值会高估,中央角膜薄(包括激光屈光性角膜切除术后),眼压值低估。

(2) 非接触眼压计:原理是利用可控的空气气流快速使角膜中央压平。其优点是检查时间短,避免了眼压计接触角膜导致交叉感染,可用于筛查以及表面麻醉剂过敏者。但由于测量的是瞬间眼压,应多次测量取其平均值,以减少误差。

六、眼后节检查

眼后节是指眼球内位于晶状体后表面以后的部位,包括玻璃体、视网膜、脉络膜与视乳头。应在暗室内检查,必要时用药物散大瞳孔,散大瞳孔前应了解病史,测量眼压。眼底检查分为直接检眼镜、间接检眼镜或裂隙灯显微镜配置前置镜或三面镜检查。

1. 直接检眼镜　使用侧照法观察屈光介质有无混浊,检眼镜距被检者眼前 10~15cm,握镜以示指调节有不同屈光度小镜片的圆盘,用+12D~+20D 观察角膜与晶状体,用+8D~+10D 观察玻璃体。逐渐将检眼镜移向眼球,在距被检者眼前 2~3cm 处观察眼底,首先观察视乳头,再沿视乳头血管方向依次检查各象限眼底。

2. 双目间接检眼镜　由于检查者使用双目同时观察眼底,所见眼底图像具有立体感。可见眼底范围比直接检眼镜大。辅以巩膜压迫器,可看到锯齿缘,有利于查找视网膜裂孔,可在直视下进行视网膜裂孔封闭及巩膜外垫压等操作。

3. 裂隙灯显微镜配置前置镜或三面镜检查法

(1) 裂隙灯配置前置镜检查法:前置镜为+90D、+78D 或+60D 的双凸镜,所见眼底立体感明显,范围大,为倒像。

(2) 裂隙灯配置三面镜检查法:常配置 Goldmann 三面镜(Goldmann three-mirror lens),外观为圆锥形,中灰为一凹面镜,锥形圆周内含三个不同倾斜角的反射镜面,分别为75°、67°和59°,其中央的凹面镜用于检查眼底后极部;75°镜可看到后极部到赤道部之间的区域;67°镜用于检查周边部;59°镜可看到锯齿缘、睫状体及前房角部位。

七、眼科影像学

近年来眼科影像学检查发展迅速,许多眼科影像学检查已成为临床诊断及病情随访不可或缺的方法。眼科影像技术及设备包括多种类别,主要类型为:眼底血管造影系列、光信息图像分析、声像诊断超声技术及射线诊断系列。

1. 眼底血管造影　将造影剂从肘静脉注入人体,利用特定滤光片的眼底照相机拍摄眼底血管及其灌注的过程。分为荧光素眼底血管造影(fundus fluorescence angiography,FFA)及吲哚青绿血管造影(indocyanine green angiography,ICGA)两种。前者是以荧光素钠为造影剂,主要反映视网膜血管的情况;后者以吲哚青绿为造影剂,反映脉络膜血管的情况,辅助前者发现早期的脉络膜新生血管、渗漏等。因为 FFA 出现脉络膜血管影像的时间仅几秒,很快被视网膜血管影像所遮盖。

(1) 荧光素眼底血管造影(FFA):荧光素钠分子量 376.3Da,在血液中 60% 与蛋白结合。FFA 时通常静脉注射荧光素钠 500mg(10%,5ml),注射前应先做皮试,过敏者禁忌。正常人臂-视网膜循环时间(荧光素从肘前静脉注射后到达视网膜动脉的时间)约 7~12 秒。血管充盈的分期:视网膜动脉前期(视乳头早期荧光→动脉层流,出现在 10~15 秒)、动脉期(动脉层流→动脉充盈,出现在 12~17 秒)、动静脉期(动脉充盈→静脉层流,约出现在 25 秒)和静脉期(静脉层流→静脉充盈,约出现在 30 秒)、晚期(注射荧光素 5~10 分钟后)。再循环期:出现在动脉期后 45~60 秒(图 14-2-1)。

(2) 吲哚青绿血管造影(ICGA):吲哚青绿分子量 774.6Da,在血液中 98% 与蛋白结合。吲哚青绿荧光激发波长为 805nm(近红外光),可穿过色素、液体和血液,因此 ICGA 可评价脉络膜血管情况。目前 FFA 与 ICGA 可同步进行。对碘或贝壳类食物过敏者禁忌本检查。

2. 光学相干断层扫描(optical coherence tomography,OCT)　是一种新型非接触性无创光学影像诊断技术。利用眼内不同组织对光(用 830nm 近红外光)的反射性的不同,通过低相干性光干涉测量仪比较反射光波和参照光波来测定反射光波的延迟时间和反射强度,分析出不同组织的结构及其距离,经计算机处理成像,并以伪彩或灰度形式显示组织的断面结构。OCT 不仅对黄斑部多种疾病的诊断有重要价值,也可用于神经纤维层厚度定量测量以及脉络膜厚度及血管的检查等。OCT 对组织的分辨是通过视网膜各组织结构的光学性质不同而实现。目前已能区分从玻璃体后皮质到脉络膜-巩膜界面多达 18 个反射层次或界面。

3. 眼底自发荧光(fundus autofluorescence)　脂褐素是光感受器代谢的副产品,它在视网膜色素上皮细胞内过度积累可导致损伤,产生自发荧光增强的异常改变。脂褐素的特性是在蓝光下能发荧光或亮光,这种亮光呈白色,是自然发生的,故称之为自发荧光。

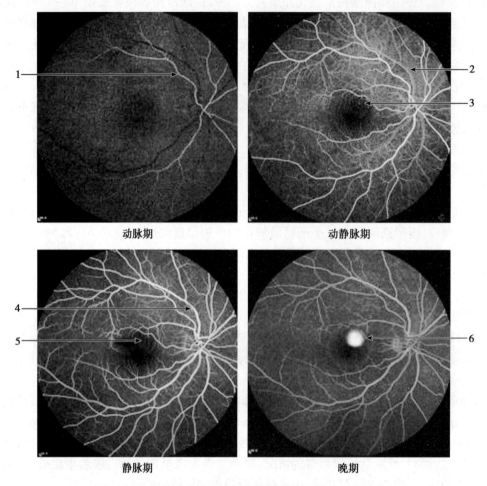

图 14-2-1 急性中心性浆液性视网膜脉络膜病变 FFA 检查:
1. 动脉充盈 2. 静脉层流 3. 5. 6. RPE 渗漏点呈墨渍样扩大 4. 静脉充盈

4. 角膜图像分析

(1) 角膜地形图(corneal topography):是分析角膜表面形态的方法。用 Placido 盘投射系统将 25 ~ 34 个同心圆环投射到角膜表面,这些规则的环形图像在角膜表面的映像经监测系统、摄像系统及计算机分析系统处理后显示出不同数字及不同色彩的伪色直观图像。用于角膜屈光力的测算,提供角膜屈光手术前设计及手术后复查的相关资料。

(2) 角膜内皮镜(corneal specular microscopy):利用光线照在角膜、晶状体等透明屈光构件的界面上发生反射,在角膜内皮与房水界面之间,细胞间隙会发生反射而形成暗线,从而显示出角膜内皮细胞的镶嵌式六边形外观。

(3) 角膜共焦显微镜(corneal confocal microscopy):利用共焦激光对活体角膜进行不同层面的扫描,可显示角膜不同组织的细微结构,辅助感染性角膜炎的诊断、鉴别诊断。

(4) 前段 OCT:主要用于观察眼前段组织,其功能与超声生物显微镜相似,但检查过程为非接触式,患者更易于接受。由于虹膜组织不能透过光线以及受成像深度的限制,虹膜后的组织结构不能被观察到。

5. 眼超声检查 包括 A 型、B 型超声、超声活体显微镜以及彩色超声多普勒等检查。

(1) A 型超声检查(A-scan ultrasonography):利用 8 ~ 12MHz 超声波显示探测组织每个声学界面的回声。常用于测量眼轴,进行白内障手术前 IOL 度数计算以及先天性小眼球、先天性青光眼等的辅助诊断。

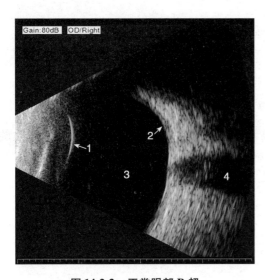

图 14-2-2　正常眼部 B 超
1. 晶状体-玻璃体界面回声;2. 眼球壁;3. 玻璃体腔无回声区;4. 视神经无回声区

（2）B 型超声检查（B-scan ultrasonography）:通过扇形或线阵扫描,将界面反射回声转为大小不等、亮度不同的光点形式显示（图 14-2-2）。用于屈光间质混浊时评价眼球后节的解剖结构情况:如辅助后巩膜破裂伤的诊断;明确眼球内异物及位置、性质;评价眼内肿物的性质;评价视网膜脱离、脉络膜脱离等的范围、程度、鉴别诊断等。

（3）超声生物显微镜检查（ultrasoundbiomicroscopy,UBM）:属于 B 型超声检查的一种,不同之处在于 UBM 可获得分辨率更高的图像,主要对眼前段组织进行检查。

（4）彩色超声多普勒成像（color doppler imaging,CDI）:用 B 型超声模式加多普勒技术检查眼部血管的血流动力学变化。以血流彩色作为指示,定位、取样及定量分析。可检测眼上静脉病变、眼眶静脉曲张、眼眶动静脉畸形、视网膜中央动脉阻塞、视网膜中央静脉阻塞、眼缺血综合征（检测眼动脉）和巨细胞动脉炎（检测颞动脉）等。

6. 计算机体层成像　计算机体层成像（computerized tomography,CT）　用 X 线和计算机的辅助形成组织结构的多个横断面影像。增强扫描是经静脉注入碘对比剂的同时或之后进行的 CT 扫描,可以显示靶血管,也可以了解靶器官或病变的血供情况。

CT 扫描适应证:①眼外伤,包括眶壁骨折、视神经管骨折。眼内、眶内金属异物的显示和定位。部分非金属异物如玻璃、木质、塑料在 CT 下较难区分;②眼眶发育畸形;③眼肿瘤,CT 对于显示视网膜母细胞瘤内的钙化、眼眶肿瘤对眶骨的破坏较好。

7. 磁共振成像　磁共振成像（magnetic resonance imaging,MRI）　利用人体内氢原子中的质子在强磁场内被相适应频率的射频脉冲激发,质子吸收能量产生共振,射频脉冲终止后质子恢复原态时释放出能量,即 MR 信号,通过接收线圈,接收并经计算机转换成 MRI 图像。

凡需借助影像显示的各种眼球、眼眶病变（金属异物除外）均为 MRI 的适应证:①眼内肿瘤的诊断和鉴别诊断;②眶内肿瘤,尤其是眶尖小肿瘤、视神经肿瘤,显示视神经管内、颅内段肿瘤侵犯,MRI 优于CT;③眶内急性、慢性炎症;④眶内脉管性病变;⑤眼眶外伤;⑥眶内肿物颅内蔓延及眶周肿物眶内侵犯者;⑦某些神经眼科疾病。

禁忌证:装有心脏起搏器及神经刺激器者、装有人工心脏瓣膜者、动脉银夹术后、内耳植入金属假体者、金属异物者。

第三节　眼科常用局部药物

眼科常用局部用药主要包括眼液和眼膏,眼液使用后更为舒适,但存留在眼内时间短,需定时多次使用。眼膏在眼内存留时间较长,药效作用更持久,一般睡前使用。

一、抗菌药物

1. 左氧氟沙星/氧氟沙星　喹诺酮类抗菌药,用于眼表浅层细菌感染,如睑缘炎、结膜炎、角膜炎、泪囊炎和眼科围手术期的无菌化治疗。

2. 妥布霉素　氨基糖苷类抗生素,适用于外眼及眼附属器敏感菌株的抗感染治疗,以及眼科围手术期的无菌化治疗。

3. 金霉素　四环素类衍生物,敏感菌所致的眼表浅层感染,沙眼。

4. 利福平　结膜炎、角膜炎等眼表感染,沙眼。

二、眼局部应用的抗菌药物和糖皮质激素复方制剂

1. 四环素可的松　结膜炎、角膜炎、虹膜炎、巩膜炎。

2. 妥布霉素/地塞米松　①对糖皮质激素有反应的眼部炎性病变及眼表细菌感染或有感染危险的情况;②用于可以接受糖皮质激素潜在危险的眼表感染性病变,以便减轻水肿和炎症反应。也适用慢性葡萄膜炎,化学性、放射性、灼伤性及异物穿透性角膜损伤。

三、抗真菌药

1. 那他霉素　适用于对本品敏感的真菌性睑炎、结膜炎和角膜炎。

2. 氟康唑　用于真菌性外眼感染。

四、抗病毒药

适用于单纯疱疹病毒性结膜炎、角膜炎,如阿昔洛韦、更昔洛韦。羟苄唑适用于急性流行性出血性结膜炎。

五、糖皮质激素

对糖皮质激素敏感的外眼、眼前节组织的炎症。预防手术后的炎症反应。主要用药有泼尼松龙、氟米龙及地塞米松。

六、其他抗炎制剂

1. 普拉洛芬　用于外眼和眼前节组织的炎症和术后炎症。

2. 依美斯汀　用于过敏性结膜炎。

3. 奥洛他定　用于过敏性结膜炎。

4. 色甘酸钠　预防春季性结膜炎、过敏性结膜炎。

5. 马来酸非尼拉敏/盐酸萘甲唑啉　缓解因尘埃、感冒、过敏、配戴角膜接触镜及眼睛疲劳所引起的结膜充血、眼痒、灼热感和其他刺激症状。

七、散瞳剂和睫状肌麻痹剂

1. 硫酸阿托品　用于青少年眼屈光检查、前葡萄膜炎。

2. 后马托品　利用本品短时间调节麻痹作用,可以用作 12 岁以上、40 岁以下患者的散瞳验光和检查眼底用。也可以用于虹膜睫状体炎治疗,散大瞳孔。

3. 托品酰胺　用于散大瞳孔和调节麻痹。

4. 复方托吡卡胺　用于诊断及治疗为目的的散瞳和调节麻痹。

八、青光眼用药

1. β 受体阻滞剂　眼部滴用 β 受体阻滞剂可以有效地降低眼压,其作用机制是减少房水生成。用于滴眼液的 β 受体阻滞剂有卡替洛尔、左布诺洛尔、美替洛尔、噻吗洛尔和倍他洛尔。除了倍他洛尔是选择性的 β_1 受体阻滞剂外,其余几种都是非选择性 β_1 和 β_2 受体阻滞剂。

2. 前列腺素类药物　拉坦前列素和曲伏前列素是前列腺素类药物,可以增加房水经脉络膜巩膜途径外流,可以降低高眼压症或开角青光眼患者的眼压,作用比 β 受体阻滞剂要强,而且用药次数少,应用

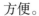

方便。

3. 肾上腺素受体激动药　肾上腺素通过减少房水生成和增加房水经小梁网的外流来发挥药效。由于肾上腺素具有散瞳作用,因此在有发生原发性闭角型青光眼倾向的人中应用时必须谨慎,除非这些人已经做过周边虹膜切除术。这类药物包括:地匹福林、溴莫尼定、阿普可乐定。

4. 碳酸酐酶抑制剂　如乙酰唑胺、布林佐胺可以通过减少房水生成来降低眼压。

5. 缩瞳剂　瞳孔缩小可以拉紧虹膜,使周边部虹膜从房角前壁拉开,从而使前房角开放而降低眼压。对于开角型青光眼来说,缩瞳剂通过收缩睫状肌而引起小梁网眼张开,促使房水外流管道开放,增加房水外流,从而降低眼压。代表药物有毛果芸香碱。

九、人工泪液、眼润滑剂

因泪液分泌减少或异常所引起的慢性眼部不适常采用泪液补偿疗法,即滴用人工泪液。这类药物有羟丙甲基纤维素、聚乙烯醇、卡波姆、透明质酸钠等。

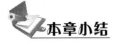
本章小结

眼科医生应熟练掌握眼科检查的基本内容并理解其原理,以便为疾病诊断提供有价值的证据。对视力障碍者,要检查视力、屈光状态、屈光介质如泪膜、角膜、房水、晶状体、玻璃体,视觉感受器系统如视网膜、视神经、视交叉、外侧膝状体、视反射、视皮层等,必要时还应检查视野、对比敏感度等。通过综合分析、判断各种检查结果,最终查出病因,指导治疗。视力和视野分别称为"中心视力"和"周边视力",反映视觉敏感度和范围。检查角膜、前房、虹膜、晶状体等眼球前段最常用的方法是裂隙灯活体显微镜检查。眼底检查分为直接检眼镜、间接检眼镜或裂隙灯显微镜配置前置镜或三面镜检查。眼科影像技术及设备包括多种类别,主要类型为:眼底血管造影系列、光信息图像分析、声像诊断超声技术及射线诊断系列。视觉电生理检查是客观的视觉功能检查。眼科用药需对症、足量、足疗程。

思考题

1. 视功能检查的内容有哪些?
2. 如何利用裂隙灯显微镜进行眼球前段和后段的检查?
3. 眼底特殊检查方法有哪些?比较其优势及特点。

（雷博　陈颖　重庆医科大学附属第一医院）

第十五章　眼　疾　病

学习目标

掌握　眼的解剖结构和功能,眼科常见症状和体征,结膜病、角膜病、晶状体病、青光眼、葡萄膜疾病、眼化学伤、糖尿病性视网膜病变、斜视和弱视的诊断、病因和发病机制及治疗。

熟悉　眼科常用诊疗技术和全身病的眼部表现,眼表疾病、视网膜疾病、眼眶病、眼外伤、神经眼科学、眼视光学等眼病的诊断、病因和发病机制及治疗。

了解　眼的发生,眼睑病、泪器病、巩膜病、玻璃体病、眼眶病的诊断、病因和发病机制及治疗。

眼科学是研究视觉器官(包括眼球及其附属器、视神经及视路)疾病发生、发展、转归和预防的医学学科。人约80% ~90%的外界环境信息是从视觉通路传入的。眼底能直接观察到活体血管,视网膜视神经组织是中枢神经系统的组成部分,也可直接观察,眼底检查已成为许多全身性疾病、特别是血管相关性疾病和某些神经系统病变的简便方法。因此,在学习眼疾病时,要有整体观点,注意全身情况和眼科的联系,全面分析、综合判断。

第一节　眼　睑　病

眼睑的主要功能是保护眼球。因解剖结构、位置和功能异常,而导致眼睑病变。根据是否有感染可分为炎症性疾病和非炎症性疾病;根据眼睑发生、结构和功能可分为先天性异常,位置与功能异常;根据眼睑新生物性质分为良性肿瘤和恶性肿瘤。

眼　睑　炎　症

一、概述

眼睑因位于体表,特别是各种腺体开口于睑缘部及睫毛根部,容易受到微生物、物理性和化学性物质的侵袭,从而发生炎症反应。又因为眼睑皮肤菲薄、皮下组织疏松,炎症时眼睑充血水肿明显。

二、诊断

(一)临床表现

1. 睑腺炎(hordeolum)　ICD-10编码为H00.001,患部有红、肿、热、痛急性炎症表现,初期可触及硬结。同侧耳前淋巴结可肿大。内睑腺炎眼睑皮肤红肿范围较小,硬结在2~3天后其中心形成黄色脓点,多可自行穿破睑结膜而痊愈。外睑腺炎眼睑皮肤红肿较弥散,2~3天后局部皮肤现黄色脓点,硬结软化,可自行破溃排出脓液;多数在一周左右痊愈。部分致病菌毒力小且患者抵抗力强,也可自行吸收消退而不形成破溃。反之炎症反应强烈,可形成眼睑脓肿。表现为整个眼睑红肿,硬结处明显压痛,球结膜反应性水肿明显,甚至脱出眼裂外。常伴发全身症状如体温升高、寒战、头痛等,再不及时处理,可引起败血症或海绵窦血栓形成而危及生命。

2. 睑板腺囊肿(chalazion) ICD-10编码为H00.101,病程缓慢,上睑多见,可单发或多发,反复发生。表现为局部皮肤隆起,触诊为边界清楚、与皮肤无粘连的无痛性圆形硬结。严重者有沉重感或假性上睑下垂。与肿块对应的睑结膜面局部呈暗红色或紫红色充血。

3. 睑缘炎(blepharitis) ICD-10编码为H01.000,分为鳞屑性睑缘炎、溃疡性睑缘炎和眦部睑缘炎三类。

(1) 鳞屑性睑缘炎(squamous blepharitis):痒、刺痛和烧灼感。睑缘充血、潮红,睫毛和睑缘表面附着上皮鳞屑,睑缘表面睫毛根部有点状皮脂溢出,形成黄色蜡样分泌物,干后结痂。去除鳞屑及痂皮后无溃疡形成。睫毛易脱落但可再生,病程迁延不愈者,可致睑缘肥厚、后唇钝圆,泪小点肿胀、外翻、溢泪。

(2) 溃疡性睑缘炎(ulcerative blepharitis):烧灼、痒及刺激感较鳞屑性睑缘炎重。睑缘皮脂分泌多,睫毛根部散步小脓疱,有痂皮覆盖,睫毛常被干痂粘结成束。去痂后可见小溃疡。毛囊破坏,并发秃睫、倒睫或睫毛乱生,摩擦角膜。日久不愈、反复发作者睑缘肥厚、变形,以致下睑瘢痕收缩、外翻,泪点肿胀、阻塞、溢泪,下睑湿疹形成。

(3) 眦部睑缘炎(angular blepharitis):好发外眦部,局部有痒、刺痛及不适感。局部皮肤充血、肿胀,并有糜烂浸渍。邻近结膜充血、肥厚,伴黏性分泌物。

4. 接触性皮炎(contact dermatitis) ICD-10编码为L25.901,痒、烧灼感,有多种形式的眼睑皮损:红斑、丘疹、水疱或脓疱,不久糜烂结痂和脱屑。可伴结膜充血、水肿、角膜点状着色。

5. 病毒性睑皮炎(virus palpebral dermatitis) ICD-10编码为H01.101,主要由单纯疱疹病毒和带状疱疹病毒引起。

(1) 单纯疱疹病毒性睑皮炎(herpes simplex palpebral dermatitis):病变部位与三叉神经眶下支分布范围吻合。眼睑皮肤出现簇状半透明小疱,伴痒、烧灼感。初起水疱内含透明黄色液体,约一周内吸收结痂,痂皮脱落后不留瘢痕,有轻度色素沉着。少数患者表现为睑缘区糜烂、邻近皮肤溃疡形成。多数患者并发滤泡性结膜炎。严重者耳前淋巴结肿大。

(2) 带状疱疹病毒性睑皮炎(herpes zoster palpebral dermatitis):常有发热、寒战、疲倦和食欲减退等前驱症状。随后病变区灼热和剧烈疼痛。皮肤潮红、肿胀、粟粒状丘疹,数日后,皮肤衍变为红斑、斑丘疹并迅速转化为疱疹、脓疱。疱疹除上下睑外还可位于同侧前额、头皮,但不超过颜面中线。脓疱破溃形成深溃疡,结痂。2周后痂皮脱落留下永久性凹陷瘢痕,并有色素沉着。炎症消退后,额部、头部知觉减退需数月恢复。其后遗症可表现为倒睫、上睑下垂及眼睑畸形,妨碍眼睑正常闭合。患者可同时发生带状疱疹性角膜炎或虹膜炎。

(二) 实验室检查

当睑腺感染严重,形成了眼睑脓肿时,血白细胞及中性粒细胞将增加,血培养可阳性。

(三) 诊断思路

当眼睑出现红、肿、热、痛及硬结即可诊断睑腺炎。红肿及硬结位于皮肤面为外睑腺炎;红肿及硬结位于结膜面即为内睑腺炎。

眼睑出现无痛性、可活动的硬结应诊断睑板腺囊肿。

红肿、痒、痛病变位于睑缘,应考虑睑缘炎,再根据是否伴有鳞屑、溃疡等可区分为鳞屑性或者溃疡性;病变主要位于外眦部并伴有结膜炎应考虑眦部睑缘炎。

红肿、痒病变位于眼睑,并伴有湿疹样皮损,常可追问到局部用药史应考虑接触性皮炎。

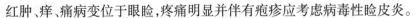

红肿、痒、痛病变位于眼睑,疼痛明显并伴有疱疹应考虑病毒性睑皮炎。

(四)鉴别诊断

睑腺炎需与眼睑慢性肉芽肿鉴别,后者常因外睑腺炎未及时治疗迁移所致,病变部位为慢性充血、硬结无明显疼痛。

睑板腺囊肿特别是 40 岁以上的女性患者,应与睑板腺癌区别,后者常为实性肿块,手术后应进行病理检查。

区分过敏性还是刺激性睑皮炎,唯一准确的方法是斑贴试验。

在病毒性睑皮炎中,单纯疱疹病毒感染其疱疹一般不化脓,不留瘢痕;反之则为带状疱疹病毒感染。

三、病因和发病机制

1. 睑腺炎　大多数由葡萄球菌,尤其是金黄色葡萄球菌感染眼睑腺体引起。是一种眼睑腺体的急性、痛性、化脓性、结节性炎症病变。当眼睑皮脂腺(Zeis 腺)或汗腺(Moll 腺)被感染时引起外睑腺炎;当睑板腺被感染时引起内睑腺炎。

2. 睑板腺囊肿　是睑板腺的特发性慢性非化脓性炎症。由于睑板腺出口阻塞,腺体分泌物潴留在睑板内,对周围组织产生慢性刺激,引发纤维结缔组织包裹。病理形态类似结核结节,但不形成干酪样坏死。

3. 睑缘炎　是睑缘表面、睫毛毛囊及其腺体组织的亚急性或慢性炎症。鳞屑性睑缘炎的病因还不十分清楚,与局部卵圆皮屑芽胞菌分解皮脂产生刺激性物质有关。屈光不正、视疲劳、营养不良和长期使用劣质化妆品也可能诱发此病。溃疡性睑缘炎大多为金黄色葡萄球菌感染引起,也可以由鳞屑性睑缘炎遭受感染后转变为溃疡性。屈光不正、视疲劳、营养不良和不良卫生习惯也可能是诱因。眦部睑缘炎多数因莫-阿(Morax-Axenfeld)双杆菌感染所引起。也可能与维生素 B_2 缺乏有关。

4. 接触性皮炎　眼睑接触致敏药物(抗生素溶液、抗病毒溶液、表面麻醉剂、β-肾上腺素能阻断剂、阿托品、汞制剂、磺胺药物等)或许多致敏化学药物(化妆品、清洁剂、染发剂、接触镜清洗液等),以及全身接触某些致敏物质或某种事物等都可发生接触性皮炎。

5. 单纯疱疹病毒性睑皮炎　由单纯疱疹病毒-Ⅰ型感染引起,易复发。病毒潜伏在体内,上呼吸道感染、紧张、劳累后,病毒趋于活跃引发感染。而带状疱疹病毒性睑皮炎是由水痘-带状疱疹病毒感染三叉神经的半月神经节或三叉神经第一支所致。带状疱疹病毒原发性感染常见于儿童水痘患者。本病有自限性,去除病因而痊愈,不再接触致敏物则不复发。

四、治疗

(一)治疗原则

在睑腺炎未化脓之前,局部热敷,涂抗生素眼液或眼膏,严重者可口服抗生素药物。注意在脓肿未充分形成时,不要切开,更不可挤压,否则可使感染扩散,引起眼睑蜂窝织炎,甚至败血症或海绵窦血栓。一旦发生,及早全身使用足量敏感抗生素。脓肿形成时及时切开引流排脓。注意外睑腺炎切口需与睑缘平行,内睑腺炎切口与睑缘垂直。睑板腺囊肿需手术刮除。对于睑缘炎应寻找并消除病因,用生理盐水或 3% 硼酸清洗病变部位后涂抗生素眼膏。对于接触性皮炎应立即中断与过敏原或刺激原的接触,局部涂抗过敏眼液或眼膏,严重者可口服抗过敏药物。对于病毒性睑皮炎应局部和全身使用抗病毒药物,未来预防混合感染,必要时加抗生素药物。

(二)预后和预防

睑腺炎初期局部热敷,加局部和(或)全身使用抗菌药物,部分睑腺炎可以消退,当脓肿形成切开引流脓液排出后,2~3 日即可痊愈,不留后遗症。睑板腺囊肿有 50% 患者在 6 周内自愈,亦可反复发作。手术切开刮除后很快治愈。当有继发感染时,即形成内睑腺炎。注意在手术时完整切除囊膜,否则易复发。睑缘炎易复发,药物治疗时间要够,保持个人卫生,清洁眼睑。避免诱因,及时改正不良卫生习惯、

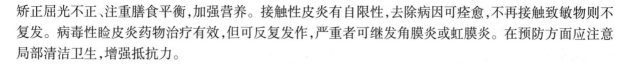

矫正屈光不正、注重膳食平衡,加强营养。接触性皮炎有自限性,去除病因可痊愈,不再接触致敏物则不复发。病毒性睑皮炎药物治疗有效,但可反复发作,严重者可继发角膜炎或虹膜炎。在预防方面应注意局部清洁卫生,增强抵抗力。

眼睑位置与功能异常

一、概述

正常情况下,眼睑与眼球表面紧密接触,形成毛细间隙,其中的泪液随瞬目动作向内眦流动,而润泽眼表面;眼睫毛排列整齐、指向前方,阻挡灰尘或汗水流入眼内;而上下泪点贴靠在泪阜基底部,保证泪液进入泪道。眼睑功能主要是保护眼球。眼睑位置与功能异常主要表现为睑内翻、睑外翻、上睑下垂和眼睑闭合不全。

二、诊断

(一) 临床表现

1. 睑内翻(entropion) ICD-10 编码为 H02.000,表现为眼睑向眼球方向内卷,睫毛甚至睑缘外皮肤倒向眼球,刺激角膜,称为倒睫。引起疼痛、畏光、流泪、异物感、摩擦感,局部球结膜充血、角膜上皮脱落,荧光素弥漫性着色。继发感染可致角膜溃疡。

2. 睑外翻(ectropion) ICD-10 编码为 H02.100,表现为睑缘离开眼球,向外翻转,睑结膜不同程度暴露,常合并睑裂闭合不全。如病变在下眼睑内眦部,可见向外暴露的下泪小点,并溢泪。泪液长期浸渍产生下睑湿疹。睑外翻还会使病变部位结膜长期暴露、结膜干燥充血;角膜失去保护,角膜上皮干燥、脱落,严重者发生暴露性角膜炎、角膜溃疡,严重影响视力。

3. 上睑下垂(ptosis) ICD-10 编码为 H02.400,单眼或双眼发病。自然睁眼平视时,轻者上睑缘遮盖角膜缘超过 3mm,中度者下垂的上睑遮盖角膜 1/2,重度者下垂超过角膜 1/2 或遮盖全部角膜。双眼上视时,患侧眉毛高竖、额部皮肤见明显横行皱纹。双侧发病者常仰头视物。先天性者约有 25% 合并上直肌功能不全麻痹,影响眼球上转。

4. 眼睑闭合不全(hypophasis) ICD-10 编码为 H02.200,畏光、流泪、异物感、烧灼感。轻度者,闭睑时眼球反射性上转(Bell 现象),只有球结膜暴露,引起结膜充血、干燥、过度角化。中度者影响角膜,角膜上皮干燥脱落,下方、中央、甚至上方点状角膜上皮病变(病变部位取决于睡眠时角膜位置),严重者可致角膜溃疡,视力不同程度下降。

(二) 诊断思路
此类眼病有典型的眼部体征,诊断不困难。

(三) 鉴别诊断
眼睑位置与功能异常常由多种原因引起,应注意病因区别,以便治疗。

三、病因和发病机制

1. 睑内翻 分为先天性、痉挛性和瘢痕性三种类型。先天性睑内翻多见于婴幼儿女性,大多由内眦赘皮、睑缘部轮匝肌过度发育或睑板发育不全引起。如果婴幼儿较肥胖,鼻梁发育欠饱满,也可以引起下睑内翻。痉挛性睑内翻多发于老年人下睑,又称老年性睑内翻,因下睑缩肌无力,眶隔和下睑皮肤松弛失去牵制睑轮匝肌的收缩作用,以及老年人眶脂肪减少,眼睑后面缺少足够的支撑所致。如果由于炎症刺激,引起睑轮匝肌、特别是近睑缘的轮匝肌反射性痉挛,导致睑缘向内倒卷形成睑内翻,又称急性痉挛性睑内翻。瘢痕性睑内翻是由于睑结膜及睑板瘢痕性收缩所致。沙眼后期、结膜烧伤、结膜天疱疮等均可形成瘢痕性睑内翻。

2. 睑外翻 分为瘢痕性、老年性和麻痹性。瘢痕性睑外翻是由于眼睑皮肤面瘢痕如创伤、烧伤、化学伤、眼睑溃疡或眼睑手术等收缩引起。老年性睑外翻仅限于下睑,因老年人眼轮匝肌功能减弱,眼睑皮肤及外眦韧带也较松弛,睑缘不能紧贴眼球所致。麻痹性睑外翻也仅限于下睑,因面神经麻痹,眼轮匝肌收缩功能丧失引起。

3. 上睑下垂 分为先天性、获得性两种。先天性上睑下垂主要因动眼神经核或提上睑肌发育不全引起。为常染色体显性遗传。获得性上睑下垂是因动眼神经麻痹、提上睑肌损伤、交感神经疾病、重症肌无力及机械性开睑运动障碍如上睑炎症肿胀或新事物等引起。

4. 眼睑闭合不全 最常见原因为面神经麻痹后,眼睑轮匝肌麻痹,使下睑松弛下垂;其次为瘢痕性睑外翻,再次为眼眶容积与眼球大小比例失调,如甲状腺相关性眼病、先天性青光眼、角巩膜葡萄肿和眼眶肿瘤引起的眼球突出。另外全身麻醉或重度昏迷时液可以发生暂时性功能性眼睑闭合不全。少数正常人睡眠时,睑裂也有一缝隙,但角膜不会暴露,称为生理性兔眼。

四、治疗

(一)治疗原则

1. 睑内翻 先天性睑内翻随年龄增长,鼻骨发育,可自行消失,不必急于手术。如患儿已 5~6 岁,睫毛仍内翻,严重刺激角膜,可手术治疗。老年性睑内翻可行肉毒杆菌毒素局部注射,如无效可手术切除多余松弛皮肤和切断部分眼轮匝肌纤维。急性痉挛性睑内翻应积极控制炎症。瘢痕性睑内翻须手术治疗,如睑板楔形切除术或睑板切断术。

2. 睑外翻 瘢痕性睑外翻须手术治疗。老年性睑外翻可行整形手术。麻痹性睑外翻关键在于治疗面瘫。

3. 上睑下垂 先天性上睑下垂以手术治疗为主。如遮盖瞳孔,特别是单眼,应尽早手术以免发生弱视。获得性上睑下垂应先病因治疗,无效再考虑手术治疗。当提上睑肌肌力≥5mm 时选择提上睑肌缩短术,肌力<3mm 时选择额肌提吊术或自体宽筋膜提吊术。

4. 眼睑闭合不全 首先针对病因进行治疗。如针刺疗法可能对部分面神经麻痹有效。对于瘢痕性睑外翻应手术矫正。一时无法去除病因者可配戴接触镜或睑裂缝合术,保护角膜。特别是昏迷或全身麻醉后须用大量眼膏将睑裂封闭以保护暂时性兔眼。

(二)预后和预防

此类眼病在影响视功能或外貌时,可手术矫正。因与感染、损伤(热、物理、化学、药物等)、年龄有关,因此,应增强机体抵抗力,避免感染、伤害。

眼睑先天异常

1. 内眦赘皮(epicanthus) ICD-10 编码为 Q10.303,是一种较常见的先天异常,部分患儿与面部骨骼发育不全有关。常为双侧。皮肤皱褶起自上睑,呈新月状绕内眦部走行,至下睑消失。因皮肤皱褶不同程度遮盖鼻侧巩膜,常被误为内斜视。下睑赘皮有时经内眦部向上垂直延伸,形成逆向内眦赘皮。本病常合并上睑下垂、睑裂缩小、内斜视、眼球向上运动障碍及先天性睑内翻。少数病例泪阜发育不全。除非造成较严重的角膜损害或明显影响容貌,一般不需要治疗。

2. 先天性睑裂狭窄综合征(congenital blepharophimosis syndrome) ICD-10 编码为 Q10.306,又称先天性小眼裂,为常染色体显性遗传病。表现为上睑下垂、逆向内眦赘皮、下睑外翻、睑裂缩小、鼻梁低平、上眶缘发育不良等一系列眼睑和颜面发育异常,面容特殊。此病可分期行整形手术。

眼睑良性肿瘤

一、概述

在临床上比较常见,主要包括鳞状细胞乳头状瘤、血管瘤、色素痣和黄色瘤。眼睑良性肿瘤虽位于

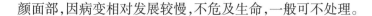

颜面部,因病变相对发展较慢,不危及生命,一般可不处理。

二、诊断

(一)临床表现

1. 鳞状细胞乳头状瘤(squamous cell papilloma) ICD-10 编码为 M80520/0,是眼睑最常见的良性肿瘤,多发于睑缘部,也可见眼睑皮肤。表现为有蒂或宽基底的皮肤隆起肿块,表面呈乳头状,可见到乳头内的血管,病变与周围皮肤颜色相似。

2. 毛细血管瘤(capillary hemangioma)和海绵状血管瘤(cavernous hemangioma) ICD-10 编码前者为 M91310/0,后者为 M91210/0,它们是一种血管组织先天发育异常。毛细血管瘤是最常见的血管瘤,患儿受累眼睑皮肤呈暗红色或鲜红色,扁平或微隆起;如位于皮肤深层则呈暗紫色或浅蓝色。根据表面情况又分为火焰痣(又称葡萄酒痣)和草莓痣,前者表面平坦,后者呈乳头状隆起。海绵状血管瘤的位置较深,一般患儿年龄较大,但常在 10 岁前发病,呈淡紫色软性结节状肿块,富有弹性和压缩性,可深入眶内。

3. 色素痣(nevus) ICD-10 编码为 M87202/0,是眼睑先天性扁平或隆起病变,边界清楚,由痣细胞构成。可在幼年即有色素,也有在青春期或成年后才有色素。根据组织学可分为五类:①交界痣,表现为扁平、呈一致性棕色,痣细胞位于表皮和真皮交界处;②皮内痣,最常见,一般呈隆起状、有时呈乳头状。色素很少,痣细胞完全在真皮内;③混合痣,具有交界痣和皮内痣的特征。如累及上、下睑缘相同部位(镜像)称为 Kissing 痣;④蓝痣,几乎出生时就有色素,表现为扁平的蓝紫色或石板灰色。先天性眼皮肤黑色素细胞增多症,又称太田痣,是围绕眼眶、眼睑和眉部皮肤的一种蓝痣。

4. 黄色瘤(xanthelasma) ICD-10 编码为 M88301/0,老年女性多见,为结缔组织脂肪变性和色素沉着。好发于上下睑内侧皮肤和皮下的双侧对称性扁平隆起,呈软黄色斑,与周围正常皮肤境界清楚。病变慢性进行性增大。

(二)实验室和辅助检查

鳞状细胞乳头状瘤的病理学检查显示:增生的鳞状上皮覆盖血管纤维结缔组织,呈指状突起,表面有角化不全或角化过度。

(三)诊断思路

眼睑良性肿瘤位置表浅,容易发现,表现各具特点,诊断较容易。

(四)鉴别诊断

根据以上四种良性肿瘤的形态、颜色等较容易区别。

三、病因和发病机制

眼睑良性肿瘤对起源于皮肤,包括表皮、真皮、附件(如皮脂腺、外分泌汗腺及泌离汗腺)、相关色素细胞。随年龄增长,发病率呈上升趋势。眼睑最常见的良性肿瘤是毛细血管瘤,由增生的毛细血管和内皮细胞组成,常可发现少量炎症细胞浸润;海绵状血管瘤是发育性的,由内皮细胞衬里、管壁有平滑肌的大血管腔组成,有明显的血栓形成和钙化。色素痣来源于神经嵴的三种细胞:痣细胞、表皮黑色素细胞及真皮黑色素细胞。黄色瘤实为脂质物质沉积在眼睑皮下。患有遗传性高脂血症、糖尿病以及其他引起继发性高脂血症的患者出现黄色瘤的几率高,但有 2/3 的黄色瘤患者血脂正常。某些良性肿瘤有恶化趋势。如果眼睑病变外观发生改变,如大小增加、形状不规则或不对称、出血等,应立即活检。

四、治疗原则

鳞状细胞乳头状瘤诊断后手术切除,切除不彻底可致复发。毛细血管瘤有自行消退趋向,如引起眼睑功能障碍,应手术治疗。小的毛细血管瘤可病变区注射糖皮质激素、冷冻疗法或手术切除,大的海绵状血管瘤宜手术切除。小而静止的色素痣,无需手术;迅速变大,疑有恶变者,须完整彻底的手术切除,否则残留的痣细胞可能因手术刺激而恶变。黄色瘤除非美容,可行激光或手术切除。

眼睑恶性肿瘤

一、概述

常见的眼睑恶性肿瘤为基底细胞癌、鳞状细胞癌和皮脂腺癌。因眼睑恶性肿瘤位于颜面部,在处理时不仅要考虑眼睑对眼球的保护功能还要考虑美容问题。

二、诊断

(一) 临床表现

1. 眼睑基底细胞癌(basal cell carcinoma of eyelid)　ICD-10 编码为 M80900/3,是我国最常见眼睑恶性肿瘤,好发老年人下睑近内眦部,初起为小结节,表面有毛细血管扩张。因富含色素,可被误认为色素痣或黑色素瘤,但它隆起较高,质地坚硬,生长缓慢。患者无疼痛、不适。病程稍久肿瘤中央部出现溃疡,其边缘潜行,形如火山口状,并逐渐向周围组织侵蚀,引起广泛破坏。它很少有转移。

2. 眼睑皮脂腺癌(sebaceous gland carcinoma of eyelid)　ICD-10 编码为 M82000/3,好发老年女性上睑。起自睑板腺者,初起时为眼睑皮下小结节,与睑板腺囊肿相似。以后逐渐增大,睑板弥漫性斑块状增厚。相应睑结膜呈黄色隆起。起自皮脂腺者,则相应睑缘呈黄色小结节。表面皮肤正常。当肿块逐渐增大后,可形成溃疡或菜花状。可向眶内扩散,侵入淋巴管,并发生转移。

3. 眼睑鳞状细胞癌(squamous cell carcinoma of eyelid)　ICD-10 编码为 M80520/3,多发于中老年男性皮肤黏膜移行处。生长缓慢,无疼痛感,开始像乳头状瘤,逐渐形成溃疡,边缘稍隆起,质地坚硬,可发生坏死和继发感染。它不但向周围和深部侵蚀,还侵犯皮下组织、睑板、眼球、眼眶和颅内,可经淋巴系统向远处淋巴结转移。

(二) 实验室和辅助检查

病理检查:眼睑基底细胞癌癌细胞小,核着色深,癌巢外围被一排染色较深的梭形细胞包围,形成典型的栏栅状排列。癌巢呈分支状或棒杆状,向下浸润较浅,且到同一水平为止,这是基底细胞癌和鳞状细胞癌的不同之处。眼睑皮脂腺癌癌细胞圆形或多边形,大小较一致,胞质呈泡沫状,核呈空泡状,脂肪染色阳性。

(三) 诊断思路

眼睑发现无痛性硬结,伴有色素沉着,缓慢发展并出现火山口样溃疡应考虑基底细胞癌;如果无痛性硬结主要向睑结膜面发展,形成溃疡或菜花状,应考虑为皮脂腺癌;如果无痛性硬结位于皮肤黏膜移行处、发展较慢,病变开始像乳头状,逐步形成溃疡应考虑鳞状细胞癌。

(四) 鉴别诊断

早期皮脂腺癌与睑板腺囊肿表现极相似,因此对老年人睑板腺囊肿应作病理检查,对切除后复发者更应警惕。

三、病因和发病机制

基底细胞癌是眼睑最常见恶性肿瘤,光化学损害是基底细胞癌与其他皮肤表皮肿瘤发生最重要易患因素,其中 290~320nm 紫外线皮肤致癌作用最强。紫外线通常直接损害 DNA 或损害表皮内的朗格汉斯细胞改变细胞免疫诱导皮肤癌变。皮脂腺癌常起源于睑板腺和睫毛的皮脂腺。鳞状细胞癌是一种表皮角化细胞恶性新生物。

四、治疗

以手术切除为主,基底细胞癌对放疗敏感,鳞状细胞癌对放疗和化疗均敏感,手术后可配合放疗和

(或)化疗治疗以防复发。皮脂腺癌恶性程度高,易早期转移,且对放化疗不敏感,一旦确诊,即手术切除。

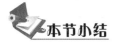**本节小结**

本节主要阐述了眼睑病的诊断、病因及发病机制、治疗等。重点是眼睑炎症、眼睑位置异常等常见病。在眼睑炎症疾病中主要是睑腺炎、睑板腺囊肿的临床表现、诊断和治疗原则的区别。要特别注意手术切口的方向性,眼睑皮肤切口方向应与睑缘平行,眼睑结膜面手术切口方向应与睑缘垂直。只有当睑腺炎结节变软,脓肿形成后及时手术切开,否则有炎症扩散的可能,形成眼睑蜂窝织炎,甚至海绵窦脓毒血栓或败血症而危及生命。对于眼睑位置异常性疾病,重点是睑内翻与倒睫、睑外翻的诊断和治疗,尽可能保护角膜。

思考题

1. 简述睑腺炎、睑板腺囊肿的临床表现及治疗原则。
2. 简述睑内翻、睑外翻的病因。
3. 简述眼睑色素痣的临床表现。

(周善璧 重庆医科大学附属大学城医院)

第二节 泪 器 病

泪器病(lacrimal apparatus)是眼科的常见病和多发病之一,虽然在一般情况下不会严重影响视力,但对生活质量的影响和对眼睛的潜在威胁应予重视。流眼泪是泪器病的主要症状之一,其原因有二,一是排出受阻,泪液不能流入鼻腔而溢出眼睑之外,称为泪溢;二是泪液分泌增多,排出系统来不及排走而流出眼睑外,称为流泪。临床上区分是由于泪道阻塞引起的泪溢还是因眼表疾病刺激引起的流泪十分重要。鼻泪管阻塞常可引起泪囊继发感染,形成慢性泪囊炎。作为常见的泪道感染性疾病,慢性泪囊炎对眼是一个潜在威胁。此外,泪液基础分泌不足,是引起眼表疾病的重要因素之一。泪腺疾病相对少见,主要为炎症及肿瘤。

根据泪器的结构和功能,泪器病分为泪液分泌系统疾病和泪液排出系统疾病两大类。泪液分泌系统疾病包括泪腺炎、泪腺肿瘤及引起泪液分泌过少或过多的因素等。泪液排出系统疾病包括泪道阻塞或狭窄、急、慢性泪囊炎等。

泪 腺 炎

一、概述

泪腺炎包括急性泪腺炎和慢性泪腺炎。急性泪腺炎(acute dacryoadenitis),ICD-10 编码为H04.001,临床上较少见,一般单侧发病,主要见于儿童,常并发于麻疹、流行性腮腺炎和流行性感冒。慢性泪腺炎(chronic dacryoadenitis),ICD-10 编码为 H04.002,是病程进展缓慢的一种增殖性炎症,病变多为双侧性。

二、诊断

(一)临床表现

1. 急性泪腺炎 可分别或同时累及泪腺的睑叶或眶叶,表现为眶外上方局部肿胀、疼痛,上睑水肿

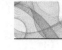

呈 S 形弯曲变形,耳前淋巴结肿大。触诊可扪及包块,有压痛,结膜充血、水肿,有黏性分泌物。提起上睑,可见泪腺组织充血肿大。急性泪腺炎病程通常短暂,治疗后可缓解或转为亚急性或慢性。也可形成脓肿。

2. 慢性泪腺炎　泪腺肿大,一般无疼痛,可伴有上睑下垂,在外上眶缘下可触及较硬的包块,但多无压痛,眼球可向内下偏位,向上、外看时可有复视,但眼球突出少见。

（二）诊断要点

根据泪腺部位红、肿、痛即可考虑急性泪腺炎,反之仅有泪腺包块应考虑慢性泪腺炎。

（三）鉴别诊断

泪腺炎要与睑板腺感染、睑脓肿相鉴别,前者位置靠近眼眶外上分,后者主要由严重的睑腺炎引起。慢性泪腺炎注意与泪腺肿瘤鉴别,后者质地较硬,有生长性。

三、病因和发病机制

1. 急性泪腺炎　多为细菌、病毒感染所致,以金黄色葡萄球菌或淋病双球菌常见,感染途径可为眼睑、结膜、眼眶或面部化脓性炎症直接扩散,远处化脓性病灶转移,或来源于全身感染。

2. 慢性泪腺炎　免疫反应为主要原因,也可为沙眼性和结核性,后者多由血行播散。此外,肉瘤样病、Sjogren 综合征均可累及泪腺,表现为慢性泪腺炎。良性淋巴细胞病变(Mikulicz 综合征)、淋巴瘤和白血病也可累及泪腺,通过活检可明确病因。

四、治疗

（一）治疗原则

根据病因和症状治疗。细菌、病毒感染,应全身应用抗生素或抗病毒药物,局部热敷。脓肿形成时,应及时切开引流,睑部泪腺炎可通过结膜切开,眶部泪腺脓肿则可通过皮肤切开排脓。肉瘤样病和 Mikulicz 综合征局部或全身用糖皮质激素有效。对 Sjogren 综合征可免疫抑制、抗炎等治疗,辅以人工泪液滴眼。

（二）预后和预防

急性泪腺炎一般预后良好,但化脓后若引流不畅,感染可能扩散入颅内,引起海绵窦栓塞或基底脑膜炎。炎症后泪腺组织萎缩过多,可使泪腺分泌减少,甚至引起干性角结膜炎。预防:对于泪腺继发性感染,需要积极治疗原发疾病。

泪 腺 肿 瘤

一、概述

泪腺肿瘤,主要指原发于泪腺的肿瘤,为眼眶占位性病变首位。50% 为炎性假瘤或淋巴样瘤,50% 为上皮来源的肿瘤,而且多起源于泪腺眶叶。在原发性上皮瘤中,50% 属于良性(多形性腺瘤),50% 为恶性。在恶性泪腺肿瘤中,又有 50% 为囊样腺癌,25% 为恶性混合瘤,其余 25% 为腺癌。

二、诊断

（一）临床表现

1. 泪腺多形性腺瘤(pleomorphic adenomas of the lacrimal gland)　又称泪腺混合瘤。组织学上,泪腺混合瘤包含双层腺管上皮同时含有异常的基质成分如脂肪、纤维、软骨组织等,因此称为"混合瘤",肿瘤有完整包膜。多见于年轻成年人,男性略多,一般单侧受累,发病缓慢,表现为眼眶外上方无痛性包块。眼球受压向内下方移位,由于肿瘤生长缓慢,病人可无复视。触诊局部可扪及实质性包块,无压痛。

2. 泪腺腺样囊性癌(adenoid cystic carcinoma of the lacrimal gland)　是泪腺最常见的恶性肿瘤。好发于 30~40 岁,女性多见,病程短,有明显疼痛及头痛,眶周和球结膜水肿,眼球向前下方突出,运动障

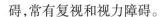

碍,常有复视和视力障碍。

（二）实验室和辅助检查

1. 泪腺多形性腺瘤 CT显示眼眶颞上方类圆形致密影,边界清楚,密度高,均质或不均质,可被造影剂强化,无眶骨破坏。B型超声显示肿物边界清楚、形状规则,内回声中等或较强。

2. 泪腺腺样囊性癌 CT常显示类圆形或细长形的软组织肿块,外观常不规则。较大的侵蚀性病变可见骨质破坏。瘤体内部可有钙化。

三、病因和发病机制

1. 泪腺多形性腺瘤 病因及发病机理尚不明了。

2. 泪腺腺样囊性癌 多数人认为肿瘤来自涎腺导管,也可能来自口腔黏膜的基底细胞。

四、治疗

（一）治疗原则

泪腺多形性腺瘤需手术切除。应尽可能连同包膜完整切除,包膜残留或破裂可能导致肿瘤复发。由于泪腺腺样囊性癌恶性度高,易向周围组织和骨质浸润生长和转移。一旦确诊,应考虑行眶内容剜出术。手术不易彻底清除,复发率较高,术后应配合放射治疗。

（二）预后和预防

泪腺多形性腺瘤预后一般较好。完整切除肿瘤有助于减少肿瘤复发或恶变。泪腺腺样囊性癌,由于恶性程度高,易向鼻窦、颅内扩展或远器官转移,治疗效果较差,预后不良。其复发率和病死率也较高。

泪液分泌异常

一、概述

泪液分泌异常,包括泪液分泌过少(lacrima hyposecretion)和泪液分泌过多(lacrimal hypersecretion),泪液分泌过少的 ICD-10 编码为 H04.103,可导致干性角膜炎及干眼症,影响视力,较难治愈,由于缺少泪液,溶菌酶缺乏,使眼睛失去一层保护屏障。多种原因可致泪液分泌过多,但原发性者罕见。

二、诊断

（一）临床表现

引起泪液分泌过少的原因较多,可分为先天性和后天性,后者以 Sjogren 综合征较为常见。

1. 先天性泪液分泌过少 先天性眼泪缺乏如无泪症(alacrima)见于 Riley-Day 综合征(家族性、自主神经功能异常),表现为无泪、角膜知觉缺失和神经麻痹性角膜炎。虽然病人初期可无症状,但最终会发展为典型的干性角结膜炎。

2. Sjogren 综合征 又称干燥性角结膜炎(keratoconjunctivitis sicca)是一种累及多系统的自身免疫性疾病,原因不明。原发性 Sjogren 综合征多见于女性。继发性 Sjogren 综合征则包括其他自身免疫性疾病,如风湿性关节炎、系统性红斑狼疮、硬皮病及多发性肌炎等。患者主要表现为眼部干燥及异物感,口腔干燥。荧光素染色可见角膜上皮表面呈弥漫性点状缺损。角结膜干燥严重者可出现睑球粘连,新生血管形成,影响视力。继发性者还可出现相应其他系统异常。

3. 非 Sjogren 性泪液分泌过少 主要见于泪腺疾病(如泪腺炎、Mikulicz 综合征),泪腺手术后、外伤及感染引起的泪腺管阻塞(如严重沙眼、烧伤)及反射性泪液分泌减少(如面瘫)。

4. 泪液分泌过多 多见于情绪激动、理化物质刺激等引起。常表现为阵发性流泪,患者自觉不适,泪液常浸渍下睑皮肤,引起睑缘炎、湿疹和结膜增厚。此种流泪与由于泪道阻塞所引起的溢泪不同,若结膜囊滴用荧光素,2 分钟内即可显示有色液排入鼻腔,表明泪道通畅没有阻塞。

（二）诊断要点

根据症状和体征,可做出诊断。

三、病因和发病机制

引起泪液分泌过少的原因较多,可分为先天性和后天性,后者以 Sjogren 综合征较为常见。泪液分泌过多常常因为情绪激动、外来刺激等引起,呈一过性的表现。

四、治疗

主要是对症治疗,减轻眼部干燥,以局部治疗为主,如甲基纤维素。无泪症可采用泪小点封闭治疗,以减少泪液流失。滴用人工泪液也可以改善症状。避免情绪激动和外来刺激即可避免泪液分泌过多。

泪道阻塞或狭窄

一、概述

泪道起始部(泪小点、泪小管、泪总管)管径窄细,位置表浅,并与结膜囊毗邻相通,容易受到炎症、外伤的影响而发生阻塞。鼻泪管下端也是一个解剖学狭窄段,易受鼻腔病变的影响出现阻塞。

二、诊断

（一）临床表现

泪道阻塞或狭窄的主要症状为溢泪。泪液排出部在胚胎成长中逐渐形成,其中鼻泪管形成最迟,常常到出生时鼻泪管下端仍有一黏膜皱襞(Hasner 瓣)部分或全部遮盖鼻泪管开口,其一般在出生数月内可自行开通。鼻泪管下端发育不完全,没有完成"管道化",或留有膜状物阻塞是婴儿溢泪的主要原因。婴儿溢泪可单眼或双眼发病,泪囊若有继发感染,可出现黏液脓性分泌物,形成新生儿泪囊炎(neonatal dacryocystitis)。中老年人溢泪多与功能性或器质性泪道阻塞有关,在刮风或寒冷气候时症状加重。功能性溢泪主要原因是眼轮匝肌松弛,泪液泵作用减弱或消失,泪液排出障碍,出现溢泪。而上述列举的泪道阻塞或狭窄原因引起的溢泪均属于器质性溢泪。溢泪可造成不适感,并带来美容上的缺陷。长期泪液浸渍,可引起慢性刺激性结膜炎、下睑和面颊部湿疹性皮炎。病人不断揩拭眼泪,长期作用可致下睑外翻,从而加重泪溢症状。

（二）实验室和辅助检查

由于器质性泪道阻塞或狭窄可发生在泪道的任何部位,确定阻塞部位对于治疗方案的选择十分重要。泪道阻塞或狭窄的常用检查方法有:

1. 染料试验　于双眼结膜囊内滴入 1 滴 2% 荧光素钠溶液,5 分钟后观察和比较双眼泪膜中荧光素消退情况,如一眼荧光素保留较多,表明该眼可能有相对性泪道阻塞;或滴入 2% 荧光素钠 2 分钟后,用一湿棉棒擦拭下鼻道,若棉棒带绿黄色,说明泪道通畅或没有完全阻塞。

2. 泪道冲洗术　泪道冲洗常可揭示泪道阻塞的部位。采用钝圆针头从泪小点注入生理盐水,根据冲洗液体流向进行判断有无阻塞及阻塞部位。通常有以下几种情况:①冲洗无阻力,液体顺利进入鼻腔或咽部,表明泪道通畅;②冲洗液完全从注入处原路返回,为泪小管阻塞;③冲洗液自下泪小点注入,由上泪小点反流,为泪总管或鼻泪管阻塞;④冲洗有阻力,部分自泪小点返回,部分流入鼻腔,为鼻泪管狭窄;⑤冲洗液自上泪小点反流,同时有黏液脓性分泌物,为鼻泪管阻塞合并慢性泪囊炎。

3. 泪道探通术　诊断性泪道探通有助于证实上泪道(泪小点、泪小管、泪囊)阻塞的部位,治疗性泪道探通主要用于婴幼儿泪道阻塞,对于成人鼻泪管阻塞,泪道探通多不能起到根治效果。

4. X 线碘油造影　以显示泪囊大小及泪道阻塞部位。

（三）诊断思路

根据溢泪症状及临床表现中所述泪道阻塞或狭窄检查方法结果可诊断。

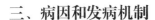
三、病因和发病机制

1. 泪小点外翻 泪小点不能接触泪湖,多见于老年性眼睑松弛或睑外翻。

2. 泪小点异常 包括泪小点狭窄、闭塞或缺如。

3. 泪小管至鼻泪管的阻塞或狭窄 包括先天性闭锁、炎症、肿瘤、结石、外伤、异物药物毒性等各种因素引起的泪道结构或功能不全,致泪液不能排出。

4. 其他原因 如鼻阻塞等。

四、治疗

1. 婴儿泪道阻塞或狭窄 可试用手指有规律地压迫泪囊区,自下睑眶下线内侧与眼球之间向下压迫,压迫数次后点抗生素眼液,每日 3~4 次,坚持数周,能够促使鼻泪管下端开放。大多数患儿可随着鼻泪管开口发育开通而自愈,或经过压迫痊愈。若保守治疗无效,半岁以后可考虑泪道探通术。

2. 功能性溢泪 可试用硫酸锌及肾上腺素溶液点眼以收缩泪囊黏膜。

3. 泪小点狭窄、闭塞或缺如 可用泪小点扩张器或泪道探针探通。

4. 泪小管阻塞 可试用泪道硅胶管留置治疗。近年开展了激光治疗泪小管阻塞,通过探针引导导光纤维至阻塞部位,利用脉冲 YAG 激光的气化效应打通阻塞物,术后配合插管或置线,可提高疗效。对于泪总管阻塞,可采用结膜-泪囊鼻腔吻合术,用 Pyrex 管或自身静脉建立人造泪液导管,将泪液直接从结膜囊引流到泪囊或引流到鼻腔。

5. 鼻泪管狭窄 可行泪囊鼻腔吻合术。

泪 囊 炎

一、概述

泪囊炎是泪液排除系统的常见病变,有急慢性之分。急性泪囊炎(acute dacryocystitis),ICD-10 编码为 H04.302,多为慢性泪囊炎的急性发作,起病急。慢性泪囊炎(chronic dacryocystitis),ICD-10 编码为 H04.401,在泪囊病变中最常见。

二、诊断

(一)临床表现

1. 急性泪囊炎 表现为患眼充血、流泪、脓性分泌物,泪囊区红、肿、热、痛明显,炎症可扩展到眼睑、鼻根和面颊部,甚至可引起眶蜂窝织炎,严重时可出现畏寒、发热等全身不适。数日后红肿局限,形成脓肿,出现脓点,脓肿可穿破皮肤,脓液排出,炎症减轻。但有时可形成泪囊瘘管,经久不愈,泪液长期经瘘管溢出。

2. 慢性泪囊炎 主要症状为溢泪和脓性分泌物。检查可见结膜充血,下睑皮肤出现湿疹,用手指挤压泪囊区,有黏液或黏液脓性分泌物自泪小点流出。泪道冲洗时,冲洗液自上、下泪小点反流,同时有黏液脓性分泌物。由于分泌物大量潴留,泪囊扩张,可形成泪囊黏液囊肿。由于常有黏液或脓液反流入结膜囊,使结膜囊长期处于带菌状态。如果发生眼外伤或施行内眼手术,则极易引起化脓性感染,导致细菌性角膜溃疡或化脓性眼内炎。因此,应高度重视慢性泪囊炎对眼球构成的潜在威胁,尤其在内眼手术前,必须首先治疗泪囊感染。

(二)诊断要点

根据病变位于泪囊区,在溢泪和分泌物基础上,如果局部有红、肿、热、痛即可诊断急性泪囊炎;反之仅有溢泪、分泌物,而无红、肿、痛,结合泪道冲洗可明确慢性泪囊炎。

(三)鉴别诊断

急性泪囊炎应与内眦部疖肿、皮脂腺囊肿继发感染、丹毒、骨膜炎等相区别。犬齿脓肿常引起上颌骨骨膜炎而与急性泪囊周围炎相似。筛窦和额窦急性炎症常累及内眦区域,但是肿胀和压痛区常居内眦韧带上方,且泪道通畅。

三、病因和发病机制

1. 急性泪囊炎　大多在慢性泪囊炎的基础上发生,与侵入细菌毒力强大或机体抵抗力降低有关,最常见的致病菌为金黄色葡萄球菌或溶血性链球菌。新生儿急性泪囊炎并不多见,儿童患者常常为流行性感冒嗜血杆菌感染。

2. 慢性泪囊炎　多继发于鼻泪管狭窄或阻塞后,泪液滞留于泪囊之内,伴发细菌感染引起,多为单侧发病。常见致病菌为肺炎链球菌和白假丝酵母菌,但一般不发生混合感染,泪小点反流的分泌物作涂片染色可鉴定病原微生物。本病多见于中老年女性。慢性泪囊炎的发病与沙眼、泪道外伤、鼻炎、鼻中隔偏曲、下鼻甲肥大等因素有关。

四、治疗

1. 急性泪囊炎　早期可行局部热敷,全身和局部使用足量抗生素控制炎症。炎症期切忌泪道探通或泪道冲洗,以免导致感染扩散,引起眶蜂窝织炎。如炎症未能控制,脓肿形成,则应切开排脓,放置橡皮引流条,待伤口愈合,炎症完全消退后按慢性泪囊炎处理。急性泪囊炎预后良好。

2. 慢性泪囊炎

(1) 药物治疗:可用抗生素眼液点眼,每日 4～6 次。滴眼前要先挤出分泌物,也可在泪道冲洗后注入抗生素药液。药物治疗仅能暂时减轻症状。

(2) 手术治疗:开通阻塞的鼻泪管是治疗慢性泪囊炎的关键。常用术式是泪囊鼻腔吻合术。鼻内窥镜下鼻腔泪囊造口术或鼻泪管支架植入术,也可达到消除泪溢,根治慢性泪囊炎的目的。无法行吻合术或造口术时,如在高龄病人,可考虑泪囊摘除术,以去除病灶,但术后溢泪症状依然存在。慢性泪囊炎早期手术可望取得理想效果。

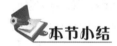

泪器病是眼科的常见病和多发病,包括泪腺和泪道的炎症、外伤、肿瘤等病变。泪器病引起泪液数量增多或减少,表现为溢泪、流泪或干眼等症状。泪器病一般不会严重影响视力,但影响患者生活质量,对眼睛构成潜在威胁。溢泪是泪器病的最常见症状,主要原因是泪道阻塞或狭窄。慢性泪囊炎是鼻泪管阻塞引起的最常见的泪器感染。内镜、激光和置管技术的应用使泪道狭窄和阻塞的治疗达到安全、微创和高效。泪腺疾病以炎症和肿瘤为主。

🤔思考题

1. 急性泪腺炎的临床表现?

2. 新生儿泪囊炎的治疗原则?

3. 泪囊炎和慢性泪囊炎的诊治原则?

(吴丽丽　刘朝晖　重庆医科大学附属第一医院)

第三节　眼表疾病

眼表(ocular surface)是指位于上、下眼睑缘灰线之间的眼球表面全部的黏膜上皮,包括角膜上皮、角膜缘上皮和结膜上皮(球结膜、睑结膜、穹隆部结膜)。正常及稳定的泪膜是维持眼表上皮正常结构及功能的基础,而眼表上皮细胞(包括杯状细胞及非杯状细胞)分泌的黏蛋白又参与泪膜的构成。因此,眼表上皮的完整性和泪膜的稳定性两方面既相互依赖,又相互影响,决定着眼表的健康状态。

眼表疾病(ocular surface disease,OSD)泛指损害角结膜等眼表正常结构与功能的疾病。任何引起眼表损害的疾病,随着病程进展,最终将表现为角膜缘干细胞功能障碍,这是眼表疾病致盲的主要原因。狭义的眼表疾病主要指引起角膜缘干细胞损害的疾病。

角膜缘干细胞功能障碍性疾病

一、概述

根据眼表上皮细胞的终末表型,角膜缘干细胞功能障碍性疾病将分为两类:

1. 眼表鳞状上皮化生 表现为病理性非角化上皮向角化上皮转化。该类疾病常有明确的病因,如化学伤、Stevens-Johnson 综合征和眼类天疱疮等。泪膜稳定性下降或局部伴随的角结膜炎症是引起鳞状上皮化生的主要诱因,并可导致结膜中的杯状细胞消失,加重泪膜的不稳定。

2. 角膜上皮结膜化 表现为结膜上皮侵入角膜替代正常的角膜上皮。这类疾病按病因可分为两型:Ⅰ型有明确的病因,如化学伤和热烧伤、免疫性疾病、多次眼表手术或冷凝、抗代谢药物的毒性、角膜接触镜所致角膜病、严重的微生物感染等;Ⅱ型没有明确的病因,表现为角膜缘上皮细胞随着时间逐渐丧失功能,目前认为可能是由于角膜缘干细胞所处的基质微环境(发育性、激素性、血管性及炎症性)异常导致细胞调控异常。如先天性无虹膜、遗传性多种内分泌缺乏所致角膜病、神经麻痹性角膜炎、放射线所致角膜病、边缘性角膜炎或溃疡、慢性角膜缘炎、翼状胬肉或假性胬肉等(图 15-3-1)。

二、诊断

(一) 临床表现

角膜缘干细胞功能障碍可由不同的病因引起,但都具有一些共同的临床表现:①角膜上皮结膜化,印迹细胞学检查可在角膜上皮部位发现杯状细胞;②角膜表面或深层新生血管生长,可出现角膜表面新生血管膜;③角膜上皮反复糜烂,持续性角膜溃疡;④眼表面干燥;⑤周边部纤维血管组织长入角膜内,假性胬肉形成等。根据病情程度,可具有上述部分或全部临床表现以及不同原发疾病的临床表现(图 15-3-2)。此外,患者还可伴有眼红、异物感、干燥感、畏光和视力下降等。

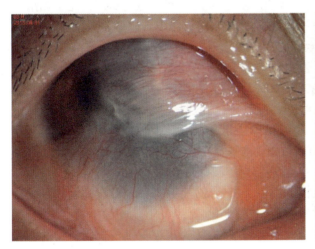

图 15-3-1 角膜上皮结膜化
眼表热烧伤,角膜缘栅栏结构消失,结膜上皮跨过角膜缘向角膜内生长,纤维血管组织增生形成假性胬肉

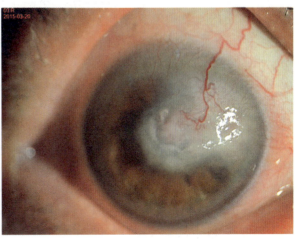

图 15-3-2 角膜缘干细胞功能障碍
角膜缘较多新生血管向角膜内生长,角膜表面干燥,上皮糜烂,基质混浊伴溃疡形成

（二）实验室和辅助检查

通过印迹细胞学方法检查眼表上皮细胞的终末表型,可将结膜、角膜上皮病变划分为鳞状上皮化生或角膜上皮结膜化两种眼表功能异常类型。

（三）诊断思路

根据临床表现结合印迹细胞学检查即可作出诊断。

（四）鉴别诊断

需与结膜炎、角膜炎区别。结膜炎有明显的结膜充血、分泌物;角膜炎有明显的眼刺激症状。

三、病因和发病机制

引起角膜缘干细胞损害的原因很多,可分为先天性与后天性。先天性病因最常见的是先天性无虹膜。后天性病因主要有:①眼表面外伤,最常见为化学伤(碱性与酸性烧伤)和热烧伤,少数由眼辐射伤引起;②慢性炎症性疾病,主要为角膜缘部的长期慢性炎症性疾病,如慢性结膜炎、神经营养性角膜病变等;③免疫性炎症,如 Stevens-Johnson 综合征、眼瘢痕性类天疱疮和类风湿性关节炎等;④医源性损伤,眼表的多次手术或冷冻治疗,某些药物本身或其中的防腐剂也可损害角膜缘干细胞;⑤角膜接触镜,长期配戴角膜接触镜可导致角膜上皮细胞缺氧而引起本病;⑥眼表肿瘤,如鳞状细胞癌等。

参与维持眼表正常的所有因素,如泪腺、睑板腺、泪道和眼表上皮组成一个完整的功能单位,调节着眼表细胞的更新和泪膜的代谢。当调节过程的任何环节遭受破坏,均可在临床上出现症状和体征。维持正常眼表有以下要素:

1. 眼睑和神经反射　眼睑的主动性和非随意性瞬目对眼表有重要的保护作用。保护性闭睑反射可使眼表组织避免与外界致伤因素接触,非随意性瞬目动作是形成稳定泪膜的重要条件之一。正常人平均每 5~10 秒出现 1 次瞬目,将泪液均匀涂布于眼表,并调节眼表泪液的流量及蒸发速度,维持泪膜的稳定性。此外,眼表感觉传入还能刺激腺体组织调节泪腺、睑板腺的分泌和眼表黏蛋白的产生。

2. 泪液和泪膜

（1）泪液一般性状:正常眼表表面覆盖着一层泪膜,泪膜从外至内可分为脂质层、水液层和黏蛋白层。脂质层由睑板腺分泌,可减少泪液蒸发,保证闭睑时的水密状态,眼睑瞬目可促使睑板腺释放出脂质到角膜表面参与泪膜的形成。水液层由主、副泪腺分泌,富含盐类和蛋白质,角膜、结膜和鼻黏膜受外界刺激会引起泪腺的反射性分泌。黏蛋白层位于泪膜的最内侧,含多种糖蛋白,由结膜杯状细胞、结膜和角膜上皮共同分泌,能降低表面张力,使水液层均匀涂布于眼表,维持湿润环境。黏蛋白还有黏附营养因子、白细胞和细胞因子,清除眼表细胞的代谢产物,阻止病原体入侵的作用。如果黏蛋白生成不足,如化学伤和炎症破坏眼表时,即使有足够的水样泪液产生,也可以发生干眼。

正常情况下,泪液的生成速率为 1.2μl/min,折射指数为 1.336。结膜囊内泪液体积为 (6.5 ± 0.3) μl,角膜表面的体积为 7.0μl。泪液中清蛋白占蛋白总量 60%,球蛋白和溶菌酶各占 20%。泪液中还含有 IgA、IgG、IgE 等免疫球蛋白,IgA 含量最多,由泪腺中浆细胞分泌。溶菌酶和免疫球蛋白以及其他抗菌成分共同组成眼表的第一道防御屏障。泪液中 K^+、Na^+ 和 Cl^- 浓度高于血浆。泪液中还有少量葡萄糖(5mg/dl)和尿素(0.04mg/dl),其浓度随血液中葡萄糖和尿素水平变化发生相应改变。泪液 pH 值范围(6.5~7.6),平均为 7.35。正常情况下泪液为等渗性,渗透压为 (302 ± 6.3) mOsm/L。

（2）泪膜的功能:泪膜-空气界面是光线进入眼内的第一个折射表面,保持稳定健康的泪膜是获得清晰视觉的重要条件。其主要功能为:①湿润及保护角膜和结膜上皮;②填补上皮间的不规则界面,保证角膜的光滑;③通过机械冲刷及抗菌成分的作用,抑制微生物生长;④为角膜提供氧气和所需的营养物质;⑤含有大量的蛋白质和细胞因子,调节角膜和结膜的多种细胞功能。

3. 角膜上皮及角膜缘干细胞　角膜上皮细胞具有再生和移行能力,可通过其增殖、分化和迁移完全修复,角膜上皮的自我更新能力来源于角膜缘干细胞。角膜缘干细胞是角膜上皮增殖和移行的动力来源。角膜缘干细胞不断分化、增殖,基底部上皮细胞向顶部表层迁移,周边部上皮细胞向中央部移行,新生的上皮细胞取代衰老、脱落的细胞以维持角膜上皮的完整。角膜缘干细胞存在于角膜缘基底细胞层中,人类角膜缘的 Vogt 栅栏结构即角膜缘干细胞所在区,其数量约占角膜缘细胞的 5%~15%。角膜缘基底细胞与其他角膜上皮细胞表达角质蛋白的明显差异可做为角膜缘干细胞鉴定标志物,如角蛋白 K3 等。与机体其他干细胞类似,目前所有证实角膜缘干细胞存在的证据都是间接的,尚未发现直接的表面分子标志,更没有将其克隆建系。胚胎干细胞及组织特异性干细胞(骨髓间充质干细胞等)诱导分化研究将为角膜缘干细胞表面标志的寻找及体外克隆提供新的思路。角膜缘除了存在角膜缘干细胞,还存在黑色素细胞和朗格汉斯细胞。角膜缘邻近的结缔组织及其丰富的血管网、淋巴管和细胞因子构成了角膜缘微环境,维持着角膜缘干细胞的正常功能,使角膜上皮细胞维持其特有的与结膜上皮细胞截然不同的表型。角膜缘是分开角膜和结膜的独特结构,如果干细胞功能障碍,将会出现持续性的角膜上皮缺损或结膜上皮向角膜内生长,这时角膜上皮失去角膜上皮细胞的表型而表现为结膜上皮细胞的表型,称为角膜上皮结膜化。

4. 结膜上皮　结膜上皮是非角化复层鳞状上皮。人类结膜上皮细胞间可能分布有结膜上皮干细胞,还镶嵌有数量不等的杯状细胞。杯状细胞在穹窿结膜中部、睑结膜和颞侧球结膜的分布较密集。结膜上皮细胞和杯状细胞分泌的黏蛋白是泪膜的重要组成部分。光滑的结膜在瞬目时起到保护角膜的作用。结膜的伸展性可调节泪液的分布并带走外源性物质和眼表细胞的代谢产物,有助于维持泪膜的稳定。松弛的结膜会引起泪液动力学的变化,破坏泪膜的稳定性。

四、治疗

角膜缘干细胞功能障碍严重破坏了眼表的结构和功能,是眼表疾病致盲的主要原因,单纯药物治疗及传统的角膜移植手术对这类患者难以奏效。广义的眼表重建范畴包括眼表功能单位中所有参与因素的重建,如眼睑成形术、结膜囊成形术、角膜缘上皮移植或角膜缘干细胞移植术等。通过综合性措施恢复眼表的正常结构后,复明性角膜移植术的成功率将大为提高。保持眼表功能单位的完整和维护眼表稳定是防治眼表疾病的原则。

干 眼

一、概述

干眼(dry eye)是由于泪液的量或质或流体动力学异常引起的泪膜不稳定和(或)眼表损害,从而导致眼不适症状及视功能障碍的一类疾病。

国际上尚无统一的干眼分类标准,干眼发病机制的复杂性是目前分类尚不完善的重要原因。2013年中华医学会眼科学分会角膜病学组提出干眼临床诊疗专家共识,对我国现有基于眼表面泪膜结构与功能的干眼分类标准进行了改进。将其分为水液缺乏型、蒸发过强型、黏蛋白缺乏型、泪液动力学异常型和混合型五类。

1. 水液缺乏型干眼　由水液性泪液生成不足和(或)质的异常而引起,如 Sjögren 综合征和许多全身性因素引起的干眼。

2. 蒸发过强型干眼　由脂质层质或量的异常而引起,如睑板腺功能障碍、睑缘炎、视屏终端综合征、眼睑缺损或异常引起蒸发增加等。

3. 黏蛋白缺乏型干眼　由药物毒性、化学伤、热烧伤对眼表的损害及角膜缘功能障碍等眼表上皮细胞受损而引起。

4. 泪液动力学异常型干眼　由瞬目异常、泪液排出延缓、结膜松弛等泪液动力学异常引起。

5. 混合型干眼　是临床上最常见的干眼类型,为以上两种或两种以上原因所引起的干眼。即使是由单一因素引起的单一类型干眼,如治疗不及时或治疗效果不佳也将最后发展为混合型干眼。

二、诊断

（一）临床表现

干眼的症状表现多样,最常见的症状有干涩感、异物感、视疲劳,也可有烧灼感、畏光、眼红眼胀、视物模糊等,或仅为"眼不适"。干眼如果合并其他全身性疾病,则具有相应疾病的症状,如口干、关节痛、皮肤病损等。干眼的常见体征有球结膜充血,泪河变窄或中断,有时见黏丝状分泌物,睑裂区角膜上皮点状脱落,角膜上皮缺损区荧光素着染。干眼早期不影响或轻度影响视力,晚期可能角膜变薄、溃疡甚至穿孔,也可因角膜瘢痕形成严重影响视力。

（二）实验室和辅助检查

1. 辅助检查　①泪河高度:是初步判断泪液分泌量的指标;②泪膜破裂时间(tear breakup time,BUT):反映泪膜的稳定性。在结膜囊内滴入少量荧光素钠溶液,被检者瞬目数次后平视前方,测量者在裂隙灯的钴蓝光下观察从最后一次瞬目后睁眼至角膜出现第一个黑斑即干燥斑的时间,记录为泪膜破裂时间。正常值为 10～45s,<10s 为泪膜不稳定;③眼表面活体细胞染色:常用荧光素染色,正常的角膜上皮不染色,染色表示角膜上皮缺损(图 15-3-3);④泪液分泌试验(Schirmer's test):分为 Schirmer Ⅰ 和 Schirmer Ⅱ 试验,较常采用不使用表面麻醉时进行的 Schmner Ⅰ 试验,检测反射性泪液分泌情况,使用表面麻醉时检测的则是基础泪液分泌情况。Schirmer Ⅰ 试验的方法为将试纸置入被测眼下结膜囊的中外 1/3 交界处,嘱患者向下看或轻轻闭眼,5min 后取出滤纸,测量湿长。正常值为 10～15mm/5min,<10mm/5min 为低分泌,反复多次检查泪液分泌量<5mm/5min 提示为干眼。

2. 实验室检查　①泪膜镜或泪膜干涉成像仪检查:可对连续眨眼过程中泪膜厚度、泪膜分布情况进行动态记录,并对泪膜的稳定性进行分级评价,了解泪膜的脂质层分布;②角

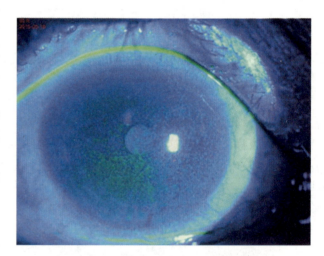

图 15-3-3　干眼患者角膜荧光素染色
钴蓝光下角膜上皮弥漫性点状染色(黄绿色)

膜地形图检查:了解泪膜分布的规则性。干眼患者角膜地形图角膜表面规则性指数 SRI 和表面不对称指数 SAI 增高;③共聚焦显微镜检查:可对干眼患者的角结膜组织在细胞水平进行活体形态学的观察和研究,连续观察角结膜上皮、基质层和内皮层等,揭示干眼的病理变化;④泪液乳铁蛋白含量测定:泪液中乳铁蛋白值随病程进展而持续下降,可反映泪液分泌功能,帮助诊断干眼及观察病情变化;⑤泪液渗透压测定:泪液渗透压升高能直接地反应眼表的干燥,正常值变异小,可作为诊断干眼的标志性指标。泪液渗透压≥316mOsm/L 提示有干眼的可能;⑥印痕细胞学检查:干眼患者可出现眼表面损害的征象,如结膜杯状细胞密度降低、核浆比增大、鳞状上皮化生、角膜上皮结膜化等;⑦睑板腺成像检查:通过红外线睑板腺观察仪可透视睑板腺的形态,观察睑板腺有无缺失,是观察睑板腺形态学改变的客观检查方法;⑧其他:包括泪液清除率试验、泪液蕨样变试验、泪腺或口唇黏膜活检、泪液溶菌酶测定、前节 OCT 检查和血清学检查等。

3. 干眼临床检查顺序　病史询问—症状询问—裂隙灯显微镜检查—BUT—荧光素染色—泪液分泌试验—睑板腺形态和功能检查—其他所需辅助检查。

（三）诊断标准

干眼的诊断目前尚无国际公认的统一标准,2013 年中华医学会眼科学分会角膜病学组提出目前我国的干眼诊断标准:①有干燥感、异物感、烧灼感、疲劳感、不适感、视力波动等主观症状之一和 BUT≤5

秒或 Schirmer Ⅰ试验≤5mm/5min 可诊断干眼;②有干燥感、异物感、烧灼感、疲劳感、不适感、视力波动等主观症状之一和 5s<BUT≤10s 或 5mm/5min<Schirmer Ⅰ试验结果≤10mm/5min 时,同时有角结膜荧光素染色阳性可诊断干眼。

干眼严重程度的诊断标准为①轻度:轻度主观症状,无角结膜荧光素染色;②中度:中重度主观症状,有角结膜荧光素染色,但经过治疗后体征可消失;③重度:中重度主观症状,角结膜荧光素染色明显,治疗后体征不能完全消失。

三、病因和发病机制

眼表功能单位的完整对维持眼表稳定有重要作用,泪腺能够分泌大量的生物活性蛋白(生长因子、细胞因子、趋化因子等),调控眼表细胞的增殖、脱落、移行等功能;眼表感觉传入刺激腺体组织,调节泪腺、睑板腺和眼表细胞产生各种细胞因子;泪液湿润和保护角膜和结膜上皮。眼表功能单位中任何因素发生改变,都可能引起干眼。这些因素主要包括:各种眼表上皮病变、免疫性炎症、眼表或泪腺细胞凋亡、性激素水平降低及外界环境的影响。干眼病理过程复杂,目前认为,泪液渗透压升高是干眼发病的核心机制,它可能引起眼表炎症,炎症介质释放入泪液中可能引起眼表上皮细胞损害,导致泪膜不稳定。但干眼发病的详细机制尚未完全明了。

四、治疗

1. 治疗目标　干眼治疗的目标为缓解眼不适症状和保护患者的视功能。轻度干眼患者主要是缓解眼部症状,而严重干眼患者则主要是保护患者的视功能。

2. 治疗方法

(1) 去除病因,治疗原发病:寻找病因针对性治疗是提高干眼治疗效果的关键。

(2) 非药物治疗:①患者指导;②湿房镜及硅胶眼罩;③软性角膜接触镜;④泪道栓塞;⑤物理疗法;⑥心理干预。

(3) 药物治疗:①人工泪液:为治疗干眼的一线用药;②润滑膏剂:应用于中、重度干眼患者或在夜间应用;③抗炎和免疫抑制治疗适用于有眼表面炎性反应的干眼患者;④自体血清:用于重度干眼合并角膜并发症及常规人工泪液无效的重症干眼患者;⑤其他:包括雄激素、促泪液分泌药物等。

(4) 手术治疗:对于泪液分泌明显减少、常规治疗方法效果不佳且有可能导致视力严重受损的严重干眼患者可考虑手术治疗,手术方式主要包括睑缘缝合术、颌下腺及唇腺移植术等。

📖 本节小结

眼表疾病是指损害角结膜等眼表正常结构与功能的疾病。眼表是一整体概念,参与维持眼表正常的所有因素组成一个完整的功能单位,调节着眼表细胞的更新和泪膜的代谢,当调节过程的任何环节遭受破坏,均可在临床上出现症状和体征。眼表疾病随着病程进展,最终将表现为角膜缘干细胞功能障碍,这是眼表疾病致盲的主要原因。保持眼表功能单位的完整和维护眼表稳定是防治眼表疾病的原则。干眼是由于泪液的量或质或流体动力学异常引起的泪膜不稳定和(或)眼表损害,从而导致眼不适症状及视功能障碍的一类疾病。裂隙灯显微镜检查、泪膜破裂时间、泪液分泌试验、荧光素染色等和辅助检查用于诊断干眼。干眼治疗的目标为缓解眼不适症状和保护患者视功能。去除病因,针对不同类型的干眼综合性选择治疗方案。

❓ 思考题

1. 眼表疾病的定义和分类。

2. 角膜缘干细胞功能障碍的分类和临床表现。

3. 干眼的分类及诊断。

4. 维持眼表健康的主要因素。

（赵敏 张琪 重庆医科大学附属第一医院）

第四节 结 膜 病

结膜病最常见的病变为结膜炎。根据病因结膜炎可分为感染性（细菌、衣原体、病毒、真菌、立克次体、寄生虫）、免疫性、化学性或刺激性、全身疾病相关性、继发性（继发于泪囊炎或泪管炎）和不明原因性。按结膜对病变反应的主要形态又分为乳头性、滤泡性、膜性/假膜性、瘢痕性和肉芽肿性。此外，还有变性性疾病（翼状胬肉、睑裂斑、结膜结石）等其他结膜病。结膜炎常见临床表现如下。

1. **症状** 异物感、烧灼感、痒、流泪等，当角膜受累时，可有疼痛和畏光。

2. **体征** 结膜炎常见体征有结膜充血和水肿、分泌物、乳头增生、滤泡形成、膜和假膜、肉芽肿、耳前淋巴结肿大等。

（1）结膜充血和水肿：结膜充血见第十三章眼疾病常见症状与体征，需特别注意与睫状充血鉴别。

结膜炎的基本表现是结膜充血，常伴有结膜水肿。严重时，球结膜突出睑裂外。急性过敏性结膜炎、淋病奈瑟菌性结膜炎或脑膜炎球菌结膜炎、腺病毒结膜炎都有明显的结膜水肿。

（2）分泌物：分泌物见第十三章眼疾病常见症状与体征。分泌物的性质与病因有密切关系。

（3）乳头增生：结膜表面呈现中心有扩张的毛细血管，且呈轮辐样散开的红色点状突起，外观扁平，乳头较小时呈天鹅绒样外观，主要位于睑结膜，为非特异性体征。直径大于 1mm，称巨大乳头，位于上睑时主要见于春季结膜炎和结膜对异物（如缝线、角膜接触镜、人工角膜等）的刺激反应。角膜缘部的乳头多呈圆顶状。红色乳头性结膜炎多为细菌性或衣原体性结膜炎。下睑也出现时多见于过敏性结膜炎。

（4）滤泡形成：滤泡是结膜下腺样组织受刺激后引起的淋巴系增殖，呈外观光滑、半透明隆起的结膜改变。滤泡散在分布，常发生于上睑和下穹隆部结膜，也可见于角膜缘部结膜。滤泡直径一般为 0.5~2.0mm，中央无血管。大多数病毒性结膜炎、衣原体性结膜炎（除外新生儿包涵体性结膜炎）、一些寄生虫引起的结膜炎、药物（碘苷、地匹福林、缩瞳剂）引起的结膜炎都有滤泡形成。滤泡位于上睑板，要考虑衣原体、病毒或药物性结膜炎的可能。

（5）膜和假膜：它是由脱落的结膜上皮细胞、白细胞、病原体和富含纤维素的渗出物混合形成。膜累及整个上皮，强行剥除后创面粗糙，易出血，常提示炎症反应严重。假膜是上皮表面的凝固物，去除后，上皮仍保持完整。腺病毒结膜炎是最常见病因，其次是原发性单纯疱疹病毒性结膜炎，还有春季角结膜炎、包涵体性结膜炎和念珠菌感染性结膜炎。

（6）结膜下出血：腺病毒和肠道病毒所致的流行性结膜炎和 Koch-weeks 杆菌所致的急性结膜炎等，除可出现结膜充血外，还可出现点状或片状的球结膜下出血，色鲜红，量多时呈暗红色。

（7）结膜肉芽肿：一般是由增殖的纤维血管组织和单核细胞、巨噬细胞构成。常见睑板腺囊肿等。

（8）结膜瘢痕：瘢痕早期表现为结膜穹隆变浅，线状或星状、花边状的上皮纤维化。长期的结膜下瘢痕化可引起睑内翻和倒睫等并发症。随着病程发展，变浅的结膜穹隆损害加重，严重的瘢痕化终末期表现为结膜穹隆消失、上皮角质化、睑球粘连。沙眼的瘢痕特异性病理改变是瘢痕边缘围有滤泡，称之为"Herbert 小凹"。沙眼的结膜下纤维化可发生于上睑板上界的附近，称之为 Arlt 线。

（9）耳前淋巴结肿大和压痛：病毒性结膜炎的重要体征，疾病早期或症状轻者可无此表现。此外还可见于衣原体性结膜炎、淋病奈瑟菌性结膜炎和各种可致肉芽肿性结膜炎以及泪腺炎的疾病。注意儿童睑板腺感染时也可有耳前淋巴结肿大。

细菌性结膜炎

一、概述

当患眼有结膜充血和脓性分泌物时,应怀疑细菌性结膜炎(bacterial conjunctivitis),ICD-10 编码为 H10.000,按发病快慢可分为超急性(24 小时内)、急性或亚急性(几小时至几天)、慢性(数天至数周)。按病情的严重情况可分为轻度、中度、重度。

二、诊断

(一)临床表现

1. 超急性细菌性结膜炎(hyperacute bacterial conjunctivitis)　ICD-10 编码为 H10.200,潜伏期短,病情进展迅速,特征表现为结膜充血、水肿,伴有大量脓性分泌物。

(1)新生儿淋病奈瑟菌性结膜炎(gonococcal conjunctivitis):ICD-10 编码为 H13.1[*],出生后 2~5 天内发病者,多为产道感染;7 天发病者为产后感染。双眼常同时受累。畏光、流泪,眼睑及球结膜高度水肿,重者球结膜突出于睑裂外,可有假膜形成。分泌物由病初的浆液性很快转变为大量脓性,不断从睑裂流出,故有"脓漏眼"之称。常有耳前淋巴结肿大和压痛。严重者可并发角膜溃疡甚至眼内炎。

(2)成人淋病奈瑟菌性结膜炎:ICD-10 编码为 A54.302+H13.1[*],其潜伏期为 10 小时至 2~5 天,主要为接触感染,症状和体征与新生儿相似,但相对较轻。

(3)脑膜炎球菌性结膜炎:最常见血源性播散感染,也可通过呼吸道分泌物传播。儿童多见,常为双眼,潜伏期仅数小时至 1 天,类似淋病奈瑟菌性结膜炎,严重者可发展成化脓性脑膜炎,危及患者生命。

2. 急性或亚急性细菌性结膜炎(acute or subacute conjunctivitis)　ICD-10 编码为 H10.300,又称"急性卡他性结膜炎",俗称"红眼病"。异物感、灼热感或疼痛、流泪,因分泌物多,常上下睑毛粘在一起,晨起时睁眼困难。眼睑肿胀,结膜充血,结膜囊内分泌物。分泌物早期为黏液性,后为脓性。肺炎球菌、Koch-Weeks 杆菌感染严重时结膜表面有假膜。流感嗜血杆菌Ⅲ型感染可并发卡他性边缘性角膜浸润或溃疡。

3. 慢性细菌性结膜炎(chronic bacterial conjunctivitis)　ICD-10 编码为 H10.400,轻度结膜充血及少量黏液性分泌物。痒、异物感和视疲劳。早上起床时内眦部可见分泌物,白天眦部可见白色泡沫状分泌物。结膜充血、睑结膜少量乳头增生和滤泡形成。

(二)实验室和辅助检查

通过结膜刮片或分泌物涂片,进行革兰氏染色和 Giemsa 染色,显微镜下可见大量多形核白细胞和细菌。重症者可用结膜或分泌物作药物敏感试验。

(三)诊断思路

当患眼有结膜充血和脓性分泌物时,应考虑细菌性结膜炎。如果突然出现大量脓性分泌物,特别是在新生儿应考虑为淋病奈瑟菌感染;如果伴有异物感、灼热感或疼痛、流泪应考虑急性肺炎球菌感染;如果充血不重,分泌物不多应考虑慢性结膜炎。

(四)鉴别诊断

本病应与病毒性结膜炎、沙眼鉴别,病毒性结膜炎的分泌物常呈水样;沙眼眼睑常有滤泡形成和乳头增生,并伴有血管翳。

三、病因和发病机制

细菌性结膜炎最常见的致病菌为肺炎球菌、流感嗜血杆菌、金黄色葡萄球菌、脑膜炎双球菌、淋病奈瑟菌等;当致病菌的侵害力强于宿主的防御力或宿主的防御力受到破坏,如干眼,长期使用皮质类固醇等,即可发生结膜炎。按发病快慢可分为:①超急性(24 小时内),主要见于淋病奈瑟菌性和奈瑟脑膜炎球菌性结膜炎,成人通过生殖器-眼接触传播而感染,新生儿是在出生时由患淋病奈瑟菌性阴道炎的母亲产道感染。而奈瑟脑膜炎球菌性结膜炎最常见的患病途径是血源性传播感染;②急性或亚急性(几小时至几天),传染性强,多春秋季发病,可在人群聚集的学校、工厂流行。主要致病菌为肺炎双球菌;③慢性(数天至数周)可由急性结膜炎治疗不当演变而来,也可能是毒力不强的细菌如 Morax-Axenfeld 双杆菌、链球菌等感染引起,一开始就是慢性炎症过程。也可由不良环境刺激如粉尘、化学烟雾、长期用有刺激性眼药、屈光不正、烟酒过度、睡眠不足等引起。很多患者提示还有睑内翻倒睫、慢性睑缘炎、睑板腺功能异常、慢性泪囊炎、慢性鼻炎等。金黄色葡萄球菌和莫阿菌是慢性细菌性结膜炎最常见的两种病原体。

四、治疗

(一) 治疗原则

以局部使用抗生素眼液为主,必要时全身用药。急性期禁忌包扎患眼。

1. 眼药水滴眼 眼科最基本的给药途径。选用敏感的抗生素眼液。必要时,可根据细菌药敏试验选择有效药物。急性期应频繁滴眼,每 1~2 小时一次。重症患者在药物敏感试验结果出来前,可联合几种抗生素滴眼。

2. 眼膏涂眼 眼膏在结膜囊停留时间较长,宜睡前使用,可发挥持续的治疗作用。

3. 冲洗结膜囊 当结膜囊分泌物较多时,可用生理盐水或 3% 硼酸水冲洗,每天 1~2 次。注意冲洗液不能流入健眼,避免引起健眼感染。

4. 全身治疗 严重的结膜炎如淋病奈瑟菌性结膜炎,除局部用药外,还需要全身使用抗生素。

(二) 预后及预防

及时有效的药物治疗,可以痊愈且不留后遗症。细菌性结膜炎有极强的传染性,因此要注意个人卫生,勤洗手、洗脸,不用他人的面巾、手帕,衣袖等拭眼;急性期患者需隔离;一眼患病时需避免另眼患病;医护在检查患者前后应洗手避免交叉感染;必要时戴防护镜;新生儿出生后,应常规涂 0.5% 四环素眼膏或 0.5% 红霉素眼膏。

衣原体性结膜炎

一、概述

衣原体是介于细菌与病毒之间的微生物,归立克次纲,衣原体目。具有细胞壁和细胞膜,以二分裂方式繁殖,寄生于细胞内形成包涵体。衣原体目分为两个属,属 I 为沙眼衣原体,可引起沙眼、包涵体性结膜炎和淋巴肉芽肿;属 II 为鹦鹉热衣原体,可引起鹦鹉热。衣原体性结膜炎包括沙眼、包涵体性结膜炎、性病淋巴肉芽肿性结膜炎等。

二、诊断

(一) 临床表现

1. 沙眼(trochoma) ICD-10 编码为 A71.900,起病缓慢,多双眼发病,但轻重程度可不等。幼儿患沙眼后,症状隐匿,可自行缓解,不留后遗症。成人沙眼为亚急性或急性过程,早期即现并发症。沙眼初期表现为滤泡性慢性结膜炎,以后逐渐进展到结膜瘢痕形成。

急性期表现为畏光、流泪、异物感,较多黏液或黏脓性分泌物。眼睑红肿,结膜明显充血,乳头增生,上、下穹隆部结膜满布滤泡,可合并弥漫性角膜上皮炎及耳前淋巴结肿大。

慢性期仅眼痒、异物感、干燥和烧灼感。结膜充血减轻,结膜污秽肥厚,同时有乳头及滤泡增生,病变以上穹隆部及睑板上缘结膜显著,并可出现垂帘状的角膜血管翳。结膜病变逐渐为结缔组织所取代,

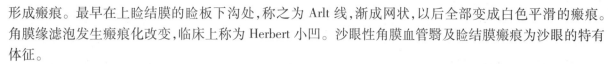

形成瘢痕。最早在上睑结膜的睑板下沟处,称之为 Arlt 线,渐成网状,以后全部变成白色平滑的瘢痕。角膜缘滤泡发生瘢痕化改变,临床上称为 Herbert 小凹。沙眼性角膜血管翳及睑结膜瘢痕为沙眼的特有体征。

重复感染或并发细菌感染时,刺激症状更重,可出现视力减退。晚期发生睑内翻与倒睫、上睑下垂、睑球粘连、角膜混浊、实质性结膜干燥症、慢性泪囊炎等并发症。可严重影响视力,甚至失明。

2. 包涵体性结膜炎(inclusion conjunctivitis) ICD-10 编码为 A74.000+H13.1*,成人包涵体性结膜炎的潜伏期 3~4 天。以年轻人多见。表现为轻中度结膜充血、黏脓性分泌物,部分女性患者可无症状。开始时眼睑肿胀,结膜充血,睑结膜和穹隆部结膜滤泡形成,可有乳头增生,多位于下睑结膜,无炎性假膜和瘢痕形成。耳前淋巴结无痛性肿大。2~3 周后急性炎症逐渐减轻、消退,但结膜肥厚和滤泡可持续存在 3~6 个月。有时可见周边部角膜上皮或上皮下浸润,或细小表浅的血管翳(<1~2mm),无前房炎症反应。可有结膜瘢痕但无角膜瘢痕。从不引起虹膜睫状体炎。可能同时存在其他部位如生殖器、咽部的衣原体感染征象。新生儿包涵体性结膜炎的潜伏期为出生后 5~14 天,胎膜早破者可在出生后第 1 天即出现体征。感染多双侧,开始水样或少许黏液样分泌物,随着病程进展,分泌物明显增多并呈脓性。结膜炎持续 2~3 个月后,出现乳白色光泽滤泡,较病毒性结膜炎的滤泡更大。严重病例假膜形成、结膜瘢痕化。大多数新生儿衣原体性结膜炎是轻微自限的,但可能有角膜瘢痕和新生血管出现。

（二） 实验室和辅助检查

结膜刮片行 Giemsa 染色可见位于细胞核周围的蓝色或红色细胞质内的包涵体。改良 Diff-Quik 染色将检测时间缩短为几分钟。荧光标记的单克隆抗体试剂盒检测细胞刮片衣原体抗原、酶联免疫测定、聚合酶链反应都有高度敏感性和特异性。新生儿包涵体性结膜炎上皮细胞的胞质内容易检出嗜碱性包涵体。

（三） 诊断思路

1. 沙眼 根据结膜乳头增生、滤泡形成、角膜血管翳和结膜瘢痕等典型表现,临床较容易诊断。由于睑结膜的乳头增生和滤泡形成并非沙眼特有,早期沙眼诊断较困难,有时只能诊断"疑似沙眼",要确诊须辅以实验室检查。WHO 要求诊断沙眼时至少符合下述标准中的 2 条:①上睑结膜 5 个以上滤泡;②典型的睑结膜瘢痕;③角膜缘滤泡或 Herbert 小凹;④角膜缘尤其是上方的血管翳。

我国在 1979 年制定了适合国情的分期方法。Ⅰ期(进行活动期):上睑结膜乳头与滤泡并存,上穹隆部结膜模糊不清,有角膜血管翳;Ⅱ期(退行期):上睑结膜自瘢痕开始出现至大部分变为瘢痕。仅留少许活动性病变;Ⅲ期(完全瘢痕期):上睑结膜活动性病变完全消失,代之以瘢痕,无传染性。

1987 年 WHO 介绍了一种新的简单分期法来评价沙眼严重程度。TF:上睑结膜 5 个以上滤泡;TI:弥漫性浸润、乳头增生、血管模糊区>50%;TS:典型的睑结膜瘢痕;TT:倒睫或睑内翻;CO:角膜混浊。其中 TF,TI 是活动期沙眼,要给予治疗,TS 是患过沙眼的依据,TT 有潜在致盲危险需行眼睑矫正手术。CO 是终末期沙眼。

2. 包涵体性结膜炎 根据临床表现诊断不难。

（四） 鉴别诊断

沙眼需与其他滤泡性结膜炎相鉴别。

1. 慢性滤泡性结膜炎(chronic follicular conjunctivitis) ICD-10 编码为 H10.400,常见于儿童及青少年,双眼发病。下穹隆部及下睑结膜见大小均匀、排列整齐的滤泡,无融合。结膜虽然充血并有分泌物,但不肥厚,数年后不留痕迹而自愈,无角膜血管翳。无分泌物和结膜充血等炎症症状者称结膜滤泡症(conjunctival folliculosis)。

2. 春季角膜炎(vernal conjunctivitis) 本病睑结膜增生的乳头大而扁平,上穹隆部无病变,也无角膜血管翳。结膜分泌物涂片中可见大量嗜酸性粒细胞。

3. 包涵体性结膜炎(inclusion conjunctivitis) 滤泡以下穹隆部和下睑结膜显著,没有角膜血管翳。实验室检查可通过针对不同衣原体抗原的单克隆抗体进行免疫荧光检测来鉴别其抗原血清型,从而与之鉴别。

4. 巨乳头性结膜炎 (macropapillary conjunctivitis) 本病所致的结膜乳头可与沙眼性滤泡相混淆,但有明确的角膜接触镜配戴史。

三、病因和发病机制

沙眼衣原体由我国汤飞凡、张晓楼等人于1955年用鸡胚培养的方法在世界上首次分离出来。沙眼多由 A,B,C 或 Ba 抗原型所致。双眼发病,通过直接接触或污染物间接传播,节肢昆虫也是传播媒介。易感危险因素包括不良的卫生条件、营养不良、酷热或沙尘气候。热带、亚热带区域或干旱季节容易传播。

包涵体性结膜炎由 D-K 型沙眼衣原体引起,通过性接触或手-眼接触传播到结膜。游泳池可间接传播。新生儿经产道分娩也可能感染。

四、治疗

(一) 治疗原则

包括眼局部和全身治疗以及并发症的治疗。局部用抗生素滴眼液或眼膏,沙眼局部使用至少达10~12周。严重者口服抗生素3~4周。而包涵体性结膜炎也需口服抗生素至少14天。及时手术矫治沙眼引起的倒睫、睑内翻。

(二) 预后和预防

及时有效规范的药物治疗后,沙眼可以症状减轻或缓解,避免严重并发症;包涵体性结膜炎可以缩短病程,复发率低。沙眼的预防重在培养良好的卫生习惯,避免接触传染。而预防包涵体性结膜炎重在加强对年轻人的卫生知识特别是性直视的教育。孕产妇生殖道衣原体感染的治疗是预防新生儿包涵体性结膜炎的关键。

病毒性结膜炎

一、概述

病毒性结膜炎(viral conjunctivitis)主要由腺病毒和肠道病毒引起,常有自限性。临床按病程分为急性和慢性两组。本节主要介绍流行性角结膜炎、咽结膜热和流行性出血性结膜炎。

二、诊断

(一) 临床表现

1. 流行性角结膜炎(epidemic keratoconjunctivitis) ICD-10 编码为 B30.001+H19.2*,起病急、症状重、双眼发病。主要症状有充血、疼痛、畏光,伴有水样分泌物。疾病早期常一眼先发病,数天后对侧眼也受累,但病情相对较轻。急性期眼睑水肿,结膜充血、水肿,48小时内出现滤泡和结膜下出血,色鲜红,量多时呈暗红色。假膜形成,有时是真膜导致扁平瘢痕、睑球粘连。发病数天后,角膜可出现弥散斑点状上皮损害,并于发病7~10天后融合成较大的、粗糙的上皮浸润。2周后发展为局部的上皮下浸润,主要散布在中央角膜,角膜敏感性正常。发病3~4周后,上皮下浸润加剧,形态大小基本一致,数个至数十个不等。这种上皮下浸润可持续数月甚至数年之久,逐渐吸收,极个别情况下,浸润最终形成瘢痕,造成永久性视力损害。原发症状消退后,角膜混浊数月后可消失。患者常有耳前淋巴结肿大和压痛,且于眼部开始受累侧较为明显,是与其他类型结膜炎的重要鉴别点。需注意儿童睑板腺感染时也可有耳前淋巴结肿大。

2. 咽结膜热(pharyngoconjunctival fever) ICD-10 编码为 B30.201+H13.1*,前驱有全身乏力,体温上升至 38.3~40℃,流泪、眼红和咽痛。眼部滤泡性结膜炎、一过性浅层点状角膜炎及上皮下混浊,耳前淋巴结肿大。

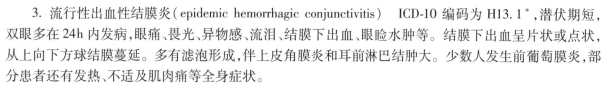

3. 流行性出血性结膜炎（epidemic hemorrhagic conjunctivitis） ICD-10 编码为 H13.1*，潜伏期短，双眼多在 24h 内发病，眼痛、畏光、异物感、流泪、结膜下出血、眼睑水肿等。结膜下出血呈片状或点状，从上向下方球结膜蔓延。多有滤泡形成，伴上皮角膜炎和耳前淋巴结肿大。少数人发生前葡萄膜炎，部分患者还有发热、不适及肌肉痛等全身症状。

（二） 实验室和辅助检查

结膜刮片可见大量单核细胞，培养可分离出病毒。

（三） 诊断思路

起病急，分泌物呈水样，如果伴有疼痛、畏光或假膜形成应考虑流行性角结膜炎；如果发病前有乏力、发热、咽痛、耳前淋巴结肿大等症状应考虑咽结膜热。如果还伴有点状或片状结膜下出血应考虑流行性出血性结膜炎。

（四） 鉴别诊断

本病需与细菌性结膜炎鉴别。细菌性结膜炎除结膜充血外，结膜囊有大量脓性分泌物。流行性出血性结膜炎需与结膜下出血鉴别。结膜下出血（subconjunctival hemorrhage），ICD-10 编码为 H11.302，常无自觉症状，由球结膜下血管破裂或其渗透性增加引起。初起呈鲜红色，以后逐渐变为棕色。出血量大可沿眼球全周扩散。无分泌物，一般 7～12 天内自行吸收。极少能找到确切病因，偶尔有激烈咳嗽、呕吐等病史。出血早期冷敷，两天后热敷可促进出血吸收。

三、病因和发病机制

病毒性角膜炎是一种强传染性的接触性传染病，可引起暴发流行。主要由腺病毒和肠道病毒引起，流行性角结膜炎由腺病毒 8、19、29 和 37 型（人腺病毒 D 亚组）引起，咽结膜热由腺病毒 3、4、7 型引起。流行性出血性结膜炎由 70 型肠道病毒、偶由 A24 型柯萨奇病毒引起。因个体免疫状况、病毒毒力大小不同而病变程度存在差异，通常有自限性。

四、治疗

（一） 治疗原则

局部使用抗病毒类滴眼液或眼膏。如果合并细菌感染须同时使用抗菌药物。当出现严重的膜、假膜或者角膜炎引起视力下降时，可以考虑使用糖皮质激素滴眼液，一般使用一周，并注意其眼压升高等副作用。局部冷敷或使用血管收缩剂，可减轻症状。

（二） 预后和预防

治愈后不留后遗症。流行性出血性结膜炎有自限性。本病传染性强，应加强对患者的隔离、注意个人卫生，防止传播。

免疫性结膜炎

一、概述

免疫性结膜炎（immunologic conjunctivitis）是结膜对外界过敏原的一种超敏性免疫反应。又称变态反应性结膜炎，由体液免疫介导的免疫性结膜炎呈速发型，如春季角结膜炎；由细胞介导的则呈慢性过程，如泡性结膜炎。眼部长期用药又可导致医源性结膜接触性或过敏性结膜炎，有速发型和迟发型两种。本节主要介绍春季角结膜炎、过敏性结膜炎和泡性角结膜炎。

二、诊断

（一） 临床表现

1. 春季角结膜炎（vernal keratoconjunctivitis） ICD-10 编码为 H10.102，又名春季卡他性结膜炎、季

节性结膜炎等。分为睑结膜型、角结膜缘型及混合型三种。患者眼部奇痒,粘丝状分泌物,夜间症状加重。睑结膜型的特点是结膜呈粉红色,上睑结膜见形状不一,扁平粗大的乳头呈铺路石样排列。反复发作后结膜乳头可完全消退,不遗留瘢痕。角结膜缘型常见于黑色人种。上、下睑结膜均出现小乳头,角膜缘有黄褐色或污红色胶样增生,以上方角膜缘明显。混合型睑结膜和角膜同时出现上述两型体征。各型患者均可有弥漫性点状上皮角膜炎,偶尔会形成椭圆形浅表溃疡,溃疡愈合后遗留轻微的角膜瘢痕。部分患者急性期可在角膜缘见到白色 Homer-Trantas 结节(由变性的嗜酸性粒细胞和上皮细胞组成)。角膜上方可有微小血管翳,极少全周角膜血管化。

2. 过敏性结膜炎(allergic conjunctivitis)　ICD-10 编码为 H10.100,速发型发病急剧,眼部痛痒、眼睑皮肤红肿、结膜充血及水肿。迟发型表现为眼睑皮肤急性湿疹、皮革样变,睑结膜乳头增生、滤泡形成,严重者结膜上皮剥脱。

3. 泡性角结膜炎(phlyctenular keratoconjunctivitis)　ICD-10 编码为 H10.103,异物感、流泪等刺激症状,如角膜有小泡形成,可有严重的畏光、流泪和眼睑痉挛。初起球结膜为 1~3mm 灰红色隆起的实性疱疹,周围局限性充血,顶端易溃烂形成溃疡。溃疡多在 10~12 天内愈合,不留瘢痕。病变发生在角膜缘时,有单发或多发的灰白色小结节,病变处局部充血,病变愈合后可留有浅淡的瘢痕。反复发作后疱疹可向中央进犯,新生血管也随之长入,称束状角膜炎,痊愈后遗留一带状薄翳。

（二）　实验室和辅助检查

结膜刮片可见嗜酸性粒细胞增多。

（三）　诊断思路

痒、不适和结膜充血是本病的主要症状,如果奇痒应考虑春季结角膜炎;如果接触过敏药物后出现痒、结膜充血水肿伴分泌物应考虑过敏性结膜炎;如果病变局限在角膜缘应考虑泡性角结膜炎。

（四）　鉴别诊断

这三种免疫性结膜炎根据典型临床表现,相互间容易鉴别。

三、病因和发病机制

春季角结膜炎的病因尚不明确,春夏暖季发病,秋冬冷季缓解。20 岁前且男性多见,常侵犯双眼。每年复发,持续 5~10 年,有自限性。其免疫发病机制是 I 型和 IV 型超敏反应。很难找到特殊的致敏原。通常认为与花粉敏感有关。各种微生物的蛋白质成分、动物皮屑和羽毛等也可能致敏。近来,发现春季角结膜炎患者角膜上皮表达细胞吸附分子 ICAM-1。泪液中可分离出特异性的 IgE、IgG,组胺和类胰蛋白酶升高,血清中组胺酶水平下降。因此发病机制与体液免疫(IgG,IgE)及细胞免疫都有关。

过敏性结膜炎专指那些由于接触药物或其他抗原而过敏的结膜炎。有速发型和迟发型两种。引起速发型的致敏原有花粉、角膜接触镜及其清洗液等。药物一般引起迟发型,如阿托品和后马托品、氨基糖苷类抗生素、抗病毒药物及缩瞳剂等。

泡性角结膜炎多见于营养不良、体质虚弱的儿童,是由微生物蛋白质引起的迟发型免疫反应性疾病。常见致病微生物包括结核分枝杆菌、金黄色葡萄球菌、白念珠菌、球孢子菌属,以及 L1、L2、L3 血清型沙眼衣原体等。

四、治疗

（一）　治疗原则

局部点糖皮质激素滴眼液,但需注意其副作用,长期使用可致糖皮质激素性青光眼、白内障等。也可以用细胞稳定剂、血管收缩剂、抗组胺药物或非甾体类抗炎药。严重者可全身使用这些药。

（二）　预后和预防

大多数患者用药后症状可以明显减轻,且有自限性。泡性角膜炎可以形成瘢痕。应尽可能查找过敏原,避免与过敏原再次接触。

变性性结膜病

一、概述

变性性结膜病主要包括翼状胬肉、睑裂斑和结膜结石。

二、诊断

（一）临床表现

1. 翼状胬肉（pterygium）　ICD-10 编码为 H11.000，多无自觉症状，可单眼或双眼同时发病，鼻侧多见。当病变接近角膜瞳孔区时，因引起角膜散光或直接遮挡瞳孔区而引起视力下降。睑裂区肥厚的胬肉（球结膜及其下纤维血管组织）呈三角形向角膜侵入，当胬肉较大时，可妨碍眼球运动。进行性翼状胬肉头部隆起，其前端有浸润，有时见色素性铁线（Stocker 线），体部充血、肥厚，向角膜内逐渐生长。静止性翼状胬肉头部平坦、体部菲薄，不发展。

2. 睑裂斑（pinguecula）　ICD-10 编码为 H11.102，常无症状，睑裂部接近角膜缘处的球结膜出现基底朝向角膜的三角形隆起的斑块。

3. 结膜结石（conjunctival concretion）　ICD-10 编码为 H11.105，在睑结膜表面出现的黄白色凝结物，一般无症状，如结石突出于结膜表面引起异物感，导致角膜擦伤。

（二）诊断思路

检查睑裂部近角膜缘有翼状纤维血管组织，如果向角膜内生长应考虑翼状胬肉；如果不向角膜内生长，且翼的三角形底朝向角膜应考虑睑裂斑。睑结膜面的黄白色凝结物应考虑结膜结石。

（三）鉴别诊断

翼状胬肉需与睑裂斑和假性胬肉鉴别。睑裂斑常常不充血、不向角膜内发展，而翼状胬肉将跨过角膜缘向角膜内发展。假性胬肉常有角膜溃疡或创伤史，与附近结膜组织粘连，可发生在任何方向。

三、病因和发病机制

翼状胬肉是一种慢性炎症性病变，多在睑裂斑的基础上发展而成。近地球赤道部和户外工作的人群（如渔民、农民）发病率较高。具体病因不明，可能与紫外线照射、烟尘等有一定关系。局部角膜缘干细胞受损，失去屏障作用可能也是发病基础。近年来，用免疫荧光法发现翼状胬肉组织内存在 IgE，IgG，而 IgE 的存在可能与 I 型过敏反应有关，组织学检查在翼状胬肉基质中发现有浆细胞和淋巴细胞浸润。也有人认为是由结膜组织的增殖变性、弹力纤维发育异常而产生的弹力纤维变性所致。

睑裂斑是睑裂区角巩膜缘处球结膜的一种呈黄白色、无定形的变性性损害。外观常像脂类渗透至上皮下组织，内含黄色透明弹性组织。一般是由于紫外线（电焊等）或光化学性暴露引起。

结膜结石常见于慢性结膜炎或老年患者，病理显示为充满上皮和角质素残屑上皮性包涵性囊肿，并非真正"结石"。

四、治疗

（一）治疗原则

变性性结膜病在静止期均不需要治疗。当翼状胬肉发展，侵及瞳孔区者，可考虑手术治疗，但易复发。因此在手术中及手术后常需用抗代谢药物治疗。当结膜结石突出于结膜对角膜产生摩擦时应及时在表麻下剔除。

（二）预后和预防

翼状胬肉手术后易复发。配戴防护镜是预防翼状胬肉简单有效的方法。结膜结石剔除后即治愈，但可以经常形成。

本节小结

本节主要介绍了结膜病中结膜炎的分类、临床表现、诊断、病因和发病机制、治疗原则和预防措施。重点是急性细菌性结膜炎、病毒性结膜炎及衣原体性结膜炎。结膜炎在治疗时切记不能包眼。病毒性结膜炎在急性期传染性强，可引起暴发流行，因此要注意对患者的隔离、注意个人卫生，避免交叉感染。典型的沙眼目前并不多见，但一定要根据病史及体征作出分期诊断和规范治疗。奇痒是春季结角膜炎的典型症状，结膜呈现铺路石样的巨乳头改变是睑结膜型的典型体征。翼状胬肉除非影响视力或美容，可不手术治疗，手术后易复发。

思考题

1. 简答结膜炎常见临床表现。
2. 急性细菌性结膜炎和病毒性结膜炎的鉴别诊断和治疗原则。
3. 试述沙眼国内临床分期。

（周善璧　重庆医科大学附属大学城医院）

第五节　角　膜　病

角膜（cornea）和巩膜一起构成眼球的最外层，是重要的屈光介质。角膜疾病主要有炎症、外伤、先天异常、变性、营养不良和肿瘤等，其中角膜炎（keratitis）最为多见，是我国的主要致盲眼病之一。

角膜防御能力的减弱，外界或内源性致病因素均可能引起角膜组织发生炎症，统称为角膜炎。角膜炎的病因包括感染性、免疫性、营养不良性、神经麻痹性及暴露性等。其中感染性角膜炎最为多见，又可根据致病微生物的不同进一步细分为细菌性、病毒性、真菌性、棘阿米巴性等。本节重点为细菌性、真菌性和单纯疱疹病毒性角膜炎。

各种不同的角膜炎有基本类似的病理变化过程，可以分为浸润期、溃疡期、溃疡消退期和愈合期四个阶段。

第一阶段为浸润期。致病因子侵袭角膜，引起角膜缘血管网的充血，炎性渗出液及炎症细胞随即侵入病变区，产生的酶和毒素扩散，造成角膜组织结构破坏，形成局限性灰白色混浊灶，称角膜浸润（corneal infiltration）。此时患眼有明显的刺激症状伴，临床上表现为畏光、流泪、眼睑痉挛、视力有下降等。视力下降的程度与病灶所处的部位相关，病变位于瞳孔区者视力下降明显。经治疗后浸润可吸收，角膜能恢复透明。

第二阶段即溃疡形成期。因致病菌的侵袭力和产生的毒素不同而致炎症的严重程度不一。坏死的角膜上皮和基质脱落形成角膜溃疡（corneal ulcer）。溃疡底部灰白污秽，溃疡边缘因有中性粒细胞浸润而边界清晰，病灶区角膜水肿。如果致病菌向后部基质深层侵犯，致使角膜基质进行性溶解变薄，变薄区靠近后弹力层时，在眼压作用下后弹力层膨出（descemetocele）成透明水珠状。继续发展则发生角膜穿孔，此时房水急剧涌出，虹膜被冲至穿破口，部分脱出；若穿破口位于角膜中央，则常引起房水不断流出，致穿孔区不能完全愈合，可形成角膜瘘（corneal fistula）。角膜穿孔或角膜瘘的患眼，极易发生眼内感染，可致全眼球萎缩而失明。

第三阶段即溃疡消退期。给予药物治疗，以及患者自身的体液、细胞免疫反应，抑制了致病因子对角膜的侵袭，以及阻止了基质胶原的进一步损害。此期患者症状和体征明显改善，溃疡边缘浸润减轻，可有新生血管进入角膜。

第四阶段即愈合期。溃疡区上皮再生,前弹力层和基质缺损由成纤维细胞产生的瘢痕组织修复。溃疡面愈合后,根据溃疡深浅程度的不同,而遗留厚薄不等的瘢痕。浅层的瘢痕性混浊薄如云雾状,通过混浊部分仍能看清后面虹膜纹理者称角膜云翳(corneal nebula)。混浊较厚略呈白色,但仍可透见虹膜者称角膜斑翳(corneal macula)。混浊很厚呈瓷白色,不能透见虹膜者称角膜白斑(corneal leucoma)。如果角膜瘢痕组织中嵌有虹膜组织时,便形成粘连性角膜白斑(adherent leucoma),提示病变角膜有穿破史。若白斑面积大,而虹膜又与之广泛粘连,则可能堵塞房角,房水流出受阻致使眼压升高,引起继发性青光眼。高眼压作用下,混杂有虹膜组织的角膜瘢痕膨出形成紫黑色隆起,称为角膜葡萄肿(corneal staphyloma)。

严重的角膜炎,可引起虹膜睫状体炎,多为毒素所致的反应性、无菌性炎症,也可以为病原体直接感染引起。值得注意的是,真菌性角膜炎即使角膜未发生穿孔,其病原体也可侵入眼内,发生真菌性眼内感染。

细菌性角膜炎

一、概述

细菌性角膜炎(bacterial keratitis),ICD-10 编码为 H16.803,是由细菌感染引起的角膜上皮缺损及缺损区下角膜基质坏死的化脓性角膜炎,又称为细菌性角膜溃疡(bacterial corneal ulcer)。可引起角膜炎的细菌种类繁多,从世界范围来看表皮葡萄球菌角膜炎所占比例已升至首位。

二、诊断

(一)临床表现

一般起病急骤,常有角膜创伤或戴接触镜史。患眼有畏光、流泪、疼痛、视力障碍、眼睑痉挛等症状。眼睑、球结膜水肿,睫状或混合性充血,病变早期角膜上出现边界清楚的上皮溃疡,溃疡下有边界模糊、致密的浸润灶,周围组织水肿。浸润灶迅速扩大,继而形成溃疡,溃疡表面和结膜囊多有脓性分泌物,前房可有不同程度积脓(图 15-5-1)。

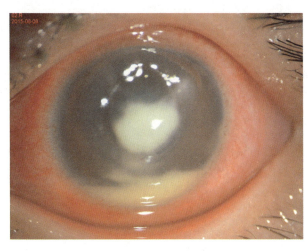

图 15-5-1 细菌性角膜溃疡合并前房积脓

革兰氏阳性球菌角膜感染常发生于已受损的角膜,如大泡性角膜病变、慢性单纯疱疹病毒性角膜炎、角膜结膜干燥症等。表现为圆形或椭圆性局灶性脓肿病灶,伴有边界明显灰白基质浸润,可导致严重的基质脓肿和角膜穿孔。革兰氏阴性细菌角膜感染,多表现为快速发展的角膜液化性坏死。其中铜绿假单胞菌引起的感染具有特征性,该型溃疡多发于角膜异物剔除术后或戴接触镜引起的感染。起病迅速、发展迅猛,患者眼痛明显,严重的睫状充血或混合性充血,甚至球结膜水肿。由于铜绿假单胞菌产生蛋白分解酶,使角膜呈现迅速扩展的浸润及黏液性坏死,溃疡浸润灶及分泌物略带黄绿色,前房积脓严重。感染如未控制,可导致角膜坏死穿孔、眼内容物脱出或全眼球炎。

(二)实验室和辅助检查

药物治疗前,从浸润灶刮取坏死组织,刮片检查行 Gram 和 Giemsa 染色找细菌,同时应进行药物敏感试验筛选敏感抗生素指导治疗。必要时需进行角膜病变区组织活检以提高阳性率。近年用于临床的角膜共焦显微镜,提供了一种无创性检查手段,适用于感染性角膜炎的早期病因诊断。

（三）鉴别诊断

1. 神经麻痹性角膜炎(neuroparalytic keratitis)　ICD-10 编码为 H16.805,为三叉神经遭受外伤、手术、炎症或肿瘤等破坏时,失去神经支配的角膜敏感性下降以及营养障碍,对外界有害因素的防御能力减弱,因而角膜上皮出现干燥及易受机械性损伤。神经营养性角膜病变通常发生在中央或旁中央下方的角膜,最初体征为荧光素染色下见浅层点状角膜上皮着染,继而片状上皮缺损,甚至大片无上皮区域出现。

2. 暴露性角膜炎(exposure keratitis)　ICD-10 编码为 H16.206,是因眼睑缺损、眼球突出、睑外翻、面神经麻痹、深麻醉或昏迷等角膜失去眼睑保护而暴露在空气中,引起干燥、上皮脱落进而继发感染的角膜炎症。病变多位于下 1/3 的角膜。初期角膜、结膜上皮干燥、粗糙,暴露部位的结膜充血、肥厚,角膜上皮逐渐由点状糜烂融合成大片的上皮缺损,新生血管形成。继发感染时则出现化脓性角膜溃疡症状及体征。

三、治疗

（一）治疗原则

细菌性角膜炎对角膜组织可造成严重损害,如感染未控制,可导致角膜穿孔、眼内容物突出或全眼球炎。因此对临床上疑似细菌性角膜炎患者应给予积极治疗,积极控制感染,减轻炎症反应,促进溃疡愈合,减少瘢痕形成。

首先临床医生应根据临床表现及经验和疾病严重程度,使用对病原体有效的或广谱抗生素治疗,待实验室检查结果证实病原菌后,再根据细菌培养+药敏试验等实验室检查结果,调整敏感抗生素进一步治疗。局部使用抗生素是治疗细菌性角膜炎最有效途径。急性期用高浓度的抗生素眼药水频繁滴眼(每 15~30 分钟滴眼一次)。如果存在巩膜化脓、溃疡穿孔、有眼内或全身播散可能的严重角膜炎等,应在局部点眼的同时全身应用抗生素。并发虹膜睫状体炎者应给予 1% 阿托品眼药水或眼膏散瞳。

住院患者应该采取隔离措施,预防院内交叉感染。如果药物治疗无效、病情急剧发展,可能或已经出现溃疡穿孔,可考虑行角膜移植术。

（二）预后和预防

除非及早治疗,否则治愈后将遗留不同程度的角膜瘢痕,甚至角膜穿孔。因此应尽量避免角膜外伤,去除感染源如慢性泪囊炎等。

真菌性角膜炎

一、概述

真菌性角膜炎(fungal keratitis),ICD-10 编码为 B49. x03+H19.2*,是一种由致病真菌引起的致盲率极高的感染性角膜病变。随着抗生素和糖皮质激素的广泛使用以及对本病的认识和诊断水平的提高,其发病率不断增高。

二、诊断

（一）临床表现

真菌性角膜炎(fungal keratitis)在热带、亚热带地区发病率高,引起眼部感染主要是镰孢属、弯孢属、曲霉属和念珠菌属四大类,前三种属丝状真菌。丝状真菌引起角膜感染多见于农民或户外工作人群,其工作生活环境多潮湿,植物性角膜外伤史是最主要的诱因,其他诱因包括长期使用激素/抗生素造成眼表免疫环境改变或菌群失调,过敏性结膜炎,佩戴接触镜。念珠菌属酵母菌,此型感染多继发于已有眼表疾病(干眼,眼睑闭合不全,病毒性角膜炎)或全身免疫力低下者(糖尿病,免疫抑制)。

真菌性角膜炎起病缓慢,亚急性经过,刺激症状较轻,伴视力障碍。角膜浸润灶呈白色或乳白色,致密,表面欠光泽呈牙膏样或苔垢样外观,溃疡周围有胶原溶解形成的浅沟或抗原抗体反应形成的免疫环

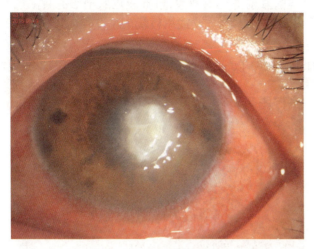

图 15-5-2　真菌性角膜溃疡

(图 15-5-2)。有时在角膜感染灶旁可见伪足或卫星样浸润灶,角膜后可有斑块状沉着物。前房积脓呈灰白色,黏稠或呈糊状。

特别注意的是丝状真菌穿透性强,菌丝能穿过深层基质侵犯角膜后弹力层,甚至进入前房侵犯虹膜和眼内组织,一旦进入前房,病情则变得极难控制,其常见病变部位在后房,局限于虹膜与晶状体之间的后房周边部,形成顽固的真菌性虹膜炎及瞳孔膜闭,可继发青光眼。此外,可导致并发性白内障及真菌性眼内炎。

(二)　实验室和辅助检查

角膜刮片行 Gram 和 Giemsa 染色、10% ~ 20% 氢氧化钾湿片法等找到真菌和菌丝可以确诊。真菌培养及药物敏感试验可进一步指导治疗。角膜共焦显微镜可在病变的早期阶段直接发现病灶内的真菌病原体。

(三)　鉴别诊断

棘阿米巴角膜炎(acanthamoeba keratitis)也表现为单眼发病,起病缓慢,亚急性经过,与真菌角膜炎相似,但棘阿米巴角膜炎刺激症状重,感染初期表现为上皮混浊、假树枝状或局部点状荧光素染色。随着病变进展(>30 天),角膜呈现中央或旁中央环状浸润,可伴有上皮缺损或表现为中央盘状病变,基质水肿增厚并有斑点或片状混浊。刮片镜检或角膜共焦显微镜查见阿米巴包囊可鉴别。

三、治疗

(一)　治疗原则

局部使用抗真菌药物治疗是主要手段,病情严重可全身使用抗真菌药物,但要注意其毒副作用。如药物治疗后感染仍不能控制,可考虑手术治疗,包括清创术、结膜瓣遮盖术及角膜移植术。

(二)　预后和预防

治愈后将遗留不同程度角膜瘢痕。尽量避免植物性外伤和长期局部使用激素或抗生素。

单纯疱疹病毒性角膜炎

一、概述

单纯疱疹病毒(herpes simplex virus,HSV)引起的角膜感染称为单纯疱疹病毒性角膜炎(herpes simplex keratitis,HSK),ICD-10 编码为 B00.501+H19.1[*]。此病为最常见的角膜溃疡,而且在角膜病中致盲率占第一位。本病的临床特点为反复发作,常最终导致失明。

二、诊断

(一)　临床表现

HSV 引起感染分为原发和复发两种类型。绝大多数成年人都接触过 HSV,大部分没有引起任何临床症状。原发感染后,HSV 潜伏在三叉神经节,三叉神经任何一支所支配区的皮肤、黏膜等靶组织的原发感染均可导致三叉神经节感觉神经元的潜伏感染。复发性 HSV 感染是由潜伏病毒的再活化所致。

当机体抵抗力下降,如患感冒等发热性疾病后,全身或局部使用糖皮质激素,免疫抑制剂等时,活化的病毒以0.5mm/h的速度逆轴浆流到达沿眼表或角膜的上皮细胞,引起HSK复发。

1. 原发单疱病毒感染　常见于幼儿,有全身发热,耳前淋巴结肿大,唇部或皮肤疱疹有自限性,眼部受累表现为急性滤泡性结膜炎,假膜性结膜炎,眼睑皮肤疱疹,点状或树枝状角膜炎。

2. 复发单纯疱疹病毒感染

(1) 上皮型角膜炎:角膜上皮的病变占到HSK的2/3以上,在此型HSK中,角膜感觉减退是典型体征,病变部的角膜知觉常减低或消失,但其周围角膜的敏感性却相对增加,故患者主观症状上有显著疼痛、摩擦感和流泪等刺激症状。上皮型角膜炎感染初期表现为角膜上皮层可见灰白色、稍隆起的针尖样小疱,点状或排列成行或聚集成簇。感染的上皮细胞坏死发生崩解后,中央上皮脱落,形成树枝状溃疡,树枝状末端分叉和结节状膨大,若病情进展,则发展为地图状角膜溃疡(图15-5-3)。

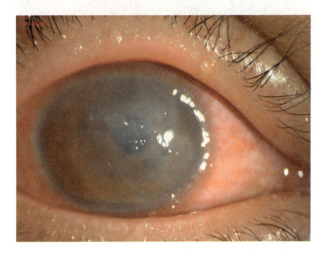

图15-5-3　地图状角膜溃疡

(2) 神经营养性角膜病变:神经营养性角膜病变多发生在HSV感染的恢复期或静止期。由于角膜神经知觉功能障碍,同时神经对角膜上皮的营养支持作用削弱,致使泪膜异常,减少了对角膜上皮的保护和润滑作用。此外由于HSV的感染,角膜上皮的损伤以及基底膜功能的破坏,也使泪膜难以稳定的附着在上皮表面。因此角膜上皮容易干燥脱落,早期角膜上皮弥漫性缺损,进而形成无菌性溃疡。溃疡一般呈圆形或椭圆形,多位于睑裂区、边缘光滑、浸润轻微。

(3) 基质型角膜炎:根据临床表现的不同可分为免疫性和坏死性两种亚型。免疫性基质型角膜炎最常见类型是盘状角膜炎。角膜中央基质盘状水肿,不伴炎症细胞浸润和新生血管。后弹力层可有皱褶。坏死性基质型角膜炎表现为角膜基质内单个或多个黄白色坏死浸润灶,胶原溶解坏死,以及上皮的广泛性缺损,常诱发基质层新生血管。

(4) 角膜内皮炎:角膜内皮炎可分为盘状、弥漫性和线状三种类型,其中盘状角膜内皮炎是最常见的类型,通常表现为角膜中央或旁中央的角膜基质水肿,导致角膜失去透明性呈现毛玻璃样外观,在水肿区的内皮面有角膜沉积物,伴有轻中度的虹膜炎。

(二) 实验室和辅助检查

实验室检查有助于诊断,如角膜上皮刮片发现多核巨细胞、角膜病灶分离到单纯疱疹病毒等。

(三) 鉴别诊断

1. 角膜基质炎(interstitial keratitis)　是以细胞浸润和血管化为特点的角膜基质非化脓性炎症,通常不累及角膜上皮和内皮。血液循环抗体与抗原在角膜基质内发生的剧烈免疫反应和发病有关。先天性梅毒为最常见的原因,结核、单纯疱疹、带状疱疹、麻风、腮腺炎等也可引起本病。

2. 丝状角膜炎(filamentary keratitis)　各种原因引起角膜表面出现由变性的上皮及黏液组成的丝状物。本病临床症状严重,治疗较困难,易复发。自觉症状有异物感、畏光流泪等。角膜上可见卷曲的丝状物一端附着于角膜上皮层,另一端游离,可被推动。丝状物可在不同位置反复出现。

三、治疗

(一) 治疗原则

抑制病毒在角膜内的复制,减轻炎症反应引起的角膜损害。上皮型角膜炎必须给予有效的抗病毒药物,基质型角膜炎除抗病毒外抗炎治疗尤为重要。内皮型在给予抗病毒、抗炎治疗的同时,还有个采取保护角膜内皮功能的措施。

(二)预后和预防

病毒性角膜炎易反复发作,迁延不愈,最终失明。对于病毒性角膜炎,要注意建立健康的生活方式:患者应该生活规律,避免熬夜、饮酒、暴饮暴食、感冒发烧、日光暴晒等诱因,才能减少旧病复发的危险。一旦旧病复发,要及时到医院接受医生的诊疗和咨询,不要胡乱用药,以免使病情复杂化,加大疾病的治疗难度。

蚕蚀性角膜溃疡

蚕蚀性角膜溃疡(Mooren's ulcer),ICD-10 编码为 H16.003,是一种自发性、慢性、边缘性、进行性、疼痛性角膜溃疡,又称 Mooren 溃疡(图 15-5-4)。确切病因不清,可能的因素包括外伤、手术或感染(寄生虫感染、带状疱疹、梅毒、结核、丙型肝炎等)。多发于成年人,单眼 Mooren 溃疡常见于老年人。男女比例相似,病情进展缓慢。双眼发病者,进展迅速,治疗效果差,常伴有寄生虫血症。

患者有剧烈眼痛、畏光、流泪及视力下降。病变初期,周边部角膜浅基质层浸润,几周内浸润区出现角膜上皮缺损,形成溃疡。缺损区与角膜缘之间无正常角膜组织分隔。溃疡沿角膜缘环行发展,浸润缘呈潜掘状,略为隆起,最终累及全角膜。溃疡向深层发展,引起角膜穿孔。溃疡向中央进展时,周边溃疡区上皮逐

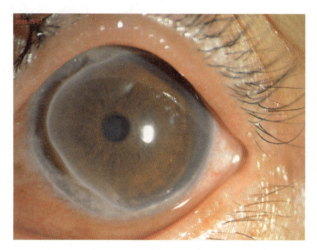

图 15-5-4 蚕蚀性角膜溃疡

渐修复,伴新生血管长入,导致角膜瘢痕化、血管化。应排除其他可引起周边部角膜溃疡、角膜溶解性病变的胶原血管性疾病如类风湿性关节炎、Wegener 肉芽肿等疾病,方能诊断此病。

角 膜 变 性

角膜变性(corneal degeneration),ICD-10 编码为 H18.400,指由于某些先期的疾病引起角膜组织退化变质并使功能减退。引起角膜变性的原发病通常为眼部炎症性疾病,少部分原因未明。

1. **角膜老年环** 角膜老年环(cornea arcus senilis),ICD-10 编码为 H18.401,双眼发病,是角膜周边部基质内的类脂质沉着。起初混浊在角膜上下方,逐渐发展为环形。该环呈白色,通常约 1mm 宽,外侧边界清楚,内侧边界稍模糊,与角膜缘之间有透明角膜带相隔。老年环通常是一种有遗传倾向的退行性改变,但有时也可能是高脂蛋白血症(尤其为低密度脂蛋白)或血清胆固醇增高的表现,尤其为 40 岁以下病人出现时,可作为诊断动脉粥样硬化的参考依据。本病不需治疗。

2. **带状角膜病变** 带状角膜病变(band-shaped keratopathy),ICD-10 编码为 H18.402,主要累及前弹力层的表浅角膜钙化变性,常继发于各种眼部或系统性疾病。病变起始于睑裂区角膜边缘部,在前弹力层出现细点状灰白色钙质沉着。早期无症状,当混浊带越过瞳孔时,视力下降。上皮隆起或破损,可有刺激症状和异物感。治疗上应积极治疗原发病。病症轻微者局部使用依地酸二钠滴眼液点眼,重症者表面麻醉后刮去角膜上皮,用 2.5% 依地酸二钠溶液浸洗角膜,通过螯合作用去除钙质。

3. **边缘性角膜变性** 边缘性角膜变性(marginal degeneration)又称 Terrien 边缘变性(Terrien marginal degeneration),ICD-10 编码为 H18.404,是一种双侧性周边部角膜扩张病。一般无明显疼痛、畏光,角膜边缘部变薄扩张导致不规则近视散光,视力慢性进行性减退且无法矫正。该病药物治疗无效,

以手术治疗为主。早期应验光配镜提高视力。患眼角膜进行性变薄,有自发性穿破或轻微外伤导致破裂的危险者,可行板层角膜移植术。

角膜营养不良

角膜营养不良(corneal dystrophy), ICD-10 编码为 H18.502。根据受侵角膜层次而分为角膜上皮基底膜营养不良(epithelial basement membrane dystrophy)、颗粒状角膜营养不良(granular dystrophy)及 Fuch 角膜内皮营养不良(Fuch endothelial dystrophy)等。早期可无症状,随着病情发展主要症状有自发性反复发作的患眼疼痛、刺激症状、视力下降等。查体可见角膜中央的上皮层及基底膜内可见灰白色小点或斑片、地图样和指纹状细小线条或角膜中央前弹力层下可见灰白点状混浊,合成大小不等界限清楚团块或者角膜的后弹力层出现滴状赘疣,推压内皮突出于前房,后弹力层可呈弥漫性增厚。

角膜软化症

角膜软化症(keratomalacia),ICD-10 编码为 E50.400,由维生素 A 缺乏引起。主要病因为伴有麻疹肺炎、中毒性消化不良等病程迁延的疾病或慢性消耗性疾病病程中未及时补充 vitamin A 等情况。也见于消化道脂类吸收障碍导致维生素 A 吸收率低。

双眼缓慢起病,夜盲症往往是早期表现,暗适应功能下降。泪液明显减少。结膜失去正常光泽和弹性、色调污暗,眼球转动时,球结膜产生许多与角膜缘平行皱褶,角膜上皮干燥、无光泽、感觉迟钝,出现灰白混浊,随后上皮脱落,基质迅猛变薄、坏死,合并继发感染、前房积脓。还可致全身多处黏膜上皮角质化如皮肤呈棘皮状,消化道及呼吸道的上皮角化,患儿可能伴有腹泻或咳嗽。如不及时发现处理,整个角膜软化、坏死、穿破,甚至眼内容物脱出。

维生素 A 缺乏还可致全身多处黏膜上皮角质化如皮肤呈棘皮状,消化道及呼吸道的上皮角化,患儿可能伴有腹泻或咳嗽。维生素 A 缺乏的幼儿还伴有骨骼发育异常。

角膜软化症治疗原则改善营养,补充维生素 A,防止严重并发症。病因治疗是最关键的措施,纠正营养不良,请儿科或内科会诊,加强原发全身病的治疗。眼部滴用鱼肝油滴剂,适当选用抗生素眼液及眼膏,以防止和治疗角膜继发感染。检查欠合作的幼儿患眼,应滴用表面麻醉剂后,用眼钩拉开眼睑,以免加压,使已变薄的角膜穿破。

角膜先天异常

1. 圆锥角膜(keratoconus)　ICD-10 编码为 H18.600,表现为局限性角膜圆锥样突起,伴突起区角膜基质变薄的先天性发育异常。一般青春期前后,双眼发病,视力进行性下降,初时能以近视镜片矫正,后因圆锥突起可导致严重的不规则散光及高度近视,视力严重下降。典型特征为角膜中央或旁中央锥形扩张(图 15-5-5)。

目前,最有效的早期诊断方法为角膜地形图检查,显示角膜中央地形图畸变,颞下象限角膜变陡斜,随着病变进展,角膜陡斜依次扩张到鼻下、颞上、鼻上象限。对可疑的进行性近视散光的青少年,应常规进行角膜地形图检查。其他的检查方法还有 Placido 盘、角膜曲率计、视网膜检影等。

轻症病人可根据验光结果戴框镜或角膜接触镜提高视力。不能满意矫正视力,或圆锥

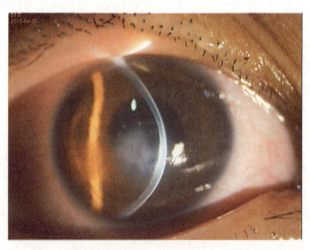

图 15-5-5　圆锥角膜

角膜发展较快,应行角膜移植。

2. 大角膜(megalocornea) ICD-10 编码为 Q15.801,是一种角膜直径较正常大而眼压、眼底和视功能在正常范围的先天性发育异常。角膜横径>13mm,垂直径>12mm,眼前段不成比例扩大。诊断大角膜时应与先天性青光眼鉴别,后者角膜大而混浊,角膜缘扩张而界限不清,伴眼压升高等。

3. 小角膜(microcornea) ICD-10 编码为 Q15.802,是一种角膜直径小于正常,同时常伴有其他眼部异常的先天性发育异常。角膜直径<10mm,角膜扁平,曲率半径增大,眼前节不成比例缩小。常伴有虹膜缺损、脉络膜缺损、先天性白内障等眼部先天异常。此外,小角膜常伴浅前房,易发生闭角型青光眼。

角结膜皮样瘤

角结膜皮样瘤(corneal dermoid tumor)是一种类似肿瘤的先天性异常。肿物出生就存在,多位于角巩膜颞下方,少数侵犯全角膜。随年龄增长和眼球发育略有增大。外表色如皮肤,边界清楚,可有纤细的毛发存在。较大皮样瘤常可造成角膜散光,视力下降。中央部位的皮样瘤可造成患眼的弱视。Goldenhar 综合征伴有上睑缺损、副耳或眼部其他异常。

角结膜皮样瘤治疗以手术切除为主,肿物切除联合板层角巩膜移植是最理想的手术方式。手术前后应及时验光配镜,对矫正视力不良者应配合弱视治疗,以期达到功能治愈。

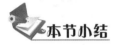

本节小结

角膜疾病主要有炎症、外伤、先天异常、变性、营养不良和肿瘤等,其中感染性角膜炎最为多见,本节主要介绍了角膜炎症性疾病的分类、病因、转归、诊断、治疗原则及预防措施。重点讲解了细菌性角膜炎、病毒性角膜炎及真菌性角膜炎的临床表现、诊断与鉴别诊断、治疗原则以及角膜炎的病理过程及转归。本节的难点是各种类型角膜炎的鉴别诊断。本节还简要介绍了角膜变性、角膜营养不良、角膜软化症、角膜先天异常等其他角膜病。

思考题

1. 角膜炎的病理过程?
2. 细菌性角膜炎、真菌性角膜炎和单纯疱疹病毒性角膜炎的临床表现?

(赵敏 徐梅 重庆医科大学附属第一医院眼科)

第六节 巩 膜 病

巩膜(sclera)是眼球壁的最外层,前部与角膜缘相连,后部与视神经周围组织相连。巩膜主要由胶原纤维和弹力纤维致密交织,表面为眼球筋膜囊包裹,不与外界直接接触,因此巩膜很少患病。巩膜病包括有:巩膜炎、表层巩膜炎、巩膜变性、巩膜先天异常及巩膜葡萄肿。其中以炎症最常见,其次为巩膜变性。

巩 膜 炎

一、概述

1. 巩膜炎(scleritis) ICD-10 编码:H15.000,是巩膜基质层的炎症,病情和预后比表层巩膜炎严重。多发于中青年女性患者,半数以上累及双眼。病理特征为细胞浸润、胶原纤维破坏和血管重建。按部位分为前巩膜炎和后巩膜炎。

2. 表层巩膜炎(episcleritis)　ICD-10 编码:H15.101,是巩膜表层组织的非特异性炎症,多位于角膜缘至直肌附着线之间赤道前部,具有自限性,可反复发作,愈后不留痕迹。女性较多见,多数患者单眼发病。一般分为单纯性和结节性两种。

二、诊断

(一) 临床表现

1. 前巩膜炎(anterior scleritis)　位于赤道部前,可表现为结节性、弥漫性和坏死性三种类型。①结节性前巩膜炎:表现为巩膜单个或多个紫红色充血肿胀的炎性结节样隆起。结节质硬,压痛、不能推动、可伴有表层巩膜炎;②弥漫性前巩膜炎:表现为巩膜弥漫性充血、球结膜水肿。最为常见,总体预后相对较好;③坏死性巩膜炎:是一种破坏性较大的巩膜炎,常双眼发病,可引起视力严重损害。一般不引起自发性穿孔,但眼内压增高或轻微外伤即可能导致巩膜穿孔。部分患者伴有严重的自身免疫性疾病。

2. 后巩膜炎(posterior scleritis)　发生于赤道后部的肉芽肿性炎症,临床少见,多单眼发病。可有不同程度的眼痛和压痛、眼红、视力减退。严重者可有眼睑水肿、球结膜水肿、眼球突出或复视,应于眶蜂窝织炎相鉴别。

3. 单纯性表层巩膜炎　又称周期性表层巩膜炎(periodic episcleritis),病变部位弥漫性充血及水肿,多数病变局限于某一象限,范围广泛者少见。主要特点为发作突然,周期性发病,发病时间短暂,数天痊愈的特点,一般不影响视力。

4. 结节性表层巩膜炎(nodular episcleritis)　较为常见,表现为急性发作的局限性结节样隆起,可单发或多发,可有眼红眼痛、畏光流泪等症状。病程约 2 周左右自限,结节不出现坏死,视力一般无影响。

(二) 实验室和辅助检查

根据临床表现一般可以诊断。迅速诊断巩膜炎十分重要,因为它多与系统性疾病相关。因此除外眼部体征外,还应详细进行全身排查,尤其是关节、皮肤、心血管和呼吸道方面。巩膜葡萄肿可通过 B 超、CT 扫描,后巩膜炎可通过 B 超、CT 扫描或 MRI 显示后部巩膜增厚有助于诊断。

(三) 鉴别诊断

表层巩膜炎应与结膜炎鉴别:表层巩膜血管相对不可移动,结膜血管可推动,这是鉴别要点。

表层巩膜炎应与巩膜炎鉴别:表层巩膜血管充血呈放射状垂直走行,滴用肾上腺素后血管变白,而更深层的巩膜充血为紫红色,滴肾上腺素后不易退色。

后巩膜炎应于眶蜂窝织炎相鉴别:后巩膜炎严重者可有眼睑水肿、球结膜水肿、眼球突出或复视,前者球结膜水肿更严重,后者眼球突出更为明显,并伴有发热、血象异常等全身中毒症状。

三、病因和发病机制

巩膜炎的病因多不明确,外源性感染者较少见,主要通过结膜感染灶、手术创面、外伤等直接引起。内源性感染包括化脓性和非化脓性肉芽肿性(麻风、结核、梅毒等)。多数巩膜炎与自身免疫病有关,如类风湿关节炎、坏死性结节性红斑狼疮、类肉瘤病等并发的巩膜炎可引起巩膜胶原纤维的变性坏死。巩膜内细胞成分、血管和神经少,代谢不活跃,巩膜的病理改变通常表现为胶原纤维的变性、坏死、慢性炎性细胞浸润和肉芽肿性增殖反应。一旦巩膜发生炎症,病程长,易反复,药物治疗反应差。

四、治疗

表层巩膜炎具有自限性,一般无须特殊治疗。巩膜炎患者需要积极寻找病因,进行针对性治疗,改善全身情况。如有感染存在,可应用抗生素。局部使用糖皮质激素滴眼液可减轻炎症反应,口服非甾体抗炎药可减轻疼痛和炎症反应。可全身应用免疫抑制剂、免疫调节剂或细胞毒制剂治疗。出现并发症时按相应疾病处理原则进行。对于坏死或穿孔的巩膜部位可行异体巩膜移植术。

巩膜先天异常

1. 蓝色巩膜 比较罕见,通常指先天性巩膜透明度增加,显露葡萄膜炎色调,呈均匀亮蓝色或蓝灰色,易见于新生儿特别是早产儿。但只有在生后 3 年巩膜仍持续为蓝色时,才视为病理状态,多双眼发病。此病可单独出现,但多与全身发育异常相伴发如骨脆症、关节脱臼和耳聋等。

2. 巩膜色素斑 指在巩膜前部的紫灰色或蓝灰色境界清楚的着色斑块,斑块不隆起,推动球结膜时斑块不移动。多数为单眼,视功能一般均不受影响,临床无特殊意义。

巩 膜 变 性

巩膜变性少见,多发生于 60 岁以上老年,属退行性病变。表现为半透明的椭圆形或长方形灰白斑,患者一般无自觉症状,对眼球无影响。

巩膜葡萄肿

巩膜葡萄肿(staphyloma),ICD-10 编码:H15.803,是指在眼内压作用下,变薄的巩膜以及深层的葡萄膜向外扩张膨出,呈蓝黑色。膨出位于睫状体区称为前巩膜葡萄肿,常见于炎症、外伤合并继发性青光眼。赤道部葡萄肿多为巩膜炎或绝对期青光眼的并发症。位于眼底后极部及视乳头周围的后葡萄肿,多见于高度近视眼,常伴有后部脉络膜萎缩。

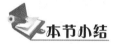

本节主要编写了巩膜病中巩膜炎分类、临床表现和治疗原则。重点突出了表层巩膜炎,其次是前、后巩膜炎和巩膜葡萄肿。巩膜炎多与系统性疾病相关,因此,在临床诊治过程中除外眼部体征外,还应详细进行全身排查,尤其是关节、皮肤、心血管和呼吸道方面,以避免误诊和漏诊。

1. 简述表层巩膜炎的临床表现。
2. 简答巩膜葡萄肿的临床表现和病因。

(杨培增 周庆芸 重庆医科大学附属第一医院)

第七节 晶 状 体 病

晶状体的病变主要包括晶状体透明性或颜色的改变以及晶状体位置和形态异常,上述两类病变都可引起明显的视力障碍。

白 内 障

一、概述

任何先天性或后天性因素,例如遗传、代谢异常、外伤、辐射、中毒、营养障碍等,引起晶状体透明度降低或者颜色改变所致的光学质量下降的退行性改变称为白内障(cataract),ICD-10 编码为 H26.900。白内障是全球第一位致盲眼病。我国目前就有白内障患者 670 多万人需要手术治疗,每年新增白内障盲人约 130 万。白内障的防治任重道远。

白内障有下述多种分类方法：

1. 根据病因 ①先天性；②老年性（年龄相关性）；③并发性；④代谢性；⑤药物及中毒性；⑥外伤性；⑦后发性。

2. 根据发生年龄 ①先天性；②后天获得性。

3. 根据晶状体混浊部位 ①皮质性；②核性；③囊下性。

4. 根据晶状体混浊形态 ①点状；②冠状；③板层状等。

5. 根据晶状体混浊程度 ①初发期；②肿胀期；③成熟期；④过熟期。

二、诊断

（一）临床表现

1. 症状与体征

（1）症状：①渐进性、无痛性视力下降：这是白内障最明显、最重要的症状；②对比敏感度下降：在高空间频率上的对比敏感度下降尤为明显；③屈光改变：如核性近视，原有老视减轻，或产生晶状体性散光；④单眼复视或多视：因晶状体屈光力不均一，类似棱镜作用，产生单眼复视或多视；⑤眩光：因晶状体混浊使进入眼内的光线散射所致；⑥色觉改变：混浊晶状体对光谱中位于蓝光端的光线吸收增强，使患者对这些光的色觉敏感度下降。晶状体核颜色的改变也可使患者产生相同的色觉改变；⑦视野缺损：晶状体混浊使白内障患者视野产生不同程度的缺损。

（2）体征：不同类型的白内障晶状体具有其特征性的混浊表现。晶状体周边混浊需散瞳后方可看到。

2. 晶状体混浊的描述 晶状体混浊分类系统 Ⅱ（lens opacities classification system Ⅱ，LOCS Ⅱ）是美国国立眼科研究所所资助的一项分类方法，用于活体白内障分类以判断晶状体混浊的范围和程度，广泛应用于白内障研究、流行病学调查和药物疗效评价等。其方法是将瞳孔充分散大，采用裂隙灯照相和后照法，区别晶状体混浊的类型，即核性（N）、皮质性（C）、和后囊下（P）以及核的颜色（NC）。通过与相应的一组标准照片的比较，记录相应的等级（表 15-7-1）。

表 15-7-1 LOCS Ⅱ晶状体混浊分类标准

	混浊情况	LOCS Ⅱ分类
核（N）	透明，胚胎核清楚可见	N0
	早期混浊	N1
	中等程度混浊	N2
	严重混浊	N3
皮质（C）	透明	C0
	少量点状混浊	Ctr
	点状混浊扩大，瞳孔区出现少量点状混浊	C1
	车轮状混浊，超过两个象限	C2
	车轮状混浊扩大，瞳孔区约 50% 混浊	C3
	瞳孔区约 90% 混浊	C4
	混浊超过 C4	C5
后囊膜下（P）	透明	P0
	约 3% 混浊	P1
	约 30% 混浊	P2
	约 50% 混浊	P3
	混浊超过 P3	P4

晶状体核硬度分级标准:临床上,根据核的颜色进行分级,最常用的为 Emery 核硬度分级标准。该标准将核硬度分为以下 5 级。Ⅰ度:透明,无核,软性;Ⅱ度:核呈黄白色或黄色,软核;Ⅲ度:核呈深黄色,中等硬度核;Ⅳ度:核呈棕色或琥珀色,硬核;Ⅴ度:核呈棕褐色或黑色,极硬核。

3. 年龄相关性白内障(age-related cataract)　ICD-10 编码为 H25.900,是最常见的白内障类型,多见于 50 岁以上的中、老年人,随年龄增加其发病率升高,80 岁以上的老人,白内障的患病率为 100%。根据晶状体开始出现混浊的部位,年龄相关性白内障分为 3 种类型:皮质性、核性及后囊下性。

(1) 皮质性白内障(cortical cataract):是最常见的年龄相关性白内障类型,典型的皮质性白内障按其病变发展可分为 4 期(图 15-7-1):

1) 初发期(incipient stage):晶状体皮质中有空泡和水隙形成。水隙从周边向中央扩大,形成轮辐状混浊。晶状体周边前、后皮质出现楔形混浊(见图 15-7-1),呈羽毛状,多从鼻下开始,尖端指向中央,前、后皮质混浊可在赤道部汇合,也可在某一象限融合形成小片或大片混浊。此时检眼镜检查可见红光反射中有轮辐状或片状阴影。早期较周边的混浊并不影响视力,病程发展缓慢。

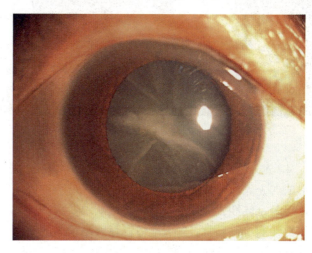

图 15-7-1　皮质性白内障

2) 膨胀期(intumescent stage)或未成熟期(immature stage):晶状体混浊加重,皮质吸水肿胀致体积增大,前房变浅,有闭角型青光眼体质的患者此时可诱发青光眼急性发作。以斜照法检查时,投照侧虹膜在深层混浊皮质上形成新月形阴影,称为虹膜投影,为此期特点。患者视力明显下降,眼底难以清楚观察。

3) 成熟期(mature stage):晶状体内水分溢出,肿胀消退,体积变小,前房深度恢复正常。此时晶状体完全混浊,呈乳白色,部分患者的囊膜上还可以看到钙化点。患者视力可降至手动或光感,眼底不能窥入。

4) 过熟期(hypermature stage):如成熟期未及时手术,白内障进一步发展进入过熟期。晶状体因水分继续丢失而体积变小,囊膜皱缩,表面有钙化点或胆固醇结晶,前房加深。晶状体纤维分解、液化成乳白色颗粒(Morgagnian 小体),棕黄色的核因重力而下沉,称为 Morgagnian 白内障(Morgagnian cataract)。核下沉可使患者觉得视力突然提高。

因为囊膜的变性或晶状体核的撞击,囊膜通透性增加甚至破裂,液化的晶状体皮质溢出。进入房水的晶状体蛋白可诱发自身免疫反应,产生葡萄膜炎,称晶状体过敏性葡萄膜炎(phacoanaphylactic uveitis)。此外,晶状体皮质颗粒或吞噬了晶状体皮质的巨噬细胞容易在前房角积聚,堵塞小梁网,产生继发性青光眼,称为晶状体溶解性青光眼(phacolytic glaucoma)。由于晶状体悬韧带变性,晶状体容易出现脱位或移位,囊膜破裂也可使核脱出,若脱位的晶状体或晶状体核堵塞瞳孔区,可引起继发性青光眼。上述情况引起的葡萄膜炎和青光眼均须立即手术治疗。

(2) 核性白内障(nuclear cataract):一般 40 岁左右开始发病,进展缓慢。初期核为黄色,与正常人的核硬化不易区别。随着病程进展,核颜色逐渐加深而呈黄褐色、棕色、棕黑色甚至黑色(图 15-7-2)。早期因核屈光力增强,患者可出现晶状体性近视,远视力下降缓慢;后期因晶状体核的严重混浊,眼底不能窥见,视力极度减退。

(3) 后囊下白内障(posterior subcapsular cataract):可单独发生,也可与其他类型白内障合并存在。晶状体后囊下可见由许多黄色小点、小空泡、结晶样颗粒构成的盘状混浊。因混浊区位于视轴上,所以早期即可表现出明显的视力障碍。后囊下白内障可进一步发展,合并皮质混浊和核混浊,最后发展为完全性白内障(图 15-7-3)。

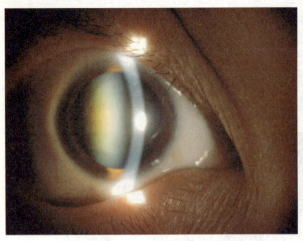

图 15-7-2　核性白内障

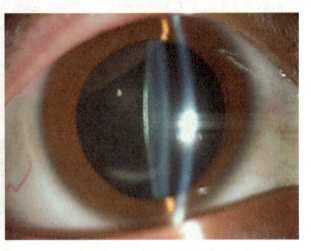

图 15-7-3　后囊下性白内障

4. 先天性白内障(congenital cataract)　ICD-10 编码为 Q12.000,指出生前后即存在或出生后才逐渐形成的先天遗传或发育障碍的白内障。是一种较常见的儿童眼病,是造成儿童失明和弱视的重要原因。可为家族性,也可散发;可单眼或双眼发病;可伴发眼部或全身其他先天性异常,也可以只表现为晶状体混浊的单一异常。先天性白内障因晶状体混浊的部位、形态和程度不同,形态学表现各异。常见的有膜性、核性、绕核性、前极、后极、粉尘状、点状、盘状、缝状、珊瑚状、花冠状、硬核液化以及全白内障等(图 15-7-4)。

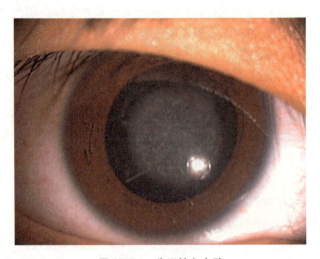

图 15-7-4　先天性白内障

5. 并发性白内障(complicated cataract)　ICD-10 编码为 H26.200,是指由于眼部疾病所导致的晶状体混浊。如眼部炎症或退行性病变,使晶状体营养或代谢发生障碍,而导致其混浊。常见于葡萄膜炎、视网膜色素变性、视网膜脱离、青光眼、眼内肿瘤及高度近视等。由眼前段疾病引起的多由前皮质开始。由眼后段引起者,早期在晶状体后极部囊膜及囊膜下皮质出现颗粒状灰黄色混浊,并有较多空泡形成,逐渐向晶状体核中心部及周边部扩展,呈放射状,形成玫瑰花样混浊,继之向前皮质蔓延,逐渐使晶状体全混浊。以后水分吸收,囊膜增厚,晶状体皱缩,并有钙化等变化。由青光眼引起者多由前皮质和核开始。高度近视所致者多为核性白内障。

6. 代谢性白内障

(1) 糖尿病性白内障(diabetic cataract):分为真性糖尿病性白内障和合并老年性皮质性白内障。

1) 真性糖尿病性白内障:多见于Ⅰ型青少年糖尿病患者。多双眼发病,发展迅速,短时间内发展为完全性白内障。常有屈光改变:血糖升高时,血液中无机盐含量下降,房水渗入晶状体使之变凸,出现近视;血糖降低时,晶状体内水分渗出,晶状体变扁平而出现远视。

2) 合并老年性皮质性白内障:临床表现与老年性皮质性白内障相似,只是发病更早,进展更快。

(2) 半乳糖性白内障(galactose cataract):儿童多见,是由于与半乳糖代谢有关的酶缺陷所致,为常染色体隐性遗传病。患儿因半乳糖激酶(基因位点在 17q24)、半乳糖-1-磷酸尿苷转移酶等缺乏,半乳糖

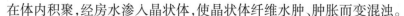

在体内积聚,经房水渗入晶状体,使晶状体纤维水肿、肿胀而变混浊。

（3）手足抽搐性白内障(tetany cataract):是因血清钙过低引起的白内障,多因甲状腺切除时误切了甲状旁腺,或先天性甲状旁腺功能不足,或营养障碍致血钙过低所致。因低血钙患者常有手足抽搐而得名。

7. 药物与中毒性白内障 长期应用某些药物或接触某些化学药品可引起白内障。药物包括皮质类固醇、氯丙嗪、抗肿瘤药物、缩瞳剂和避孕药等。化学物质包括苯及其化合物、萘、金属等。

（1）皮质类固醇性白内障(corticosteroid cataract):晶状体后囊下出现小点状混浊、空泡和结晶等,停药后混浊可逐渐消退,若长期应用可发展成为完全性白内障。

（2）氯丙嗪性白内障(chlorpromazine cataract):为抗精神病药,长期大量服用后可引起角膜和晶状体毒性、如果用药量超过2500g,95%以上的患者将出现白内障。

（3）缩瞳剂性白内障(miotic cataract):某些缩瞳剂如毛果芸香碱等长期应用可引起晶状体前囊下混浊,停药后混浊不易消失,但可停止进展。

（4）性白内障(trinitrotoluene cataract):长期接触三硝基甲苯的工人,晶状体周边部出现密集的小点混浊,逐渐进展为楔形并相互连接构成花瓣状或盘状混浊。

（5）金属铜、铁、汞、银、锌等对晶状体有毒性作用,长期接触这类金属或含金属的药物,容易发生白内障。

8. 外伤性白内障(traumatic cataract) 是眼球钝挫伤、穿通伤、辐射性损伤和电击伤等外伤引起的白内障,详见本章第十三节眼外伤。

9. 后发性白内障(after cataract) ICD-10编码为H26.400,是白内障囊外摘除(包括超声乳化摘除)术后或晶状体外伤后,残留的皮质或晶状体上皮细胞增生,形成混浊。它是白内障囊外摘除术后最常见的并发症,在成人,术后发生率为30%~50%,在儿童则为100%。随着白内障囊外摘除术的日益开展,后发性白内障已成为影响白内障患者术后视力恢复的重要因素。后发性白内障的主要症状是白内障术后的视力下降。后囊混浊的形态有多种:晶状体周边部皮质残留,前囊膜、后囊膜粘连包裹皮质而变得混浊,形成周边混浊、中央透明的环,称为Soemmering环;上皮细胞增殖,聚集成簇,形成透明的珍珠样小体,又叫Elschnig珠(Elschnig pearl);后囊膜纤维化;混合型。

（二）诊断思路

"无痛性逐渐视力下降"是白内障的常见主诉,结合患者病史及裂隙灯检查,可明确白内障诊断,必要时可散瞳观察周边部晶体混浊情况。

三、病因和发病机制

白内障的发病机制较为复杂,是各种因素对晶状体长期综合作用的结果。晶状体处于眼内液体环境中,任何影响眼内环境的因素,如老化、遗传、代谢异常、外伤、辐射、中毒、局部营养障碍以及某些全身代谢性或免疫性疾病,都可以直接或间接破坏晶状体的组织结构,干扰其正常代谢而使晶状体混浊。流行病学研究表明,紫外线照射、糖尿病、高血压、心血管疾病、外伤、过量饮酒及吸烟等均与白内障形成有关。

四、治疗

（一）治疗原则

积极治疗及控制原发疾病、全身疾病,并进行白内障治疗。

1. 药物治疗 尽管目前在世界范围内有近40多种抗白内障的药物在临床上广泛使用,但无明确治疗效果。

2. 手术治疗 手术治疗仍然是各种白内障的主要治疗手段。

（1）手术适应证:当视功能不再满足患者生活或工作需要,且白内障手术有理由提供改善视力可能时即可手术。白内障摘除也适用于晶状体混浊妨碍眼后节疾病的最佳治疗时，以及晶状体引起炎症（晶状体溶解、晶状体过敏反应）、前房角关闭和药物不能控制的闭角型青光眼。医生在确定手术前，必须考虑以下问题：①晶状体混浊程度是否与患者视力下降程度相一致；②晶状体混浊是否继发于其他系统疾病或眼部疾病；③若手术成功，患者是否可以获得理想的视力。要回答上述问题，必须通过详细的术前评估、检查和准备。

（2）手术方法：白内障手术技术得到了快速的发展。尤其近几十年内，显微手术和人工晶状体植入技术的开展应用，使白内障手术有了质的飞跃，成为现代眼科学中发展最新、最快的领域之一。

1）白内障囊外摘出术（extracapsular cataract extraction，ECCE）：是将混浊的晶状体核和皮质摘出而保留后囊膜的术式。手术需在显微镜下完成，对术者手术技巧要求较高。因为完整保留了后囊膜，减少了对眼内结构的干扰和破坏，防止了玻璃体脱出及其引起的并发症，同时为顺利植入后房型人工晶状体创造了条件。

2）超声乳化白内障吸除术（phacoemulsification）：是应用超声能量将混浊晶状体核和皮质乳化后吸除、保留晶状体后囊的手术方法。超声乳化技术自 20 世纪 60 年代问世以来，发展迅速，配合折叠式人工晶状体的应用，技术趋于成熟。超声乳化技术将白内障手术切口缩小到 3mm 甚至更小，术中植入折叠式人工晶状体，具有组织损伤小、切口不用缝合、手术时间短、视力恢复快、角膜散光小等优点，并可在表面麻醉下完成手术。

3）激光乳化白内障吸除术（laseremulsificaction）：是新近发展起来的一项手术技术，应用激光对混浊的晶状体核和皮质进行切割，然后吸除。目前已有 Nd：YAG 激光、Nd：YLF 激光、Er：YAG 激光等激光乳化仪的研制，并已初步应用于临床。激光乳化白内障同样可以在小切口下完成，与超声乳化相比，尚具有切口更小、对眼内组织损伤更少、更安全有效等优点。

4）人工晶状体植入术（intraocular lens implantation）：Ⅰ期（白内障摘除后立即进行）或Ⅱ期植入人工晶状体用于矫正无晶状体眼或屈光不正。人工晶状体按植入眼内的位置主要可分为前房型和后房型两种；按其制造材料可分为硬质和软性（可折叠）两种，均为高分子聚合物，具有良好的光学物理性能和组织相容性。折叠式人工晶状体可通过 3mm 左右的小切口植入眼内，通过"记忆"恢复形状，因此手术切口较植入硬质人工晶状体减小一半。最近又有可通过 1.6mm 的微切口植入的人工晶状体问世。

（3）手术并发症：白内障手术并发症可发生在术中或术后的任何阶段。

1）术中并发症：①浅前房或无前房；②眼内组织损伤：角膜内皮损伤，角膜后弹力层脱离均会引起角膜混浊，严重者可导致大泡性角膜病变。虹膜损伤可引起前房积血；③出血：术中的前房积血常为切口处血液的渗入、虹膜根部离断等。视网膜血管也可能破裂出血引起玻璃体积血，可见于视网膜裂孔形成而使横越裂孔表面的血管断裂，或由于视网膜血管的异常或病变。暴发性出血主要是因为睫状后短动脉或睫状后长动脉、脉络膜静脉的破裂，大量而迅猛的出血可导致眼内容物包括虹膜、晶状体、玻璃体甚至视网膜和脉络膜脱出到眼外，这是白内障术中最严重的并发症；④后囊膜破裂：菲薄的后囊膜在术中易破裂。裂口大者易致玻璃体脱出，或晶状体核和（或）皮质经裂口坠入玻璃体腔。

2）术后并发症：①出血：术后前房积血多发生于术后 1 周内，大多数来源于切口或虹膜血管出血。玻璃体积血常因糖尿病、视网膜裂孔或继发于低眼压。迟发性脉络膜出血较少见；②眼压升高：白内障术后一般有短暂的眼压升高，24 小时可下降至正常。若眼压持续升高，则形成青光眼。眼压升高的原因包括：出血、晶状体皮质残留、炎症反应、瞳孔阻滞、黏弹剂残留或术前业已存在的青光眼。特殊情况下，由于房水向后倒流并阻滞于玻璃体内，虹膜隔前移导致前房角关闭，引起恶性青光眼（又名睫状环阻滞性青光眼）；③眼内炎：是白内障术后最严重的并发症，最常见的感染源为手术野和手术器械、术后滴眼液等。根据病原体的致病性不同及病程长短，眼内炎可呈现急性或慢性表现。一般的临床表现包括眼痛、视力下降、球结膜水肿、睫状充血、前房积脓和玻璃体混浊等；④慢性葡萄膜炎：与毒力较低的细菌如丙酸痤疮杆菌、表皮葡萄球菌等感染或术前即存在的慢性葡萄膜炎有关。部分患者尚可由对人工晶状体的反应所致；⑤后膜囊混浊：即后发性白内障，术后数月即可发生；⑥角膜散光：角巩膜缘的切开和缝合不可避免地使角膜的表面完整性受到破坏,引起散光。手术切口的位置、形态、长度、缝合的类型和缝线的松紧等都影响散光的大小;⑦视网膜光毒性损伤:手术显微镜强光的长时间照射会导致视网膜色素上皮细胞的光损伤。患者术后出现视力下降、中心暗点或旁中心暗点;⑧黄斑囊性水肿(cystoid macular edema,CME):又称 Irvine-Gass 综合征。发病机制尚不确切,相关因素包括伴有前列腺素释放的炎症、玻璃体黄斑牵引、暂时性或长期的术后低眼压等。

3)人工晶状体植入术后并发症:①瞳孔纤维蛋白渗出:术后的葡萄膜炎症反应致纤维蛋白渗出,沉积于人工晶状体表面,可引起视力下降、瞳孔阻滞,后者尚可致眼压升高;②人工晶状体位置异常:包括瞳孔夹持、瞳孔偏位等;③前房型人工晶状体植入后可损伤前房角和角膜内皮引起继发性青光眼和角膜内皮失代偿;④人工晶状体屈光度误差:由于人工晶状体制造、术前患眼测量和计算中的误差或错误所致。

(4)无晶状体眼的屈光矫正:白内障摘出术后或晶状体脱位、先天缺如等致无晶状体眼,外界平行光线只能聚焦于角膜顶点后31mm,成为高度远视。矫正的方法包括:

1)人工晶状体:这是目前为止矫正无晶状体眼的最佳方法,可应用于单眼或双眼。人工晶状体植入后可迅速恢复视力,具有物象放大倍率小、周边视野正常等优点。但通常用的人工晶状体无调节能力,不能适应人眼可同时视远、视近的要求。为了解决这一问题,许多新型的人工晶状体在不断实践和研究中。

2)眼镜:高度数(+11D~+14D)的凸透镜是长期以来矫正无晶状体眼的主要方法,因其经济简单,无须手术且易于更换,故仍有部分患者使用。凸透镜有 25%~30% 的放大率,用以矫正单侧的无晶状体时双眼物象不能融合而产生复视;使用它来矫正双侧的无晶状体眼,则会出现视物变形、视野变小、球面差等,故不是最理想的矫正方法。

3)角膜接触镜:物象放大率为 7%~12%,可用于单眼无晶状体眼,无环形暗点和球面差,周边视野正常。但对老年人和婴幼儿而言,取、戴不便,且使用不当易造成角膜感染等。

4)其他方法:人们尝试应用屈光性手术来矫正无晶状体眼,包括角膜镜片术(keratophakia)、角膜磨削术(keratomileusis)和角膜表层镜片术(epikeratophakia)等。因存在角膜植片来源和加工等问题,目前应用尚不多。

(5)其他

1)先天性白内障治疗:单眼、双眼完全性白内障或位于视轴中央、混浊明显的白内障,应在出生后及早手术,最迟不超过 6 个月。双眼白内障者另一眼应在较短的间隔时间内完成手术。对双眼视力在0.3 以上者,可酌情决定手术与否以及手术时机。白内障术后应及时积极治疗弱视。

2)并发性白内障治疗:首先需治疗原发病。对于已影响工作和生活的并发性白内障,如果患眼光定位准确,红、绿色觉正常,可进行手术摘除白内障。对白内障摘除后是否植入人工晶状体应根据原发病的状况慎重考虑。各种炎症引起的并发性白内障对手术的反应不同,有的可在术后引起严重的并发症,应根据原发病的种类,在眼部炎症很好控制以后,再考虑手术。术后局部或全身应用糖皮质激素的剂量比一般白内障术后大一些,使用的时间长一些。

3)代谢性白内障的治疗:除药物或手术治疗白内障外,治疗全身性代谢疾病也十分重要。糖尿病患者应积极治疗糖尿病,控制血糖;对半乳糖性白内障患者给予无乳糖和无半乳糖饮食;对血钙过低者给予维生素 D、钙剂,必要时应用甲状旁腺制剂。

4)后发性白内障的治疗:后囊膜切开是行之有效的治疗方法,包括手术或应用 Nd:YAG 激光切开。

(二)预后和预防

手术是目前白内障最有效的治疗方法,手术后植入适当的人工晶体即可达到治愈,部分患者特别是婴幼儿及儿童手术后易形成后发障。为避免白内障发生,应尽量注意辐射防护、药物的毒副作用、孕期避免感染等。但一般类型的白内障并无特别有效的预防手段。

晶状体异位、脱位和异形

一、概述

1. 晶状体异位和脱位　正常情况下,晶状体由悬韧带悬挂于瞳孔区正后方,其轴与视轴几乎一致。由于先天性、外伤性或其他病变使悬韧带发育异常或断裂,可使晶状体位置异常,产生晶体异位(ectopia lentis)或脱位(dislocation)。若出生后即有晶状体位置异常,称为异位;若在出生后因先天或后天因素造成晶状体位置异常,称为脱位。事实上,先天性晶状体位置异常往往很难确定晶状体位置异常发生的时间,因此晶状体异位和脱位两个术语常通用。

2. 晶状体异形　晶状体异形包括晶状体形成异常和晶状体形态异常,属于晶状体先天性异常。

二、诊断

(一)临床表现

1. 晶状体脱位和不全脱位

(1)晶状体不全脱位:瞳孔区仍可见到部分晶状体,散瞳后可见到部分晶状体的赤道部,这一区域的晶状体悬韧带已断裂,可伴局部前房加深、虹膜震颤和玻璃体疝。检眼镜下可见到双影,系部分光线通过晶状体、部分未通过晶状体所致。患者可出现高度近视和单眼复视,也可继发青光眼。

(2)晶状体全脱位:晶状体完全离开了瞳孔区,可脱位到以下部位:

1)瞳孔嵌顿:晶状体一部分进入前房。

2)晶状体脱入前房:多沉在前房下方,呈油滴状。

3)晶状体脱入玻璃体腔:早期可在下方玻璃体腔见到活动的透明晶状体,后期晶状体变浑浊,并与视网膜粘连而固定。

4)严重外伤可使晶状体脱位到球结膜下,甚至眼外。

(3)晶状体脱位的并发症:晶状体脱位不仅产生严重的屈光不正,尚可引起下述并发症:

1)葡萄膜炎:葡萄膜组织受脱位晶状体的机械刺激可引起炎症反应;若晶状体皮质溢出,则引起顽固的晶状体过敏性葡萄膜炎。

2)继发性青光眼:晶状体瞳孔嵌顿影响房水循环而致急性眼压升高;晶状体溶解、破裂可致晶状体溶解性青光眼。

3)视网膜脱离:是最常见的并发症,尤其见于先天性异常如马凡综合征以及外伤所致的晶状体脱位。

4)角膜混浊:脱位的晶状体损伤角膜内皮,或引起继发性青光眼而致角膜混浊。

2. 晶状体异形

(1)晶状体形成异常:包括先天性无晶状体、晶状体形成不全和双晶状体等。

(2)晶状体形态异常

1)球形晶状体(spherophakia):晶状体呈球形,体积较小而前后径较长。充分散瞳后晶状体赤道部和悬韧带可完全暴露。由于悬韧带松弛使晶状体变凸,致瞳孔阻滞而发生青光眼。缩瞳剂使睫状肌收缩而使悬韧带更松弛,可加重瞳孔阻滞。由于晶状体屈光力增高,患者常有高度近视。

2)圆锥形晶状体(lenticonus):晶状体前极或后极凸出呈圆锥形,为皮质突出,多发生在胎儿后期或出生后。常伴白内障和高度近视。

(3)晶状体缺损(lenticular coloboma):晶状体下方偏内赤道部切迹样缺损,缺损处悬韧带减少或缺如。因晶状体各向屈光力不等而产生散光。晶状体表面脐状缺损较少见。

(二)诊断思路

晶体脱位可以"视力下降、单眼视物双影等"等为主诉,而晶体异形则可能患者无自觉症状,结合患

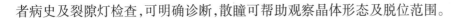

者病史及裂隙灯检查,可明确诊断,散瞳可帮助观察晶体形态及脱位范围。

三、病因和发病机制

1. 晶状体的异位、脱位　先天性悬韧带发育不全或松弛无力,外伤引起悬韧带断裂,以及一些眼内病变,如葡萄肿、牛眼或眼球扩张致悬韧带机械性伸长,眼内炎症,如睫状体炎使悬韧带变性,均导致晶状体脱位或半脱位。

2. 晶状体异形　多为胚胎晶状体泡形成至出生的不同阶段发育异常引起。

四、治疗

(一) 治疗原则

对影响视力者应以手术治疗为主。

1. 非手术治疗　对晶状体尚透明、未引起严重并发症的晶状体不全脱位或玻璃体脱位者,可作密切随访。部分患者用凸透镜或角膜接触镜矫正以获得部分有用视力。

2. 手术治疗　随着现代玻璃体视网膜手术技术的发展,晶状体脱位手术治疗的适应证范围日益扩大。脱位的晶状体发生溶解、混浊者,引起严重并发症者,以及脱位于前房和瞳孔嵌顿的晶状体均需及时手术治疗。

无症状的晶状体异形可随访。球形晶状体者忌用缩瞳剂;合并晶状体脱位、白内障者可手术治疗。无晶状体眼的矫正如前述。有弱视者积极治疗弱视。

(二) 预后和预防

晶状体异位、脱位和异形一般预后较好,如未合并全身或者眼部的其他疾病、弱视等,术后一般可获得较好视力。但一般类型的晶状体脱位、异形等并无特别有效的预防手段。

本节小结

白内障是发病率最高的致盲眼病。任何先天性或者后天性的因素引起晶状体透明度降低称为白内障。药物治疗无明确效果。手术治疗是唯一有效的治疗方式。当视功能不再满足患者的生活或工作需要时即可手术。白内障超声乳化摘除联合人工晶体植入术是成熟、最有效的手术方式。

思考题

1. 白内障的分类有哪些?
2. 如何给晶体混浊分级,晶体核的硬度分几级?
3. 皮质性白内障的临床特征有哪些?
4. 无晶体眼的屈光矫正方法有哪些?

(李灿　胡柯　重庆医科大学附属第一医院)

第八节　青　光　眼

青光眼(glaucoma),ICD-10 编号为 H40.900,是眼科常见致盲眼病之一,且所致的眼盲为不可逆盲。临床上以特征性视神经萎缩和视野缺损为主要表现,病理性眼压增高为主要危险因素。根据前房角形态(开角或闭角),病因机制(明确或不明确),以及发病年龄三个主要因素,一般将青光眼分为原发性、继发性和先天性三大类。

原发性闭角型青光眼

原发性闭角型青光眼(primary angle-closure glaucoma, PACG)是由于周边虹膜堵塞小梁网,或与小梁网产生永久性粘连,房水外流受阻,引起眼压升高的一类青光眼。根据眼压升高是骤然发生还是逐渐发展,又可分为急性闭角型青光眼和慢性闭角型青光眼。

急性闭角型青光眼

一、概述

急性闭角型青光眼(acute angle-closure glaucoma, AACG),ICD-10 编码为 H40.202,是一种以眼压急剧升高并伴有相应症状和眼前段组织病理改变为特征的眼病,多见于 50 岁以上老年女性,男女之比约为 1∶2,患者常有远视,双眼先后或同时发病。情绪激动,暗室停留时间过长,局部或全身应用抗胆碱药物,均可使瞳孔散大,周边虹膜松弛,从而诱发本病。长时间阅读、疲劳和疼痛也是本病的常见诱因。

二、诊断

(一) 临床表现

典型的急性闭角型青光眼有几个不同的临床阶段(分期),不同的病期各有其特征及治疗原则。

1. 临床前期　急性闭角型青光眼为双侧性眼病,当一眼急性发作被确诊后,另一眼即使没有任何临床症状也可以诊断为急性闭角型青光眼临床前期。部分闭角青光眼患者在急性发作以前,可以没有自觉症状,但具有前房浅、虹膜膨隆、房角狭窄等表现,特别是在一定诱因条件下,如暗室试验后眼压明显升高者,也可诊断为本病的临床前期。

2. 先兆期　表现为一过性或反复多次的小发作。发作多出现在傍晚时分,突感雾视、虹视,可能有患侧额部疼痛,或伴同侧鼻根部酸胀。上述症状历时短暂,休息后自行缓解或消失。若即刻检查可发现眼压升高,常在 40mmHg 以上,眼局部轻度充血或不充血,角膜上皮水肿呈轻度雾状,前房极浅,但房水无混浊,房角大范围关闭,瞳孔稍扩大,光反射迟钝。小发作缓解后,除具有特征性浅前房外,一般不留永久性组织损害。

3. 急性发作期　表现为剧烈头痛、眼痛、畏光、流泪,视力严重减退,常降到指数或手动,可伴有恶心、呕吐等全身症状。体征有眼睑水肿,混合性充血,角膜上皮水肿,呈小水珠状。患者可有"虹视",虹视是由于水肿的角膜上皮及其上皮细胞间出现大量的小水疱,这些小水疱由于重力作用呈水滴状,类似三棱镜,使通过的光线产生折射现象,从而出现虹视。角膜后色素沉着,前房极浅,周边部前房几乎完全消失。如虹膜有严重缺血坏死,房水可有混浊,甚至出现絮状渗出物。瞳孔中等散大,常呈竖椭圆形,光反射消失,有时可见局限性后粘连。房角完全关闭,常有较多色素沉着。眼压常在 50mmHg 以上。眼底可见视网膜动脉搏动、视盘水肿或视网膜血管阻塞,但在急性发作期因角膜水肿,眼底多看不清。高眼压缓解后,症状减轻或消失,视力好转,眼前段常留下永久性组织损伤,如扇形虹膜萎缩、色素脱失、局限性后粘连、瞳孔散大固定、房角广泛性粘连。晶状体前囊下有时可见小片状白色混浊,称为青光眼斑。临床上凡见到上述改变,即可证明患者曾有过急性闭角型青光眼大发作。

4. 间歇期　指小发作后自行缓解,房角重新开放或大部分开放,小梁尚未遭受严重损害,不用药或仅用少量缩瞳剂,眼压不再升高。间歇期的主要诊断标准是:有明确的小发作史;房角开放或大部分开放;不用药或单用少量缩瞳剂眼压能稳定在正常水平。从理论上讲,急性大发作经过积极治疗后,也可进入间歇期,但实际上由于房角广泛粘连,这种可能性很小。

5. 慢性期　急性大发作或反复小发作后,房角广泛粘连(通常大于 180°),小梁功能已遭受严重损害,眼压中度升高,眼底常可见青光眼性视乳头凹陷,并有相应视野缺损。

6. 绝对期　指高眼压持续过久,眼组织,特别是视神经已遭严重破坏,视力已降至无光感且无法挽救的晚期病例,偶尔可因眼压过高或角膜变性而剧烈疼痛。

（二）实验室和辅助检查

最基本的检查项目有眼压、房角、视野和视乳头检查。

1. 眼压检测　目前公认 Goldmann 眼压计的准确性相对最好。

2. 房角镜检查　房角的开放或关闭是诊断开角型青光眼或闭角型青光眼的依据。通过房角镜可以观察房角组织结构上的异常、新生血管的有无、色素的多少来认识各种不同病因的青光眼。有些患者需要先药物降压和局部甘油滴眼,缓解角膜水肿后才能看清房角情况。此外,超声生物显微镜（ultrasound biomicroscopy, UBM）（图 15-8-1、图 15-8-2）以及眼前节光学相干断层扫描仪（anterior segment optical coherence tomography, AS-OCT）也可检测虹膜形态和房角结构。

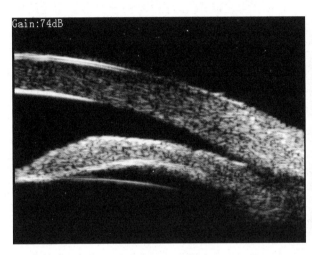

图 15-8-1　UBM

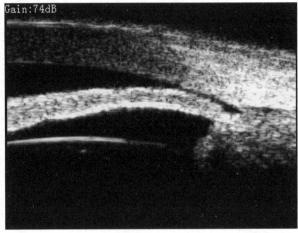

图 15-8-2　UBM

3. 视野检查　目前自动视野计已成为评价青光眼视野的标准检查。

4. 视乳头检查　视乳头改变是诊断青光眼的客观依据。常用直接检眼镜、间接检眼镜或裂隙灯配合前置镜检查。还可行眼底照相作永久记录。近年来多种眼底图像分析系统,如共焦激光眼底扫描系统、光学相干断层成像仪、视神经分析仪,用于评价早期青光眼视乳头改变。

（三）诊断思路

先兆期小发作持续时间很短,临床医生不易遇到,大多依靠一过性发作的典型病史、特征性浅前房、窄房角等表现作出诊断。先兆期小发作有时会误诊为偏头痛,对可疑患者可利用暗室试验进行检查,嘱患者在暗室内,清醒状态下静坐 60～120 分钟,然后在暗光下测眼压,如眼压较试验前明显升高则为阳性。大发作的症状和眼部体征都很典型,诊断多无困难。

（四）鉴别诊断

加压房角镜检查可以鉴别虹膜根部与小梁是相贴,还是粘连。经治疗后眼压下降,房水仍有不同程度混浊时,容易和急性虹膜睫状体炎相混淆,应掌握以下鉴别要点:①角膜后沉着物为棕色色素而不是灰白色细胞;②前房极浅;③瞳孔中等扩大而不是缩小;④虹膜有节段性萎缩;⑤可有青光眼斑;⑥以往可有小发作病史;⑦对侧眼具有前房浅、虹膜膨隆、房角狭窄等解剖特征。急性虹膜睫状体炎一般无角膜上皮水肿,眼压也常常偏低。如果对侧眼前房较深,则应考虑患眼可能为继发性闭角型青光眼,如眼后节占位性病变所导致的房角关闭。由于急性闭角型青光眼发作期常伴有恶心、呕吐和剧烈头痛,这些症状甚至可以掩盖眼痛及视力下降,临床上应注意鉴别,以免误诊为胃肠道疾病、颅脑疾患或偏头痛而延误治疗。

三、病因及发病机制

病因尚未充分阐明。眼球局部的解剖结构变异,被公认为是本病的主要发病因素。这种具有遗传倾向的解剖变异包括眼轴较短、角膜较小、前房浅、房角狭窄，且晶状体较厚。随年龄增长，晶状体厚度增加，前房更浅，瞳孔阻滞加重，闭角型青光眼的发病率增高。一旦周边虹膜与小梁网发生接触，房角即告关闭，眼压急剧升高，引起急性发作。

四、治疗

（一）治疗原则

青光眼治疗目的是保存视功能。治疗原则主要包括降低眼压及保护视神经。

1. 降低眼压　由于眼压是相对容易控制的危险因素，目前对青光眼的治疗主要是通过药物或手术，将眼压控制在视神经损害不进一步发展的水平，即所谓目标眼压。

目前降低眼压的药物主要有①拟胆碱作用药物：常用毛果芸香碱，降眼压机制为增加小梁途径的房水外流；②β-肾上腺素受体激动剂：常用肾上腺及其前体药地匹福林，其机制为使小梁网房水流出阻力降低以及增加葡萄膜巩膜途径的房水外流；③β-肾上腺素受体阻滞剂：有噻吗洛尔、倍他洛尔、美替洛尔、左布诺洛尔、卡替洛尔等滴眼液，通过阻断位于睫状体非色素上皮细胞上的 β_2 受体来减少房水生成。主要副作用有心血管系统和呼吸系统的不良反应，因此，有心力衰竭、窦性心动过缓、Ⅱ度或Ⅲ度房室传导阻滞、支气管哮喘、严重阻塞性呼吸系统疾病者应避免使用；④碳酸酐酶抑制剂：通过抑制睫状体非色素上皮细胞内的碳酸酐酶来减少房水生成，有多佐胺和布林佐胺，避免了全身应用碳酸酶抑制剂的众多不良反应；⑤α-肾上腺素受体激动剂：常用选择性 α_2 受体激动剂溴莫尼定，其通过抑制房水生成，增加葡萄膜巩膜途径的房水外流；⑥前列腺素衍生物：主要是通过增加葡萄膜巩膜途径房水引流降眼压，常用拉坦前列腺素、曲伏前列腺素等。

目前青光眼手术主要方式有①小梁切除术：切除部分小梁，将房水引流至结膜下。其基本原理是切除一部分角巩膜小梁组织，形成一瘘管，房水经此瘘管引流到球结膜下间隙，然后再由结膜组织的毛细血管和淋巴管吸收，达到降低眼压的目的；②内路小梁切开术：该手术降压机制主要是切开小梁网和Schlemm 管内壁，促进房水流入 Schlemm 管和集合管。重建自然的房水外流通路；③内路激光小梁切除术：是一种利用激光进行内路小梁网切开的新型抗青光眼内引流手术。其降压机制是：使用激光直接对小梁网进行消融，形成前房与 Schlemm 管之间的小通道，降低小梁网对房水排出的阻力；④青光眼引流钉/引流阀植入术：是一种新型的眼外引流手术。青光眼阀由硅胶管将房水引流至安置于眼球后方的盘片下，形成一个房水蓄水池，最后房水再由毛细血管、淋巴管吸收。青光眼引流钉安置于巩膜瓣下，前端植入前房，具有良好的生物相容性，青光眼引流装置植入术适用于滤过性手术失败和（或）药物治疗无效的青光眼。其他的手术方式还包括小梁网分流装置植入术，前房-脉络膜上腔分流装置植入术，睫状体光凝术等。根据患者年龄、眼部情况，术中、术后选择应用抗代谢药物（如丝裂霉素、5-氟尿嘧啶）可减少滤过手术失败风险。睫状体光凝术是各种难治性青光眼的安全而有效的手术方法之一。

2. 视神经保护性治疗　青光眼的视神经损害是一个慢性长期发展的过程，随着病程的发展其视野缺损有其特征性的发展。视神经损害本质为视网膜神经节细胞的凋亡及丢失。青光眼视神经保护的目的：①挽救和修复受损的视网膜神经节细胞；②帮助视网膜神经细胞免受细胞毒性刺激。眼压升高或视神经缺血是青光眼发病的始动因素，而自由基、神经营养因子的剥夺、眼内兴奋性毒素-谷氨酸增多，可能是节细胞凋亡的激发因子。青光眼视神经功能保护治疗为：①降眼压；②钙离子拮抗剂与 β-受体阻滞剂：钙离子拮抗剂可以阻断谷氨酸介导的神经毒性，同时还可抑制自由基，增加神经血流及稳定细胞膜。倍他洛尔在降眼压的同时可增加眼部血流。目前，组织工程和干细胞工程的研究也为青光眼视神经保护提供了良好的前景。

3. 综合治疗　急性闭角型青光眼眼压增高的原因是周边虹膜堵塞了房水外流通道，通过解除瞳孔阻滞或周边虹膜成型，加宽房角，避免周边虹膜与房水外流通道接触和粘连是主要治疗目的，其基本治疗原则是手术。术前应积极采用综合药物治疗以缩小瞳孔，使房角开放，迅速控制眼压，减少组织损害。在眼压降低、炎性反应控制后手术效果较好。①缩小瞳孔：先兆期小发作时，用 1% 毛果芸香碱每半小时滴眼一次,2~3次后一般即可达到缩小瞳孔、降低眼压的目的。急性大发作时,每隔5分钟滴眼一次,共滴3次,然后每隔30分钟一次,共4次,以后改为每小时一次,如瞳孔括约肌未受损害,一般用药后3~4h瞳孔就能明显缩小,可减量至一日4次。如眼压过高,瞳孔括约肌受损麻痹,或虹膜发生缺血坏死,则缩瞳剂难以奏效。通常在全身使用降眼压药后再滴缩瞳剂,缩瞳效果较好。如频繁用高浓度缩瞳剂滴眼,每次滴药后应用棉球压迫泪囊部数分钟,以免药物通过鼻黏膜吸收而引起全身中毒症状;②联合用药:急性发作期,除局部滴用缩瞳剂外,常需联合用药,如全身应用高渗剂、碳酸酐酶抑制剂,局部滴用β-受体阻滞剂以迅速降低眼压;③辅助治疗:全身症状严重者,可给予止吐、镇静、安眠药物。局部滴用糖皮质激素有利于减轻充血及虹膜炎症反应;④手术治疗:急性闭角型青光眼缓解后,眼压可以保持较低水平数周,原因是睫状体缺血,房水分泌功能减退,因此这时眼压不是房角功能的好指标。应该向患者强调指出,经药物治疗眼压下降后,治疗尚未结束,必须进一步行手术治疗。术前应仔细检查前房角,并在仅用毛果芸香碱的情况下,多次测量眼压。如房角仍然开放或粘连范围小于1/2,眼压稳定在21mmHg以下,可作周边虹膜切除术或激光虹膜切开术,目的在于沟通前后房,解除瞳孔阻滞,平衡前后房压力,减轻虹膜膨隆并加宽房角,防止虹膜周边部再与小梁网接触。如房角已有广泛粘连,应用毛果芸香碱眼压仍超过21mmHg,表示小梁功能已遭永久性损害,应作滤过性手术。

临床上极少数病例虽然联合用药,但眼压仍居高不下,可在药物减轻角膜水肿的情况下,考虑激光周边虹膜成形术和激光虹膜切开术以迅速解除瞳孔阻滞。如果激光虹膜切开术不能实施,也可试行前房穿刺术,防止持续性过高眼压对视神经产生严重损害。

(二)预后和预防

临床前期如不予治疗,其中40%~80%的患者在5~10年内可能急性发作。长期使用毛果芸香碱不一定能有效地预防急性发作,因此对于具有虹膜膨隆、浅前房、窄房角的临床前期患者,应早期作预防性周边虹膜切除术或激光虹膜切开术。

慢性闭角型青光眼

一、概述

慢性闭角型青光眼(chronic angle-closure glaucoma,CACG),ICD-10编码为H40.203,由于房角粘连和眼压升高都是逐渐进展的,所以没有眼压急剧升高的相应症状,眼前段组织也没有明显异常。

二、诊断

(一)临床表现

本病临床症状轻微,不易引起患者的警觉,而视乳头则在高眼压的持续作用下,逐渐萎缩,形成凹陷,视野也随之发生进行性损害。本病往往只是在做常规眼科检查时,或于病程晚期患者感觉到有视野缺损时才被发现。本病慢性进展过程与原发性开角型青光眼病程相类似,但其视神经损害的发展较原发性开角型青光眼更快。

(二)辅助检查

1. 前房及房角检查 ①周边前房浅,中央前房深度略浅或接近正常,虹膜膨隆现象不明显;②房角为中等狭窄,有程度不同的虹膜周边前粘连;③如双眼不是同时发病,则对侧的"健眼"尽管眼压、眼底、视野均正常,但有房角狭窄,或可见到局限性周边虹膜前粘连。

2. 眼压检测 眼压中等度升高。

3. 视乳头检测 眼底有典型的青光眼性视乳头凹陷。

4. 视野检查 伴有不同程度的青光眼性视野缺损。

(三)诊断思路

典型的双眼房角关闭、视神经受损、视野改变、眼压升高,但患者体征及症状轻微,需考虑本病。

（四）鉴别诊断

慢性闭角型青光眼和开角型青光眼的鉴别主要依靠前房角镜检查,后者虽同样具有眼压升高,视乳头凹陷萎缩和视野缺损,但前房不浅,在眼压升高时房角也是开放的。

三、病因和发病机制

患者眼球与正常人比较,亦有前房浅、房角狭窄等解剖变异,但程度较急性闭角型青光眼轻,瞳孔阻滞现象也不如急性者明显。部分患者的房角粘连最早出现在虹膜周边部的表面突起处,可能与该处的虹膜较靠近小梁,更容易和小梁网接触有关。除了瞳孔阻滞机制外,慢性闭角型青光眼还存在其他非瞳孔阻滞机制,如周边虹膜堆积,也可以引起房角粘连。检查可鉴别以虹膜膨隆为特点的瞳孔阻滞机制和以周边虹膜堆积为特征的非瞳孔阻滞机制。导致周边虹膜逐步与小梁网发生粘连的因素可能是多方面的,而房角狭窄是一个基本条件。

四、治疗

（一）治疗原则

慢性闭角型青光眼的治疗原则是药物控制眼压后手术。由于慢性闭角型青光眼瞳孔阻滞因素不明显,周边虹膜切除术不如在急性闭角型青光眼那样有针对性。但周边虹膜切除术后,对防止长期滴用毛果芸香碱可能引起的瞳孔阻滞有帮助,在一定程度上也可防止或减慢房角的进一步粘连。因此周边虹膜切除术可用于存在瞳孔阻滞,房角粘连范围不大,单用缩瞳剂即能控制眼压的早期病例。对于非瞳孔阻滞机制性慢性闭角型青光眼,单用周边虹膜切除术往往不能阻止房角进行性关闭,应采用氩激光周边虹膜成形术,以加宽房角。对大部分房角已有广泛粘连,单用缩瞳剂眼压不能控制,或已有明显视神经损害的慢性闭角型青光眼患者,需行滤过性手术。

（二）预后及预防

慢性闭角型青光眼患者由于早期无症状,在临床就诊时就已经达晚期,预后不理想。因此对于此类患者,应加强宣传、筛查,争取做到早发现、早治疗。

原发性开角型青光眼

一、概述

原发性开角型青光眼(primary open angle glaucoma, POAG),ICD-10 编码为 H40.100,发病隐匿,进展较慢,通常无眼部疼痛症状。但眼压波动较大或眼压水平较高时,也可出现眼胀,鼻根部酸痛,视力模糊等症状。虽然往往双眼发病,但病情严重程度可能不完全一样。由于患者中心视力直到晚期才下降,在患者出现症状时,视野损害已相当严重,可有行动不便和夜盲。

二、诊断

（一）临床表现

开角型青光眼早期表现为眼压的不稳定性,眼压昼夜及季节波动幅度增大。随着病情进展,眼压水平逐渐提高,多在中等水平,一般不超过 60mmHg。原发性开角型青光眼前房深度正常或较深,虹膜平坦,眼前节"安静",房角为开角,一般为宽角,且在眼压升高时房角不关闭,无发育性房角异常。

（二）辅助检查

1. 房角检查　前房角为开角(图 15-8-3)。

2. 眼压检测　开角型青光眼的早期眼压可呈波动性升高,随着病情发展,眼压会逐渐上升。最好做 24 小时动态眼压监测。若眼压多次测量均高于统计学正常上限,房角开放,虽不进行治疗,多年随访均无可检测出的视乳头和视野损害,临床上称为高眼压症。在 40 岁以上的人群中,约有 4% ~ 10% 左右的个体眼压超过21mmHg。大多数高眼压症经过长期随访,并不会出现视乳头和视野损害,仅有大约10%的个体可能发展成青光眼。高眼压症的诊断仅依靠单一眼压指标,所以测量眼压时应该充分考虑测量误差。眼压测量值受到多重因素影响,中央角膜厚度(central corneal thickness,CCT)是眼压测量的主要误差因素。若CCT比正常厚70μm,测得眼压值就高于实际值约5mmHg;若CCT比正常值薄70μm,测得眼压值就低于实际值约5mmHg。中国人的CCT平均值为541~544μm。所以在可疑高眼压症患者中,还应测量其CCT值。对高眼压症患者是否进行治疗,目前意见尚不统一。一般认为患者需要定期随访眼底视乳头、视网膜神经纤维层厚度和视野。眼压>25mmHg且中央角膜厚度≤555μm者具有较高的危险性,建议给予降眼压治疗。

3. 视乳头检测 主要表现为视乳头凹陷的进行性扩大和加深。早期在无赤光检眼镜检查时能发现视网膜神经纤维层缺损,表现为尖端朝向或与视乳头边缘接触的楔形缺损,局部盘沿变窄或出现切迹,最终导致C/D值(杯盘比,视杯直径与视乳头直径比值)增大,特别是垂直径方向(图15-8-4)。

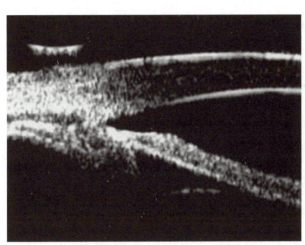 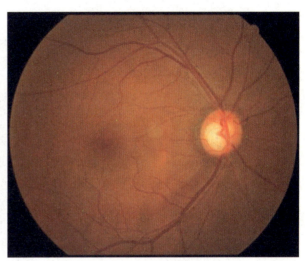

图15-8-3 开角型青光眼UBM　　　　　　　图15-8-4 开角型青光眼杯盘比增大

视乳头的大小对于评价青光眼性视神经病变非常重要。视乳头大小与视杯、盘沿大小相关:视乳头越大,视杯和盘沿就越大,所以大的视杯伴有大视乳头可以是正常的。正常的C/D值大多不超过0.4,两眼的C/D差值不超过0.2。注意盘沿的形态改变,正常视乳头的盘沿宽度一般遵循"ISNT"规律。即下方(inferior)最宽,上方(superior)、鼻侧(nasal)次之,颞侧(temporal)最窄。定期随访,发现视乳头盘沿选择性丢失更有早期诊断意义。在视乳头凹陷明显改变之前,细致的检查如发现有视网膜神经纤维层缺损,相应处的视乳头盘沿变窄,特别是颞上、颞下象限处,均是青光眼视神经损害的特征。这些形态学的改变可以早于比较敏感的阈值视野检测出现异常之前,具有早期诊断价值。其他眼底表现还可以是视乳头表面或其周围的小线状出血灶。

4. 视野检查 青光眼特征性视野缺损是原发性开角型青光眼的重要诊断依据,也是病情评估的重要指标。目前临床应用的各种视野检查不够敏感,无法发现早期青光眼。且由于视野检查为主观检查,可受多种因素影响,有时可靠性欠佳。因此,分析结果时应加以考虑,并综合眼压、眼底的状况来作出判断。视网膜受损的神经纤维束决定了青光眼视野缺损的形态。常见的青光眼视野缺损包括:普遍的敏感度下降,旁中心暗点、弓型暗点、鼻侧阶梯及颞侧楔形缺损。旁中心暗点和鼻侧阶梯为典型早期视野缺损,旁中心暗点多见于5~25°范围内,生理盲点的上、下方。随病情进展,旁中心暗点逐渐扩大和加深,多个暗点相互融形成弓形暗点,同时周边视野亦向心性缩小。开角型青光眼晚期,视野开始进行性向心性缩小,最后可仅剩中央部5°的一小块视野,称管状视野。管状视野可保留较好的中心视力。可最终在颞侧留下一小片岛状视野,称视岛(图15-8-5)。视野的进一步缩小或丧失,就导致完全失明。

临床上青光眼的视野检查策略是早期病例以做静态阈值视野为主,而晚期由于视功能损害严重,对静态光标不敏感,以做动态视野检测为好。在原发性开角型青光眼,视乳头对眼压的耐受性低,即使眼压在正常范围,视功能损害可能继续,所以需定期检查眼底和视野。

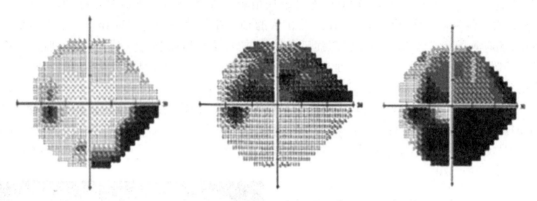

图 15-8-5　开角型青光眼视野缺损

(三) 诊断思路

眼压升高、视乳头损害、视野缺损三大诊断指标,如其中二项为阳性,房角检查为开角,房角镜检查一般看不到房角结构明显异常,诊断即可成立。

根据《我国原发性青光眼诊断和治疗专家共识2014》,POAG 分为 3 类。①高眼压型:病理性高眼压(眼压峰值超过 21mmHg),眼底有青光眼的特征性损害(视网膜神经纤维层缺损或视乳头形态改变)和(或)视野出现青光眼性损害,房角开放,并排除引起眼压升高的其他因素;②正常眼压型:24h 眼压峰值不超过正常值上限(眼压<21mmHg),眼底有青光眼的特征性损害(视网膜神经纤维层缺损或视乳头改变)和(或)视野出现青光眼性损害,房角开放,并排除其他疾病引起的眼底及视野变化,诊断为正常眼压型青光眼;③高眼压症:眼压多次测量超过正常上限,但未发现青光眼性视网膜神经纤维层缺损和(或)视野的损害,房角为宽角,并排除了继发性青光眼或较厚角膜、检测技术等其他因素导致的假性高眼压,可诊断为高眼压症,但要定期随访眼底视乳头、视网膜神经纤维层厚度和视野。眼压>25mmHg 且中央角膜厚度≤555μm 者具有较高的危险性,建议给予降眼压治疗。

(四) 鉴别诊断

原发性开角型青光眼除了与慢性闭角型青光眼鉴别外,还需与继发性开角型青光眼相鉴别。通过详细病史询问及眼部检查通常可以加以区别。

三、病因及发病机理

青光眼属于一种神经变性性疾病。青光眼患者急性或慢性神经节细胞损害所致的神经节细胞凋亡及轴突的变性,从而导致视功能进行性丧失为其主要病因。青光眼视神经损害的机制主要为机械学说和缺血学说。机械学说强调视神经纤维直接受压,轴浆流中断的重要性;缺血学说则强调视神经供血不足,对眼压耐受性降低的重要性。目前一般认为青光眼视神经损害的机制很可能为机械压迫和缺血的合并作用。视神经血管自动调节功能紊乱也是青光眼视神经损害的原因之一。正常眼压存在一定波动性,视神经血管根据眼压的高低,通过增加或减少自身张力以维持恒定的血液供应。如血管自动调节功能减退,当眼压升高时,血管不能自动调节,视神经血液供应可明显减少,以致造成病理性损害。

不同于闭角型青光眼房水引流受阻于瞳孔和(或)小梁前的房角处,开角型青光眼的前房角外观正常并且是开放的,其眼压升高是小梁途径的房水外流排出系统发生病变、房水流出阻力增加所致。主要学说有:①小梁组织局部的病变:小梁内皮细胞活性改变,细胞密度降低,胶原变性,近小管组织的细胞外基质异常,Schlemm 管壁的内皮细胞异常;②小梁后阻滞:小梁组织后的 schlemm 管到集液管和房水

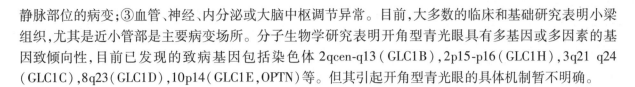

静脉部位的病变;③血管、神经、内分泌或大脑中枢调节异常。目前,大多数的临床和基础研究表明小梁组织,尤其是近小管部是主要病变场所。分子生物学研究表明开角型青光眼具有多基因或多因素的基因致倾向性,目前已发现的致病基因包括染色体 2qcen-q13(GLC1B),2p15-p16(GLC1H),3q21 q24(GLC1C),8q23(GLC1D),10p14(GLC1E,OPTN)等。但其引起开角型青光眼的具体机制暂不明确。

四、治疗

(一)治疗原则

根据患者的眼压、视野和眼底损害程度,结合医院条件和医师的经验,可选择药物、激光和滤过性手术给予降低眼压治疗。降低眼压治疗时,应尽可能为患者设定个体化目标眼压。①药物治疗:前列腺素衍生物可作为 POAG 一线用药。肾上腺素能受体阻滞剂,肾上腺素能受体激动剂,局部碳酸酐酶抑制剂,以及拟胆碱能类药物都可做为 POAG 的药物治疗。根据患者目标眼压的需要,选择单一或者联合药物治疗。若单独用药不能达到目标眼压,可联合不同作用机制的药物治疗。两种药物滴眼应间隔 5 分钟以上。滴药后压迫泪囊区或闭合眼睑 1~2 分钟有助于维持局部药物浓度并减少全身吸收;②激光治疗:如药物治疗不理想,可试用氩激光小梁成形术(ALT)。选择性激光小梁成形术可作为部分开角型青光眼患者的首选治疗;③手术治疗:对药物或激光治疗不能控制病情进展、或不能耐受药物治疗的患者,应考虑滤过性手术治疗。手术方式包括小梁切除术、非穿透性小梁切除术、青光眼引流装置植入术、睫状体光凝术等手术方式。

(二)预后和预防

预后与多种因素有关,例如视神经受损程度、眼压高度、视乳头组织的易损性、全身血管性疾病、患者对治疗的配合以及治疗是否及时。绝大多数病例控制眼压可使病情稳定或减缓其过程,但需终身定期就诊观察。

继发性青光眼

与原发性青光眼不同,继发性青光眼(secondary glaucoma),ICD-10 编码为 H40.507,是由于某些眼病、眼部外伤、全身疾病或药物的不合理应用等明确病因,导致房水质和量发生改变,或者干扰了正常房水循环及引流通路,从而引起眼压增高的一组青光眼疾病。由于病因不一,继发性青光眼的种类繁多,目前尚无统一的分类方法,根据高眼压状态下房角是开放或关闭,可分为开角型和闭角型两类。根据病因不同,临床上常见的继发性青光眼类型有:炎症相关性青光眼、眼外伤相关性青光眼、晶状体相关性青光眼、新生血管性青光眼、虹膜角膜内皮综合征、皮质类固醇性青光眼,还包括眼部手术及眼部占位性病变等所致青光眼。

炎症相关性青光眼

一、概述

多种累及眼部的炎症均可导致青光眼的发生,如葡萄膜炎、角膜炎、巩膜炎等,其中以虹膜睫状体炎性青光眼最常见;其他特殊类型如青光眼睫状体炎综合征。

二、诊断

(一)临床表现

1. 虹膜睫状体炎性青光眼 ICD-10 编码为 H40.401,临床表现多较典型,除眼压升高外,眼前节多可发现急、慢性虹膜睫状体炎体征。当继发于急性虹膜睫状体炎时,前房可见明显的炎性细胞或渗出物;而继发于慢性或陈旧性虹膜睫状体炎时,患者可有虹膜脱色素、虹膜萎缩等体征,重者可出现瞳孔后粘连和虹膜膨隆现象。

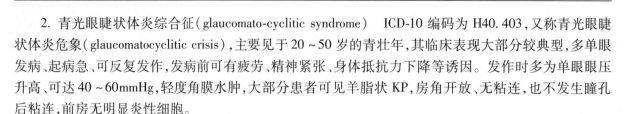

2. 青光眼睫状体炎综合征(glaucomato-cyclitic syndrome)　ICD-10 编码为 H40.403,又称青光眼睫状体炎危象(glaucomatocyclitic crisis),主要见于 20～50 岁的青壮年,其临床表现大部分较典型,多单眼发病、起病急、可反复发作,发病前可有疲劳、精神紧张、身体抵抗力下降等诱因。发作时多为单眼眼压升高、可达 40～60mmHg,轻度角膜水肿,大部分患者可见羊脂状 KP,房角开放、无粘连,也不发生瞳孔后粘连,前房无明显炎性细胞。

(二) 实验室和辅助检查

房角镜检查在虹膜睫状体炎性青光眼常可见房角粘连或房角色素加深,而在青光眼睫状体炎综合征常无异常发现。UBM 检查在虹膜睫状体炎继发的闭角型青光眼可见明显的房角狭窄或关闭。

除眼科特殊检查外,寻找引起眼部炎症病因显得尤为重要,因此还需完善相关血液生化、各项免疫指标及相关部位 X 线或 CT 检查,重点可参考葡萄膜炎章节。

(三) 诊断思路

当患者眼压升高同时合并有 KP、前房浮游细胞、瞳孔粘连、周边虹膜粘连等常见虹膜睫状体炎体征时,应考虑炎症相关性青光眼,需详细询问病史,完善全身及眼局部检查,找到病因,以协助诊疗。

(四) 鉴别诊断

结合虹膜睫状体炎发作病史、体征,虹膜膨隆、瞳孔粘连或闭锁、房角粘连等体征,诊断虹膜睫状体炎性青光眼较容易;而青光眼睫状体炎综合征根据患眼发病时眼压升高,但症状与炎性体征并不严重的典型临床表现,及典型羊脂状 KP 体征等,诊断也不难。

炎症继发性青光眼诊断并不困难,诊断难点在于对引起青光眼的虹膜睫状体炎的病因如何进行鉴别,详情可参考葡萄膜炎章节。

三、病因和发病机制

1. 虹膜睫状体炎性青光眼　可分为开角型和闭角型两种。继发性开角型青光眼的发生多是由于急性炎症时小梁组织水肿、各种炎性渗出物或炎性细胞阻塞小梁网以及前列腺素介导所致。继发性闭角型青光眼的发生则可能是由于炎症导致周边虹膜前粘连,也可能是由于虹膜后粘连发生瞳孔闭锁或膜闭时阻断了前后房的房水交通、引起瞳孔阻滞、虹膜膨隆,加重或促使周边虹膜前粘连,促使房角关闭所致。

2. 青光眼睫状体炎综合征　以非肉芽肿性睫状体炎伴明显眼压升高为特征,发生机制不明。发作期内房水中前列腺素 E 的浓度较高,间歇期又恢复正常,认为可能是前列腺素介导的炎症反应。近年来对发作期的房水检测中发现该病可能与病毒感染密切相关。

四、治疗

1. 虹膜睫状体炎性青光眼　对于急性炎症合并高眼压时,应以皮质类固醇(局部和全身)应用控制炎症为主,充分扩瞳防止瞳孔后粘连,配合降眼压药物治疗,眼压多能得到良好控制。如果瞳孔后粘连未得到及时控制而造成瞳孔阻滞,而虹膜膨隆时间不长,可以试行激光虹膜切除术,沟通前后房,防止周边虹膜前粘连和小梁网永久性损害。慢性虹膜睫状体炎尤其需要系统、规范的抗炎治疗,同时注意继发性青光眼的随访。陈旧性虹膜睫状体炎合并青光眼时,多需行滤过性手术治疗。施行滤过性手术时需加用适量的抗代谢药,手术前后应给予适量的皮质类固醇治疗,以防手术干扰引起虹膜炎症的活动。

2. 青光眼睫状体炎综合征　本病具有自限性、发作数天内能自行缓解,大多数预后较好。在急性发作时,除控制眼压外,还需皮质类固醇点眼控制炎症,但使用时间不应过长,避免继发眼压升高发生药物性青光眼,也可使用非甾体药物来控制炎症。部分顽固病例到病程后期可呈开角型青光眼的表现,即使在间歇期眼压也升高,视神经和视功能受到损害、视野缺损,此时可施行滤过性手术控制眼压。

眼外伤相关性青光眼

一、概述

继发青光眼的常见眼外伤包括眼部钝挫伤、化学性物质损伤。其中以眼部钝挫伤引起青光眼最常见,主要有眼内出血、房角后退。化学物质损伤所致青光眼详见眼外伤章节。

二、诊断

(一)临床表现

1. 眼内出血 前房积血最常见,玻璃体积血次之。根据出血量的多少,视力均会有不同程度的下降,眼压升高时有眼胀痛、同侧头痛等症状。前房积血所引起的眼压升高多为暂时性的,与积血量的多少有关,多在伤后早期出现,检眼前房有血性细胞或血性液平,可同时合并其他眼外伤体征。玻璃体积血检眼可见玻璃体腔血性混浊。

2. 房角后退 在外伤引起房角后退早期,眼压多在正常范围内甚至降低,眼压升高多发生伤后数月至数年小梁网瘢痕修复后,眼压缓慢升高,临床表现与 POAG 相似,称为房角后退性青光眼,多见于房角后退范围≥180°的患眼。

(二)实验室和辅助检查

房角镜或 UBM 检查可提示不同程度的房角损伤、是否合并虹膜根部离断等。B 超检查可辅助诊断不能直视的玻璃体积血。

(三)诊断思路

患者眼压升高合并眼部外伤病史时,需考虑眼外伤相关性青光眼,检眼时需注重房角检查。

三、病因和发病机制

眼部钝挫伤发生青光眼的主要原因有眼内出血、房角后退、眼内炎症及房角粘连等。

1. 眼内出血 前房积血所引起的眼压升高多为暂时性的,与积血量的多少有关,多在伤后早期出现,发生原因是红细胞等血液成分机械性阻塞小梁网。除红细胞机械性阻塞小梁网引起青光眼发生外,还有变性的红细胞或者吞噬了血红蛋白的巨噬细胞也可阻塞小梁网引起青光眼的发生,分别称为血影细胞性青光眼(ghost cells glaucoma)和溶血性青光眼(hemolytic glaucoma);除机械性阻塞小梁网引起眼压升高外,在长期眼内出血的患者中,血红蛋白中铁离子释出可造成小梁组织铁锈症,使小梁组织变性失去引流作用,所致青光眼称为血黄素性青光眼(hemosiderotic glaucoma)。

2. 房角后退 在外伤早期,由于睫状体炎症致房水分泌减少,以及受伤小梁网或睫状体脱离区引流增加,眼压多在正常范围内甚至降低。伤后数月至数年后,由于小梁组织损伤后瘢痕修复阻碍了房水外流,发生慢性眼压升高。

3. 其他原因 钝挫性眼外伤也可造成晶状体和玻璃体解剖位置异常,或葡萄膜炎症等引起继发性青光眼而临床上往往是上述多种因素共同作用所致。

四、治疗

前房积血治疗上需限制活动以减少再出血,药物治疗促进积血吸收和降低眼压。若药物眼压控制不佳、前房积血较多,可行前房穿刺冲洗,眼压多可得到控制。血影细胞性青光眼和溶血性青光眼随眼内出血的吸收,眼压可逐渐降至正常,因此首选药物治疗控制眼压,少数药物不能控制者可行前房冲洗术,减轻小梁网阻塞情况。血黄素性青光眼虽然比较少见,但由于小梁功能已丧失,治疗上需行滤过手术控制眼压。房角后退所引起的青光眼通常较难用药物控制,需行滤过性手术治疗。

晶状体相关性青光眼

一、概述

晶状体自身物质的异常暴露和晶状体位置的异常都可引起晶状体性青光眼的发生,常见情况有:晶状体溶解性青光眼、晶状体皮质性青光眼、晶状体膨胀及晶状体脱位性青光眼。

二、诊断

(一)临床表现

1. 晶状体溶解性青光眼(phacolytic glaucoma) ICD-10 编码为 H40.505,出现在成熟期或过熟期白内障,发病时表现为眼压急性升高,眼红、眼痛、角膜水肿,视力变化因本身白内障严重至视力低下而不明显。眼部检查时可发现明显的房水闪辉,白色颗粒样物或结晶样颗粒,晶状体囊膜皱缩、核下沉等表现。

2. 晶状体皮质性青光眼(lens particle glaucoma) 发生在晶状体囊膜受损后,患眼常有明显红痛症状,眼压急性升高,检眼房水中可发现晶状体皮质、囊膜碎片及炎性细胞,严重时伴有假性前房积脓。

3. 晶状体膨胀所致青光眼 晶状体膨胀引起前房变浅、房角关闭,产生类似闭角型青光眼的临床表现。

4. 晶状体脱位性青光眼(dislocated lens,ectopia lentis) ICD-10 编码为 H40.504,晶状体脱位多见于眼钝挫伤和马凡综合征。晶状体可以是不全脱位或全脱位,也可是脱位到前房或玻璃体腔。晶状体全脱位至玻璃体腔或不全脱位的患者中,瞳孔区可见玻璃体疝,当发生瞳孔阻滞、继发急性房角关闭时,则呈急性眼压升高、类似急性闭角型青光眼发作。

(二)实验室和辅助检查

由于晶状体相关性青光眼与晶状体自身物质暴露或位置异常有关,因此除裂隙灯显微镜直接观察之外,UBM、眼部 B 超、眼部 CT 等检查有着重要辅助作用,可协助判断房角或玻璃体腔中是否有晶状体物质暴露,以及脱位晶状体的范围、方位。

(三)诊断思路

患者眼压升高合并有浅前房、成熟或过熟期白内障、晶状体位置异常或晶状体自身物质暴露时,需考虑晶状体相关性青光眼诊断,检眼时需仔细检查前房有无变浅、有无结晶样物质或晶状体囊膜、皮质残留等,注意晶状体有无膨胀、位置有无异常。

(四)鉴别诊断

结合检眼所见过熟或成熟的晶状体、前房晶状体皮质、晶状体膨隆引起前房变浅、晶状体脱位等体征,诊断多较容易。

三、病因和发病机制

1. 晶状体溶解性青光眼 晶状体溶解性青光眼为过熟或成熟的白内障皮质液化并漏入前房,吞噬了晶状体蛋白的巨噬细胞以及大分子量的晶状体蛋白本身均可阻塞小梁网,使房水外流通道受阻,导致眼压升高。

2. 晶状体皮质性青光眼 在晶状体囊膜受损后,如白内障手术、晶状体外伤或激光后囊截开后,晶状体皮质、囊膜碎片等阻塞小梁网房水外流通道所致。

3. 晶状体膨胀所致青光眼 晶状体膨胀可引起前房变浅、房角关闭而发生闭角型青光眼。详细可参考急性闭角型青光眼。

4. 晶状体脱位性青光眼 不管是全脱位还是半脱位都可引起青光眼的发生。当晶状体全脱位至前房时,可发生瞳孔阻滞、小梁组织损伤、角膜内皮受损,其发生青光眼的几率几乎是 100%。晶状体发生不全脱位时,可向前移、也可向后移,造成部分前房变浅、房角关闭。晶状体全脱位和不全脱位均可出现玻璃体疝,当发生瞳孔阻滞时可导致急性房角关闭,引起急性眼压升高。甚至进一步引起睫状环阻滞、房水逆流至玻璃体腔引发恶性青光眼。

四、治疗

1. 晶状体溶解性青光眼　治疗上需给以激素类眼液控制炎性反应,同时降眼压药物治疗,并行白内障摘除手术去除病因。

2. 晶状体皮质性青光眼　治疗上首先给以药物降眼压,同时给予睫状肌麻痹剂和激素类眼液控制炎性反应。若药物治疗不能很快控制眼压,或前房中晶状体物质较多,则应及时行手术冲洗,一般均可使眼压控制而无需行抗青光眼手术。

3. 晶状体膨胀所致青光眼　治疗原则为晶状体摘除术,可同时联合房角分离术,可良好控制眼压及病情发展。若房角粘连范围广泛,单纯行白内障手术无法开放房角,则需考虑行白内障青光眼联合手术。

4. 晶状体脱位性青光眼　当晶状体全脱位至前房时,除引起眼压升高外,还可对角膜内皮造成损伤,因此应当及时手术摘除晶状体。诱发闭角型青光眼,甚至引发恶性青光眼时,此时的处理方式与原发性闭角型青光眼有所不同,应当采用阿托品扩瞳及麻痹睫状肌治疗,同时考虑行手术治疗。当晶状体脱位至玻璃体腔合并眼压升高时,以往多采用药物控制眼压并观察,而目前随着玻璃体切割手术的进步,以及晶状体脱位于玻璃体腔潜在的引起视网膜脱离、葡萄膜炎等并发症风险,多建议行玻璃体切割联合晶状体切割手术。

白内障或晶状体脱位时如果有手术指针应尽早手术可基本预防晶状体相关性青光眼。

新生血管性青光眼

一、概述

新生血管性青光眼(neovascular glaucoma),ICD-10 编码为 H40.501,是一种以虹膜和房角新生血管为特征的青光眼。主要继发于广泛性视网膜缺血,其中以视网膜静脉阻塞和糖尿病视网膜病变最为常见,可单眼、也可双眼发生,双眼发病时几乎均为糖尿病视网膜病变所致。

二、诊断

(一) 临床表现

患者眼压多呈逐渐升高趋势,早期可无明显眼红、眼痛、畏光、流泪等症状,视力下降多因同时合并眼底病变本身视力较差而并不明显,中后期眼压较高时患者眼痛合并同侧头痛症状明显。眼科检查时即使眼压较高、角膜雾状水肿并不像急性闭角型青光眼时那么明显,典型病例可在虹膜表面发现新生血管,房角未关闭时亦可发现新生血管,同时还可发现瞳孔领色素外翻、瞳孔固定扩大等体征。

(二) 实验室和辅助检查

通过房角镜检查可以发现房角的新生血管有助于诊断不能直接发现虹膜新生血管的新生血管性青光眼,FFA 检查发现视网膜无灌注区或新生血管对诊断具有重要意义。

(三) 诊断思路

患者眼压升高合并虹膜或房角新生血管时,诊断新生血管性青光眼多无异议,但同时还需详细询问病史及完善眼部检查,找到引起新生血管形成原因。

(四) 鉴别诊断

患者多有眼部缺血病变,虹膜或房角发现新生血管时诊断即可明确,当虹膜及房角新生血管不明显、周边房角关闭时,应当注意鉴别诊断,此时引起眼压升高的病因对于诊断显得尤为重要,应仔细寻找病因,与其他各种类型的原发性及继发性青光眼进行鉴别。

三、病因和发病机制

当存在缺血性眼病时,血管形成的刺激因子和抑制因子平衡失控,导致新生血管生长。在病程早期,房角新生血管伴有的纤维组织膜可阻塞小梁网引起开角型青光眼,而随着病情发展,后期纤维血管膜收缩,形成周边前粘连、使房角关闭。

四、治疗

新生血管性青光眼治疗棘手,单纯药物降眼压效果不理想,需针对病因进行治疗,解决视网膜缺氧问题。全视网膜光凝或冷凝手术可使新生血管退化,而新近发展起来的玻璃体腔注射抗 VEGF 药物也可有效抑制新生血管生长,促进虹膜和房角新生血管消退,部分早期患者眼压可以得到控制,而大部分患者还需联合行抗青光眼手术,常规的小梁切除滤过手术失败率高,而房水引流装置植入术为首选。若上述方法均不能有效控制眼压,则可考虑睫状体破坏手术减少房水生成来控制眼压。

当发现存在视网膜缺血病变时,应当及时给以包括视网膜激光光凝、玻璃体腔注射抗 VEGF 药物等治疗,阻止新生血管的生长,是预防新生血管性青光眼发生的关键。

虹膜角膜内皮综合征

一、概述

虹膜角膜内皮综合征(iridocorneal endothelial syndrome),ICD-10 编码为 H21.803,即 ICE 综合征,是以角膜内皮病变为主,并伴有不同程度的前房角和虹膜表面内皮化,继发性青光眼的一组疾病,临床上根据病变特点将其主要分为原发性或进行性虹膜萎缩(essential or progressive iris atrophy)、Chandler 综合征和虹膜痣综合征(Cogan-Reese syndrome)三个大类。

二、诊断

(一)临床表现

ICE 综合征多见于中青年女性,常单眼发病,主要表现为角膜内皮异常、进行性虹膜基质萎缩、广泛的周边虹膜前粘连、房角关闭及继发性青光眼(图 15-8-6)。在 ICE 综合征中 Chandler 综合征约占 1/2,原发性虹膜萎缩和 Cogan-Reese 综合征约各占 1/4,原发性虹膜萎缩和 Cogan-Reese 综合征伴发的青光眼程度较重。

(二)实验室和辅助检查

角膜内皮镜检查角膜内皮细胞数量及形态是否有改变,UBM 及房角镜检查可发现周边虹膜有无粘连、房角是否关闭,对于协助诊断有一定帮助。视野、VEP 和 OCT 检查可了解视功能情况,协助判断病情。

(三)诊断思路

当眼压升高同时合并有角膜内皮异常、虹膜基质广泛萎缩、周边虹膜粘连及房角关闭等体征时,需考虑 ICE 综合征诊断。

(四)鉴别诊断

中青年女性患者,主要结合角膜内皮病变、进行性虹膜基质萎缩、广泛的周边虹膜前

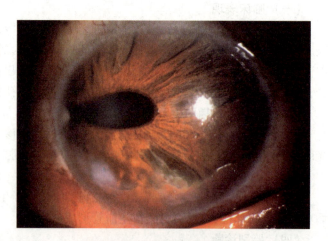

图 15-8-6 虹膜角膜内皮综合征

粘连、房角关闭及继发性眼压升高,并根据各自的特点进行分类诊断。还应当与一些合并了角膜及虹膜病的青光眼进行鉴别诊断,如 Fuchs 角膜内皮上皮营养不良、后部多形性营养不良、Axenfled-Rieger 综合

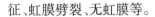

征、虹膜劈裂、无虹膜等。

三、病因和发病机制

虹膜角膜内皮综合征病因不清,可能与获得性的炎症或病毒感染有关。病变以角膜内皮为主,前房角和虹膜表面不同程度的内皮化,组织病理显示角膜内皮细胞异常是最根本的改变,房角内见到一层细胞样膜,延续到虹膜前表面。

四、治疗

本病治疗上多以保守治疗为主。早期多采用药物控制眼压,若眼压不能控制可考虑滤过性手术,但一般的小梁切除手术因细胞样膜可长入滤过通道堵塞而失败,可考虑选用青光眼引流装置植入术,效果可能更佳。

皮质类固醇性青光眼

一、概述

皮质类固醇性青光眼(corticosteroid-induced glaucoma),ICD-10 编码为 H40.60001,临床上多称为激素性青光眼,是由于眼局部或全身应用皮质类固醇药物而继发青光眼发生。

二、诊断

(一)临床表现

眼压升高可在使用皮质类固醇后的数天、数月或数年后,临床表现与开角型青光眼极为相似。如为全身使用或双眼应用皮质类固醇,则常见双眼眼压升高;如为单眼应用,则常为用药眼的眼压升高。长期眼压升高可引起青光眼视野缺损,而短期应用大部分患者停用药物后眼压可降至正常。长期使用皮质类固醇的患者可能同时伴有晶状体后囊膜下皮质的混浊。

(二)实验室和辅助检查

视野、OCT 等检查可评估视神经受损或受损程度;UBM 和房角镜检查,详细了解房角情况,排除是否存在引起眼压升高其他因素。

(三)诊断思路

当眼压升高出现在使用皮质类固醇药物后,在排除其他原因所致青光眼时,结合停药后眼压降低,应考虑激素性青光眼诊断。

(四)鉴别诊断

对短暂使用皮质类固醇而发生青光眼的患者,需与原发性开角型青光眼仔细鉴别。

三、病因和发病机制

是由于眼局部或全身应用皮质类固醇药物,小梁网功能和细胞外基质发生改变,房水外流阻力增加从而继发青光眼发生。

四、治疗

当发现眼压升高时,首先停用皮质类固醇药物,多数病例眼压逐步下降。如果小梁功能部分损害,则需加用降眼压药治疗,一些患者在足够长的药物治疗过程中小梁功能可逐步恢复。如果药物也不能控制眼压,且已有严重视功能损害,或原发疾病不能停用皮质类固醇药物治疗时,则需施行滤过性手术控制眼压。

皮质类固醇性青光多数可以预防,对可疑青光眼、或有青光眼家族史的个体应尽量避免长期应用皮质类固醇性药物,对病情需要长期应用皮质类固醇性药物的患者应当密切观察眼压。

发育性青光眼

一、概述

发育性青光眼(development glaucoma),ICD-10 编码为 Q15.000,是胚胎及发育期眼球房角发育异常所引起的青光眼。发育性青光眼分为婴幼儿型青光眼和青少年型青光眼。婴幼儿型青光眼(infantile glaucoma),ICD-10 编码为 Q15.004,是一种先天遗传性小梁网或前房角异常,阻碍了房水流出,见于新生儿或婴幼儿时期。10% ~12%的患者有阳性家族史,而大多数属于散发病例。婴幼儿型青光眼患病率约为三万分之一,双眼累及约为75%,男性占65%。Bardell 等统计30%的患儿在出生时就有表现,80%以上的病例在 1 岁内得到确诊。此型青光眼以男性为多见,70%为双眼性。此病遗传方式复杂,患者可表现为常染色体隐性遗传,常染色体显性遗传,或呈多基因遗传疾病表现。青少年型青光眼(juvenile glaucoma),ICD-10 编码为 Q15.005,又名发育性青光眼,是指 3 岁以后至成人早期发病的先天性青光眼。

二、诊断

(一) 临床表现

婴幼儿型青光眼常具有典型的临床症状及体征。①畏光、流泪、眼睑痉挛:是本病三大特征性症状。畏光和流泪是由于角膜水肿,强光下患儿面部隐藏在母亲怀中。新生儿或婴幼儿出现这些症状时,应作进一步检查。此三联症的出现可先于角膜增大、眼球增大、后弹力层破裂。②眼球增大:由于新生儿眼球的角膜和巩膜硬度小,在眼压增高的情况下,会造成眼球扩展。生后第一年角膜横径超过12mm(正常婴儿角膜横径一般不超过10.5mm)应高度怀疑婴幼儿型青光眼。眼压升高后,常常出现角膜水肿,轻者呈雾状水肿,毛玻璃样混浊或无光泽,重者角膜呈瓷白色。角膜扩展可造成后弹力层膜破裂,房水经过破裂处渗入,引起角膜局部水肿。典型表现为角膜深层水平或同心圆分布的条纹状混浊(Haab 条纹)。眼压下降后,角膜可恢复透明,但反复损害可遗留不同程度的角膜混浊。巩膜也会因眼压增高而扩张,由于巩膜变薄,显露巩膜下方脉络膜的颜色,外观呈现蓝色。眼球扩大后,即使眼压恢复正常,眼球也不会恢复正常大小。由于眼球轴性增长,会出现近视及散光。③视神经乳头凹陷:正常婴幼儿视乳头为粉红色,生理杯小而双眼对称。视乳头凹陷在婴儿患者中早期迅速发生,且在眼压正常后,可能出现逆转,这与成人青光眼有很大不同。

青少年型青光眼早期一般无自觉症状,不易发现。发展至一定程度时可出现虹视、眼胀、头痛甚至恶心症状。由于 3 岁以后眼球壁组织弹性减弱,眼压增高通常不引起畏光流泪、角膜增大等症状和体征,眼压增高后眼球及角膜外观仍正常,但部分病例的近视可因虹膜持续性伸展而增加。房角一般呈宽角,虹膜附着位置较高,也可有较多的虹膜突或小梁色素沉着。

(二) 辅助检查

如果患儿眼压不能控制,患儿将失明,故早期诊断非常关键。出现三联征应高度怀疑青光眼,其他重要的病史包括家族史,妊娠期间有无感染史记出生史。眼压测量、房角检查及眼底检查常需要在全身麻醉下进行。原发性婴幼儿型青光眼的眼压一般在 30 ~50mmHg,甚至更高。需注意所有麻醉剂均可影响眼压,但程度不一。因此在评估婴幼儿眼压测量值时应考虑麻醉剂和镇静剂因素。角膜检查包括角膜直径、水肿程度及后弹力层破裂的情况。房角检查时,由于角膜扩展,原发性婴幼儿青光眼常常具有特征性深前房,房角形态与正常婴儿相似,但可能发现虹膜附着靠前,小梁表面呈半透明外观等。正常婴儿 C/D 值偏小且双眼对称,故 1 岁以内婴儿的眼底检查中若发现 C/D 大于 0.3,需引起高度警惕。当眼压下降后,1 岁以内婴儿 C/D 将很快减小,故视乳头改变能为诊断和随访患儿提供良好的依据。超声波因能准确测量前房、后房的扩大和眼球横径,也可作为诊断和随访的有效辅助检查手段。

青少年型青光眼辅助检查同开角型青光眼。

（三）诊断思路

婴幼儿出现三联征应高度怀疑青光眼。

（四）鉴别诊断

需与原发性婴幼儿青光眼鉴别的疾病有几种,主要是因为这些疾病有部分症状与本病类似,但不会同时出现三联征,眼球扩大及视乳头异常等全部特征。婴儿鼻泪管阻塞、睑内翻倒睫、角膜炎会出现流泪症状。先天性大角膜角膜透明,无眼压升高、视乳头异常。产伤可导致角膜后弹力层膜破裂,出现角膜水肿,患儿多有产钳助产史,角膜条纹多为垂直或斜行分布,角膜不扩大,眼压低。先天性遗传性角膜内皮营养不良的特点是双眼角膜水肿,但角膜大小正常,无眼压升高。

青少年型青光眼与原发性开角型青光眼相似,且临床上难以区分,所以在我国青光眼分类标准中将30岁以前的开角型青光眼归入青少年型青光眼。

三、病因及发病机制

婴幼儿型青光眼眼压升高的机制是由于房角结构发育异常,但精确的异常位置及产生这些异常的原因目前并未充分阐明。Barkan认为前房角覆盖一层无渗透的薄膜,阻碍房水流出,但组织病理学一直无法找到足够的证据。基于对原发性婴幼儿型青光眼房角结构的大量研究,发现了以下的组织病理学改变:虹膜根部附着点前移,小梁网及Schlemm管结构异常,巩膜嵴未发育。

青少年型青光眼发病与遗传有关,部分常染色体显性遗传病例的致病基因已被定位于染色体1q21-31。

四、治疗

（一）治疗原则

由于药物的毒副作用,长期药物治疗的价值有限,早期手术治疗是争取较好预后的关键。房角切开术是治疗先天性青光眼的经典手术。若角膜混浊阻碍房角镜观察的病例,可行外路小梁切开术。房角切开术或小梁切开术后眼压仍控制不理想的病例,可选用滤过性手术。

青少年型青光眼可按原发性开角型青光眼的原则。药物治疗反应较差,手术效果也不理想。早期患者可先行药物治疗或试行小梁切开术或激光小梁成形术。多数患者因病情属中晚期而需作小梁切除术或其他滤过性手术。

（二）预后和预防

由于婴幼儿具有活跃的创伤愈合反应,滤过性手术术后不易防治滤过道瘢痕化。故婴幼儿型青光眼属于难治性青光眼,预后较差。因为角膜混浊本身可导致弱视,眼球扩大可引起轴性近视,而后弹力层膜破裂可产生明显散光,眼压控制后还应尽早采取适当的措施防治弱视。青少年型青光眼的早期诊断及处理都比较困难,手术预后不理想,应加强随访并探讨更为有效的治疗方法。

本节小结

本节讲解了临床常见青光眼的临床表现、诊断思路、病因及发病机理、治疗原则、预后及预防原则。重点讲授了原发性急性闭角型青光眼、原发性开角型青光眼的临床表现及处理原则。其他类型青光眼及青光眼常用药物、常见手术方式作为了解内容。

思考题

1. 简述急性闭角型青光眼的临床表现和治疗原则?

2. 原发性开角型青光眼的药物治疗方案?

3. 常见的继发性青光眼有哪些种类?

（李鸿　重庆医科大学附属第一医院,马华峰　重庆医科大学附属第二医院）

第九节　葡萄膜疾病

葡萄膜位于巩膜和视网膜之间,为眼球壁的中层,由虹膜、睫状体和脉络膜三部分组成。葡萄膜富含血管结构,提供眼球的营养;富含色素组织,能遮光保证视物成像的清晰度,但色素组织具有抗原特异性,这些特点使葡萄膜易于受到自身免疫、感染、代谢、肿瘤等因素的影响。葡萄膜病以炎症最为常见,其次为肿瘤,还有先天异常、退行性改变等。

葡　萄　膜　炎

一、概述

葡萄膜炎(uveitis)是包括葡萄膜、视网膜、视网膜血管和玻璃体的炎症。多发生于青壮年,常合并系统性自身免疫病,病情反复,可引起严重的并发症,是常见的致盲眼病。葡萄膜炎病因繁多、机制复杂,目前常用的分类方法有:

1. 根据病因分类　可将其分为感染性和非感染性两大类,前者包括细菌、真菌、螺旋体、病毒、寄生虫等所引起的感染;后者包括特发性、自身免疫性、风湿性疾病伴发的葡萄膜炎、创伤性、伪装综合征等类型。

2. 根据发病部位分类　这种分类方法是现阶段国际上通用的比较合理的分类方法,是目前常用的分类方法之一。按照炎症发生的部位分为:前葡萄膜炎(虹膜睫状体炎)、中间葡萄膜炎、后葡萄膜炎和全葡萄膜炎。此种分类还对病程进行了规定,小于 3 个月为急性,大于 3 个月为慢性。

3. 根据临床特点分类　可分为肉芽肿性和非肉芽肿性葡萄膜炎两大类。感染性和非感染性因素均可引起两种类型的炎症,并且一些类型的葡萄膜炎在疾病的不同阶段和在不同个体,即可表现为肉芽肿性又可表现为非肉芽肿性炎症。

二、诊断

(一) 临床表现

1. 前葡萄膜炎　前葡萄膜炎(anterior uveitis)包括虹膜炎、虹膜睫状体炎和前部睫状体炎三种类型,是葡萄膜炎中最常见的一种类型,占我国葡萄膜炎总数的 50% ~60%。此病多合并有风湿免疫性疾病,包括强直性脊柱炎、类风湿关节炎等。

(1) 症状:患者可出现眼痛、畏光、流泪、视物模糊,前房出现大量纤维蛋白渗出,出现黄斑和视盘水肿或发生并发性白内障和继发性青光眼时,可引起视力明显下降。

(2) 体征

1) 睫状充血:是指位于角膜缘周围的表层巩膜血管的充血,外观表现为深紫色,越靠近角膜缘充血越明显,充血的血管不随结膜移动而移动,0.1% 肾上腺素滴用后充血不消失。睫状充血是急性前葡萄膜炎的一个常见体征。

2) 角膜后沉着物(keratic precipitates,KP):炎症细胞或色素沉积于角膜后表面,被称为 KP。一般分为尘状、中等大小和羊脂状三种类型。急性炎症时可表现为尘状 KP,慢性炎症时表现为细点状或羊脂状 KP。KP 受重力和房水离心力的影响多沉积在角膜下方,呈三角形分布,尖端朝向瞳孔区。尘状KP 呈灰白色,多由白细胞组成,主要见于非肉芽肿性前葡萄膜炎;中等大小 KP 多由中性粒细胞、淋巴细胞和浆细胞组成,主要见于 Fuchs 综合征和单纯疱疹病毒性角膜炎伴发的前葡萄膜炎;羊脂状 KP 多

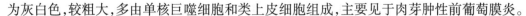

为灰白色,较粗大,多由单核巨噬细胞和类上皮细胞组成,主要见于肉芽肿性前葡萄膜炎。

3)前房闪辉:是由于虹膜血管壁的血-房水屏障功能破坏,蛋白进入房水所造成的,用裂隙灯点状光或短光带照射时,在房水的光学空间内见到灰白色的光束,即为房水闪辉,或称 Tyndall 征。急性炎症时房水闪辉明显,严重者可出现纤维素性及脓性渗出物,由于重力关系沉积在前房下部出现一液平面而形成前房积脓。前房闪辉也可出现在急性闭角型青光眼、眼钝挫伤等疾病,因此前房闪辉并不一定代表有活动性炎症。

4)虹膜改变:可出现虹膜水肿,纹理不清等改变。虹膜与晶状体前表面的纤维蛋白性渗出和增殖可使二者粘连在一起,称为虹膜后粘连;若出现广泛虹膜后粘连,房水不能由后房流向前房,导致后房压力升高,虹膜被向前推移而呈膨隆状,称为虹膜膨隆;虹膜与角膜后表面的黏附则成为虹膜前粘连或房角粘连。虹膜因炎症可出现三种结节:①Koeppe 结节:位于瞳孔缘的灰白色透明结节,常见于非肉芽肿性炎症;②Busacca 结节:位于虹膜实质内的白色或灰白色半透明结节,主要见于肉芽肿性炎症;③虹膜肉芽肿:位于虹膜实质中的单个粉红色不透明的结节,主要见于结节病所引起的葡萄膜炎。

5)瞳孔改变:炎症时因睫状肌痉挛和瞳孔括约肌的持续性收缩,可引起瞳孔缩小;虹膜部分后粘连不能拉开,散瞳后常出现多形状的瞳孔外观,如梅花状、不规则状,如虹膜发生 360°粘连,则称为瞳孔闭锁;如纤维膜覆盖整个瞳孔区,则称为瞳孔膜闭。

6)晶状体改变:前葡萄膜炎时,色素可沉积于晶状体前表面,在新鲜的虹膜后粘连被拉开时,晶状体前表面可遗留下环形色素。慢性炎症时虹膜与晶状体常有粘连。炎症反复发作或转为慢性,造成房水改变,影响晶状体代谢,可引起并发性白内障。也可能与长期点用糖皮质激素有关。主要为晶状体后囊下混浊。

7)玻璃体及眼底改变:在虹膜睫状体炎和前部睫状体炎时,前玻璃体内可出现炎症细胞,单纯虹膜炎患者的前玻璃体内一般无炎症细胞。一般眼底正常,偶尔可出现反应性黄斑囊样水肿和视盘水肿。慢性炎症时常出现玻璃体混浊。

2. 中间葡萄膜炎 中间葡萄膜炎(intermediate uveitis)是一组累及睫状体扁平部、玻璃体基底部、周边视网膜和脉络膜的炎症性和增殖性疾病。多发于 40 岁以下,男女相似,常累及双眼,可先后或同时发病。

(1)症状:发病隐匿,轻者可无症状或出现飞蚊症,重者可有视物模糊。暂时性近视,黄斑受累或出现白内障时,可有明显视力下降,少数患者可有眼红、眼痛等。

(2)体征:眼前段一般正常,少数会有 KP 或前房闪辉。玻璃体雪球状混浊最为常见,多见于下方玻璃体基底部,呈大小一致的灰白色点状混浊。睫状体扁平部伸向玻璃体中央的灰黄色球形或大块样渗出病灶,融合呈堤状遮蔽锯齿缘,成为雪堤状渗出。眼底后部可出现周边视网膜炎、视盘水肿、血管白鞘及闭塞等。

3. 后葡萄膜炎 后葡萄膜炎(posterior uveitis)是一组累及脉络膜、视网膜和玻璃体的炎症性疾病。包括脉络膜炎、视网膜炎、脉络膜视网膜炎、视网膜脉络膜炎、视网膜血管炎等。

(1)症状:主要取决于炎症的类型和损害的部位。可有眼前黑影或暗点、闪光、视物模糊或下降,合并全身性疾病者则有相应的全身症状。

(2)体征:多表现为玻璃体混浊,眼底视乳头及视网膜水肿,可有局灶性脉络膜视网膜浸润病灶,视网膜血管炎等,一般不出现眼前段改变,偶尔出现轻度前房闪辉、少量前房炎症细胞。

4. 全葡萄膜炎 全葡萄膜炎(generalized uveitis, or panuveitis)是指累及整个葡萄膜的炎症,常伴有玻璃体和视网膜的炎症。由感染因素引起的称为眼内炎(endophthalmitis)。我国常见的全葡萄膜炎主要包括 Vogt-小柳原田综合征、Behcet 病等(这些类型将在后面叙述)。

5. 几种常见的特殊葡萄膜炎

(1)眼内炎:眼内炎(endophthalmitis)是以房水和玻璃体炎症为主要特征的感染性疾病,感染源主要是外因性,由于眼球穿通伤、角膜溃疡穿孔、内眼手术等,病原体直接侵入。内因性眼内炎即转移性眼内炎,起源于体内其他部位的化脓性炎症,经血流入眼而引起,相对少见。细菌性眼内炎起病急,进展快,患眼可表现疼痛、畏光、视力严重下降。眼部检查可见球结膜混合型充血,角膜混浊水肿,前房混浊或有积脓,玻璃体混浊呈现黄色反光。真菌性眼内炎起病较迟缓,潜伏期较长,早期症状较轻,可有轻度疼痛和视力下降。随病情进展可出现前房积脓,玻璃体有灰白色黏性纤维素样渗出,最后波及视网膜,引起视力严重下降甚至丧失。

(2) Vogt-小柳原田综合征:Vogt-小柳原田综合征(Vogt-Koyanagi-Harada,VKH综合征)是以双侧肉芽肿性全葡萄膜炎为特征的疾病,常伴有脑膜刺激征、听力障碍、白癜风、毛发变白或脱落。此病有典型的临床进展过程:①前驱期(发病前约1周内),患者可有颈项强直、头痛、耳鸣、听力下降和头皮过敏等改变;②后葡萄膜炎期(发病后2周内),典型表现为双侧弥漫性脉络膜炎、脉络膜视网膜炎、视乳头炎、神经上皮浅脱离等;③前葡萄膜受累期(发病后约2周~2月),伴有渗出性视网膜脱离,并出现非肉芽肿性前葡萄膜炎的改变;④前葡萄膜炎反复发作期(约于发病2月后),典型表现为复发性肉芽肿性前葡萄膜炎,常伴有晚霞状眼底改变和眼部并发症。如及时治疗,眼底病变逐渐消退,上述四期则并非在所有患者均出现。

(3) Behcet病:Behcet病(Behcet's disease)是以复发性葡萄膜炎、口腔溃疡、皮肤损害和生殖器溃疡等多系统受累的疾病,主要病理改变是闭塞性血管炎。本病有明显的遗传背景,其中HLA-B5表达高出正常人数倍。其临床表现包括:①眼部损害,表现为反复发作的非肉芽肿性全葡萄膜炎。典型的眼底改变为视网膜炎、视网膜血管炎,后期易出现视网膜血管闭塞。常见的并发症为并发性白内障、继发性青光眼、增殖性视网膜病变和视神经萎缩等;②口腔溃疡,为多发性,反复发作,疼痛明显,一般持续1~2周;③皮肤损害,呈多形性改变,主要表现为结节性红斑、痤疮样皮疹、溃疡性皮炎、脓肿等,针刺处出现结节和疱疹是此病的特征性改变;④生殖器溃疡,为疼痛性,愈合后可遗留瘢痕;⑤关节红肿、血栓性静脉炎、神经系统损害、消化道溃疡等。

(4) 交感性眼炎(sympathetic ophthalmia):ICD-10编码为H44.103,是指发生于一眼穿通伤或内眼术后的双侧弥漫性肉芽肿性葡萄膜炎,受伤眼被称为诱发眼,另一眼则称为交感眼。本病多发于外伤或手术后2周至2月内,以全葡萄膜炎为多见。葡萄膜外伤和嵌顿几乎是所有病例的一个特征。目前考虑主要因自身免疫应答所致。交感眼的症状有轻度疼痛、畏光流泪、视物模糊、视力疲劳、调节能力下降。诱发眼的视力下降畏光明显。双眼都有睫状充血,瞳孔不规则扩大,对光反应迟钝或消失,玻璃体混浊等。交感性眼炎的症状和体征可有很大的个体差异,在病程上可以是潜伏性,逐渐发作,反复性加重和缓解,也可以是迅速发作。临床体征可表现为眼前节葡萄膜炎,或是眼后节葡萄膜炎。可伴有眼球疼痛、前房闪辉、KP、玻璃体混浊;眼后节可表现为视乳头血管炎、弥漫性视网膜水肿等。巩膜组织较少累及。

(5) Fuchs综合征:Fuchs虹膜异色性葡萄膜炎(Fuchs heterochromic uveitis)又称Fuchs综合征,是一种慢性非肉芽性虹膜睫状体炎,多单眼发病,好发于青壮年男性。本病病程缓慢,常无自觉症状,临床特征性表现为弥漫分布的白色KP、虹膜脱色素或萎缩。易并发晶状体后囊下混浊。

(6) 急性视网膜坏死综合征(acute retinal necrosis syndrome,ARNS),由疱疹病毒感染引起,表现为视网膜坏死、视网膜动脉炎、玻璃体混浊和后期视网膜脱离。多单眼受累,视力预后差。多隐匿发病,早期出现视物模糊、眼前黑影,累及黄斑区可有严重视力下降。眼前段可有轻至中度的炎症反应,易发生眼压升高。视网膜坏死病灶呈黄白色,边界清晰,早期多见于中周部,以后融合并向后极部推进。视网膜血管炎多以动脉炎为主,可伴有视网膜出血。在恢复期,坏死区常形成多个视网膜裂孔,引起视网膜脱离。

(二) 实验室和辅助检查

1. 实验室检查　针对病因进行实验室检查,血常规及生化检查有利于发现全身性病症。必要时可抽取房水或玻璃体液做细菌真菌涂片及培养等检查。此外,细胞免疫反应检测、体液免疫功能检查等均可进一步了解葡萄膜炎的发病机理,做出病因诊断。

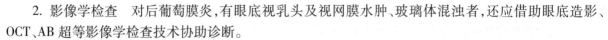

2. 影像学检查 对后葡萄膜炎,有眼底视乳头及视网膜水肿、玻璃体混浊者,还应借助眼底造影、OCT、AB 超等影像学检查技术协助诊断。

（三）诊断思路

葡萄膜炎疾病根据典型的临床表现,可作出诊断。FFA 有助于判断视网膜、视网膜血管及脉络膜色素上皮病变,而 ICGA 有助于判定脉络膜血管病变。应详细询问病史,急性前葡萄膜炎特别是询问有无骶髂关节疼痛、关节红肿,尿道炎症,消化道及呼吸道疾病,皮肤病变等;Behcet 病应注意询问口腔生殖器溃疡史,皮肤损害以及皮肤过敏反应实验阳性等;Vogt-小柳原田综合征应询问毛发情况、听力障碍、白癜风等;交感性眼炎应询问眼球穿通伤或内眼手术史对此病有重要价值,也是与 Vogt-小柳原田综合征鉴别的重要依据。

（四）鉴别诊断

1. 急性前葡萄膜炎与急性结膜炎鉴别 前者出现畏光、流泪、视力模糊,睫状充血及前房炎症反应,后者结膜囊黄白色分泌物多、明显的异物感、烧灼感,病程急性发作,检查可见眼睑不同程度肿胀,结膜充血明显。

2. 急性前葡萄膜炎与急性闭角型青光眼鉴别 后者呈急性发病,头痛,眼胀痛,恶心呕吐,视力急剧下降。检查可见眼压增高,角膜上皮雾状水肿,前房浅,房水闪辉,瞳孔呈椭圆形散大。与前者眼压正常或降低,大量 KP,前房深浅正常,房水炎症细胞,瞳孔缩小等易于鉴别。

3. 前葡萄膜炎与眼内肿瘤鉴别 部分眼内原发性或转移性肿瘤可出现前房积脓表现,但结合患者病史,临床表现,B 超,CT 及 MRI 等检查可与之鉴别。

三、病因和发病机制

1. 感染因素 细菌、真菌、病毒、寄生虫、立克次体等可通过直接侵犯葡萄膜、视网膜或眼内容物引起炎症,可诱发抗原抗体及补体复合体而引起葡萄膜炎,还可以通过病原体与人体或眼组织的交叉反应而引起免疫反应和炎症。感染可为内源性和外源性（手术或外伤后）。

2. 非感染性因素 病原体不明,由于机械伤、化学伤等或者自身免疫异常表现等引起的葡萄膜炎。正常眼组织中含有多种致葡萄膜炎的抗原,在机体免疫功能紊乱时,可出现对这些抗原的免疫反应,引起葡萄膜炎。各种原因所致的氧自由基代谢产物大量增加、花生四烯酸代谢产物也可以直接导致组织损伤引起炎症反应。

3. 遗传因素 已发现多种类型的葡萄膜炎与特定的 HLA 抗原相关,如强直性脊柱炎伴发的葡萄膜炎与 HLA-B27 抗原密切相关。

葡萄膜炎的发生机制与免疫反应密切相关。

四、治疗

（一）治疗原则

本病的治疗基本原则是立即扩瞳防止虹膜后粘连,迅速抗炎以防止眼组织破坏和并发症的发生。

1. 扩瞳 对于前葡萄膜炎,一旦确诊应立即应用散瞳药物扩大瞳孔,这是治疗的关键措施,预防和拉开虹膜后粘连,避免并发症;解除睫状肌、瞳孔括约肌的痉挛,以减轻充血、水肿及疼痛。

2. 抗炎 根据病情严重程度局部或全身性使用糖皮质激素,炎症局限于前葡萄膜炎时,局部使用糖皮质激素滴眼剂即可。病情严重时,全身口服或静脉使用糖皮质激素。若由感染性因素引起的葡萄膜炎应选用敏感的抗生素或抗病毒药物全身或局部应用。此外,可局部或全身应用非甾体抗炎药物治疗。

3. 免疫抑制剂 免疫反应是葡萄膜炎重要的发病机制之一,免疫抑制剂对抑制炎症反应有一定的作用,但免疫抑制剂毒副作用大,需慎用。除非炎症为顽固性全葡萄膜炎、后葡萄膜炎、中间葡萄膜炎或特殊类型,有明确的免疫指标者,在全身情况允许时可以选用。常用的有苯丁酸氮芥、环孢素、环磷酰胺等。

4. 急性视网膜坏死综合征 ①抗病毒制剂:无环鸟苷 10～15mg/kg,静脉滴注,每日 3 次,连用 2～3 周,改为 400～800mg 口服,每日 5 次,连用 4～6 周;②抗凝剂:可选用肝素或小剂量的阿司匹林口服;③糖皮质激素:在抗病毒治疗的同时可选用泼尼松减轻炎症反应;④激光光凝及手术:对视网膜坏死、萎缩部位做激光光凝,防止视网膜脱离及增殖性病变的发生。对视网膜脱离或玻璃体混浊有牵引形成时进行玻璃体手术治疗。

5. 其他疗法 热敷、超短波理疗、激光光凝、冷凝等,出现并发性白内障、青光眼时,应在炎症控制后考虑手术治疗,在炎症未完全控制时,手术易诱发葡萄膜炎加重或复发。

(二) 预后和预防

急性前葡萄膜炎通过及时合理的治疗,预后通常较好;慢性前葡萄膜炎、中间葡萄膜炎、后葡萄膜炎及全葡萄膜炎易复发和慢性化,易发生并发症,发生囊样黄斑水肿、白内障、玻璃体出血及严重混浊和视网膜脱离者,可导致视力严重下降,预后较差。早期诊断和及时合理的治疗是防止葡萄膜炎致盲的关键。部分葡萄膜炎患者发病前约一周时间出现病毒感染或感冒发热病史,因此,加强体质锻炼、避免过度劳累和精神紧张可能对减少葡萄膜炎的发生有一定的作用。

葡萄膜肿瘤和囊肿

一、概述

葡萄膜肿瘤和囊肿包括:虹膜囊肿、脉络膜血管瘤、脉络膜黑色素瘤、脉络膜转移瘤和脉络膜骨瘤等。

二、诊断

(一) 临床表现

1. 虹膜囊肿(iris cyst) ICD-10 编码为 H21.301,病因有多种,包括先天性、外伤植入性、炎症渗出性和寄生虫性等,其中以外伤植入性最常见,是由于眼球穿通伤或内眼手术后,结膜或角膜上皮通过伤口进入前房,种植于虹膜并不断增生所致。虹膜囊肿可向后房伸展,较大时可于瞳孔区见到虹膜后有黑色隆起块,易误诊为黑色素瘤。当囊肿增大占据前方或堵塞房角时,可引起难以控制的青光眼。

2. 脉络膜血管瘤(choroidal hemangioma) 为先天性血管发育畸形,为良性肿瘤,多见于青年人。临床上分为孤立性和弥漫性两种类型,易引起视网膜脱离而至视力高度减退,或并发顽固性青光眼而失明。

3. 脉络膜黑色素瘤(malignant melanoma of the choroid) 是成年人最常见的眼内恶性肿瘤,男性多于女性,常为单侧性。早期肿瘤位于周边者可无症状,位于后极部者则有视力下降、视物变形等症状。表现为突向玻璃体腔的球形隆起肿物,局部隆起呈青灰色,晚期因肿瘤坏死,瘤体或表面的血管破裂而致视网膜或玻璃体内渗出或积血。根据临床过程可分为眼内期、青光眼期、眼外蔓延器、全身转移期。

4. 脉络膜转移瘤(metastatic carcinoma of choroids) 多见于成年女性,以乳腺癌转移最多见,成年男性以肺癌转移最为多见。由于转移癌生长较快,可压迫睫状神经,早期就有视力下降、剧烈眼痛、头痛等。

5. 脉络膜骨瘤(choroidal osteoma) 为良性骨性肿瘤,好发于青年女性,单眼居多。肿瘤多位于视乳头边缘或视乳头附近,瘤体呈黄白色或橘红色的扁平隆起,表面可见色素斑块,可形成视网膜下新生血管膜,可引起视网膜下出血及渗出。

(二) 实验室和辅助检查

B 超、眼底 FFA 及 ICGA 造影、CT 及 MRI 检查、眼内活检等协助检查。

三、治疗

（一）治疗原则

1. 虹膜囊肿 当囊肿增大占据前方或堵塞房角时，可引起难以控制的青光眼。目前多采用激光和手术治疗。

2. 脉络膜血管瘤 可选择激光光凝术、经瞳孔温热疗法、光动力疗法等，必要时可选择玻璃体手术治疗。

3. 脉络膜黑色素瘤 小的肿瘤可局部光凝、局部温热疗法。放射治疗可单独使用也可在眼球摘除前使用以减少肿瘤转移的可能。眼球摘除术由于术中对眼球的挤压可能将瘤细胞挤入血液循环内发生转移而不作为首选的治疗方法，只有当肿瘤进展到晚期及患者视功能丧失时，眼球摘除才不可避免。

4. 脉络膜转移瘤 可根据原发肿瘤情况选用放疗或化疗。脉络膜转移瘤多为癌症晚期，若已全身转移，单纯眼球摘除术已无治疗意义。

5. 脉络膜骨瘤 目前尚无较好的治疗方法。若出现视网膜下新生血管，可考虑行激光光凝治疗。

（二）预后和预防

脉络膜黑色素瘤弥漫性者易被漏诊或误诊，并易发生眼外和全身性转移，可转移至巩膜外、视神经、肝肾肺和脑组织等，预后极差。脉络膜转移癌一般多为癌症晚期，已有颅内或其他部位转移，眼球摘除术无治疗意义，预后差。

葡萄膜先天异常

一、概述

葡萄膜先天异常包括：无虹膜、虹膜缺损、瞳孔残膜以及脉络膜缺损等。

二、临床表现

1. 无虹膜（aniridia） 是一种少见的眼内先天异常，几乎是双眼受累。常伴有角膜、前房、晶状体、视网膜和视神经异常，属于常染色体显性遗传。虹膜完全缺失，可直接看见晶状体赤道部边缘、悬韧带及睫状突。临床表现可有畏光及视力低下，较多患者因进行性角膜、晶状体混浊或青光眼而失明。

2. 虹膜缺损（coloboma of iris） 典型性虹膜缺损是位于下方的完全性虹膜缺损，形成梨形瞳孔，尖端向下，边缘为色素上皮覆盖，常伴有睫状体和脉络膜缺损等其他眼部先天畸形，常不影响视力。

3. 瞳孔残膜（residual membrane of pupil） 为胚胎时期晶状体表面的血管膜吸收不全所遗留的残迹。有丝状和膜状两种，一般一端始于虹膜小环，另一端附着在对侧的虹膜小环内，或附着于晶状体前囊。

4. 脉络膜缺损（coloboma of choroid） 典型性脉络膜缺损多双眼发生，位于视乳头下方，通过菲薄的视网膜透见白色巩膜，边缘整齐，有色素沉着。本病常伴有小眼球、虹膜异常、视神经异常、晶状体缺损以及黄斑部发育不良等。非典型者少见，多为单眼发病，黄斑区脉络膜缺损最多见，影响中心视力。

三、治疗

无虹膜为减轻畏光不适，可戴有色眼镜或角膜接触镜。虹膜缺损及瞳孔残膜多不影响视力，不需要治疗。对于影响视力的厚瞳孔残膜，可行手术或激光治疗。黄斑区脉络膜缺损最多见，影响中心视力，本病无特殊治疗方法。

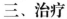 **本节小结**

本节主要根据葡萄膜炎发病的部位及发病的病因编写了前、中、后葡萄膜炎的临床表现、诊断、治疗原则和预防措施；感染性葡萄膜炎和非感染性葡萄膜炎的临床表现以及葡萄膜肿瘤、葡萄膜先天性异常的临床表现。在葡萄膜疾病中重点突出了前葡萄膜炎、VKH综合征、白塞病。其次是交感性眼炎和葡

萄膜肿瘤疾病。对于前葡萄膜炎包括有虹膜炎、虹膜睫状体炎和前部睫状体炎三种类型,是葡萄膜炎中最常见的一种类型,其特点是病变主要累及眼前节结构,较少波及眼后段组织。交感性眼炎的特点是有明确的外伤史或手术史,发病多见于外伤或手术后2周至2月内,以全葡萄膜炎为多见。因此对于有外伤或手术史的患者应详细询问病史并结合体征做出临床诊断及规范治疗。脉络膜黑色素瘤起病较隐匿,这是成年人最常见的眼内恶性肿瘤,在临床诊断中应提高警惕,注意排查。

 思考题

1. 简答前葡萄膜炎的临床症状及体征。
2. 试述前葡萄膜炎的诊断、鉴别诊断和治疗原则。
3. 简答交感性眼炎的病因和临床表现。
4. 简述 VKH 综合征的临床表现。

(杨培增 重庆医科大学附属第一医院)

第十节 玻璃体疾病

玻璃体受年龄、外伤、炎症等因素及周围邻近组织如葡萄膜、视网膜病变的影响而发生变性、出血、渗出等病理变化。表现为玻璃体混浊、液化、增殖形成纤维膜,增殖膜的收缩牵引可引起视网膜的裂孔及视网膜脱离。出血后的血细胞、渗出的炎性颗粒、异物是常见的玻璃体混浊的原因。炎症、出血、外伤、球内异物、高度近视及老年因素都可使玻璃体液化变性。总之,玻璃体受多种因素的影响,引起不同的玻璃体疾病,轻者对视力影响较小,重者可导致患者视力丧失,眼球萎缩。

玻璃体年龄相关性改变

一、概述

随着年龄的增加,玻璃体会发生退行性改变,或者因为眼部本身的炎症性疾病而发生变性,随之引起玻璃体液化、后脱离等。液化是指凝胶状的玻璃体逐渐脱水收缩,水与胶原分离,14~18岁时,20%玻璃体会发生液化,45~50岁时玻璃体液化明显增加,到80~90岁时,玻璃体液化达到50%以上。当玻璃体进一步发生液化时,可出现玻璃体后皮质与视网膜内界膜分离,即玻璃体后脱离,玻璃体后脱离在50岁以上人群中发生率约58%,65岁以上为发生率为65%~75%。

二、诊断

(一)临床表现

1. 玻璃体液化(liquifaction) ICD-10 编码为 H43.806,最常见于老年和高度近视患者。年龄越大,发病率越高。在裂隙灯下观察,玻璃体腔内存在光学空隙,当附近有点状、絮状漂浮物存在时,可随眼球运动上下浮动,若靠近或位于视轴上时,便可产生飞蚊症,视力一般不受影响。

2. 玻璃体后脱离(posterior vitreous detachment,PVD) ICD-10 编码为 H43.804,轻者出现飞蚊症、牵拉视网膜引起闪光感等,重者视网膜表面形成增殖膜,导致黄斑前膜形成;若牵拉视网膜形成裂孔,可引起视网膜脱离;粘连位于视网膜血管处,血管可被撕破引起玻璃体积血。

(二)实验室和辅助检查

B超检查可确诊(图15-10-1A)。OCT检查可见玻璃体后界膜与视网膜分离或者后脱离牵拉视网膜(图15-10-1B、C)。

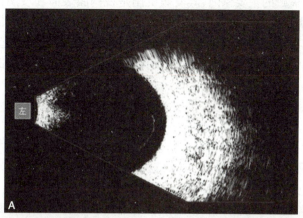

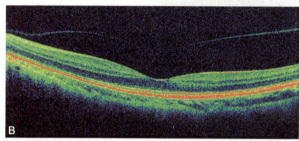
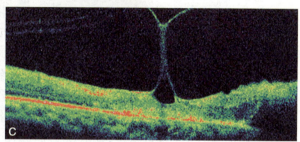

图 15-10-1 玻璃体年龄相关性改变
A. 玻璃体后脱离眼部 B 超;B. 玻璃体后脱离;C. 玻璃体后脱离牵拉视网膜

（三）诊断思路

为中老年患者、屈光不正患者,出现眼前飞蚊症、黑影晃动,则应考虑为玻璃体液化,伴有闪光感,则应考虑为玻璃体后脱离,此时应详细检查眼底,明确有无视网膜裂孔。一旦发现视网膜裂孔,立即激光治疗,避免发展为孔源性视网膜脱离。

（四）鉴别诊断

本病应与玻璃体积血、视网膜脱离相鉴别。若出现玻璃体积血,根据出血多少,可导致视力轻度或急剧下降;若发生视网膜脱离,则会出现眼前视物遮挡感,视力下降。眼部 B 超检查有助于确诊。

三、病因和发病机制

人类玻璃体从出生后几岁开始,随着年龄增长而发生玻璃体液化,其病因及机制仍不清楚,推测光诱导发生玻璃体液化是年龄相关性玻璃体改变的重要原因,也有学者发现,年龄相关性玻璃体液化是由于胶原纤维断裂和蛋白聚糖减少引起。随着年龄增长,玻璃体后脱离的发生率越高,一方面是玻璃体随年龄增加液化加重,另一方面是围绕玻璃体皮质的细胞基底膜随着年龄增长逐渐增厚,使之与视网膜易发生分离,形成玻璃体后脱离。玻璃体液化是玻璃体后脱离的重要原因。

四、治疗

玻璃体年龄相关性改变患者视力一般不受影响,故无需处理。

增殖性玻璃体视网膜病变

一、概述

增殖性玻璃体视网膜病变(proliferative vitreoretinopathy,PVR),ICD-10 编码为 H35. 251,指视网膜表面发生无血管纤维细胞性膜的增殖,是引起视网膜再脱离的主要原因。增殖性玻璃体视网膜病变是孔源性视网膜脱离复位手术失败的主要原因,其发病机制是视网膜表面和玻璃体后面广泛纤维增殖膜收缩、牵拉而引起视网膜脱离。纤维增殖膜主要由色素上皮细胞、胶质细胞、纤维细胞、成纤维细胞和巨噬细胞构成。色素上皮细胞在增殖性玻璃体视网膜病变的发生和发展过程中起重要作用,它不仅是增殖膜形成和收缩的主要细胞,而且可产生趋化因子吸引纤维胶质细胞和成纤维细胞参与增殖膜的形成。

二、诊断

(一) 临床表现

增殖性玻璃体视网膜病变临床表现根据病情的发展程度,时间长短,发生位置而不同,其表现也多样,越到晚期,增殖越重,预后也越差。

1. 玻璃体内出现灰色细胞团 是细胞增生的早期临床表现。

2. 在 RPE 细胞开始增生时,玻璃体混浊增加,并有蛋白性条纹 提示血-眼屏障损害致血浆渗出。

3. 视网膜僵硬及皱褶出现 是增生膜形成和收缩牵拉的表现。增生膜在视网膜前后表面及玻璃体内形成,引起视网膜的不规则皱褶,血管扭曲或伸直,星形皱褶,弥漫性皱褶以及环形收缩形成。

4. 视网膜下膜形成 视网膜下膜呈多种外观,如线条状、树枝状、网状、环状或为管状条索。由于这类膜主要由视网膜色素上皮细胞组成,管状中心包围着胶原条索,在手术中可被完整取出。

5. 牵拉性视网膜脱离 当后部视网膜完全皱褶,后玻璃体平面收缩时,就形成典型的漏斗状脱离。周边部视网膜冠状面的前后牵拉使视网膜形成窄漏斗。

因临床上 PVR 的发展快慢,轻重程度不一,对 PVR 进行临床分类时,要考虑许多因素,包括:PVR 的时间,玻璃体的混浊情况,视网膜僵硬程度,固定的视网膜皱褶范围,漏斗状视网膜脱离的形状,有无视网膜下膜,有无赤道部视网膜皱褶等等。目前国际、国内使用的有两种分类方法,其具体 PVR 分类如下:

按 1983 年的国际分类法,PVR 分为 A、B、C 和 D 四级,具体分级参看下表(表 15-10-1)。

表 15-10-1 PVR 分级

分级	临床体征
A 级	有玻璃体混浊和色素颗粒
B 级	视网膜内表面皱褶,变硬,血管扭曲,裂孔边缘翻卷
C 级	有全层的视网膜固定皱襞
C1	1 个象限存在固定皱襞
C2	2 个象限存在固定皱襞
C3	3 个象限存在固定皱襞
D 级	4 个象限都有固定皱襞
D1	宽漏斗
D2	窄漏斗
D3	闭合漏斗

由于上述分级法在临床上还不能完全反映 PVR 的严重程度和手术难度,1991 年,组织人员对 1983 年分类作了修改,保留 A 和 B 级;C 和 D 级统称 C 级,以赤道分前、后部。后部收缩简写为 P,前部则为 A,再表明皱襞所占的钟点数,如 CP1 12,CA1 12。目前两种分类方法临床上都在使用。

(二) 实验室和辅助检查

增殖性玻璃体视网膜病变眼底检查见玻璃体混浊、裂孔卷边、星状皱襞、视网膜前及视网膜下增殖条索形成等(图 15-10-2A),B 超检查见玻璃体腔条状强回声牵拉视网膜可明确诊断(图 15-10-2B)。

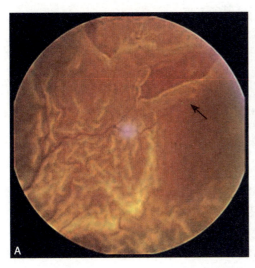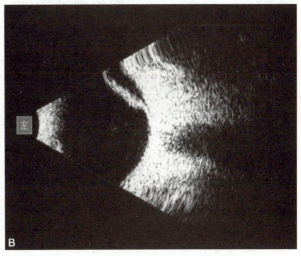

图 15-10-2　增殖性玻璃体视网膜病变
A. 眼底照相提示视网膜脱离,视网膜僵硬,裂孔卷边(箭头所示);B. 眼部 B 超示 PVR 引起牵拉性视网膜脱离

（三）诊断思路

发生眼外伤、视网膜脱离后未及时得到治疗或处理不恰当、玻璃体出血后,或者视网膜脱离术后裂孔未能闭合等,导致视力进行性下降,严重者导致视力丧失,眼球萎缩,此时应考虑发生增殖性玻璃体视网膜病变,可散瞳检查眼底或通过 B 超检查确诊。

（四）鉴别诊断

本病应与糖尿病视网膜病变,玻璃体视网膜遗传性疾病相鉴别。糖尿病视网膜病变患者有糖尿病史,多双眼发病,且双眼病情轻重类似;玻璃体视网膜遗传性疾病多自幼发病,病情较重,预后较差。

三、病因和发病机制

1. 病因　PVR 病变常见于术中过强的冷凝、电凝、外伤后、巨大视网膜裂孔、多发视网膜裂孔、长期孔源性视网膜脱离、多次眼内手术以及眼内炎症等。

2. 发病机制　PVR 的基本病理生理过程是细胞增生和增殖膜的收缩,其发病一是需要一定数量的存在增殖能力的细胞,主要是神经胶质细胞,成纤维细胞,RPE 等;二是存在促进细胞增生的因素,如生长因子、炎症因子的释放。PVR 是孔源性视网膜脱离的常见并发症,也是造成孔源性视网膜脱离手术失败和术后视力恢复不理想的主要原因之一。

四、治疗

（一）治疗原则

封闭所有的视网膜裂孔是治疗孔源性视网膜脱离的基本原则;对抗视网膜牵拉,包括巩膜外环扎垫压、膜剥离、玻璃体基底部松解术、眼内气体或硅油填充以及松解性视网膜切开或切除术等;减少对细胞的刺激和复发因素,首先选择能奏效且最少损伤的术式,即最小量手术原则,以减少对细胞增生的刺激。

（二）预后和预防

发生增殖性玻璃体视网膜病变,则提示预后较差,若治疗不及时,则会出现眼球萎缩,视力丧失。预防主要是封闭裂孔,避免术中过度冷冻、电凝等,减少刺激玻璃体增殖的细胞。

遗传性玻璃体视网膜病变

一、概述

遗传性玻璃体视网膜病变严重损害视力。包括以下几种疾病：遗传性视网膜劈裂症、家族性渗出性玻璃体视网膜病变、原始玻璃体持续增生症等。

二、诊断

（一）临床表现

1. 遗传性视网膜劈裂症（X-Linked retinoschisis，XLRS） ICD-10 编码为 H33.102，轻者无症状，重者出现视力下降。眼底视网膜内层隆起，常位于颞下象限，可合并内层裂孔，若全层裂孔，则可发生视网膜脱离，黄斑区劈裂患者可出现典型的"辐轮样"或"射线样"改变。

2. 家族性渗出性玻璃体视网膜病变（familial exudative vitreoretinopathy，FEV） ICD-10 编码为 H35.010，临床特点主要是颞侧周边部视网膜存在无血管区和增殖病变，常见周边部纤维血管增生和牵拉性视网膜脱离，新生儿期可看到渗出或渗出性视网膜脱离，与早产儿视网膜病变类似，其与早产儿视网膜病变的鉴别要点是无吸氧史（图 15-10-3）。

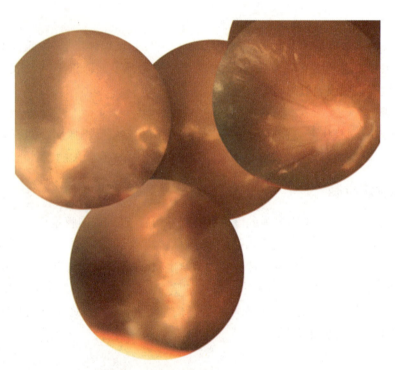

图 15-10-3 眼底照相见颞侧视网膜下大量渗出，局限性视网膜脱离，颞侧纤维血管膜牵引视网膜血管，形成黄斑偏位

3. 原始玻璃体持续增生症（persistent hyperplastic primary vitreous，PHPV） ICD-10 编码为 Q14.003，本病可分为前部型和后部型。前部型主要表现为白瞳症，晶状体后有白色血管化纤维膜，可伴有小眼球、浅前房等；晶状体后囊破裂会引起晶状体肿胀、白内障、继发性闭角型青光眼，自然病程最终失明。后部型可单独发生，或伴有前部型，为视乳头处原始玻璃体增殖的结果，典型的临床表现为视网膜皱襞，局部视网膜呈皱襞样隆起，形如镰刀，其中含有来自玻璃体动脉的血管，可发生于眼底的任何象限，但以颞下最多见。

（二）实验室和辅助检查

1. 遗传性视网膜劈裂症　OCT 检查可见视网膜层间劈裂,劈裂可发生在外丛状层、神经纤维层(图 15-10-4)。视觉电生理检查显示 a 波振幅正常,b 波振幅下降。

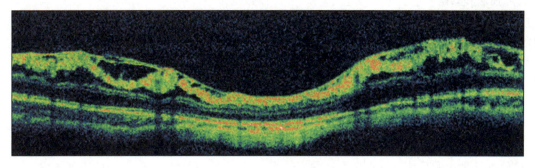

图 15-10-4　OCT 示视网膜劈裂

2. 家族性渗出性玻璃体视网膜病变　FFA 显示视网膜血管分支众多,分布密集,在赤道部附近呈扇形并突然终止,末端吻合,有异常荧光素渗漏,眼底周边部视网膜毛细血管有无灌注区(图 15-10-5)。

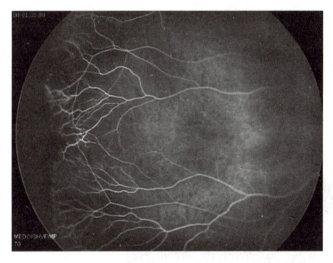

图 15-10-5　FFA 提示黄斑颞侧视网膜血管呈毛刷状,末端吻合,周边为无灌注区

3. 原始玻璃体持续增生症　B 超检查有特征性提示:晶体后部及玻璃体前部见回声光团,呈漏斗状,前端与睫状体及晶体相连,后端连接视神经。彩色多普勒超声检查显示在玻璃体腔条索状回声内存在血流信号,由视乳头向晶体后延伸。

（三）诊断思路

发生此类疾病多有家族史,且发病年龄较小,因患儿不能自诉,多到晚期才发现,可出现白瞳症的典型体征。一经发现此类疾病,应注意筛查其家族患病情况,早发现、早治疗。

三、病因和发病机制

遗传性视网膜劈裂症和家族性渗出性玻璃体视网膜病变为遗传性疾病。原始玻璃体持续增生症为胚胎期原始玻璃体及玻璃体血管没有正常退化,持续增生引起玻璃体先天异常。近年,大多学者认为 PHPV 命名为持续性胚胎血管症更能准确表达玻璃体形成或玻璃体动脉系统退化阶段出现异常而导致的各种眼部疾病。

四、治疗

（一）治疗原则

1. 遗传性视网膜劈裂症　无有效治疗方法,当合并视网膜脱离或玻璃体积血时可采取手术治疗。最近有文献报道,当本病影响到黄斑区时,行玻璃体手术及硅油填充术,术后随访多年,视网膜可维持在解剖学和功能学上稳定。

2. 家族性渗出性玻璃体视网膜病变　无有效治疗方法,早期发现可行视网膜激光光凝治疗,如发生牵拉性视网膜脱离可行巩膜外环扎术或者玻璃体切除术。

3. 永存原始玻璃体增生症 治疗目的主要是为了保存眼球外观,对视力改善意义不大。如出现晶状体混浊、前房变浅,应作晶状体切除以及瞳孔区膜组织的切除,阻止继发性闭角型青光眼的发生。因玻璃体视网膜牵拉出现视网膜裂孔与视网膜脱离时,应采取相应措施予以处理。

(二)预后和预防

遗传性视网膜劈裂症与家族性渗出性玻璃体视网膜病变预后根据病情进展而定,预防主要以做好胎儿基因筛查,优生优育为主。原始玻璃体持续增生症预后较差,多发生视力丧失,预防主要以保存眼球外观为主。

玻璃体变性性疾病

一、概述

玻璃体变性性疾病是玻璃体本身发生的变性改变,与年龄相关性改变不一致,玻璃体内可出现结晶样改变、白色的星状小体,具体病因尚不清楚。主要包括星状玻璃体病变、闪辉性玻璃体液化。一般对视力影响较小。

二、诊断

(一)临床表现

1. 星状玻璃体病变(asteroid hyalosis) ICD-10 编码为 H43.253,无明显临床症状,视力影响小。眼底检查玻璃体内可见散在白色,大小不等的卵圆形小体。

2. 闪辉性玻璃体液化(synchysis scintillans) 又名"眼胆固醇结晶沉着症"(cholesterolosis bulbi),ICD-10 编码为 H43.254,眼部裂隙灯或眼底镜检查,可见玻璃体内金黄色的结晶小体。眼球转动时,混浊物自由飘动在液化的玻璃体腔内,呈现出犹如节日焰火般的奇特景象。

(二)实验室和辅助检查

根据玻璃体的特征性表现及眼部 B 超检查,可明确诊断(图 15-10-6)。

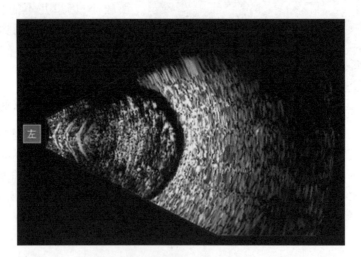

图 15-10-6 玻璃体星状变性眼部 B 超示玻璃体腔弥漫性点状高回声

(三)诊断思路

本病因不影响视力,多在体检时发现,应注意排除眼部及全身疾病所致。

(四)鉴别诊断

应注意与玻璃体出血、玻璃体炎症相鉴别,玻璃体出血和炎症会导致视力下降。

三、病因和发病机制

星状玻璃体病变多见于 60 岁以上男性,75% 为单眼发病,发病机制尚不清楚,多数在体检或有其他眼病检查时偶然发现。闪辉性玻璃体液化多为双侧发病,病理学检查显示玻璃体内混浊物为胆固醇结晶,病因不清,多发生在 40 岁以前,与玻璃体外伤性损害、大量反复出血或炎症损害有关。

四、治疗

本类疾病多不影响视力,一般无需治疗,若混浊严重影响视力时可考虑玻璃体手术。

玻璃体积血

一、概述

玻璃体积血(vitreous hemorrhage),ICD-10 编码为 H43.101,多因眼内血管性疾病和损伤引起,也可由玻璃体后脱离、视网膜裂孔及全身性疾病引起。玻璃体本身不含血管,不发生出血。若一旦发生邻近组织的血管破裂出血,进入玻璃体,则会迅速导致视力下降,若长期不能吸收,有发生玻璃体视网膜增殖的可能,引起牵拉性视网膜脱离,故现在多主张玻璃体积血短时不能吸收则手术治疗。

二、诊断

(一)临床表现

临床表现因出血量多少、时间长短以及引起出血的原发病不同而有较大差异。少量积血时,仅有飞蚊症状,视力可有不同程度的减退,眼底检查可见玻璃体内点状、尘状或絮状的混浊物漂浮;大量积血时,玻璃体高度混浊,视力严重下降,或仅存光感,眼底检查不能窥见视网膜,裂隙灯下可见前部玻璃体内大量浮游红细胞或鲜红色凝血块。

(二)实验室和辅助检查

因玻璃体积血不能看清眼底,很难做出病因诊断,此时只能通过对侧眼及全身检查提供诊断依据。玻璃体出血时 B 超检查至关重要,明确有无玻璃体后脱离,有无视网膜脱离,有无眼内肿瘤等。(图 15-10-7)

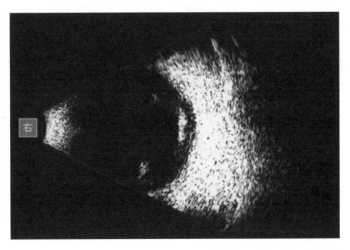

图 15-10-7 玻璃体积血眼部 B 超提示玻璃体腔后段呈高回声反射

(三)诊断思路

患有高血压、糖尿病、血液疾病、凝血功能障碍、既往确诊眼部疾病患者,或者是发生眼外伤时,视力突然下降,应考虑为玻璃体积血,此时散瞳检查可看见玻璃体内血性漂浮物,出血量大时则不能看见眼底。B超检查可辅助诊断。

（四）鉴别诊断

玻璃体积血应注意与视网膜脱离,脉络膜视网膜炎症及玻璃体变性疾病相鉴别,主要通过散瞳检查发现玻璃体血性漂浮物及眼部B超检查排除诊断。

三、病因和发病机制

玻璃体积血是一种严重的玻璃体病变,其病因较多。玻璃体本身不含有血管,其积血主要来自玻璃体周围组织,如睫状体、视网膜及视神经乳头,多是因为视网膜血管异常破裂出血所致。引起视网膜血管出血的病因较多,如:糖尿病、高血压、白血病等全身疾病所致视网膜血管异常,以及眼部疾病如年龄相关性黄斑病变,眼外伤,视网膜脱离等。较少见的玻璃体积血病因还可有蛛网膜下腔出血伴玻璃体积血,称为 Terson's 综合征,此外还有脉络膜黑色素瘤以及先天性视网膜劈裂等。

四、治疗

（一）治疗原则

玻璃体积血可加速玻璃体浓缩、液化及后脱离,并可加重玻璃体视网膜增殖,引起牵拉性视网膜脱离。若玻璃体少量出血,大多可自行吸收,不影响视力。若大量出血,则吸收较为困难,反复的玻璃体积血,可引起玻璃体的增生反应,形成纤维增生膜,牵拉引起视网膜脱离。由于现代显微器械及玻璃体手术的进步,大多学者认为玻璃体积血数周不能吸收则可积极采取玻璃体切除术予以清除,此时玻璃体积血引起玻璃体后脱离,即降低了手术难度,也不至于引起严重的并发症。

（二）预后和预防

本病预后好坏依据出血量多少而定,出血量少,自行吸收后不影响视力;出血量多,则视力恢复较差。预防主要是治疗全身疾病,如高血压、糖尿病等;早发现、早治疗眼部疾病,如年龄相关性黄斑病变、脉络膜息肉样病变等。

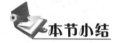

本节小结

本节主要对玻璃体相关疾病做了简要介绍,包括年龄、遗传相关性、变性、增殖、出血等相关玻璃体疾病。了解本节年龄相关玻璃体疾病的临床症状及可能出现的并发症,熟悉玻璃体疾病的发病规律及发病特点,可以诊治大量临床常见的飞蚊症患者、视力下降患者,减少视网膜脱离、玻璃体出血等严重并发症的发生;了解玻璃体增殖性、遗传性疾病的发病机制、遗传因素及病程的进展程度,避免发生视力丧失,甚至是眼球萎缩;当发生玻璃体出血时,要尽力查找病因,排除全身疾病。

思考题

1. 简述增殖性玻璃体视网膜病变的临床表现及分级。
2. 简述玻璃体积血的病因。

（胡晓鹏　郑政　重庆医科大学附属第二医院）

第十一节　视 网 膜 病

视网膜(retina)是全身唯一可在活体观察血管及分布形态的组织,成为了解眼病和某些全身疾病病情的重要窗口,又是接受光刺激、形成视觉的关键的第一站,因此,了解视网膜和它的疾病有重要意义。

视网膜血管病

视网膜的血管系统是全身循环系统的组成部分之一,视网膜血管病与全身状态特别是循环系统的状态密切相关,因此,在视网膜血管病的诊断、治疗和预防等多个重要环节均需保持系统观念。

视网膜动脉阻塞

一、概述

视网膜动脉阻塞(retinal artery occlusion,RAO),ICD-10 编码为 H34.200,是一种急性发作的严重损害视力的眼病。从颈总动脉到视网膜内微动脉之间任何部位的阻塞均会引起相应区域的视网膜缺血,根据不同的临床表现型可分为视网膜中央动脉阻塞、视网膜分支动脉阻塞、视网膜睫状动脉和视网膜毛细血管前小动脉阻塞。视网膜对血液循环障碍极为敏感,一旦发生阻塞,病变动脉供给营养的视网膜由于缺血、缺氧而水肿,视细胞迅速死亡,视力立即下降,视力受损程度因阻塞部位、血管大小及阻塞的程度而有差异。

二、诊断

(一)临床表现

根据阻塞部位的不同,临床症状及体征略有不同。

1. 视网膜中央动脉阻塞(central retinal artery occlusion,CRAO) ICD-10 编码为 H34.100,阻塞部位主要位于巩膜筛板处。表现为患眼突发无痛性视力急剧下降至数指甚至无光感;某些患者发病前可有一过性失明,数分钟后缓解,反复发作数次后突然视力骤降。90% 视网膜中央动脉阻塞患眼初诊视力在光感到数指之间;患眼瞳孔散大,直接对光反射极度迟钝或消失,间接对光反射存在。眼底典型表现为视网膜失去正常透明度,于发病后几小时内变为灰白色,以后极部显著;黄斑中心凹反光消失,在中心凹处因内层视网膜缺如、拱环内不受视网膜动脉血运影响而呈正常红色,与旁中心凹水肿增厚呈乳白色的视网膜对比,显现出一个圆形或椭圆形暗红色斑,称为"樱桃红斑(cherry-red spot)"(图 15-11-1);视乳头颜色苍白,动脉显著狭窄且管径不均匀,偶见红细胞在狭窄的管腔内滚动,严重者视网膜动脉和静脉均可见节段性血栓;如有栓子,在视乳头表面或者动脉分叉处可见管腔内有白色斑块。一般视网膜动脉阻塞较少出血。

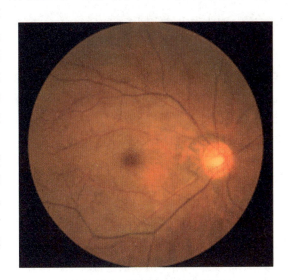

图 15-11-1 视网膜中央动脉阻塞

发病 4~6 周后,视网膜水肿逐渐吸收恢复透明,但其内层已经坏死萎缩,不能恢复视功能。狭窄的视网膜动脉由于血管壁的变性及增厚可逐渐变得更狭窄,有的还伴有白鞘,有的终成白线。黄斑区常出现色素及脱色素。视乳头更为苍白,境界清楚,形成继发性视神经萎缩。

2. 视网膜分支动脉阻塞(branch retinal artery occlusion,BRAO) ICD-10 编码为 H34.202,通常发生在视乳头附近或在大的交叉处,可见受累动脉变细窄,相应静脉亦略细,沿阻塞动脉分布区视网膜水肿。视力可有不同程度下降,视野某一区域有固定暗影。2~3 周后,视网膜水肿消退,阻塞支动脉变细并有白鞘。

3. 视网膜睫状动脉阻塞(cilioretinal artery occlusion) ICD-10 编码为 H34.201,单独发生者少见,

多见于青年患者,其中心视力突然丧失,自视乳头颞侧缘到黄斑区,阻塞血管所供应区视网膜呈现一舌形或矩形乳白色混浊,并有樱桃红斑,行经该区的睫状视网膜动脉管径狭窄或局限性狭窄。并有相符的视网膜功能缺损,如中心注视点的大暗点,而周边视野正常。在临床上有三种类型:①孤立性睫状视网膜动脉阻塞;②伴 CRAO 的睫状视网膜动脉阻塞;③伴前部缺血性视神经病变的睫状视网膜动脉阻塞;

4. 视网膜毛细血管前小动脉阻塞-棉絮斑(cotton-wool spots) 常见于有全身病如糖尿病、高血压动脉硬化等患者的视网膜。是由于视网膜微动脉阻塞导致视网膜神经纤维层缺血性梗死,在阻塞处视网膜出现小片状混浊,即棉絮斑。可以不影响视力,数周或数月后消退。

（二） 实验室和辅助检查

1. 视网膜中央动脉阻塞 FFA 表现为视网膜动脉管腔内荧光素流变细,可呈节段性或搏动性充盈,充盈迟缓或充盈缺损。一些患眼黄斑周围小动脉荧光充盈突然中断如树枝折断,形成无灌注区。数周后视网膜动脉血流恢复,FFA 可无异常表现,但有的患者半年后复查 FFA,视网膜动脉的充盈迟缓仍无改善。视野检查可有不同程度的缩窄或缺损,严重者呈管状视野,或颞侧仅留一小岛状视野。

2. 视网膜分支动脉阻塞 FFA 示阻塞动脉和相应静脉较未阻塞支充盈迟缓,有的受累动脉至晚期仍无灌注,静脉期阻塞处依旧弱荧光。以后水肿逐渐吸收,视网膜色调恢复,但内层视网膜萎缩,视野缺损永久性存在。

3. 视网膜毛细血管前微动脉阻塞-棉絮斑 FFA 示毛细血管前小动脉阻塞区呈斑片状无灌注,邻近毛细血管扩张,晚期荧光素渗透,急性期视野有相符的小暗点。

ERG 的 b 波下降,a 波一般尚正常。视野检查可有不同程度的缩窄或缺损,严重者呈管状视野,或颞侧仅留一小岛状视野。

（三） 诊断思路

对于不同程度无痛性视力急剧下降的患者,根据眼底检查、FFA 及视野检查可做出诊断。

（四） 鉴别诊断

分支动脉阻塞需与前部缺血性视神经病变相鉴别。一般前部缺血性视神经病变视力损害较轻,眼底无黄斑樱桃红改变,多数为部分视野缺损,且缺损区与生理盲点相连。FFA 视乳头充盈不均匀,早期视乳头节段性低荧光,可资鉴别。

三、病因和发病机制

多发生于老年人,患者平均年龄稍大于 60 岁,男性多于女性。发病原因可归纳为栓塞、动脉管径改变与血栓形成、血管痉挛或以上因素的综合,其他如眼球后麻醉时球后出血及外科手术时俯卧位全身麻醉后,亦有发生视网膜中央动脉阻塞的报道。青年患者发生视网膜分支动脉阻塞则多考虑血管炎症和(或)血液黏稠度改变等因素。视网膜毛细血管前小动脉阻塞多见于糖尿病视网膜病变、高血压、肾性视网膜病变、系统性红斑狼疮、白血病、AIDS 等。眼底如发现棉絮斑,应查找系统性病因。

四、治疗

（一） 治疗原则

因视网膜缺血 90 分钟内光感受器即可死亡且不能逆转,故需急诊处理。对于新近发病尤其仅数小时的患者,宜做下列处理:

1. 眼球按摩 用手指或前置镜下加压眼球 10～15 秒,然后急撤,可重复操作 20 分钟;

2. 扩张血管剂 立即给予球后注射阿托品或山莨菪碱(654-2),舌下含硝酸甘油或吸入亚硝酸异戊酯,静脉滴注扩血管剂;

3. 吸入氧气 95% 氧气和 5% 二氧化碳混合气体,白天每小时吸一次,晚上入睡前与晨醒后一次,每次 10 分钟;

4. 降低眼压 发病数小时以内就诊者,可行前房穿刺术,迅速降低眼压,可将栓子冲向血管远端;

5. 其他药物 口服烟酸片、肠溶阿司匹林、双嘧达莫,肌内注射维生素 B_1、B_2、ATP 等;

6. 病因治疗 内科治疗高血压、高血脂和糖尿病,疑血管炎者可给予糖皮质激素,禁烟、防冷、避免疲劳;

7. 其他治疗 有报道经动脉溶栓疗法,经眶上动脉注入纤维蛋白溶解剂,逆行进入眼动脉和 CRA,药物在局部达到高浓度,约半数患者视力提高。

视网膜分支动脉阻塞还可行激光治疗:经 +90D 全视网膜接触镜,用 Nd-YAG 激光直接击射栓子,反复数次,直至动脉血流恢复(以动脉管径增粗为标志)。

(二)预后和预防

绝大多数(90%)视网膜中央动脉阻塞患眼视力预后很差,视力恢复至 0.2 以上者仅为 12.7% ~ 27%,发病时间长则很难恢复。

视网膜中央动脉阻塞的发病与全身血管疾病有关,特别是老年人应控制高血压、动脉硬化,避免紧张、情绪波动等。眼科手术中或术后应提高警惕,随时监测,防止发生高眼压。一旦发现视网膜中央动脉阻塞,应及时抢救。

视网膜分支动脉阻塞的预后一般较好,未累及黄斑区 80% 的患眼最后视力可达 0.5 或以上。偶有报告视网膜分支静脉阻塞合并视网膜新生血管发生。

视网膜静脉阻塞

一、概述

视网膜静脉阻塞(retinal vein occlusion,RVO),ICD-10 编码为 H34.802,是仅次于糖尿病视网膜病变的常见视网膜血管疾病。患眼视力易于受损甚至因并发症而致盲。多见于年龄较大患者,但亦有年轻患者发病。根据静脉阻塞部位不同分为视网膜中央静脉阻塞、视网膜分支静脉阻塞,根据 FFA 显示的视网膜毛细血管无灌注区总面积的大小又分为非缺血型和缺血型,此外,尚有青年型视网膜静脉阻塞和半侧型视网膜静脉阻塞。

二、诊断

(一)临床表现

根据阻塞部位的不同,临床症状及体征略有不同。

1. 视网膜中央静脉阻塞(central retinal vein occlusion,CRVO) ICD-10 编码为 H34.803,常突然发生视力障碍,视力多降到数指或仅能辨别手动,也有于几天内视力逐渐减退者,之前可有一过性视力减退的病史。初期症状多为突然出现的不同程度视力障碍,但较轻者可无自觉症状或仅有少许黑影。阻塞部位常位于巩膜筛板处或视乳头颞侧动静脉交叉处。

(1)非缺血型 CRVO(non-ischemia type CRVO):病变较轻,未累及黄斑时患者视力正常或有轻度下降。视乳头正常或轻度水肿,视网膜静脉轻度扩张、迂曲,出血较少,多为浅层线状或片状。在静脉阻塞区域可见视网膜毛细血管扩张与微血管瘤(microaneurysm,MA)。黄斑正常或轻度水肿,病程较长者可出现黄斑水肿或黄白色星芒状硬性渗出,近中心凹可见黄斑囊样水肿(cystoid macular edema,CME),此时,患者视力下降明显,视物变形。此型出血多在数月吸收,血管逐渐恢复,但可遗留黄斑囊样水肿或轻度色素沉着,视力常不能复原,约 1/3 的非缺血型可发展为缺血型,故仍应随访观察。

(2)缺血型 CRVO(ischemia type CRVO):患眼视力明显下降,严重者患眼可表现相对性传入性瞳孔反应缺陷。眼底可见视乳头高度充血水肿,边界欠清,视网膜静脉显著迂曲、扩张,呈节段状或腊肠状,血栓色暗,部分视网膜及血管被出血遮蔽,甚至出血进入视网膜前或玻璃体。视网膜上可见沿静脉分布的点片状或火焰状浓厚出血,后极部较多,常累及黄斑(图 15-11-2);大血管旁有大小不等的棉絮斑,后极部视网膜水肿,黄斑区有扇形、星芒状的黄白色硬性渗出或囊样水肿(图 15-11-2)。缺血型 CRVO 多伴有 CME,发病 3~4 个月内易发生虹膜新生血管和新生血管性青光眼。

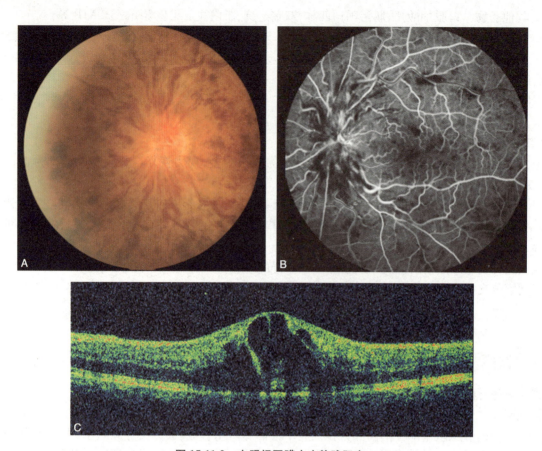

图 15-11-2 左眼视网膜中央静脉阻塞
A. 眼底彩照；B. FFA 示静脉充盈，多处荧光遮蔽（出血）；C. OCT 示黄斑区囊样水肿

2. 视网膜分支静脉阻塞（branch retinal vein occlusion，BRVO） ICD-10 编码为 H34.804，临床上较 CRVO 常见，患者视力正常或轻度减退。多发生于颞侧分支特别是颞上分支，鼻侧支少见。阻塞部位多见于静脉第一至第三分支的动静脉交叉处，亦有少数其他小分支阻塞，如黄斑小分支静脉阻塞。眼底见阻塞支血管迂曲扩张，受阻静脉引流区视网膜浅层出血、视网膜水肿及棉絮斑（图 15-11-3）。

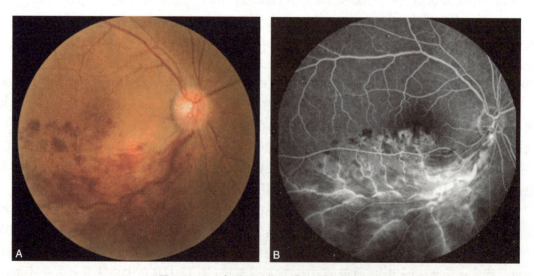

图 15-11-3 右眼颞下视网膜分支静脉阻塞
A. 眼底彩照示阻塞支静脉迂曲扩张，受阻静脉引流区视网膜浅层出血；B. FFA 示阻塞区毛细血管扩张渗漏，有荧光遮蔽，无明显毛细血管无灌注区形成

（二）实验室和辅助检查

FFA 显示静脉充盈时间延迟,血管管壁渗漏,毛细血管扩张、迂曲,部分病例出现大片毛细血管无灌注区,并可见由于缺血、缺氧而发生的微动脉瘤,视乳头荧光素渗漏。晚期可见视网膜或视乳头有侧支循环建立。视乳头和(或)视网膜新生血管形成时,可见明显荧光渗漏。

视网膜分支静脉阻塞 FFA 检查:①非缺血型:阻塞区毛细血管扩张渗漏,在阻塞支静脉近端及远端之间侧支形成,半侧静脉阻塞眼的侧支位于视乳头。没有明显毛细血管无灌注区形成(图 15-11-3);②缺血型:有大片毛细血管无灌注区(>5 个视乳头直径),甚至累及黄斑区,视力预后差。该型 BRVO 发病半年后易出现视网膜新生血管,进而引发玻璃体积血,甚至牵拉性或孔源性视网膜脱离。

（三）诊断思路

对于年龄较大的患者,有或无视力障碍,眼底中央或分支静脉扩张、迂曲,沿血管浅层出血,特别是患有高血压、动脉硬化和心脑血管病者,临床即可作出该诊断。对于突然出现高度视力障碍、玻璃体内大量积血的具有高危因素的患者,特别是曾有视力减退并反复加重时,亦应考虑有缺血性视网膜静脉阻塞的可能。

（四）鉴别诊断

1. 视网膜静脉周围炎　患者多为年轻健康人,视网膜浅层出血需与 RVO 进行鉴别。视网膜静脉周围炎的眼底出血及血管伴白鞘或血管白线多位于周边部。

2. 糖尿病性视网膜病变　因糖尿病亦是静脉阻塞好发因素,应鉴别。糖尿病性视网膜病变一般为双眼视网膜出现深层出血和微血管瘤,程度可不同。

三、病因和发病机制

常为多种因素综合形成,高血压、高血脂、动脉硬化、血液高黏度及血流动力学异常等均与视网膜静脉阻塞的发病有关。中央阻塞多与血管硬化、内皮增生、血管炎症、血栓形成、血液流变学异常、血流动力学改变等因素有关,口服避孕药、眼压增高或头部外伤、过度疲劳、情绪激动亦是本病的明显诱因。而分支阻塞的主要原因是视网膜动静脉交叉处增厚硬化的动脉壁对静脉的压迫所致,其次为局部或全身炎症诱发。

缺血型视网膜静脉阻塞的严重问题在于视网膜发生大面积的毛细血管无灌注区,产生血管生长因子,导致视乳头和(或)视网膜新生血管形成,而新生血管易反复出血,若大量出血可进入玻璃体,形成玻璃体积血、混浊继而机化而牵拉视网膜,最终造成牵拉性视网膜脱离。部分病例可出现前房角和虹膜新生血管,呈现虹膜红变,房角的新生血管收缩造成继发房角关闭,最终演变为难治的新生血管性青光眼。一般最早可于原发病发作后 3 个月发生,但年轻患者倾向于更早出现,甚至在 1 个月内出现。

四、治疗

（一）治疗原则

目前尚无肯定疗效的药物。应查找病因,针对病因进行治疗。重要的是预防和治疗并发症,包括对缺血型患者行激光光凝术,持续玻璃体混浊的患者行手术治疗。

1. 药物治疗　①玻璃体腔注射抗血管内皮生长因子(vascular endothelial growth factor,VEGF)药物;②降低血液黏稠度;③抗炎治疗:年轻且无危险因素的患者全身如有阳性表现,可做针对性抗炎治疗,同时可适当联合局部或全身使用糖皮质激素治疗;④中医中药治疗:结合全身辨证论治,活血化瘀类中药可能有助于出血吸收。

2. 激光治疗　如 FFA 显示视网膜毛细血管无灌注区即缺血区,面积超过 10 个 PD(视乳头直径),应行全视网膜激光光凝(pan retinal photocoagulation,PRP)术。

3. 手术治疗 已发生玻璃体积血者,观察 1～3 个月仍不吸收,或已发生牵拉性视网膜脱离,应行玻璃体切割术,术中同时行病变区或全视网膜光凝术,防止术后复发出血。

（二）预后和预防

视力预后与本病类型、阻塞部位及病情程度有关。如黄斑受损严重,则预后不良,缺血型 CRVO 的预后较非缺血型严重。视网膜分支静脉阻塞的视力预后较视网膜中央静脉阻塞好。

治疗心脑血管疾病,控制高血压、高血脂、糖尿病等危险因素可预防本病的发生。

视网膜静脉周围炎

一、概述

视网膜静脉周围炎（periphlebitis of retina, Eales' disease）,ICD-10 编码为 H35.002,又名 Eales 病,是导致青年人视力丧失的重要视网膜血管病。

二、诊断

（一）临床表现

常见于健康青年男性,双眼多先后发病,或一轻一重。患眼表现为无痛性急剧视力下降至数指、手动甚至光感,有的患者在发病前数日先有视力轻度模糊或眼前飞蚊症状,而后视力突然下降。由于该病为特发性视网膜周边血管阻塞性病变,小动静脉均受累,无灌注区形成和新生血管形成,极易突发玻璃体积血,透照法检查眼底时可无红光反射,或仅有微弱红光,但数日后大部分出血可快速吸收,部分甚至可恢复正常视力。此时除玻璃体混浊外,视网膜静脉较充盈,病变主要位于周边部,病变视网膜小静脉迂曲扩张甚至扭曲,血管旁伴白鞘,有视网膜浅层出血,出血进入玻璃体内造成程度不等的玻璃体积血性混浊。玻璃体积血常反复发生,形成机化条索或片状机化膜,严重者可发生牵拉性视网膜脱离。若缺血区累及黄斑则可形成黄斑囊样水肿,视力明显减退。病程较长者可发生并发性白内障,亦可出现虹膜新生血管,继发新生血管性青光眼。

（二）实验室和辅助检查

FFA 示受累视网膜小静脉管壁着色,毛细血管扩张,荧光素渗漏,可见微血管瘤,周边可见大片状毛细血管无灌注区和严重渗漏荧光素的新生血管（图 15-11-4）。

（三）诊断思路

患者为健康青年人,突然单眼或双眼先后发生眼底出血,出血量大则玻璃体混浊,眼底不能窥人。周边部视网膜可能存在小静脉充盈扩张,管径不均匀,血管旁白鞘或呈白线状,附近有浅层出血,则可确诊。对有主诉飞蚊症的青年患者详细检查眼底周边部,相当重要。

（四）鉴别诊断

应注意排除全身病所致眼内出血,如糖尿病等;特别需要与视网膜静脉阻塞相鉴别。

三、病因和发病机制

本病的致病因素有多种,多认为与结核或自身免疫反应增强有关。血栓闭塞性脉管炎、脓毒病灶等也是本病的致病因素,糖尿病、内分泌失调、梅毒、蛔虫病、结节病、麻风病等亦可导致本病。

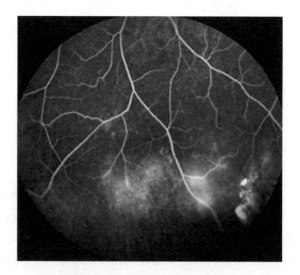

图 15-11-4 右眼视网膜静脉周围炎

四、治疗

（一）治疗原则

目前尚无确切疗效的药物。

1. 病因治疗　尽量查明病因，及时治疗。

2. 一般疗法　新鲜出血时需高枕卧位安静休息，活血化瘀中药可能有助于积血吸收。

3. 激光治疗　激光治疗在玻璃体积血基本吸收后，行 FFA 检查的基础上，早期光凝无灌注病变区，减少新生血管的产生和复发性出血。

4. 玻璃体手术　若 1～3 个月玻璃体积血仍不吸收，或一旦发生牵拉性视网膜脱离，则应行玻璃体切割术。

（二）预后和预防

本病病程长而发展慢，如能早期诊断并能查出病因坚持积极治疗，可以缩短病程，保存有用视力。

Coats 病

一、概述

又称外层渗出性视网膜病变（external exudative retinopathy）或视网膜毛细血管扩张症（retinal telangiectasis），ICD-10 编码为 H35.005，以视网膜毛细血管异常扩张和视网膜内层及外层渗出为特征。青少年男性好发，男女比约 3∶1，2/3 的患者于 10 岁前发病，但亦可发生成年型 Coats 病。

二、诊断

（一）临床表现

早期无自觉症状，常不为患者自己发觉。婴幼儿患者常在家长发现患眼斜视、瞳孔区出现黄白色反光或学龄儿体格检查时发现一只眼视力低下才来就诊。眼底典型改变为病变区的视网膜毛细血管异常，多在视网膜血管第二分支后，呈现扭曲、囊样扩张或串珠样，并可伴新生血管和血管间交通支形成。视网膜血管下可见深层黄白色渗出，间有发亮的胆固醇结晶、点状或片状出血，累及黄斑可见星状或环形硬性渗出（图 15-11-5）。随病情发展，晚期大块渗出增多可占据整个眼底，造成渗出性视网膜脱离，严重者视网膜可呈球形隆起，并可继发虹膜睫状体炎、新生血管性青光眼、并发性白内障，最终导致眼球萎缩。

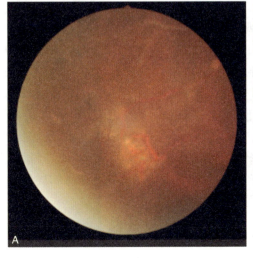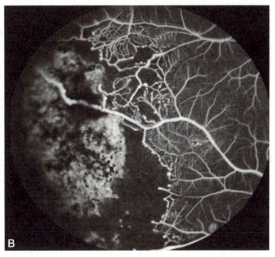

图 15-11-5　右眼 Coats 病

A. 眼底彩照示视网膜血管扩张迂曲呈串珠状改变，可见黄白色硬性渗出；B. FFA 示周边异常血管明显渗漏

（二）实验室和辅助检查

FFA 有助于发现血管的异常扩张、扭曲、视网膜无灌注区和新生血管（图 15-11-5）。

（三）诊断思路

典型病例根据患者年龄较小、单眼发病和眼底血管扩张、扭曲、微血管瘤或血管呈串珠样改变及大块状渗出拢改变，FFA 显示异常血管明显渗漏，即可诊断。

（四）鉴别诊断

需要与白瞳症和其他血管病相鉴别。

1. 视网膜母细胞瘤　是常见的白瞳症。在间接检眼镜下视网膜母细胞瘤呈实性隆起，B 超显示其内为弱回声或中回声；而 Coats 病在间接检眼镜下隆起的视网膜多无实性肿块，B 超检查脱离的视网膜下有细弱、均匀、可移动的点状回声，是与本病重要的鉴别点。

2. 其他血管病　成人型患者需与 Eales 病、视网膜分支静脉阻塞、糖尿病性视网膜病变等血管性病变相鉴别。

三、病因和发病机制

迄今不明，曾有人认为本病可能为炎症，但炎症来源一直未能确定。近年来多数作者认为儿童或青少年 Coats 病系因先天视网膜小血管异常所致。成年患者的病因则比较复杂，除有先天血管异常因素外，可能还有其他原因。

四、治疗

（一）治疗原则

早期行血管病变区和无灌注区的光凝术或冷凝术治疗，防止渗出性视网膜脱离和新生血管形成。已发生广泛渗出性视网膜脱离的患眼，行玻璃体切割术，可能挽救部分患眼免于致盲。

（二）预后和预防

因不易及早发现，不能及时治疗，预后不好。目前尚无有效预防措施。

老年性黄斑变性

一、概述

老年性黄斑变性（age-related macular degeneration，AMD），ICD-10 编码为 H35.305，是指由多种因素诱发并与年龄相关的一组黄斑疾病，黄斑部视网膜及其下的营养结构视网膜色素上皮和脉络膜发生病变，并导致患者视功能障碍和中心视力进行性下降。在英、美等发达国家 AMD 是 65 岁以上老年人致盲眼病中最常见的原因。在我国，随着人口老龄化的日益加重，该疾病已成为我国老年人群不可逆视力损害的主要原因。根据临床表现和病理改变分为两型：①干性（非渗出型/萎缩型）；②湿性（渗出型/新生血管型）。不同类型病变的病程、眼底表现、预后和治疗各异。2013 年中国老年性黄斑变性临床诊断治疗路径将 AMD 分为无明显年龄性改变（眼底无明显异常）、正常年龄性改变（仅有小的（<65μm）玻璃样疣）、早期 AMD（玻璃样疣 65～125μm）、中期 AMD（大于 125μm 玻璃样疣或中心凹 2 个视乳头直径内的 RPE 异常）和进展期 AMD（RPE 脱离，新生血管性 AMD，任何地图样萎缩）。

二、诊断

（一）临床表现

1. 干性老年性黄斑变性　多见于 50 岁以上老年人，常双眼发病，起病缓慢，早期常无任何症状,当病程进展,可自觉中心视力减退,晚期出现相对或绝对中心暗点,甚至导致生活无法自理,少数患者有视物模糊、视物变形、阅读困难。眼底表现为病程早期眼底后极部可见大小不一、边界欠清晰的黄白色斑点,称为黄斑玻璃样疣(drusen),ICD-10 编码为 H35.301,随病情进展进一步出现边界清晰的地图样萎缩区(图 15-11-6)。病变晚期,该区内脉络膜毛细血管萎缩,可见到暴露的脉络膜大血管。

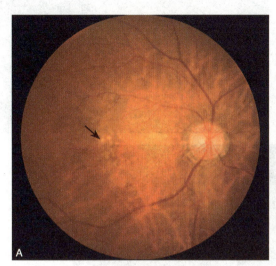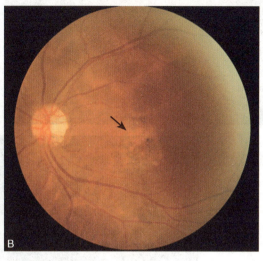

图 15-11-6　干性 AMD 眼底彩照
A. 箭头所示黄斑区玻璃样疣;B. 箭头所示黄斑区地图样萎缩

2. 湿性老年性黄斑变性　多为一眼先发病,对侧眼可能在相当长的一段时间以后才发病。与干性黄斑变性不同,湿性黄斑变性起病急,多突然出现视力下降、视物变形扭曲或出现中央暗点、阅读困难。眼底表现为黄斑区脉络膜新生血管(choroidal neovascularization,CNV),ICD-10 编码为 H35.003,后极部视网膜下出血、渗出,因出血位于色素上皮深面而呈暗红色、青灰色或棕灰色,边界清楚,在灰黄色病灶表面或其周围可伴有浅层鲜红色出血。附近有时可见玻璃样疣存在。脉络膜新生血管迁延数月或数年逐渐稳定,由灰黄色的纤维血管膜代替,以后可变成白色,最后形成一片视网膜脉络膜萎缩区。

（二）实验室和辅助检查

影像学检查如 FFA、ICGA、OCT 有助于进一步明确诊断。特别是湿性 AMD,影像学检查有助于分析病变的严重程度,并指导治疗。湿性 AMD 的 FFA 见早期即动脉前期或动脉早期即显现黄斑区花边状、车辐状脉络膜新生血管的形态,随即有明显的荧光素渗漏,致使脉络膜新生血管形成一片强荧光,周围的出血显现为荧光遮蔽。ICGA 变化较多,有的可在早期显示出脉络膜新生血管的形态和范围,但也可能在 FFA 中显示为异常强荧光的部位,在 ICGA 中却无阳性发现。OCT 检查可见脉络膜-视网膜色素上皮复合带中断,中高反射团样增厚。伴有视网膜神经上皮下的脱离或视网膜色素上皮脱离(图 15-11-7)。

（三）诊断思路

50 岁以上患者双眼渐进性视力减退,眼底散在玻璃样疣或后极部视网膜脉络膜萎缩病灶,可诊断为干性老年性黄斑变性。突然严重视力障碍,后极部深、浅层出血伴有 CNV 和玻璃样疣或黄斑区盘状瘢痕者,即可诊断为湿性老年性黄斑变性。同时结合 FFA、ICGA、OCT 检查明确诊断。

（四）鉴别诊断

湿性老年性黄斑变性应与中心性渗出性脉络膜视网膜病变、高度近视性黄斑病变(CNV、出血)和

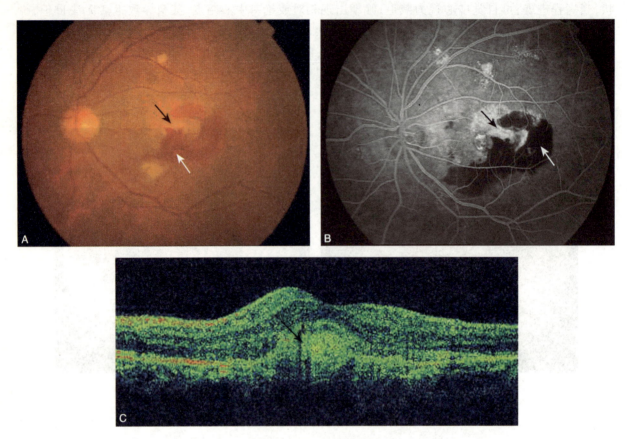

图 15-11-7　湿性 AMD

A. 眼底彩照显示黄斑区病灶可见黄色病灶(黑箭头)、其旁围绕片状出血(白箭头);B. FFA 晚期黄斑区 CNV 显示强荧光(黑箭头)伴出血遮蔽荧光(白箭头);C. OCT 显示黄斑区脉络膜-REP 复合带中断,新生血管长入视网膜神经上皮下(黑箭头)

特发性息肉状脉络膜血管病变(idiopathic polypoidal choroidal vasculopathy,IPCV)等具有 CNV 眼底表现的疾病相鉴别。中心性渗出性脉络膜视网膜病变多发生于青年人,单眼发病,病变范围小,约为 1/3 ~ 1/2 的视乳头直径大小;高度近视性黄斑 CNV 发生在高度近视眼,眼底呈豹纹状改变,后巩膜葡萄肿,伴深层出血;黄斑隆起需要与脉络膜黑色素瘤相鉴别,应用眼部 B 超及 FFA、ICGA 检查协助鉴别诊断;特发性息肉状脉络膜血管病变在 ICGA 中表现出异常的脉络膜血管网和血管网末端血管瘤样扩张是该病的影像特征,特别是根据后者可作出诊断。

三、病因和发病机制

老年型黄斑变性病因不明,目前认为,其发病是多种因素共同作用的结果,包括环境因素、先天及后天基因遗传代谢因素等。此外,吸烟、肥胖、过度光照、不均衡饮食、心血管疾病、远视等均增加了老年性黄斑变性患病风险。从发病机理上看,RPE 功能障碍,细胞外基质异常地聚集于基底膜形成玻璃样疣。RPE、Bruch 膜和脉络膜毛细血管的萎缩,缓慢发展为干性老年性黄斑变性。而 Bruch 膜破裂,脉络膜毛细血管内皮细胞芽发出伪足,穿过 Bruch 膜进入视网膜色素上皮下,继而 RPE 损伤区出现 CNV,CNV 发生渗漏和出血,形成湿性老年性黄斑变性。CNV 的发生发展与眼内促血管生长因子及抗血管生长因子失衡有关。当眼内促血管发生因子,如血管内皮生长因子(vascular endothelial growth factor,VEGF)、血管生成素(angiogenin,Ang)、血小板源血管内皮生长因子(platelet derived-vascular endothelial growth factor,PD-VEGF)等增多时,会加速 CNV 的生长。

四、治疗

（一）治疗原则

干性老年性黄斑变性无有意义的治疗。湿性老年性黄斑变性治疗目的是封闭并抑制视网膜下的 CNV 的发生发展。

（1）玻璃体腔药物注射治疗：目前 CNV 的公认有效治疗为通过玻璃体腔注射抗 VEGF 药物（雷珠单抗、康柏西普、阿柏西普等）来延缓和抑制新生血管的发生发展，减少视网膜色素上皮下及神经上皮下积液，视力有所提高，但复发率仍很高。

（2）光动力疗法（photodynamic therapy，PDT）：光动力疗法是利用与 CNV 内皮细胞特异结合的光敏剂（维素达尔），受一定波长光照射激活光敏剂，产生光氧化反应，破坏新生血管内皮细胞，从而达到破坏 CNV 的作用，延缓视力下降。然而病变仍有复发的可能。

（3）激光治疗：CNV 位于中心凹 200μm 以外，可进行激光光凝。不适用黄斑中心的 CNV。

（二）预后和预防

干性老年性黄斑变性预后较好，但晚期黄斑区发生地图样萎缩后预后差。湿性老年性黄斑变性预后差。AMD 的预防很重要，有老年性黄斑变性家族史的成员 50 岁以上者应该定期行眼底检查。太阳光强烈时出门戴墨镜。建议多吃蔬菜水果鱼类等含有多量的不饱和酸、有较强抗氧化能力的食物。多中心临床研究表明长期服用含叶黄素微量元素锌和多种维生素不饱和脂肪酸的符合眼保健药品有助于防止老年性黄斑变性的发展。积极控制高血压、高血脂，加强锻炼，建议戒烟。

中心性浆液性脉络膜视网膜病变

一、概述

中心性浆液性脉络膜视网膜病变（central serous chorioretinopathy），ICD-10 编码为 H35.701，简称"中浆病"，是指黄斑区或者后极部由于色素上皮屏障功能受损，液体进入神经上皮下导致的神经上皮脱离，可伴有视网膜色素上皮脱离。

二、诊断

（一）临床表现

中浆病好发于青壮年男性。多单眼发病，具有自限性，预后良好，但可复发，多次反复后可导致视功能不可逆性损害。症状多为单眼突然出现视力轻度下降、视物变形、变小，伴色觉改变，中心、旁中心暗点。眼底检查在黄斑部或后极部可见盘状浆液性视网膜浅脱离区，约 1~3PD 大小，边缘可见弧形光晕，中央凹反光消失，其间视网膜下可有多数细小黄白点；恢复期逐渐出现轻度色素不均匀。病程长者可伴有 RPE 广泛色素紊乱。

（二）实验室和辅助检查

FFA 检查病变区内早期出现强荧光点，随造影时间的延长逐渐扩大呈湖状或炊烟状。OCT 检查显示黄斑神经上皮与色素上皮间出现液腔，即视网膜浅脱离，而非视网膜水肿（图 15-11-8）。

（三）诊断思路

根据视力下降，视物变形变色，FFA 典型的渗漏点和 OCT 检查所见神经上皮的脱离，本病诊断不难。

（四）鉴别诊断

应注意与浅的孔源性视网膜脱离（rhegmatogenous retinal detachment）累及黄斑区相鉴别，鉴别要点为是否有视网膜裂孔存在。

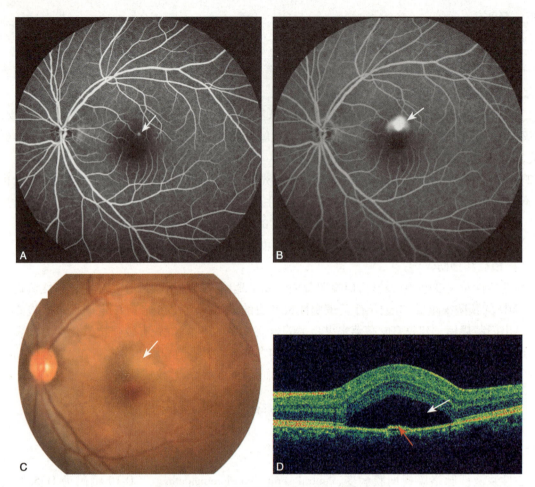

图 15-11-8 中心性浆液性脉络膜视网膜病变
A. FFA 早期黄斑区点状渗漏(箭头所示);B. FFA 晚期渗漏呈炊烟样扩大,边界不清(箭头所示);
C. 眼底彩照显示黄斑区盘状浆液性视网膜浅脱离(箭头所示);D. OCT 显示黄斑区神经上皮层浆液性
脱离(白箭头所示),伴有局部色素上皮层脱离(红箭头所示)

三、病因和发病机制

病因不明。近来研究表明除血清中儿茶酚胺浓度升高外,还与外源性和内源性糖皮质激素等有关。常于有诱发因素如睡眠不足、压力大、情绪波动等时发病。有学者发现患者尿中儿茶酚胺排泄量增加。中浆病系视网膜外屏障被破坏,脉络膜毛细血管内的液体通过 RPE 病变处渗漏,造成局限性视网膜神经上皮脱离。也有学者认为中浆病原发病变部位在脉络膜毛细血管,RPE 病变可能是继发于脉络膜病变的结果。

四、治疗

治疗原则为有效封闭渗漏点。①光动力疗法(PDT):可以有效封闭渗漏点,安全有效,缩短病程,但需注意维速达尔用量仅为治疗湿性 AMD 的 30% ~60%,其余参数不变;②激光治疗:适用于离中心凹250μm 以外的渗漏点;③药物治疗:无有效药物。肾上腺皮质激素可以诱发或加重本病,故禁用。

黄斑囊样水肿

一、概述

黄斑囊样水肿(cystoid macular edema,CME),ICD-10 编码为 H35.804,并非独立的一种眼病,而是

一种临床表现。分为特发性黄斑囊样水肿和继发性黄斑囊样水肿。引起继发性黄斑囊样水肿最常见的疾病有:视网膜静脉阻塞、糖尿病性视网膜病变、视网膜血管炎、葡萄膜炎、中间葡萄膜炎、白内障或其他内眼术后、黄斑区脉络膜新生血管、视网膜色素变性等。特发性黄斑囊样水肿需要排除上述能够引起黄斑囊样水肿的各种眼部疾病后方能诊断。

二、诊断

(一)临床表现

无论是特发性还是继发性黄斑囊样水肿都会导致视力严重损害。患者中心视力缓慢减退,可有相对或绝对中心暗点。眼底表现可仅为黄斑中心凹反射消失,严重者可见蜂窝状或囊样外观。

(二)实验室和辅助检查

FFA 检查在造影晚期(10~30 分钟)可显示花瓣状的强荧光,可以与其他黄斑病变鉴别。OCT 最具诊断价值,可见视网膜神经上皮层内出现一个或数个蜂窝状、囊状浆液性低反射空腔(图 15-11-9A)。

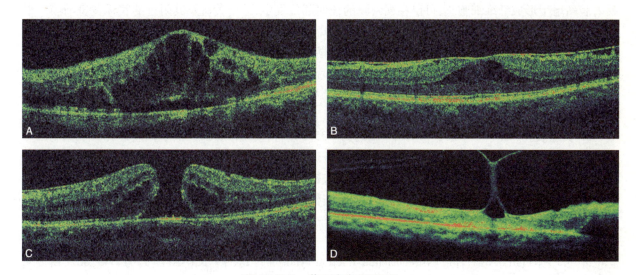

图 15-11-9 黄斑疾病 OCT 图

A. 黄斑囊样水肿;B. 黄斑前膜伴黄斑水肿;C. 黄斑全层裂孔伴黄斑前膜;D. 玻璃体黄斑牵拉综合征,玻璃体不完全后脱离,牵拉黄斑中心凹形成假性裂孔

黄斑裂孔 FFA 早期可见黄斑区孔内颗粒状高荧光。

三、病因和发病机制

其发病机制系由于黄斑区毛细血管受损,白内障术后可能因玻璃体向前移位对视网膜造成牵引,累及毛细血管,使管壁受损发生渗漏。视网膜渗漏液积聚于外丛状层,黄斑区该层 Henle 纤维呈放射状排列,将积液分隔成数个小的液化腔。

四、治疗

近年来黄斑水肿的治疗得到广泛的关注,成为临床研究的热点,糖尿病性视网膜病变和视网膜静脉阻塞引起的黄斑水肿采取玻璃体内注射抗 VEGF 药物疗效显著,但存在需要反复注药及易复发的问题,近年有用抗-VEGF 药物眼内注射,减轻水肿后再行格栅样或局灶黄斑光凝治疗效果显著。玻璃体腔注射长效的皮质类固醇曲安奈德(triamcinolone acetonide,TA)也能够有效消除炎症引起的黄斑水肿,但存在高眼压、白内障等并发症,且易复发。如因白内障术后的玻璃体牵引而发生,有可能自行恢复,亦有主张行前部玻璃体切割术,解除牵拉。

玻璃体视网膜交界区疾病

一、概述

玻璃体视网膜交界区疾病是指视网膜与玻璃体粘连紧密的部位受病变的玻璃体牵拉、增殖等影响而形成的视网膜病变。根据病变部位分为黄斑区病变,如黄斑前膜、黄斑裂孔、玻璃体黄斑牵拉综合征;周边视网膜病变,如视网膜裂孔、孔源性视网膜脱离(详见本节视网膜脱离);全视网膜病变,如增殖性玻璃体视网膜病变(详见本章第十节玻璃体疾病)。

二、诊断

(一) 临床表现

1. 黄斑前膜(epimacular membrane) ICD-10 编码为 H35.306,是由于不同原因致某些细胞在视网膜内表面增生形成纤维细胞膜,可以在视网膜的任何部位发生,位于黄斑及其附近的膜称黄斑前膜。根据病因不同分为两类:无确切原因者称为特发性黄斑前膜;发生于孔源性视网膜脱离及其复位手术者,称继发性黄斑前膜。黄斑前膜多发生于老龄人群,早期可无症状,当黄斑中心凹受波及时可出现视力不同程度地减退,并有视物变形等症状。多数病例伴有玻璃体完全性或不完全性后脱离。眼底表现为黄斑区视网膜表面玻璃纸样反光增强、黄斑皱褶、黄斑水肿,血管弓被牵引向中心凹移位,小血管迂曲,纤维逐渐增殖形成灰白色纤维膜。

2. 黄斑裂孔(macular hole) ICD-10 编码为 H35.303,指发生于黄斑区的视网膜裂孔。根据病因可分为特发性黄斑裂孔,其发病原因尚不明;继发性黄斑裂孔多继发于眼挫伤、长期黄斑囊样变性破裂等原发眼部疾病。根据视网膜神经上皮层是否完全缺损分为黄斑板层裂孔及黄斑全层裂孔。黄斑裂孔患者视力不同程度地下降,视物变形,中心暗点。眼底检查可见黄斑区呈圆形或椭圆形,边界清晰裂孔,呈暗红色,为暴露的脉络膜颜色。在裂隙灯联合接触镜或前置间接检眼镜下可见视网膜窄光带中断现象,部分可发生视网膜脱离。

3. 玻璃体黄斑牵拉综合征(vitreomacular traction syndrome,VTS) ICD-10 编码为 H43.802,指玻璃体不完全后脱离引起的玻璃体对黄斑的持续牵引,从而产生一系列黄斑病变。临床表现为患者自觉中央视力逐渐减退或视觉扭曲(直线变成曲线)。眼底表现为黄斑皱褶、黄斑水肿,血管迂曲,甚至黄斑裂孔。

(二) 实验室和辅助检查

OCT 最具诊断价值:黄斑前膜检查可见黄斑神经上皮层表面高反射的前膜(图 15-11-9B),严重增生者可伴有黄斑水肿,甚至裂孔。当黄斑前膜围绕中心凹,产生向心性收缩,中心凹呈陡峭状或狭小的外形,则形成假性黄斑裂孔。黄斑裂孔可根据视网膜组织中断程度,清晰区分是全层(图 15-11-9C)还是板层黄斑裂孔。玻璃体黄斑牵拉综合征可见黄斑区玻璃体皮质不完全脱离,与黄斑粘连,牵拉黄斑出现劈裂、裂孔、水肿等表现(图 15-11-9D)。

(三) 诊断思路

对中心视力下降者,结合 OCT 检查结果即可作出相应诊断。

三、病因和发病机制

视网膜交界区的玻璃体纤维胶原锚定在视网膜内界膜上组成基底层,基底层随年龄增加逐渐增厚。在玻璃体基底部,视网膜血管表面,视乳头和黄斑中心凹部位玻璃体与视网膜的紧密粘连;后天获得的格子样变性区和视网膜脉络膜的瘢痕部玻璃体与视网膜也粘连紧密。当玻璃体发生不完全后脱离时,刺激视网膜内表面增生出现纤维膜,在黄斑区形成黄斑前膜。而玻璃体后脱离时容易对粘连紧密的部位产生牵拉,在黄斑区出现黄斑裂孔、黄斑水肿、玻璃体黄斑牵拉综合征等。

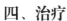

四、治疗

治疗原则为解除玻璃体及内界膜牵拉。

1. 黄斑前膜　目前尚无有效药物治疗,如仅有轻度视力下降或变形,且比较稳定,可暂时观察。如视力进行性下降,且明显视物变形,则可行玻璃体切割术剥除黄斑前膜。

2. 黄斑裂孔　黄斑裂孔的形成与玻璃体对黄斑中心凹切线方向的牵引密切相关。因此行玻璃体切割手术切除中心凹前的玻璃体皮质以缓解玻璃体黄斑牵拉。全层黄斑裂孔的患者,手术目的包括缓解玻璃体黄斑牵拉、剥离与黄斑孔发病相关的黄斑前膜或视网膜内界膜、眼内气体填塞以使黄斑孔闭合等。对于难治性黄斑裂孔(如大孔或复发孔),可使用自体血清、β_2 转化生长因子(TGF-$\beta2$)或自体浓缩血小板涂抹于黄斑孔上可能增加孔区的脉络膜视网膜粘连,促使孔封闭愈合。

3. 玻璃体黄斑牵拉综合征　玻璃体切割手术解除玻璃体后皮质对黄斑的牵拉。

视网膜脱离

一、概述

视网膜脱离(retinal detachment,RD),ICD-10 编码为 H33.500,指视网膜神经上皮层与色素上皮(RPE)层分离,并非视网膜与脉络膜分离。根据发生原因不同分为孔源性视网膜脱离(原发性视网膜脱离)和非孔源性视网膜脱离(继发性视网膜脱离);非孔源性视网膜脱离根据其病因又分为牵拉性视网膜脱离和渗出性视网膜脱离。孔源性视网膜脱离(rhegmatogenous retinal detachment,RRD),ICD-10 编码为 H33.001,发生在视网膜裂孔形成的基础上,液化的玻璃体经视网膜裂孔进入神经上皮和 RPE 之间,形成视网膜脱离;牵拉性视网膜脱离(tractional retinal detachment,TRD),ICD-10 编码为 H33.400,玻璃体内及玻璃体视网膜交界面可发生纤维增生膜或机化组织,牵拉视网膜,造成牵拉性视网膜脱离;在视网膜受牵拉处也可产生裂孔,形成牵拉并孔源性视网膜脱离;渗出性视网膜脱离(exudative retinal detachment),ICD-10 编码为 H33.500,分为两种类型,即浆液性视网膜脱离和出血性视网膜脱离,均无视网膜裂孔。

二、诊断

(一)临床表现

1. 孔源性视网膜脱离　闪光感、眼前黑影飘动、不同程度视力下降、视野受损出现不同方位的遮挡感。眼底散瞳检查可见玻璃体腔内有血细胞、色素颗粒。多数裂孔最多见于颞上象限,其次为鼻上、颞下象限,浅脱离的视网膜颜色较淡,与正常橘红色视网膜有明显界限。高度脱离的视网膜呈灰白色隆起,其上可见迂曲的血管爬行(图 15-11-10A),眼球转动时脱离的视网膜可随之飘动,若视网膜脱离时间较长,形成增殖膜,视网膜活动度将减弱。常见裂孔形态有马蹄形、鱼嘴形、半圆形或圆形。马蹄形裂孔提示玻璃体后界膜与裂孔缘相连(图 15-11-10B),而视网膜萎缩多形成圆形裂孔。

2. 牵拉性视网膜脱离　玻璃体视网膜有明显增殖膜或机化组织,常伴有视网膜皱褶。增殖膜上常有新生血管生长,并可见不同程度的玻璃体出血、混浊。

3. 渗出性视网膜脱离　常见于葡萄膜炎、葡萄膜渗漏综合征、脉络膜肿瘤、息肉状脉络膜血管病变,脱离的视网膜表面光滑,脱离随体位改变,视网膜下液体总是流向眼底最低处。无视网膜裂孔。

(二)实验室和辅助检查

B 超一般可明确视网膜是否脱离,如为球形视网膜脱离可见突向玻璃腔内有一定活动度的视网膜影像,其后面为液体的平段。如为漏斗状视网膜脱离时,则可见连于视乳头呈 V 形的影像,但玻璃体混浊严重时可有伪影,如脱离范围累及黄斑区,OCT 检查可见神经上皮与色素上皮脱离。

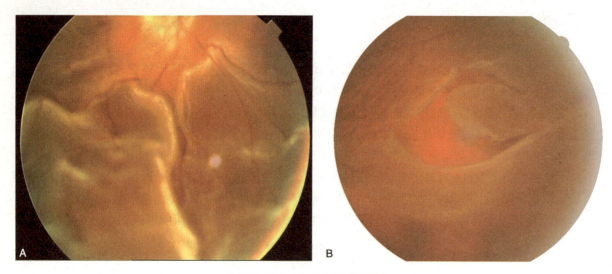

图 15-11-10　孔源性视网膜脱离
A. 视网膜灰白色隆起,其上可见血管;B. 孔源性视网膜脱离,马蹄形裂孔

(三) 诊断思路

当患者表现出眼前闪光感、黑影飘动、不同程度视力下降,视野出现不同方位的遮挡感时,应扩瞳眼底检查,一般诊断不难。

(四) 鉴别诊断

根据上述三种不同类型视网膜脱离的临床表现及特点,可相互鉴别。

三、病因和发病机制

在组织结构上 RPE 层与脉络膜紧密黏着,而与神经上皮层之间存在潜在性空隙,因此在病理情况下,神经上皮层很容易与 RPE 层分开,形成视网膜脱离。

1. 孔源性视网膜脱离　视网膜裂孔形成是视网膜和玻璃体两种组织变性后共同作用的结果。孔源性视网膜脱离好发于中老年人,尤其是高度近视患者,这与老年人或高度近视的玻璃体和视网膜常发生变性有关。玻璃体变性主要表现为玻璃体的液化和凝缩。眼球活动时液化玻璃体出现较大幅度摆动,牵动着玻璃体后界膜而发生后脱离。玻璃体与视网膜发生分离时会对玻璃体后界膜与视网膜粘连处造成牵拉,以致裂孔形成。玻璃体后脱离、视网膜形成裂孔后,液化的玻璃体便通过视网膜裂孔进入视网膜下,产生视网膜脱离。视网膜变性可使视网膜变薄,易形成裂孔。此外,视网膜裂孔也见于外伤、手术等。若仅有视网膜裂孔而无玻璃体牵引,并不发生视网膜脱离,称为干孔。

2. 牵拉性视网膜裂孔　玻璃体内及玻璃体视网膜交界面可发生纤维增生膜或机化组织,牵拉视网膜,造成牵拉性视网膜脱离,在视网膜受牵拉处也可产生裂孔,形成牵拉并孔源性视网膜脱离。多见于增殖性糖尿病性视网膜病变、视网膜静脉周围炎、眼外伤、玻璃体出血、炎症、眼内多次手术后、长期视网膜脱离,以及冷凝、电凝、激光后。

3. 渗出性视网膜脱离　视网膜毛细血管和色素上皮屏障功能受到破坏,导致血浆和脉络膜液体大量渗出和积聚在视网膜下形成渗出性视网膜脱离。分为两种类型,即浆液性视网膜脱离和出血性视网膜脱离,均无视网膜裂孔。

四、治疗

(一) 治疗原则

1. 孔源性视网膜脱离　封闭每个视网膜裂孔,复位脱离的视网膜。

（1）单纯激光或冷凝：只有裂孔而无视网膜脱离时，激光或冷凝封闭视网膜裂孔，已发生视网膜脱离时则需尽早行视网膜脱离复位手术。

（2）巩膜外扣带术/巩膜外垫压术：促进视网膜神经上皮与色素上皮的贴附，是最简便、最有效的手术方法。可直视下行定位、冷凝或光凝封闭全部裂孔。

（3）玻璃体切除手术：用于清除玻璃体出血、混浊，解除玻璃体视网膜增殖牵拉，以及巨大视网膜裂孔、黄斑孔及后极部视网膜裂孔等的手术治疗。视力预后与术前黄斑是否脱离、脱离时间长短密切相关。黄斑未脱离或脱离1周以内，术后有望恢复较好的视力；黄斑脱离超过1个月，术后视力不易完全恢复。

2. 牵拉性视网膜脱离　主要是行玻璃体切割手术解除玻璃体视网膜增殖膜或机化组织对视网膜的牵拉，进行视网膜复位，同时积极治疗原发病。

3. 渗出性视网膜脱离　主要针对原发病进行治疗，必要时行手术复位视网膜。

（二）预后和预防

及早诊治预后较好，但超过一定时间，视网膜出现僵硬、机化的孔源性视网膜脱离疗效不好。对于高度近视、眼底视网膜变性、糖尿病视网膜病变、后葡萄膜炎等患者应避免外伤、定期检查眼底，及早发现，及时治疗。

视网膜变性

一、概述

视网膜变性（retinal degenerations），ICD-10编码为H35.501，包括多种眼底退行性病变。临床分为典型视网膜色素变性和变异或非典型性视网膜色素变性，临床上绝大多数为典型病例，后者主要分为①中心型视网膜色素变性；②扇形视网膜色素变性；③单侧视网膜色素变性；④无色素型视网膜色素变性；⑤Leber先天性黑矇病。本节主要介绍最常见的原发性视网膜色素变性（retinitis pigmentosa，RP），这是一组以进行性感光细胞及色素上皮功能丧失为共同表现的遗传性视网膜变性疾病。本病是一种致盲性眼病，世界各国发病率为1/5000～1/3000，估计全世界范围有150万人罹患此病。该病常起于儿童或少年早期，至青春期症状加重，至中年或老年，黄斑受累致中心视力减退，甚至失明。有的患眼伴发近视、后极性白内障及青光眼。

二、诊断

（一）临床表现

1. 症状　进行性夜盲，在黄昏时或暗光照明下行动困难，一般夜盲症状早于眼底病变。视野缩小，直至管状视野，视力逐渐下降，直到视力完全丧失。

2. 眼底改变　典型三联征为视乳头颜色蜡黄，视网膜血管狭窄及骨细胞样色素散布（图15-11-11）。早期，视乳头颜色可以正常，以后颜色逐渐变淡，晚期出现蜡黄色视乳头，表明视神经不同程度的萎缩。视乳头边界可微显模糊。视网膜血管狭窄以动脉明显，其狭窄程度可反映病变的严重程度，在晚期，视网膜动脉几乎为线状。色素沉着首先出现在赤道部，逐渐向周边和后极部扩展，聚集为墨黑色的骨细胞样斑点，但极周边与黄斑可长期不出现色素斑。视网膜色素上皮中的色素有不同程度脱失，甚至暴露脉络膜血管而使眼底呈豹纹状。

3. 部分患者有进行性夜盲病史、家族史。

（二）实验室和辅助检查

1. 眼底荧光血管造影（FFA）　可表现为各种形态的色素斑块遮挡其后的荧光，由于RPE广泛变性萎缩，色素脱失处现窗样缺损，屏障失代偿处荧光素渗漏。晚期荧光血管造影显示脉络膜毛细血管萎缩与脉络膜色素细胞的萎缩。

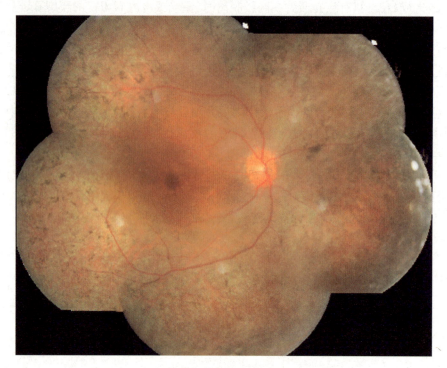

图 15-11-11 视网膜色素变性,可见骨细胞样色素沉着

2. 视网膜电流图(ERG) 潜伏期延长,振幅进行性降低和最终熄灭。

（三）诊断思路

针对进行性夜盲的患者,应扩瞳眼底检查,如果在赤道部有骨细胞样色素沉着即可考虑诊断。建议进一步行 FFA 和 ERG 检查。

（四）鉴别诊断

本病应与某些继发性视网膜变性相鉴别,如感染性视网膜炎;并发于癌症的视网膜病变;药物、外伤等引起的视网膜病变。ERG 对鉴别原发或继发视网膜色素变性很有用。

三、病因和发病机制

本病为遗传性病变,有多种遗传方式,可为常染色体显性遗传、常染色体隐性遗传、性连锁隐性遗传,大约 1/3 为散发病例。视网膜色素变性具有典型的遗传异质性,目前已分离出的致病基因达数十种,认识较完善的有三种:视紫红质基因、β-磷酸二酯酶亚基基因,盘膜边缘蛋白基因。

四、治疗

（一）治疗原则

目前尚无有效的治疗方法,当患眼视力下降至 0.2 或呈管视状态时,可试用助视镜。对并发白内障可行手术治疗。另外可给患者长期服用血管扩张剂、某些维生素等支持疗法。此外,基因治疗、干细胞治疗等正处于研究阶段,可能为患者带来光明前景。

（二）预后和预防

因本病系遗传疾病,其先辈多有近亲联姻史,禁止近亲联姻可使本病减少发生约 22%。另外,隐性遗传患者应尽量避免与本病家族史者结婚,更不能与也患有本病者结婚。显性遗传患者,其子女发生本病的风险为 50%。提倡优生优育,避免近亲结婚。

视网膜母细胞瘤

一、概述

视网膜母细胞瘤(retinoblastoma,RB),ICD-10 编码为 M95130/3,是婴幼儿最常见的一种眼内恶性肿瘤,对视力和生命产生严重的威胁。视网膜母细胞瘤无种族、性别、眼别差异。好发于 3 岁以下的婴幼儿,发病率 1∶15 000 ~ 1∶28 000。在视网膜母细胞瘤患者中,单眼发病约 60% ~ 70%,双眼发病约 30% ~ 40%。双眼患者比单眼患者发病稍早。约 5% 视网膜母细胞瘤患儿有家族遗传史,95% 病例为散发性。

二、诊断

(一) 临床表现

按视网膜母细胞瘤的临床过程将其分为眼内期、青光眼期、眼外期和全身转移期四期。由于肿瘤生长部位、生长速度和分化程度不同,临床表现也不尽一致。

1. 眼内期 肿瘤若向玻璃体内生长,称为内生型。眼底检查可见肿瘤呈圆形或椭圆形,边界不清,呈白色或黄白色隆起的结节,肿块表面的视网膜血管扩张、出血。若肿瘤向脉络膜生长,称为外生型。可引起视网膜脱离,脱离视网膜上血管弯曲怒张。瘤组织可穿破视网膜进入玻璃体及前房,造成玻璃体混浊、假性前房积脓,或在虹膜表面形成灰白色肿瘤结节。肿瘤位于眼底周边部时,常不影响中央视力,若肿瘤位于后极部,可较早地引起视力减退,产生斜视或眼球震颤。若肿瘤充满眼内或视网膜广泛脱离,则视力丧失。此时瞳孔开大,可见肿瘤的黄白色反射,表现为"猫眼"或白瞳症,即瞳孔区出现黄白色反光。

2. 青光眼期 眼内肿瘤增大,影响脉络膜和前房时,可导致眼压高,角膜混浊,患儿疼痛哭闹,不思饮食。

3. 眼外期 肿瘤可穿破角膜或巩膜形成突出于睑裂的肿块,表面常有出血坏死。也可蔓延至眶内形成肿块,使眼球突出。或者沿视神经、视网膜中央血管向眶内或颅内转移,此为最常见的扩展途径。

4. 全身转移期 瘤细胞可经视神经向颅内转移,经淋巴管向局部淋巴结、软组织转移,或经血液循环向全身其他脏器转移,并最终导致死亡。

(二) 实验室和辅助检查

超声多普勒检查对于临床诊断具有重要意义,能发现肿瘤钙化、测量肿瘤大小、探测肿瘤内部特征及眼眶内累及范围。B 超显示玻璃体内弱回声或中强回声光团,与眼底光带相连。大部分有钙化斑。彩色多普勒超声成像检查可见瘤体内出现红、蓝相伴行的血流信号,且与视网膜中央动脉、静脉相延续。CT 扫描还可显示受累增粗的视神经、眼眶、颅内受侵犯的程度。磁共振成像对于不同软组织对比分辨率较高。该病需要与可引起"白瞳症"的其他眼病相鉴别。例如 Coats 病、转移性眼内炎、早产儿视网膜病变,原始玻璃体持续增生症等。

(三) 诊断思路

对于白瞳症小孩,尤其是 3 岁以内的小孩,应扩瞳检查,结合超声辅助检查,容易早期发现视网膜母细胞瘤。

(四) 鉴别诊断

视网膜母细胞瘤需与转移性眼内炎、Coats 病、未成熟儿视网膜病变(ROP)和原始玻璃体持续增生症相鉴别。转移性眼内炎的患儿常在高热后发病,因前房、玻璃体有大量渗出或积脓,表现出白瞳症。Coats 病患儿常年龄较大,多单眼发病,视网膜毛细血管扩张,有大量黄白色渗出和胆固醇结晶,但多无钙化为其特点。ROP 患儿常为早产、低体重并有吸高浓度氧史。而原始玻璃体持续增生症仅有白瞳症外观,超声、CT 检查无占位性病变和钙化斑。

三、病因和发病机制

Rb 基因位于染色体 13q 长臂 1 区 4 带,是一种抑癌基因。*Rb* 基因的缺失或失活是视网膜母细胞瘤发生的重要机制。一对 *Rb* 等位基因同时缺失或变异、失活即导致视网膜母细胞瘤产生。视网膜母细胞瘤有遗传型和非遗传型两种,35% ~45% 的病例属于遗传型,患儿父母基因携带,或由正常父母的生殖细胞突变引起,为常染色体显性遗传。这类患儿往往双眼发生视网膜母细胞瘤,偶见单侧眼,发病年龄较早。生殖细胞突变者可向后代遗传。60% 为非遗传型,为视网膜母细胞突变所致,该型发病较晚,多为单眼。

四、治疗

(一) 治疗原则

以往患眼均行眼球摘除术,而近年来对视网膜母细胞瘤的治疗有了很大发展,根据肿瘤进展的不同阶段采取个体化治疗方案,有了许多保留眼球的治疗方法。选择治疗方法时首先考虑保存患儿的性命,其次考虑保存患眼和视力。

(1) 手术治疗:①眼球摘除术:眼内期,肿瘤已占眼内容积的 50% 以上,保存疗法失败等应行眼球摘除术;②眼眶内容摘出术:肿瘤已穿破眼球向眶内生长、视神经管扩大等,应行此手术,术后联合放射治疗,但预后较差。

(2) 保守治疗:根据患者不同情况,选择冷凝术、外部放射治疗、巩膜表面敷贴治疗、经瞳孔温热疗法或光动力学治疗等。目前化学减容法加局部治疗已成为临床治疗的趋势,适用于需摘除眼球的患者,采取化疗使肿瘤体积缩小,再进行局部治疗。由于已知 *Rb* 基因的失活是发生视网膜母细胞瘤的重要机制,故 Rb 基因治疗可能成为今后新的途径。此外,因视网膜母细胞瘤恶性程度高,并可引起全身转移而导致死亡,发现与治疗较晚者,风险因素较大。故早期诊断十分重要,只要诊断及时,处理得当,治愈率可达 50% 以上。

(二) 预后和预防

视网膜血管瘤虽预后较好,但易复发。视网膜母细胞瘤除非早期发现,及时手术,预后较差。视网膜肿瘤部分有遗传性,因此应优生优育,杜绝近亲结婚生育。

本节小结

本节重点阐述了视网膜血管病、黄斑病、视网膜脱离、视网膜变性和视网膜肿瘤临床特征、病因及发病机制、治疗原则以及预后和预防。特别是视网膜中央动脉阻塞、视网膜中央静脉阻塞、黄斑变性、中浆病、孔源性视网膜脱离、视网膜色素变性、视网膜母细胞瘤等疾病。视网膜结构精细、功能复杂,是维持视功能的重要组成部分,学习本节内容需要注意到视网膜这一特殊性,融会贯通地去学习。

思考题

1. 老年性黄斑变性的分类及临床表现有哪些?
2. 中心性浆液性视网膜脉络膜病变的临床特征有哪些?
3. 玻璃体视网膜交界区疾病所致黄斑病有哪些?

(张学东　重庆医科大学附属第一医院;周希瑗　重庆医科大学附属第二医院)

第十二节　眼　眶　疾　病

眼眶疾病种类繁多,多原发于眼眶内,但眼眶与鼻窦和颅腔解剖关系密切,这些部位的炎症和肿瘤

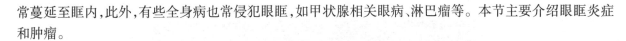

常蔓延至眶内,此外,有些全身病也常侵犯眼眶,如甲状腺相关眼病、淋巴瘤等。本节主要介绍眼眶炎症和肿瘤。

眼 眶 炎 症

一、概述

眼眶炎症占全部眼眶疾病的50%以上,分为特异性炎症和非特异性炎症。前者是指由明确病原体引起的感染性炎症,病原体主要为细菌,也可为真菌或寄生虫。后者包括多种原因不明的眼眶炎症性改变或综合征,如眼眶炎性假瘤。甲状腺相关免疫眼眶病变因具有眼眶炎症性改变的病理特征,因此包括在眼眶炎症内一并叙述。

二、诊断

(一) 临床表现

1. 眶蜂窝织炎(orbital cellulitis)　ICD-10 编码为 H05.001,是眼眶软组织的急性化脓性炎症,属于眼眶特异性炎症的范畴,发病急剧,具有感染性炎症的红、肿、热、痛等表现。

眶隔前蜂窝织炎病变表浅,反应较轻,以眼睑红肿为主,瞳孔及视力多不受影响,眼球转动多正常。眶深部蜂窝织炎临床症状严重,患者有明显的疼痛,同时伴有发热、恶心、呕吐、头痛等全身中毒症状,如感染蔓延至海绵窦可引起海绵窦血栓,危及生命。眼部表现为眼球突出、眼球运动障碍甚至固定(痛性眼肌麻痹)和视力下降。眼睑红肿、结膜充血、高度水肿,严重者球结膜突出于睑裂之外,睑裂闭合不全,甚至暴露性角膜炎、角膜溃疡。眶内组织弥漫性水肿导致眼球突出,眼球运动障碍甚至固定;如炎症进一步发展,视神经受累,瞳孔对光反射减弱,视力下降,甚至完全丧失;眼底可见视网膜静脉扩张,视网膜水肿、渗出。炎症控制后病变可逐步局限,出现眶内脓肿。

2. 眼眶炎性假瘤(orbital inflammatory pseudotumor)　ICD-10 编码为 H05.103,为一种原因不明的眼眶局部以淋巴细胞为主的慢性炎症细胞浸润性疾病。可累及眶内一个或多个组织,包括眼睑、泪腺、眼外肌、眶脂肪、巩膜和视神经等。多发于成年人,无明显性别和种族差异。基本的病理学改变是炎细胞浸润,纤维组织增生、变性等。根据病变的类型、累及部位以及病程的不同,临床表现各异,共同特征是均具有炎症和占位效应。

(1) 眶肌炎(orbital myositis):ICD-10 编码为 H05.104,单条或多条眼外肌病变,外直肌病变多见,特征性改变是肌肉止点明显充血、肥厚,可透过结膜发现充血呈暗红色的肥厚肌肉。患者出现不同程度的眼球突出、眼球运动障碍、复视、眶区疼痛,部分患者上睑下垂;病变后期肌肉纤维化,眼球可固定在不同眼位。

(2) 泪腺炎(dacryoadenitis):ICD-10 编码为 H04.000,病变累及泪腺,临床症状较轻,患者可有流泪或眼干涩感。上眼睑水肿,外侧明显,上睑缘呈 S 形,泪腺区结膜充血。泪腺区可触及类圆形肿块,中等硬度,活动度差,轻度压痛。影像学检查发现泪腺增大(图 15-12-1)。

(3) 视神经周围炎:病变累及视神经鞘膜、眼球筋膜及其周围组织,以疼痛和视力减退为主要表现。眼底可见视乳头充血、静脉迂曲扩张等表现,CT 扫描显示视神经增粗。

(4) 弥漫性炎症:病变弥漫性累及眼眶软组织,表现为眼球突出、眶组织水肿、眶压增高、泪腺增大、眼外肌肥厚、甚至视神经增粗。

(5) 眼眶炎性肿块:是较常见的一种类型,眶内单发或多发,肿块位于眶前部可致眼球移位,位于眶深部致眼球突出。

3. 甲状腺相关免疫眼眶病变(thyroid related immune orbitopathy,TRIO):ICD-10 编码为 E05.002+,伴有甲状腺内分泌轴功能异常的眼眶病变,由于病程及全身免疫、内分泌状态的不同,可表现为眼部体

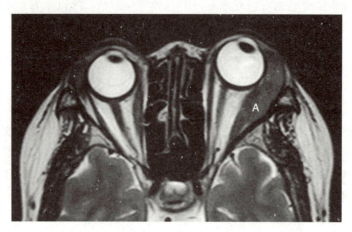

图 15-12-1　MRI 示眶外上方的泪腺（A）明显肿大,呈中等信号

征与甲状腺功能异常同时、提前或滞后出现;单眼发病或双眼同时发病。临床上甲状腺功能可正常、亢进或低下。由于病变累及广泛,以及病变所致的继发改变,使临床表现复杂多样。病理组织学特征是早期炎症细胞浸润、水肿所致的炎症反应,后期出现组织变性、纤维化所致的功能障碍。

（1）眼睑征:病变累及提上睑肌 Müller 肌,出现特征性的眼睑征,主要包括眼睑退缩和上睑迟落,前者表现为睑裂开大,暴露部分巩膜,后者表现为眼球下转时上睑不能随之下落,暴露上方巩膜。

（2）眼球突出:多为双眼,可先后发病,病程早期多表现眼球轴性突出,后期随着眼外肌的纤维化、挛缩,眼球突出并固定在某一眼位。伴有甲状腺功能亢进者,眼球突出症状发展较快。有的患者甲亢控制后,眼球突出更加明显,临床上称为恶性突眼（图 15-12-2）。

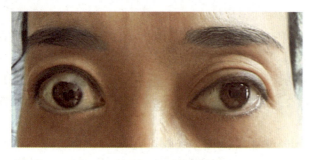

图 15-12-2　TRIO 眼睑征

（3）复视及眼球运动障碍:TRIO 不可避免地出现眼外肌病变,早期水肿,炎细胞浸润,后期纤维化。通常多条肌肉受累,可先后发病且程度不同,肌肉受累频度为下、内、上、外直肌。患者可有不同眼位或多眼位的复视。

（4）结膜及角膜病变:眶内软组织水肿,眶压增高致结膜水肿、充血,严重者结膜突出于睑裂之外;眼睑闭合不全导致暴露性角膜炎、角膜溃疡,严重者可发生穿孔。患者有明显的疼痛、畏光、流泪症状。

（5）视神经病变:由于眶内水肿、眶压增高或肿大的眼外肌对视神经压迫所致,患者视力减退不能矫正,严重者仅存光感。眼底可见视盘水肿或苍白,视网膜水肿,静脉迂曲扩张。

（6）全身症状:伴有甲亢的患者有全身症状,如性情急躁、基础代谢率增高、脉搏加快、消瘦、食欲增加、手震颤等。

（二）实验室和辅助检查

1. 眶蜂窝织炎　影像学检查有助于进一步确诊并可显示病变的位置、形态,是否有脓肿形成或侵犯海绵窦。此外,影像学检查可同时显示眼眶邻近结构的原发感染,如筛窦炎症。实验室检查显示外周血白细胞增多,以中性粒细胞升高最明显。

2. 炎性假瘤　影像学检查显示眼眶内占位性病变,无骨性结构破坏,眼外肌全段肥厚是其典型特征。此外,对于诊断不确定或激素治疗效果不显著者,应注意鉴别恶性病变如淋巴瘤的可能,必要时需进行活检。

3. 甲状腺相关免疫眼眶病变　CT 检查有助于疾病的诊断,检查显示肌腹肥厚（图 15-12-3）而肌止点多正常。

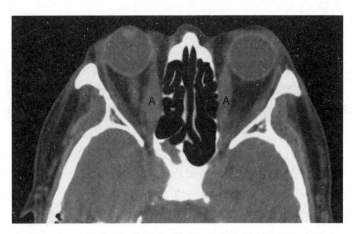

图 15-12-3 CT 示双眼内直肌梭形肥大（A 为内直肌）

实验室检查包括吸碘率,血清 T3、T4 水平,血清 TSH 水平,T3 抑制实验及 TRH 兴奋实验等。但相当部分患者实验室检查正常,而只存在眼部体征,诊断仍可确立。

（三）诊断思路

1. 眶蜂窝织炎 眼部及邻近组织的炎症均可引起眶蜂窝织炎,具有红肿热痛等炎症表现,眶前部蜂窝织炎因为表浅易发现,眶深部蜂窝织炎早期不易发现,当有全身感染病史伴有眼部疼痛、视力下降等症状时应考虑眶深部蜂窝织炎的可能。

2. 炎性假瘤 无痛性眼球突出伴或不伴眼睑或结膜红肿,可考虑炎性假瘤,结合影像学及实验室检查结果,需考虑炎性假瘤的可能。

3. 甲状腺相关免疫眼眶病变 具有甲亢病史或不伴有甲状腺功能异常,特征性的临床表现:眼睑退缩征,眼球突出,眼球运动障碍及复视,影像学检查发现眼外肌肌腹肥厚,可考虑甲状腺相关免疫眼眶病变。

（四）鉴别诊断

1. 眶蜂窝织炎 眶前部蜂窝织炎需与睑腺炎鉴别,两者区别在于后者局限于眼睑,如炎症进一步弥漫可发展为蜂窝织炎;眶深部蜂窝织炎需与后巩膜炎鉴别,后者具有巩膜组织增厚及脉络膜视网膜的病变,详查眼底及影像学检查可鉴别。

2. 炎性假瘤 需与恶性淋巴瘤、眼眶肿瘤、甲状腺相关免疫眼眶病变鉴别。炎性假瘤大部分对激素治疗敏感,可用适当应用激素进行诊断定治疗,恶性淋巴瘤通常伴有全身淋巴组织的异常,必要时可活检。眼眶肿瘤与肿块性的炎性假瘤相似度高,需根据影像学检查结果具体分析;肌炎型炎性假瘤表现为眼外肌条状增粗,肌肉止点处更加明显,此特征可与甲状腺相关免疫眼眶病变鉴别。

3. 甲状腺相关免疫眼眶病变 需与肌炎型炎性假瘤、肥大性肌炎鉴别。肥大性肌炎为全肌肉的肥厚,而甲状腺相关免疫眼眶病变表现为肌腹肥厚而肌止点多正常。

三、病因和发病机制

1. 眶蜂窝织炎 多见于眶周围结构感染灶的眶内蔓延,常见来源于鼻窦、面部感染。病原体多为金黄色葡萄球菌、溶血性链球菌,儿童以流感嗜血杆菌多见;眼眶外伤异物滞留、眶内囊肿破裂也可诱发眼眶蜂窝织炎;全身远端感染灶经血行播散也可发病。

2. 炎性假瘤 确切病因尚不明确,普遍认为此病是一种非特异性自身免疫性疾病。

3. 甲状腺相关免疫眼眶病变 发病机制至今尚未完全阐明,普遍认为属于自身免疫或器官免疫性疾病,且与全身内分泌系统的功能状态密切相关,也与种族、遗传及生活方式相关。

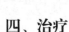

四、治疗

(一) 治疗原则

1. 眶蜂窝织炎　诊断明确者应立即全身给予足量抗生素控制炎症。同时积极寻找感染源,应用脱水剂降低眶内压;抗生素眼药水滴眼、眼膏保护角膜;眼睑闭合不全者可试用湿房,同时应处理鼻窦炎症。病情好转后,应持续用药一周或改用口服给药。炎症局限化脓后,可在超声引导下抽吸脓液或切开引流。对于并发海绵窦炎症的病例,应在相关专业医生的配合下积极抢救。

2. 炎性假瘤　包括药物治疗、放射治疗和手术治疗。糖皮质激素是治疗眼眶炎性假瘤的主要药物,病变中淋巴细胞比例越高,或病程越短,对激素治疗越敏感。对于不适于使用激素者,可用环磷酰胺等免疫抑制剂代替。对药物不敏感、有禁忌证或多次复发的病例,可选用小剂量放射治疗,总量约20Gy。纤维组织增生型炎性假瘤对药物和放射均不敏感,必要时需手术治疗。

3. 甲状腺相关免疫眼眶病变　全身治疗需在内分泌医生指导下进行,主要是治疗甲状腺功能异常。眼部治疗包括药物治疗、放射治疗、物理治疗和手术治疗。病变早期以抑制炎症反应为主,糖皮质激素静脉大剂量短期冲击疗法为原则,然后逐渐减量维持。有禁忌证者可应用其他免疫抑制剂。因高度眼球突出,眼睑闭合不全引起角膜病变者,需及时使用抗生素眼药水或眼膏,严重者应使用湿房镜,必要时可行睑裂缝合。药物治疗无效或有禁忌证的患者,可采用放射治疗,适用于早期和活动期的TRIO患者。对于疾病发展到晚期出现视神经病变、斜视、眼睑退缩及角膜暴露等,需要手术治疗。手术可行眼眶减压手术、眼外肌手术、眼睑手术。无论采取哪种手术方式,患者病情都应当稳定至少6月以上。但当病情发展严重威胁视力或其他情况时,应考虑行紧急手术治疗,如开眶减压术或眼睑缝合术。

(二) 预后和预防

1. 眶蜂窝织炎　眶隔前蜂窝织炎预后较好,局部和(或)全身使用抗菌药物,可痊愈,不留后遗症。眶深部蜂窝织炎如及时有效治疗,炎症可扩散至海绵窦,引起海绵窦血栓,严重者危及生命,预后较差。积极防治眼周组织及全身感染可预防眶蜂窝织炎的发生。

2. 炎性假瘤　易复发,目前尚无有效预防手段,通常认为锻炼身体,规律生活,增强自身抵抗力是预防复发的方法。

3. 甲状腺相关免疫眼眶病变　预后较差,对伴有甲状腺功能异常的患者即使甲状腺功能控制正常水平,眼部病变并不能停止。目前尚无有效预防手段。

眼 眶 肿 瘤

一、概述

眼眶肿瘤根据良恶性程度可分为良性及恶性,有皮样囊肿、眼眶海绵状血管瘤、眼眶脑膜瘤及眼眶横纹肌肉瘤等。

二、诊断

(一) 临床表现

1. 眼眶皮样囊肿(orbital dermoid cyst)　ICD-10 编码为 L72.001,是胚胎时期表面外胚层植入或粘连于中胚层所形成的囊肿,属于迷芽瘤。临床表现为渐进性眼球突出,由于囊肿多发于眼眶的上方及外上方,使眼球突出并向下或内下移位。于眶缘可触及者,肿物为中等硬度,表面光滑,囊肿主体位于骨膜下间隙者,触诊时不活动;囊肿主体位于骨膜表面或肌肉圆锥间隙,囊蒂与骨壁相联系者,触诊时囊肿可活动;无并发炎症时囊肿无压痛。如囊肿破裂内容物溢出,可致反复的炎症反应,类似眶蜂窝织炎,囊肿破溃可形成窦道。

2. 眼眶海绵状血管瘤(orbital cavernous hemangioma)　ICD-10 编码为 D18.019,是原发于眶内最常

见的良性肿瘤,该肿瘤在病理组织学上非真正的肿瘤,属于错构瘤。多在青年以后发病,无性别差异,最常见的临床表现是缓慢眼球突出,多无自觉症状,偶有眶区轻度疼痛。因肿瘤多发于肌肉圆锥内,故而多数患者表现为轴性眼球突出;肿瘤压迫眼球后极部引起视网膜水肿,静脉迂曲扩张,也可因屈光状态变化,导致视力下降;位于眶尖部的肿瘤早期即可压迫视神经引起视力下降,由于肿瘤较小没有造成眼球突出,故此临床上有误诊为屈光不正、视神经炎的报告,当出现原发性视神经萎缩才引起注意;肿瘤较大压迫眼外肌可致眼球运动障碍。

3. 眼眶脑膜瘤(orbital meningioma) ICD-10 编码为 D32.902,可原发于眶内也可继发于颅内,前者是来源于视神经外表面的蛛网膜或眶内的异位脑膜细胞;后者多由颅内蝶骨嵴脑膜瘤经视神经管或眶上裂蔓延而来。临床上以视神经脑膜瘤多见,中年女性居多。慢性眼球突出,眼睑水肿,视力下降是主要的临床表现。视神经脑膜瘤患者所表现的视力减退,眼球突出,慢性视盘水肿或萎缩,视神经睫状静脉称为脑膜瘤的四联症,肿瘤可沿视神经向颅内蔓延。来源于蝶骨嵴的脑膜瘤经视神经管或眶上裂入眶,肿瘤压迫视神经引起同侧原发性视神经萎缩,当肿瘤生长,体积增大,颅压增高后,又可引起对侧视盘水肿,表现一侧视神经萎缩,另一侧视神经水肿,称为 Foster-Kennedy 综合征。蝶骨嵴脑膜瘤眶内蔓延还往往引起眶骨壁增生,因此,眶尖部软组织肿块同时有骨质增生,应高度怀疑本病。骨质增生尚可引起颞部隆起;蝶骨嵴脑膜瘤蔓延眼眶者早期视力受损较轻微。

4. 眼眶横纹肌肉瘤(orbital rhabdomyosarcoma) 是儿童时期最常见的眶内恶性肿瘤,发病年龄多在 10 岁以下。肿瘤生长快,恶性程度高。肿瘤好发于眼眶上部,使眼球向前下方突出,眼睑水肿,球结膜水肿并突出于睑裂之外,类似眶蜂窝织炎。肿瘤生长极快,往往数天内病变即有明显的进展。眶缘即可触及软性肿物,肿瘤快速生长可自穹隆结膜破溃,眼球固定,视力丧失,肿瘤可累及全眼眶并向颅内蔓延。

(二) 实验室和辅助检查

1. 皮样囊肿 B 型超声显示病变边界清楚,形状可不规则,透声性好,可压缩。X 线可显示眶壁的骨压迫性改变。CT 扫描可显示骨骼改变及软组织占位效应,囊肿的边界清楚,囊内容物密度多不均匀,因有脂类物质,大部分 CT 值为负数;病变与眶骨壁关系密切,可见多种形状的骨压迫痕迹。MR 成像显示病变在 T1 和 T2 加权像均为高信号。

2. 眼眶海绵状血管瘤 B 型超声检查表现为肿瘤呈类圆形,边界清楚,内回声强而均匀,声透性中等,具有可压缩性。彩色多普勒检查瘤体内无血流信号或较少。CT 显示具有良性占位性病变的特征,边界清楚,内密度均匀,可显示视神经的受压、移位及眶腔扩大、骨改变,判断肿瘤的粘连程度。

3. 眼眶脑膜瘤 超声显示视神经增粗、眶内肿块,内回声少,声衰减明显。CT 显示视神经的管状增粗、车轨征(即沿视神经鞘膜密度增高,而视神经纤维密度偏低的影像特征,类似车轨状)及钙化;蝶骨嵴脑膜瘤蔓延眼眶者,影像显示软组织占位和骨质增生同时存在的特征,可见边界不清的块影,眶骨壁增厚,有的表现为眶壁半球状隆起。

4. 眼眶横纹肌肉瘤 超声显示形状不规则异常回声病变,内回声较少或呈液性暗区,透声性好,肿瘤的后部显示清楚。CT 显示眶内的高密度软组织病变,因肿瘤生长快,瘤体内出现坏死,表现为内密度不均匀;肿瘤的形状不规则,边界不清楚,可见骨破坏,肿瘤呈侵袭性生长向周围结构蔓延。

三、病因和发病机制

1. 皮样囊肿 皮样囊肿是由于胚胎时期表面外胚层植入而形成。胚胎时期表面上皮与硬脑膜接触,随着胎儿发育,二者之间形成颅骨,将上皮与脑膜分隔。如二者之间粘连,在颅骨形成过程中,小块上皮粘着于硬脑膜或骨膜,深埋于眶内或眶缘,出生后异位上皮继续增长,便形成囊肿。眶内囊肿通过骨缝与脑膜粘连或伸向颅内、颞窝。另外,在胎生期,由于羊膜带的压迫,使上皮植入体内,也是形成皮样囊肿的原因之一,囊肿与脑膜之间可无任何联系。

2. 眼眶海绵状血管瘤 有学者认为本肿瘤是由毛细血管瘤转化而来,管腔内压力增高而高度扩张,形成血管窦。然而也有不同观点,目前确切病因尚不清楚。

3. 眼眶脑膜瘤 原发于眶内脑膜瘤可发生于视神经鞘、眼眶骨膜和埋藏于眶蜂窝组织内的异位脑膜细胞。视神经属于中枢神经,周围由硬脑膜、蛛网膜和软脑膜包围,即视神经鞘。蛛网膜由脑膜上皮细胞、内皮细胞及其中间的网状组织所构成,眶内脑膜瘤多由上皮细胞发展而来,内皮细胞来源较少。起源于视神经鞘的脑膜瘤占眶内脑膜瘤的3/4,骨膜也是脑膜瘤的原发部位之一。有的脑膜瘤手术时发现与视神经鞘和骨膜均无关系,考虑来自异位脑膜细胞,临床上少见。

4. 眼眶横纹肌肉瘤 分子生物学研究提示,控制细胞生长和分化的基因及功能表达的改变与恶性肿瘤发生有一定关系。对眼眶横纹肌肉瘤癌基因点突变及蛋白异常表达的研究,发现肿瘤细胞中发生 N-ras 癌基因 12 密码子第 2 个碱基发生突变,以及 61 密码子第 3 个碱基突变,免疫组织化学检测 $ras21$ 及 $p53$ 增强,由此推测癌基因 ras 和抑癌基因 $p53$ 在肿瘤形成中起了重要作用。

四、治疗

1. 皮样囊肿 手术治疗。手术时应注意囊壁去除彻底,骨凹陷处囊壁黏附紧密不易剔除,可使用苯酚烧灼,酒精中和盐水冲洗。手术完整切除,预后好;如残留囊壁上皮组织,容易复发或形成瘘管;偶见皮样囊肿恶变。

2. 眼眶海绵状血管瘤 肿瘤生长缓慢,并有停止生长的可能,无恶变报道。如果肿瘤较小尚未引起临床症状,可密切观察。当出现明显的临床症状,多选择手术切除。目前 γ 刀和眼眶的介入治疗已经应用于该肿瘤的治疗。预后较好,但引起视力完全丧失者亦有之。

3. 眼眶脑膜瘤 治疗以手术为主。视神经脑膜瘤,手术切除病变的视神经,术后将视力丧失;蝶骨嵴来源的脑膜瘤往往完整切除困难,术后极易复发;必要时可实施眼眶内容切除术,但术后严重影响外观。也可实施小剂量放射或 γ 刀治疗,一旦发现肿瘤生长快速或向颅内蔓延时,应采取手术切除。脑膜瘤向颅内蔓延,在鞍结节附近生长压迫视交叉,颈内动脉及大脑前动脉,晚期颅压增高,危及生命。儿童多发性脑膜瘤预后较差,易复发。

4. 眼眶横纹肌肉瘤 目前多采用综合治疗,即手术前化疗使肿瘤体积缩小,然后行肿瘤扩大范围的切除,术后再行化疗及放疗,化疗应持续 2 年,放射总量不少于 60Gy。眼眶横纹肌肉瘤是恶性程度很高的肿瘤,预后较差,复发率高。

本节小结

眼眶是由 7 块颅骨构成的较小的解剖间隙,眶内容包含多种类型的软组织,其中有中枢神经和末梢神经、横纹肌和平滑肌、血管、淋巴管以及丰富的蜂窝组织等,疾病来源组织的种类多样,与全身及邻近组织关系密切,临床症状各异,诊断和治疗相对困难。根据病史、眼部的临床表现、影像学检查及实验室检查,可判断眼眶病的类型,最常见的为眼眶炎症、眼眶肿瘤,应掌握眼眶蜂窝织炎、甲状腺相关免疫眼眶病变、眶炎性假瘤及常见肿瘤的临床表现、诊断及治疗。

思考题

1. 临床中如果怀疑患者眶蜂窝织炎,应注意观察哪些临床表现?如何治疗并向患者解释预后?
2. 例举甲状腺相关免疫眼眶病变的眼部临床表现(至少 5 项)。
3. 眼眶肿瘤主要的临床表现和治疗原则?

(王秀青 重庆医科大学附属第二医院;刘朝晖 重庆医科大学附属第一医院)

第十三节 眼 外 伤

眼外伤(ocular trauma),ICD-10 编码为 S05.902,是眼球及其附属器受到外来物理性或化学性伤害而引起的组织器质性及功能性损害,是视力损害的主要原因之一。由于眼位置暴露,眼外伤很常见。眼的结构精细特殊,即使轻微外伤,也可引起严重后果,对患者造成身心和生活质量的严重影响,也相继带来沉重的社会和经济负担。因此,对眼外伤的防治应引起极大重视。

我国通常将致伤原因和损伤部位等合并在一起作为眼外伤的诊断,如角膜穿通伤、虹膜嵌顿等。

(一) 按致伤原因分类

可分为机械性和非机械性两类,前者包括钝挫伤、穿通伤和异物伤等;后者有热烧伤、化学伤、辐射伤和毒气伤等。

(二) 国际眼外伤学会分类方法

眼外伤中机械性因素占绝大部分,系统和规范的定义及分类对指导治疗、评估预后具有重要意义,国际眼外伤学会提出新的分类法,将眼球壁只定义为巩膜和角膜,其根据外伤表现将机械性眼外伤分为闭合性和开放性两大类。

闭合性眼外伤

一、概述

闭合性眼外伤是指眼球壁无全层伤口,球壁部分裂伤称板层裂伤,无全层球壁伤口称眼挫伤。

二、诊断

(一) 临床表现

1. 角膜挫伤(contusion of cornea) 轻的表浅外伤称为角膜上皮擦伤,由于角膜上皮感觉神经末梢丰富,受到刺激后有明显疼痛、畏光和流泪,伴视力减退。若发生感染,可引起角膜溃疡,波及角膜基质层者,可引起基质层水肿、增厚及混浊,后弹力层皱褶。

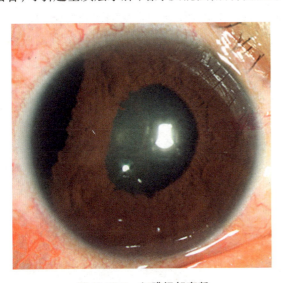

图 15-13-1 虹膜根部离断

2. 虹膜挫伤(contusion of iris) 因虹膜瞳孔缘及瞳孔括约肌断裂,出现不规则裂口,瞳孔变形或散大,对光反射迟钝。当有虹膜根部离断时,虹膜根部有半月形缺损,瞳孔呈 D 形,可出现单眼复视。若整个虹膜完全离断,称外伤性无虹膜。瞳孔括约肌受损时,表现为外伤性瞳孔中度扩大,对光反射迟钝。睫状肌或支配神经受损时,可伴有调节麻痹,近视力障碍。(图 15-13-1)

3. 睫状体挫伤(contusion of ciliary body) 当挫伤使睫状体在巩膜突外造成睫状体纵行肌与巩膜之间的分离称为睫状体分离,而睫状体与巩膜之间分离,纵行肌与巩膜突未分离时称为睫状体脱离,二者均会由于睫状上皮水肿使房水生成减少、引流增加,最终导致低眼压形成。(图 15-13-2)

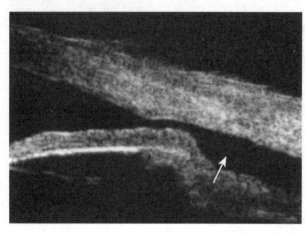 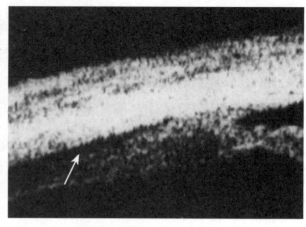

图 15-13-2　UBM 示睫状体分离(左图),睫状脱离(右图)

4. 前房积血(hyphema)　ICD-10 编码为 H21.000,多为虹膜血管破裂引起。微量出血仅见房水中出现红细胞。出血较多时,血液积于前房呈一水平面,出血量的多少可以按血平面的实际高度(mm)表示。严重时前房完全充满血液,呈黑红色。前房积血多能自行吸收。但当积血量大或在吸收中再次出血时,容易引起继发性青光眼,使角膜内皮损害。高眼压和出血多,未得到及时控制时,会引起角膜血染,角膜基质呈棕黄色,中央呈盘状混浊,以后渐变为黄白色,长期难以消退。

5. 房角后退(recession of anterior chamber angle)　ICD-10 编码为 H21.506,指睫状肌的环形纤维与纵行纤维分离,虹膜根部向后移位,前房出血后,多能查见不同范围和程度的房角后退。少数病例可在伤后数月或数年发生房角后退,因房水排出受阻,发生继发性青光眼,称房角后退性青光眼。这种情况多发生于单侧,既往有外伤史。

6. 晶状体挫伤(contusion of lens)　ICD-10 编码为 S05.103,易发生晶状体脱位或半脱位。半脱位为悬韧带部分断裂所致,晶状体向悬韧带断裂的相对方向移位,在瞳孔区可见部分晶状体赤道部,可伴有虹膜震颤、前房玻璃体疝、散光或单眼复视。晶状体全脱位时,可向前脱入前房或嵌顿于瞳孔区,引起急性继发性青光眼和角膜内皮损伤;向后脱入玻璃体时前房变深,虹膜震颤,出现高度远视,可引起继发性青光眼、视网膜脱离等并发症。

7. 玻璃体积血(vitreous hemorrhage)　ICD-10 编码为 H43.100,由睫状体、视网膜或脉络膜血管损伤引起。少量出血时可出现玻璃体混浊,患者自觉眼前黑影漂浮,大量出血时玻璃体可见浓稠的血性混浊,眼底不能窥见,往往导致视力突然下降。

8. 脉络膜裂伤(choroid rupture)　为外力导致脉络血管破裂所致,可单一或多发,形状多不规则,多位于后极部及视乳头周围,呈弧形,凹面对向视乳头。伤后早期,破裂处常为出血掩盖。出血吸收后,显露出黄白色瘢痕。延伸到黄斑中心的破裂严重影响视力。(图 15-13-3)

9. 视网膜震荡与挫伤　视网膜震荡(commotio retinae),ICD-10 编码为 S05.808,是指在眼挫伤后,打击部位传送的冲击波损伤外层视网膜,色素上皮受损,屏障功能破坏,后极部出现视网膜水肿,视网膜变白,视力下降,主要表现为 2 种结局:①一些病例在 3~4 周水肿消退后,视力恢复,不留明显病理改变,称为视网膜震荡;②有些存在明显的光感受器损伤、视网膜外层变性坏死、黄斑或其他部位视网膜出血、视网膜裂孔,导致视力明显减退,称为视网膜挫伤(contusion of retina),ICD-10 编码:S05.809。

(二) 实验室和辅助检查

1. 眼部 B 超　对于玻璃体积血,少量积血时 B 超显示分散的血细胞无回声光点;中等量出血,血细

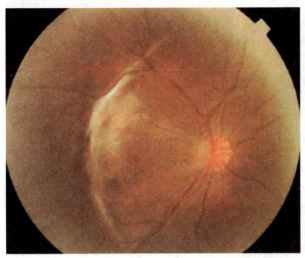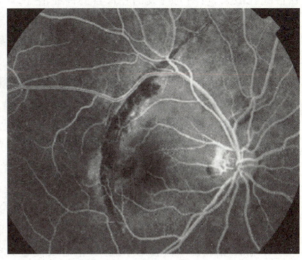

图 15-13-3 脉络膜裂伤眼底照相(左图),FFA(右图)

胞凝集,可显示散在的回声光点;大量出血,血细胞可凝集成大小不同形状,图像上出现形状不一、回声光点强弱不一的光斑或光团,如同时见到与眼球壁相连接的玻璃体条状回声或斑块状回声,此点常为出血位置所在。不论 A 超或 B 超均可查出晶状体是否有全脱位或不全脱位,不全脱位的晶状体可嵌于瞳孔部位,全脱位的晶体可以进入前房,或脱入玻璃体腔内。

2. UBM 对于睫状体脱离和分离,以及房角后退,UBM 往往有确诊意义。

3. 荧光血管造影 对于眼外伤后视网膜及脉络膜损伤的诊断,荧光血管造影检查有其独特优势,常用于诊断以下几种眼外伤疾病:①视网膜震荡伤时,轻度者表现为色素上皮损害。重度者,因色素上皮破损,屏障功能破坏,染料可渗漏于神经上皮下形成神经上皮脱离型渗漏点,但无视网膜血管渗漏;②眼外伤后发生脉络膜破裂时,因脉络膜破裂的深度不同,荧光血管造影的变化亦不同,如损伤仅限于色素上皮,在病变区呈透见荧光。如破裂波及玻璃膜及脉络膜毛细血管,造影早期呈无灌注弱荧光,后期因周围荧光染料渗漏和巩膜着色而转为强荧光。

(三)诊断思路

闭合性眼外伤往往依靠详细的眼部查体即可明确,但疾病初期如前房积血、晶状体混浊、玻璃体积血等会导致无法完全掌握病情,需待患者病情稳定后及时完善 FFA、B 超等辅助检查以明确诊断,避免贻误治疗。

三、病因和发病机制

闭合性眼外伤常由机械性钝力引起。砖石、拳头、球类、跌撞、车祸以及爆炸的冲击波,是钝挫伤的常见原因。除在打击部位产生直接损伤外,由于眼球是个不易压缩的、内含液体的球体,力在眼内液体介质和球壁传递,也会引起多处间接损伤。一些眼球钝挫伤的伤情,可能远比穿通伤严重。钝挫伤可造成眼附属器或眼球的损伤,引起眼内多种结构的病变。如房角后退、前房或玻璃体积血、晶状体脱位、脉络膜破裂、黄斑裂孔以及巩膜破裂等。有的眼后段损伤严重,但前段损伤轻微,对此应做全面评估。

四、治疗

(一)治疗原则

1. 角膜上皮挫伤 可涂抗生素眼膏后包扎,促进上皮愈合。波及基质层者,可点糖皮质激素滴眼液,或试用高渗液(如 10% 浓氯化钠)点眼。

2. 虹膜挫伤 瞳孔缘或基质裂口无特殊处理。虹膜根部离断伴有复视症状,可行虹膜缝合术。外伤性瞳孔散大,可给与抗炎消肿及营养神经治疗,轻者可能恢复或部分恢复,重者不能恢复。伴有调节麻痹时,可配眼镜矫正近视力。

3. 睫状体脱离　若范围较小可给予扩瞳、糖皮质激素、甘露醇等药物保守治疗,若脱离范围较大或有分离,应予以手术治疗。

4. 前房出血　需要卧床休息,取半卧位,限制眼球活动,适当应用止血剂及糖皮质激素,出现虹膜刺激症状时及时散瞳。积血多,吸收慢,尤其有暗黑色血块,伴眼压升高,经药物治疗眼压控制不良时,应作前房冲洗术或凝血块切除术,以避免角膜血染和视神经损害。

5. 房角后退　若眼压持续升高,应按开角型青光眼治疗,多需要做滤过手术降低眼压。

6. 晶状体脱位　半脱位时可试用眼镜矫正散光,但效果差,严重影响视力时需行手术摘除,全脱位时需急诊行手术摘除。

7. 玻璃体积血　量少时可适当应用止血药物。若大量出血、长时间不吸收或合并有视网膜脱离时应尽早做玻璃体手术。

8. 脉络膜裂伤　适当给予抗炎、止血及促进吸收等药物保守治疗,若有新生血管形成可行眼底激光或抗 VEGF 药物玻璃体腔注射治疗。

9. 视网膜挫伤　早期应用糖皮质激素,可能减轻视网膜水肿引起的损害。外伤性黄斑裂孔早期无需特殊处理,有自愈可能,建议观察保守治疗 3 ~ 4 个月,若裂孔仍不闭合且严重影响视力,可行玻璃体切割等手术治疗,其他视网膜裂孔有引起视网膜脱离可能时需行激光或玻璃体手术治疗。

（二）预后和预防

1. 预后　早期的急救处理对预后至关重要,一般来说眼前段挫伤如角膜挫伤、前房积血等处理得当,预后较好,而如果出现角膜溃疡、角膜血染等并发症时,预后欠佳。眼后段损伤出现视网膜、脉络膜和视神经挫伤时,预后较差,及时治疗有恢复一定视力可能,而发生视网膜撕脱伤时往往提示预后极差。

2. 预防　首要预防措施为加强安全宣传教育、普及眼防范知识,其次在生产生活中严格操作规程、完善防护措施等,均能有效减少眼外伤的发生。

开放性眼外伤

一、概述

开放性眼外伤是指球壁有全层伤口,锐器造成眼球壁全层裂开,称眼球穿通伤;一个锐器造成眼球壁有入口和出口的损伤,称贯通伤;进入眼球内的异物存留,引起的外伤有特殊性,称眼内异物伤;钝器所致的眼球壁裂开,称眼球破裂。

二、诊断

（一）临床表现

1. 角膜穿通伤(penetrating corneal trauma)　ICD-10 编码为 S05.601,较常见,单纯的角膜伤口较小且规则,无眼内容物脱出,常自行闭合,且若伤口不在瞳孔区,一般不遗留视力损害。复杂性的角膜伤口,大且不规则,常有虹膜脱出及嵌顿,前房变浅,可伴有晶状体破裂及白内障,或眼后段损伤。有明显的眼痛、流泪和视力下降。

2. 角巩膜穿通伤(penetrating corneoscleral trauma)　伤口累及角膜和巩膜,可引起虹膜睫状体、晶状体和玻璃体损伤、脱出及眼内出血,伴有明显眼痛和刺激症状,视力明显下降。

3. 巩膜穿通伤(penetrating scleral trauma)　ICD-10 编码为 S05.604,较小的巩膜伤口容易忽略,伤口表面仅见结膜下出血。大的伤口常伴有脉络膜、玻璃体和视网膜的损伤及出血,视力明显下降。

4. 贯通伤(penetrating wound)　一个致伤物体通过角膜或巩膜进入眼内,穿过眼球,从后部的巩膜穿出,这类病人视力极差,85%以上的病例仅有手动或更低的视力。

5. 眼异物伤　异物伤的临床表现主要取决于异物的部位以及异物自身的特殊性质。

（1）按异物损伤部位可分为：①眼睑异物多见于爆炸伤时，可使眼睑布满细小的火药渣、尘土及沙石；②结膜异物常见的有灰尘、煤屑等，多隐藏在睑板下沟、穹窿部及半月皱襞，异物摩擦角膜会引起刺激症状；③角膜异物以铁屑、煤屑较多见，有明显刺激症状，如刺痛、流泪、眼睑痉挛等，铁质异物可形成锈斑，植物性异物容易引起感染；④晶状体异物多见于角膜或巩膜穿通伤后，往往引起外伤性白内障，可合并晶状体脱位，视力明显下降；⑤眼后段异物多见于眼球穿通伤后，常见异物为铁屑、玻璃渣等，多伴有玻璃体积血、眼内炎及视网膜脱离等严重并发症；⑥眶内异物常见的有金属弹片、气枪弹、或木、竹碎片。可有局部肿胀，疼痛。若合并化脓性感染时，可引起眶蜂窝织炎或瘘道。

（2）按异物性质可分为：①不活泼的无菌异物如石、沙、玻璃、瓷器、塑料、睫毛，一般能耐受。铁、铜、铝、锌是常见的反应性异物，后两种引起轻微炎症，可包裹。若异物很大可刺激炎症，引起细胞增生、牵拉性视网膜脱离、眼球萎缩；②铜质沉着症（ocular chalcosis）：为铜的毒性反应，纯铜有特别的毒性，引起急性铜质沉着症和严重炎症，需立即摘除。若异物为铜合金，铜的含量少于85%，会引起慢性铜质沉着症。铜离子具有亲合膜性结构，典型表现是在角膜后弹力层沉着，形成 Kayser-Fleischer 环，绿色房水颗粒，虹膜变绿色，晶状体皮质及后囊表面有黄绿色细点状沉着物，称为"向日葵样白内障"，棕红玻璃体混浊，条索形成，视网膜血管上和黄斑区有金属斑；③铁质沉着症（ophthalmic siderosis）：铁片与玻璃体或眼内组织接触后，铁离子迅速氧化与扩散，形成强力氧化剂，造成严重结构与功能损害。铁最容易沉着在上皮组织、虹膜括约肌和开大肌、无色素睫状上皮和晶状体上皮、视网膜。光感受器和色素上皮细胞对铁质沉着最敏感，其损害后的症状为夜盲、向心性视野缺损或失明，其他还可表现为角膜基质铁锈色沉着、虹膜异色症、瞳孔扩大及反应迟钝、晶状体前棕色沉着、玻璃体混浊、视神经萎缩，继发开角型青光眼。

6. 眼球破裂伤（eyeball rupture）　ICD-10 编码为 S05.300，由严重的钝挫伤所致，常表现为眼压降低、前房或玻璃体积血、球结膜出血及水肿、角膜可变形、眼球在破裂方向上运动受限，视力可降至光感以下。除了眼球壁的裂开外，眼球破裂还常造成脉络膜组织内、脉络膜上腔和视网膜出血，形成"出血性"视网膜脱离。

7. 开放性眼外伤的并发症　外伤后伤口处理不及时易导致感染、炎症及免疫反应等并发症。

（1）外伤性眼内炎（traumatic endophthalmitis）：是由于细菌或其他致病微生物由致伤物带入或从伤口侵入眼内引起的急性化脓性炎症，常见致病菌有葡萄球菌、铜绿假单胞菌、真菌等，病情发展快，眼痛、头痛剧烈，刺激症状明显，视力严重下降，甚至无光感。球结膜出现高度水肿、充血，角膜混浊，前房纤维蛋白炎症或积脓，玻璃体雪球样混浊或脓肿形成。

（2）交感性眼炎（sympathetic ophthalmia）：详见本章第九节葡萄膜疾病。

（3）外伤性增生性玻璃体视网膜病变：增生性玻璃体视网膜病变（proliferative vitreoretinopathy），ICD-10 编码为 H35.201，是由外伤引起的眼内过度修复反应，纤维组织增生所致，常引起牵拉性视网膜脱离。

（二）实验室和辅助检查

1. X线及CT检查　对于异物，X线可显出异物，但不能确定异物与眼球的相关位置，而在CT扫描所得的三维成像上，可以直接判定，一目了然。

2. 磁共振检查　MRI 对非磁性异物可以清楚勾画出其大小和部位。磁性异物禁忌使用 MRI 检查。

3. 超声检查　眼外伤时，因超声诊断为无损伤、非侵入性检查，可以清晰显示正常眼球各层结构，对诊断具有重要意义，常用于以下几种情况：①用于检查位于巩膜后部或侧壁的破口，利用B型超声，可以查出眼球壁有无裂隙，眼球内容物有无脱出；②用于检查球内异物，不论是金属、非金属异物及其合并症均可查出、检出率高。对于眶内异物，由于眶脂肪结构不均匀，极难确定，如果有水肿及出血围绕，周围脂质形成一个透明区，反而可以有助诊断。

4. 视觉电生理检查　随着科学技术的进步，视觉电生理在临床的应用范围越来越广阔，对眼外伤的诊断与预后评估也是如此。视网膜电图(electroretinogram,ERG)在眼外伤后可出现明显改变。例如铁质沉着初期,a波增高,若b波下降,表明铁质沉着加重,严重影响视力,应立即取出眼内异物。交感性眼炎时ERG多呈负波型。

(三) 诊断思路

除仔细的眼部查体外,详尽的病史询问对开放性眼外伤的诊断尤为重要,例如了解致伤地点和周围环境,有助于判断伤口受感染的情况,致伤物的性质有助于了解有无异物伤、有无特殊的异物损害。

三、病因和发病机制

开放性眼外伤多由锐器直接造成眼球壁全层裂开,使眼内容物与外界沟通,感染风险增加,主要引起伤道的结构损伤,是"由外向内"机制。与之相反,当受到严重钝挫伤打击时,内部压力不能由眼球的形变缓冲时,压力会冲破眼球壁,造成眼球破裂,这被称为"由内向外"机制。

四、治疗

(一) 治疗原则

开放性眼外伤治疗原则为:初期缝合伤口,恢复眼球完整性,防治感染等并发症,必要时行二期手术。

1. 眼球穿通伤的处理　眼球穿通伤的处理可大体分为以下几种:①单纯性角膜伤口,前房存在,可不缝合,用抗生素眼膏涂眼预防感染后包扎,大于3mm以上的角膜伤口,多需做显微手术严密缝合,恢复前房,有虹膜嵌顿时,用抗生素溶液冲洗,还纳眼内;若污染严重不能还纳时可予剪除。脱出的睫状体应予复位,脱出的晶状体和玻璃体予以切除;②对于角巩膜伤口,应先固定缝合角膜缘一针,再缝合角膜及巩膜,术后点抗生素眼液及扩瞳剂;③发生巩膜穿通伤时,应遵循自前向后、边暴露边缝合的原则,必要时暂时性离断直肌;④贯通伤,有入口和出口,对前部入口立即缝合,后部出口不易发现或难于缝合时可于二期行玻璃体手术,清除积血、寻找伤口后清理伤道,术中冷冻或激光封闭视网膜破口,不能缝合时由其自闭;⑤预防外伤后可能发生的炎症和感染,常规注射抗破伤风血清,全身应用抗生素和糖皮质激素,抗生素眼液频繁点眼;⑥并发眼内炎时需充分散瞳,局部和全身应用大剂量抗生素和糖皮质激素。玻璃体内注药,同时可抽取房水及玻璃体液作细菌培养和药敏试验,结膜囊伤口处刮片或细菌培养查找病原体。对严重感染,需要紧急做玻璃体切除术及玻璃体内药物灌注,延误时机可能难以保留眼球。

2. 眼异物伤的处理　眼内异物一般应及早手术取出。手术方法取决于异物类型、所在位置、是否有磁性、是否包裹等。对前房及虹膜异物可在靠近异物的方向或相对方向做角膜缘切口取出。晶状体异物,若晶状体大部分透明,可不必立即手术。若晶状体已混浊,可连同异物一起摘除。玻璃体内或球壁异物通常要进行手术取出。对位于赤道部之前的球壁或靠近球壁的,小的、未包裹的玻璃体内铁类异物,若无视网膜并发症,可在定位后应用磁铁从外路取出。若位置靠后,异物大,有包裹并有粘连,均需玻璃体手术取出,同时处理并发症。

(二) 预后及预防

1. 预后　开放性眼外伤作为眼科常见的危急重症,往往预后欠佳,尤其是合并眼内炎、交感性眼炎等并发症后,其视力会进一步下降,甚至影响健眼。

2. 预防　开放性眼外伤多由尖锐物体造成,注意安全防护同样重要,对儿童应重点预防,因其眼部结构脆弱、娇嫩,对各种损伤产生的反应强烈,应禁止儿童玩弄危险玩具、避免接触尖锐物体如铅笔、针头等。

眼附属器外伤

一、概述

眼附属器外伤一般是指眼睑外伤和眼眶外伤,而眼眶外伤又包括眼眶骨折、眼眶穿通伤、眶内出血及眶气肿。

二、诊断

（一）临床表现

1. 眼睑外伤 常引起眼睑水肿和出血。出血初为青紫色,以后渐变黄,在1~2周内完全吸收。严重挫伤或锐器切割伤时,可出现眼睑皮肤全层裂伤,甚至深达肌层、睑板和睑结膜。内眦部睑缘撕裂可造成泪小管断裂,愈合后会出现眼睑畸形和泪溢症。

2. 眼眶外伤 眼眶外伤通常包括眼眶骨折、眼眶穿通伤、眶内出血及眶气肿。

（1）眼眶骨折:主要表现为复视,可因为直接神经肌肉损伤、眶内容肿胀、下直肌或下斜肌及其周围组织嵌顿引起。

（2）眼眶穿通伤:如果眼外肌及其支配神经损伤,可出现眼球运动障碍。眶内出血可引起急性眶内压升高,危及视功能。

（3）眶内出血:损伤导致血管破裂出血引起眶内压升高、眼睑水肿淤血及结膜下出血、眼球突出、疼痛、恶心呕吐、眼球运动障碍,严重者可因水肿或血肿压迫视神经纤维或供养血管,导致视力明显下降甚至丧失。

（4）眶气肿:通常由眶壁骨折和黏膜撕裂造成,表明眶组织已与鼻窦沟通,多见于外伤,偶见于手术创伤。骨折一般不直接导致眶气肿,只有当上呼吸道压力增大,如打喷嚏或擤鼻子时才引起空气进入眶内组织。

（二）实验室和辅助检查

1. X线和CT检查 平片检查采用最多,主要用于检查骨折、眶骨感染等,一般采用眼部常规正、侧位平片检查。CT检查对特别细致的骨折线非常有用,如纸板骨折,X线平片和断层均常为阴性,而CT投射像为阳性。CT检查软组织结果亦明显优于X线片。

2. 磁共振检查 新鲜血肿CT扫描呈高密度,眶内脂肪为低密度,但在MRI中脂肪为高密度,二者对比明显。CT对眼眶骨折的观察较清楚,但对眶顶及眶底血肿常易受骨性伪影的影响而易被遗漏,MRI是利用多种方向切层及不同序列的扫描,能较容易地确定血肿的部位及性质。

三、病因和发病机制

眼睑皮肤薄而松弛,血液循环丰富,外伤常导致眼睑水肿和出血,眼眶外伤往往为强大外力所致,以钝力打击、车祸、从高处跌落等原因为主。

四、治疗

（一）治疗原则

1. 眼睑外伤 眼睑外伤的处理分为以下几种:①眼睑淤血和肿胀较明显时,可在伤后48h内冷敷,以后热敷;②眼睑裂伤应尽早清创缝合,尽量保留组织,不可切去皮肤,注意功能和美容效果;③对全层裂伤应严格分层对位缝合,以减轻瘢痕形成和睑畸形;④伴有提上睑肌断裂时应修复,以免上睑下垂;⑤伴有泪小管断裂时,应争取做泪小管吻合术,然后缝合眼睑;⑥应注射TAT和抗生素。眼睑裂伤修复原则如下:眼睑血供丰富,极少发生缺血坏死。除非未累及睑缘的半层裂伤可以简单缝合,否则都应将睑缘、睑板、皮肤严格对合,通常先用缛式缝线缝合邻近睑缘的睑板,以避免日后出现成角畸形。缝合应及早,伤后24小时组织水肿,影响缝合。累及内眦及泪小管的裂伤,应尽量修复或接通。

2. 眼眶外伤 眶骨折手术修复的适应证是:①眼肌嵌顿引起持久复视;②眼球内陷2mm以上;③一半以上大的眶底骨折,日后可能引起眼球内陷等。在伤后1~2周手术为宜,而肌肉嵌顿型应尽早手术。对软组织损伤应分层清创缝合,同时应用抗破伤风血清及抗生素防治感染。对因出血引起的急性眶内压升高,需要及时做眶减压术。视神经管骨折后视力突然完全丧失,几乎不能恢复。

（二）预后和预防

1. 预后　眼附属器外伤对视力影响较小，预后往往较好，但视神经管骨折预后极差，视力多仅有光感，甚至完全丧失。

2. 预防　接触尖锐物体时注意做好防护，严格遵守交通规则出行等都能有效避免外伤的发生。

视神经挫伤

一、概述

视神经挫伤（optic nerve contusion）是眼直接受伤波及视神经，或是头部或眶部受伤间接引起视神经受伤，临床上也称为视神经间接损伤，其特点是外伤后可以没有外部或早期检眼镜下眼球或视神经损伤的表现，而有严重的视力丧失。

二、诊断

（一）临床表现

神经挫伤为严重致盲的病症之一，尤其是管内段最为常见，不同原因、不同位置的视神经外伤，临床表现各有特点。

1. 眼内段挫伤　主要是指视乳头的挫伤，多由于眶缘附近的外伤，眼球与视神经之间发生急剧挫伤，或视网膜裂伤波及视神经。伤后视力下降，眼底见视盘水肿，周围有弓状或深层出血。

2. 眶内段挫伤　眼球挤压伤造成球后视神经扭转等，视力急剧下降或丧失，瞳孔散大，对光反射消失。

3. 管内段挫伤　最为常见，头颅的额叶区及额颞区外伤，尤其是眉弓外侧的撞击伤导致骨管部管壁骨折、管腔变形等，从而伤及视神经。患者大多数受伤后视力立即丧失，少数可在伤后数小时迅速下降，其预后不良。

4. 外伤性蛛网膜下腔出血　多由颅底骨折引起，轻者可有阵发性头痛，重者突然昏迷，脑膜有刺激症状。眼底检查可见视盘水肿、视网膜下出及玻璃体积血。

5. 视神经撕脱（avulsion of optic nerve）　眼球受力极度旋转，向前移位；或挤压使眼内压突然升高致筛板破裂；或眶穿通伤使视神经向后牵拉，在这些情况下，视神经受到强力牵引从巩膜管向后脱位，引起视神经撕脱。可见视乳头处呈坑状凹陷，后部出血，挫伤样坏死。通常视力完全丧失。

（二）实验室和辅助检查

视神经挫伤的辅助检查主要依赖 CT 和 MRI，CT 对于视神经管管壁骨折、凹陷、变形的诊断有重要价值，而 MRI 对于软组织的损伤优于 CT 检查，视神经挫伤时可表现为管内段增粗，局部高信号（T_2WI）。

（三）诊断思路

依靠眼底及影像学的相关检查，视神经挫伤的诊断一般不难。

三、病因和发病机制

临床上把视神经损伤分成原发性和继发性两种。原发性视神经损伤是指外伤当时或很短时间内即出现的损伤，损伤的原因多是由于外力的直接作用或间接性缺血作用。原发性视神经损伤可以是视神经部分或完全断裂，视神经管骨折压迫或刺伤视神经，视神经扭伤、震荡，视神经鞘或视神经内出血，视神经供血障碍等，继而出现视神经组织水肿造成管内段压力增高。继发性视神经损伤是指外伤后视神经受损的纤维持续加重或影响到原来未受损的纤维而出现损伤，与直接外力无关。近年来，许多研究发现，继发性视神经损伤是由于原发性视神经损伤后所释放的细胞毒性物质所作用的结果，细胞的凋亡是其重要机制。

四、治疗

（一）治疗原则

一般认为视神经挫伤后超过48小时开始治疗基本无效,治疗开始时间越早越好。多数研究报道认为,眼内科治疗的适应证为:①外伤后即刻失明者;②伤后意识不清或合并有颅脑损伤但无手术指征者;③CT扫描视神经骨管无明显骨折、无视神经压迫征象者;④因其他疾病不能耐受手术者。目前临床报道最多的药物治疗方案是静脉注射大剂量糖皮质激素,同时辅以脱水剂、改善微循环和扩血管剂、维生素及营养神经剂等。

手术治疗的适应证为:①外伤后有一定的视力或外伤后视力逐渐下降者;②对内科治疗视力有恢复迹象者;③用大剂量激素冲击疗法治疗48小时视力仍无改善者;④CT扫描眶及视神经骨管有骨折、血肿、视神经有受压征象者。手术治疗的目的在于去除视神经管及其附近的骨折碎片,解除对视神经的压迫或刺伤,开放视神经管,缓解视神经管内压力,以改善局部血液循环。常见的手术方式有:经颅内视神经管减压术、经鼻外筛窦视神经管减压术、经鼻内筛窦视神经管减压术、经上颌窦开放筛窦视神经管减压术以及经眶内筛窦视神经管减压术,以上手术方式各有优缺点,需要根据患者视神经损伤的具体情况,结合临床经验,充分考虑个体因素,进行恰当处理,避免格式化。

（二）预后和预防

视神经挫伤预后较差,尤以视神经撕脱伤最为严重,无有效治疗方法,早期及时治疗对预后至关重要。

酸碱化学伤

一、概述

眼化学性烧伤(ocular chemical injury)由化学物品的溶液、粉尘或气体接触眼部所致。多发生在化工厂、实验室或施工场所,其中以酸、碱烧伤最为常见,需要作为急诊处理。

二、诊断

（一）临床表现

根据酸碱烧伤后的组织反应,可分为轻、中、重三种不同程度的烧伤。

1. 轻度　眼睑与结膜轻度充血水肿,角膜上皮有点状脱落或水肿。数日后水肿消退,上皮修复,不留瘢痕,无明显并发症,视力多不受影响。

2. 中度　眼睑皮肤可起水疱或糜烂;结膜水肿,出现小片缺血坏死;角膜有明显混浊水肿,上皮层完全脱落,或形成白色凝固层。治愈后可遗留角膜斑翳,影响视力。

3. 重度　结膜出现广泛的缺血性坏死,呈灰白色混浊;角膜全层灰白、或者呈瓷白色。由于坏死组织释放出趋化因子,大量中性粒细胞浸润并释放胶原酶,角膜基质层溶解,出现角膜溃疡或穿孔。碱性可立即渗入前房,引起葡萄膜炎、继发性青光眼和白内障等。角膜溃疡愈合后会形成角膜白斑,角膜穿孔愈合后会形成前黏性角膜白斑、角膜葡萄肿或眼球萎缩。由于结膜上皮的缺损,在愈合时可造成睑球粘连、假性翼状胬肉等。最终引起视功能或眼球的丧失。

碱烧伤后立即引起巩膜收缩,小梁网受损,使眼压迅速升高;2～4小时后,由于前列腺素释放,使眼压再次升高。因为角膜混浊,不容易检测眼压。

眼睑、泪道的烧伤还可引起眼睑畸形、眼睑闭合不全、泪溢等并发症。

（二）实验室和辅助检查

眼化学性烧伤的诊断往往依靠病史、临床表现及眼部查体即可明确,对于怀疑合并有感染的,必要时需行微生物学检查以指导治疗。

（三）诊断思路

眼化学性烧伤首先需明确致伤物的性质,是碱性还是酸性,同时根据眼部查体了解病变累及范围及严重程度,这样才能对患者病情做出明确诊断,指导治疗。

三、病因和发病机制

酸碱烧伤的损伤机制有所不同:①酸性烧伤:酸对蛋白质有凝固作用。浓度较低时,仅有刺激作用;强酸能使组织蛋白凝固坏死,凝固蛋白可起到屏障作用,能阻止酸性向深层渗透,组织损伤相对较轻,因此酸烧伤的临床特点是损伤区界限比较分明,创面相对较浅,深部组织损伤相对较轻,一般修复较快、预后较好;②碱性烧伤:常见由氢氧化钠、生石灰、氨水等引起。碱能溶解脂肪和蛋白质,与组织接触后能很快渗透到深层和眼内,使细胞分解坏死。因此,碱烧伤的后果要严重的多。碱烧伤的特点是碱性物渗入组织的速度快,损伤区界限比较模糊,不能确切地认定损伤面的范围和深度,除眼表组织受损外,虹膜、睫状体及晶状体等均可受损。

碱烧伤后以持续性的角膜上皮缺损及角膜溃疡为其主要特征。由于修复障碍常导致无菌性角膜溃疡或穿孔,若合并继发感染,病情则进一步恶化。角膜碱烧伤修复时间长、病情反复、久治不愈、预后极差。另外碱烧伤后常因组织炎症诱发新生血管长入形成瘢痕,后期常引起结膜囊缩窄、睑球粘连等严重后遗症。

酸碱化学伤除受致伤物的浓度、数量及 pH 影响外,其他效应如浓硫酸、生石灰遇水所产生的热效应,又会同时造成热灼伤,使眼遭受双重损害。

四、治疗

（一）治疗原则

1. 现场急救　争分夺秒地在现场彻底冲洗眼部,是处理酸碱烧伤的最重要一步。及时彻底冲洗能将烧伤减到最低程度。应立即就地取材,用大量清水或其他水源反复冲洗,冲洗时应翻转眼睑,转动眼球,暴露穹窿部,将结膜囊内的化学物质彻底洗出。应至少冲洗 30min 以上,送至医疗单位后再行冲洗,并检查结膜囊内是否还有异物存留,直到用试纸测试结膜囊 pH 正常为止。

2. 后继治疗　①烧伤始发期:眼部彻底冲洗后即行适当的创面清创处理,清除颗粒样物质和失活的眼表组织,局部和全身应用抗生素控制感染,1% 阿托品每日散瞳。必要时可行前房穿刺或结膜切开,以利于清除;②急性期局部或全身使用糖皮质激素,以抑制炎症反应和新生血管形成。同时尽力改善结膜囊环境,促进上皮愈合,支持修复,最大限度地减少溃疡的发生。一些病人在 2 周内出现角膜溶解变薄,需行全角膜板层移植术,并保留植片的角膜缘上皮,以挽救眼球,也可作羊膜移植术,或口腔黏膜或对侧球结膜移植。每次换药时用玻璃棒分离睑球粘连,或安放隔膜;③早期修复期:创造适宜条件,促使眼表上皮化进程为治疗重点。维生素 C、胶原酶抑制剂等全身及局部应用;④晚期修复期:再生不良,上皮难以形成的持续性缺损、溃疡或穿孔,以及后期形成的血管翳、睑球粘连等要针对具体病症选择使用组织黏合剂、角膜接触镜、羊膜敷贴以及睑裂缝合、口腔黏膜移植、角膜缘上皮细胞移植等手术治疗,出现继发性青光眼时,应用药物降低眼压,或行睫状体冷凝术。

3. 后遗症治疗　睑及结膜囊成形术、睑外翻矫正术、睑球粘连分离术、增视性角膜移植术等。若出现继发性青光眼时,应用药物降低眼压,或行睫状体冷凝术,出现并发性白内障、玻璃体视网膜病变时,可选用相应的手术及药物治疗。

（二）预后和预防

1. 预后　眼化学烧伤的预后取决于致伤物的酸碱性、受伤时间、受伤范围以及受伤当时是否做出有效的急救处理,一般来说,酸性化学伤的预后较碱性化学伤要好。

2. 预防　加强安全防护,包括防护服、防护眼镜、急救冲洗水及洗眼壶、盆等设施,经常进行安全生产教育,严格操作规程,并对工人进行有关化学物质的毒性、防护、急救等的教育。

其他类型的眼外伤

一、概述

眼外伤根据致伤原因分类,除机械性眼外伤外,还有另外一大类非机械性眼外伤,其病因和发病机制、临床表现多种多样,在处理上也与机械性眼外伤有明显不同。

二、诊断

(一) 临床表现

1. 眼部热烧伤　眼睑发生红斑、水疱,结膜充血水肿,角膜轻度混浊。热烧伤严重时,如铁水溅入眼内,可引起眼睑、结膜、角膜和巩膜的深度烧伤,组织坏死。组织愈合后可出现瘢痕性睑外翻、睑闭合不全、角膜瘢痕、睑球粘连甚至眼球萎缩。

2. 冻伤　轻度冻伤复温后皮肤发红,有刺痒发热感,可有水疱出现;重度冻伤可累及深层组织,出现坏死。

3. 辐射性眼损伤　包括电磁波谱中各种辐射线造成的损害,如微波、红外线、可见光、紫外线、X线、γ射线等。

(1) 可见光损伤:可引起黄斑损伤,如观察日蚀引起的"日光性视网膜病变"。对视力有不同程度的影响,严重者有中央暗点,视物变形,视力下降到0.1～0.08。头几天可见中心凹黄白色点,几天后变成红点,有色素晕。2周后,出现小而红色的板层裂孔,可位于中心凹或其旁,通常3～6个月恢复。视网膜的光损伤也可由眼科检查仪器的强光源或手术显微镜引起,出现旁中央暗点,中心凹旁有黄白色深层病变,以后呈斑驳状。

(2) 红外线损伤:对眼部的损伤主要是热作用。其中短波红外线(波长800～1200nm)可被晶状体和虹膜吸收,造成白内障,以往称为吹玻璃工人白内障。

(3) 紫外线损伤:电焊、高原、雪地及水面反光可造成眼部紫外线损伤,又称为电光性眼炎(electric ophthalmia),ICD-10编码:H16.101。可在照射后3～12h发作,有强烈的异物感,刺痛,畏光,流泪及眼睑痉挛,结膜混合性充血,角膜上皮点状脱落。24h后症状减轻或痊愈。近紫外辐射与年龄相关性白内障的发生有明显关系。

(4) 激光损伤:常导致视网膜烧伤,视力严重下降甚至失明。

(5) 离子辐射性损伤:X线、γ线、中子或质子束可引起放射性白内障、放射性视网膜病变或视神经病变,角膜炎或虹膜睫状体炎等,检查见神经纤维层梗塞、视网膜出血、微动脉瘤、血管白鞘、毛细血管扩张和渗出,无灌注区及新生血管形成等。

(6) 微波损伤:微波频率为3000～300万MHz.,穿透性较强,可能引起白内障或视网膜出血。

4. 眼电击伤(ocular electrical injury)　雷电或工业用电均可造成眼电击伤。主要表现为皮肤烧伤和电击性白内障。电流可致表浅组织烧伤,还会导致眼内组织包括视神经的损伤,尤以葡萄膜炎为重,可表现为前房积血、虹膜粘连、继发性青光眼等。白内障的发生时间多为伤后2～6个月或更长。电击还可产生视网膜震荡或脉络膜挫伤,多位于后极部,影响视力。

(二) 实验室和辅助检查

日光性视网膜病变行OCT检查可见中心凹下色素上皮损害。

(三) 诊断思路

非机械性眼外伤往往依靠病史及眼部查体即可明确诊断。

三、病因和发病机制

非机械性眼外伤的病因和发病机制复杂多样,可简单归纳为以下几种:①烧伤是由高温液体如铁水、沸水、热油等溅入眼内,通过热效应导致组织变性坏死;②冻伤是由寒冷引起的原发性组织冻结和继发性血液循环障碍造成;③紫外线对组织有光化学作用,使蛋白质凝固变性,角膜上皮坏死脱落。

四、治疗

(一) 治疗原则

1. 眼部热烧伤　热烧伤处理原则是清洁创面,防止感染,促进创面愈合,预防睑球粘连等并发症。

2. 眼部冻伤、辐射线眼损伤、眼电击伤、应激性眼损伤　已发生的损害需对症处理,对于电光性眼炎,治疗上可涂抗生素眼膏包扎减轻疼痛,配戴防护面罩或眼镜。

(二) 预后和预防

1. 预后　非机械性眼外伤一般多表现为眼部刺激症状,预后较好,累及晶状体及视网膜时才会出现一定程度视力下降。

2. 预防　非机械性眼外伤这一类眼损伤发生率较低,应以防护为主,尤其是从事特殊工种的工人,更应严格佩戴相应防护眼镜。

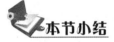 **本节小结**

眼外伤发病率较高,是儿童和青壮年单眼失明的主要原因。按致伤原因可分为机械性和非机械性眼外伤,前者主要包括眼钝挫伤、穿通伤和异物伤,后者有眼热烧伤、化学伤、辐射伤等。眼外伤后治疗的时机至关重要,对严重的外伤一定要把握好手术尺度,最大限度地保存眼球形状和视功能,对于化学性烧伤、热烧伤等,因分秒必争,就地先行冲洗后立即送院就诊。

思考题

1. 简述眼外伤的分类。
2. 简述眼球穿通伤的临床特点及处理原则。
3. 什么是交感性眼炎? 其形成的主要机制是什么?
4. 什么是电光性眼炎?
5. 简述酸碱化学伤的处理原则。

(彭惠　重庆医科大学附属第一医院)

第十六章　常见全身疾病的眼部表现

学习目标

掌握　糖尿病视网膜病变的分期。

熟悉　高血压视网膜病变眼底表现和常见全身病的眼部表现。

了解　眼与全身病的密切关系。

眼与全身性疾病关系极其密切。许多全身病会引起眼病,如代谢性疾病、血管性疾病、血液病、免疫性疾病等都可能引起眼部损害。通过眼部检查,有助于全身病早期诊治。而全身病的及时诊治对预防和治疗眼部疾病也具有重要意义。

第一节　代　谢　病

各种不同原因和不同发病机制引起的全身性代谢疾病,可在视网膜和眼的其他组织引起不同性质和表现各异的损害。如糖尿病、甲状腺相关性眼病。本节重点为糖尿病。

糖　尿　病

糖尿病是由多种病因引起以糖代谢紊乱为主的常见全身病,引起的眼部并发症很多,包括糖尿病性视网膜病变(diabetic retinopathy,DR)、白内障、晶状体屈光度变化、虹膜睫状体炎、虹膜红变和新生血管性青光眼等,其中 DR 是糖尿病最严重的并发症之一,其发病率与糖尿病的病程、发病年龄、遗传因素和血糖控制情况有关。病程越长、发病率越高。我们将重点介绍糖尿病引起的视网膜病变。

一、糖尿病性视网膜病变

(一)概述

糖尿病性视网膜病变,ICD-10 编码为 E11.301,是糖尿病导致的视网膜微血管损害所引起的一系列典型病变。按病变严重程度将糖尿病性视网膜病变分为非增生期糖尿病性视网膜病变(nonproliferative diabetic retinopathy,NPDR)和增生期糖尿病性视网膜病变(proliferative diabetic retinopathy,PDR)。

为正确反映眼底病变的严重程度及采取相应治疗,2002 年 16 个国家眼底病专家拟定了便于推广、利于普查和交流的 DR 分期标准及黄斑水肿分级(表 16-1-1、表 16-1-3)。我国糖尿病视网膜病变临床诊疗指南(2014 年)结合国际标准及国内实际情况,制订了我国的 DR 分期标准(表16-1-2)。

表 16-1-1　国际标准 DR 的严重程度分级

病变严重程度	眼底检查表现
无明显视网膜病变	无异常
轻度 NPDR	仅有微动脉瘤
中度 NPDR	有微动脉瘤,轻于重度 NPDR 的表现
重度 NPDR	出现下列任一改变,但无 PDR 表现: 4 个象限中任意一个象限有 20 个以上视网膜内出血点 2 个以上象限有静脉串珠样改变 1 个以上象限有显著的视网膜内微血管异常(IRMA)
PDR	出现以下一种或多种改变:新生血管形成、玻璃体积血或视网膜前出血

表 16-1-2　中国标准 DR 的严重程度分级

病变严重程度		眼底检查表现
NPDR	Ⅰ 期轻度 NPDR	仅有毛细血管瘤样膨出改变
	Ⅱ 期中度 NPDR	介于轻度到重度之间的视网膜病变,可合并视网膜出血、硬渗和(或)棉絮斑
	Ⅲ 期重度 NPDR	每象限视网膜内出血≥20 个出血点,或者至少 2 个象限已有明确的静脉串珠样改变,或者至少 1 个象限视网膜内微血管异常(IRMA)
PDR	Ⅳ 期增生早期	出现视网膜新生血管(NVE)或视乳头新生血管(NVD),当 NVD>1/4 ~ 1/3 视乳头直径(disc area,DA)或 NVE>1/2DA,或伴视网膜前出血或玻璃体出血时称"高危增生型"
	Ⅴ 期纤维增生期	出现纤维膜,可伴视网膜前出血或玻璃体出血
	Ⅵ 期增生晚期	牵拉性视网膜脱离,合并纤维膜,可合并或不合并玻璃体积血,也包括虹膜和房角的新生血管

表 16-1-3　黄斑水肿的临床分级

黄斑水肿临床分级	眼底检查表现
轻度糖尿病性黄斑水肿	远离黄斑中心的后板部视网膜增厚和硬性渗出
中度糖尿病性黄斑水肿	视网膜增厚和硬性渗出接近黄斑但未涉及黄斑中心
重度糖尿病性黄斑水肿	视网膜增厚和硬性渗出累及黄斑中心

(二) 诊断

1. 临床表现　患者早期可无自觉症状,病变累及黄斑后有不同程度的视力障碍、视物变形、眼前黑影飘动和视野缺损,最终导致失明。

(1) NPDR 的眼底表现:视网膜点状出血及微血管瘤(图 16-1-1A)。微血管瘤是 DR 的特征性改变,FFA 上显示为点状高荧光(图 16-1-1B)。视网膜内斑状出血、黄白色硬性渗出、棉绒斑(图 16-1-1C)、微血管异常(IRMA)是增生前期的改变(图 16-1-1D)。

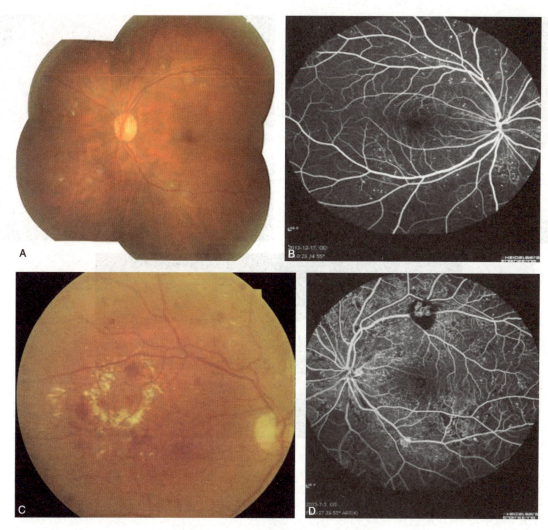

图 16-1-1　非增生期糖尿病性视网膜病变
A. 眼底照相示非增生期糖尿病视网膜病变,可见视网膜点状出血;B. FFA 示大量微血管瘤;C. 眼底照相示出血点、微血管瘤、斑状出血,硬性渗出;D. FFA 示视网膜大量微血管瘤、无灌注区及视网膜内微血管异常

（2）PDR 的眼底表现:以视网膜或视乳头出现新生血管为标志。视网膜新生血管生成(图 16-1-2A)。FFA 显示随时间延长新生血管大面积荧光渗漏。新生血管易破裂出血(图 16-1-2B),形成玻璃体积血。随病程进展,可形成纤维血管膜。纤维膜与视网膜血管粘连紧,部分后脱离的玻璃体牵拉纤维组织,造成玻璃体出血和牵引性视网膜脱离。

（3）黄斑水肿:NPDP 和 PDR 均可引起黄斑水肿(图 16-1-2C),常合并硬性渗出,危害中心视力。

2. 实验室和辅助检查　OCT 对黄斑水肿的确定非常敏感,FFA 检查可帮助明确是否存在无灌注区、新生血管等。

3. 鉴别诊断　需与视网膜静脉阻塞、高血压性视网膜病变、视网膜血管炎等鉴别。

（三）病因和发病机制

糖尿病视网膜病变的发病机制复杂,迄今还不完全明了,目前研究认为糖尿病视网膜病变与多元醇代谢通路的异常、蛋白质非酶糖基化产物的堆积、蛋白激酶(PKC)的活化、血管紧张素转换酶系统等的

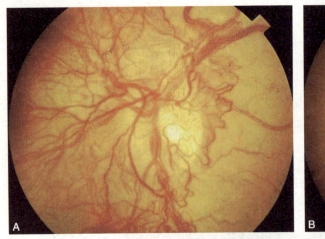
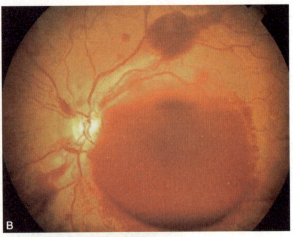
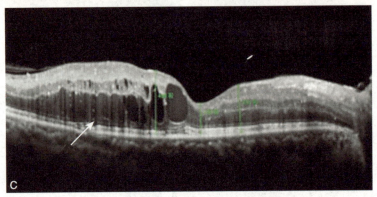

图 16-1-2 增生期糖尿病性视网膜病变
A. 眼底照相示视网膜及视乳头上大量新生血管;B. 眼底照相示视网膜前出血;C. OCT示黄斑囊样水肿

作用有关,其中心环节是高糖血症和其引起的组织缺氧发生的一系列改变。引起视网膜组织缺氧有多种因素,如糖尿病患者红细胞内 2.3-二磷酸甘油酸水平降低,红细胞携氧能力减低;糖基化血红蛋白在血红蛋白中的比例增高,对氧的亲和力高于正常血红蛋白,使氧不易扩散至组织中;毛细血管基底膜增厚以及血液成分中的改变等;同时,与高血压、高血脂、妊娠及肾病也有一定关系。

（四）治疗

1. 治疗原则 根据疾病特征选择适合的单独治疗或联合治疗方法。包括①激光全视网膜光凝（panretinal photocoagulation,PRP）。对于未合并黄斑水肿的 NPDR 不建议行 PRP 治疗。患者合并严重的玻璃体积血或视网膜前出血,激光治疗常常不能进行,有些病例可以考虑玻璃体切除手术;②玻璃体切割术（vitrectomy）;③药物治疗。

2. 预后和预防 及早发现后激光治疗,可以得到比较满意的治疗效果。严格控制血糖,治疗高血压、高血脂,定期检查眼底及必要时行荧光血管造影。由于糖尿病性视网膜病变晚期严重损害视力以致不可恢复盲,所以早期预防十分重要。发现糖尿病后,及时到眼科就诊检查眼底并定期复查。

二、糖尿病引起的其他眼部疾病

1. 眼表 泪膜稳定性降低,球结膜小血管迂曲扩张并有微血管瘤,角膜知觉减退。

2. 虹膜 虹膜表面特别是瞳孔缘处可见细小的新生血管。房角的新生血管阻塞小梁网,或牵拉小梁网,产生粘连,引起继发性青光眼。

3. 晶状体　血糖的快速升高可引起房水渗入晶状体,使晶状体屈光度改变而发生近视,当血糖降低时又形成相对的远视。高血糖可使晶状体纤维肿胀、变性混浊,发生白内障。

甲状腺相关眼病

详见第十五章第十二节眼眶病。

维生素缺乏症

维生素缺乏可引起多种眼部疾病,如维生素 A 缺乏可表现为夜盲、干眼及角膜软化症;维生素 B_1 缺乏可导致浅层角膜炎、眼肌麻痹,严重者视神经萎缩,致视力丧失;维生素 C 缺乏可引起眼部出血;维生素 D 缺乏可引起眼球突出、眼睑痉挛;维生素 E 缺乏影响视网膜色素上皮功能,导致视力减退。

（张学东　重庆医科大学附属第一医院）

第二节　心血管疾病

心血管病可导致多种眼部病变,常见的有高血压性视网膜病变,动脉硬化性视网膜病变,亚急性细菌性心内膜炎相关眼病。

高 血 压

高血压是以体循环动脉压增高为主要表现的临床综合征,分为原发性和继发性两大类。原发性高血压占高血压患者的95%以上,它又分为缓进型(良性)和急进型(恶性),70%有眼底改变,称为高血压性视网膜病变(hypertensive retinopathy, HRP),ICD-10 编码为 H35.004。眼底改变与年龄、血压升高的程度、病程的长短有关。年龄愈大、病程愈长,眼底改变的发生率愈高。

(一) 缓进型高血压性视网膜病变

视网膜动脉对高血压的反应是血管痉挛、变窄、管壁增厚,严重时出现渗出、出血和棉絮斑。临床上根据病变进展和严重程度,将 HRP 分为4级:①Ⅰ级:主要为血管收缩、变窄。视网膜动脉普遍轻度变窄,特别是小分支,动脉反光带增宽,有静脉隐蔽现象,在动静脉交叉处透过动脉看不到其下的静脉血栓;②Ⅱ级:主要为动脉硬化。视网膜动脉普遍或局限性缩窄,反光增强,呈铜丝(copper wire)或银丝(silver wire)状。动静脉交叉之处表现为:隐匿合并偏倚(Salus 征),远端膨胀(静脉斜坡)或被压呈梭形(Gunn 征),并可呈直角偏离;③Ⅲ级:主要为渗出,可见棉絮斑、硬性渗出、出血及广泛微血管改变;④Ⅳ级:在Ⅲ级改变基础上,伴有视盘水肿和动脉硬化的各种并发症(图 16-2-1)。

(二) 急进型高血压性视网膜病变

多见于40岁以下青年。最主要的改变是视盘水肿和视网膜水肿,称为高血压性视神经视网膜病变。同时可见视网膜火焰状出血、棉絮斑、硬性渗出及脉络膜梗死灶(Elsxhning 斑)。

高血压患者除了出现高血压性视网膜病变外,还可出现视网膜静脉阻塞、缺血性视神经病变、眼运动神经麻痹、视网膜动脉阻塞和渗出性视网膜脱离等。治疗上,应在积极治疗原发病的基础上,眼科对症处理。

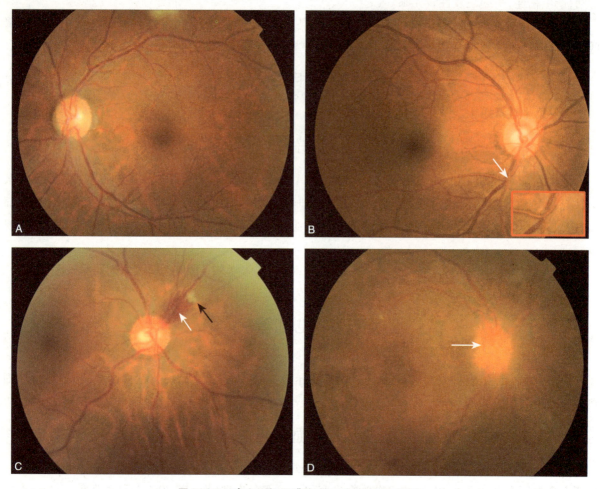

图 16-2-1　高血压视网膜病变不同分级眼底彩照

A. Ⅰ级,视网膜动脉轻度变窄;B. Ⅱ级,铜丝状动静脉交叉异常表现(箭头所示,红框为箭头处放大图片);
C. Ⅲ级,伴有棉絮斑(黑箭头)和视乳头旁出血(白箭头);D. Ⅳ级,伴视盘水肿(白箭头所示)

动 脉 硬 化

动脉硬化的特点是动脉非炎症性、退行性和增生性病变,包括老年性动脉硬化、动脉粥样硬化和小动脉硬化等。老年性动脉硬化多发生在 50～60 岁以上,为全身弥漫性动脉中层玻璃样变性和纤维样变性。动脉粥样硬化主要损害大动脉和中动脉,也可累及小动脉,最常见于主动脉、冠状动脉和脑动脉。在眼部多累及视网膜中央动脉神经内段、视乳头筛板区及视乳头附近的主干动脉。小动脉硬化是对血压缓慢而持续升高的一种反应性改变,常与高血压同时存在。

眼底所见的视网膜动脉硬化多为老年性动脉硬化和小动脉硬化。在一定程度上,反映了脑血管和全身其他血管系统的情况,又称动脉硬化性视网膜病变。主要表现为:①视网膜动脉弥漫性变细、弯曲度增加、颜色变淡、动脉反光增宽、血管走行平直;②动静脉交叉处可见静脉隐蔽和静脉斜坡现象;③视网膜可见渗出和出血,以后极部多见,一般不伴视网膜及黄斑水肿。

亚急性细菌性心内膜炎

本病是在原有心脏瓣膜病的基础上继发了草绿色链球菌等细菌性感染而引起。眼部表现与心脏瓣膜赘生物脱落形成血管机械性阻塞的部位有关,如眼睑、结膜等小血管的阻塞可发生细小出血;视网膜血管阻塞则因带有细菌的栓子致眼内引起脓毒性炎症,如转移性眼内炎、脓毒性视网膜炎。后者早期可伴有视神经炎,严重者可见视盘水肿。视乳头周围的视网膜小出血点和软性渗出,出血多为圆形、卵圆形或火焰状。典型的有 Roth 斑(具有白色中心的出血斑),亦可见于视网膜血管炎、白血病、贫血等。

(刘丹宁　重庆医科大学附属第二医院)

第三节　血液系统疾病

血液病是原发于或累及造血系统伴血液异常的疾病。血液病可涉及全身各个系统和器官,早期表现常不典型,大多数血液病患者首诊于其他科室而发生误诊、漏诊。血液病累及眼部可出现各种眼部异常,据报道约90%的血液病会累及眼部,部分患者因眼部不适而首次就诊于眼科。

贫　血

贫血(anemias),ICD-10 编码为 D64.900,是指人体外周血红细胞容量减少,低于正常范围下限,不能运输足够的氧至组织而产生的综合征,常出现乏力、头晕、面色苍白等症状。眼部可表现为不同程度的视力下降、视疲劳或视野缺损等症状。如果血红蛋白浓度或红细胞计数降低到正常的 30% ~ 50%,则可出现眼底变化:视乳头色淡、水肿。恶性贫血可出现缺血性视神经病变或视神经炎外观,或表现为视神经萎缩,致失明;视网膜出血,通常分布于视乳头附近和后极部,呈火焰状和圆点状,也可为线状或不规则状,有的出血含白芯;视网膜水肿,视网膜呈弥漫、模糊的淡灰色状态,可局限在后极部或整个视网膜;视网膜渗出,棉绒斑,偶尔可见硬性点状渗出;视网膜血管颜色变淡,动脉管径正常或稍细,静脉迂曲扩张、色淡。除此之外,结膜苍白是贫血在眼部最特异的体征。还可有球结膜出血、眼球运动障碍、眼球震颤、瞳孔反应迟钝,以及视网膜脱离、视物模糊或一过性黑矇等异常。慢性贫血主要表现为眼睑水肿、眼睑皮肤及结膜苍白等。镰刀细胞样贫血还可出现增殖性视网膜病变。缺铁性贫血患者的巩膜可呈瓷蓝色。

白　血　病

白血病(leukemia),ICD-10 编码为 C95.900,是一类造血干细胞的克隆性恶性疾病。主要表现在骨髓中大量未成熟和形态异常的白细胞广泛而无法控制性增生,使血液中白细胞发生量和质的改变。常表现为发热、全身疼痛、感染、出血和贫血、肝脾肿大及全身脏器损害等症状。白血病眼部损害多为肿瘤细胞直接侵犯所致。常出现视力下降或失明,偶有视野缺损、夜盲和眼球突出等症状。①眼眶浸润:常发生于幼儿,男性比女性多见,以急性粒细胞性白血病发病率最高。因眶内组织受白血病细胞浸润,在组织内形成局部占位性病变,造成眼球突出、眼球运动受限、上睑下垂、结膜充血水肿等,在眶缘可触及坚硬的肿物和眼球后触痛,称为绿色瘤(chloroma)或称粒细胞肉瘤(granulocytic sarcoma),不呈绿色可称为髓样肉瘤。眼眶浸润提示病情严重、预后不良、死亡率高。②眼前段改变:最常见于急性淋巴细胞性白血病。表现为自发性结膜下出血或前房出血、假性前房积脓、虹膜浸润和肥厚,类似急性虹膜睫状体炎。③眼底改变:视盘水肿。视网膜出血,常累及双眼,多见于后极部,视网膜深层点状出血或浅层火焰状出血,也可见视网膜前出血,形态多样,典型表现为有白色中心的梭形出血斑,即 Roth 斑,主要是白血病细胞浸润、血小板减少或凝血因子异常所致,白色中心由未成熟的白细胞、纤维蛋白、血小板聚集而成。视网膜动脉、静脉阻塞,其典型特征为静脉血管迂曲、扩张,呈节段状或腊肠状,并有白鞘。慢性白血病患者周边视网膜可见微血管瘤,少数有周边血管闭塞和新生血管。视网膜结节状浸润,多见于白细胞大量增加并有不成熟白细胞的患者,是预后不良的征象。视网膜颜色从正常的橘红色变成橘黄色、淡黄色,甚至略带苍绿色。FFA 可见早期大量点状荧光素渗漏。

真性红细胞增多症

真性红细胞增多症(polycythemia rubra vera),ICD-10 编码为 D45.x00,是一种以克隆性红细胞异常增多为主的慢性骨髓增生性疾病。当红细胞数超过 600～630 万/mm³ 以上,或血红蛋白超过 170g/L 以上时,可出现眼部表现。视力正常或短暂模糊,夜视力障碍,视野缺损,可有闪光感、飞蚊症、畏光、视力疲劳及复视等症状。眼睑皮肤呈紫红色。睑结膜血管扩张充盈,可见小出血点;浅层巩膜血管怒张;虹膜血管扩张,组织变厚,隐窝和皱襞变浅或变平等。眼底视网膜静脉迂曲扩张,呈串珠或腊肠状;动静脉比可达到 2:6,血管颜色呈紫红色或紫黑色,似成熟的紫葡萄色。视网膜出血、渗出较少见,出血多为浅层、点片状,视网膜静脉阻塞,使整个眼底由正常的橘红色变成紫红色。视盘水肿(+2～3D)大多数为颅内压升高所致。

(张萍　重庆医科大学附属大学城医院)

第四节　免疫相关疾病

葡萄膜含有大量的血管组织,免疫物质常常沉积于此。全身免疫性疾病常常在眼部可以有不同的表现。本节主要介绍强直性脊柱炎、系统性红斑狼疮、类风湿性关节炎、获得性免疫缺陷综合征和重症肌无力的眼部表现。

强直性脊柱炎

强直性脊柱炎(ankylosing spondylitis),ICD-10 编码为 M45.x00,是一种主要累及骶髂关节和轴性骨骼的特异性、炎症性关节炎。本病具有家族性,多见于青年男性,HLA-B27 抗原阳性率显著高于普通人群,为自身免疫性疾病。眼部表现多为急性反复发作的虹膜睫状体炎,不及时治疗可有虹膜后粘连以及并发性白内障,可单眼或双眼发病。临床诊断主要依据:①进行性脊柱活动受限;②腰背部疼痛和僵直;③胸廓扩展度<2.5cm;④HLA-B27 抗原阳性。眼部复发性前葡萄膜炎可作为参考。眼部按照虹膜睫状体炎治疗。

系统性红斑狼疮

系统性红斑狼疮(systemic lupus erythematosus),ICD-10 编码为 M32.100+,是一种多系统损害的自身免疫性结缔组织病,以广泛的脉管炎为特点,女性多见,90% 以上患者抗核抗体(ANA)阳性,可累及眼球各部分组织。眼部表现包括:①眼睑皮肤红斑,色素沉着及色素脱失都可能存在并有鳞屑样损害;②结膜炎、角膜炎及巩膜炎;③20%～25% 的患者出现眼底改变,视网膜因缺血性改变呈现棉絮斑,也可有视乳头充血、轻度水肿。视网膜动脉变细,动静脉有交叉压迫征,视网膜动脉或静脉阻塞。

类风湿性关节炎

类风湿性关节炎(rheumatoid arthritis),ICD-10 编码为 M06.900,是以关节炎症性病变为主的慢性全身性自身免疫病,多发于 20～45 岁青壮年,女性多见。有低热,关节红肿疼痛,运动受限,可致关节畸形。主要累及末梢对称性远端小关节炎,如手、踝、膝和颈椎关节。肩关节、肘关节和髋关节很少受累。眼部表现可见角结膜干燥症、各种类型巩膜炎、周边溃疡性角膜炎、巩膜软化穿孔甚至失明。

获得性免疫缺陷综合征(艾滋病)

获得性免疫缺陷综合征又称艾滋病(acquired immune deficiency syndrome),ICD-10 编码为 B24.x01,由人免疫缺陷病毒(HIV)引起。主要通过性交传播,偶尔通过污染的血制品和注射器传播。

常伴有条件性感染和 Kaposi 肉瘤、淋巴腺体病以及患其他恶性肿瘤的倾向。40% ~92.3% 可并发眼病，眼部各组织均可受累。常见表现包括：①巨细胞病毒性视网膜炎：是艾滋病人最常见而严重的眼并发症，单眼或双眼发病，眼底表现为视网膜静脉迂曲扩张并可伴有白鞘，视网膜出血、水肿，视网膜出现坏死病灶，后期呈现大片萎缩斑；②视网膜棉绒斑、出血以及玻璃体混浊，导致视力下降。凡有视网膜棉絮斑的患者皆有全身巨细胞病毒感染；③眼部的 Kaposi 肉瘤：常累及眼睑和结膜，表现为紫红色丘疹或结节，有时伴有结膜下出血；④眼睑及角膜的带状疱疹；⑤单纯疱疹引起角膜炎、巩膜炎、葡萄膜炎等。

重症肌无力

　　重症肌无力（myasthenia gravis），ICD-10 编码为 G70.000，是一种自身免疫肌病，其特征为横纹肌极易发生疲劳无力，休息后或使用抗胆碱酯酶类药物后，症状迅速减轻或消失。90% 病例有眼外肌受累，表现为上睑下垂、眼球运动障碍、复视等。可双眼同时或先后发病。临床诊断主要依据：①受累肌群的无力表现为晨轻，下午或傍晚重，劳动后加重，休息后可以恢复的特点；②对可疑的病人可行疲劳试验，让病人作受累肌肉的重复收缩 50 次（如闭眼睁眼或反复握拳和伸开）后出现暂时性瘫痪；③也可肌注新斯的明 0.5 ~1.0mg，观察半小时到 1 小时肌力有无进步；④常规胸透或摄片了解胸腺情况。此病应注意与先天性上睑下垂相鉴别。

（周庆芸　重庆医科大学附属第一医院）

第五节　感染性疾病

　　本节主要介绍巨细胞动脉炎、扁桃体炎、齿槽脓肿、鼻窦炎和中耳炎。

巨细胞动脉炎

　　巨细胞动脉炎，ICD-10 编号为 M31.600，曾用名颞动脉炎、颅动脉炎、肉芽肿性动脉炎等，其发生机制尚不完全清楚，多数病人确定诊断之前已有几个月病程和临床症状，如发热（低热或高热）、乏力及体重减轻等，推测可能与病毒感染、免疫功能紊乱有关。本病主要发生于 50 岁以上人群，其临床症状与受累动脉有关，当累及颞动脉时，可出现全身不适、低热、乏力、颞区疼痛等症状，眼部可双眼同时发病或先后发病，主要表现为缺血性视神经病变，双眼视力突然下降或先后下降，视野中央出现与视乳头相连的扇形缺损；也可发生视网膜中央动脉痉挛或阻塞，引起一过性黑矇；当眼外肌血供受累时可以出现眼球运动障碍，最容易受累的是外直肌，表现为外直肌麻痹。本病对糖皮质激素治疗反应较好，但应注意激素治疗不应过早停药。

扁 桃 体 炎

　　扁桃体炎是腭扁桃体的一种非特异性炎症，可以分为急性（ICD-10 编号为 J03.900）或慢性扁桃体炎（ICD-10 编号为 J35.000），其病因包括微生物感染、免疫因素等。细菌性扁桃体炎时细菌或其毒素不断进入血液循环，引起菌血症或毒血症，诱发急性虹膜睫状体炎、视神经炎、感染性视网膜脉络膜炎，甚至全葡萄膜炎。病毒性扁桃体炎常常是急性虹膜睫状体炎、Vogt-小柳原田综合征等多种葡萄膜炎的诱发因素。

齿 槽 脓 肿

　　齿槽脓肿是在龋齿等疾病基础上细菌引起的一种感染性疾病。齿槽脓肿时细菌毒素或组织蛋白分解进入血液引起眼部过敏反应；细菌入血可引起眼部的感染性疾病，如角膜炎、感染性眼内炎等。此外，由于上齿槽通过上颌骨和上颌窦与眼眶相连，上齿槽脓肿时感染可以直接蔓延至眼眶组织，形成眼眶蜂窝织炎。

鼻　窦　炎

　　鼻窦炎是指上颌窦、筛窦、额窦和蝶窦中的一个或多个鼻窦发生的炎症,可分为急性、慢性鼻窦炎两类。由于鼻窦解剖位置与眼眶壁毗邻,因此,当发生鼻窦炎症时可以引起眼眶反应性水肿、眼睑充血水肿、眼球轻度突出等,在感染灶侵犯眼眶时形成眼眶蜂窝织炎、眼眶脓肿、视神经炎或球后视神经炎等。对于不明原因反复发作的视神经炎、球后视神经炎,应该注意检查加强鼻窦检查。

中　耳　炎

　　中耳炎是一种累及中耳(包括咽鼓管、鼓室、鼓窦及乳突气房)全部或部分结构的炎性病变。可分为非化脓性及化脓性两类。化脓性中耳炎常可以累及周围组织,如乳突、颞骨岩尖及大脑颞叶,形成乳突炎、颞骨岩尖炎、颞叶脓肿或脑膜炎等,进而导致患侧第Ⅲ、Ⅳ、Ⅵ、Ⅶ对脑神经受损,患者出现眼球运动障碍、角膜感觉减退、视乳头中央静脉充血、视盘水肿及眼痛等症状,称为 Gradenigo 综合征。颞叶脓肿时可出现病灶对侧的双眼上象限同侧偏盲。炎症慢性化时可引起虹膜睫状体炎、视神经视网膜炎或视乳头炎等。

(杜利平　重庆医科大学附属第一医院)

第六节　传　染　病

　　本节主要介绍麻风病、梅毒、淋病和结核病。

麻　风　病

　　麻风(leprosy),ICD-10 编码为 A30.900,是由麻风分枝杆菌引起的慢性传染病。眼部表现包括:①眉毛脱落、眼睑结节、上睑下垂、睑外翻、倒睫,结膜炎分泌物中可见大量麻风杆菌;②角膜上皮脱落及角膜溃疡、点状角膜炎或深层角膜炎等;③偶见虹膜睫状体炎,虹膜表面出现结节性或孤立性结节,可有虹膜后粘连、继发性青光眼、并发性白内障等。麻风眼病症状不明显,进展缓慢,常不易引起患者注意。所以早期发现和早期治疗麻风和麻风反应,对避免或减少麻风眼病的损害至关重要。

梅　毒

　　梅毒(syphilis),ICD-10 编码为 A53.900,是由梅毒螺旋体引起的慢性传染病,可侵犯人体多种组织器官,如皮肤、黏膜、心血管系统及神经系统等,眼部常受累,通常为双眼发病。眼部表现为角膜基质炎、虹膜睫状体炎、视神经炎、视神经视网膜炎、视神经萎缩等。先天性梅毒患者还可见脉络膜视网膜炎,表现为眼底周边部大量细小棕黑色尘埃状色素变性,形成典型的椒盐状眼底。脑血管梅毒侵犯脑神经可致斜视或上睑下垂。瞳孔异常表现为 Argyll Robertson 瞳孔,双侧瞳孔缩小不等大,不正圆,无光反应而有调节反应与集合反应,对扩瞳剂反应差。

淋　病

　　详见第十五章第四节结膜病。

结　核　病

　　结核病(tuberculosis)是由结核分枝杆菌引起的多器官炎性病变。眼部常由于全身或内源性播散而引起,常继发于肺结核。除晶状体外,各组织均可累及。眼睑皮下可出现硬结,以后发生干酪样变,形成瘘管经久不愈。结膜结核较少见,可依靠活检进行诊断。结核性基质性角膜炎病程长易反复发作。结核性虹膜睫状体炎表现为 Koeppe 结节、羊脂状 KP。视网膜结核及眼眶结核较少见。

（杨培增　重庆医科大学附属第一医院）

第七节　儿　科　病

本节主要介绍儿童比较常见的疾病的眼部表现如麻疹、流行性腮腺炎、急性细菌性痢疾和早产儿视网膜病变。

麻　疹

麻疹是由麻疹病毒引起的急性呼吸道传染病,患儿除发热、咳嗽、皮疹等全身症状外,出疹前即可出现眼部症状,表现为畏光、流泪、眼睑痉挛、结膜充血,泪阜处偶见麻疹斑;结膜炎多合并细菌感染,所以分泌物最初为浆液性水样,后呈黏液或黏液脓性,严重者可发生角膜穿孔,最后形成角膜葡萄肿或眼球萎缩。少部分患儿还可发生视神经炎,在几周至几月内,出现继发性视神经萎缩,血管变细和色素性变性。由视神经炎导致的视力减退和色素变性可在以后的许多年逐渐加重。麻疹性视网膜病变也可相似于视网膜色素变性,发生周边部视网膜散在分布的骨针样色素、视神经萎缩和血管变细。对于这种视网膜病变无特异性治疗。另外在营养不良的患儿常伴发维生素 A 缺乏症,可出现角膜干燥,甚至角膜软化等一系列眼部症状。麻疹病毒感染最具破坏性后果之一是迟发性亚急性硬化性全脑炎(SSPE),虽然罕见但后果严重。几乎 50% SSPE 患者在本病病程中可出现眼部症状和体征。这些症状可分为三类:较严重的视觉功能障碍(幻觉或皮质盲);眼运动障碍(眼肌麻痹、核上性麻痹、上睑下垂、眼球震颤);眼底改变(视盘水肿、视神经炎、视神经萎缩、视神经视网膜炎)。视乳头的侵害与伴有视盘水肿的全身性疾病的脑部表现有关,而视盘水肿是假脑瘤型疾病的主要体征。大多数抗病毒药物对 SSPE 病程无有益的作用。计划免疫是减少 SSPE 发生的唯一办法。在治疗方面,除全身治疗外,眼局部可滴用抗病毒滴眼剂,如干扰素等,同时使用抗菌药物滴眼剂预防继发细菌感染。

流行性腮腺炎

流行性腮腺炎是由腮腺炎病毒引起的急性呼吸道传染病。部分患者可合并单纯性结膜炎,特点是结膜和浅层巩膜充血,球结膜水肿和结膜下出血,分泌物不多,极少数患者可发生急性滤泡性结膜炎。角膜并发症少见,典型表现为实质性角膜炎,多为单侧发病,全角膜迅速发生浓密而广泛的实质层混浊,呈灰白色,上皮通常完整或偶有点状损害或溃疡,病变在三周左右可完全吸收而不留瘢痕,视力恢复,其发生机制是免疫反应所为,而非病毒的直接侵犯。其他眼部表现包括滤泡性结膜炎、虹膜炎、巩膜炎、表层巩膜炎、葡萄膜炎、青光眼、眼外肌轻度麻痹、泪腺炎、视神经炎、脉络膜炎以及罕见的视网膜中央静脉阻塞。感染后的两周内可出现脑膜炎和脑炎,常可恢复正常。视神经炎是伴随脑膜炎和脑炎的最常见的眼部并发症,通常为双侧,球后神经炎罕见。视乳头充血并有盘周视网膜水肿,伴有视力减退和视野缺损。虽然某些病人会遗下永久性视力低下,幸运的是大部分患者的视力可恢复。罕见的葡萄膜炎和脉络膜视网膜炎病例已有报告。除原发病的全身治疗外,局部可滴用干扰素和皮质类固醇激素。

急性细菌性痢疾

急性细菌性痢疾可因严重腹泻脱水而引起眼睑皮肤干燥及眼球凹陷,亦可因维生素 A 缺乏引起结膜干燥症。临床表现为球结膜失去光泽和弹性,透明度减低,当患者睁眼暴露结膜数秒钟后,则干燥更为明显。在睑裂部角膜缘的两侧球结膜出现银白色泡沫状的三角形斑,基底向角膜缘,表面干燥不为泪液湿润称之为干燥斑(Bitot 斑)。开始只是少数的微小泡沫散发在结膜表面,继而成片状灰白色,由椭圆形变为三角形。严重时出现角膜软化症。临床表现为角膜呈灰白或灰黄色混浊,进而自溶坏死呈溃疡,此时极易发生感染,造成溃疡穿孔。最终形成粘连性角膜白斑,或角膜葡萄肿或眼球萎缩而致失明。偶可伴有虹膜睫状体或视神经炎。中毒型菌痢可因高热或毒素引起视网膜动脉痉挛、狭窄和视网膜水肿。累及枕叶皮层可因血管痉挛、供血不足、缺氧而引起皮质盲。临床上该病引起的黑矇可分为皮质盲型和视神经型,前者为功能性,瞳孔及眼底正常,可逆性,预后好;后者为器质性,瞳孔散大,视乳头常有改变,为不可逆性,预后差。皮质盲型有时亦可发生视神经萎缩。中毒型菌痢患儿昏迷清醒后,应密切观察视力、瞳孔和眼底的改变。

早产儿视网膜病变

一、概述

早产儿视网膜病变(retinopathy of prematurity,ROP),ICD-10 编码为 H35.100,与早产、低出生体重以及吸高浓度氧气有密切关系,是由于早产儿视网膜血管尚未发育完全,产生视网膜新生血管及纤维组织增生所致。晶状体后纤维增生症是严重 ROP 的晚期瘢痕改变。

二、诊断

(一) 临床表现

依据病情的发展过程,临床上将其分为急性活动期、退行期和瘢痕期。

1. 急性活动期　根据 ROP 的国际分类法(ICROP),本病活动期分期有 3 个基本概念:按区域定位,按时钟钟点记录病变范围,按疾病轻重分为 Ⅰ ~ Ⅴ 期。

(1) 分区:将视网膜分为 3 区,Ⅰ区:以视乳头为中心,以视乳头到黄斑中心凹距离的 2 倍为半径的圆内区域,ROP 发生在该区者最严重。Ⅱ区:以视乳头为中心,以视乳头到鼻侧锯齿缘距离的 2 倍为半径的圆内区域。Ⅲ区:Ⅱ区以外的颞侧半月形区域,是 ROP 最高发的区域。

(2) 分期:分 5 期,Ⅰ期:视网膜后极部有血管区与周边部无血管区之间出现一条白色平坦的细分界线。Ⅱ期:白色分界线进一步变宽且增高,形成高于视网膜表面的嵴形隆起。Ⅲ期:嵴形隆起愈加显著,并呈粉红色,说明新生血管不仅长入嵴内且发展到嵴上。此期伴纤维增生,并进入玻璃体。Ⅳ期:部分视网膜脱离,又分为 A 与 B 两级。ⅣA 为周边视网膜脱离未累及黄斑,ⅣB 为周边视网膜脱离累及黄斑。视网膜脱离多属牵引性,但亦有渗出性。Ⅴ期:视网膜全脱离,常呈漏斗型,可分为宽漏斗、窄漏斗、前宽后窄、前窄后宽四种。此期有广泛结缔组织增生后机化膜形成,导致 RLF。

2. 退行期　大多数患儿随着年龄的增长 ROP 自然停止,进入退行期。此期特征是嵴上血管往前面无血管区继续生长为正常视网膜毛细血管,嵴逐渐消退,周边视网膜逐渐透明,不留后遗症。但仍有 20% ~ 25% 的患儿病情进展而进入瘢痕期。

3. 瘢痕期　因本病从活动期能很快移行至瘢痕期,活动期和瘢痕期病变常同时存在于同一病例,故一般将活动性病变消失时残留之不可逆性变化的时期称为瘢痕期。

4. 眼底检查　①第一次检查时间:有效的筛查既要及时检测出早期 ROP,又要减少不必要的检查次数。目前,国内外大部分学者主张对胎龄<32 周,出生体重<1500g 的早产儿,在出生后 4 周开始进行眼底检查;②随访检查:根据第一次检查结果而定,如双眼无病变或仅有 Ⅰ 期病变,可隔周复查一次,直到 ROP 退行,视网膜血管长到锯齿缘为止。如有 Ⅱ 期病变或阈值前病变或 Rush 病变,应每周复查一次,随访过程中若 ROP 程度下降,可每 2 周检查一次,直至病变完全退行。若出现 Ⅲ 期病变,应每周复查 2 ~ 3 次。如达到阈值水平,应在诊断后 72 小时内行冷凝或激光治疗;③检查方法:检查前半小时用美多丽眼液充分散大瞳孔,检查时用倍诺喜眼液行眼球表面麻醉,然后用开睑器将眼睑分开,用间接眼

底镜和屈光度 20~30D 的透镜进行眼底检查。检查过程中最好在护理人员、新生儿医生、眼科医生的共同协作下完成,应同时监测生命体征,以防止发生眼心反射导致的心动过缓。为减少乳汁吸入,检查后30 分钟~2 小时方可进食,体重越小禁食期越长,但要防止低血糖的发生。

（二）诊断要点

对胎龄<32 周,出生体重<1500g,并有吸高浓度氧史的早产儿均应考虑新生儿视网膜病变。

（三）鉴别诊断

1. 永存原始玻璃体增殖症(PHPV)　由于玻璃体血管未退净,导致视网膜增生、皱襞。患儿无早产史,多单眼发病,眼底无 ROP 的血管改变,晶状体后残留的原始玻璃体增生呈灰白色。

2. 家族性渗出性玻璃体视网膜病变(FEVR)　眼底与 ROP 类似,较难鉴别。该病为常染色体显性遗传,有家族史,病变呈慢性过程,无早产、吸氧史。

3. 视网膜母细胞瘤　晚期亦出现白瞳症,较难鉴别。但患儿多无早产,有家族史,超声波及 CT 检查见钙化灶及肿块可资鉴别。

三、病因和发病机制

ROP 的确切病因仍未明确,目前公认的危险因素有低出生体重、早产、氧疗,其他还有高碳酸血症、高钠血症、低血糖、低血压、酸中毒、贫血、输血、高胆红素血症、败血症、光照、低体温、脑室周围出血、动脉导管未闭、应用 β 受体阻滞剂等。真正的发病机制尚未阐明。发育未成熟的视网膜血管对氧极为敏感,高浓度氧使视网膜血管收缩或阻塞,引起视网膜缺氧,由于缺氧而产生血管增生因子,刺激视网膜发生新生血管,ROP 多发生在视网膜周边部,尤以颞侧周边部为著。先是视网膜内层发生新生血管,血管逐渐从视网膜内长到表面,进而延伸入玻璃体内。新生血管都伴有纤维组织增生,纤维血管膜沿玻璃体前面生长,在晶状体后方形成晶状体后纤维膜,膜的收缩可将周边部视网膜拉向眼球中心,引起牵引性视网膜脱离,最后导致眼球萎缩、失明。

四、治疗

（一）治疗原则

ROP 并非无休止地从 Ⅰ 期进展到 Ⅴ 期,多数病变发展到某一阶段即自行消退而不再发展,仅约10% 病例发生视网膜全脱离。因此,对 Ⅰ、Ⅱ 期病变只需观察而不用治疗,但如病变发展到阈值期则需立即进行治疗。所以,早期发现、及时治疗阈值 ROP 是治疗本病的原则。目前国际上仍以手术治疗为主(如:冷凝治疗、激光光凝治疗、巩膜环扎术、玻璃体切除手术等),亦发展了一些内科治疗(阈值前ROP 的补氧治疗、新生血管抑制剂)。

（二）预后和预防

有视力减退,视野缺损,屈光异常;其他包括眼前节异常(如小角膜、前房变浅、闭角型青光眼)、白内障、黄斑变性、眼底色素改变、视网膜裂孔、孔源性视网膜脱离。在预防方面应大力提倡优生优育,避免早产;对早产儿应及时、定期眼底随访。

（皮练鸿　重庆医科大学附属儿童医院）

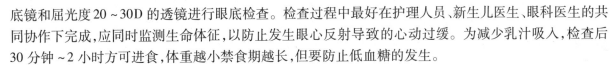

本章小结

眼病与全身许多疾病密切相关,眼部的异常临床表现通常可以反映是否发生全身疾病和(或)其严重程度。本章节分系统分别讲解了代谢病、心血管疾病、血液系统疾病、免疫相关疾病、感染性疾病、传染病和儿科病等常见疾病所伴发的眼部临床表现、诊断和处理原则,重点讲解了糖尿病、高血压、早产儿视网膜病变、梅毒、获得性免疫缺陷综合征等系统性疾病的眼部表现及治疗原则。

思考题

1. 糖尿病可以引起眼部哪些临床改变？这些病变的处理原则分别是什么？
2. 常引起眼部病变的免疫相关性疾病包括哪些？这些免疫相关疾病引起眼部病变的特点是什么？
3. 高血压性视网膜病变的临床表现和分级？
4. 早产儿视网膜病变的临床表现？

第十七章　神经眼科学

学习目标

掌握　视神经炎和视盘水肿的病因、临床表现、诊断、治疗原则。

熟悉　缺血性视神经病变的临床表现、治疗原则,以及视神经萎缩的病因、临床表现。

了解　视路及视中枢病变的视野特征。

神经眼科学是一门交叉边缘学科,横跨了眼科、神经内、外科等多学科,与颅脑、脊髓、眼眶等相关的眼科问题均属于神经眼科学范畴。在病史采集及检查中,不但要关注眼球局部,还要重视与眼相关的神经及全身情况,学会从整合医学角度出发对复杂病情进行整体分析,从而提高自身的诊疗水平。

第一节　视乳头先天发育异常

视乳头先天发育异常,包括视乳头发育不全、视乳头小凹、牵牛花综合征、视乳头玻璃疣、及有髓鞘神经纤维等。

视乳头发育不全

一、概述

视乳头发育不全(optic disc hypoplasia),ICD-10 编码为 Q14.202,为儿童视力减退的重要原因之一,可伴小眼球、睑球粘连、眼球震颤、亦可无虹膜、脉络膜缺损及中枢神经系统异常。包括重度双侧发育不全及轻度部分发育不全两种类型。

二、诊断

(一)临床表现

眼底呈部分性或完全性视乳头发育不全,视乳头可为正常的 1/3～1/2 大小,呈灰色,可由黄色外晕包绕,形成双环征。视网膜血管多数正常或呈迂曲状,黄斑中心凹光反射减弱或缺如。视力减退与其视神经发育不全或弱视有关。

(二)实验室和辅助检查

视野呈双眼下半部视野缺损、或有颞侧偏盲或同侧偏盲、黄斑回避等。头颅 CT、MRI 等检查可见脑发育不全、中隔、胼胝体发育不全或缺失等。

（三）诊断思路

根据自幼视力差和眼球震颤，小视乳头，生理凹陷不见或甚小，视乳头周围有"双环征"，黄斑中心凹反射消失或减弱，较易诊断。当临床上有智力减退、眼球震颤和视乳头发育不全三联症时，应考虑中隔-眼发育不全综合征即 De Morsier 综合征，需行头颅 MRI 矢状位检查。

（四）鉴别诊断

1. 生理性大视杯　盘沿整齐，无视乳头缺损，杯盘比可达到 0.7 以上，但血管造影早期总是有视神经乳头强荧光，且多年复查视乳头形态不会改变，眼压、视野正常。

2. 假性视神经炎　为先天发育性小视乳头，边界不清，但无隆起和充血，随诊眼底静止不变，常伴有远视屈光状态。

三、病因和发病机制

可有家族史，多为显性遗传。一般是在胚胎发育至 13 ~ 17mm 时，视网膜神经节细胞层分化障碍所致。视乳头或视神经内神经纤维数量减少，或神经纤维变细，并伴有不同程度的视神经萎缩，与妊娠期胎儿在宫内视神经轴索过度退化有关。妊娠期应用苯妥英钠、奎宁等可引起；糖尿病孕妇所生子女似有较高的视乳头发育不全的危险倾向；酗酒和滥用药品使该病发病率明显增加。

四、治疗

无特殊处理。在儿童弱视和斜视，若发现视乳头发育不全，遮盖健眼应慎重。

视乳头小凹

一、概述

视乳头小凹（optic disc pits），ICD-10 编码为 Q14.203，是一种较少见的视神经乳头发育异常。多为散发性，无明显遗传倾向。

二、诊断

（一）临床表现

多单眼发病，视力一般正常。视乳头小凹形态多样且不规则，大小 1/8 ~ 1/3PD，深度 2mm（-6.00D）以上，小凹常被灰白色纤维膜覆盖，血管有变形，小凹可与黄斑部视网膜下腔相通，形成局限性黄斑部视网膜脱离，出现视力障碍（图 17-1-1）。

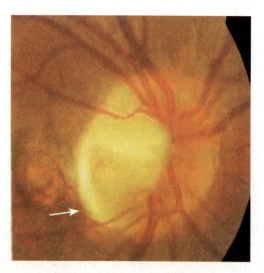

图 17-1-1　视乳头小凹（白箭头）

（二）实验室和辅助检查

FFA 显示动脉前期与动脉期：视神经乳头小凹部位呈现边缘清楚的无荧光区。静脉期：小凹部位的无荧光区逐渐出现荧光，并逐渐增强。晚期：小凹内充满荧光，在视神经乳头内有轻度扩散，并形成一高荧光小区。OCT 显示视乳头小坑处为一无组织反射的暗区。典型的视野缺损呈弓形、束状缺损或中心暗点。

（三）诊断思路

视乳头一侧圆形或椭圆形深凹陷，结合 OCT 和 FFA 的典型表现可确诊。

（四）鉴别诊断

1. 中心性浆液性视网膜脉络膜病变　无视神经乳头的改变,患者主诉视力下降或视物变形,急性期黄斑区有水肿,视野改变为中心或旁中心暗点,眼底荧光血管造影显示有黄斑区或黄斑区旁荧光素渗漏。

2. 青光眼性视神经视乳头改变　可表现为视神经乳头凹陷扩大,盘沿变窄。视神经乳头无小凹改变。

三、病因及发病机制

本病为神经外胚层发育异常,在视神经乳头的神经实质内有局部先天性缺损,可能与胚裂闭合不全有关。

四、治疗

定期复查,如发生黄斑部浆液性视网膜脱离,部分病例可自行复位,必要时可用光凝治疗。目前无有效预防措施。

牵牛花综合征

一、概述

牵牛花综合征(morning glory syndrome),ICD-10 编码为 Q14.201,眼底表现酷似一朵盛开的牵牛花,故而得此名。视力明显减退,可伴有小眼球、脉络膜缺损、斜视等。

二、诊断

（一）临床表现

发病男性略多于女性,常为单眼。眼底表现酷似一朵盛开的牵牛花(图 17-1-2),视乳头比正常扩大 3~5 倍,呈粉红色,中央呈漏斗形深凹陷,底部被白色绒毛样组织填充,其边缘不规则,且隆起似一环形嵴,其上有色素沉着。视乳头及其边缘可见异常的毛细血管,一般有 20 支左右,动脉、静脉分不清,呈放射状径直走向周边部,很少分支,管径均细窄,可伴有白鞘。

（二）实验室和辅助检查

FFA 显示视乳头中央呈弱荧光,甚至荧光遮蔽,周围呈弥散性强荧光,无荧光渗漏。早、晚期均有高荧光出现及众多平直血管,使荧光造影分外醒目。

（三）诊断思路

典型眼底表现,结合出生后视力低下不难诊断。必要时荧光素眼底血管造影可辅助诊断。

（四）鉴别诊断

1. 高度近视　高度近视眼视神经乳头周围常有脉络膜萎缩环,但盘周血管不从盘缘直出,而是从中心血管分出,数目也不增多。

2. 视神经肿物　眼底检查可发现视神经肿物。B 超扫描常可发现肿物。

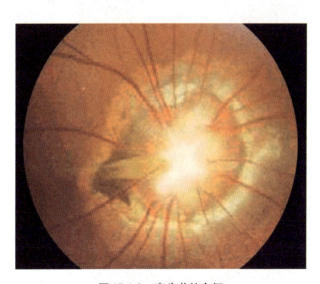

图 17-1-2　牵牛花综合征

三、病因及发病机制

是一种先天性视神经乳头发育不全的表现。尚未发现有明显的遗传学特征,形成机制尚不清楚。

四、治疗

无特殊治疗。如发生裂孔及脱离,必要时可采取玻璃体手术联合眼内激光治疗。

视乳头玻璃疣

一、概述

视乳头玻璃疣(optic disc drusen),ICD-10 编码为 H47.301,本病系玻璃样物质出现在视神经乳头部位。一般无自觉症状,视力多正常,也合并出现于其他眼底病如血管性疾病、视神经乳头炎、视神经萎缩、眼底变性类疾病及母斑病等。

二、诊断

(一) 临床表现

多双眼发病,有时可见阵发性视力模糊,或一过性视野缺损。视乳头玻璃疣大小不等,浅层者形如蛙卵,色淡黄或白色,闪烁发亮,透明或半透明。深层者表面有胶质组织覆盖,局部隆起边缘不整齐,呈假性视盘水肿外观(图 17-1-3)。

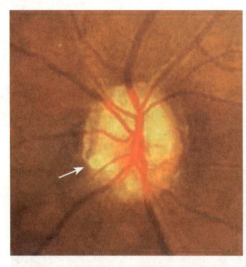

图 17-1-3　视乳头玻璃疣(白箭头)

(二) 实验室和辅助检查

FFA 显示浅表的视神经乳头玻璃疣有自发荧光。此后渐被视神经乳头深部毛细血管网渗漏的荧光素着染。造影过程中荧光强度逐渐增强,晚期显示结节状荧光着染,及不规整的视神经乳头边界。视神经乳头埋藏玻璃疣所致的假性视神经乳头水肿,凹陷不明显。疣位于视乳头浅表者,视野可长期正常,或仅有轻度改变,如生理盲点扩大,扇形或不规则缺损等。位于筛板前的深层玻璃疣,由于疣体直接压迫视神经纤维或压迫血管引起前部缺血性视神经病变,视野出现与生理盲点相连的神经束状暗点。

(三) 诊断思路

病史询问注意有无阵发性视物模糊,结合视乳头改变可以诊断,FFA 有助于诊断,必要时做视野检查。同时注意全身情况。

(四) 鉴别诊断

1. 假性视盘水肿　大多双眼远视,视力和视野正常。视神经乳头较小,轻度隆起,边缘不清。视网膜正常,无出血和渗出。眼底荧光造影显示无毛细血管扩大,也无渗漏。

2. 视神经乳头炎　一般单眼发生,但另一眼可以后发生。视力显著下降,视野中心暗点。荧光素血管造影显示毛细血管扩张,有明显渗漏。

3. 视盘水肿　大多双眼发生。可有头痛、恶心、呕吐。视力可正常。视神经乳头扩大、隆起,边界模糊。视网膜静脉怒张、迂曲,视网膜水肿、出血和渗出。荧光素眼底血管造影显示毛细血管扩展,可有微血管瘤,有渗漏。可有颅内压升高的表现。

三、病因及发病机制

病因尚未确定,可能为先天性发育异常。本病有家族遗传性。

四、治疗

根据视神经乳头玻璃疣的位置,及其对视力和视野影响程度,决定是否给予药物治疗。

有髓鞘神经纤维

一、概述

有髓鞘神经纤维(myelinated nerve fiber)系有髓鞘的异常神经纤维出现在眼底。

二、诊断

（一）临床表现

多为单眼,男性较女性多见,一般不影响视力,但常伴有屈光不正(近视为多)。多见于视神经

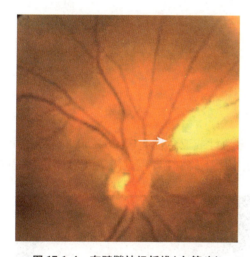

图17-1-4　有髓鞘神经纤维(白箭头)

乳头边缘,为小或较大的斑片状,或沿视网膜上、下血管弓弧形分布、甚至包绕黄斑,亦有不以视神经乳头起点而出现于视网膜上,呈孤立的小片白色羽毛状斑,可遮盖该处的视网膜血管。大面积视网膜有髓神经纤维罕见(图17-1-4)。

（二）实验室和辅助检查

视野检查:由于浓厚的有髓鞘神经纤维斑遮挡光线使光线不能到达视细胞,故可产生相应的视野缺损。

（三）诊断思路

通过眼底表现可诊断,视野有助于诊断。

（四）鉴别诊断

1. 棉绒斑　形态多不规则,颜色呈白色棉绒状,由于视网膜的炎症或其他疾病引起的神经轴突的肿胀,棉绒斑可以扩大或吸收,而有髓鞘神经纤维终身不变,有髓鞘神经纤维不伴有视网膜的异常,眼底荧光血管造影正常并无毛细血管无灌注区。

2. 血管白鞘　常表现为多条视网膜动脉改变,而有髓鞘神经纤维血管正常。

三、病因及发病机制

人出生时视神经髓鞘达到并止于巩膜筛板后端。若发育异常,出生后1个月或几个月内,髓鞘继续生长,超过筛板水平,到达视网膜甚至较远处的眼底,形成白色羽毛状的有髓鞘纤维。大多无遗传倾向,少数为常染色体隐性遗传,亦可有不规则显性遗传。

四、治疗

本病无特殊处理,无需预防措施。

第二节　视神经疾病

视神经疾病包括：视神经炎、视盘水肿、缺血性视神经病变、外伤性视神经病变、Leber病、视神经萎缩、视神经肿瘤等。

视 神 经 炎

一、概述

视神经炎（optic neuritis，ON），ICD-10编码为H46. x00，泛指累及视神经的各种炎性病变，是青中年人最易罹患的致盲性视神经疾病。包括球内段的视乳头炎（papillitis）和球后段的球后视神经炎（retrobulbar neuritis）。根据2014年视神经炎诊断和治疗专家共识，目前按病因分为以下4型：

1. 特发性视神经炎　又分为：①特发性脱髓鞘性视神经炎（idiopathic demyelinating optic neuritis，IDON），亦称经典多发性硬化相关性视神经炎（multiple sclerosis related optic neuritis，MS-ON）；②视神经脊髓炎相关性视神经炎（neuromyelitis optica related optic neuritis，NMO-ON）；③其他中枢神经系统脱髓鞘疾病相关性视神经炎。

2. 感染和感染相关性视神经炎。

3. 自身免疫性视神经病。

4. 其他无法归类的视神经炎。

二、诊断

（一）临床表现

1. 特发性视神经炎　特发性脱髓鞘性视神经炎（IDON）多急性或亚急性起病，20～50岁多见，男女比例约为1∶3。病前可有各种前驱因素。其典型表现为单眼视力下降；轻者色觉障碍及对比敏感度降低。部分患者有眼痛或眼球转痛。可见相对性传入性瞳孔功能障碍。约1/3有视盘水肿，2/3为球后视神经炎。1/3以上IDON患者会进展为中枢神经系统脱髓鞘疾病多发性硬化（multiple sclerosis，MS），伴有脑白质脱髓鞘病灶的IDON患者转化为MS的几率在70%以上。经典的NMO-ON主要表现为双眼同时或相隔数小时至数周出现迅速而严重的视力下降；部分患者出现视盘水肿、视网膜静脉迂曲、扩张及视乳头周围渗出（图17-2-1）；视功能恢复较差。可有急性脊髓损害表现。急性播散性脑脊髓炎多见于儿童接种疫苗后1～3个月内，脱髓鞘病灶可累及视神经而发生视神经炎。通常双眼同时发生，伴有较明显的视盘水肿，视功能损害程度不一。

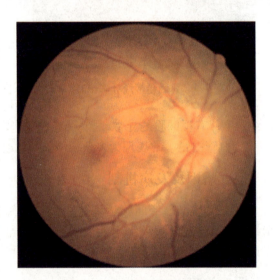

图17-2-1　视神经炎的眼底改变

2. 感染性和感染相关性视神经炎　单眼或双眼急性、亚急性起病。可表现为视乳头炎、球后视神经炎、视神经网膜炎或者视神经周围炎。其临床表现与脱髓鞘性视神经炎类似，但无明显的自然缓解和复发的病程，通常可随着原发病的治疗而好转。

3. 自身免疫性视神经病　可以是系统性自身免疫性疾病的一部分，也可作为系统性自身免疫病的首发表现。多见于青中年女性，单眼或双眼均可累及。视力损害程度多较严重，且恢复较差；多数有视盘水肿,部分伴有少量小片状盘周出血;可合并多个系统和器官损害以及自身免疫抗体阳性;易复发,部分患者有糖皮质激素依赖现象。

(二) 实验室和辅助检查

视野损害表现为各种形式的神经纤维束型视野缺损(典型表现为中心暗点)。VEP 检查表现为潜伏期延长和(或)波幅降低。还可有血常规、自身免疫抗体等实验室检查异常。

(三) 诊断思路

在病史询问中注意有无全身脱髓鞘病史或阳性家族史,以及全身情况和眶周炎症病变等。各种类型的视神经炎诊断均应符合以下标准:急性视力下降,伴或不伴眼痛及视盘水肿;视神经损害相关性视野异常;存在相对性传入性瞳孔功能障碍、VEP 异常;除外其他视神经疾病;除外视交叉及交叉后的视路和视中枢病变;除外其他眼科疾病;除外非器质性视力下降。感染性和感染相关性视神经炎具有明确的感染性疾病的临床及实验室(血清或脑脊液)证据:如梅毒、结核、莱姆病、HIV 等;自身免疫性视神经病应合并系统性自身免疫性疾病,或至少一项自身免疫性抗体阳性。

(四) 鉴别诊断

1. 视盘水肿　是视神经乳头非炎性被动性水肿,常由颅内压增高引起,多双眼受累。视神经乳头充血水肿,隆起,边界模糊,视神经乳头附近可有线状出血,视神经纤维层水肿。

2. 前部缺血性视神经病变　视神经乳头非充血性,色泽灰白,视野缺损多为与生理盲点相连的弓形或扇形暗点,与视神经乳头的改变相对应。常有高血压动脉硬化、糖尿病等病史。

3. 假性视神经乳头炎　视神经乳头颜色较红,并稍隆起,但多不超过 1 ~ 2 个屈光度,这种情况并不变化,但无出血和渗出,矫正视力可正常,视野也不缺损。

三、病因及发病机制

病因复杂,主要有以下几方面:

1. 炎性脱髓鞘　很可能是由于某种前驱因素如上呼吸道或消化道病毒感染、精神打击、预防接种、等引起机体自身免疫反应,产生自身抗体攻击视神经髓鞘,导致髓鞘脱失而致病。髓鞘脱失使得视神经的视觉电信号转导明显减慢,从而导致明显的视觉障碍。随着病程的推移,髓鞘逐步修复,视功能也逐渐恢复正常。该过程与神经系统脱髓鞘疾病多发性硬化的病理生理过程相似;视神经炎常为 MS 的首发症状,经常伴有脑白质的临床病灶,并有部分患者最终转化为多发性硬化。

2. 感染　局部或全身感染可累及视神经,而导致感染性视神经炎。①局部感染:眼内或眶内炎症、口腔炎症、中耳炎、乳突炎以及颅内感染,均可通过颅内蔓延直接导致视神经炎;②全身感染:如白喉、猩红热、肺炎、痢疾、伤寒、结核、化脓性脑膜炎、脓毒血症等全身细菌感染性疾病,其病原体均可进入血液,在血液中生长繁殖,释放毒素,引起视神经炎。流感、麻疹、腮腺炎、带状疱疹、水痘等病毒感染,以及 Lyme 螺旋体、梅毒螺旋体、弓形虫病、弓蛔虫病、球虫病等寄生虫感染,都有引起视神经炎的报道。

3. 自身免疫性疾病　如系统性红斑狼疮、Wegener 肉芽肿、Behcet 病、干燥综合征、结节病等均可引起视神经的非特异性炎症。

四、治疗

寻找病因,对因治疗;对于多数 IDON 病例,首次大剂量糖皮质激素冲击治疗,之后酌情改为口服治疗,并逐渐减量;辅助神经营养或改善微循环药物等支持治疗。

视　盘　水　肿

一、概述

视盘水肿(papilloedema),ICD-10 编码为 H47.101,又称淤血乳头,系视乳头被动性充血水肿,无原发性炎症,早期可无视功能障碍。是各种因素导致筛板两侧压力平衡失调的一个共同体征。

二、诊断

(一)临床表现

阵发性眼前发黑或视力模糊,持续数秒至 1 分钟左右,往往为双侧,常由姿势改变而突然引发;可伴有精神症状,癫痫发作,头痛、复视、恶心、呕吐;慢性视盘水肿可发生视野缺损及中心视力严重丧失。典型的视盘水肿分为 4 期。

1. 早期 视力正常,视乳头充血,轻度隆起多小于 1 个屈光度,边界模糊,可有视乳头附近的线状小出血,视神经纤维层轻度水肿。早期诊断有时较困难,需动态观察。

2. 进展期 视力正常或轻度下降,双侧视乳头肿胀充血明显,显著隆起≥3D,边界扩大且模糊,常有火焰状出血,有时可见棉绒斑,视乳头表面的微小血管瘤及毛细血管扩张明显,严重者视乳头周围出现环形皱襞(Paton 线),黄斑部可有星形渗出或出血(图 17-2-2)。

3. 慢性期 视盘水肿持续存在几个月,出血、渗出缓慢吸收。视乳头呈圆形隆起,视杯消失,出现闪亮的硬性渗出,神经纤维层出现萎缩。

4. 萎缩期 视乳头色灰白,视网膜血管变细、有鞘膜,可有视乳头血管短路,视乳头周围及黄斑色素改变。

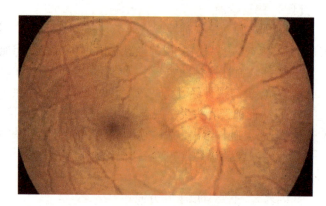

图 17-2-2 视盘水肿

(二)实验室和辅助检查

血糖、血压、甲状腺功能及贫血等相关病因检查。视野检查可见生理盲点扩大,可同时存在相对性中心暗点,慢性视盘水肿发展至视神经萎缩时,视野有中心视力丧失以及周边视野缩窄,特别是鼻下方。必要时眼电生理、腰穿、头颅或眼眶 CT 或 MRI 以及数字减影血管造影(DSA)检查,有利于鉴别诊断。

(三)诊断思路

根据双眼视乳头典型眼底改变、视野、电生理等可诊断,全身检查及仔细的病史询问查找视盘水肿的病因。注意视隐窝或漏斗隐窝扩大,视交叉受压出现典型双颞侧缺损,有时易误为垂体腺瘤。

(四)鉴别诊断

1. 视乳头玻璃疣 常与埋藏型玻璃疣鉴别,常单眼发病,通过 B 超或眼底荧光造影可鉴别。

2. 视神经炎 多单眼发病,视力明显下降,有相对性瞳孔传入障碍,视乳头充血明显,而水肿较轻,可伴有眼球转动痛及 VEP 异常。

3. 前部缺血性视神经病变 常见老年人,多单眼发病,视神经乳头局部或完全边界不清,水肿不明显,视野缺损多为与生理盲点相连的弧形或扇形暗点,与视神经乳头上的缺血部位相对应。

4. Leber 病 常发生于 10~30 岁男性,开始为单眼受累,逐渐发展为双眼。视力下降迅速,可有视盘水肿,视乳头周围毛细血管扩张,通常有家族史。

三、病因及发病机制

主要原因是颅内压增高,其中约 75% 为颅内肿瘤。某些严重的全身疾病,如急进性原发性高血压、肾性高血压、血液病等,也可因脑水肿等原因引起颅内压增高。发病机理一般多认为颅内压增高可通过蛛网膜下腔的脑脊液传导至视神经鞘间隙,使后者压力也增高,从而压迫通过其间的视网膜中央静脉,使其回流受阻,引起视盘水肿。现多认为系轴浆流的运输受到阻滞的原因,因为仅有脑室内脑脊液压力增高、侧脑室扩大的阻塞性脑积水并不引起视盘水肿。

四、治疗

一旦确诊,立即请神经科会诊,尽量寻找病因并及时积极治疗。同时给予降低颅内压和视神经营养等药物作为辅助治疗。

缺血性视神经病变

一、概述

缺血性视神经病变(ischemic optic neuropathy),ICD-10 编码为 H47.004,是指营养视神经的小血管发生供血不足,导致视神经局部缺血,从而引起视神经的病理性改变。本病多发生于老年人,无明显性别差异,发病平均年龄:国内 49 岁,国外 60 岁。

依据缺血发生的部位,临床上可分为 2 类:

1. 前部缺血性视神经病变(anterior ischemic optic neuropathy,AION) 系睫状后动脉循环障碍造成的视乳头供血不足,使视乳头急性缺血缺氧、水肿所致的一种视神经病变。根据病因,临床上 AION 又分为 2 类:①非动脉炎性;②动脉炎性。

2. 后部缺血性视神经病变(posterior ischemic optic neuropathy,PION) 系筛板后至视交叉间的视神经血管发生急性循环障碍,因缺血导致视神经功能损害的疾病。

二、诊断

(一) 临床表现

1. 前部缺血性视神经病变 突发性无痛性视力障碍,常表现为片状"视野遮挡",中心视力受累不明显,患者常能描述出发病的具体日期。开始为单眼发病,数周至数年可累及另侧眼。如果有动脉炎可出现头痛、眼痛,程度轻重不等。眼底显示早期视乳头轻度肿胀呈淡红色,多有局限性灰白色水肿,视乳头周围可有线状出血,晚期出现视神经萎缩,部分病例可类似青光眼的视乳头改变。

(1) 非动脉炎性或称动脉硬化性:最为常见,任何年龄均可发病,45 岁以上者占 89%,是危害中老年人视功能的重要原因之一。相对的夜间性低血压可能在本病中起作用,特别是服用抗高血压药物的患者。可出现相对性传入性瞳孔功能障碍。

(2) 动脉炎性:少见,主要为颞侧动脉炎或称巨细胞动脉炎所致的缺血性视神经病变。视力减退、视盘水肿更明显,可双眼同时发生。常有风湿性多肌痛症,可累及颈、肩、上肢、臀部和大腿肌肉。由于颞动脉受累,可出现局限性或弥漫性头痛、头皮触痛、下颌痛等症状。此外,还可出现体重下降、厌食、低热、全身不适、肌痛和关节痛等症状。

2. 后部缺血性视神经病变 常见于 50 岁以上老年人,多单眼发病。绝大多数患者有前驱症状,表现为暂时性视力模糊;其后常继发永久性视力减退。无头痛、眼痛。发病早期视乳头和视网膜正常,发病 4~6 周可见下行性视神经萎缩,视乳头色泽淡白,血管变细。

(二) 实验室和辅助检查

前部缺血性视神经病变视野缺损常为与生理盲点相连的绕过中心注视点的象限性视野缺损,多见于鼻侧和下方,与视乳头的改变部位相对应(图 17-2-3);眼底荧光血管造影可见视乳头缺血区呈局限性弱荧光表现,可有荧光渗漏,可伴有臂-视网膜循环时间延长;ICGA 早期视乳头无荧光,晚期缺血区无荧光,非缺血区呈不均匀荧光;OCT 能够查出视野不能发现的视神经纤维缺损;VEP 常表现为振幅下降、潜伏期延长。

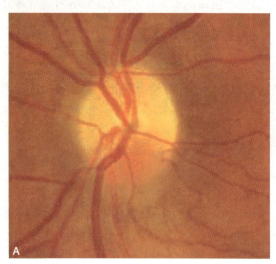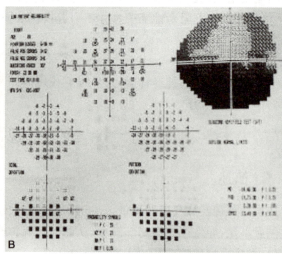

图 17-2-3　前部缺血性视神经病变
A. 眼底视乳头图：缺血表现为上方视乳头色淡；B. 视野图：与生理盲点相连的水平视野缺损，与视乳头的改变部位相对应

后部缺血性视神经病变视野缺损表现为多种类型，如中心暗点、视神经纤维束状缺损、偏盲、不规则周边缺损等。眼底血管荧光造影可无异常，但臂-视网膜循环时间可延长。

（三）诊断思路

1. 前部缺血性视神经病变　根据患者主诉单眼突发性视力减退和眼底所见，结合发病年龄、有无全身病史，及典型的视野缺损形态可诊断。对于伴有头痛等全身症状的患者注意排除颞动脉炎。FFA 有助于诊断。除外其他视神经病变。

2. 后部缺血性视神经病变　根据发病年龄、视力减退情况，以及有无心血管病、糖尿病、动脉硬化等疾病，结合发病的特点，眼底检查早期正常、晚期视乳头萎缩，可初步诊断。颈内动脉系统的彩色超声多普勒检查、非创伤性血管成像技术（CTA）和 DSA 检查是诊断该病的金标准。

（四）鉴别诊断

1. 视神经炎　发病急、视力障碍明显，视神经乳头充血明显，并有渗出、出血，可有眼球转动痛，患眼有相对性瞳孔传入障碍征阳性，VEP 异常，视野缺损多为中心暗点。

2. 低眼压性青光眼　视乳头有青光眼凹陷，及青光眼性视野改变。

三、病因及发病机制

1. 前部缺血性视神经病变　常因视乳头局部血管病变、眼部血流低灌注及全身血黏度增加或血管性病变等，致供应视乳头筛板前区、筛板区及筛板后区的睫状后血管的小分支发生缺血，使相应的血管供区发生局部梗塞。

2. 后部缺血性视神经病变　可因颈内动脉狭窄、血栓、血液黏稠度增高、动脉硬化、高血压或低血压以及糖尿病等，使供应后部视神经（包括眶内段、管内段和颅内段）的血管（主要是软脑膜血管网）发生循环障碍。

四、治疗原则

1. 前部缺血性视神经病变　针对病因治疗。对于动脉炎性，应早期大剂量使用糖皮质激素冲击疗法；对于非动脉炎以改善微循环为主，酌情应用糖皮质激素。并控制全身疾病，强调防止夜间低血压的发生。辅以维生素 B 类、甲钴胺、能量合剂、神经生长因子等支持治疗。

2. 后部缺血性视神经病变　针对病变血管进行溶栓、球囊扩张或支架植入术治疗，以改善或恢复

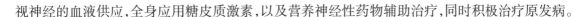

视神经的血液供应,全身应用糖皮质激素,以及营养神经性药物辅助治疗,同时积极治疗原发病。

外伤性视神经病变

一、概述

外伤性视神经病变(traumatic optic neuropathy,TON),ICD-10 编码为 S04.000,系各种原因引起的视路外伤,使视神经纤维发生冲击性损伤,导致部分或全部视功能障碍。根据视神经损伤性质和机制不同,分为视神经挫伤、视神经撕脱伤和视神经鞘膜内出血 3 种。

二、诊断

(一) 临床表现

多见于单眼,视力减退,甚至无光感。如颅底骨折的碎骨片在视神经管处将视神经切断或挫伤,或硬膜下或蛛网膜下血管破裂,可致视神经鞘膜内出血,常为双侧。眶内出血也可沿眼动脉周围间隙进入视神经硬脑膜下或蛛网膜下腔内,多数单侧。眼底可有视盘水肿、下陷、静脉怒张、迂曲,视网膜出血等。

(二) 实验室和辅助检查

水平位和冠状位眼眶 CT 检查观察视神经管有无骨折(以内壁中段多见)。P-VEP 检查多见 P100 潜伏期延长或消失,波幅降低为重要的客观依据。无光感者若仍能引出 VEP 波形,则预后较好。

(三) 诊断思路

有明确的外伤史、明显的视功能障碍及临床体征可考虑诊断,但应排除心因性等原因。结合 P-VEP 和 CT 检查可了解视神经损伤的程度、部位及预后。

(四) 鉴别诊断

1. 视盘水肿 多有引起视盘水肿的原发病因,视力影响不大,VEP 一般无改变。
2. 球后视神经炎 视力减退,常有瞳孔对光反射异常,但无眼部及颅脑外伤史。
3. 皮质盲 通过瞳孔对光反射、VEP 正常,及颅脑影像学检查结果鉴别。

三、病因和发病机制

由于直接或间接外伤致视网膜中央动脉及供应视神经前部的营养血管循环障碍导致短暂血管痉挛或血栓形成,同时视神经管内视神经纤维间的实质性水肿,可使视力减退。损伤约 95% 发生在管内段视神经。常由颅脑外伤、颅底骨折、视神经管骨折及眼部严重锐器冲击伤,或眼球严重挤压伤等引起,最多见于交通事故,其次是高处坠下、暴力击伤眉外侧眶部。

四、治疗

该病属于眼科急诊范畴,有时需与神经外科、耳鼻喉科共同诊治。大剂量糖皮质激素减轻视神经水肿,改善局部血液循环。并辅予血管扩张剂和神经营养类药物。对症治疗无效可试行视神经管开放减压,常以视力有无光感为指标;若有视神经管骨折,则无论有无光感及时间长短则均可行手术取出骨折片以观察疗效。

Leber 病

一、概述

Leber 病,ICD-10 编码为 H47.201,即 Leber 遗传性视神经病变,由德国 Theoder Leber 医生于 1871 年首先提出而得名。也是最常见、最经典的线粒体 DNA(mtDNA)遗传病。是世界上主要的青壮年致盲疾病之一,可能是一种血管性视神经视网膜病变、原发血管病变、继发视神经病变,且主要为球内视神经病变。

二、诊断

（一）临床表现

本病少见，多为青春期15~35岁男性，可有家族史。两眼常同时或先后发病，表现为急性或亚急性、无痛性视力下降，其后呈慢性逐渐进展。双眼视力在短期内急剧下降，一般在2个月内停止发展。视力大多数在0.1或0.1之下，很少无光感。根据眼底改变及FFA所见，临床上大致可分临床前期、急性期、萎缩期。临床前期表现为视乳头充血、轻度隆起，视乳头周边视网膜因神经纤维肿胀而呈灰白色水肿混浊；急性期有时可见火焰状出血，视网膜静脉迂曲、扩张；萎缩期视乳头颞侧变白、小动脉变细、毛细血管减少。视乳头周围的毛细血管扩张、视网膜神经纤维层肿胀和FFA视乳头无渗漏为Leber病"眼底三联症"，主要见于发病患者、临床前期患者及无症状母系相关成员。病程早期就可见色觉障碍，以红绿色盲多见。全身尚可出现周期性头痛、听神经损害、智力障碍、癫痫、小脑性共济失调、肌张力障碍、膀胱无力症、心脏传导异常、精神障碍等多系统损害。

（二）实验室和辅助检查

视野异常以中心绝对暗点及旁中心暗点居多。VEP异常程度与视力损害程度相一致，严重者波形可接近熄灭。FFA显示视乳头呈强荧光，血管高度扩张，视乳头黄斑束毛细血管充盈，延缓缺损，萎缩期出现视乳头血管明显减少，小动脉明显狭窄等，但无渗漏为该病典型特征，与视神经炎及视盘水肿的鉴别有重要意义，亦可作为早期检测手段。OCT显示视神经纤维层（RNFL）厚度在病程6个月内增厚，6个月以上的萎缩期患者RNFL层均变薄。必要时基因检测。

（三）诊断思路

家族中有两代以上的患者；多在青春期发病，男性多见；双眼同时或先后出现严重的视力下降，并有中心或旁中心视野缺损；典型的眼底改变；结合FFA、VEP改变可诊断。无家族史者需要检测mtDNA有无位点突变，若为阴性而又怀疑该病时，可行全基因检测，有可能发现新的突变位点。

（四）鉴别诊断

各种原因导致的视神经萎缩　多为单眼后天获得性发病，有明确诱发视神经萎缩的病因，无遗传倾向。

三、病因和发病机制

通过女性垂直传播，是一种典型的母系遗传性疾病。主要是由于mtDNA上核苷酸位点发生突变，引起线粒体功能失调而发病。性别和年龄是该病发生的最危险的两个因素。吸烟、酗酒、营养缺乏、精神紧张、急性病都会影响Leber病的患病率。

四、治疗

尚无突破性治疗。戒烟戒酒是目前普遍接受的观点。可用血管扩张剂改善微循环，神经保护剂等药物辅助治疗及针灸等治疗。基因治疗研究在若干年后对本病的预后有望改观。

视神经萎缩

一、概述

视神经萎缩（optic atrophy），ICD-10编码为H47.200，根据眼底表现及视神经损害的部位可分为两类：

1. 原发性视神经萎缩（primary optic atrophy）　即从筛板后的视神经到外侧膝状体病变引起的视神经萎缩，其萎缩过程是下行性的，如球后视神经炎、垂体肿瘤所致的视神经萎缩。

2. 继发性视神经萎缩（secondary optic atrophy）　是筛板以前的视神经病变引起的视神经萎缩，其萎缩过程是上行性的，如视网膜色素变性、青光眼引起的视神经萎缩。

二、诊断

（一）临床表现

1. 原发性视神经萎缩　ICD-10 编码为 H47.200，视乳头色淡或苍白，边界清楚，筛板可见，视网膜血管一般正常（图 17-2-4）。VEP 振幅降低，潜伏期延长。

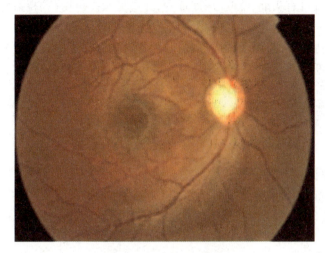

图 17-2-4　视神经萎缩

2. 继发性视神经萎缩　视乳头色淡、秽暗，边界模糊不清，生理凹陷消失，筛板不可见。视网膜动脉变细，血管伴有白鞘；视网膜可有陈旧性病变的表现，如渗出或未吸收的出血、色素沉着或紊乱等。除 VEP 异常外，还可有视网膜电图（ERG）的异常。

视野检查类型多样，如中心暗点、鼻侧缺损、颞侧岛状视野、向心性视野缩小甚至管状视野等。

（二）实验室和辅助检查

视野检查可发现中心暗点、鼻侧缺损、颞侧岛状视野、向心性视野缩小或管状视野等。视觉诱发电位（VEP）显示振幅降低，潜伏期延长。继发性视神经萎缩还可有视网膜电图（ERG）的异常。

（三）诊断思路

根据视乳头颜色改变（如苍白色或灰白色、蜡黄色），结合视功能的检查如视力、视野、VEP 等综合分析、全面衡量，不难诊断。并全面详细询问病史，尽可能查找病因。

（四）鉴别诊断

1. 对于原发性视神经萎缩，需做其他多种辅助检查，以明确病因。
2. 根据病史和眼底改变以及影像学检查，可对原发性和继发性视神经萎缩做出鉴别。

三、病因和发病机制

常见病因为颅内高压或颅内肿瘤，以及视网膜和视神经炎症、退变、缺血、压迫、外伤、手术、中毒、脱髓鞘及遗传性疾病等，导致视神经纤维、神经节细胞及其轴突发生退行性病变，甚至出现变性、坏死，伴有神经胶质增生，从而导致严重视功能障碍、视神经萎缩，是各种疾病导致的视神经终末状态。

四、治疗

首先针对病因积极治疗原发病。糖皮质激素应在视神经萎缩早期使用，进入中晚期则无意义，而应该给予营养支持及中西医结合治疗。

视神经肿瘤

一、概述

视神经肿瘤（optic nerve tumor）有视神经良性肿瘤及视神经恶性肿瘤，临床上较少见。常见两种：视神经胶质瘤（glioma of optic nerve）及视神经脑膜瘤（meningioma of optic nerve）。

二、诊断

（一）临床表现

1. 视神经胶质瘤　ICD-10 编码为 M93800/3,10 岁以下女性儿童多见,常单侧发病,儿童常伴有神经纤维瘤病。成人发病者恶性程度较高,可有家族史。视力障碍多发生于突眼前,突眼常为进行性、非搏动性且不能压回,多向正前方突出。肿瘤过大,可使眼球偏向颞下方,致脉络膜视网膜皱褶、视盘水肿、视神经萎缩、视网膜中央静脉阻塞或眼球运动障碍。位于视神经管附近者,肿瘤呈纺锤形。肿瘤亦可沿视交叉发展导致相应视野缺损。累及颅内者可有头痛、呕吐、尿崩症等,并可见颅内压增高、视盘水肿或萎缩及视野缺损。

2. 视神经脑膜瘤　好发于 40 岁以后女性,肿瘤常起源于眶内段视神经,逐渐向眶内和颅内两边发展。瘤体一般无包膜,因其生长缓慢,可延误诊断。恶变时发病迅速,年龄越小,恶性程度越高,眼内者以儿童多见。常表现为眼睑及结膜水肿,眶压增高,进行性眼球突出,多向正前方,晚期突眼可偏向外下方,眼球运动受限,且较视神经胶质瘤为重。在眶缘触及质地坚硬的肿块。视力损害发生在突眼之后,此点可与视神经胶质瘤鉴别。眼球突出、视力丧失、慢性视盘水肿及视睫状短路血管为该瘤的四联症。

（二）实验室和辅助检查

头颅及眼眶 CT 及 MRI 能了解肿瘤位置、范围及视神经孔扩大。视神经脑膜瘤还可见视神经管壁硬化、眶壁骨质增生与破坏同时存在,及视神经增粗、钙化及车轨样图像。B 超检查:视神经胶质瘤显示视神经肿大及视盘水肿;视神经脑膜瘤可见增粗的视神经与眼球构成角度增加,边界清楚,内回声减少且衰退明显。

（三）诊断思路

1. 视神经胶质瘤　根据患者年龄、视力损害、单眼突眼及影像学检查可明确诊断。B 超如发现视神经扩大亦应考虑本病。应注意全身皮肤有无咖啡色素斑,有无多发性神经纤维瘤合并发生。

2. 视神经脑膜瘤　应根据患者年龄、单眼突出、伴视力下降,以及视神经增粗和钙化、眼眶骨质吸收等特点,可明确诊断。必要时进行组织穿刺做病理检查。

（四）鉴别诊断

1. 视神经恶性胶质瘤　可见于良性视神经胶质瘤恶变,或手术治疗未完全切除,或放射治疗后,进展迅速,视力急剧下降,可于数周内失明。眶部疼痛眼部肿胀,眼球突出发生较晚,视神经乳头高度水肿,视网膜静脉扩张,CT 和 MRI 可见视路被肿瘤弥漫侵犯,并累及邻近组织。患者可因脑组织被严重侵犯而死亡。

2. 眶脑膜瘤　多于儿童期发病。多见眼球突出发生于前,视力减退发生于后,眼底视盘水肿。不伴视神经纤维瘤病。CT 和 MRI 可见眶骨增生,有时可见钙化点。

三、病因和发病机制

1. 视神经胶质瘤　是一种起源于视神经内的胶质细胞异常增殖所致,属于良性或低度恶性肿瘤,瘤细胞以星形细胞为主,约占神经系统胶质瘤的 1% ~2% ,占眶内肿瘤的 1% ~6% 。

2. 视神经脑膜瘤　起源于视神经外周的鞘膜,由硬脑膜或蛛网膜的内层细胞组成。偶尔也可来源于视神经鞘内的纤维组织,称为神经纤维瘤。脑膜瘤生长缓慢,属于良性肿瘤,也可恶变。

四、治疗

（一）治疗原则

1. 视神经胶质瘤　如果视力尚好,眼球突出不明显,病变无进展,应严密观察。发现肿瘤有蔓延趋势应立即手术切除,如突入眼球内者应同时行眼球摘除;如向颅内蔓延可采取放疗结合化疗。术后定期随访,以防复发。

2. 视神经脑膜瘤 对放疗不敏感,以手术治疗为主,并主张尽早手术摘除。术后复发率15%。晚期无视力的患者可行眶内容剜除术。

（二）预后和预防

无特效预防措施。手术后定期随访,以防复发。

第三节 视路及视中枢病变

视路系指视网膜光感受器到视觉中枢大脑枕叶的一段传递视觉信息的通路。经过了眼眶、颅腔、脑干和大脑。约50%的中枢神经系统疾病可能直接或间接地影响视路,引起视路疾病。视路及视中枢病变包括:视交叉病变和视交叉以上的视路病变。其特征是患者出现偏盲型视野,表现为垂直正中线正切的视野缺损,包括早期某象限的缺损。偏盲分为同侧偏盲及对侧偏盲,双颞侧偏盲为视交叉病变的特征。同侧偏盲为视交叉以上的病变。外侧膝状体之前的病变在其后期出现原发性视神经萎缩。

视交叉病变

一、概述

视交叉位于鞍膈上方、颅底的蝶鞍区(图17-3-1)。视交叉因鞍区肿瘤不同方向的压迫表现不同形式的损害,导致双眼视力和视野严重受损。视野的损害早于视力下降。由于视交叉远离脑组织,即使受损后也可仅有眼征而无全身神经系统症状和体征。视交叉病变常见有垂体腺瘤、颅咽管瘤及蝶鞍区的血管性损害三种。

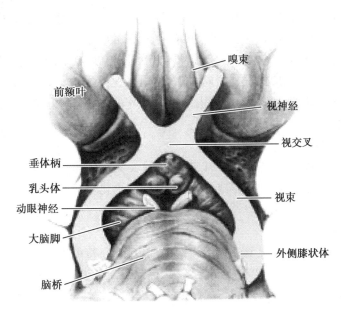

图 17-3-1 视交叉解剖

二、诊断

（一）临床表现

1. 垂体腺瘤(pituitary tumor) ICD-10 编码为 M82720/0,早期眼底正常,需与球后视神经炎鉴别,晚期出现形态为"领结形"的原发性视神经萎缩。视力和视野变化取决于垂体腺瘤生长的方向,以及视交叉、视神经和视束受压的情况。最具特征性的临床表现为双眼视神经萎缩和双颞侧偏盲(图17-3-2)。全身症状可出现头痛及内分泌障碍。如突发视力减退,则多为囊肿或肿瘤出血致垂体卒中。

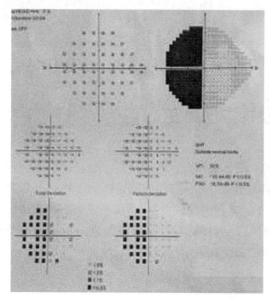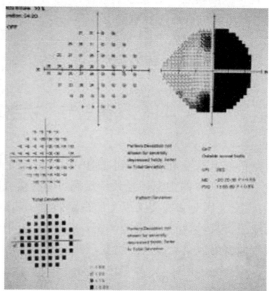

图 17-3-2　垂体腺瘤的典型视野改变(颞侧偏盲)

2. 颅咽管瘤(craniopharyngioma)　ICD-10 编码为 M93500/1,多发于幼儿或青少年,男性较多见,依其肿瘤所在部位其对机体产生的影响不同,主要分为内分泌征和压迫两大类,如儿童在 15 岁前有发育障碍、智力低下,视力呈进行性减退,常误诊为弱视。视力下降程度与视野缺损形态与肿瘤压迫部位密切相关。视力可逐渐减退,亦可突然失明,可能因影响视交叉血液循环所致,有时因囊肿突破入第三脑室,使视力、视野有明显波动,此乃该肿瘤体征之一,多数表现为原发性视神经萎缩,亦可出现颅内高压。常有视盘水肿和外展神经麻痹,最后发展为继发性视神经萎缩。

蝶鞍区的血管性损害　Willis 环动脉瘤、动脉硬化等可压迫视交叉引起视力及相应视野改变,瘤体可压迫第Ⅲ、Ⅳ或Ⅵ脑神经,使相应的眼外肌麻痹,而出现复视或上睑下垂。当出现颈动脉海绵窦瘘或海绵窦血栓,则可出现眶上裂综合征。海绵窦内动静脉瘘可有病变侧耳际杂音;海绵窦血栓可发现鼻窦或中耳的原发感染性病灶,并有相应的临床表现。

(二) 实验室和辅助检查

视交叉病变的性质、位置、大小,在头颅 CT 或 MRI 的表现上有所不同,并对应相应的视野改变。颅咽管瘤头颅 X 线可见鞍上钙化影,肿瘤多成囊性,有时囊壁钙化呈特有的蛋壳形;头颅 CT 见囊壁呈壳样钙化乃其特征。另外 CTA 或 MRV、DSA 可以帮助诊断。

(三) 诊断思路

垂体腺瘤、颅咽管瘤、蝶鞍区的血管性损害均根据视力障碍、特征性视野缺损及有无内分泌障碍等全身伴随症状,蝶鞍区增强 MRI 和 CT 检查阳性结果,可以确定诊断。眼球突出、眼球运动障碍及脑血管 DSA、颅脑 CT 和 MRI 检查的阳性结果,可以帮助蝶鞍区的血管性损害的诊断。

(四) 鉴别诊断

1. 垂体瘤的鉴别　在急性视力下降的病例需要与任何急性单眼视神经受损的疾病相鉴别,如急性球后视神经炎,急性的鼻窦(筛窦多见)占位病变压迫视神经等;在慢性视力下降的病例,要注意与原发性开角型青光眼,尤其是正常眼压性青光眼相鉴,根据不同的视野缺损形态和眼压,以及颅脑的影像学检查,可以帮助鉴别。

2. 颅咽管瘤的鉴别　同垂体瘤。

3. 蝶鞍区的血管性损害的鉴别　①眼球突出和运动障碍要与球后占位病变,以及所有导致眼肌麻痹、眼球位置异常的疾病相鉴别,如甲状腺相关眼病(TAO),眼型重症肌无力,眼外肌炎等;②球结膜和巩膜充血要与结膜炎和巩膜炎相鉴别。

三、病因和发病机制

发病机制尚不清楚。视交叉病变的原因可分为六类:①鞍内疾病,多为垂体腺瘤;②鞍上病变,如颅咽管瘤;③鞍旁肿瘤、视交叉蛛网膜炎,自前下方压迫视交叉;④血管瘤,Willis 环病,多来自动脉硬化;⑤外伤,少见;⑥视交叉本身的病变,少见,如神经胶质瘤。

其中,颅咽管瘤系一种先天性囊肿,好发于鞍上垂体结节部上端,少数位于鞍内,向鞍上发展。①先天性剩余学说:颅咽管胚胎发育过程中自行封闭消失,在封闭过程中常有上皮细胞小巢遗留形成颅咽管瘤的来源;②鳞状上皮化生学说:形成颅咽管瘤的细胞小巢是垂体细胞化生的产物,而不是先天遗留。

而蝶鞍区的血管性损害常为蝶鞍区的各种血管性异常,损害邻近的视神经和视交叉,出现视功能的障碍。其常见病因有颅底动脉环(Willis 环)动脉瘤、海绵窦内动静脉瘘和血栓,以及颈动脉海绵窦段动脉瘤、颈内动脉粥样硬化等。

四、治疗

1. 垂体腺瘤的治疗主要为手术摘除。

2. 颅咽管瘤以手术治疗为主要首选方法,在手术未全切除者可辅以放射疗法。亦有通过博来霉素、α-干扰素等进行化学疗法的报告。

3. 蝶鞍区的血管性损害的治疗应请神经科会诊,有海绵窦血栓的患者积极抗炎治疗;脑血管介入治疗动脉瘤及海绵窦内动静脉瘘。

视交叉以上的视路病变

一、概述

各种原因引起视交叉以上的视路病变一般有以下几种:①视束病变:视束是指视交叉到外侧膝状体之间的一段视神经通路;②外侧膝状体病:外侧膝状体位于大脑脚外侧,视网膜神经节细胞纤维在此处交换神经元后形成视放射;③视放射病变:视放射是联系外侧膝状体与枕叶皮质的神经纤维结构,常见的视放射病变有内囊病变、颞叶病变及顶叶病变;④视皮质病变。

二、诊断

(一) 临床表现

1. 视束病变 双眼视力减退、同侧偏盲、下行性视神经萎缩、VEP 异常。出现不完全(不重叠)同向偏盲。双眼视乳头两侧出现一半苍白,为视束病变的特征。Wernicke 偏盲性瞳孔强直为该病另一特征性改变,用锥形光束从偏盲侧照射双眼病侧半视网膜,双眼瞳孔直接对光反应迟钝或消失。当病变靠近大脑脚时常可伴有锥体束障碍、垂体功能异常及尿崩症等症状。

2. 外侧膝状体病 罕见,多见于儿童。双眼视力减退不明显,视野表现为病变的对侧双眼同向偏盲或完全一致性同侧偏盲;无 Wernicke 偏盲性瞳孔强直;晚期眼底可见原发性视神经萎缩;可伴有原发病的症状。VEP 异常。头颅 MRI 可帮助诊断外侧膝状体病变。

3. 视放射病变 双眼中心视力常无减退。VEP 异常,视野表现多为象限性,一致性双眼同侧偏盲,可有颞侧半月形视野缺损,病变越靠后,偏盲一致性越高,并可出现黄斑回避。无视神经萎缩、无Wernicke 偏盲性瞳孔强直。同时,尚可伴有相应的大脑附近病变的症状和体征。

4. 视皮质病变 双眼视力减退,如伴有黄斑回避,则中心视力不受累;典型的视野缺损为病变对侧的双眼一致性同侧偏盲,并常有黄斑回避;瞳孔光反射完好和眼底正常;VEP 异常;可伴有枕叶损害的相应症状。枕叶皮质区病变除引起视野改变外,既无 Wernicke 偏盲性瞳孔强直,亦无视神经萎缩,但常伴有不成形的视幻觉。皮质盲即大脑盲,系双侧枕叶皮质损害,其临床特征为:①双眼全盲;②瞳孔光反应完好;③眼底正常;④VEP 检查异常,有助于与伪盲及癔病鉴别。

(二) 实验室和辅助检查

视野改变为同向偏盲,VEP、头颅 MRI 异常,有的视路病变还合并有相关内分泌异常。

(三) 诊断思路

根据双眼视功能障碍、视野特征性改变、瞳孔光反射,以及 CT、MRI 等脑部影像学等检查结果,并注意病史询问,眼部症状出现的先后顺序,综合分析诊断。

三、病因和发病机制

1. 视束病变 视束本身的病变较少见,常由于邻近组织的肿瘤(如垂体腺瘤、脑膜瘤和颅咽管瘤)、血管病变或脱髓鞘性疾病而引起。

2. 外侧膝状体病 多由血管性疾病引起,如大脑中动脉及其分支的动脉瘤出血,或因血栓形成、栓塞等引起;少见肿瘤,以胶质瘤为主,少数为转移癌。

3. 视放射病变 视放射通路上任何损伤均可引起。多见于大脑后动脉或大脑中动脉供血区的脑梗死;颞叶、顶叶及枕叶的各种胶质瘤、转移癌或附近的脑膜瘤等肿瘤,以及血管畸形、感染、白质病变、外伤等。

4. 视皮质病变 以血管性病变如局部梗死或出血以及脑外伤为多见,而脑脓肿及原发和转移性肿瘤次之。

四、治疗

请神经科会诊,积极治疗原发病。应用大剂量维生素 B 类以及能量合剂等营养神经和扩张血管性药物辅助治疗。

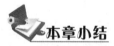
本章小结

神经眼科学是一门涉及眼科、神经内外科、耳鼻咽喉、头颈外科、心血管内科等多专业的交叉学科。神经眼科学主要常见的疾病包括视乳头发育先天异常、视神经疾病、视路及视中枢病变,以上疾病在临床上通常主要或首先表现为视力下降或复视、斜视,还可有眼痛、突眼、视野缺损、眼睑痉挛等多种症状,患者往往首诊于眼科;同时,还可伴有内分泌功能失调、血管系统疾病或头颅畸形等全身异常。因此,从整合医学角度探寻疾病诊治根本,通过多学科紧密合作,跳出亚专科的思维定式,为患者提供从诊断到防治的一套完整、系统、正确、高效、及时的诊疗,在神经眼科学中尤为重要。

思考题

1. 视神经炎的分类、诊断及治疗原则?
2. 视盘水肿的主要原因有哪些?
3. 视神经萎缩的分类及主要临床表现有哪些?
4. 缺血性视神经病变的常见病因有哪些?

(李平华 重庆医科大学附属第一医院,张萍 重庆医科大学附属大学城医院)

第十八章 眼视光学

学习目标

掌握 屈光不正的临床表现及矫治原则。

熟悉 调节与屈光不正的关系,调节与年龄的关系。

了解 盲的定义,致盲的主要原因及防盲工作的重要性。

从光学角度看,眼球是一个复杂且精密无比的光学系统。眼球中任何屈光界面和介质的问题,都会影响眼的光学成像和视觉感受。所要注视的物体通过眼的光学系统折射后聚焦在视网膜上,这是人们获得清晰视觉的前提。

第一节 眼球光学

一、眼的屈光

在眼球光学中,应用屈光度(diopter)的简写 D 作为屈光力的单位,屈光度为焦距(f,以米为单位)的倒数,即屈光力=1/f。如一透镜的焦距为0.5m则该透镜的屈光力为:1/0.5=2.00D。眼的屈光力取决于各屈光成分的位置、曲率半径、球面特性以及折射率。

视觉信息的获得首先取决于眼球光学系统能否将外部入射的光线清晰聚焦在视网膜上,即眼的屈光状态(refractive status)是否得当。眼的屈光力与眼轴长度匹配与否是决定屈光状态的关键。

二、模型眼

较常用的模型眼有:精密模型眼(Gullstrand exact model eye)和简略眼(reduced eye)。

Gullstrand 精密模型眼与真实的人眼非常接近。利用该模型眼来计算或勾画物体在眼中的成像相对比较复杂。

简略眼是将眼球复杂的多个光学界面简略为仅有一个界面且更适合临床医师做直观分析的一种模型眼。常见的简略眼为 Emsley 简略眼,将眼球总屈光力(非调节状态下)定为60D;眼球屈光介质的折射率为4/3,前焦距为−16.67mm,后焦距为22.22mm。

第二节 眼的屈光状态

一、正视

当眼调节放松状态(无调节)时,外界的平行光线(一般认为来自 5 米以外)经眼的屈光系统后恰好在视网膜黄斑中心凹聚焦,这种屈光状态称为正视(emmetropia),正视眼的远点为无穷远。若不能在视网膜黄斑中心凹聚焦,将不能产生清晰像,称为非正视(ametropia)或屈光不正(refractive error),包括近视、远视和散光。

二、近视

在调节放松状态时,平行光线经眼球屈光系统后聚焦在视网膜之前,这种屈光状态称为近视(myopia),ICD-10 编码为 H52.100,近视眼的远点在眼前某一点。近视的发生受遗传和环境等多因素的综合影响,目前确切的发病机制仍在探索中。

近视根据屈光成分可分为:①屈光性近视:主要由于角膜或晶状体曲率过大,眼的屈光力超出正常范围,而眼轴长度在正常范围;②轴性近视:眼轴长度超出正常范围,角膜和晶体曲率在正常范围。

近视根据度数可分为:①轻度近视:< −3.00D;②中度近视:−3.25D ~ 6.00D;③高度近视:> −6.00D。

近视根据眼部是否发生病理变化可分为:①单纯性近视:近视度数一般在 −6.00D 以内,大部分患者眼底无病理变化,用适当的镜片即可将视力矫正至正常;②病理性近视(pathologic myopia):近视度数通常超过 −6.00D,除远视力差外,常伴有夜间视力差、飞蚊症、闪光感等症状,眼底还会发生一系列病理变化,如黄斑出血、视网膜下新生血管、豹纹状眼底、近视弧形斑、漆裂纹、Fuchs 斑(色素沉着呈圆形黑色斑)和视网膜周边部格子样或囊样变性;在患者青年时就可能出现玻璃体液化、混浊和玻璃体后脱离等症状。与正常人相比,发生视网膜脱离、撕裂、裂孔、黄斑出血和新生血管的危险性要大得多。常由于眼轴延长,眼球较突出,眼球后极部扩张,形成后巩膜葡萄肿。

近视临床表现:视远距视物模糊(远视力差),近距视力好(近视力好)。初期常有远距视力波动,注视远处物体时眯眼。由于看近时不用或少用调节,所以集合功能相应减弱,易引起外隐斜或外斜视。

近视采用凹透镜进行矫正。对于病理性近视,则需要对眼底病变的具体情况进行相应的处理与检查。

三、远视

在调节放松状态时,平行光线经过眼的屈光系统后聚焦在视网膜之后,这种屈光状态称为远视(hypermetropia,hyperopia),ICD-10 编码为 H52.000。远视眼的远点在眼后,为虚焦点。

当远视度数较低且年龄较轻时,远视者可以动用其额外调节能力,增加眼的屈光力,将光线聚焦在视网膜上,从而获得清晰的远近视力。因频繁并过度使用调节,远视者视疲劳症状比较明显。随着年龄的增长,调节幅度会逐渐下降,因此被自身调节所代偿的那部分远视则会逐渐暴露出来。

远视根据度数可分为:①低度远视:低于 +3.00D,该范围的远视患者在年轻时由于能在视远时使用调节进行代偿,大部分人 40 岁以前视力不受影响;②中度远视 +3.25 ~ +5.00D,视力受影响,并伴有不适感或视疲劳症状,过度使用调节还会出现内斜;③高度远视:大于 +5.00D,视力受影响,非常模糊,但视觉疲劳或不适感反而不明显,因为远视度数太高,患者无法使用调节来代偿。

四、散光

由于眼球在不同子午线上屈光力不同,平行光线经过该眼球屈光系统后不能形成一个焦点,这种屈光状态称为散光(astigmatism),ICD-10 编码为 H52.200,平行光线经过规则散光眼形成两条焦线和最小弥散斑。

散光根据两条主子午线的相互位置关系可以分为规则散光(regular astigmatism)和不规则散光(irregular astigmatism)。最大屈光力和最小屈光力主子午线相互垂直者为规则散光,不相互垂直者为不规则散光。规则散光又分为顺规散光(astigmatism with the rule)、逆规散光(astigmatism against the rule)和斜向散光(oblique astigmatism)。最大屈光力主子午线在 90°±30°位置的散光称为顺规散光,最大屈光力主子午线在 150°至 180°、180°至 30°称为逆规散光,其余为斜向散光。

散光根据两条主子午线聚焦点与视网膜的位置关系又可分为以下 5 种类型:

1. 单纯近视散光(simple myopic astigmatism) 一主子午线像聚焦在视网膜上,另一主子午线像聚焦在视网膜之前。

2. 单纯远视散光(simple hyperopic astigmatism) 一主子午线像聚焦在视网膜上,另一主子午线像聚焦在视网膜之后。

3. 复合近视散光(compound myopic astigmatism) 两主子午线像均聚焦在视网膜之前,但聚焦位置前后不同。

4. 复合远视散光(compound hyperopic astigmatism) 两主子午线像均聚焦在视网膜之后,但聚焦位置前后不同。

5. 混合散光(mixed astigmatism) 一主子午线像聚焦在视网膜之前,另一主子午线像聚焦在视网膜之后。

散光对视力的影响程度取决于散光的度数和轴向。散光度数高或斜轴散光对视力影响较大,逆规散光对视力的影响比顺规散光大。

五、屈光参差

双眼屈光度数不等者称为屈光参差(anisometropia),ICD-10 编码为 H52.300。双眼屈光差异不超过 1.00D 者称为生理性屈光参差;当双眼屈光差异超过 1.00D 者,在双眼矫正或非矫正状态下就有可能会出现各种视觉问题。

当屈光参差者屈光不正完全被矫正时,双眼视网膜上所成的像的大小存在差异,即不等像(aniseikonia),有可能造成融像困难,从而出现相关融像困难症状如头晕、阅读模糊等。一般情况下,屈光参差度数相差超过 2.50D 以上并使用框架眼镜矫正者通常会出现相关融像困难症状。

第三节　调节与老视

一、调节

为了看清近距离目标,需增加晶体的曲率(弯曲度),从而增强眼的屈光力,使近距离物体在视网膜上成清晰像,这种为看清近物而改变眼的屈光力的功能称为调节(accommodation)。调节产生机制:当看远处目标时,睫状肌处于松弛状态,睫状肌使晶体悬韧带保持一定的张力,晶体在悬韧带的牵引下,其形状相对扁平;当看近处目标时,环形睫状肌收缩,睫状冠所形成的环缩小,晶体悬韧带松弛,晶体由于弹性而变凸。调节主要是晶状体前表面的曲率增加而使眼的屈光力增强。如一正视者阅读 40cm 处的目标,则此时所需调节力为 $1/0.4m=2.50D$。

二、老视

随着年龄增长,晶体逐渐硬化,弹性减弱,睫状肌的功能逐渐减低,从而引起眼的调节能力逐渐下降。从 40~45 岁开始,人们开始出现阅读等近距离工作困难,这种由于年龄增长所致的生理性调节减弱称为老视(presbyopia),ICD-10 编码为 H52.400。老视者初期常感觉将目标放远一些才能看清,在光线不足时,由于瞳孔增大,景深变短,近距离阅读模糊更为明显。为了看清近距离目标需要努力使用调节,老视者初期常产生因睫状肌过度收缩和相应的过度集合所致的眼疲劳症状。随着年龄的增长,上述现象逐渐加重。

老视的症状:①视近困难;②阅读需要更强的照明,因为足够的光线既增加了书本与文字之间的对比度,又使老视者瞳孔缩小,景深加大,视力提高;③视近不能持久。因为调节力减退,老视者要在接近双眼调节极限的状态下近距离工作,所以不能持久。某些老视者甚至会出现眼胀、流泪和头痛等视疲劳症状。

第四节 屈光检查方法

屈光检查的主要内容是验光。验光是一个动态的、多程序的临床诊断过程。从光学角度来看,验光是让位于无穷远的物体通过被检眼眼前的矫正镜片后恰在视网膜上产生共轭点。但是仅达到这样的目标是远远不够的,因为验光的对象是人,而不仅是眼球,就是要为被检者找到既看清物体而又使眼睛舒适的矫正镜片,既看到他需要看到的一切,又能持续使用眼睛而无任何不适。

一、检影验光

检影包括静态检影和动态检影两大类。静态检影用于常规验光,它是一种客观验光方法,所得结果作为主觉验光的起始点。

检影镜是利用检影镜的照明系统将眼球内部照亮,光线从视网膜反射回来,这些反射光线经过眼球的屈光成分后发生了变化,通过检查反射光线的聚散变化可以判断眼球的屈光状态。目前临床上基本使用带状光检影镜(streak retinoscopes)。根据眼的屈光类型不同,反射回来的光线是这样的:①正视眼——平行光线;②远视眼——发散光线;③近视眼——会聚光线。观察反射光时,首先需要判断影动为顺动或逆动,其次根据速度、亮度和宽度快速并准确地判断离中和点(neutral point)还有多远。当检影镜与视网膜面共轭时,则满瞳孔反光影动不随光带移动。

临床上工作距离常为 67cm 或 50cm。如在 50cm,达到中和的度数为+3.00D,则该被检者的屈光不正度数为(+3.00D)-(+2.00D)=+1.00D;在 67cm,达到中和的度数为+5.00D,则该被检者的屈光不正度数为(+5.00D)-(+1.50D)=+3.50D。

二、主觉验光

确定被检者的眼屈光状况的主观方法为主觉验光,所需设备为标准的综合验光仪(phoropter)和投影视力表。

大部分现代综合验光仪将球镜和柱镜安装在 3 个转轮上。最靠近患者眼前的转轮上装有高度数球镜,中间转轮装有中低度数球镜,最外面转轮装有柱镜。两个球镜转轮由一连动齿轮系统控制,通过旋转一个转轮便可使镜片度数以一定的级率增减;柱镜的轴向由单个旋钮来控制,通过一行星齿轮系统来使柱镜落在同一轴向上,这样的设计加速了验光过程,从而使验光医师不必在每次改变柱镜度数时重新确定柱镜的轴向。

1. 单眼远距主觉验光 单眼主觉验光法分为 3 个阶段:①找到初步有效的球性矫正度数,称为:"初步最高的正屈光度获得最佳视力(MPMVA,maximum plus to maximum visual acuity);②用交叉柱镜来精确柱镜的轴向和度数(初步柱镜度数和轴向已通过角膜曲率计和检影验光获得);③确定最后球镜的度数,称为"再次 MPMVA"。

2. 双眼远距主觉验光 包括双眼调节平衡和双眼 MPMVA。

(1) 双眼调节平衡:双眼调节平衡的目的是将"双眼调节刺激等同起来",企图通过双眼的视觉均衡进一步将调节反应降为零。有调节存在或双眼调节差异存在时,让双眼均衡将有助于减少或消除这些潜在的误差。

(2) 双眼 MPMVA:双眼调节平衡达到终点后,进行双眼 MPMVA。终点判断基本同单眼 MPMVA,只是在红绿试验不能达到一样清楚时,则当绿色背景视标较清楚时,减-0.25D(加+0.25D)变为红色背景视标清楚为终点,目的是为了防止负镜片过矫。

三、老视的验光

确定老视被检者的近附加度数,所需设备为综合验光仪上的测近杆、测近阅读卡等。应根据年龄和屈光不正关系选择试验性阅读附加,融合交叉柱镜(fused cross cylinder,FCC)的测量结果也可作为试验性阅读附加。或者根据"调节幅度的一半原则",即将被检者的习惯阅读距离换算成屈光度,减去被检者调节幅度的一半,就是试验性阅读附加。精确阅读附加是在试验性阅读附加的基础上,作负相对调节(negative relative accommodation,NRA)/正负相对调节(positive relative accommodation,PRA),将 NRA 和 PRA 检测结果相加后除以2,其结果加入试验性阅读附加即为精确阅读附加的结果。最后确定阅读附加,以上的测量在标准阅读距离(40cm)进行,此时根据被检者的身高和阅读习惯距离移动阅读卡,对阅读附加也进行相应的补偿调整,增加±0.25D。

四、睫状肌麻痹验光

人眼的调节状况直接影响屈光状态的检测,因此为了准确获得人眼调节静止状态下的屈光不正度数,有时需作睫状肌麻痹验光(cycloplegic refraction)。由于麻痹睫状肌的药物,如阿托品同时伴有散大瞳孔的作用,过去常称之为"散瞳验光"。某些特殊的患者也需要行睫状肌麻痹验光,如首次进行屈光检查的儿童,需要全矫的远视者,有内斜的远视儿童、有视觉疲劳症状的远视成人等。

常用于睫状肌麻痹验光的药物:①1%硫酸环戊通滴眼液,验光前约30分钟滴1次,恢复时间较短;②0.5%~1%阿托品眼膏,但临床上根据患者情况不同用法略有不同,通常为3次/天×3天,阿托品的恢复时间相对较长,且可能会出现某些不良反应,因此要严格遵照医嘱使用。

睫状肌麻痹的验光结果提供了人眼屈光状态的真实信息,但其结果不能作为最后处方。

第五节 屈光不正的矫治

现代眼视光学的目标之一就是通过各类屈光矫治方法,达到看得清楚、看得舒服、看得持久的目的,以获得最佳视觉效果。矫正或治疗屈光不正的方法目前主要分3种类型:框架眼镜、角膜接触镜和屈光手术。

一、框架眼镜

框架眼镜(spectacles)是日常生活中最常见的一种光学矫正器具,既可以矫正人眼的屈光不正、保护眼睛,还可以作为美观的装饰品。

现代的眼镜片通常由两个表面组成,前表面为凸面,后表面为凹面,称为新月形设计。眼镜片的类型包括单光镜片和多焦点镜片。单光镜片是指球镜和环曲面镜(俗称散光镜),多为球面设计或非球面设计。多焦点镜片是指双光镜、三光镜和渐变多焦点镜片(简称渐变镜,progressive addition lens)。渐变镜的屈光力变化范围通常在+0.75D~+3.50D,镜片上方为视远区,下方为视近区,连接视远区和视近区是屈光力逐渐变化的中间过渡槽,两侧为周边像差区。渐变镜为老视人群提供了由远至近的清晰视觉。

框架眼镜的球镜用于矫正球性屈光不正,即正球镜用于矫正单纯远视,负球镜用于矫正单纯近视。框架眼镜的环曲面镜用于矫正散光。

二、角膜接触镜

角膜接触镜(contact lens)亦称隐形眼镜,矫正原理与框架眼镜基本相同,不同之处为接触镜与角膜直接接触,使得镜片后表面和角膜顶点距离缩短,减少了框架眼镜所致的像放大率改变等问题。但由于镜片与角膜、结膜、泪膜等直接接触,容易影响眼表正常生理。接触镜从材料上分为软镜(soft contact lens)和硬镜(rigid contact lens)。

(一)软镜

由含水的高分子化合物制成,镜片透氧性与材料的含水量和镜片厚度有关。软镜的特点是镜片柔软,配戴舒适。镜片按更换方式可分传统型(更换周期较长)、定期更换型(2周到3个月更换)和抛弃型(配戴一次或1~2周后即抛弃)。由于软镜配戴易引起蛋白质、脂类等沉淀于镜片表面,配戴或护理不当常引起巨乳头性结膜炎,角膜炎症等并发症。出于眼健康概念,建议软镜更换周期不宜过长,及时更换甚至每日更换能有效减少镜片沉淀物等对眼部生理的影响。

软镜适合不同类型的屈光不正患者,有泪膜和角膜等眼表疾患者要慎重选择。除了矫正屈光不正外,一些特殊设计的软镜可用于美容和特殊用途,如彩色角膜接触镜、人工瞳孔角膜接触镜、绷带镜、药物缓释镜等。

(二)硬镜

目前所用的硬镜一般是指硬性透气性接触镜(rigid gas-permeable contact lens,RGP),由质地较硬的疏水材料制成。硬镜特点是透氧性高、表面抗蛋白沉淀能力强、护理方便、光学成像质量佳,但验配要求比较高,配戴者需要一定的适应过程。与软镜相比,硬镜配戴在角膜上后,能很好地保持固有的形状,镜片和角膜之间有一层"泪液镜",通过这层有一定形状的"泪液镜"可以矫正角膜散光,所以矫正散光效果好。硬镜能矫正的散光除角膜规则散光之外也能矫正角膜不规则散光,这一特性被运用于一些特殊眼疾的视力矫正,如圆锥角膜、角膜外伤后的不规则角膜、准分子激光术后等。这些特殊矫正的镜片要与特殊的角膜形态尽可能地吻合,需要进行镜片形状的特殊设计。

角膜塑形镜是种特殊设计的高透氧硬镜,配戴一定时间,通过机械压迫、镜片移动的按摩及泪液的液压等物理作用,达到压平角膜中央形状、暂时减低近视度数的作用。优点是能有效地提高近视者的裸眼视力,晚上戴镜,白天取下镜片后一般可以保持一天清晰的裸眼视力。由于角膜形态改变存在一定限度,一般下降的近视度数为-6.00D以下,角膜散光在-1.50D以内,也有特殊的周边双轴角膜塑形镜矫正更高度数的角膜散光。角膜具有记忆性和可恢复性,一旦停止配戴镜片,近视度数将逐渐恢复到原状态。即若想维持效果,必须一直持续每晚配戴镜片,维持第二天白天良好的裸眼视力;一旦放弃一段时间,则角膜形态及近视度数回复到原状态,故称为可逆性近视矫治方法。因临床上多为近视少年儿童选配角膜塑形镜,验配和使用不当容易引起并发症,故应严格选择适应证,使用合格镜片,在医疗机构中由专业医疗人员进行规范验配,并配备必需的仪器,如角膜地形图仪。

三、屈光手术

屈光手术按手术部位可分为:角膜屈光手术、眼内屈光手术和巩膜屈光手术;按手术作用可分为:矫正近视、矫正远视、矫正散光及矫正老视的屈光手术。现代的屈光手术不仅应用准分子激光,还采用其他激光(如飞秒激光)和非激光的方式;不只采用一项技术一次完成,还可以采用联合手术或多种技术总体设计,分步实施的方式。

(一)角膜屈光手术

角膜屈光手术(keratorefractive surgery)是通过手术方法改变角膜前表面形态,以矫正屈光不正。根据是否采用激光又分为非激光性和激光性手术。

1. 非激光角膜屈光手术　包括放射状角膜切开术、角膜基质环植入术、散光性角膜切开术、角膜胶原交联术等。

（1）放射状角膜切开术（radial keratotomy，RK）：是一种于光学区外旁周边角膜作若干条非穿透性放射状对称松解切口，在眼内压的作用下使角膜中央前表面相对变平，屈光力降低，达到矫正近视的方法。因其矫正近视效果有限、预测性和准确性较差，现已被准分子激光角膜屈光手术所取代。

（2）角膜基质环植入术（intrastromal corneal ring segments，ICRS）：是一种在角膜周边实质层2/3深度植入PMMA材料制成的一对半环或一个圆环，重塑角膜前表面使之光学区变平。

（3）散光性角膜切开术（astigmatic keratotomy，AK）：是在角膜曲率陡的径线上对称地切开角膜实质层使之变平，而与其垂直之径线曲率相应变陡，达到矫正散光的目的。

（4）角膜胶原交联术（corneal collagen cross-linking，CXL）：是利用核黄素（维生素B_2）作为光敏剂，在紫外线作用下产生活性氧（reactive oxygen species，ROS），并进一步与多种分子作用后，在相邻胶原纤维的氨基间形成共价键，从而增加角膜强度。

2. 激光角膜屈光手术　是指应用准分子激光等手段，通过切削角膜基质，改变角膜曲率半径以达到矫正屈光不正的目的。一般分两大类，一类为表层切削术，另一类为板层（基质）切削术。

（1）准分子激光屈光性角膜切削术（photorefractive keratectomy，PRK）：手术所产生的屈光力变化是通过激光切削改变了角膜前表面曲率。

（2）准分子激光原位角膜磨镶术（laser in situ keratomileusis，LASIK）：先在角膜上用特制的显微角膜板层刀（microkeratome）作一个带蒂的角膜瓣，掀开后在暴露的角膜基质床上进行准分子激光切削，是目前的主流术式。

3. 激光角膜屈光手术者的选择和注意事项

（1）排除眼部活动性疾病，严重全身疾病，如糖尿病患者、全身结缔组织疾病患者、免疫功能抑制患者慎行手术。

（2）对手术效果期望值过高者应谨慎手术。

（3）年龄不宜过小，一般要求年龄在18周岁以上，且无特殊职业要求者。

（4）视力和屈光力状态：一般认为屈光力矫治范围：近视-1.00~-12.00D，远视+1.00~+6.00D，散光6.00D以下，且近两年屈光状态稳定（每年变化在0.50D以内）。

（5）角膜：角膜曲率在39.00~48.00D。角膜厚度一般大于460μm。对于术式，角膜瓣下剩余基质床厚度要求达到280μm以上。对于PRK，LASIK，Epi-LASIK术式，术后角膜总厚度保留360μm以上，即角膜上皮下基质层厚度约为300μm。

（6）瞳孔直径：包括测量暗室及一般照明下的数值。瞳孔直径过大的患者（暗室中7mm以上）应慎行或不行手术，以避免术后眩光、夜间视力障碍等并发症。

4. 激光角膜屈光手术常见并发症

（1）过矫、欠矫：激光矫治结果与目标值相比偏高或偏低超过1.00D。由术前屈光力检查不准确、不同的手术环境（温度、湿度、洁净度）和术者操作习惯等多种因素导致。

（2）屈光回退：术后随时间推移（一般6个月以上）再次出现屈光力下降。与术后角膜伤口愈合反应过强出现术后角膜扩张、糖皮质激素用药中断或不合理使用等原因有关。

（3）干眼症：主诉"眼干"在术后较常见，部分患者发生干眼症。主要因术中切断传入感觉神经纤维致基础泪液分泌减少、角膜表面形态改变致泪膜分布变化、术中损伤结膜杯状细胞和术后炎性因子持续等作用共同导致。轻者可通过热敷或改善用眼习惯、用眼环境等物理方法调整，或使用人工泪液；严重者可行泪点栓塞。

（4）光学像差相关主诉：术后患者主诉眩光、光晕及单眼复视等症状。多数是采用较小的光学消融区拟矫正较高屈光度，球差显著增加以及激光消融偏中心，产生彗差所致。因夜间瞳孔散大，这些症状在夜晚加剧，关键在手术前应做好相关检测和设计。

（二）眼内屈光手术

眼内屈光手术在晶状体和前后房施行手术以改变眼的屈光状态,根据手术时是否保留晶体分为两类。

1. 屈光性晶状体置换术　是以矫正屈光不正为目的摘除透明或混浊的晶状体,植入人工晶状体的一种手术方式。该方法要求手术对象为成年人,年龄偏大者为宜,如40岁以上。不适合角膜屈光手术的高度近视患者或远视患者可选择此手术。

2. 有晶状体眼人工晶状体植入术　为前房型和后房型两大类。前房型人工晶状体根据固定方式不同,分为房角固定型(angle-fixated)和虹膜夹型(iris-claw)。有晶状体眼后房型人工晶状体采用软性材料适合于小切口折叠式植入、单片式后拱型设计,以适应自身晶状体的前表面形态、保持植入人工晶状体与自身晶状体之间有一定的间隙。理论上有晶状体眼人工晶状体植入术可以矫正的屈光力范围是+10.00～−20.00D。适用于屈光状态稳定,不宜或不愿接受眼镜、接触镜或角膜屈光手术、但又有接受屈光手术的愿望并适宜者。

（三）后巩膜加固术

后巩膜加固术(posterior scleral reinforcement,PSR)又称巩膜后兜带术、后巩膜支撑术或后巩膜加强术,是采用异体或自体的生物材料或人工合成材料加固眼球后极部巩膜,以期阻止或缓解近视发展的一种手术。临床可用于近视度数在−8.00～−10.00D以上,且每年进展0.50～2.00D以上进展性近视患者。对青光眼、既往有视网膜脱离史、眼部慢性炎症史的患者,不宜选择该手术。

（四）老视屈光手术

根据不同的理论和实践,各种老视手术不断涌现。按手术部位,老视手术也可以分为3类:施于巩膜的、施于角膜的和施于晶体的。到目前为止所有针对老视的手术方法尚未能带来持久的真正生理意义上的调节改善。

第六节　低视力与视觉康复

视力损伤虽不会危及生命,但会给患者造成巨大痛苦和损失,加重家庭和社会负担,因此对低视力的治疗与处理有重要意义。

一、低视力

1973年世界卫生组织(WHO)提出了视力损伤分类标准,这一标准将视力损伤分为五级,其中1、2级视力损伤为低视力,3、4、5级视力损伤为盲。低视力指的是最佳矫正视力低于0.3且等于或优于0.05者。若视力低于0.05者称为盲。该标准同时还考虑到视野状况,指出无论中心视力是否损伤,如果以中央注视点为中心,视野半径<10°、但>5°称为3级盲,视野半径<5称为4级盲。盲与低视力均指双眼,且以视力较好矫正眼为准。实际工作中,为了能全面地反映盲和视力损伤情况,将盲和低视力分为双眼盲、单眼盲、双眼低视力和单眼低视力。有些人同时符合单眼盲和单眼低视力的标准,在实际统计中,这些人将归于单眼盲中,而不归入单眼低视力中。

全世界盲的发病具有以下一些特点:①不同经济地区的盲患病率明显不同。盲患病率在发达国家约为0.3%左右,而在发展中国家为0.6%以上;②不同年龄人群中盲患病率明显不同,老年人群中明显增高。发展中国家老年人群盲患病率增高更为明显;③低视力患病率约为盲患病率的2.9倍。如果不认真防治低视力患者,盲人数将会急剧增加;④不同经济地区盲的主要原因明显不同,经济发达地区为年龄相关性黄斑变性、糖尿病性视网膜病变等,而发展中国家以老年性白内障和感染性眼病为主;⑤由于世界人口的增长和老龄化,盲人数将继续增加。

2010年WHO公布的最新数据,中国视力损伤者人数为7551万人,其中低视力人数为6726万人,盲人为825万人。盲和低视力的患病率随年龄增加而明显增加,女性比男性高,农村比城市高。我国人口众多,老龄化的速度很快,如果不采取切实有效措施做好防盲治盲,我国的盲人数将会急剧增加。目前我国盲的主要原因依次为白内障(46.1%)、角膜病(15.4%)、沙眼(10.9%)、青光眼(8.8%)、视网膜脉络膜病(5.5%)、先天/遗传性眼病(5.1%)、视神经病(2.9%)、屈光不正/弱视(2.9%)和眼外伤(2.6%)。各地在调查中发现,半数以上盲和视力损伤是可以预防和治疗的。

二、低视力的防治

这里介绍几种常见低视力致盲眼病的防治。

(一) 白内障

白内障是致盲主要原因,估计目前全世界有2500万人因此而失明。我国目前盲人中约有半数是白内障引起的,估计我国积存的急需手术治疗的白内障盲人有300多万人。我国每年新增白内障盲人约为40万人。随着人口增加和老龄化,这一数字还会增加。因此白内障盲是防盲治盲最优先考虑的眼病。一般认为白内障不能被预防,但通过手术可将大多数盲人恢复到接近正常的视力。

在白内障手术治疗中,应当强调:①使患者获得恢复视力和生活质量的高成功率;②向患者提供可负担的和可接近的服务,特别在缺医少药的人群中;③采取措施提高现有白内障手术设施的利用率。所采用的策略包括协调工作、培训人员和加强管理、监察和评价服务质量。

(二) 青光眼

青光眼是我国主要致盲原因之一,也是全世界致盲的第二位原因,而且青光眼引起的视功能损伤是不可逆的,后果极为严重。只要早期发现,合理治疗,绝大多数患者可终生保持有用的视功能。在人群中筛查青光眼患者是早期发现青光眼切实可行的重要手段。进一步普及青光眼知识,可使患者及早就诊。对于确诊的青光眼患者应当合理治疗,定期随诊。积极开展青光眼的病因、诊断和治疗方面的研究,特别是视神经保护研究,将有助于青光眼盲的防治。

(三) 角膜病

各种角膜病引起的角膜混浊也是我国致盲的主要原因,其中以感染所致的角膜炎症为多见。因此积极预防和治疗细菌性、病毒性、真菌性等角膜炎是减少角膜病致盲的重要手段。角膜移植术是治疗角膜病致盲的有效手段。虽然我国许多地区设有眼库,为角膜移植患者提供了一定量的供体,但角膜供体来源仍有很大限制。应加强宣传,争取社会各界支持,鼓励更多的人去世后捐献眼球,使更多的角膜病盲人得到复明机会。

(四) 沙眼

沙眼是世界上最常见的可预防的致盲原因,估计现有1300万人因此而失明或视力损伤,有1.46亿例活动性沙眼需要治疗。沙眼也曾是我国最主要致盲原因。经过半个世纪努力,我国沙眼的患病率和严重程度明显下降。但在农村和边远地区,沙眼仍是严重的致盲眼病。对于沙眼防治,"视觉2020"行动已制订"SAFE"(surgery,antibiotic,facial cleanliness,and environmental improvement,即手术,抗生素,清洁脸部和改善环境)的防治策略。

(五) 儿童盲

儿童盲(children blindness)也是"视觉2020"行动提出的防治重点。主要由维生素A缺乏、麻疹、新生儿结膜炎、先天性或遗传性眼病和未成熟儿视网膜病变引起。不同国家儿童盲的原因有所不同。由于考虑到儿童失明后持续的年数长,而且失明对发育有所影响,因此儿童盲被认为是优先考虑的领域。估计全世界有儿童盲150万人,其中100万生活在亚洲,30万在非洲。每年约有50万儿童成为盲人,其中60%在儿童期就已死亡。"视觉2020"行动对防治儿童盲采取以下策略:①在初级卫生保健项目中加强初级眼病保健项目,以便消灭可预防的致病原因;②进行手术等治疗服务,有效地处理"可治疗的"眼病;③建立视光学和低视力服务设施。

在我国儿童盲主要是由先天遗传性眼病所致。应加强宣传,注意孕期保健,避免近亲结婚生育,开展遗传咨询,提倡优生优育,能有效地减少这类眼病发生。同时在一些地区也应注意维生素 A 缺乏和未成熟儿视网膜病变的防治和儿童眼外伤的防治宣传。

(六)屈光不正和低视力

向屈光不正者提供矫正眼镜和解决低视力矫正问题也已包括在"视觉 2020"行动中。估计目前有 3500 万人需要低视力保健服务。当人口老龄化时,这一数字将会迅速增加。"视觉 2020"行动将通过初级保健服务、学校中视力普查和提供低价格的眼镜,努力向大多数人提供能负担得起的屈光服务和矫正眼镜,以及提供低视力保健服务。

我国是近视眼高发地区。但由于配镜设施、经济和对近视眼的认识等因素,相当一部分应当配戴眼镜的儿童不能及时配戴眼镜。对此应进一步加强对屈光不正防治的研究,培训足够的验光人员,普及验光配镜设施,使屈光不正患者得到及时恰当的屈光矫正。"视觉 2020"行动将通过初级眼保健服务、学校中视力普查和提供低价格的眼镜,努力向大多数人提供能负担得起的屈光服务和矫正眼镜,以及提供低视力眼保健服务。

(七)糖尿病视网膜病变

糖尿病是全球性严重公共卫生问题。糖尿病会并发糖尿病视网膜病变、新生血管青光眼,导致严重视力损伤,甚至盲。在过去 20 年中,糖尿病的并发症如糖尿病视网膜病变已经急剧增加。糖尿病及糖尿病视网膜病变的发生与生活方式有关。合理控制和早期治疗糖尿病对于控制糖尿病视网膜病变是有效的。改变生活方式,进行恰当及早干预可能会改变糖尿病视网膜病变的预后。但目前接受这种治疗的情况并不乐观,所以防治糖尿病视网膜病变将是公共卫生领域的重要课题。

三、低视力的康复

一些眼病患者虽经积极治疗,仍处于盲和低视力状态。对于这些患者并不意味着已经毫无希望,应当采取康复措施,目的是尽可能地使这些患者能像正常人一样地生活。眼科医生的责任不仅在于诊断、治疗和预防那些致盲眼病,而且应当关注处于盲和低视力状态患者的康复。

不同类型的盲人会有不同的需求,因此盲人的康复应根据具体情况采取个体化实施。老年盲人可能最需要适应家庭生活方面的训练,而年轻的盲人则需要适应社会生活、教育、工作等比较全面的训练,包括盲文方面的训练。

对于仍有部分视力的盲人和低视力患者来说,应当采用光学助视器和非光学助视器来改进他们的视觉活动能力,使他们利用残余视力工作和学习,以便获得较高的生活质量。

目前使用的助视器有远用和近用两种。常用的远用助视器为放大 2.5 倍的 Galileo 式望远镜,以看清远方景物。这种助视器不适合行走时配戴。近用的助视器有:①手持放大镜,是一种凸透镜,可使视网膜成像增大;②眼镜式助视器,主要用于阅读,其优点是视野大,携带方便;③立式放大镜,将凸透镜固定于支架上,透镜与阅读物之间的距离固定,可以减少透镜周边部的变形;④双合透镜放大镜,由一组消球面差正透镜组成,固定于眼镜架上,有多种放大倍数,可根据需要选用。其优点是近距离工作时不需用手扶持助视器,但焦距短,照明的要求高;⑤近用望远镜,在望远镜上加阅读帽而制成。其优点是阅读距离较一般眼镜式助视器远,便于写字或操作;缺点是视野小;⑥电子助视器,即闭路电视,包括摄像机、电视接收器、光源、监视器等,对阅读物有放大作用。其优点是放大倍数高、视野大,可以调节对比度和亮度,体位不受限制、无需外部照明,更适用于视力损伤严重、视野严重缩小和旁中心注视者,但价格较贵,携带不便。非光学助视器包括大号字的印刷品、改善照明、阅读用的支架、导盲犬等。许多低视力患者常诉说对比度差和眩光。戴用浅灰色的滤光镜可减少光的强度,戴用琥珀色或黄色的滤光镜片有助于改善对比敏感度。

同时,现代科学技术的进步也给盲人带来方便。声纳眼镜、障碍感应发生器、激光手杖、字声机、触觉助视器等虽然不能给盲人获得正常人那样的影像,但明显提高了他们的生活质量。人工视觉研究的进展有可能使盲人重建视觉。

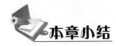

本章小结

　　物象通过眼的光学系统折射后聚焦在视网膜上,这是人们获得清晰视觉的前提。在调节放松状态时,平行光线经眼球屈光系统后聚焦在视网膜之前为近视;在调节放松状态时,平行光线经过眼的屈光系统后聚焦在视网膜之后为远视;由于眼球在不同子午线上屈光力不同,平行光线经过该眼球屈光系统后不能形成一个焦点为散光。可通过框架眼镜、角膜接触镜和屈光手术来矫正屈光不正。视力损伤程度达到最佳矫正视力低于0.3且等于或优于0.05者称为低视力。若视力低于0.05者称为盲。目前我国盲的主要原因依次为白内障、角膜病、沙眼、青光眼、视网膜脉络膜病、先天/遗传性眼病、视神经病、屈光不正/弱视和眼外伤。半数以上盲和视力损伤是可以预防和治疗的。

思考题

　　1. 远视患者视力情况,为什么部分患者会出现内斜视?

　　2. "老视"和"远视"是否是同一问题,近视眼是否就不会"老视"?

　　3. 如何理解屈光手术的"安全性"和"有效性"?

　　4. 视力损伤的分类标准是什么?

(李琦　万文娟　重庆医科大学附属第一医院)

第十九章 斜视与弱视

学习目标

掌握　共同性斜视与非共同性斜视的诊断及鉴别诊断。

熟悉　弱视的分类、诊断及治疗原则。

了解　了解斜视的治疗原则。

斜视与弱视是眼科学的重要组成部分,并且与视光学、神经眼科学和小儿眼科学等学科交叉。这是一组与双眼视觉和眼球运动相关的疾病。

眼球依靠眼外肌的收缩和松弛产生协调运动,眼外肌的协调运动功能分为主要作用和次要作用(表 19-0-1),随着眼外肌主次作用的变化,眼球将向不同方向运动。

表 19-0-1　眼外肌的作用

眼外肌	主要作用	次要作用
外直肌	外转	—
内直肌	内转	—
上直肌	上转	内转,内旋
下直肌	下转	内转,外旋
上斜肌	内旋	下转,外转
下斜肌	外旋	上转,外转

正常双眼协调运动是实现双眼单视功能的基本条件之一,在日常生活中绝大多数人都用双眼同时注视,物体虽然在两眼的视网膜上分别成像,但经过大脑皮层视觉中枢将其融合为一个单一的立体观的影像,这种功能称为双眼单视(binocular single vision)。眼外肌的运动受神经支配,由多条眼外肌共同参与作用,实现眼球运动,单眼某一条眼外肌行使其主要作用时,其他起辅助作用的眼外肌称为协同肌(synergist);与上述作用相反,起制约作用的眼外肌称为拮抗肌(antagonistic muscles);使双眼呈同方向、同角度运动的眼外肌称为配偶肌(yoke muscles),双眼共有 6 对配偶肌(图 19-0-1)。

右眼上直肌 左眼下斜肌	左眼上直肌 右眼下斜肌
右眼外直肌 左眼内直肌	左眼外直肌 右眼内直肌
右眼下直肌 左眼上斜肌	左眼下直肌 右眼上斜肌

图 19-0-1　双眼 6 对配偶肌

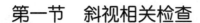

第一节　斜视相关检查

一、一般检查

（一）询问病史

1. 发病过程　了解发病是先天还是后天,是突然发生、逐渐发生或间歇发生,是否复视、斜颈、斜度是否稳定,是好转还是加重,一天中是否有变化,患病后做过何种治疗等。

2. 病史　发病前后是否有其他疾病,是否受过外伤。生产过程是否顺利等。

3. 家族史　家族中有无类似病史。

（二）眼睑及睑裂

注意观察眼睑及睑裂区别真性与假性上睑下垂。

（三）视力检查与屈光检查须特别注意的事项

1. 根据年龄确定不同儿童视力检查的正常值。

2. 对隐形眼球震颤患者检查视力时,因遮盖一眼后可诱发眼球震颤,应尽量在不引起眼球震颤的情况下检查:可在一眼前放置+5D球镜片,正球镜使视力表上的视标模糊,但不诱发眼球震颤。有代偿头位的眼球震颤患者检查视力时,应允许患者在其代偿头位上检查其最佳视力。

3. 进行屈光检查时必须使用药物麻痹睫状肌以获得准确的屈光度数。

（四）望诊

望诊时先排除假性斜视。大度数的阳性Kappa角易误诊为外斜视,而阴性Kappa角和内眦赘皮易误诊为内斜视。如果确定存在斜视,则进一步观察斜视是恒定性还是间歇性,是双眼交替还是单侧,斜视角是变化的还是稳定的。要检查是否有异常头位。观察每只眼的注视质量和双眼同时注视的情况。有震颤样运动则表明注视不稳定和视力不良。

二、遮盖检查

遮盖检查(cover test)是打破融合的方法之一,通过遮盖判断是否存在斜视以及斜视的性质。

1. 交替遮盖(alternate cover test)　用遮眼板遮盖一眼,然后迅速移到另一眼,反复多次,观察是否有眼球移动。如有移动,说明有眼位偏斜趋势。检查时遮眼板从一眼移至另一眼时没有双眼同时注视的情况出现,充分打破融合。

2. 遮盖去遮盖(cover uncover test)　用遮眼板遮盖任意一眼,遮盖时观察对侧眼,如果有眼球移动,说明对侧眼存在显斜视;如果对侧眼无眼球移动,说明对侧眼处在注视位。然后观察去除遮眼板后被遮眼的变化。如果被遮眼有返回注视位的运动,说明被遮眼为隐斜视,如果被遮眼停在某一偏斜位置上,提示被遮眼有显斜视。如果两眼分别遮盖时,对侧眼均无眼球移动,说明无显斜视。

交替遮盖比遮盖去遮盖破坏融合更充分,所查的结果含显斜视和隐斜视两种成分,而遮盖去遮盖法检查的结果仅含显斜视成分。所以,交替遮盖检查有无眼位偏斜倾向,遮盖去遮盖用于区别眼位偏斜倾向属于显斜视还是隐斜视。

三、斜视度检查

1. 角膜映光法(hirschberg test)　适用于双眼均有注视能力者,通过让受检者注视33cm处的点光源,根据反光点偏离瞳孔中心的位置判断斜视度。点光源偏心1mm,偏斜估计为7°或15△。该方法没有考虑Kappa角因素。

2. 三棱镜加角膜映光法(krimsky test)　受检者注视一个点光源,三棱镜置于斜视眼前,尖端指向眼位偏斜的方向,逐渐增加度数至角膜反光点位于瞳孔中央,所需三棱镜度数即为斜视偏斜度。

3. 三棱镜加遮盖试验(prism plus cover testing) 该法为比较精确的斜视角定量检查法,可以在任意注视方向和任意距离使用。检查时,将三棱镜置于斜视眼前,棱镜的尖端指向斜视方向,逐渐增加三棱镜度数至斜视角被中和,眼球不再移动为止。此时所用三棱镜度数即为所检查距离和注视方向的斜视度。可以用单眼遮盖去遮盖检查,也可用交替遮盖检查。临床上需两眼分别注视时检查裸眼与戴镜、看近与看远的斜视角,这对诊断和治疗具有重要意义。

4. 同视机法 用同时知觉画片检查斜视度,检查时一眼注视画片中心,检查者把对侧眼镜筒调整到被查眼反光点位于瞳孔中央处,在刻度盘上可以直接读取斜视度数。此检查结果为他觉斜视角(客观斜视角)。通过对各诊断眼位斜视角的定量检查,可以分析判断麻痹性斜视的受累肌肉,有助于诊断和手术设计。

四、眼球运动功能检查

1. 单眼运动检查 检查时遮盖一眼,另一眼追踪向各诊断眼位移动的视标,如发现任何眼球运动的减弱,则提示向该方向运动的肌肉力量不足,或存在限制因素。单眼运动正常的标志为:内转时瞳孔内缘到达上下泪小点连线,外转时角膜外缘到达外眦角,上转时角膜下缘到达内外眦连线,下转时角膜上缘到达内外眦连线。

2. 双眼运动检查(binocular eye movements)

(1) 双眼同向运动:单眼运动不能显示眼外肌运动功能不足时,用双眼同向运动检查。根据配偶肌定律(Hering's law),可以发现相对功能不足的肌肉和相对亢进的配偶肌。检查时,令双眼分别注视各诊断眼位的视标,根据斜视角的变化判断受累肌。如一内斜视患者单眼运动检查未发现异常,双眼同向运动检查发现向左注视时斜视角明显增大,与这个方向运动相关的肌肉为左眼外直肌和右眼内直肌,外直肌功能不足造成内斜度数加大,则提示该患者左眼外直肌麻痹。

(2) 双眼异向运动:包括集合(convergence)和分开(divergence),临床上多检查集合功能。①集合(辐辏):集合是很强的自主性运动,同时含有非自主性成分,在眼外肌功能检查中具有重要意义。集合近点检查(near point of convergence,NPC):被检查者注视正前方一个可以引起调节的视标,视标逐渐向鼻根部移近,至患者出现复视或一眼偏离集合位,此集合崩溃点称为集合近点,正常值为7cm。随年龄增长,集合近点逐渐后退。②AC/A比率(accommodative convergence/accommodation ratio,AC/A ratio):看近物时,一定量的调节会产生相应的调节性集合,AC/A比率是定量检查调节与调节性集合关系的方法。正常时1屈光度(1D)调节可以产生4~6PD集合,即AC/A为4~6。比率大于6考虑AC/A过高,小于4考虑AC/A过低。

3. 娃娃头试验 为鉴别外转运动限制真伪的方法。将患儿的头突然转向外转"受限"的对侧,观察外转能否到达正常位置,如外转到位则说明外转"受限"不存在。如外转不能到位,则提示存在运动限制。

4. 牵拉试验 主要用于区分眼球运动障碍为限制性还是麻痹性。分为主动牵拉试验(active forced-generation test)和被动牵拉试验(forced duction test)。前者只能在局麻清醒状态下完成。两眼表面麻醉充分后,用镊子夹住相应部位角膜缘,分别检验被测同名肌肉收缩力改变。根据是否存在收缩力量的差别,定性分析是否存在神经肌肉麻痹。后者可以在局麻下完成,但全麻后试验效果更可靠。麻醉满意后,镊子分别夹住3点、9点角膜缘球结膜,向各方向转动眼球,并着重向受限方向牵拉,如无阻力,则可排除限制性因素,如牵拉眼球有阻力,则说明存在限制。该检查如在局麻下完成,牵拉转动眼球时,一定令受检者向牵拉的相同方向注视,否则可能产生假阳性结果。

5. Parks三步法 用于在垂直斜视中鉴别原发麻痹肌为一眼上斜肌还是另一眼上直肌。三个步骤是递进的排除法。第一步,应用遮盖去遮盖先确定上斜视是右眼还是左眼。如果右眼上斜视,则提示右

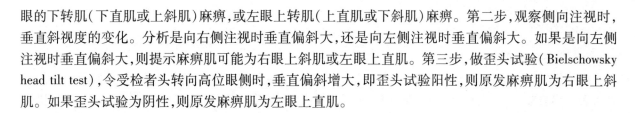

眼的下转肌(下直肌或上斜肌)麻痹,或左眼上转肌(上直肌或下斜肌)麻痹。第二步,观察侧向注视时,垂直斜视度的变化。分析是向右侧注视时垂直偏斜大,还是向左侧注视时垂直偏斜大。如果是向左侧注视时垂直偏斜大,则提示麻痹肌可能为右眼上斜肌或左眼上直肌。第三步,做歪头试验(Bielschowsky head tilt test),令受检者头转向高位眼侧时,垂直偏斜增大,即歪头试验阳性,则原发麻痹肌为右眼上斜肌。如果歪头试验为阴性,则原发麻痹肌为左眼上直肌。

五、感觉功能检查

1. 抑制检查(suppression testing) 患者有明显斜视而无复视主诉,是判断单眼抑制的最简便方法。

2. 融合储备力检查(fusion potential) 主要方法为红色滤光片加三棱镜法,即在斜视患者的单眼前加红色滤光片,双眼同时注视点光源,患者可看到一个红灯和一个白灯,在单眼上加三棱镜,至红灯和白灯融合,出现单一的粉红色影像,说明有潜在的融合储备力。继续增加三棱镜度数,受检者仍能看成一个粉红色物像,至又出现一个红灯和一个白灯,由两个物像重合至再次出现两个物像所用的三棱镜度数即为受检者的融合范围(融合储备力)。

3. 立体视检查(stereopsis testing) 包括随机点立体图和非随机点立体图两类。水平视差(horizontal visual disparity)是产生立体视的基础。患者戴偏振光镜或红绿眼镜,观察特殊印制的图片(具有水平视差),对立体视进行定量检查。正常值为40~60秒弧(seconds of arc)。非随机点立体图存在单眼线索,假阳性率较高。国际上常用的检查图有Titmus立体图和TNO立体图,我国科学家编制的随机点立体图有颜少明版、郑竺英版和金贵昌版立体图。

4. 复视像检查 受检者右眼前放红色镜片,注视1m远处的灯光,若有复视,则见一红色灯光和一白色灯光;若见粉红色单一灯光,则表示无复视。然后分别检查各诊断眼位,距离中心约20°。患者的头及脸保持正位,不得转动。

复视像的分析步骤:①首先确定复视像性质,是水平的还是垂直的、是交叉的还是同侧的;②寻找复视像偏离最大的方向;③周边物像属于麻痹眼。水平复视周边物像在水平方向确定,垂直复视周边物像在第三眼位垂直方向确定。

第二节 斜 视

斜视(strabismus)是指一眼注视时,另一眼视轴偏斜的异常状态。斜视的患病率约为3%,是眼科的常见疾病。斜视与视觉发育、解剖发育、双眼视功能以及眼球运动功能密切相关。

斜视目前在临床上尚无统一的分类方法。中华医学会眼科学分会斜视与小儿眼科学组在2015年为了规范和更好地指导临床工作,修订了适合我国眼科临床工作的斜视分类。该分类法根据融合状态将斜视分为隐斜视和显斜视两大类,再进一步根据眼位偏斜方向以及眼球运动状况和不同注视位置眼位偏斜角度的变化进行详细分类,基本涵盖了临床可以见到的各种类型斜视。

隐 斜 视

一、概述

隐斜视,ICD-10编码为H50.500,是一种能被双眼融合功能控制的潜在的眼位偏斜。任何打破融合的方法均可暴露潜在的眼位偏斜,如遮盖单眼时,被遮盖眼出现眼位偏斜,去遮盖后偏斜眼立刻恢复正位。正常人多数都有隐斜视,无症状时不做临床诊断。

二、诊断

(一) 临床表现

根据视轴偏斜方向,可以有内斜视、外斜视、上隐斜(垂直斜视时以上斜眼做诊断)及旋转斜视。患者可表现出畏光、阳光下喜闭一眼,视物不能持久,视疲劳等症状,有时可有复视。内隐斜较外隐斜更容易产生症状。

(二) 辅助检查

1. 交替遮盖时眼位有移动,单眼遮盖时,对侧眼无移动,被遮眼出现眼位偏斜,去遮盖后偏斜眼立即回到正位。

2. 有临床症状,而通过三棱镜中和眼位后症状可缓解。

(三) 鉴别诊断

与微小斜视相鉴别,微小斜视一般小于 $8^\triangle$,但属于显斜范畴,并建立了和谐异常视网膜对应。

三、治疗

1. 无症状者不诊断,亦无须处理。

2. 垂直隐斜、内斜视不适宜训练,可用三棱镜矫正,以能缓解症状的最低度数为处方原则。

3. 外隐斜治疗以训练为主。青壮年不宜戴三棱镜。

内　斜　视

一、先天性内斜视

先天性内斜视(congenital esotropia),ICD-10 编码为 H50.005,生后 6 个月内发病,无明显屈光异常。交替性斜视者无弱视,单眼性斜视常合并弱视。斜视度数较大。有假性外展限制,用娃娃头试验可以排除。有时合并下斜肌亢进、DVD 和眼球震颤等。

如有单眼弱视需先行治疗,待双眼视力平衡后(可交替注视),手术矫正斜视。手术时机为 1.5~2 岁。合并下斜肌亢进或 DVD 者,手术设计时应给予相应考虑。手术后应保留小于 $10^\triangle$ 微小内斜视,以利建立周边融合和粗立体视。

二、共同性内斜视

1. 调节性内斜视(accommodative esotropia)　ICD-10 编码为 H50.001,是由于调节因素导致的内斜。有两种作用机制单独或共同参与,中高度远视需要较多的调节以得到清晰的物像而导致内斜;高 AC/A 使一定量的调节引起更多的集合形成内斜。

(1) 屈光调节性内斜视(accommodative esotropia due to hyperopia):发病平均年龄为 2.5 岁。有中度或高度远视性屈光不正,散瞳后或戴镜可以矫正眼位。单眼内斜视可合并弱视,眼球运动无明显受限。

治疗无须手术,首次以全屈光处方配镜,有弱视者治疗弱视。根据屈光变化及眼位决定是否调换眼镜,一般每年重新验光 1 次,需要时也可以提前验光。调换眼镜时应满足视力和眼位均正常。如戴镜后有轻度外斜,则应减小球镜,以戴镜后正位或内隐斜为佳。

(2) 部分调节性内斜视(partially accommodative esotropia):发病年龄与屈光状态同屈光调节性内斜视。散瞳或戴镜后斜视度数可以减少,但不能完全矫正。单眼斜视也可合并弱视。眼球运动无明显受限。

以全屈光处方配镜,有弱视者治疗弱视。戴镜 3~6 个月后眼位不能完全矫正者,应手术矫正斜视的非调节部分。斜视的调节部分继续予以戴镜矫正。每半年至 1 年重新验光,并根据屈光变化决定是

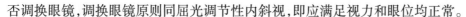

否调换眼镜,调换眼镜原则同屈光调节性内斜视,即应满足视力和眼位均正常。

（3）非屈光调节性内斜视（高 AC/A 型）（accommodative esotropia due to high AC/A）:此类内斜的看近斜视度大于看远斜视度（≥15$^\triangle$）。看远时可以为正位,可以有远视性屈光不正。此类斜视 10 岁后有自愈趋势。

光学矫正法:戴双光镜即全屈光矫正下加+1.5 ~ +3D 球镜,定期复查,根据眼位调整度数;药物治疗:缩瞳剂点眼,造成轻度药物性近视,减少中枢性调节,但不宜长期使用;部分病例可行手术治疗:一般行双眼内直肌减弱手术,为减少对视远时眼位的影响,也可行双眼内直肌后固定术。

2. 非调节性内斜视（non accommodative esotropia）　斜视常在 6 个月以后出现。没有明显调节因素,单眼斜视可合并弱视。无明显远视性屈光不正,AC/A 正常。根据视远与视近斜视度不同,分为基本型（看远看近斜视度相同）,集合过强型（看近斜视度大于看远）,分开不足型（看远斜视度大于看近）。戴镜不能矫正内斜,治疗多需手术矫正眼位。

3. 微小内斜视（microstrabismus）　一般是指<5°~7°（或 10$^\triangle$ ~15$^\triangle$）的内斜视,单眼弱视,患眼多为旁中心注视。4$^\triangle$BO 试验或 Bagolini 线状镜试验可发现黄斑中心凹抑制暗点,可存在周边融合、粗略立体视觉、和谐异常视网膜对应。常伴有屈光参差,也常见于斜视矫正术后。这类内斜通过临床常规检查方法很难发现,遮盖试验也不易发现斜视眼的微小注视移位,易漏诊、误诊。但对于没有明显斜视或斜视病史、无明显屈光不正或屈光参差者存在单眼视力低下诊断微小内斜视要慎重,注意排除神经眼科方面的异常。

治疗方面,对于重度弱视、旁中心注视的大龄儿童或成人,可以不予以治疗,这些患者往往存在一定的双眼视觉和较好的周边融合幅度,无不适症状。对于 6 岁左右的儿童可以进行弱视治疗,充分矫正屈光不正,遮盖疗法、弱视训练。部分患者通过积极治疗,弱视眼的注视性质可以转变为中心注视,视力及立体视觉可恢复到正常或接近正常,微小内斜视甚至可以消失。

4. 周期性内斜视（cyclic esotropia）　3 ~ 4 岁发病,内斜视呈周期性出现,一般为隔日斜视,在不出现之日可能仅有轻度斜视或隐斜。日久可形成恒定性斜视。周期性内斜视患者中偶见弱视,V 型斜视常见。在内斜视不存在时,患者可有正常的双眼视和较好的立体视。

治疗周期性内斜视,首先需矫正屈光不正。有些患者矫正远视后,周期性内斜视消失。如仍不能矫正者,可手术矫正,手术量参照眼位偏斜日的斜视度。

5. 急性共同性内斜视（acute comitant esotropia）　目前病因不清,可能与融合机制突然破坏,引起眼外肌的不平衡有关。发病急,表现为突然出现复视。多发生在 5 岁以后,因双眼视功能已健全所以才有复视。眼球运动无受限。

由于是突然出现复视,所以要进行神经科检查以除外颅内疾患。如内斜视度数小,可用三棱镜消除复视;如内斜视度数大,病情稳定后,可以手术矫正。眼位矫正后可以恢复双眼视觉功能。

三、非共同性内斜视（incomitant esodeviation）

1. 麻痹性内斜视　为外展神经麻痹所致,多数为获得性,有外伤史或高热史,也可以没有任何明确原因。可出现大度数内斜视,外转明显受限,严重时外转不能超过中线。有代偿头位,面转向受累肌方向。

尽力确定病因,但临床中常找不到确切的病因。针对神经麻痹可使用神经营养药物。对病因清楚、病情稳定 6 个月以上仍有斜视者,可手术矫正内斜视。

2. 限制性内斜视　由于眼眶爆裂性骨折、甲状腺相关眼病、高度近视限制性内斜视原因,导致眼外肌功能受限造成斜视。对病因清楚、病情稳定 6 个月以上仍有斜视者,可手术矫正内斜视。

四、伴有眼球震颤的内斜视

又称为眼球震颤阻滞综合征（nystagmus blockage syndrome, NBS）,生后 6 个月内出现的内斜视,斜视度不稳定,伴有水平冲动性眼球震颤,用外转眼注视时眼球震颤加剧。有代偿头位,喜欢用内收眼注视,面右转或面左转的头位可以交替出现。

治疗以手术为主。手术目的为矫正斜视、改善头位。双眼内直肌后徙合并后固定术,矫正不足时可联合外直肌缩短术。手术不能削除眼球震颤。

外 斜 视

一、先天性外斜视

先天性外斜视(congenital exotropia),ICD-10 编码为 H50.104,生后 1 岁以内发病,大角度的外斜视,常合并神经系统异常和颅面畸形。立体视和双眼注视功能较差。治疗以手术为主。

二、共同性外斜视(ICD-10 编码为 H50.102)

1. 间歇性外斜视(intermittent exotropia) ICD-10 编码为 H50.301,是介于外隐斜与恒定性外斜视之间的过渡。患者仅能间歇性通过融合机制控制眼位正位,在精神不集中、疲劳或长时间看近后出现显性外斜视。间歇性外斜视发病较早,但发现较晚,一般到 5 岁左右才逐渐表现明显。斜视度不稳定。多为交替性斜视,单眼视力多正常。无视觉抑制的大龄儿童和成人眼位偏斜时会感觉复视,当利用调节性集合控制眼位时,有视疲劳、阅读困难、视物模糊、头痛,可有视物变小、变近。许多间歇性外斜视儿童畏光,即在强光下喜闭一眼。斜视出现频率随年龄增大逐渐增加。由于受融合控制所以斜视度变化较大,疾病、疲劳及融合遭到破坏时斜视易于暴露。控制正位时有一定的双眼视功能。眼位偏斜时,偏斜眼抑制。无明显屈光不正且眼位偏斜的原因与屈光不正无特殊联系。

根据视远、视近斜视度的不同临床表现可分为 4 种类型:基本型(视远与视近的斜视度基本相等)、分开过强型(视远斜视度大于视近,≥15$^{\triangle}$)、集合不足型(视近斜视度明显大于视远,≥15$^{\triangle}$)、类似分开过强型(视远斜视度明显大于视近,但遮盖单眼 30~60 分钟后,视远、视近时的斜视度基本相等)。

治疗以手术为主,手术时机应在双眼视功能受损之前。提倡早期手术,但要看患儿是否合作,所查斜视度是否可靠,检查结果不可靠时不可贸然手术。集合训练可能有暂时效应,但不能矫正眼位。不要因集合训练而延误手术时机。手术前尤其不应进行集合训练,否则容易出现手术后过矫。

2. 恒定性外斜视 外斜视恒定存在,眼位不能被融合机制控制。外斜视程度变化较大,单眼视力差时,偏斜度数较大。常为双眼交替偏斜,弱视不常见。合并屈光参差或单眼斜视时,可以出现弱视。5岁前出现眼位偏斜者可以有抑制存在。5 岁以后发病可以有复视存在。可以合并垂直偏斜。治疗以手术为主。

三、非共同性外斜视

1. 麻痹性外斜视 ICD-10 编码为 H49.80001,由于动眼神经麻痹所致,儿童动眼神经麻痹的原因包括先天性、外伤或炎症,很少因肿瘤所致。成人动眼神经麻痹多由于颅内动脉瘤、糖尿病、神经炎、外伤、感染所致,肿瘤也很少见。

先天性或者获得性的动眼神经麻痹患者常存在大度数的外斜视,同时伴麻痹眼的下斜视。受累眼上睑下垂,内转明显受限,内上、外上、外下运动均有不同程度的限制。眼内肌受累时瞳孔扩大,对光反应消失或迟钝。儿童动眼神经麻痹患者弱视很常见,必须积极的治疗。在先天性或者外伤性动眼神经麻痹的病例中,因为受损伤眼神经的迷行再生,临床表现和治疗就变得非常复杂。表现为异常的眼睑抬举、瞳孔收缩,或者眼球企图内转时下转。

获得性动眼神经麻痹患者首先要检查病灶,以确定病因。不要漏掉重要疾病的诊断。针对神经麻痹可使用神经营养药物,因有自愈的可能,建议观察 6~12 个月,如仍有眼位偏斜的可考虑手术治疗。因为多条眼外肌包括提上睑肌均受累,手术的目的只能在第 1 眼位矫正斜视,而不能恢复眼球运动功

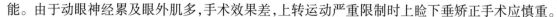

能。由于动眼神经累及眼外肌多，手术效果差，上转运动严重限制时上睑下垂矫正手术应慎重。

2. 限制性外斜视　由于眼眶爆裂性骨折、先天性眼外肌纤维化等病因，导致眼外肌功能受限造成斜视。对病因清楚、病情稳定 6 个月以上仍有斜视者，可手术矫正外斜视。

A-V 斜视

一、概述

A-V 斜视（A-V patterns）为水平斜视的一种亚型，在水平方向其斜视角无明显变化，但是在垂直方向注视不同位置时斜视角有明显变化。15% ~ 25% 的斜视合并 A、V 征。可以理解为在垂直方向注视时有非共同性的水平斜视。由于很像字母 A 或 V，故称 A、V 型斜视。

二、诊断

（一）临床表现

两个字母的开口方向表示两眼分开强或集合弱，字母的尖端方向表示集合强或分开弱。共分 4 种类型：V 型外斜视，上方斜视角大于下方；A 型外斜视，下方斜视角大于上方；V 型内斜视，上方斜视角小于下方；A 型内斜视，下方斜视角小于上方。

（二）辅助检查

使受检者向上 25° 和向下 25° 分别注视，测量视远时的斜视角。V 型斜视，上下分别注视时的斜视角相差 $\geq 15^{\triangle}$；A 型斜视，上下分别注视时的斜视角相差 $\geq 10^{\triangle}$；A 型斜视常伴有上斜肌功能亢进；V 型斜视常伴有下斜肌功能亢进。

三、治疗

1. V 型斜视，有下斜肌功能亢进者　无论其程度如何均先行下斜肌减弱术，再矫正水平斜视。无下斜肌功能亢进者，在矫正水平斜视时行水平直肌上下移位术。

2. A 型斜视，有明显的上斜肌功能亢进者　一般要行上斜肌减弱术后再行水平斜视矫正术。上斜肌功能亢进较轻或无明显上斜肌功能亢进者行水平肌肉移位术。

3. A 型斜视，有立体视者　禁忌行上斜肌减弱手术。A 型斜视由水平肌垂直移位矫正。

4. 用水平肌肉移位术矫正 A、V 型斜视时，内直肌向字母 A、V 尖端方向移位，外直肌向字母开口方向移位。

其他类型的斜视

一、垂直旋转性斜视

多为非共同性斜视，病因很多，先天性的可以是解剖异常（眼外肌的附着点异常、肌肉缺如等）或神经肌肉麻痹，获得性的可以是闭合性颅脑外伤、眶壁骨折和眶肿瘤、脑干病变以及全身性病变等。

1. 上斜肌麻痹（superior oblique muscle palsy）　ICD-10 编码为 H49. 805，为最常见的垂直旋转性眼外肌麻痹。病因可以是先天性的，也可以是获得性的。

（1）先天性上斜肌麻痹（congenital superior oblique muscle palsy，CSOP）：如果双眼发病则呈交替性上斜视，即右眼注视时左眼上斜视，左眼注视时右眼上斜视。歪头试验阳性，即将头向高位眼倾斜时，受累眼上翻或上斜视度数明显增加。双眼运动表现为受累眼内下转时落后（上斜肌功能不足），可伴有内上转时亢进（下斜肌功能亢进），单眼运动可以正常。单侧先天性上斜肌不全麻痹伴有典型的代偿头位，面部发育常不对称。很少合并弱视。

治疗以手术为主。度数较小或手术后有残余小度数者可用三棱镜矫正。客观检查结果可靠者应尽早手术,早期手术不仅能及时恢复双眼视觉功能,而且可以减少面部和骨骼的发育畸形。手术设计主要原则为减弱功能亢进的肌肉,例如减弱受累眼下斜肌和(或)对侧眼下直肌,也可加强功能不足的肌肉,如受累眼上斜肌的折叠术,但是加强手术不如减弱手术效果可靠。

(2) 后天性上斜肌麻痹(acquired superior oblique muscle palsy,ASOP):表现为突然出现复视。有时虽为成人发病,但是很可能是先天性的病例失代偿后出现复视。所以既往照片调查对鉴别先天性或获得性上斜肌不全麻痹具有重要意义。各诊断眼位斜视度检查、复视像检查以及 Parks 三步法检查可以确定受累眼和受累肌肉。眼球运动的检查,特别是双眼运动的检查可见受累眼向鼻下运动有不同程度限制。有代偿头位,但不如先天性者典型。

应以病因检查和治疗为主,大多数是闭合性颅脑损伤引起,也有因中枢神经系统血管异常、糖尿病、脑肿瘤引起者。如经多次详细检查未查出确切病因者,先行对症治疗。病因清楚、病情稳定 6 个月后仍有斜视者,行手术治疗。手术以矫正正前方(第一眼位)及前下方眼位(阅读眼位)并恢复双眼视功能为主。三棱镜矫正对小度数垂直斜视(一般小于 $10^\triangle$)有较好矫正效果,但对旋转斜视无帮助。

2. 外旋转性斜视　主要见于后天性上斜肌麻痹,外伤是常见原因。由于双侧滑车神经在中脑相距仅数毫米,故颅脑闭合性外伤可导致双侧上斜肌不全麻痹。

3. 下斜肌功能亢进(inferior oblique muscle overaction)　分为原发性及继发性。当不伴有同侧上斜肌麻痹表现时,称为原发性下斜肌功能亢进,伴有直接拮抗肌上斜肌麻痹时,称为继发性下斜肌功能亢进。

如果不影响第一眼位和下方视野的双眼单视功能,则不需手术;当下斜肌功能亢进,在第一眼位或侧向注视时的垂直斜视影响了融合,或 V 型斜视影响了向上注视的融合(V 型外斜视)或影响向下注视的融合(V 型内斜视)时,可行下斜肌减弱术。当伴有水平斜视时,同时需手术矫正水平斜视。减弱下斜肌对原在位的水平斜视一般没有显著影响。

4. 上斜肌功能亢进(superior oblique muscle overaction)　由于下直肌与下斜肌麻痹不常见,所以一般认为几乎所有上斜肌功能亢进都是原发的。当上斜肌功能亢进时,眼球内转时可伴有下转,特别是在内下转时明显。单侧或不对称双侧上斜肌亢进的患者,第一眼位可存在垂直斜视,患眼或上斜肌亢进明显的那只眼为低位眼。常合并水平斜视,尤其是外斜视,也可伴有 DVD、A 型斜视、隐型眼球震颤。可有代偿头位,头向低位眼倾斜,下颌内收。治疗方面,根据亢进程度、其他伴随症状,进行手术治疗。

5. 下斜肌麻痹(inferior oblique muscle palsy,IOP)　ICD-10 编码为 H49.809,临床少见,多单眼发病。可能为动眼神经下支受损伤,特别是营养下斜肌的分支。确切病因不清,不伴其他神经异常。内转时上转受限,牵拉试验是与 Brown 综合征相鉴别的主要方法,无限制因素者为下斜肌麻痹。常存在 A 征及上斜肌亢进。手术行同侧眼上斜肌减弱术或者对侧眼上直肌减弱术。

6. 双眼上转肌麻痹(double elevator palsy)　即同一眼的下斜肌和上直肌麻痹。表现为眼球运动鼻颞侧上转均受限,受累眼下斜视,向上注视时,受累眼眼位更低。斜视眼可能弱视。有下颌上抬的代偿头位。患眼上睑下垂,50% 的患者上睑下垂是假性的,1/3 患者会表现 Marcus Gunn 下颌瞬目综合征。

如果存在下直肌限制因素,则后徙下直肌;如果没有限制因素,可将内外直肌转位到上直肌附着点处。

7. 限制性垂直性斜视　由于眼眶爆裂性骨折、甲状腺相关眼病等病因,导致眼外肌功能受限造成斜视。对病因清楚、病情稳定 6 个月以上仍有斜视者,可手术矫正内斜视。

二、特殊类型斜视

有些斜视病因不详且临床分类困难,临床表现也比较复杂,这类斜视统称特殊类型斜视。

1. 垂直分离性斜视(dissociated vertical deviation,DVD)　ICD-10 编码为 H50.402,发病机制不明,其主要特点为两眼交替上斜视,眼球运动不遵循 Hering 法则,两眼运动呈分离状态。

交替遮盖时被遮眼上漂且合并外旋转,去遮盖后眼球缓慢回到注视位合并内旋转,看远时更容易暴露。头位侧转后交替遮盖时仍有交替上漂现象是与单纯双眼下斜肌亢进鉴别的要点。用不同密度的滤光片组成的串镜做 Bielschowsky 试验,被遮眼随滤光片密度增高眼位上漂,当滤光片密度减低时上斜眼回落甚至超过注视位呈低位,则为 Bielschowsky 试验阳性。经常合并先天性内斜视,多数合并眼球震颤和弱视。可以合并下斜肌亢进。DVD 常为双眼发病,可以为对称性但更多情况表现为非对称性,也有单眼性 DVD。

治疗方面,平时无明显交替上斜视,只在检查时才暴露者可保守治疗。如患者合并屈光不正,在配戴眼镜时可以用光学手段转换注视眼,避免暴露上漂现象。对不合并下斜肌亢进者以减弱上直肌为主,对上漂现象明显者上直肌后徙大于 7mm。也可以行上直肌后徙联合后固定缝线术(Faden 术)。合并下斜肌亢进者行下斜肌转位术,即将下斜肌断端固定在下直肌附着点颞侧。DVD 合并水平斜视者在矫正DVD 的同时予以矫正。

2. 先天性眼外肌纤维化(congenital fibrosis of extraocular muscles,CFEOM)　分为 3 型:1 型是最常见的经典的 CFEOM 表型。可能有动眼神经上支先天受损,自脑干发出的动眼神经细小,滑车神经和外展神经也存在不同程度的异常。临床表现为先天性双侧上睑下垂、双眼下斜视、被动牵拉试验阳性、双眼上转受限伴不同程度的水平注视运动受限。2 型是少见的 CFEOM 表型。遗传学原发性动眼神经、外展神经核异常发育引起。患者双侧上睑下垂,并有大角度的外斜视,水平和垂直眼球运动均严重受限。3 型是非经典 CFEOM 表型。推测可能为动眼神经核不同程度的发育缺陷所造成。在 CFEOM1 家系中,凡不符合 CFEOM1 诊断标准的患者即为 CFEOM3 型。患者可以双侧或单侧发病,眼球运动可以是完全受限或轻度受限。牵拉试验阳性。

手术目的是矫正或改善第一眼位的斜视和代偿头位,对眼球运动不会有明显改善。手术原则为受累肌肉大量后徙,不做缩短。因为多数患者 Bell 现象消失或明显障碍,所以上睑下垂矫正手术需要慎重。

3. Duane 眼球后退综合征(Duane retraction syndrome,DRS)　ICD-10 编码为 H50.802,尸检和影像学研究发现:Duane 眼球后退综合征患者外展神经缺损,支持本病为原发神经源性病变。电生理研究也表明:此病正常支配眼外肌的外展神经缺如或受损,外直肌受到动眼神经的矛盾性支配。临床以眼球运动限制、眼球后退和异常头位为主要特征。

眼球后退综合征临床分 3 型:1 型,受累眼外转受限,内转无明显限制,可以合并内斜视。2 型,受累眼内转受限,外转无明显限制,可以合并外斜视。3 型,受累眼内外转均受限,可以无斜视或合并内斜视或外斜视。

多数病人均有外转限制,外转时睑裂开大。内转时眼球后退睑裂变小,常合并眼球上射和(或)下射现象。常伴有代偿头位。多数病人保持较好的双眼单视功能,很少发生弱视。被动牵拉试验显示有限制因素。可以双眼发病,多数为单眼,临床发现左眼为好发眼。

第 1 眼位无明显斜视和代偿头位者无特殊治疗。对有明显代偿头位和第 1 眼位有斜视者可手术治疗,手术仅限于改善眼位和代偿头位,对恢复眼球运动无帮助。手术以减弱术为主,禁忌行加强手术,否则术后会加剧眼球后退。

4. Brown 综合征　又称上斜肌肌鞘综合征,先天性者为上斜肌肌腱和滑车纤维粘连导致机械性限制眼球内上转;后天性者为上斜肌肌腱或滑车部的肌腱炎症、外伤或继发于上斜肌折叠术后。

第一眼位表现为正位或下斜视。受累眼内上转明显限制,外上转接近正常。患眼内转时下斜视逐渐增加,同侧上斜肌正常或轻度亢进。可有下颌上抬的异常头位需与下斜肌麻痹鉴别。被动牵拉试验的结果是鉴别诊断的依据。

治疗方面:①非手术治疗:后天的 Brown 综合征不急于手术,有自行恢复的可能,第一眼位正位可不手术,垂直斜度小于 10$^\triangle$ 可配三棱镜矫正;②手术治疗:第一眼位垂直斜度大于 10$^\triangle$,正常视网膜对应且患者眼位有明显内旋,可行上斜肌断腱术或上斜肌肌腱延长术。

5. 眼眶爆裂性骨折　为外界暴力引起的间接性眶壁骨折,当致伤物直径大于 5cm 时(即大于眶径),外力导致眶内压突然升高,使眼眶最薄弱处的内壁、下壁发生骨折,框内软组织、肌肉嵌顿于骨折处或疝入上颌窦,导致眼内以及眼球运动异常。

发病初期可见眼睑、眼眶内组织肿胀淤血。受累眼下斜视或第一眼位没有斜视,某些注视野存在复视。眼球运动障碍,受累眼发生眼球内陷。眼眶 CT 检查可见相应部位骨折,典型的眶下壁骨折软组织疝入上颌窦时可见油滴样影像。牵拉试验阳性,眼球运动障碍源于机械性限制。

治疗方面,需先行眶壁骨折修复术。眼眶修复术后仍有斜视者可考虑手术矫正,手术以解除眼球运动限制为主,小角度的斜视可用三棱镜矫正复视。

三、中枢性麻痹性斜视

之前讲述的麻痹性斜视是由于眼球运动神经病变所致,故又称为周围性麻痹性斜视。眼球运动神经核及神经核以上的神经组织病变所引起的斜视称为中枢性麻痹性斜视。这些神经组织的病变包括皮层(主要是额叶和枕叶)、核间联系、椎体系统、中脑和脑桥病变。通常累及双眼,但视轴基本平行,故患者无明显复视,在眼球运动方面表现为两眼一组肌肉的同向或异向的自主运动障碍,但反射功能正常。常伴发有其他神经系统症状。根据中枢病变发生的部位不同,中枢性麻痹性斜视分为核性眼肌麻痹、核间性眼肌麻痹、核上性眼肌麻痹。

第三节 弱 视

一、概述

弱视(amblyopia),ICD-10 编码为 H53.001,是指在视觉发育期由于单眼斜视、未矫正的屈光参差、高度屈光不正及形觉剥夺引起的单眼或双眼最佳矫正视力低于相应年龄的正常视力。人类出生时视觉系统并未发育完善,需要在正常的视觉刺激下逐渐发展成熟。在视觉发育期里任何严重干扰或抑制视觉通路发育的因素均可导致弱视的发生。

二、诊断

(一) 临床表现及辅助检查

1. 最佳矫正视力低于同龄人的正常水平 弱视的诊断必须注意年龄因素,年龄在 3~5 岁儿童视力的正常值下限为 0.5,6 岁及以上儿童视力的正常值下限为 0.7。低于此标准才考虑弱视,或双眼视力相差 2 行及以上,视力较低眼为弱视。

2. 拥挤现象 对单个视标的辨别能力优于对排列成行视标的辨别能力。对于弱视眼如用单字母视力表测量,得到的视力结果可偏高。

3. 旁中心注视 弱视眼的黄斑中心凹失去注视能力,形成旁中心注视。

4. 立体视觉降低 立体视觉建立在双眼融合功能的基础上,如融合功能出现问题,立体视觉这项功能会受到影响。

5. 对比敏感度降低 弱视眼的对比敏感度降低在高空间频率及中空间频率部分尤为明显。

6. 调节功能异常 弱视眼可表现在调节幅度降低、调节灵敏度下降、调节性集合异常的调节功能异常。

7. 视觉诱发电位(VEP)异常 弱视眼 VEP 检查可表现幅值降低、潜时延长。

(二) 鉴别诊断

应注意,没有斜视、屈光参差、高度屈光不正、屈光介质混浊或结构异常而出现的弱视是非常少见的,诊断需要十分慎重。需警惕有无其他疾病,如:晶体后圆锥、圆锥角膜、双眼 X 连锁青少年黄斑劈裂、视锥细胞营养不良等。对治疗效果差的弱视应尽早重新评估。

三、病因及发病机制

弱视按发病机制分为四类:斜视性弱视、屈光参差性弱视、屈光不正性弱视、形觉剥夺性弱视。

1. 斜视性弱视(strabismic amblyopia) ICD-10 编码为 H53.00002,因单眼恒定性、非交替性斜视而形成,为单眼弱视。是由于斜视眼与非斜视眼接受到不同的物像,产生视混淆,从而导致大脑视皮层的竞争性抑制,斜视眼长期抑制后产生弱视。

2. 屈光参差性弱视(anisometropic amblyopia) ICD-10 编码为 H53.002,双眼屈光参差引起视网膜成的物像清晰度不一致,且视皮层融像困难进而产生竞争性抑制,形成弱视。双眼远视性球镜屈光度数相差 1.50DS,或柱镜屈光度数相差 1.00DC,屈光度数较高眼就可形成弱视。屈光参差度数越大,弱视患病率越高,弱视程度越重。

3. 屈光不正性弱视(ametropic amblyopia) 多发生在双眼高度远视或高度散光,而未进行矫正者。高度远视导致任何距离的物体均不能在视网膜清晰成像,而高度散光使得特定子午线上视网膜物像模糊,均造成视觉有效刺激不足而引起弱视。远视性屈光度数≥5.00DS、散光度数>2.00DC,可增加产生弱视的危险性。

4. 形觉剥夺性弱视(form deprivation amblyopia) ICD-10 编码为 H53.00001,由于屈光间质混浊(如角膜混浊、白内障、前房积血、玻璃体积血)、上睑下垂遮挡视轴等因素,剥夺了视网膜接受正常形觉刺激的机会,从而造成弱视,可为单眼或双眼。如果形觉剥夺程度越重、发生年龄越小、持续时间越长,弱视的程度就越严重。单眼形觉剥夺性弱视较双眼弱视后果更为严重。

四、治疗

(一)治疗原则

弱视的治疗目标是恢复双眼视力平衡。弱视治疗方法有很多种,需根据病因、注视性质、视力低下程度等因素进行联合治疗。

1. 屈光矫正 通过医学验光及配镜,合理矫正影响视力的屈光不正及屈光参差。

2. 去除形觉剥夺的原因 如白内障手术,上睑下垂矫正术等。

3. 遮盖疗法 常规遮盖治疗旨在通过遮盖健眼,从而消除双眼的异常相互作用,消除弱视眼的抑制,迫使弱视眼注视,恢复视皮层细胞功能、使视觉神经通路发育正常化。遮盖治疗适用于斜视性弱视、屈光参差性弱视、双眼矫正视力相差 2 行以上的弱视。遮盖方法简便,疗效确定,是弱视治疗的首选方法。但需注意遮盖本身亦是形觉剥夺,可造成健眼的弱视,并且破坏了双眼视正常发育,所以应该合理使用,密切复诊随访,根据患者的病情变化进行调整。复诊的时间首先需根据儿童年龄确定:一般 0~1 岁,1~4 周复诊;1~2 岁,2~4 周复诊;3~4 岁,3~4 周复诊;5~6 岁,4~16 周复诊,随年龄增长,复诊时间可适当延长。如果遮盖时间长,复诊时间需适当缩短。因弱视治疗效果容易反复,视力达到目标后需逐渐减少遮盖时间,慢慢停止,以巩固疗效。

4. 压抑疗法 通过一定屈光度数的眼镜、睫状肌麻痹剂(如阿托品眼膏)或者半透明贴膜,使得健眼(优势眼)的视力低于弱视眼,消除弱视眼的抑制,强迫弱视眼注视及使用。尤其适用于不能配合遮盖的儿童,但对程度严重的弱视效果不佳。

5. 辅助治疗方法 辅助治疗是通过正常的视觉刺激提高弱视眼视力、改善注视性质。目前常用的有以下 3 类。

(1)治疗旁中心注视:红光治疗、海丁格内视刷、后像疗法等。均是通过刺激视网膜黄斑中心凹,训练黄斑中心凹功能,改善注视性质。

(2)精细目力工作:又称为近距离视觉活动或家庭作业,训练时需遮盖健眼,训练弱视眼专注于细小目标,加强弱视眼的使用。比如细线穿珠子、穿针、描画、电脑游戏等。

（3）视觉刺激疗法：通过空间频率不同的条栅作为刺激源，刺激提高视皮层细胞对不同空间频率的分辨力，以提高视力。

6. 弱视治疗的效果评价　分为以下五个等级：

（1）无效：视力不变、退步或仅提高1行；

（2）进步：视力提高≥2行；

（3）基本痊愈：视力达到0.9及以上；

（4）治愈：随访3年视力保持正常；

（5）完全功能治愈：双眼视觉和立体视觉恢复正常。

弱视治疗的最终效果取决于：初诊年龄、初诊视力、弱视类型、屈光状态、弱视程度、注视性质、治疗依从性。

（二）预后及预防

由于视觉发育存在敏感期，故患者年龄越小，弱视治疗的成功率就越高。如果超过敏感期，治疗困难程度明显增加，治疗效果也可能欠佳。需要强调的是：无论多大年龄，发现弱视都应该尽量治疗。因为积极的弱视治疗可以提高弱视眼视力和双眼视功能，减少今后因健眼损害所导致的视力残疾，也是成功治疗斜视的前提。

早期对幼儿进行视觉筛查，在预防和治疗弱视方面都有积极的意义。早期筛查能发现屈光介质混浊、遮挡瞳孔的上睑下垂、明显的屈光状态异常、斜视以及其他影响视觉发育的疾病，有利于降低弱视发生率和提高弱视治疗的成功率。另外，从长期角度来看，减少或防止早产以及胎儿期有害的环境（吸烟、病毒感染等），均能降低弱视发病率。

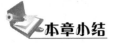

本章小结

斜视与弱视是眼科常见病、多发病，是眼科学的重要组成部分，并且与视光学、神经眼科学和小儿眼科学等学科交叉。这是一组与双眼视觉和眼球运动相关的疾病。儿童斜视与弱视和视觉发育密切相关。本章重点讲授了斜视的相关检查方法，斜视、弱视的最新分类，斜视弱视的临床表现，病因及发病机理，治疗原则。

思考题

1. 说明共同性斜视和非共同性斜视的主要区别。
2. 形成弱视的主要危险因素有哪些？
3. 弱视治疗的基本原则及注意事项。

（张黎　重庆医科大学附属第一医院，胡雁　重庆医科大学附属大学城医院）

第三篇 耳鼻咽喉

第二十章 耳鼻咽喉疾病常见症状与体征

学习目标

掌握 耳鼻咽喉科疾病常见症状的定义。

熟悉 耳鼻咽喉科疾病常见症状的病因及分类分型。

了解 耳鼻咽喉科疾病常见症状的产生机制。

耳鼻咽喉科疾病涉及的器官较多,原因复杂,表现各有特点,本章从耳、鼻、咽、喉四个方面对耳鼻咽喉科疾病的常见症状与体征进行简要的介绍。

一、耳聋

临床上将各种听力障碍统称为耳聋(hearing loss),按照病变部位不同,可分为三类:

(一) 传导性聋(conductive hearing loss)

是指发生在外耳、中耳或内耳声音传导径路上的任何结构或功能障碍所引起的听力损失。其气导听力损失一般不超过60dB,而骨导听力基本正常,由内耳疾病如半规管裂等引起的传导性聋的患者骨导听力可有下降。

(二) 感音神经性聋(sensorineural hearing loss)

是指由于内耳中的耳蜗或听神经至听觉中枢有关的神经传导径路损害而导致的听力减退或消失,其气、骨导听力均有下降。位于耳蜗的病变损伤毛细胞都能引起感音性聋(耳蜗性聋),通常以高频听力首先受损,出现山谷状的听力缺损,典型的听力图在4000Hz处呈陡峭形下降;病变位于听神经及神经信号转导径路者称为神经性聋、中枢性耳聋(统称蜗后性聋),如听神经瘤、听神经病等,常伴有言语识别率的明显下降,即患者可以听到声音,但不能理解其意。

(三) 混合性聋(mixed hearing loss)

是指同时具有传导性聋与感音神经性聋因素的听力损失。常由于传音和感音结构同时有病变存在而引起,如慢性化脓性中耳炎,耳硬化症晚期累及听骨链和耳蜗及中耳肿瘤等。

二、耳鸣

耳鸣(tinnitus)按照检查者能否听得到耳鸣的声音而分为主观性耳鸣(subjective tinnitus)和客观性耳鸣(objective tinnitus)。主观性耳鸣临床多见,指的是患者未受到相应的外界声源或电刺激,而主观上在耳内或颅内有声音感觉;客观性耳鸣少见,指患者和检查者都可听到的耳鸣,如血管搏动声、肌肉痉挛声或颞下颌关节紊乱引起的声音。

耳鸣的表现复杂多样,常见的描述可为嗡嗡声、蝉鸣声、汽笛声及铃声等单调音,也可为复杂的乐声;轻者安静时才能感觉到,重者可影响人的工作和生活;既可呈间歇性,也可为持续性。听觉系统本身及其以外的一些全身性疾病、心理问题或疾病等均可引起耳鸣:引起耳鸣的听觉系统疾病有外耳道炎、耵聍栓塞、中耳炎、咽鼓管功能障碍、鼓室积液、耳硬化等外、中耳疾病；梅尼埃病、听神经瘤、噪声性聋、药物性聋、老年性聋等内耳疾病，以及颅脑外伤、感染及多发性硬化等累及听觉系统的疾病，由听觉系统疾病引起的耳鸣常常伴有耳聋、眩晕等症状；一些全身性疾病（如心血管疾病、糖尿病、甲状腺功能低下或亢进、肾病、贫血）及长期接触铅、汞、苯、砷等毒性化学物品等也均可引起耳鸣，全身因素引起的耳鸣可不伴耳聋、眩晕等症状，但可伴有某些疾病的相关症状。

三、面瘫

面瘫（facial paralysis）是由于面神经受损而引起的病症，以面部表情肌群运动功能障碍为主要特征。一般症状是口眼歪斜，患者往往连最基本的抬眉、闭眼、鼓嘴等动作都无法完成。根据神经受损部位的不同，面瘫可以分为周围性面瘫和中枢性面瘫两类：

周围性面瘫是由位于面神经核以下的部位，如脑桥下部、面神经管、中耳或腮腺等面神经运动纤维发生病变所引起的面瘫，多见于受寒、耳部或脑膜感染、神经纤维瘤引起的周围型面神经麻痹。其病变侧全部表情肌瘫痪，表现为眼睑不能闭合、不能皱眉、鼓腮漏气等，可有听觉改变、舌前 2/3 味觉减退以及唾液分泌障碍等特点。中枢性面瘫的病变则位于面神经核以上至大脑皮层中枢之间，多见于颈内动脉系统闭塞，尤其是大脑中动脉主干及分支闭塞更为多见，也可见于因血管瘤或高血压性血管病变所致颅内出血以及脑炎、颅内肿瘤等，表现为病变对侧眼裂以下的颜面表情肌瘫痪，常伴有与面瘫同侧的肢体瘫痪，无味觉和唾液分泌障碍等临床特点。

四、眩晕

眩晕（vertigo）指的是因机体对空间定位障碍而产生的一种运动性或位置性错觉，发作时可感自身或外界景物发生运动。眩晕产生的病因复杂，参与维持机体平衡的前庭系统、本体感觉系统、视觉系统及中枢神经系统之平衡信息整合中枢等系统的疾病均会引起眩晕，其中前庭系统功能障碍为最常见。目前眩晕的分类尚不统一，常按病变部位和病因分为前庭性眩晕和非前庭性眩晕两大类，前者又可分为前庭周围性和前庭中枢性眩晕两亚类。其表现特点如下：

（一）前庭性眩晕

1. 周围性眩晕（peripheral vertigo）　发病突然，症状重，持续时间较短，数十秒至数小时，很少超过数天或数周者；患者感阵发性的外物或本身的旋转、倾倒感、堕落感，多伴有明显的恶心、呕吐等自主神经症状；常伴发耳鸣、耳聋，并可有水平性或旋转水平性眼震；发病时神志清楚，有自行缓解和反复发作倾向。常见于前庭外周性病变如梅尼埃病、良性阵发性位置性眩晕、前庭神经元炎、突发性耳聋、迷路炎、外淋巴瘘、耳毒性药物中毒、听神经瘤、晕动病等。

2. 中枢性眩晕（central vertigo）　发病较慢，程度不定，持续时间较长，眩晕多为非旋转性，可表现为左右摇晃、上下浮动；一般无耳鸣或耳聋，伴垂直性或斜行性眼震；发病时可有意识丧失。常见于脑血管性病变如后循环障碍、小脑出血等；脑干或小脑的肿瘤、炎症及癫痫小发作等。

（二）非前庭性眩晕（non-vestibular vertigo）

表现不一，多持续存在，可为平面漂浮感、或感倾斜及直线晃动等；体征多与原发疾病相关。常见于眼肌病、青光眼、屈光不正等眼科疾病；高血压、冠心病、糖尿病、高脂血症等全身系统疾病；慢性酒精中毒、颈椎病、脑外伤后遗症和神经症等，须注意予以鉴别。

五、鼻阻塞

鼻阻塞（nasal obstruction）即经鼻通气不畅甚至完全不通气，是鼻部疾病最常见的主诉症状之一。其临床特点多种多样：由鼻黏膜炎性或血管神经性反应引起的多为双侧的、间歇性、交替性鼻塞。由慢性炎症引起的黏膜增生性病变所致的多为双侧、持续性鼻塞，如慢性鼻-鼻窦炎、鼻息肉；鼻内解剖结构的异常如先天性后鼻孔闭锁、鼻中隔偏曲及气化过度的中鼻甲等也可引起单侧或双侧持续性鼻塞。鼻

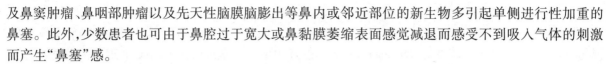

及鼻窦肿瘤、鼻咽部肿瘤以及先天性脑膜脑膨出等鼻内或邻近部位的新生物多引起单侧进行性加重的鼻塞。此外,少数患者也可由于鼻腔过于宽大或鼻黏膜萎缩表面感觉减退而感受不到吸入气体的刺激而产生"鼻塞"感。

长期鼻塞可引起各种不良后果;如婴幼儿的营养不良、颌面发育畸形、咽鼓管功能不良导致的听力下降。长期经口呼吸可引起慢性咽喉炎,睡眠时导致鼻源性鼾症,严重者发生睡眠呼吸紊乱综合征(sleep breath-disordered syndrome),患者出现头晕、困乏、记忆力下降等神经症状,久之可影响心肺功能。

六、流涕

流涕(rhinorrhea)也称流涕液,是指鼻腔分泌物过多。在正常的情况下,鼻黏膜腺体产生的分泌物具有维持黏液纤毛系统的运动、调节吸入空气的温度和湿度以及维持正常嗅觉功能的作用,而在病理情况下鼻黏膜腺体的分泌和血管渗出增加,另有少数情况流涕来自鼻部浆液性囊肿破裂流出的内容物及各种原因导致的脑脊液鼻漏流出的脑脊液,以上通称为流涕液。根据分泌物的性质不同,流涕可分为:

(一) 水样鼻涕

流涕液稀薄如水,并略带黏性,多为腺体分泌物与血管渗出液的混合,常见于急性鼻炎早期、过敏性鼻炎及血管神经性鼻炎。若颅脑外伤或剧烈活动后出现流涕液,清亮、透明如水且无黏性,久置后未自行凝结应考虑脑脊液鼻漏可能;此时应对液体行葡萄糖定量分析,如在大于 1.7mmol/L 或 30mg/dl 可确诊为脑脊液鼻漏。

(二) 黏液鼻涕

分泌物黏稠,透明似清水样,内含多量黏蛋白,主要是黏膜腺体的分泌物。常见于非变应性鼻炎及慢性鼻-鼻窦炎。

(三) 黏脓性鼻涕

系黏液和脓液的混合物,多呈白黄色,浑浊。常见于急性鼻炎的恢复期,慢性鼻-鼻窦炎继发细菌感染。

(四) 脓性鼻涕

多见于炎症侵及骨质,如上颌骨骨髓炎、齿源性上颌窦炎、鼻腔异物及恶性肿瘤部分坏死,均伴有不同程度的恶臭、粪臭等黄绿色的分泌物。干酪性鼻炎和鼻窦炎则经常排出豆渣样物质,并有臭味。

(五) 血性鼻涕

系分泌物带血或血性分泌物,若短期内消失,常为鼻黏膜的急性炎症。若涕中带血超过两周,可见于鼻腔异物、鼻石、霉菌性鼻窦炎,也是鼻部恶性肿瘤的早期症状。

七、鼻出血

鼻出血(epistaxis)又称鼻衄,常首先见于出血侧的前鼻孔流血,如出血量大或出血部位邻近鼻腔后部时,可出现对侧鼻腔流出或向后流至后鼻孔再经鼻咽部流至口腔吐出或咽下。根据出血量大小,鼻出血可表现为涕中带血、滴血、流血及血流如注。鼻出血既可为鼻腔局部疾病所致,如鼻部外伤、炎症、糜烂、肿瘤或鼻中隔偏曲,也可为鼻腔周围或全身性疾病诱发,如心血管系统疾病(高血压病、动脉硬化等)、肝功能异常及血液病等。

鼻中隔偏曲、鼻部真菌感染或鼻、鼻咽部新生物多引起成人的反复单侧出血。女性患者则应注意与月经周期的关系。而中老年人鼻出血多与高血压、动脉硬化、肺心病等全身状态有关。

八、嗅觉障碍

嗅觉障碍(olfactory dysfunction)的常见类型有嗅觉减退(hyposmia)、嗅觉丧失(anosmia)、嗅觉过敏(hyperosmia)、嗅觉倒错(parosmia)和幻嗅(olfactory hallucination)。

嗅觉减退或丧失易发生于急性鼻炎、慢性鼻-鼻窦炎或并发鼻息肉、鼻内肿瘤等以鼻塞为主诉的疾病中,其机制在于这类疾病使含有气味的气流不能到达嗅区黏膜,从而引起呼吸性嗅觉减退或丧失;或由于慢性炎症导致的嗅区黏膜化生引起渐进性嗅觉减退,如萎缩性鼻炎等。另外,颅底骨折、化学气体损伤、嗅神经炎、阿尔茨海默病(Alzheimer disease)以及中枢神经系统疾病等可产生感觉性嗅觉减退或丧失。嗅觉过敏即患者对气味的敏感性增强,轻微的气味却引起强烈感觉,常见于嗅神经炎恢复期、鼻部炎症,妊娠、月经期和更年期等。嗅觉倒错系指患者感受到的气味与正常人相反。幻嗅则是患者出现嗅幻觉,本来不存在客观的嗅气味,患者却嗅到了难以描述的通常为使人不愉快的气味。多见于癫痫、精神分裂症等神经精神类疾病。

九、鼻源性头痛

鼻源性头痛(rhinogenic headache)是指由鼻腔、鼻窦病变引起的头痛,常分为感染性和非感染性两类:感染性鼻源性头痛往往伴有鼻及鼻窦的急性感染,其疼痛有一定部位和时间。非感染性鼻源性头痛则多指由鼻中隔偏曲,鼻及鼻窦肿瘤等引起的阻塞性头痛或神经反射性头痛。

判断患者的头痛是否为鼻源性,主要是根据疼痛的部位、发生的时间、鼻部症状以及必要的鼻科检查。鼻源性头痛一般都有鼻病的症状,如鼻塞、流脓涕等,多为深部头痛,呈钝痛或隐痛,无搏动性。鼻腔黏膜用药收缩或表面麻醉后,头痛可减轻。此外,变态反应性鼻炎和慢性鼻-鼻窦炎往往可以引起头晕、胀满感。

十、咽痛

咽痛是咽部的常见症状,主要由咽部疾病引起,也可是咽部邻近器官或全身疾病在咽部的表现。咽痛的表现各异,可有刺痛、钝痛、烧灼痛、隐痛、跳痛、胀痛等,可呈阵发性或持续性。疼痛程度与疾患的性质和患者对疼痛的敏感程度相关,常常与病情的严重程度并不完全一致。临床上咽痛可分为自发性咽痛和激发性咽痛两类。前者多由咽部疾患所引起,在咽部无任何动作及刺激的状态下出现,常局限于咽部某一部位;后者则由咽部的活动如吞咽、进食或压舌板等器械的刺激状态下产生。

可以引起咽痛的疾病包括:感染性因素,如咽部黏膜和淋巴组织的急、慢性炎症、特异性感染(结核、白喉);非感染性因素,如异物、外伤、肿瘤溃烂、茎突过长、舌咽神经痛、咽肌风湿性病变及黏膜过敏反应等,以及某些全身性疾病(白血病、流脑等)。

十一、咽异感

咽异感泛指除疼痛以外的各种咽部异常感觉,有毛刺、异物、堵塞、贴附、瘙痒、干燥等多种异常感觉,常因此而频繁咳嗽或吞咽以期清除,其症候犹如梅核堵塞咽喉,故祖国医学称为"梅核气"。在空咽唾液时异物感明显,进食时反而不明显。咽异感产生的机理较为复杂,致病因素繁多:咽部及邻近器官的病变可引起该症状,如咽部炎症、肿瘤或异物,扁桃体病变,茎突过长及甲状腺疾病等;远处器官或全身因素的疾病也可引起,如消化道疾病(食管反流、胃及十二指肠溃疡病等),心血管系统疾病及肺部疾病,严重的缺铁性贫血,自主神经功能失调和长期的慢性刺激(烟、酒、粉尘和化学药物)等等。此外,部分咽异感患者无器质性疾病,而与精神因素和功能性疾病相关,主要是由大脑功能失调所引起的咽部功能障碍。

十二、打鼾

打鼾,又称打呼噜。指的是由于呼吸过程中气流高速通过上呼吸道的狭窄部位时,振动气道周围的软组织而引起。在吸气过程中较为明显,呼气过程中也可发生。常由下列原因引起:

(一)鼻腔及咽、喉部病变

前鼻孔狭窄或闭锁,鼻中隔偏曲,鼻息肉,肥厚性鼻炎,变应性鼻炎,鼻腔各种良性或恶性肿瘤;扁桃体肥大,悬雍垂过长或肥大,咽部肿瘤,咽肌麻痹;会厌炎,会厌囊肿,声带麻痹,喉肿瘤;以及颈部的甲状腺肿和其他原发性或转移性肿块压迫等。

（二）口腔病变

以舌的病变影响为甚，如巨舌症，舌肿瘤，舌根部异位甲状腺，继发于黏液性水肿的舌体增大等。

（三）全身性疾病

如肢端肥大症引起的舌体增大，甲状腺功能减退所致的黏液性水肿，慢性淋巴细胞性白血病性咽峡炎，女性绝经期后的内分泌紊乱以及肥胖症等。

由于打鼾可引起睡眠呼吸反复暂停，时间久了会引起人体内激素分泌功能紊乱，从而造成多种系统、组织器官的损害；引起大脑、血液严重缺氧，形成低血氧症，对心血管系统损害甚大，可引起高血压、冠心病、心肌梗死等，严重者可致夜间猝死。小儿鼾症则会影响身体与智力发育。

十三、吞咽困难

吞咽困难（dysphagia）是指食物从口腔至胃、贲门运送过程中受阻而产生咽部、胸骨后或食管部位的梗阻停滞感觉。当支配吞咽运动的神经、肌肉及口腔、咽、喉等处病变时，均可引起。其程度与病变的性质、部位及程度相关。轻者仅吞咽不畅，重者则滴水难进。其病因可为：

（一）口咽部疾病

口咽炎（病毒性、细菌性）、口咽损伤（机械性、化学性）、咽白喉、咽结核、咽肿瘤、咽后壁脓肿等。

（二）食管疾病

食管炎症、肿瘤、异物，食管肌功能失调（贲门失弛缓症、弥漫性食管痉挛等）、甲状腺极度肿大等。其中食管癌是重要病因。

（三）神经肌肉疾病

咽肌运动主要由舌咽及迷走两支神经支配，凡侵犯两神经的病变均可引起吞咽困难。如：延髓麻痹、重症肌无力、有机磷杀虫药中毒、多发性肌炎、皮肌炎、环咽失弛缓症等。

（四）全身性疾病

狂犬病、破伤风及缺铁性吞咽困难（plummer-vinson 综合征）等。

十四、声嘶

声嘶（hoarseness）指的是由各种原因引起声带闭合振动障碍而出现相应的粗糙声、气息声、耳语声甚至完全失声，是喉部疾患最常出现的主诉症状。其常见的原因如下：

（一）喉的炎症

急、慢性喉炎，喉的特异性炎症如结核、梅毒、霉菌感染等。

（二）喉外伤、异物

喉的锐器伤、爆炸伤、挫伤、物理或化学烧伤，以及发声不当、有害气体等引起的声带损伤。

（三）喉的先天性畸形

如先天性喉蹼、喉软骨畸形、先天性喉气囊肿及先天性声带发育不全等出生后即出现声嘶。

（四）喉的增生性疾病

如声带小结、息肉，声带及喉室囊肿、喉的良恶性肿瘤等。

（五）声带麻痹

各种原因引起的声带麻痹可出现不同程度的声音嘶哑。喉上神经麻痹声音低而粗糙，不能发高音，多伴有因食物、唾液误吸入呼吸道而引起的呛咳；单侧喉返神经麻痹表现为不同程度的声门关闭不全，发音嘶哑易疲劳，伴有误吸或气息声，但经对侧代偿后也可无症状。双侧喉返神经瘫痪引起声带麻痹，发音低哑、无力，不能持久，可出现耳语声并伴有不同程度的呼吸困难。

（六）喉外疾病

甲状腺、纵隔、肺部肿瘤和手术损伤喉返神经及脑血管意外、颅内肿瘤等，均可导致中枢性声音嘶哑或失音。此外,内分泌功能障碍、精神性因素如癔症性声嘶,也可引起声嘶或失音。

十五、呼吸困难

呼吸困难(dyspnea)是指患者主观上感到通气不足,客观上表现为呼吸费力,出现呼吸频率、深度、和节律的异常改变,是呼吸功能不全的主要症状。临床上可大致分为:

(一) 吸气性呼吸困难(inspiratory dyspnea)

多由于上呼吸道(咽、喉、气管、大支气管)或下呼吸道上端(声门下气管)狭窄或阻塞引起。常见于喉、气管狭窄,如炎症、水肿、异物和肿瘤等。表现为吸气费力,吸气时因胸腔内负压加大,胸廓周围软组织出现凹陷,于胸骨上窝、锁骨上窝及剑突下发生凹陷,称为三凹征。当肋间隙亦发生凹陷,称为四凹征。

(二) 呼气性呼吸困难(expiratory dyspnea)

由下呼吸道病变所致。见于支气管哮喘和阻塞性肺病。主要表现为呼气费力,呼气时间延长并伴有哮鸣音,无三凹征。

(三) 混合性呼吸困难(mixed dyspnea)

上下呼吸道均有病变,见于肺炎、大量胸腔积液、气胸等。表现为吸气与呼气均感费力,呼吸频率增加,呼吸运动受限。

十六、喉鸣

喉鸣(laryngeal stridor)是指喉部病变引起喉腔变窄,当呼吸时气流通过狭窄的管腔而产生,是喉部疾患的特有症状。其特性因发病年龄及病变部位不同而不同:病变在声带或者声带以上者,为吸气性喉鸣;病变在声带以下者为双重性或呼气性喉鸣;狭窄严重者多出现高调喉鸣。引起喉鸣的原因有:

(一) 先天性喉鸣

出生后即出现,可为间歇或持续性,活动后加重,安静或睡眠时减轻。多由喉软化症、先天性喉蹼及先天性声门下狭窄等引起。

(二) 炎症、异物梗阻、外伤

急性炎症常伴发急性喉梗阻,以儿童最为常见。发病急、喉鸣明显,可同时伴有呼吸困难及呼吸道感染征象;异物梗阻及外伤的病史明确,可出现明显的喉鸣。

(三) 神经性

双侧喉返神经麻痹常常引起吸气性喉鸣,多伴呼吸困难。

(四) 压迫阻塞性

喉内外的良、恶性肿瘤压迫或阻塞喉腔可引起喉鸣,恶性肿瘤常早期起病并伴有呼吸困难症状。

十七、颈部肿块

颈部肿块(neck mass)在临床上较为常见。其组织来源复杂,生物学特性各异,治疗方案不同。颈部肿块按病因可分为先天性疾病、炎性肿块、肿瘤三类。颈部肿块的临床表现具有一定的规律性,据Skandalakis统计,在非甲状腺肿块中,颈部肿块80%为肿瘤;在肿瘤中,恶性占80%;在恶性肿瘤中,转移性者占80%;在转移性恶性肿瘤中,原发灶80%位于锁骨上,转移至锁骨上区的恶性肿瘤多来自下呼吸道、乳腺、泌尿系等处的恶性肿瘤。关于病程Skandalakis也总结了三个7规律,即7天者多为炎症,7月者多为肿瘤,7年者多为先天性肿块。

先天性肿块多为囊性肿块,肿块质地柔软,圆形或椭圆形,触之有波动感,有时可见瘘管,常见于婴幼儿,如鳃裂囊肿、甲舌囊肿等;炎性肿块分为非特异性炎性肿块和特异性炎性(如结核性)肿块,有感染或外伤史,局部疼痛或有压痛,一般边界清楚,活动良好。良性肿瘤常见的有甲状腺腺瘤、涎腺来源的混合瘤等,肿物一般生长缓慢,边界清楚,活动良好,如生长过程中突然加快,与周围组织粘连、界限不清时提示恶变。恶性肿瘤根据其来源不同可分为原发性与转移性,与良性肿瘤不同,恶性肿物多与周围组织粘连,质硬,活动性差或不活动,所以通过不同的生物学行为可大概判断肿物性质。

颈部的恶性肿瘤以转移性多见,其中又以淋巴结转移为主,所以治疗前应该根据病史、肿物位置、体格检查及相关影像学病理学检查确定原发病灶,而后再予以针对性的治疗。

十八、气道高反应症

气道高反应症(airway hyper reactivity,AHR)指气道因慢性炎症导致反应性升高,表现出敏感而过强的支气管平滑肌收缩反应,引起气道狭窄和气道阻力相应的增加。其病因多样,病毒性呼吸道感染、SO_2、冷空气、干燥空气、低渗和高渗溶液等理化因素刺激均可使气道反应性增高,气道炎症是导致气道高反应性最重要的机制之一,以慢性支气管炎和支气管哮喘中最为常见。当气道受到变应原或其他刺激后,由于多种炎症细胞、炎症介质和细胞因子的参与、气道上皮和上皮内神经的损害等而导致 AHR。

气道高反应症的患者主要表现为气道受到某种刺激后发生明显的支气管狭窄,从而引起咳嗽、胸闷、呼吸困难和喘息等症状,而往往如果这种刺激在正常人则呈无反应状态或反应程度较轻。

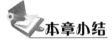 **本章小结**

耳部症状学:耳聋(传导性、感音神经性、混合性),耳鸣(主观性、客观性),面瘫(中枢性),眩晕(前庭中枢性、前庭周围性、非前庭性);听觉系统疾病引起的耳鸣多伴有耳聋及眩晕,中枢性面瘫表现为病变对侧眼裂以下的颜面表情肌瘫痪,周围性面瘫则为病变侧全部表情肌瘫痪。

鼻部症状学:鼻阻塞(鼻腔炎症、肿瘤、解剖异常),流涕,鼻出血(病因及表现),嗅觉障碍,鼻源性头痛(判断患者的头痛是否为鼻源性的依据)。

咽喉部症状学:咽痛,咽异感,打鼾,吞咽困难,声嘶(喉上神经麻痹,双侧喉上神经麻痹;单侧喉返神经麻痹及双侧喉返神经麻痹的表现),呼吸困难(三凹征、四凹征),喉鸣。

颈部肿块分为先天性、炎性和肿瘤性三类,肿瘤性肿块又包括良性和恶性。

气道慢性炎症是导致气道高反应症的重要因素。

思考题

1. 耳聋的定义及分类?
2. 如何辨别患者头痛是否为鼻源性头痛?
3. 喉上神经、喉返神经单侧及双侧损伤麻痹后表现分别是什么?
4. 颈部肿块一般分为哪三类?

(王晓强　重庆医科大学附属第一医院)

第二十一章　耳鼻咽喉科常用诊疗技术

学习目标

掌握　耳鼻咽喉科常用诊疗技术的临床适应症。

熟悉　耳鼻咽喉科常用诊疗技术的所需专科设备及原理。

了解　耳鼻咽喉科常用检查技术方法、常用诊治技术的操作方法。

第一节　耳的常用诊疗技术

听功能检查器械

评价人听力好坏,诊断听力损失的程度和性质,常常人为地制造一些声音,并对这些声音加以控制,进行主观和客观测试,根据测试结果进行定性、定量分析。用于听力测试的刺激声种类比较多,根据听力测试的目的和要求不同,采用一种或一种以上的刺激声进行测试。下面对听力学中进行听力测试时常用的几种设备做简单介绍。

一、纯音听力计

纯音听力计是采用电声学原理设计而成的一种医用声学仪器,可以产生不同频率和强度的纯音,以及用于测试中掩蔽效应所需要的各种噪声,是听力评估的基本工具。随着听力学研究和临床工作的深入开展,纯音听力计的应用范围越来越广,各种功能和用途的纯音听力计越来越多,如诊断型听力计、筛查型听力计等。

听力计测试频率范围为 0.125 ~ 8kHz,筛查型听力计仅为 0.5 ~ 4kHz;气导最大输出强度从 90 ~ 120dB,骨导最大输出强度从 50 ~ 70dB。诊断型听力计具备宽带和窄带噪声,设有多种阈上功能测试。使用听力计前应详细阅读其说明书,了解其功能及注意事项。

听力计需要定期维护和校准。听力计属于精密计量仪器,其准确度和精确度对结果的可靠性极为重要。听力计应按照国家标准进行检查、校准和使用。听力计的检查包括常规主观检查(A 级)、定期客观

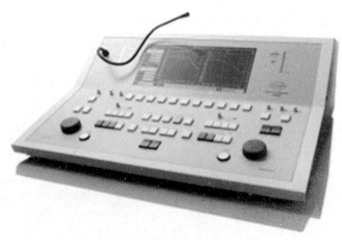

图 21-1-1　纯音听力计

检查(B级)和基本校准(C级)。常规主观检查由测试者在不使用仪器的情况下,通过主观聆听和观察了解听力计工作是否正常;定期客观检查需要声级计等测量仪器,了解听力计输出的频率和声强是否准确;基本校准需要专门的设备和技术人员,在实验室内检查完成。按照国家标准 GB/T 16403—1996 要求,常规主观检查应每周进行一次,定期客观检查每 3 个月进行一次,最长不超过 12 个月。如常规进行了 A 级和 B 级检查,则不需做 C 级检查,但当仪器严重故障或出现明显错误时,则需要进行基本校准检查。听力计校准应按照国家标准 GB4854 的要求进行。

二、声导抗仪

声导抗检测(acoustic immittance measurement)是客观测试中耳传音系统、内耳功能、听神经以及脑干听觉通路功能的方法。

声导抗仪主要是根据等效容积原理设计而成(图 21-1-2)。该设备包括刺激信号、导抗桥与气泵三部分,其工作原理为:声导抗桥的耳塞探头中有三个小管,三管中的上管(给声管)发出探测音,经鼓膜返回到外耳道的声能被探头下管(微音器)吸收转换成电信号,经放大后传入电桥,最终在平衡计上显示;而探头中管调整外耳道气压(+200mmH$_2$O 向 −400mmH$_2$O 连续变化),观察鼓膜被压入或吸出时的导抗变化。刺激音强度为 40 ~ 125dB、频率为 250Hz、500Hz、1000Hz、2000Hz、40 000Hz 的纯音、白噪声或窄频噪声,由耳机向对侧耳或细管向同侧耳发送,从而检测镫骨肌反射(图 21-1-3)。

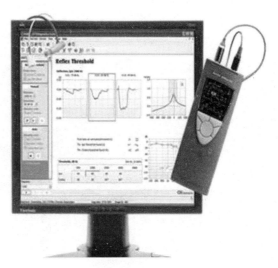

图 21-1-2　声导抗仪

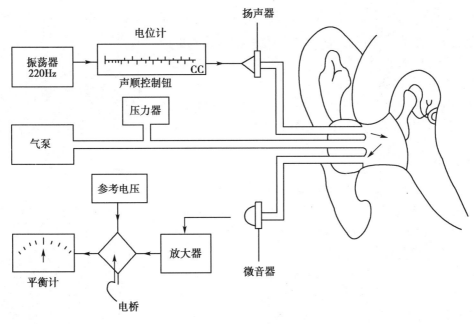

图 21-1-3　声导抗测试仪模式

三、耳声发射仪

耳声发射(otoacoustic emission,OAE)是一种产生于耳蜗,经听骨链及鼓膜传导释放入外耳道的音频能量(图21-1-4)。耳声发射仪是用来记录该音频能量的设备,测试硬件均由微型扬声器、高灵敏度麦克风、数字处理板和计算机系统组成。在测试中,由扬声器按照不同方式给声,并由高灵敏度麦克风拾取耳声发射信号,经过一系列处理,来提高信噪比,最后以频域或时域的形式显示或记录,从而完成测试。所不同的只是各种类型的耳声发射所用的刺激声特征及相应的信号处理方法有差异,也正是它们决定了不同的耳声发射具有不同的特点。

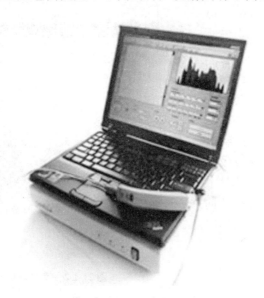

图21-1-4　耳声发射仪

四、听觉诱发电位仪

听觉诱发电位(auditory evoked potentials,AEP)是通过给予听觉器官一定强度的声刺激,听觉系统会产生一系列的电活动,听觉诱发电位仪将采集到的电信号进行处理分析,可反映听觉系统功能。可进行听觉脑干诱发电位(ABR)、微音电位图(CM)、耳蜗电图(EcochG)、中潜伏期(MLR)、长潜伏(LLR)、40Hz相关电位、多频稳态(ASSR)、前庭诱发肌源性电位(VEMP)等一系列检查(图21-1-5)。

五、视频眼震电图仪

应用红外线摄像技术直接摄取眼球运动图像,20世纪90年代发展成连接计算机系统的视频眼震图(videonystagmography,VNG)。视频眼震电图仪(VNG)采用摄像头记录眼震(动)的全过程并以连续的视频图像呈现,检查项目有:自发性眼震试验、扫视试验、平稳跟踪试验、视动性眼震试验、凝视性眼震试验、位置性试验以及位置变化性试验、冷热试验(冷热水或冷热气)、摇头试验、瘘管试验等多种试验。临床应用于各种眩晕病症、听力损伤、空间定向障碍的检查,诊断前庭神经系统和眼动系统的功能状态及有无病损,并能判断病损部位是中枢性的还是外周性的,如果是外周性的,可进一步确诊是哪一侧(图21-1-6)。

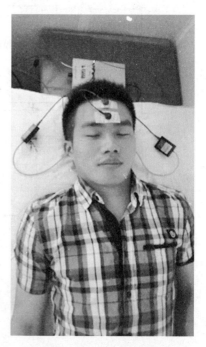

图21-1-5　听觉诱发电位仪

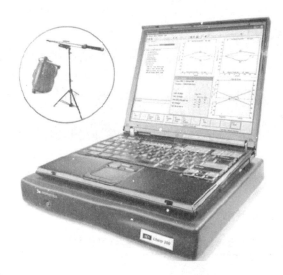

图 21-1-6　视频眼震电图仪

听功能检查法

听力检查的目的是测定听力正常与否,如有听力损失应确定听力损失的部位程度、及性质,即听力损失的定位、定量及定性测试。听力检查方法众多,可分为主观测试法和客观测试法两大类。

主观测试法需要依靠受试者对刺激声信号进行主观判断,并作出行为反应,因此可受到受试者主观意识及行为配合的影响,故在某些情况下(如智力障碍、婴幼儿、伪聋等)其结果不能完全反映受试者的实际听功能水平。主观测试法包括语音检查法、音叉试验、纯音听阈检查法、阈上功能检查法、言语测听等。

客观测试法无需受试者的行为配合,结果客观、可靠。临床上常用的客观测试法有声导抗测试、听性脑干反应、耳声发射以及多频稳态等测试。

一、音叉试验

音叉试验(tuning fork test)是耳科门诊最常用的听力检查方法之一。由于所用器械简单,检查方法易行,在听力检查方法众多的今天,仍为一简单实用的初步检查方法。

一套音叉包含 5 个不同频率的音叉,C_{128}、C_{256}、C_{512}、C_{1025}、C_{2048}。最为常用的是 C_{256} 和 C_{512}。

不同的音叉其敲击方法不同,低频音叉用手掌鱼际部敲击叉臂前 1/3 处;中频音叉可敲于髌骨处;高频音叉最好是用金属敲击。

检查时,检查者手持音叉敲击叉臂,让其振动后,将叉臂置于距受试者外耳道口 1cm 处,两叉臂末端应与外耳道口在同一平面,检查气导(air conduction AC)。注意敲击音叉时不要用力过猛,以免产生泛音。检查骨导(bone conduction BC)时,应将叉柄末端的底部压置于鼓窦区或颅面上。采用以下实验可以初步判定耳聋为传导性或感音神经性,但无法准确判断听力损失的程度,无法进行前后比较。

(一) 林纳试验(Rinne test,RT)

旨在比较受试者气导和骨导的长短。方法:先测试骨导听力,一旦当受试耳听不到音叉声时,立即测同侧气导听力,受试耳此时若能听到,说明气导>骨导(AC>BC),为阳性(+),见于正常或感音神经性聋。若气导不能听到,应再敲击音叉,先测试气导听力,待听不到音叉声时,立即测同侧耳骨导听力,若此时骨导又能听到,可证实为骨导>气导(BC>AC),为阴性(-),见于传导性聋。若气导与骨导相等(AC=BC),以(±)示之,为中度传导性聋或混合性聋。

(二) 韦伯试验(Weber test,WT)

该试验目的为比较受试者两耳的骨导听力。方法:取 C_{256} 或 C_{512} 音叉,敲击后将叉柄底部紧压于颅面中线上任何一点(多为前额或颏部,亦可置于两第一上切牙之间),同时请受试者仔细辨别音叉偏向何侧,并以手指示之。记录时用"→"表示偏向的侧别,"="表示两侧相等。"="表示听力正常或双耳听力损失相等;偏向患侧或耳聋较重侧,示该患耳为传导性聋;偏向健侧或耳聋较轻侧,示该患耳为感音神经性聋。

（三） 施瓦巴赫试验（Schwabach test，ST）

此试验意在比较受试耳与正常人的骨导听力。方法：先测正常人骨导听力，待其不再听到音叉声时，迅速将音叉移至受试耳鼓窦区测试之。然后按同法先测受试耳，后移至正常人。如受试耳骨导延长，以（+）表示，见于传导性聋；缩短则以（−）表示，见于感音神经性聋；两者相似记为（±），见于正常耳。

（四） 盖莱试验（Gelle test，GT）

鼓膜完整者可用此实验检查其镫骨是否活动。方法：将鼓气耳镜置于外耳道内，密闭之。用橡皮球向外耳道内交替加、减压力，同时将敲击后的 C_{256} 或 C_{512} 音叉底部置于彭窦区或鼓气耳镜上。如镫骨活动正常，受试者所听之音叉声在由强变弱的过程中尚有忽强忽弱的不断波动变化，为（+）；无强弱波动感者，为（−），见于耳硬化或听骨链固定时。

传导性聋和感音神经性聋的音叉试验结果比较（表21-1-1）。

表 21-1-1　传导性聋和感音神经性聋的音叉试验结果比较

试验方法	正常	传导性聋	感音神经性聋
林纳试验（RT）	（+）	（−）（±）	（±）
韦伯试验（WT）	（=）	→患耳	→好耳
施瓦巴赫试验（ST）	（±）	（+）	（−）

二、纯音听阈检查法

纯音听阈测试可以对听力损失进行定量诊断，能反映从外耳到听觉中枢整个听觉传导通路的情况，是目前能准确反映听敏度的主观行为测试方法之一。

纯音听阈测试是主观行为测试，测试结果会受到一些外在和内在因素的影响。外在因素比如测试环境、测试仪器、检查者专业技能、方法及步骤等。内在因素有：受试者的受试动机、反应能力、对测试要求的理解程度等，此外受试者的消化、呼吸和血管等生理活动所产生的内源性噪声和听觉系统内声能和神经活动（包括耳鸣）也会形成一个基础噪声，对测试结果产生影响。

纯音听阈测试的基本条件：①符合国际标准的隔声室；②校准的听力计；③训练有素的测试人员。

纯音是指单一频率的声音。听阈是指在规定的条件下，受试者对测试中给予的多次声信号，能察觉一半以上的最小声音强度。纯音听阈测试包括气导听阈测试和骨导听阈测试。

声压级（SPL）指声压与参考声压的比值取常用对数后乘以 20 倍的积的值。听力零级（HL）：是纯音听力计各频率点上标定零 dB 声强相对应的声压级。通常统计某国家或地区健康青年正常耳听阈声压级的平均值，作为听力计的正常听力，在此基础上不同的分贝数就是不同的听力级。临床上为方便起见，将听力计上各个频率的听力零级定位 0dB，这样测得的高于 0dB 的分贝数就是该频率点上的听力级。感觉级（SL）是指将某一具体受检者的听阈定位零级，感觉级则表示的是某一纯音的声强对于这个受试者的阈上分贝数。

（一） 临床听阈测试方法

1. 上升法　即先给受试者一个听不到的声音，然后逐渐增加声音的强度至可以听到，当受试者做出正确反应就开始降低给声强度，重复该操作直到同一强度得到 3 次以上的正确反应。

2. 升降法　又称"降 10 升 5 法"，首先给受试者一个可以听到的声音，如受试者做出反应，以 10dB 为间距降低强度直到受试者无反应，再以 5dB 为间距逐步增加强度直到受试者听到，再降低 10dB，重复操作。在上升过程中，受试者对至少一半以上的声信号做出正确反应的最小强度，即在某一强度 3 次给声刺激中至少 2 次作出正确反应，将此强度定位听阈。

（二） 气导听阈测试

首先去除影响佩戴耳机的因素，包括发卡、耳饰等。通过询问病史确定听力较好耳，从较好耳测起。

因为人耳对 1000Hz 的声音最敏感,故常规从 1000Hz 测起,然后是 2000Hz、4000Hz、8000Hz,再复测 1000Hz。如复测结果和第一次结果相差 10dB 以上,说明受试者对测试不够理解,反应不准确,需要将上述频率重新检测。如两次测试结果相差在 10dB 及其以下,继续测试 500Hz、250Hz、125Hz,每一个测试频率,均用"降 10 升 5 法"。

(三) 骨导听阈测试

骨导耳机的位置会影响骨导听阈,测试时骨导振子放置在耳后乳突区,振子不能接触到耳廓。无论骨导振子放置在哪侧耳,所测得的骨导听阈代表双耳中好耳骨导听阈,因为从一侧骨导振子传出的声音几乎无任何强度衰减就可传至另一侧内耳,因此骨导测试是双侧耳参与反应。测试频率从 250 ~ 4000Hz,同样采用"降 10 升 5 法"。

在进行骨导测试时,应特别注意当骨导输出较大时,受试者可能把感受到换能器的振动当成声音信号予以反应,尤其在低频容易出现这种情况,结果可造成把一个严重的感音神经性耳聋患者诊断为混合性耳聋,进而导致错误的临床治疗方案。骨导振子振触觉多发生在 1000Hz 以下,气导耳机也可以有振触觉,但以骨导多见。

(四) 掩蔽与堵耳效应

当两耳听力相差较多时,当测试差耳时,随着给声强度不断增加到一定强度时,会通过振动颅骨将声音传至好耳,引起好耳产生听觉,而此时的强度并未达到差耳的真正听阈,差耳此时获得的听力称为交叉听力。因此,当有可能出现交叉听力时,为了得到测试耳真实的听力,就要对非测试耳进行掩蔽,也就是在非测试耳加入噪声防止其听到测试信号,这种方法就叫做掩蔽(图 21-1-7)。

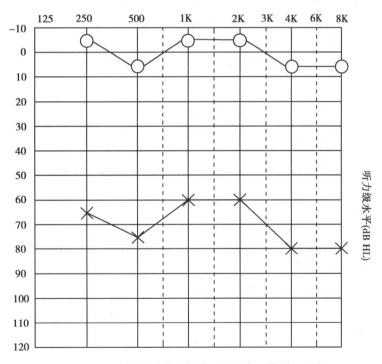

图 21-1-7　左耳未掩蔽测得的听阈为右耳的影子听力

刺激信号在传至非测试耳时要消耗能量,这种消耗是由于振动颅骨需要能量,减除消耗的能量,剩余能量才会激活对侧耳蜗,这种信号从测试耳传至非测试耳过程中能量的衰减,即为耳间衰减 (interaural attenuation,IA)。因此非测试耳的骨导听阈决定了是否能够听到对侧传来的信号。

压耳式耳机的 IA 值为 40 ~ 70dB,为保险起见,临床上将 40dB 定为最小耳间衰减值,由此,当测试耳气导阈值与非测试耳骨导阈值之差大于等于 40dB 时需要掩蔽。骨导耳间衰减为 0 ~ 15dB,由此可见骨导最小耳间衰减值为 0,因此理论上测试骨导时几乎都需要掩蔽。临床上常认为当同侧气骨导阈值差≥10dB 时,骨导需要掩蔽。

临床上常用的掩蔽方法有 Hood 平台掩蔽法和阶梯掩蔽法。

在进行骨导掩蔽时,戴上气导耳机后会使骨导阈值发生改变。实际这是一种假象,不是真正的阈值改变。佩戴气导耳机后,颅骨振动传入外耳道引起其内相对运动的气体,由于耳机阻塞了外耳道口,使这部分能量不能从外耳道释放,而是经鼓膜、中耳又传至耳蜗。当中耳有问题,如传导性耳聋时,就不会出现堵耳效应。堵耳效应多发生在 250～1000Hz。

(五) 结果记录及分析

测试结果记录在听力图上,听力图横轴表示频率,纵轴表示听力损失的 dB 数,记录听阈国际通用的符号(表 21-1-2)。

表 21-1-2 纯音听力图标符号

	气导		骨导	
	非掩蔽	掩蔽	非掩蔽	掩蔽
左耳	×	□	>	]
右耳	○	△	<	[

根据骨、气导的关系可以将听力损失分为传导性听力损失(conductive hearing loss),感音神经性听力损失(sensori-neural loss)及混合性听力损失(mixed hearing loss)。

骨导与气导之差大于 10dB,且骨导在正常范围内为传导性听力损失。

气骨导一致(≤10dB),且都在正常范围之外为感音神经性听力损失。

骨导与气导之差≥10dB,但骨导在正常范围之外为混合性听力损失。

世界卫生组织(WHO)(1997)根据 500Hz、1000Hz、2000Hz、4000Hz 气导平均阈值,将听力损失分为以下几级(表 21-1-3)。

表 21-1-3 听力损失分级

分级	均值	表 现
正常	25dB 以内	没有或有很轻的听力问题,可听到耳语声
轻度	26～40dB(≥15 岁)	可听得到和重复 1m 处的正常语声
中度	41～60dB(≥15 岁)	可听到或重复 1m 处的提高了的语声
重度	61～80dB	当喊叫时可听到某些词
极重度	81dB 或更大	不能听到和听懂喊叫声

三、阈上听功能测试

用声压级大于测试耳听阈的声信号进行的一系列测试。目的在于为鉴别耳蜗聋与蜗后聋提供听力学诊断依据。但随着近年来耳声发射、电生理及影像学技术的不断发展,阈上听功能测试的鉴别诊断价值居次要地位。

(一) 重振试验

声音的大小有两个概念,一个是声音的强度,一个是响度。声音的强度是一个物理量,可进行客观测量;响度则是人耳对声音的主观感觉,不仅与声音的物理强度有关,而且与频率有关。正常情况下强度和响度之间按一定的比例关系增减,即随着声音强度的增加,人耳所能感受到的响度也随着有规律地增大,强度减小,响度有规律地减小。而当耳蜗病变时,声音的强度在某种程度上的增加却能引起响度的异常迅速增大,这就是重振现象。重振现象是耳蜗病变的诊断依据之一。重振试验的方法有多种,如双耳交替响度平衡试验、单耳交替响度平衡试验、短增量敏感指数试验、Metz 重振试验等。

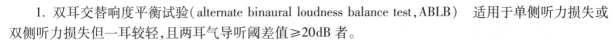

1. 双耳交替响度平衡试验(alternate binaural loudness balance test,ABLB)　适用于单侧听力损失或双侧听力损失但一耳较轻,且两耳气导听阈差值≥20dB 者。

方法:在纯音听阈测试的基础上,双耳选择同一频率,通常为1000Hz 或2000Hz 进行测试。以好耳或相对好耳为参照耳,患耳为变耳。先在好耳或相对好耳阈上给一测试声,随即调节患耳或听力较差耳的声音强度,至受试者感觉双耳响度相等为止。再在好耳或相对好耳以10~20dB 一档增加声音强度,每增加一档后,调节患耳或听力较差耳的声音强度,至两耳响度一致为止。如此逐次提高两耳测试声的强度,于听力表上分别记录两耳响度一致时的声音强度。

结果分析:当两耳最终在同一强度感到响度一致或有在某一强度上达到响度一致的趋势时,表示有重振。

2. 短增量敏感指数试验(short increment sensitivity index,SISI)　本试验是对受试耳阈上20dB 连续声信号中出现的微弱强度变化(1dB)敏感性的测试,以每5s 出现1 次,共计20 次声强微增变化中的正确辨别率,即敏感指数来表示。耳蜗病变时,SISI 得分可达70%~100%。

3. Metz 重振试验　在纯音听阈和声导抗测试基础上,通过计算同一频率纯音听阈和镫骨肌反射阈值之差来评定重振现象的有无。正常耳二者为70~95dB。≤60dB 表示有重振,≥100dB 表示蜗后听力损失。

（二）听觉疲劳及病理性适应现象测试

听觉器官在高强度声音的持续刺激后所出现的听敏度下降的现象称为听觉疲劳;正常耳在持续声刺激的过程中会产生的短暂而轻微的听力减退,及响度随声刺激时间的延长而下降,该现象称为听觉适应。蜗后病变时,听觉疲劳现象比正常明显,听觉适应现象在程度及速度上均超出正常范围,此为病理性适应。测试病理性适应的方法有音衰变试验、镫骨肌反射衰减等。

1. 音衰变试验(tone decay test,TDT)　在纯音听阈测试的基础上,选一两个中频纯音作为测试声,测试时先以阈上5dB 的强度连续刺激测试耳1min,若在此时间内测试耳均能听见刺激声,此测试声的试验即告结束。若测试耳在不到1min 的时间内即已不能听见,立即将声音强度提高5dB,再连续刺激1min,若测试耳能听到刺激声的时间又不满1min,依上法再次提高刺激声强度,直至能够听满1min 为止。计算测试结束时刺激声的强度和听阈之间的差值。0~5dB 为正常耳,10~25dB 提示耳蜗病变,≥30dB 提示蜗后病变。

2. 镫骨肌反射衰减(acoustic reflex decay)　较长时间的持续刺激声可使声反射的幅度明显减小。多出现于蜗后病变,测试方法为刺激时程10s,刺激强度为声反射阈上10dB,于5s 内声反射振幅减少50% 则为阳性。

四、言语测听

言语交流不但依赖于能听见声音,而且必须要理解语言。纯音听阈只说明受试耳对各种频率纯音的听敏度,不能全面反映其听功能状态,言语测听法(speech audiometry)作为听功能检查法的组成部分,不仅可弥补纯音测听法的不足,而且有助于耳聋病变位置的诊断。

言语测听是将预先编制好的词表或句表,用阈上强度播送,进行测试。主要测试项目有言语接受阈(speech reception threshold,SRT)和言语识别率(speech discrimination score,SDS)。言语接受阈以声级(dB)表示,在此声级上,正常受试耳能够听懂50% 的测试词汇。言语识别率是指受试耳能够听懂所测词汇中的百分率。将不同声级的言语识别率绘成曲线,即为言语听力图(speech audiogram)。根据言语听力图的特征,可鉴别耳聋的种类。

五、声导抗的测试

声导抗测试是临床听力诊断的基本方法之一,其测试包括鼓室声导抗、声反射。对听力损失及面神经病变的定位诊断有很大的诊断价值。结合纯音听阈测试可以对听力损失进行定量、定性和定位诊断。

声波在介质中传播需要克服介质分子位移所遇到的阻力称为阻抗(acoustic impedance),被介质接纳传递的声能叫声导纳(acoustic admittance),合称为声导抗,两者互为倒数关系,声强不变,介质的声阻抗越大,声导纳就越小。介质的声导抗取决于其摩擦阻力、质量(影响惯性)和劲度(即弹性)。质量对传导高频音的影响较大,而劲度对传递低频音的影响最大。对于中耳传音系统,其质量主要由鼓膜与听骨的重量所决定,此值固定。听骨链受肌肉韧带悬挂,摩擦阻力很小,而劲度的产生源于鼓膜、韧带、中耳肌张力及其空气压力,其影响因素多,变化显著。劲度作为中耳导抗的主要作用部分,在低频时占主导,因而在声导抗测试时选择低频音探测中耳的声顺(compliance,劲度倒数),测量该部分频段即可反映整个中耳传音系统的声导抗。(其原理见本章第一节相关内容)

(一) 测量鼓室导抗

鼓室导抗测量(tympanometry)是测量外耳道压力变化过程中的声导抗值,为声导抗检测的重要检查项目之一。

1. 静态声顺　鼓膜在自然状态和被正压力压紧时的等效容积数值(ml)称为声顺值,而二者之差为鼓膜平面的静态声顺(static compliance),其值表示中耳传音系统的活动度。但由于受个体差异影响较大,且与诸多中耳疾病重叠,因而不宜单独作为诊断指征,须结合镫骨肌声发射、纯音测听等进行综合分析。

2. 鼓室导抗　在+1.96～-1.96kPa(+200～-200mmH_2O)范围内连续调节外耳道气压,鼓膜也会连续的由内而外移动,形成声顺的动态变化在平衡计或显示屏上显示出,记录仪以压力声顺函数曲线形式展示出来,该曲线图称为鼓室导抗图(tympanogram)或声顺图、鼓室功能曲线。上述检查多采用226kHz探测音,根据曲线形状、声顺峰、压力轴的对应位置(即峰压点)、峰高度(曲线幅度)、曲线坡度及光滑度等指标,客观地反映出鼓室内病变情况。一般而言,中耳功能正常的曲线为A型,其峰值在0daPa附近。在A型鼓室图中根据声顺值的大小又分为As和Ad两个亚型。As型峰值幅度减小,鼓膜听骨链活动度变差,常见于耳硬化症、听骨固定或鼓膜明显增厚等;Ad型峰值幅度增大,见于中耳传音系统的活动度增高,包括听骨链中断、鼓膜萎缩、愈合性穿孔或咽鼓管异常开放。B型图为平坦型,无峰,一般为鼓室积液或中耳粘结者。C型图为明显负压,多见于咽鼓管功能障碍、鼓室负压等。中耳疾病种类繁多复杂,而以上图形与之非一一对应,尤其是鼓膜与听骨链复合病变时,非典型曲线应与其他检查综合分析(图21-1-8～图21-1-12)。

鼓室导抗检查法检测咽鼓管功能(见本章第六节)。

(二) 镫骨肌声反射(acoustic stapedius reflex)

一定强度的声刺激可引起双耳镫骨肌反射性收缩。正常耳诱发该反射的声音强度为70～100dB(SL)。包括交叉(对侧)与非交叉(同侧)两种声反射。

1. 镫骨肌声反射检查　检查项包括反射阈、振幅、潜伏期、衰减、反射图等。镫骨肌声反射弧中任何环节受累,轻者影响其阈值、潜伏期、幅度、声衰减,重者直至消失。因而可根据反射的变异或有无,对比交叉和非交叉反射,可为诸多疾病的诊断提供客观依据。

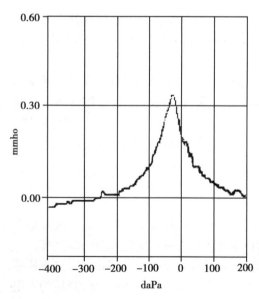

鼓室图	——	- - -	— - —
纯音	226		Hz
SA	0.32		mmho
TPP	-25		daPa
ECV	0.86		ml
TW	93		daPa
类型	A		
扫频	400		daPa/s

图 21-1-8　A型声导抗鼓室曲线

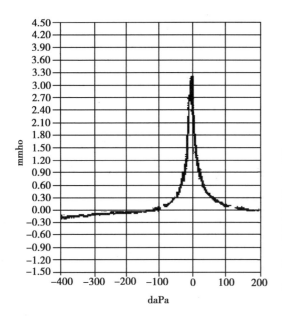

鼓室图	——	- - - -	— — —
纯音	226		Hz
SA	3.26		mmho
TPP	−5		daPa
ECV	1.49		ml
TW	24		daPa
类型	AD		
扫频	400		daPa/s

图 21-1-9　Ad 型声导抗鼓室曲线

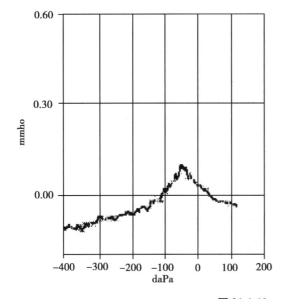

鼓室图	——	- - -	— — —
纯音	226		Hz
SA	0.12		mmho
TPP	11		daPa
ECV	0.01		ml
TW	90		daPa
类型	AS		
扫频	400		dsFa/s

图 21-1-10　As 型声导抗鼓室曲线

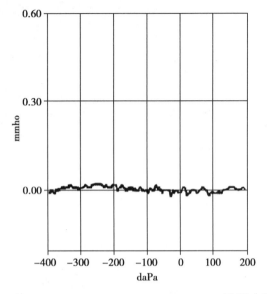

图 21-1-11 AB 型声导抗鼓室曲线

纯音	226	Hz
SA		mmho
TPP		daPa
ECV	1.17	ml
TW		daPa
类型	B	
扫频	400	daPa/s

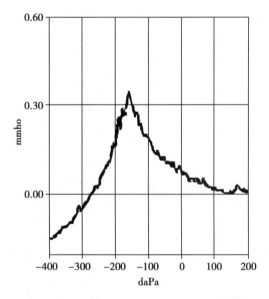

图 21-1-12 C 型声导抗鼓室曲线

纯音	220	Hz
SA	0.36	mmho
TPP	−154	daPa
ECV	1.35	ml
TW	101	daPa
类型	C	
扫频	400	daPa/s

2. 镫骨肌声反射检查的临床意义 镫骨肌声反射的临床应用较广,主要为:估计听敏度、鉴别传导性或感音性聋、确定响度重振及病理性适应、识别非器质性聋、为蜗后听觉通路及脑干疾病的诊断提供参考、对某些周围性面瘫进行定位诊断和预后、对重症肌无力患者作辅助诊断及疗效评估等。

六、耳声发射检测法

研究表明,耳声发射可在一定意义上反映耳蜗尤其是外毛细胞的功能状态。根据是否存在有外界刺激声信号诱发,以及由何种类型的刺激声诱发,耳声发射按其发生机制不同可分为自发性和诱发性耳声发射。临床最常见的两种诱发性耳声发射为瞬态声诱发性耳声发射(TEOAE)和畸变产物耳声发射(DPOAE)。正常人的听力 TEOAE 和 $2f_1$-f_2 DPOAE 的出现率为 100%。耳蜗性聋且听力损失>20 ~ 30dB (HL)时,诱发性耳声发射消失。中耳传声结构破坏时,在外耳道内也不能记录到耳声发射。蜗后病变未损及耳蜗正常功能时,诱发性耳声发射正常。由于诱发性耳声发射的检测具有客观、简便、省时、无创、灵敏等优点,目前在临床上耳声发射已用于:①婴幼儿的听力筛选方法之一;②对耳蜗性聋(如药物中毒性聋,噪声性聋,梅尼埃病等)的早期定量诊断;③对耳蜗性聋及蜗后性聋的鉴别诊断。此外,通过测试对侧耳受到声刺激时对受试耳耳声发射的抑制效应,还有助于蜗后听觉通路病变的分析。

(一) 瞬态诱发性耳声发射(TEOAE)

是在单个瞬态声(如 click)刺激耳蜗后,在外耳道记录到的声反应现象。

(二) 畸变产物耳声发射(DPOAE)

是由两个不同频率的纯音(f_1 和 f_2,且 $f_1>f_2$),以一定的频比值(一般 $f_2:f_1=1:1.1\sim1.2$),同时持续刺激耳蜗所诱发的耳声发射,DPOAE 与该两个刺激频率(又称基频)呈数学表达关系,如 $2f_1-f_2$,f_2-f_1,$3f_2-f_1$ 等,人耳记录到的畸变产物耳声发射中,$2f_1-f_2$ DPOAE 的振幅最高,故临床常检测 $2f_1-f_2$ DPOAE。它能反应耳蜗性听力损失的频率特异性特征。

七、听性诱发电位检测法

声波在耳蜗内通过毛细胞传导,传入神经冲动,并沿听觉通路传到大脑,在此过程中产生的各种生物电位,称为听觉诱发电位。用这些电位作为指标来判断听觉通路各个部分功能的方法,称电反应测听法(electric response audiometry)。它是一种不需要受试者作主观判断和反应的客观测听法。

听性诱发的生物电位种类较多,目前应用于临床的主要有耳蜗电图、听性脑干诱发电位、中潜伏期反应及皮层电位等,它们的信号都极弱,易被人体的许多自发电位、本底噪声及交流电场等所掩盖,需要在隔音电屏蔽室内进行检测,受检者在保持安静状态下,利用电子计算机平均叠加技术提取电信号。

(一) 耳蜗电图

耳蜗电图(electrocochleograph,ECochG)是指从耳蜗近场记录到的诱发电位活动,包括三种诱发电位:耳蜗微音电位(CM)、总和电位(SP)以及听神经复合动作电位(CAP,常简作 AP)(图 21-1-13)。

1. 检测方法　临床上用短声(click)、短音(tone pip)或短纯音(tone burst)作刺激声,刺激重复率 5~11 次/s,记录电极用极小的银球电极紧放在鼓膜后下缘近股坏处;参考电极置同侧耳垂或头顶;鼻根部或前额接地电极。滤波带宽 3~3000Hz,分析窗宽 10ms,平均叠加 500 次。

2. 耳蜗电图检查内容。

(1) CM:CM 主要来源于外毛细胞,占 80%~85%,其次来源于内毛细胞,占 15%~20%。用单相位刺激声通过两种相位相减,可获 CM,常用短纯音作刺激声。CM

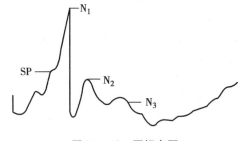

图 21-1-13　耳蜗电图

电位为交流电位,它忠实复制刺激声的声学波形,无潜伏期,幅度呈非线性变化。

(2) SP 和 AP:正常人在外耳道或鼓膜表面经无创电极记录到的 SP 为负直流电位,同样无潜伏期和不应期。AP 主要由一组负波(N1~N3)组成。其潜伏期随刺激强度的增加而缩短,振幅随之相应增大。AP 是反映听觉末梢功能最敏感的电位,是耳蜗电图中最主要的观察对象。因为 CM 对 AP 的干扰严重,临床上用相位交替变换的短声刺激将 CM 消除,这样记录的图形为 SP 与 AP 的综合波。

对各波的潜伏期、振幅和宽度(时程)、SP/AP 振幅比和面积比,以及刺激强度与 AP 振幅的函数曲线和刺激强度与潜伏期函数曲线等指标进行分析,临床可应用于梅尼埃病和外淋巴漏的诊断,还有助于对听神经及其外周听觉传导通路上各种耳聋进行鉴别、客观评定治疗效果。

(二) 听性脑干反应测听

听性脑干反应测听(auditory brainstem response audiometry,ABR)是检测声刺激诱发的脑干生物电反应,由数个波组成,又称听性脑干诱发电位。

1. 检测方法　刺激声为短声、滤波短声(filtered click)或短纯音,刺激重复率 20 次/s。记录电极为银-氯化银圆盘电极,置颅顶正中或前额发际皮肤上,参考电极置同侧或对侧耳垂内侧面或乳突部;前额接地电极。带通滤波 100～3000Hz,平均叠加 1000～2000 次,分析窗宽 10ms。

2. 听性脑干诱发反应　听性脑干诱发反应由潜伏期在 10ms 以内的 7 个正波组成,它们被依次用罗马数字 Ⅰ～Ⅶ命名。ABR 中 Ⅰ、Ⅲ、Ⅴ波最稳定,而 Ⅵ、Ⅶ两波最差(图 21-1-14)。临床上分析指标包括①Ⅰ、Ⅲ、Ⅳ波的峰潜伏期及振幅;②Ⅰ～Ⅲ、Ⅲ～Ⅴ、Ⅰ～Ⅴ波的峰间期;③两耳Ⅴ波峰潜伏期差和Ⅰ～Ⅴ波峰间期差;④各波的重复性等。听性脑干诱发反应可用于判定高频听阈、新生儿和婴幼儿听力筛查、鉴别器质性与功能性聋、诊断桥小脑角占位性病变等;对听神经病、多发性硬化症、脑干胶质瘤、脑外伤、昏迷、脑瘫痪、脑死亡等中枢神经系统疾病的诊断、定位与治疗选择、结果判断等,可提供有价值的客观资料。

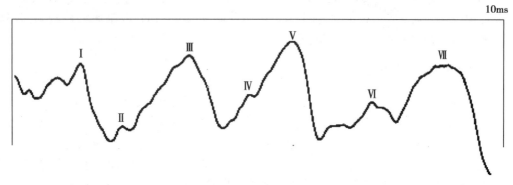

图 21-1-14　正常 ABR 波形

(三) 中潜伏期听诱发电位与 40Hz 听相关电位

中潜伏期听诱发电位(middle latency auditory evoked potential,MLAEP)是在给声后 12～50ms 记录到的诱发电位。其意义尚未阐明,但对客观评估听阈有价值。

40Hz 听相关电位(40Hz auditory event related potential,40Hz AERP)是指以频率为 40Hz 的刺激声所诱发、类似 40Hz 的正弦波电位。为听稳态诱发电位(auditory steady state evoked potential),属于中潜伏期反应的一种。主要用于对听阈阈值的客观评估,尤其是对 1000Hz 以下频率的听阈确定更有价值。40Hz AERP 在 500Hz,1kHz,2kHz 的平均反应阈为 10dB nHL。

(四) 皮层听诱发电位

皮层听诱发电位(cortical auditory evoked potential,CAEP)产生于声刺激后 30～100ms 以内,属于慢反应,可由短纯音诱发。记录电极置头顶,参考电极置乳突或颈部。虽然在清醒状态与睡眠状态所记录的 CAEP 不同,但因 CAEP 可用纯音诱发,故可客观检测不同频率的听阈。成人 CAEP 的反应阈 10dB nHL,儿童 20dB nHL。

(五) 多频稳态诱发电位

为多频听觉稳态诱发反应测听技术(multiple frequency auditory steady state evoked responses,ASSR)的通俗名称。该技术是近年来才发展起来的一种新的客观听力检测技术。因为其测试结果频率特异性高,客观性强,可适用于重度和极重度耳聋患者,因而受到越来越多的重视。

1. 基本原理　调频(FM)和调幅(AM)处理后的不同频率声波(载频 CF),刺激耳蜗基底膜上相应部位听觉末梢感受器,其听神经发出神经冲动,沿听觉通路传至听觉中枢,并引起头皮表面电位变化,这种电位变化通过放大技术,可由计算机记录下来。计算机再对反应信号振幅和相位等进行复杂的统计学处理,系统自动判断是否有反应出现。

2. 检测方法　采用双通道模式,病人平躺在床上,刺激声为经 FM 和 AM 处理的不同频率的声波,两耳载频为 0.5kHz、1.0kHz、2.0kHz、4.0kHz,左耳调频为 77Hz、85Hz、93Hz、101Hz,右耳调频为 79Hz、87Hz、95Hz、103Hz,电极为纽扣式电极,记录电极位于前额发际皮肤处,接地电极位于眉间,两侧乳突部为参考电极。增益为 100K,带通滤波为 30～300Hz,平均叠加 400 次,伪迹拒绝水平为 31%,耳塞为 ER3A 插入式。

3. 结果判断　电脑根据所采集的信号,对其进行复杂的统计学分析,自动判断结果,得到客观听力图、相位图、频阈图和详细的原始数据。

通过与其他一些听力测试方法如纯音测听、ABR、40Hz AERP 等比较,证明 ASSR 有很好的临床应用价值。据报道,ASSR 与 Click ABR 结果相关性高达 0.90 以上,ASSR 与纯音阈值也有良好的相关性,500Hz、1kHz、2kHz、4kHz 的相关性均在 0.75 ~ 0.89 间,听力损失越重,差值越小,并且在听力图结构上也很相似;ASSR 阈值与 40Hz AERP 相比较,500Hz 时差值在 15dB 以内,1000Hz 时差值在 10dB 以内。

4. 临床应用　多频稳态诱发电位技术属于客观测听方法,在不能进行行为测听或行为测听不能得到满意结果人群的听力测量中是很重要的。ASSR 可以用于新生儿听力筛查;它还是婴幼儿听力检测中一种可靠而重要的手段,对于确定婴幼儿(尤其<6 个月)各个频率的听力损失程度极为重要,是婴幼儿助听器选配不可缺少的检测手段;在人工耳蜗植入的术前评估中,利用 ASSR 获得各个频率点的听力状况是非常重要的,它还可以用于助听器佩戴和人工耳蜗植入效果的判断;对于成年人可以通过测定 ASSR 来间接推算患者的行为听阈;通过比较波幅的变化,ASSR 还可以用于麻醉深度的检测;在感音神经性耳聋患者的听功能评价中,ASSR 不但可以获得与行为测听相关性很高的结果,而且听力图的结构也与行为听力图相似。

由于多频稳态诱发电位在临床运用的时间尚不长,有很多问题还需要进一步研究。

八、婴幼儿听力检测法

上述各项客观检查方法并不能全面反映小儿真实听力情况,而主观听力测试包括整个听觉通路,因此小儿听力评估需通过主观听力测试、客观听力测试的结果综合判断确定。常用于婴幼儿听力检测的行为测听方法如下:

行为观察测听(behavioral observation audiometry,BOA)是对正在玩弄玩具的受试小儿发出刺激声,并观察小儿对刺激声的行为反应,如终止吮吸、眨眼等。行为观察测听适用于 0 ~ 6 个月的婴幼儿,和还不能主动控制头部运动的婴幼儿。

条件定向反应测听(conditioned orientation response audiometry,COR)是观察受试小儿听到刺激声后,转头寻找声源方向的行为反应。适合 1 ~ 3 岁幼儿。

视觉强化测听(visual reinforcement audiometry,VRA)与条件定向反应测听设计基本类似,但 VRA 的视觉强化玩具位于受试小儿正前方,与刺激声源呈 90°直角。

可触奖品条件化强化测听(tangible reinforced operant conditioning audiometry,TROCA)是通过吸引受试小儿听到刺激声后,自己按某一装置的按钮而获得奖品的方法,进行条件反射测听,适合 2 ~ 4 岁幼儿。

游戏测听(conditioned play audiometry,CPA)是用刺激声结合各种游戏建立条件反射来进行测听。适合≥3 岁小儿。

以上各种测听方法应根据小儿的年龄、生理发育、配合情况选择适当的测试,力争得到准确的听力测试结果。

耳鸣检测技术

耳鸣是指无外界相应声源或刺激的情况下产生的一种听觉主观感受。耳鸣是一种常见的症状,不是独立的疾病。许多全身和耳部的疾病都可以出现耳鸣症状。由于耳鸣是一种自觉症状、主观感觉,迄今尚缺乏一种行之有效的客观检测方法。本章节主要介绍目前用于对耳鸣音调、响度的匹配试验,最小掩蔽级以及残留抑制试验等心理声学测试方法。

1. 耳鸣音调的匹配　通常用纯音听力计进行耳鸣音调匹配,在患耳或对侧耳给予响度舒适的纯音或窄带噪声,对每一倍频或半倍频进行逐一频率扫描,找出同耳鸣相同或相似的频率。如耳鸣音调复杂,或耳鸣有多个音调,就测试最响和最烦人的音调。

2. 倍频混淆实验　当确定耳鸣的音调后,用高于和低于此音调一个倍频程的纯音或窄带噪声进行辨别,再次验证耳鸣音调匹配结果的准确性。如出现倍频混淆现象,应重新进行耳鸣音调的匹配。

3. 耳鸣响度的匹配　在听阈上 10dB 开始，用升降法不断调整强度，从而不断逼近耳鸣的响度。

4. 最小掩蔽级　亦称耳鸣掩蔽曲线测试，为测定刚能掩蔽耳鸣的测试音的最小强度级，可分为五型，即合聚型、分离型、重叠型、间距型及不能掩蔽型(即最大输出掩蔽声不能掩蔽住耳鸣)。

5. 残余抑制试验　亦称后效抑制，在耳鸣耳给予阈上 10dB 的最佳掩蔽音(在纯音、窄带噪声、白噪声中选择最佳)，持续 1min 后停止，记录患者耳鸣响度变化及时间过程，包括患者何时重新出现耳鸣、耳鸣的响度何时恢复到原来的响度及耳鸣响度是否加重。

残留抑制时间的测试对耳鸣患者治疗方案的选择具有指导意义，残留抑制时间长者为耳鸣掩蔽治疗的最佳选择对象。残留抑制时间长，且能掩蔽完全的耳鸣患者可能适合采用掩蔽疗法，且治疗效果较好，否则，要考虑采取其他疗法或与其他疗法结合使用，尤其是对于残留抑制试验完成后耳鸣响度加重的患者，选择声掩蔽治疗时要慎重。

前庭功能检查技术

前庭功能检查是通过系列测试方法观察前庭自发性或诱发性体征，并根据其结果判断前庭系统的功能状态及病变程度和部位。由于前庭神经系统和小脑、脊髓、眼、自主神经等具有广泛联系，因此前庭功能检查不仅与耳科疾病有关，还和神内、眼科、内外科、创伤科等都有密切关系。了解中枢神经系统在维持平衡功能和视觉稳定方面的整合机制，对评价前庭功能检查结果都非常重要。前庭功能检查主要可分为平衡及协调功能检查、眼动检查方面。

一、平衡及协调功能检查

(一) 静态平衡功能检查法

1. 闭目直立检查法(Romberg test)　方法：受试者直立，双足并拢，两手手指互扣于胸前并向两侧拉紧，观察受试者睁眼及闭目时躯干有无倾倒。平衡功能正常者直立不倒或身体有轻微晃动，判为阴性。迷路或小脑病变者出现自发性倾倒。

2. Mann 试验法　又称强化 Romberg 试验，被检者一脚前一脚后直立，前脚跟与后脚趾相触，其他同 Rombergs 试验。

3. 静态姿势描记法　上述静态平衡功能检查法均凭主观判断，结果不够精确。静态姿势描记法则可取得客观而精确地检查结果。

(二) 动态平衡功能检查法

1. 星形足迹行走试验(Babinski-Weil walking test)　行该实验时，受试者蒙眼，前进、后退各 5 步，依法如此行走 5 次，观察其步态，并计算起点和终点之间的偏差角。偏差角大于 90° 者，提示两侧前庭功能有显著差异。

2. 动态姿势描记法(dynamic posturography)　有两种类型，一种测试受检者在跨步运动中的重心平衡状态；另一种通过改变受试者视野罩内容或角度以及改变受检者站立平台或改变其角度，来检测受试者平衡功能。

(三) 肢体试验

1. 过指试验(past-pointing test)　检查者与受试者相对端坐，检查者双手置于前下方，伸出双食指。请受试者抬高双手，然后以检查者之两食指为目标，用两手食指同时分别碰触之，测试时睁眼、闭目各做数次，再判断结果，常人双手均能准确接触目标，迷路和小脑病变时出现过指现象。

2. 书写试验　又称闭眼垂直写字试验。受试者正坐于桌前，身体各部不得接触桌子，左手抚膝，右手握笔，悬腕，自上而下书写一行文字或画简单符号，约 15 ~ 20cm。先睁眼后闭眼各书写一次，两行并列。观察两行文字的偏离程度和偏离方向。偏斜不超过 5° 为正常，超过 10° 提示两侧前庭功能有差异。

3. 协调功能检查　小脑功能障碍主要表现为协调障碍及辨距不良，故协调功能检查用于检测小脑功能。常用方法包括指鼻试验、指-鼻-指试验、跟-膝-胫试验、轮替运动及对指运动等。

二、眼动检查

眼动检查方法主要包括自发性眼震检查、视眼动系统检查、前庭眼动检查等。

眼球震颤(nystagmus)简称眼震,是眼球不自主有节律的反复运动。前庭系的周围性病变、中枢性病变以及某些眼病均可引起眼震。前庭性眼震由交替出现的慢相(slow component)和快相(quick component)运动组成。慢相为眼球转向某一方向的缓慢运动,由前庭刺激引起;快相则为眼球的快速回位运动,为中枢矫正性运动。眼球运动的慢相朝向前庭兴奋性较低的一侧,快相朝向前庭兴奋性较高的一侧。因快相便于观察,故常将快相所指方向作为眼震方向。按眼震方向的不同,可分为水平性、垂直性、旋转性以及对角性等眼震。眼震方向也可以联合形式出现,如水平-旋转性、垂直-旋转性等。

(一)眼震观察方式

1. 裸眼观察法　临床最为常用,检查者用肉眼观察受试者裸眼,注意有无眼震以及眼震方向、强弱。采用这种方法,能观察到的最小眼震幅度为0.5°,眼震强度可分为3度:①Ⅰ度:眼震仅出现于向快相侧注视时;②Ⅱ度:向快相侧及向前正视时均有眼震;③Ⅲ度:向前及向快相侧、慢相侧注视时皆出现眼震。此法简便易行,但易受固视抑制影响致减弱或消失,且无法对眼震进行定量分析。

2. Frenzel眼镜检查法　Frenzel眼镜为一屈光度为+15 ~ +20D的凸透镜,镜旁装有小灯泡,可以照亮受试者的瞳孔。凸透镜可以消除固视,但仍然无法进行定量分析。

3. 眼震电图描记法　眼震电图描计仪是一种记录眶周电极间电位差的仪器。通过角膜-视网膜电位差间接反映眼动,可记录裸眼不易察觉的微弱眼震,并提供潜伏期、频率、方向及慢相角速度等各种参数,可进行定量分析,但易受各种电信号干扰,存在需多次定标、分辨率差等缺点。

4. 眼震视图描记法　眼震视图描记法是近年来运用广泛的仪器。眼震视图是受试者佩戴特制的视频眼罩,眼罩上有红外摄像头,通过红外摄像头直接记录眼震,再将视觉图像传入电脑,再由电脑自动分析处理(图21-1-15)。

(二)眼动检测方法

1. 自发性眼动检测法　自发性眼震(spontaneous nystagmus)是指在自然状态下,无需通过任何诱发措施即已存在的眼震。裸眼检查时,检查者立于距受试者40 ~ 60cm的正前方。请受试者按检查者手指所示方向,向左、右、上、下及正前方5个基本方向注视,观察其眼球运动。注意,检查者手指向两侧移动时,偏距中线的角度不得超过20 ~ 30°,以免引起生理性终极性眼震。若用眼震电图或视图扫描仪记录,受试者仅向前正视即可。

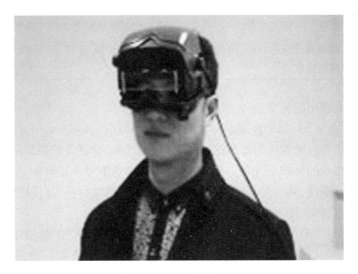

图21-1-15　红外视频眼罩

按自发性眼震的不同,可初步鉴别眼震属周围性、中枢性或眼性(表21-1-4)。

2. 视眼动系统检查法　是检测眼动反射及视前庭联系功能状态的方法(图21-1-16)。主要包括:

(1)扫视试验:又称视辨距不良试验(ocular dysmetria test)或定标试验。扫视试验是一种随意的眼运动。受试者注视往复运动的光标,以眼震图仪记录眼球运动的速度和精准度。脑干或小脑病变时结果异常。

(2)平稳跟踪试验:又称平稳跟随试验(smooth pursuit test),受试者头部固定于正中位,注视距眼前50 ~ 100cm处作水平向匀速的正弦波摆动的光标。视线跟随光标运动而移动,并以眼震图仪记录眼动曲线,临床上眼动曲线分四型。正常曲线光滑(Ⅰ型、Ⅱ型),曲线异常(Ⅲ型、Ⅳ型)主要见于脑

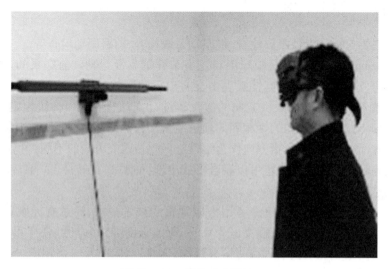

图 21-1-16 视眼动系统检查

表 21-1-4 自发性眼震鉴别表

	周期性	中枢性	眼性
眼震性	水平性,略带旋转	可为垂直性、旋转性或对角线性	钟摆性或张力性
方向	一般不变换	可变换	无快慢性
强度	随疾病发展过程而变化	多变	不稳定
眩晕感及恶心、呕吐等自主神经症状	有,严重程度与眼震强度一致	可无,若有,其严重程度与眼震强度不一致	无

干或小脑病变。

(3) 视动性眼震检查法:视动性眼震(optokinetic nystagmus,OKN)是当注视眼前不断向同一方向移动而过的物体时出现的一种眼震。检查时受试者注视眼前作等速运动或等加、减速度运动的、黑白条纹相间的转鼓或光条屏幕,记录当转鼓或光条屏幕正转和逆转时出现之眼震。正常人可引出水平性视动性眼震,其方向与转鼓运动的方向相反,两侧对称,速度随转鼓运动速度而改变。眼震不对称、眼震减弱或消失,或方向逆反,主要提示中枢病变。

(4) 凝视试验:当眼球向一侧偏移时方出现的眼震称注视性眼震(又称凝视性眼震,gaze nystagmus)。注视性眼震的快相与眼球偏转的方向一致,强度随偏转角度增大而加强,眼球向前直视时眼震消失,多提示中枢性病变。

3. 前庭眼动检查法 主要指半规管功能检查。

(1) 冷热试验:冷热试验(caloric test)是通过将冷、温水或空气注入外耳道内诱发前庭反应。根据眼震的各参数,其中主要是慢相角速度来分析反应的强弱,评价水平半规管的功能。

1) 双耳变温冷热试验:双耳变温冷热试验(alternate binaural,bithermal caloric test)(图 21-1-17),又称 Fitzgerald-Hallpike caloric test,受试者仰卧,头前屈30°,使外半规管呈垂直位。先后向外耳道内分别注入44℃和30℃水(或空气),每次注水(空气)持续30或60秒,记录眼震。一般先注温水(空气),后注冷水(空气),先检测右耳,后检测左耳,每次检测间隔5min。有自发性眼震者先刺激眼震慢相侧之耳。

双耳变温冷热试验结果判读(参见图 21-1-18),一般以慢相角速度作为参数来评价一侧半规管轻瘫(unilateral weakness,UW;或 canal paresis,CP)和优势偏向(directional preponderance,DP),Jongkees 计算

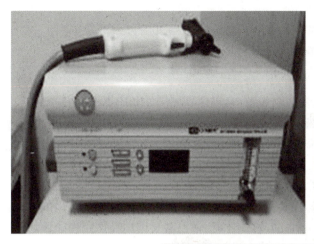
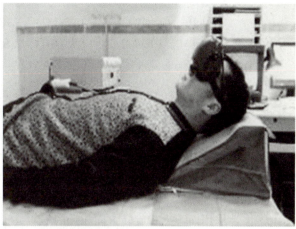
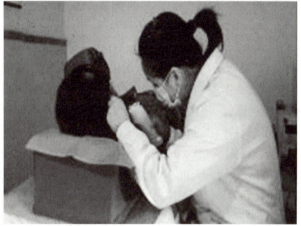

图 21-1-17 双耳变温冷热试验

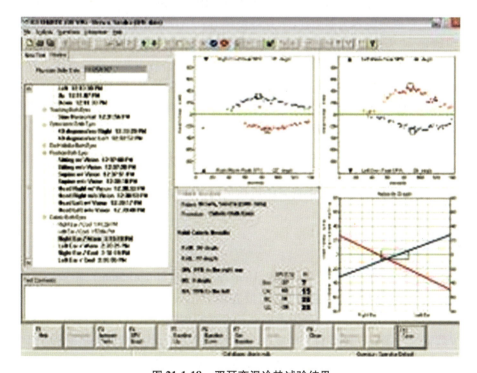

图 21-1-18 双耳变温冷热试验结果

公式为：

$$CP=\{[(RW+RC)-(LW+LC)]/(RW+RC+LW+LC)\}\times100(\pm20\%\text{以内正常})$$

$$DP=\{[(RW+LC)-(LW+RC)]/(RW+RC+LW+LC)\}\times100(>\pm30\%\text{为异常})$$

$$RW=\text{右侧}44°,RC=\text{右侧}30°,LW=\text{左侧}44°,LC=\text{左侧}30°$$

此外，用冷热刺激尚可研究前庭重振与减振、固视抑制失败等，以区别周围性和中枢性前庭系病变。

2）微量冰水试验：受试者体位同双耳变温冷热试验，或正坐、头后仰60°，使外半规管呈垂直位。从外耳道向鼓膜处注入4℃水0.2ml，保留10s后偏头，使水外流，记录眼震。若无眼震，则每次递增0.2ml 4℃水试之，当水量增至2ml亦不出现反应时，示该侧前庭无反应，测完一耳后休息5min再测对侧耳。前庭功能正常者0.4ml可引出水平性眼震，方向偏向对侧。

（2）旋转试验（rotational tests）：其原理为半规管在其平面上沿一定方向旋转，开始时，管内的淋巴液由于惰性作用而产生和旋转方向相反的壶腹终顶偏曲；旋转骤停时，淋巴液又因惰性作用使壶腹嵴顶偏曲，但方向和开始时相反。旋转试验方法主要分为两类①正弦脉冲式旋转试验（sinusoidal oscilation rotating test）；②摆动旋转试验（impulsive rotating test）两类。

4. 其他继发性眼震检查法

（1）位置性眼震检查法：位置性眼震（positional nystagmus）是患者头部处于某种位置时方才出现的眼震。检查时取如下头位：①坐位，头向左、右歪斜，前俯、后仰，向左、右各扭转60°；②仰卧位，头向左、右扭转；③仰卧悬头位，头向左、右扭转。每次变换位置时均应缓慢进行，在每一头位至少观察记录30s。通过观察诱发眼震的特征如潜伏期、持续时间、疲劳性、眼震方向及伴发眩晕的有无等。

（2）变位性眼震检查法：变位性眼震（positioning nystagmus）是在头位迅速改变过程中或其后短时间内出现的眼震。最常见的方法包括Dix-Hallpike眼震检查法和滚转眼震检测法（roll test），可分别诊断前/后半规管与水平半规管耳石症，具体方法参见第二十二章第六节良性阵发性位置性眩晕。

（3）瘘管试验：是外淋巴瘘的特异性诊断试验。将鼓气耳镜置于外耳道内，不留缝隙。向外耳道内交替加、减压力，持续15～20秒，同时观察受试者的眼球运动及自主神经系统症状，询问有无眩晕感。当骨迷路由于各种病变形成瘘管时，则会出现眼球偏斜或眼震，伴眩晕感，为瘘管征（fistular sign）阳性；仅感眩晕而无眼球偏斜或眼震者为弱阳性，示有可疑瘘管；无任何反应为阴性。由于瘘管可被肉芽、胆脂瘤等病变组织堵塞，或为机化物所局限而不与外淋巴隙相通，以及在死迷路时，瘘管虽然存在却不激发阳性反应，故瘘管试验阴性者不能排除瘘管存在之可能，应结合病史及临床检查结果判断。

（4）Hennebert征和Tullio现象：①向外耳道加减压力引起眩晕者，称Hennebert征（Hennebert sign）阳性，可见于膜迷路积水，球囊与镫骨足板有粘连时；②强声刺激可引起头晕或眩晕，称Tullio现象（Tullio phenomenon），可见于外淋巴漏患者或正常人。

面神经功能检测技术

面神经病损的部位及程度，常用的检查方法包括定位试验、电诊断试验及其他相关内耳功能的检测技术。

一、定位试验

1. 泪液分泌试验（Schirmer test）　取两条0.1mm厚的滤纸（50mm×5mm），距顶端约5mm处折线后置于受试者两侧的下睑穹窿中，5min后取出，测量滤纸被泪液浸润的长度。正常人两侧差别不超过30%，运动神经核（除核）以下至膝神经节以上的面神经受损时，同侧泪液分泌障碍，泪液少于两眼分泌总和的30%，少数情况一侧膝神经节病变可能影响两侧泪腺分泌，此时两侧长度总和小于25mm。

2. 镫骨肌声反射　镫骨肌支及其以上面神经病变时，该反射消失。但应结合中耳传声功能及听功能情况总和分析。

3. 味觉试验(tasting test)　用卷棉子分别沾糖水、盐水、奎宁(或硫酸镁)以及食醋,试验一侧舌前 2/3 处的甜、咸、苦、酸的味觉。舌后 1/3 味觉由舌咽神经司理。该方法简单,但结果不甚可靠。相比于此,直流电试验以直流电进行刺激,当受试者舌部感觉到金属味时记录其电流量(μA),对比两侧电流强度,电味觉仪(electrogustometry)检测味觉阈值的正常范围为 50~100μA,该方法结果精确,可重复测试进行实时监测。

4. CT 及 MRI 检查　CT 能显示颞骨骨折线,有助于了解面神经骨管损伤的部位,定位准确率可达 90% 以上;MRI 可直接显示水肿变性的面神经。

二、电诊断法

1. 感应电及直流电试验(faradic galvanic test)　以感应电和直流电分别刺激面神经干和面部表情肌,观察其反应情况。正常受试者的神经干与肌肉对两种电刺激均有反应;而断开的面神经,则其远端在 2~3 天内对两种点刺激均有反应,直至 10~14 天后反应才完全消失。所以,病变 2 周后的面神经干对感应电仍有反应的受试者,表明神经尚未完全变性;当感应电反应消失,而直流电反应仍存在或亢进者,则为神经变性。

2. 神经兴奋性试验(nerve excitability test)　以方波电脉冲刺激面神经主干,测量面神经兴奋阈,对比两侧结果的差值,正常范围在 2~3.5mA 及以下。测试方法为,将面神经刺激器的刺激电极置于茎乳孔(相当于面神经的主干皮肤表面),后颈部皮肤接地极,逐渐增加电流量,以提高刺激强度,直至面部肌肉出现可见的轻微收缩时停止,此时的刺激电流量即为面神经的电兴奋阈,正常范围 3~10mA。刺激电流大于 20mA 无反应,表明面神经变性。

3. 肌电图(electromyography)　通过引导电极、放大系统、示波器(记录系统)进行肌肉生物电(肌肉动作电位)的实时监测及记录。监测肌面部肌电图采用同轴针形电极,经皮肤插入肌肉内检测肌肉的单个运动单位的电活动。检查多个部位,全面了解面部肌电变化,进而判断面部肌肉或神经是否出现萎缩、纤维化、面瘫等病损情况及损失程度。

4. 面神经电图(facial electroneuronography)　面肌复合动作电位的幅度与轴索冲动数、同步性有直接关系。面神经纤维的变性程度与面肌纤维的损失程度成正比,可将面神经电图的振幅相当于面神经兴奋程度,计算公式:变性度(%)=(健侧振幅−患侧振幅)/健侧振幅。一般而言,面神经变性度 <90% 表明神经病变可逆,变性度在 90%~95% 则神经变性不可逆,变性度 >95% 时,自然恢复或保守治疗恢复的可能性小于 15%,此时须进行面神经减压或移植。检测时在茎乳孔外的面神经主干体表给予相同强度的电刺激(电量应小于 18mA,否则会直接兴奋面肌造成假阳性),口轮匝肌处采集信号。

5. 最大刺激试验(maximal stimulation test)　本试验是以超强电流在皮外刺激面神经主干,使所有残留的神经功能正常的面神经纤维均得以兴奋,从而精确地比较病侧或健侧的面神经。检测方法类似神经兴奋性试验,将刺激电极置于茎乳孔外,逐渐增大刺激电强度,直至受试者的耐受限度(此时电流一般大于 5mA,受试者有轻度不适感),肉眼观察两侧面肌收缩情况,分为"相等""稍差""显差""无收缩"四级,后两级表明预后不良。

6. 面神经潜伏期试验(facial nerve latent test)　该试验可与面神经电图同步进行,检测时用电极刺激茎乳孔附近的面神经主干,采集刺激后在口轮匝肌处出现的收缩所需时间,一般小于 4ms 为正常,该潜伏期延长则表明预后不良。由于该范围相对较大,临床采用较少。

7. 强度-时间曲线(strength duration curves)　采用不同时限的方波电流刺激面神经,检测各时限方波刺激下能引起面肌收缩所需的电流(电压)强度。记录时,以时限(ms)为横坐标,电流(电压)强度(mA 或 mV)为纵坐标作曲线,曲线类型可表明面神经病变的性质,比如传导阻滞、部分变性、完全变性或神经再生等。但该方法比较烦琐耗时。

咽鼓管功能检查法

咽鼓管作为沟通鼓室和鼻咽的管道,具有保持中耳内外压力平衡、引流中耳分泌物、防治逆行性感染、阻声和消声等功能。咽鼓管功能的测定方法很多,可分为定性、定量检查法。此外还可根据鼓膜是否完整而有所不同。

一、鼓膜完整者咽鼓管功能检查法

(一) 吞咽试验法

1. 听诊管法 取一听诊管,将其两端橄榄头分别置于受试者和检查者的外耳道口,然后让受试者做吞咽动作,咽鼓管功能正常时,检查者可从听诊管中听到空气进入中耳的"嘘嘘"声,若无此声,表示可能有咽鼓管阻塞。

2. 鼓膜观察法 用电耳镜观察受试者鼓膜时,请受试者做吞咽动作,若鼓膜可随吞咽动作而向外运动,表示功能正常。

(二) 咽鼓管吹张法

此法可粗略评估咽鼓管通畅情况,还是一种常用的治疗手段。

1. 瓦尔萨尔法(Valsalva method) 又叫捏鼻闭口鼓气法,受试者用手指将自己两侧鼻翼向内压紧,同时闭口,用力屏气。咽鼓管通畅者,此时呼出的气体经鼻咽部循咽鼓管冲入鼓室,检查者可经听诊管听到鼓膜的振动声或是从电耳镜中观察到鼓膜向外运动。

2. 波利策法(politzer method) 又称饮水通气法,主要适用于小儿。请受试者含水一口,检查者将波氏球(politzer bag)前面的橄榄头塞于受试者一侧的前鼻孔,同时用手指压紧另外一侧前鼻孔。告受试者吞下口中所含之水,于吞水之际,迅速捏紧皮球,向鼻腔内吹气。咽鼓管功能正常者,在此软腭上举、鼻咽腔关闭,同时咽鼓管开放的瞬间,从波氏球压入鼻腔中的空气即可从咽鼓管溢入鼓室,检查者可从听诊管内听到鼓膜振动的声音。

3. 导管吹张法(catheterization) 是通过一插入咽鼓管咽口的咽鼓管导管,直接向咽鼓管吹气,并通过一连接于受试耳和检查耳之间的听诊管,听空气通过咽鼓管时的吹风声,以此来判断咽鼓管是否通畅。咽鼓管导管前端略弯曲,末端开口呈喇叭状,其开口外侧有一小环,位置正好与导管前端的弯曲方向相反,可指示前端开口的方向。操作前先将受试者鼻腔内和鼻咽部的分泌物清除掉,用 1% 麻黄碱和 1% 丁卡因收缩、麻醉鼻腔 15min。

(1) 圆枕法:该方法最常用。操作时,先将听诊管一端的橄榄头塞于受试者的外耳道口,另一端橄榄头塞于检查者的外耳道口。检查者手持导管末端,前端开口朝下,插入前鼻孔后,沿鼻腔底部缓缓伸达鼻咽部。当导管前端抵达鼻咽后壁时,将导管向受试者侧旋转 90°,并向后缓缓退出少许,此时导管前端越过咽鼓管圆枕,落入咽鼓管咽口处,再将导管向外上方旋转约 45°,使导管入咽口内。检查者一手固定导管,一手拿橡皮球,对准导管末端开口吹气数次,同时经听诊管听气流通过咽鼓管的声音。咽鼓管通畅时,检查者可闻及轻柔的"嘘嘘"声和鼓膜振动声;咽鼓管狭窄时,检查者可听到尖锐的吹风声或"吱吱声",鼓膜振动声轻微或无;咽鼓管闭塞时,未闻及任何声音;鼓室积液时,可听到水泡声或捻发音;鼓膜穿孔,咽鼓管通畅者,检查者感觉有气体吹入自己耳内。吹张完毕,将导管前端向下旋转顺势缓缓退出。

(2) 鼻中隔法

1) 同侧法:经受试耳同侧鼻腔插入导管,导管前端抵达鼻咽后壁后,将导管向对侧耳方向旋转 90°,并向后稍退至有阻力感时,示已抵达鼻中隔后缘,再将导管向下,向受试侧旋转 180°,其前端即进入咽鼓管咽口。

2) 对侧法:当受试侧鼻腔因各种原因狭窄时,咽鼓管导管不能或不易通过时,可将导管从对侧鼻腔插入,抵达鼻咽后壁时,向受试侧旋转 90°,再缓慢向后退出有阻力感时,示已抵达鼻中隔后缘,此时继续向上旋转45°,并使导管前端尽量伸抵受试侧,进入咽口。

注意事项:①插入和退出导管时,动作要轻柔,顺势送进或退出,切忌施用暴力,以免鼻腔和咽鼓管口的黏膜受损;②吹气时要用力适当,避免用力过猛致鼓膜穿孔,特别在鼓膜有瘢痕时,更应小心;③吹张前,一定要清除鼻腔或鼻咽部分泌物。

咽鼓管吹张法的禁忌证:①急性上呼吸道感染;②鼻腔或鼻咽部有肿瘤、溃疡等病变;③鼻出血;④鼻腔或鼻咽部有脓液、脓痂而未能清除者。

(三) 声导抗仪检查法

1. 负压检测法　以声导抗的气泵压力系统检测吞咽对外耳道压力的影响。检查时将探头置于外耳道内,密封固定,调节压力至-200mmH$_2$O,嘱受试者吞咽数次。正常者吞咽数次后压力趋于正常(约0mmH$_2$O);若吞咽数次后不能使负压下降到-150mmH$_2$O者,表明咽鼓管功能不良;若吞咽一次压力即到0mmH$_2$O,则表明咽鼓管异常开放。

2. 鼓室导纳曲线峰压点动态观察法　比较捏鼻鼓气(valsalva)法或捏鼻吞咽(toynebee)法前后的鼓室导抗图,若峰压点有明显移动,表明咽鼓管功能正常,否则为功能不良。

(四) 咽鼓管纤维内镜检查法

咽鼓管纤维内镜直径为0.8mm,可自咽鼓管咽口插入通过向咽鼓管吹气而使其软骨段扩张,观察其黏膜病变情况。

二、鼓膜穿孔者咽鼓管功能检查法

(一) 鼓室滴药法

通过向鼓室内滴入有味、色或荧光素类药液,以检查咽鼓管是否通畅。该法可了解其排液、自洁能力。检查时受试者仰卧、患耳朝上。滴药种类主要有:

1. 有味药液　向外耳道内滴入0.25%氯霉素水溶液等有味液体,鼓膜小穿孔者需按压耳屏数次,之后让受试者作吞咽动作,注意是否尝到药味及出现时间;

2. 显色药液　向外耳道内滴入如亚甲蓝等有色无菌药液,用电子鼻咽镜观察咽鼓管咽口,记录药液从滴入到咽口开始显露药液所需时间。

(二) 荧光素试验法

将0.05%荧光素生理盐水1~3ml滴入外耳道内,请受试者作吞咽动作10次,再坐起。用加滤光器的紫外灯照射咽部,记录黄绿色荧光在咽部出现的时间,10min内出现者表明咽鼓管通畅。

(三) 咽鼓管造影术

将35%碘造影剂滴入外耳道,经鼓膜穿孔流入鼓室,之后在外耳道口经橡皮球打气加压、或让碘液自然流动,通过咽鼓管进入鼻咽部。同时作X线拍片或X线电影录像,可了解咽鼓管的解剖形态、有无狭窄或梗阻及其位置,以及自然排液功能等。

(四) 鼓室内镜检查法

用直径2.7mm 30°或70°斜视角的硬管鼓室内镜可观察咽鼓管鼓室口的病变。

(五) 声导抗仪检查法

以声导抗仪的气泵压力系统检查咽鼓管平衡正负压的功能,又名正负压平衡试验法。

1. 正压试验　检查时将探头置于外耳道内,密封固定,向外耳道内持续加压,当正压升至某值而不再上升反开始骤降时,此压力值称开放压,表明鼓室内的空气突然冲开咽鼓管软骨段向鼻咽部逸出。当压力降至某值而不再继续下降时,此压力值称关闭压,表示咽鼓管软骨已由其弹性作用而自行关闭。之后让受试者作吞咽动作数次,直至压力降至"0"或不再下降时,记录压力最低点。

2. 负压试压　向外耳道内减压,一般达-200mm H$_2$O(即-1.96kPa,注:1mm H$_2$O=9.8×10^{-3}kPa)时,让受试者作吞咽动作。咽鼓管功能正常者,于每次吞咽时软骨段开放,空气从鼻咽部进入鼓室。负压逐渐变小,直至压力不再因吞咽而改变时,记录所作吞咽动作的次数及最后的压力。此外,尚有咽鼓管声测法(sonotubometry)和咽鼓管观测法、压力舱检查法等。

鼓膜穿刺及鼓膜切开术

一、鼓膜穿刺术

鼓膜穿刺术(auripuncture)既可作为某些中耳疾病尤其分泌性中耳炎的诊断方法,又是其治疗方法。该方法简单易行,必要时可重复进行(图21-1-19)。

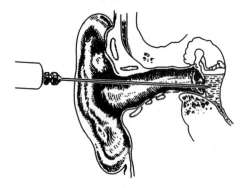

图 21-1-19 鼓膜穿刺术位置示意图

(一) 适应证

1. 分泌性中耳炎 鼓室内积液。

2. 梅尼埃病 鼓室内注射庆大霉素治疗。

3. 突发性耳聋 鼓室内注射糖皮质激素。

4. 慢性分泌性中耳炎 经鼓膜切开术等其他治疗无效患者。

5. 中耳积液黏稠或为胶耳。

(二) 术前准备

1. 向病人或家属做好解释工作,讲明鼓膜穿刺的目的和可能发生的情况,征得他们同意及配合;

2. 备好消毒无菌的穿刺针头,针头斜面部分要短(约1mm),坡度要小,接2ml注射器;

3. 外耳道和鼓膜表面用75%酒精消毒。

(三) 体位及麻醉

1. 体位 成人取正坐位,儿童最好采用卧位或与检查耳时相同的体位,患耳朝向术者;

2. 麻醉 可用 Bonain 液(石炭酸、可卡因与薄荷脑结晶等量混合而成)麻醉 10~15min。

(四) 手术步骤

1. 清除耳内耵聍,以蘸有75%酒精的卷棉子消毒外耳道及鼓膜;

2. 选用适当大小的耳镜显露鼓膜,并用一手的拇指和食指固定耳镜,另一手持穿刺针从鼓膜的后下或前下刺入鼓膜,进入鼓室固定好进行积液的抽吸;

3. 取出穿刺针,以玻氏球形咽鼓管吹张,将鼓室内残留的液体吹出,再用卷棉子将流入外耳道内的液体擦拭干净。

(五) 术后处理

1. 嘱咐病人滴用减充血剂于鼻腔,行咽鼓管吹张,保持咽鼓管通畅,将新生成的液体吹出,并防止鼓膜粘连;

2. 保持外耳道清洁,预防感染。

(六) 注意事项

1. 急性卡他性中耳炎鼓室内也可有渗液,但经正确治疗后一般可由咽鼓管引流或吸收,急性期不须穿刺,如治疗后仍不能引流或吸收者,再行鼓膜穿刺术;

2. 记录液体总量和形状,必要时送至实验室检查;

3. 术中严格遵循无菌操作;

4. 穿刺点不能超过后上象限和下象限的交界处,针头与鼓室垂直,不能向后上倾斜,以防损伤听小骨、圆窗或前庭窗;

5. 穿刺前一定要固定好病人头部,防止插入针头时躲闪造成其他损伤;针头进入鼓室后一定要固定好针头,防止抽吸过程中拉出针头;

6. 进针后若无液体抽出,可能是液体过于黏稠,此时取出针头后用吸引器抽吸,将液体吸出;也可能是进针位置不当,或针尖过长使得斜面露于鼓膜外。

二、鼓膜切开术

鼓膜切开术(myringotomy)可通畅引流,利于炎症的迅速消散,使全身或局部症状迅速减轻。炎症消退后,穿孔可迅速封闭并平整愈合,减少瘢痕形成或粘结。

（一）适应证

1. 急性化脓性中耳炎鼓膜充血,向外膨隆,或有乳头状突出者,表明鼓室内脓液积聚,尚未穿破鼓膜;

2. 急性化脓性中耳炎,虽已穿孔但孔很小使得引流不畅,发热及局部疼痛等症状不缓解;

3. 疑有并发症但无须立即进行乳突凿开术者;

4. 急性卡他性中耳炎、航空性中耳炎和分泌性中耳炎,鼓膜穿刺治疗无效者。

（二）禁忌证

1. 分泌性中耳炎,未经鼓膜穿刺治疗者;

2. 颈静脉球体瘤;

3. 严重心脏病和血液病患者。

（三）术前准备

1. 向病人及其家属做好解释工作,讲明鼓膜切开的目的及可能出现的情况,征得同意及配合;

2. 备好无菌消毒的手术器械,包括耳镜、鼓膜切开刀具、卷棉子和吸引管;

3. 外耳道鼓膜表面聚维酮碘或75%酒精消毒。

（四）体位及麻醉

1. 体位　成人取正坐位或卧位,儿童取卧位,患耳朝上;

2. 麻醉　成人在其鼓膜表面用浸有1%丁卡因液的棉片,或以Bonain液麻醉10~15min;小儿采用全身麻醉。

（五）手术步骤

1. 将外耳道及鼓膜消毒;

2. 以耳镜显露鼓膜,一手的拇指和食指固定耳镜,另一手持鼓膜切开刀从鼓膜的后下象限向前下象限距鼓膜边缘约2mm处作弧形切口,或在前下象限或后下象限作放射状切口。切口深度不可过深,以防损伤鼓室黏膜及听小骨等重要组织;切口亦不能过小,以保证引流通畅;

3. 切开后急性化脓性中耳炎有脓血性液体流出,需要做细菌培养及药物敏感性试验,之后用吸引器吸净脓液,并滴入抗生素或激素滴耳液。

（六）术后处理

1. 及时清除流入外耳道的分泌物及脓液,保持引流通畅;

2. 局部用抗生素或抗生素激素滴耳液,但不能使用具有耳毒性抗生素的滴耳液;

3. 中耳炎症消散后,切口将自行平整愈合。

（七）术后并发症

1. 损伤听小骨　切口后端位置过高,刀尖进入损伤镫骨,或使之脱位;甚至损伤前庭窗引起外淋巴漏。

2. 损伤颈静脉球　少数人解剖变异,颈静脉球凸入下鼓室,骨壁缺失;小儿中耳腔骨壁发育不全,切开鼓膜时切口过于靠下,从而造成颈静脉球损伤引发出血。

（雷艳　重庆医科大学附属第一医院）

第二节　鼻-鼻窦的常用诊疗技术

一、鼻内镜检查法

（一）硬性鼻内镜检查法

一套完整的鼻内镜检查系统包括 0° 和倾斜 30°、70° 及 120° 的 4 种视角镜，镜长 20~23cm，外径 2.7mm 和 4.0mm，同时配有冲洗及吸引系统、视频编辑系统和微型电动切割系统等。

1. 适应证

（1）有鼻部及其邻近器官症状者，如鼻塞、流涕、头痛、鼻出血、脑脊液鼻漏、嗅觉障碍、溢泪等。

（2）鼻部及其邻近器官手术的术前术后检查。

（3）鼻腔鼻窦异物或新生物。

（4）健康体检或鼻腔生理功能观察，如观察鼻黏液毯的活动。

（5）鼻咽部病变。

2. 检查方法

（1）鼻腔内镜检查法：体位：患者取平卧、坐位或半卧位皆可。收缩麻醉：常用 1% 麻黄碱或 1‰ 肾上腺素喷药或棉片收缩，用 1% 丁卡因表面麻醉。具体操作如下：

1）通常使用 0° 镜，从鼻底和下鼻道进镜，从前向后逐步观察下鼻甲前端、下鼻甲全表面、下鼻道、鼻中隔及后鼻孔。

2）可使用 0°、30° 或 70° 镜，从鼻底直达后鼻孔，观察鼻咽侧壁及咽鼓管口、咽隐窝；然后退镜，观察中鼻甲前端和下缘，再进镜观察中鼻道和额窦、前组筛窦、上颌窦开口；继续进镜到中鼻甲后端，观察蝶筛隐窝、蝶窦开口和后组鼻窦开口。

3）可使用 70° 镜，先进镜至后鼻孔观察鼻咽顶、嗅裂；进镜于中鼻甲和鼻中隔之间观察上鼻甲与上鼻道。

（2）上颌窦内镜检查法：经下鼻道前端行上颌窦钻孔，将各种角度的内镜依次经套管插入上颌窦内进行观察。也可选尖牙窝进路或泪前隐窝进路。

（3）蝶窦内镜检查法：以中鼻甲后端为标志，在鼻中隔与上鼻甲之间寻找蝶筛隐窝，于此探查蝶窦开口。可适当向内下扩大其自然窦口，以便于观察。

（4）额窦内镜检查法：

1）鼻外眉弓进路：于内侧眉弓相当于额窦底部作一个 1.0cm 横行切口，用环钻在额窦前下壁钻通额窦，插入鼻内镜进行检查。

2）鼻内筛窦进路：如额窦开口于隐窝处，可使用 70° 内镜于中鼻甲腋前上方找到额窦开口；如额窦引流于前上筛房，则应先做前筛切除术，再用 70° 内镜进行观察。

3. 注意事项

（1）做好检查前准备，完成必要的辅助检查，如鼻腔鼻窦 CT 扫描了解鼻窦的发育情况及有无解剖变异。

（2）操作要轻柔、细心，避免粗暴推进以免损伤黏膜、出血等影响镜像。

（3）保持镜面干净和视野清晰。如避免镜面生雾，及时抽吸鼻腔鼻道分泌物。

（4）单纯鼻窦检查应用越来越少，小儿鼻窦因发育不成熟检查要慎重。

（二）软性鼻内镜检查法

即纤维或电子鼻-鼻咽-喉镜（图 21-2-1），为冷光源导光镜，可变换角度弯曲，视野广，相对于硬性鼻内镜检查更方便。适应证同硬性鼻内镜，特别适合于鼻中隔偏曲、鼻腔狭窄、鼻腔黏连或伴发有咽喉疾病的患者,可同时行喉咽部、喉部检查。

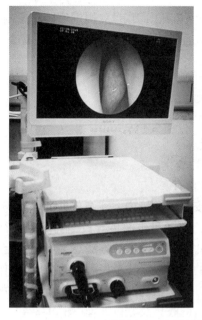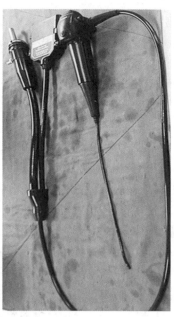

图 21-2-1　电子纤维导光鼻咽喉镜

二、鼻功能检查法

鼻腔、鼻窦有多种功能,如通气、过滤、清洁、加温加湿、嗅觉、共鸣及反射等功能。目前可借助仪器检查其通气、自洁及嗅觉等功能。

(一) 通气功能检查法

鼻通气功能检查主要是通过测定鼻气道阻力、鼻声反射等,来判断鼻实际通气程度、狭窄部位等,从而指导临床诊治。

1. 鼻测压计(rhinomanometer)　又称鼻阻力计(图 21-2-2)。鼻阻力是鼻腔对呼吸气流的阻力。测量鼻阻力可作为衡量鼻腔通气度的客观指标之一。借助鼻测压计,将压差和流速的关系描成曲线,称为压力-流速曲线(pressure-flow relationship)(图 21-2-3)。正常成人双侧总鼻阻力平均为 0.126 ~ 0.328kPa·S·L。由于鼻阻力的大小取决于鼻腔气道最狭窄处的横断面积,即鼻腔有效横断面积(nasal effective cross-sectional area, NECA),故临床多测定 NECA。成年人 NECA 值为 (0.52 ± 0.17)cm^2, 儿童为 (0.4 ± 0.12)cm^2。

(1) 适应证:对主诉有"鼻塞"或通气过度症状的患者;药物或手术治疗前后评估。

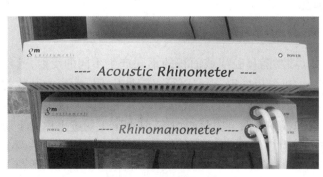

图 21-2-2　鼻测压计

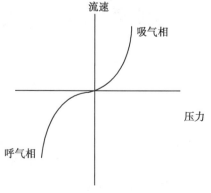

图 21-2-3　压力-流速曲线

（2）具体操作：

1）受检者取坐位。

2）将通过面罩引入的压力传感管放在非检查侧鼻孔内固定好,周围用胶布密封。

3）戴上面罩,嘱受检者如正常呼吸,检查面罩通气管有无漏气,压力传导管有无过分弯曲及其他问题。

4）进行吸气呼气检查,记录检查结果。

5）测完一侧鼻阻力后,再按同法检测对侧。

（3）注意事项：

1）受检者检查前至少休息10分钟,平稳呼吸。

2）通常需同时检测1%麻黄碱收缩后鼻阻力的变化。

3）有呼吸困难及哮喘发作期的病人不推荐本检查。

4）测量仪器应放置在干燥、相对恒温、密闭、安静的环境中。注意仪器的保养与调试。

2. 声反射鼻测量计(acoustic rhinometry,AR)　是通过声波传导技术对鼻腔进行快速、无侵入的检查技术,是客观评估鼻腔空间结构、鼻腔通气状况的一种较理想的方法。主要用于定量判断鼻腔及鼻咽腔容积、最小横截面积,进而对鼻腔及鼻咽部疾病的病变程度甚至疾病的性质、疗效作出客观评价。

声反射鼻测量计的基本结构包括两个部分：①声波管及探头:声波管包括声音发生及传声筒,负责发出声波并接受声波反馈信号;②微机:负责对资料的收集及分析处理(图21-2-4)。

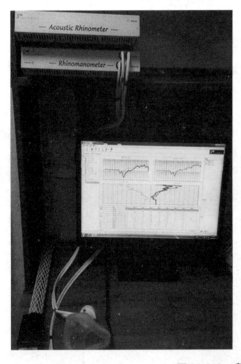
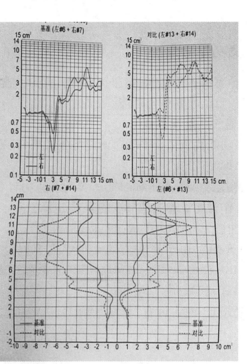

图 21-2-4　鼻声反射曲线图

基本原理:声波管发出的声波经鼻探头进入鼻腔,随鼻腔横截面积的不同产生不同的反射,其反射信号及发生率由传声筒记录放大并传入微机,经微机分析处理,确定以距离前鼻孔不同距离为函数的鼻腔横截面积,称之为鼻腔面积-距离曲线(area distance curve)。该曲线起始较为平坦的一段表示鼻管的反射曲线,向后代表鼻腔的反射曲线。鼻腔反射曲线中有两个明显的切迹,其中第1切迹也称为 I 切迹(isthmus notch),与鼻瓣膜区相对应;第2切迹也称为 C 切迹(concha),与下鼻甲前端相对应。该两个切迹分别代表鼻腔的两个狭窄部位。

（1）适应证:各种鼻腔鼻窦疾病;鼾症评估;药物或手术治疗前后评估;司法评估。

（2）具体操作：

1）受检者取坐位。

2）将探头与连接管相接,嘱受试者将探头的后端固定于双膝之间,低头,将连接管的前端与一侧鼻孔相接。

3）嘱受试者屏住呼吸,按开始键,3秒后曲线描绘完成。嘱受试者保持姿势,平静呼吸后再次屏气,重复测试一次。

4）测完一侧后,再按同法检测对侧。

（3）注意事项：

1）探头于鼻腔连接紧密,不漏气。鼻翼及鼻阈不被挤压变形。

2）注意两次检查的差异度,若大于10%,需要检查鼻腔与连接管之间的密封情况,重复测试,直至差异度小于10%。

3）余注意事项同鼻阻力测定。

（二）鼻自洁功能检查法（self-cleaning function test of nose）

主要通过对鼻黏纤毛传输系统的检查来判定鼻的自洁功能。常用糖精实验（saccharin test）:取直径0.5~1.0mm的糖精颗粒,置于下鼻甲上表面距鼻甲前端0.5cm处。嘱受检者每15~30s吞咽一次,当其感到咽部有甜味时立即报道,记录从放置糖精颗粒到感到咽部有甜味时的时间即为糖精受黏液纤毛推动由前向后的移行时间,记录为鼻腔黏液纤毛传输时间（mucociliary transport time,MTT）。以细卷绵子由前鼻孔插至咽后壁,测量糖精放置处至咽后壁的距离,以此距离除以移行时间所得之商即为鼻黏液纤毛传输速度。

（三）嗅觉功能检查法（olfactory test）

嗅觉是人的感觉之一,也是鼻重要功能之一。嗅觉功能检查是研究嗅觉机制及判断某些疾病的重要手段。嗅觉功能检查法分为主观嗅觉检查法和客观嗅觉检查法两大类。

1. 主观检查法

（1）简易法:此法主要用于体检和门诊常规检查。将不同嗅剂,如蒜、醋、香精、酒精、煤油等,分别装于形状相同的同一颜色小瓶中,嘱受检者选择其中任一瓶,手指堵住一侧鼻孔,以另一侧鼻孔嗅之。并说明气味的性质,依次检查完毕。此法应注意:①保持测试环境的安静、通风,以免影响患者对嗅味的识别。②若测试时间较长,应让患者休息片刻,以免因嗅觉疲劳影响结果。

（2）嗅阈检查（smell threshold test）:单位时间内一定数量的某种气味分子随气流到达嗅区,刚能引起嗅细胞兴奋的最小刺激,该气体分子的量称为该嗅素的嗅阈。Amoore根据嗅觉立体化学原理提出7种原嗅素,即醚类、樟脑、麝香、花香、薄荷、辛辣、腐臭气味。以多数人可以嗅到的最低嗅剂浓度为一个嗅单位,按1、2、3、4、5、6、7、8、9、10嗅单位配成10瓶。规定7种嗅剂,共配成70瓶,检查时测出对7种物质的最低辨别阈,用小方格7×10标出,称为嗅谱图（olfactory spectrogram）,对某一嗅素缺失,则在嗅谱图上出现一条黑色失嗅带。

2. 客观检查法

（1）嗅觉诱发电位（olfactory evoked potentials,OEP）:是由气味剂或电泳冲刺激嗅黏膜,在头皮特定部位记录到的特异性脑电位。通过嗅觉诱发电位仪将一定浓度和湿度的气味剂以恒定的温度和流量送至受试者鼻腔嗅区,按国际标准10/20法（测诱发电位时在头皮摆放电极的位置）在头皮记录到稳定的特异性脑电位变化即嗅觉诱发电位。该检查已在临床上用于嗅觉障碍的诊断、嗅觉水平的检测和评估。

（2）功能性磁共振检查（functional magnetic resonance image,fMRI）:嗅觉是一种最基本的感觉,其发生与大脑皮层的许多部位密切相关。嗅觉fMRI技术是以人体内的血氧浓度变化为对照剂,可以提供时间和空间分辨率的图像,没有放射暴露,可反复测试,分辨率高。通过计算机的自动处理得到一系列的嗅觉脑功能活化区。

三、过敏原检测技术

过敏原,又称为变应原、致敏原,是一种引起在特应性个体发生Ⅰ型超敏反应的非寄生抗原。过敏原分为:吸入性过敏原,如花粉、粉尘、虫螨、动物皮屑、油烟、香烟等;食入性过敏原,如海鲜、鱼虾、奶制品、豆制品等;接触性过敏原,如化妆品、冷空气、细菌、霉菌、病毒、寄生虫等;其他过敏原如药品、注射用品等。机体接触过敏原一定时间后,可致敏而导致过敏性疾病,如过敏性鼻炎、哮喘、荨麻疹等。过敏原检测技术即利用上述原理检查相应变应原或抗体,目前主要有体内和体外两种检查方法。

(一) 皮肤点刺试验(skin prick tests,SPT)

为体内检测法,点刺液含有的变应原,与受检者皮肤中致敏肥大细胞的变应原特异性 IgE 发生反应,形成变应原-抗体反应,导致肥大细胞 Fcε 受体交联,诱导组胺等活性物质释放,使局部毛细血管扩张(红斑),毛细血管通透性增强(水肿、风团),阳性者表示对该抗原过敏。该方法采用组胺作阳性对照,生理盐水作阴性对照,是一种有效检测一种或多种过敏原的方法。

1. 适应证　主要用于过敏性疾病的诊断及过敏原的判断。但皮肤点刺实验不能用于评估免疫治疗的疗效。

2. 具体操作

(1) 点刺工具:采用一次性点刺针。

(2) 试剂:变应原点刺液可根据地域选择,通常包括:①组胺(阳性对照液);②生理盐水(阴性对照液);③花粉(桦木树花粉、柏树花粉、蒿属花粉、葎草花粉等);④螨虫类(屋尘螨、粉尘螨);⑤动物(猫、狗);⑥霉菌(青霉菌、酵母菌);⑦昆虫(蟑螂);⑧食物(牛奶、鸡蛋清、大豆、花生、海虾、带鱼等)等。

(3) 操作步骤:

1) 选择前臂掌侧皮肤进行点刺(图21-2-5)。

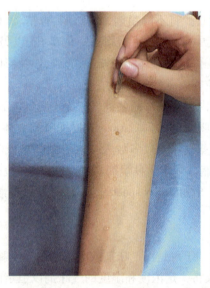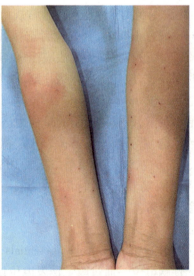

图21-2-5　皮肤点刺实验结果

2) 消毒皮肤,自下而上滴各种点刺液1小滴(比针尖大即可),两种点刺液间的距离不小于2cm,以防止红晕融合。

3) 用一次性消毒点刺针垂直点在每一液滴中,轻压刺破皮肤(以不出血为度,仅用食指顶住针尾,向下轻压刺破皮肤,注意不可用力过猛,以防出血而影响皮肤反应的结果),1秒后提起弃去,15~20分钟后观察并记录皮肤反应。

4）结果评定标准：可根据变应原与组胺（阳性对照液）所致风团面积比而定其反应级别，无反应或与阴性对照相同者为（－），比值为组胺风团（阳性对照）1/4 以上者为（＋），等于或大于阳性对照范围的 1/2 为（＋＋），与阳性对照相等的为（＋＋＋），大于阳性对照范围 2 倍者为（＋＋＋＋）。

5）根据风团和红晕评定，如用测量法测定。可用直尺分别量风团和红晕的最长径及与其垂直的横径，两者相加后平均，称谓平均直径[D＝(a+b)/2]。原则上以风团反应为准，红晕反应仅作参考。风团直径≥3mm 为阳性。

3. 注意事项

（1）皮肤点刺实验只能用于健康皮肤，故试验部位有皮肤病（如荨麻疹、湿疹）的病人不宜进行；神经失调性疾病及传染病（如麻风病）可导致假阴性的 SPT 结果。

（2）抗组胺药物、镇静剂和用于皮肤的局部皮质类固醇药物，会引起假阴性结果，故检查前应避免使用此类药物。

（3）孕期点刺试验可能引起过敏反应，应尽量避免。

（二）体外特异性 IgE 检测

为体外检测法。将患者血清与包被在适宜固相的变应原提取物反应，以放射免疫或酶标免疫法检测血清中游离的特异性 IgE。体外检测法具有操作方便、安全、全身反应小等优点，较皮肤点刺试验影响因素少，使检测结果更准确可靠，是目前检测儿童过敏原的主要方法。

四、上颌窦穿刺术

上颌窦穿刺术（maxillary antral puncture）指经鼻腔外侧骨壁（上颌窦内侧壁）用穿刺针穿入上颌窦腔内，进行抽吸、冲洗等的一种诊治方法。

1. 适应证　多用于诊断、治疗急性或慢性上颌窦炎；也可用于上颌窦病变组织细胞学活检。

2. 操作步骤

（1）病人取坐位，先用 1% 麻黄素或 1‰肾上腺素棉片收缩下鼻甲和中鼻道黏膜，再用 1% 丁卡因液棉片置入下鼻道鼻腔外侧壁，表面麻醉。

（2）在前鼻镜窥视下，将带有针芯的上颌窦穿刺针尖端引入下鼻道，针尖斜面朝向外侧壁，距下鼻甲前端约 1～1.5cm 的下鼻甲附着处的鼻腔外侧壁穿入上颌窦（图 21-2-6）。

（3）拔出针芯，接上注射器回抽检查有无空气和脓液，以明确针尖是否在上颌窦腔内。抽出的脓液送细菌培养和药敏实验。在证实针尖在鼻窦腔内后，撤下注射器，用一橡皮管连接于穿刺针和注射器之间，让患者手托弯盘并放于颏下，张口自然呼吸，徐徐注入温生理盐水冲洗，即可将脓液冲出，直至洗

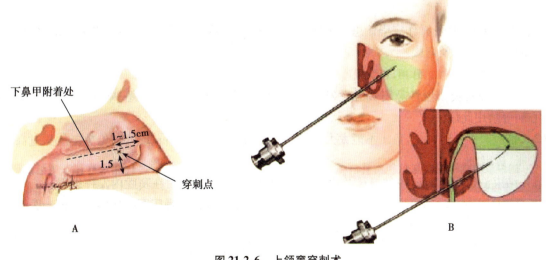

下鼻甲附着处

1～1.5cm

1.5

穿刺点

A

B

图 21-2-6　上颌窦穿刺术

净为止。冲洗时可让患者改变头部位置,必要时可注入抗生素、甲硝唑或替硝唑溶液。

（4）旋转退出穿刺针,穿刺部位用棉片压迫止血。每周可冲洗1次,直至无脓液流出为止。

3. 注意事项

（1）进针部位、方向要正确,用力要适中,一旦有"落空"感即停。穿刺部位不准或用力过大,针刺入面颊部软组织可致面颊部皮下气肿或感染,用力过猛致针穿通上颌窦壁刺入眶内或翼腭窝,可导致眶内、翼腭窝气肿或感染。

（2）未确定穿刺针已全部在窦腔内,切忌注入空气,以免引起气栓。若怀疑发生气栓,应立即置患者头低位和侧卧位(以免气栓进入颅内血管和动脉系统、冠状动脉),并立即给氧及其他急救措施。

（3）注入生理盐水时,如遇阻力,则说明针尖可能不在窦腔内,或在窦壁黏膜中,此时应调整针尖位置和深度,再行试冲;如仍有较大阻力,则应停止冲洗;有时因窦口阻塞亦可产生冲洗阻力,如能判断针尖确在窦内,稍稍加力即可冲出。

（4）冲洗时应密切观察患者眼球和面颊部,如患者诉有眶内胀痛或眼球有被挤压出的感觉时应立即停止冲洗;如发现面颊部逐渐隆起亦应停止冲洗。

（5）穿刺过程中患者如出现晕厥等意外,应即刻停止冲洗,拔除穿刺针,让患者平卧,密切观察并给予必要处理。

（6）拔除穿刺针后如遇出血不止,须作止血处理。

五、鼻窦负压置换疗法

鼻窦负压置换法(displacement method)指用吸引器具使鼻窦形成负压,吸出鼻窦分泌物并使药液进入鼻窦内而达到治疗目的的方法。

1. 适应证　适用于治疗慢性鼻窦炎,尤其适用于儿童慢性鼻窦炎者。

2. 操作步骤

（1）先用1%麻黄素(儿童用0.5%麻黄素)收缩鼻黏膜,使窦口开放。

（2）取仰卧位,垫肩、伸颈,使颏部与外耳道口连线与水平线(即床平面)垂直。

（3）用滴管自前鼻孔徐徐注入2~3ml含抗生素或呋喃西林麻黄素液于鼻腔。

（4）操作者将与吸引器(负压不超过24kPa)相连的橄榄头塞于患侧的前鼻孔,对侧前鼻孔用另一手指压鼻翼封闭,嘱患者均匀地发出"开—开—开"之声,使软腭断续上提,间断关闭鼻咽腔,同步开动吸引器负压吸引1~2s,使鼻腔形成短暂负压,利于鼻窦脓液排出和药液进入。上述操作重复6~8次,达到充分置换目的。若患儿年幼不能合作时,可让其尽量张大口,则软腭亦可将鼻咽封闭。

（5）同法治疗对侧;操作完毕让患者坐起,吐出口内和鼻腔内药液及分泌物,部分药液将仍留于鼻腔内,15min内勿擤鼻及弯腰。

3. 注意事项

（1）急性鼻窦炎或慢性鼻窦炎急性发作、鼻出血、鼻部手术后创口未愈、鼻息肉、鼻腔肿瘤、高血压、冠心病等禁用此疗法。

（2）抽吸时间不能太长,负压不能太大。负压不超过24kPa(180mmHg),以免鼻窦负压过高,引起头痛、头胀、鼻出血。

（3）结束治疗后,15min内勿擤鼻及弯腰,使药液不至流出,而停留在窦腔内发挥作用。

（杨玉成　重庆医科大学附属第一医院）

第三节　咽喉的常用诊疗技术

一、间接喉镜检查法

（一）适应证

间接喉镜检查是临床上喉部最常用、最简便的检查法。检查喉部和喉咽部。

（二）禁忌证

间接喉镜检查无绝对禁忌，但因间接喉镜是实心镜体，婴幼儿检查一般不宜采用或应特别慎重。

（三）操作方法

方法是让受试者端坐，上身稍前倾，头稍后仰（图21-3-1），张口，将舌伸出。检查者先调整额镜对光，使焦点光线能照射到悬雍垂，然后用纱布包裹舌前部1/3，避免下切牙损伤舌系带，以左手拇指（在上方）和中指（在下方）捏住舌前部，把舌拉向前下方，示指推开上唇抵住上列牙齿，以求固定。再用右手按执笔姿势持间接喉镜，稍稍加热镜面，不使起雾，但切勿过烫，检查前应先在手背上试温后，再放入咽部，以免烫伤黏膜。将喉镜深入咽内，镜面朝前下方，镜背紧贴悬雍垂前面，将软腭推向上方，避免接触咽后壁，以免引起恶心

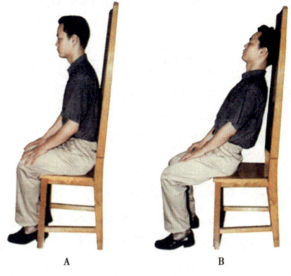

图21-3-1　间接喉镜检查患者姿势
A. 正确；B. 错误

（图21-3-2）。检查者可根据需要，略转动和调整镜面的角度和位置，以求对喉和咽部作完整的检查，首先检查舌根、舌扁桃体、会厌谷、喉咽后壁、喉咽侧壁、会厌舌面及游离缘、杓状软骨及两侧梨状窝等处。然后嘱受试者发"衣"-"衣"声音，使会厌上举，此时可看到会厌喉面、杓会厌襞、杓间区（位于两侧杓状软骨之间）、室带与声带及其闭合情况（图21-3-3）。

在正常情况下，喉及喉咽左右两侧对称，梨状窝无积液，黏膜呈淡粉红色，声带呈白色条状。发"衣"声时，声带内收，向中线靠拢；深吸气时，声带分别向两侧外展，此时可通过声门窥见声门下区或部分气管的软骨环（图21-3-4）。

检查时应注意喉黏膜色泽和有无充血、水肿、增厚、溃疡、瘢痕、新生物或异物存留等，同时观察声带及杓状软骨活动情况。

间接喉镜检查有时比较困难。导致检查失败的原因有以下几种：舌背向上拱起，不能很好暴露咽

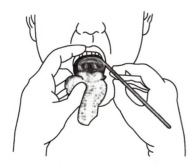

图21-3-2　间接喉镜检查法

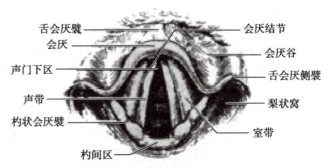

图21-3-3　间接喉镜检查所见正常喉结构

舌会厌襞　　会厌结节
会厌　　　　会厌谷
声门下区　　舌会厌侧襞
声带　　　　梨状窝
杓状会厌襞　室带
杓间区

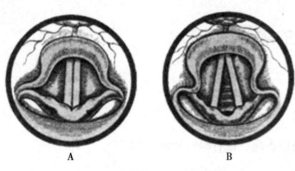

图 21-3-4　发声及呼吸时声带变化

A. 发声时声带内收；B. 呼吸时声带外展

部；咽反射过于敏感，喉镜深入后受检者屏气，甚至呕吐；会厌不能上举或会厌发育不良（婴儿型会厌），掩盖喉入口。为了克服上述各种困难，首先可训练受检者安静呼吸，自然地将舌伸出。有时初次检查时受检者的咽反射很敏感，经几次训练后，尚能顺利接受检查。因此检查者应有充分耐力，如初次检查不够满意，可待 1~2 天后再行复查，或可成功。

因咽反射过于敏感，以致不能进行检查者并不多见。若咽反射确很敏感，可于悬雍垂、软腭和咽后壁处喷以 1% 丁卡因 2~3 次，表面麻醉黏膜后再进行检查。

若会厌不能上举妨碍观察时，可让受试者发高音的"衣"声，可能易于暴露声门。若经上述努力仍检查困难时，可在黏膜表面麻醉后，让受试者自己拉舌，检查者用左手持喉镜，右手持会厌拉钩或喉用卷棉子将会厌拉起，进行检查。

若根据病情必须作喉部检查，而间接喉镜又不成功，可使用纤维或电子喉镜检查、动态喉镜或直接喉镜检查。

二、直接喉镜检查法

直接喉镜检查并不是喉部的常规检查法，它的基本原则是使口腔和喉腔处于一条直线上，以便视线直达喉部，进行喉腔内各部的检查（图 21-3-5）。

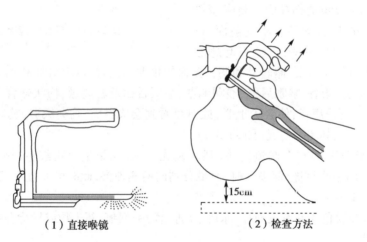

（1）直接喉镜　　　　　　（2）检查方法

图 21-3-5　直接喉镜检查法

（一）适应证

1. 喉部检查　直接喉镜检查可以弥补间接喉镜检查之不足。一般用于间接喉镜检查不能查明的局部病变；或因解剖上原因，如会厌短而后倾呈婴儿型，不易上举；或在小儿间接喉镜检查不合作时；也有因声门下区、梨状窝、环后隙等处病变，间接喉镜不易查清者，常需作直接喉镜检查。

2. 喉腔手术　如采取喉部活体组织，摘除息肉，可根除小肿瘤，取出异物，切除瘢痕组织，扩张喉腔等。

3. 导入支气管镜　作小儿支气管镜时，一般先用直接喉镜暴露声门后，再插入支气管镜。

4. 气管内插管　主要用于抢救喉阻塞患者和作麻醉插管用。

5. 气管内吸引　用于窒息的新生儿，通过直接喉镜清除呼吸道积液并给氧。

（二）禁忌证

直接喉镜检查无绝对禁忌证。有严重的全身性疾病而体质虚弱的患者,可考虑推迟检查。遇有血压过高或有严重的心脏病,而必须作检查时,应和内科医生共同作好准备工作。对喉阻塞的病例,不论其原因是炎症、水肿、异物、肿瘤,都应作好气管切开术的准备。有严重颈椎病变(如骨折、结核)者,不宜实行硬管直接喉镜检查。

（三）手术器械

直接喉镜有各式各样,主要有直接喉镜、前联合喉镜(anterior commissuroscope)、侧开式喉镜(图21-3-6)。其光源的位置,有在喉镜的柄上,亦有在镜管远端。

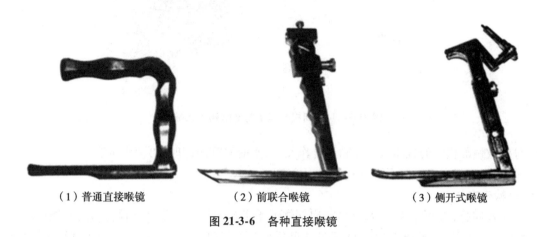

（1）普通直接喉镜　（2）前联合喉镜　（3）侧开式喉镜

图 21-3-6　各种直接喉镜

（四）检查前准备

作直接喉镜检查时,很容易引起恶心、呕吐,故检查须空腹进行,即在检查前4~6小时停进饮食。检查前,应详细询问病史,作好口腔、牙齿咽部间接喉镜检查和全身检查。检查前还需将检查过程向受检者详细说明,以解除顾虑,作好思想准备。检查时受检者须全身放松,平静呼吸,并与检查者密切合作。

检查室应稍暗。备有适当大小的喉镜、灯光、吸引器、气管切开设备,以及支气管镜和适用于各种手术的喉钳及气管钳等(图21-3-7)。对成人,检查前可根据需要使用巴比妥类镇静剂和阿托品,但对小儿和有呼吸困难的患者,则不宜使用。

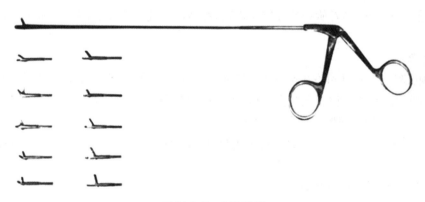

图 21-3-7　各种喉钳

（五）麻醉

1. 一般用1%丁卡因作表面麻醉。先喷少量于口腔,观察数分钟,如无不适或过敏反应,即可将麻药喷于口咽、舌根及咽喉部。然后在间接喉镜窥视下,挑起会厌,在发"衣"音时用弯头注射器将药液滴入喉腔及声带表面(图21-3-8)。如此重复2~3次后,可达到良好的麻醉效果。

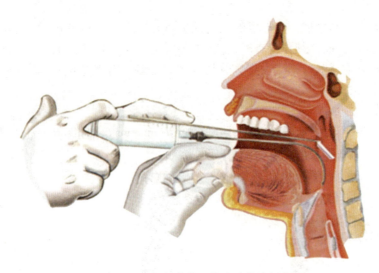

图 21-3-8　在间接喉镜下将麻醉药滴入喉内

2. 对少数颈部粗短的成年人或年幼不合作儿童,不能暴露声门时,可使用全麻。

3. 对婴儿,一般在无麻醉下进行直接喉镜检查。

(六)检查方法

1. 受检者仰卧,头颈部置于检查台外,肩部靠近手术台边缘。助手坐于检查台的右侧前端,右足踏在梯形木箱上,左手固定受检者的头颈,并使头部后仰,右手托住受检者枕部,并使头部高于手术台10～15cm,检查者位于受检者头前方。针对小儿,应再由一助手按住肩部,固定四肢,以防挣扎乱动。

2. 受检者全身放松,张口平静呼吸。检查者以纱布保护受检者上列牙齿及上唇后,左手持直接喉镜沿舌背正中或右侧导入咽部,看见会厌后,即将喉镜稍向咽后壁方向倾斜,再深入 1cm 左右,使喉镜尖端置于会厌喉面之下,挑起会厌,用力向上抬起喉镜,即可暴露喉腔。注意不可以上切牙为支点将喉镜向上翘起,以免牙齿受压脱落。

3. 检查的范围　包括舌根、会厌、杓会厌襞、杓状软骨、室带、声带、声门下区、气管上段、两侧梨状窝、喉咽后壁和环后隙等处。检查时应注意黏膜色泽、形态、声带运动以及有无新生物、异物等。亦可用前连合镜经声门检查声门下区。

直接喉镜检查时,因受检者所处的方位与检查者一致,因此声带左右侧位置和间接喉镜下所见者方位相反。

(七)注意事项

1. 在直接喉镜检查时,偶可发生喉痉挛,多因麻醉不够充分,检查不细致或受检者情绪紧张所致。充分的麻醉,轻巧的操作和受检者之合作,可防止喉痉挛的发生。一旦发生喉痉挛应立即停止手术,使受检者坐起,作有规律的深呼吸,多能逐渐缓解。

2. 直接喉镜检查时,应按操作步骤轻巧地进行,以免损伤喉咽黏膜引起出血或血肿,同时注意对患者牙齿的保护。

3. 检查后 2 小时内禁食,以免食物呛入气管。

三、咽喉电子内镜检查法

利用鼻喉电子内镜影像系统(包括内镜部分、摄像系统、光源、彩色监视器、录像机及彩色影像打印机)及数字影像处理系统观察喉的病变;电子内镜影像系统在内镜尖端配以 CCD 片作为超小型摄像机,获得的影像转换为电子信号后传输,同时可连接数字影像处理系统(接受影像系统的电子信号,实时处理,进行结构或颜色增强),以实时处理动态影像进行重建放大。内镜插入管及尖端的外径为 3.2～

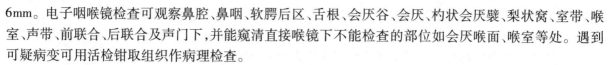

6mm。电子咽喉镜检查可观察鼻腔、鼻咽、软腭后区、舌根、会厌谷、会厌、杓状会厌襞、梨状窝、室带、喉室、声带、前联合、后联合及声门下,并能窥清直接喉镜下不能检查的部位如会厌喉面、喉室等处。遇到可疑病变可用活检钳取组织作病理检查。

（一）适应证

咽部特别敏感不能用间接鼻咽喉镜检查者;小儿不能配合作间接鼻咽喉镜检查;上切牙突出、舌根过高、婴儿型会厌、张口困难、颈椎强直、颈短等不能行间接或直接喉镜检查者;因呼吸困难而不能承受直接喉镜检查者;外耳道狭窄或鼓膜病变隐蔽者;前鼻镜不能窥及的鼻疾病患者。

（二）禁忌证

对表面麻醉剂过敏者。有严重心脑血管疾病或其他全身性疾病严重者应慎用。

（三）操作方法

检查可经鼻或经口进行。先用1%丁卡因溶液行鼻腔及咽喉部表面麻醉(12 岁以下患者采用1%利多卡因溶液)。患者取坐位或仰卧位,检查者左手持镜体,拇指控制角度钮,右手持镜远端,轻轻送入鼻腔(或口),在显示器监视下经鼻腔达鼻咽部,嘱受检者用鼻呼吸,镜远端经口咽达喉咽部,依次观察喉咽结构,然后嘱受检者发"i"音,镜管越过会厌进入喉前庭,观察声门上及声门区,必要时越过声门观察声门下区。

（四）注意事项

1. 偶可发生喉痉挛,多因受检者情绪紧张,或麻醉不够充分所致。一旦发生喉痉挛应立即停止检查,使受检者坐起,作有规律的深呼吸,多能逐渐缓解。

2. 应按操作步骤轻巧地进行,以免损伤鼻腔黏膜引起出血。

3. 检查后 1 小时内禁食,以免食物呛入气管。

四、嗓音检测技术

嗓音医学是耳鼻咽喉科学和语言病理学共同关注的一个新型的学科分支,治疗的对象包括嗓音疾病、言语疾病和语言疾病。目前对喉发声功能和嗓音进行嗓音声学检测分析包括主观心理听觉评估和客观声学检测分析。

（一）嗓音声学特性的主观心理听觉评估

训练有素的专业人士的"耳朵"对声音最具有辨别能力,主要根据音调、响度、音质、持续时间等特征进行判定。目前普遍应用的是日本言语矫正与语音学会提出声音嘶哑的 GRBAS 评估标准:G(grade):声音嘶哑总评分;R(roughness):粗糙声;B(breathiness):气息声;A(asthenic):弱音;S(strained):紧张型音质。每个参数又分为四个等级:0 正常;1 轻度;2 中度;3 重度。最后总评记为:Gn-RnBnAnSn。发音质量另一主观判定方法为与患者嗓音功能相关的生活质量评价,可通过直接询问或特殊设计的问卷进行分级,最常应用的为嗓音障碍指数(voice handicap index,VHI)量表。

（二）嗓音声学特性的客观检测

主要包含以下部分:嗓音声学分析;声带形态及运动检测;喉空气动力学检测及喉肌电图分析。

1. 嗓音声学分析　是一种客观评价发声器官功能的非损害性检测手段,可为嗓音质量提供客观的定量依据。声学测试仪器包括语图仪、声谱仪和电子计算机声学测试系统,可检测二十几种参数,但其中对临床最有价值的参数是:基频、音域、共振峰、最大发音时间、微扰值、谐噪比及标准化噪声能量检测值等。

（1）声图分析:是将声音信号作频率、响度和强度的声学分析。若被分析的信号为语言,称为语图(sonograph)。用于分析各种嗓音的特征,研究嗓音的音质,显示对喉部基音共振及构音作用的影响,客观记录语言缺陷、言语矫治及言语重建的特征。表示方式有两种:①时间-频率-强度的三维图形:横轴代表时间,纵轴代表频率,图形的明暗代表强度;②在某一时间断面上频率-强度的二维图形。

（2）声谱分析:用电声学方法分析声音的物理学特性,对各种声信号进行客观分析,为声道疾病的诊断及疗效评估提供依据。目前主要嗓音频谱分析参数为:基频、微扰值、信噪比、谐噪比、噪声谱等。

1)基频:F_0(fundamental frequency):振动系统的最低固有频率,随声带长度、张力及声门下压而增加,随声带质量的增加而减少,女性高于男性。女性为150~350Hz(平均220Hz),男性为80~200Hz(平均120Hz)。儿童为200~500Hz,平均300Hz,歌手范围增宽。

2)振幅:决定于声门裂隙及声带的紧张程度。反映声带振动的强度,正常约为75~80dB。

3)微扰(perturbation):反映声带振动的稳定性,其值越小声带振动越稳定,正常声带振动其值在一定的范围内。①基频微扰(jitter):反映声带振动周期间频率的差异,与神经源性因素有关,基频增加,基频微扰减小;②振幅微扰(shimmer):连续的振动周期中振幅的变化,声带长度及神经因素均影响微扰值;③噪声谱:噪声为发音成分中离散、非周期的能量,可发生于整个频率范围或一定频率带,男女无区别。言语信号中相对噪声成分,可由谐噪比、信噪比及标准化噪声能量等参数表示。

2. 声带运动检测利用频闪喉动态镜(videostroboscopy)检查声带振动时的特征:①对称性;②规律性;③振幅;④声门闭合度;⑤声带黏膜波;⑥声带振动的等质性,可初步鉴别声带病变性质、判断声带麻痹类型和程度、区别器质性与功能性发声障碍以及评估声带病变预后。

3. 喉的空气动力学(aerodynamics) 检测有利于了解生理及病理状态下发音时空气动力学改变,确定发音的有效性。除了传统的肺功能检查项目外,还包括①喉平均呼气流率;②最大发音时间;③声门下压力;④声门阻力。

4. 喉肌电图(electromyography,EMG)检查和喉电声门图(electroglottography,EGG)检查 喉肌电图是通过检测喉部不同生理活动(发声、呼吸、吞咽)时喉肌生物电活动借以判断神经肌肉系统功能状态的检查方法。临床应用包括鉴别声带运动障碍性质、判断喉运动神经损伤部位、推测喉运动神经损伤的程度、评估喉运动神经损伤的预后、指导治疗及评价疗效。

电声门图是一种通过监测声带振动时电阻抗变化将声门开放关闭合运动描记为声门波图形的非侵入性检测技术,通过观察分析声门图形特征来间接判断声带振动特点及变化规律。

【注意事项】

1. 做嗓音声学检测前要先详细地询问病史,进行常规查体,做喉外形、呼吸状态、颈部触诊、喉体活动度、喉镜(间接或纤维喉镜)检查,以及必要的化验室检查。对受试者做出初步临床诊断后制定检测方案。

2. 检测人员要求是经过训练的专业人员,以保证样本之间或同一样本不同时间测试的一致性。

3. 定期对实验仪器进行校准,以确保测试结果的精确可靠。

4. 检测时要求环境噪声低于45dB,最好是在隔音室内进行,测试声样选择受口、舌干扰最小的"c"、"i"、"a"元音为好。在测试前先让受试者做短时间的发音练习,以保证发音的平稳。受试者口距麦克风15cm,取声样中段平稳的部分进行分析。

5. 嗓音声学检测分析是喉发音功能评估主要方法之一,但是其分析结果尚不能全面地反应喉的功能状况,只有采用多参数综合分析,从主、客观不同角度进行检测分析,并将测试结果与相同年龄,性别的对照组进行对比才能比较准确地反应出喉的真正生理功能状况。

五、多导睡眠检测技术

(一)多导睡眠监测

多导睡眠图(polysomnogram,PSG)是诊断阻塞性睡眠呼吸暂停低通气综合征(obstructive sleep apnea-hypopnea syndrome,OSAHS)的金标准(图21-3-9)。监测指标包括下述项目:

1. 口鼻气流 监测呼吸状态,有无呼吸暂停及低通气。

2. 血氧饱和度(SaO_2) 监测与呼吸暂停相关的血氧饱和度(SaO_2)变化,是睡眠监测的重要指标。

3. 胸腹呼吸运动 监测呼吸暂停时有无呼吸运动的存在,据此判断中枢性呼吸暂停或阻塞性呼吸暂停。

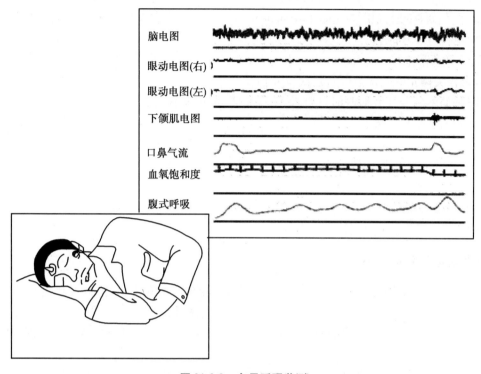

图 21-3-9　多导睡眠监测

4. 脑电图、眼动电图和颏下肌群肌电图　判定患者睡眠状态、睡眠结构并计算睡眠有效率,即总睡眠时间与总监测记录时间的比值。

5. 体位　测定患者睡眠时的体位与呼吸暂停的关系。

6. 胫前肌肌电图　用于鉴别不宁腿综合征,该综合征夜间反复规律的腿动可引起多次睡眠觉醒,导致嗜睡。

（二）多导睡眠监测的呼吸事件及呼吸紊乱指数的定义

1. 呼吸暂停(apnea)　是指睡眠过程中口鼻气流停止(较基线水平下降≥90%),持续时间≥10秒。其中呼吸气流消失的同时胸、腹式呼吸运动也消失,定义为中枢性呼吸暂停;而呼吸运动存在,仅气流停止,则为阻塞性呼吸暂停;二者兼而有之为混合性呼吸暂停(图 21-3-10)。

2. 低通气(hypopnea)　是指睡眠过程中口鼻气流较基线水平降低≥30%,并伴动脉血氧饱和度(arterial oxygen saturation,SaO_2)下降≥4%,持续时间≥10秒;或者是口鼻气流较基线水平降低≥50%,并伴 SaO_2 下降≥3%或微觉醒,持续时间≥10秒。

3. 呼吸努力相关微觉醒(respiratory effort related arousal,RERA)　是指未达到呼吸暂停或低通气标

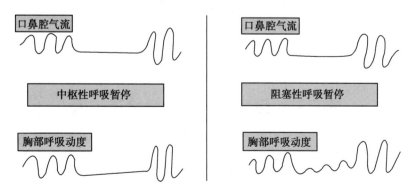

图 21-3-10　中枢性及阻塞性呼吸暂停

准,但有≥10秒的异常呼吸努力并伴有相关微觉醒。

4. 睡眠呼吸暂停低通气指数(apnea-hypopnea index,AHI)　是指平均每小时睡眠中呼吸暂停和低通气的次数(单位:次/小时)。

5. 睡眠呼吸紊乱指数(respiratory disturbance index,RDI)　是指平均每小时中睡眠呼吸暂停、低通气和呼吸努力相关微觉醒的次数(单位:次/小时)。

【多导睡眠监测适应证】睡眠时打鼾者,不论是否伴呼吸暂停。

【多导睡眠监测操作步骤】

1. 睡眠监测前的准备工作
2. 睡眠监测电极传感器位置的确定
3. 电极导联的连接
4. 整夜的睡眠呼吸监测
5. 睡眠呼吸监测结果分析判读

六、咽喉激光治疗技术

咽部激光可用于咽部淋巴滤泡增生、慢性扁桃体炎、扁桃体残体、阻塞性睡眠呼吸暂停综合征及某些喉部良性肿瘤的治疗。将激光技术应用在直接喉镜或支撑喉镜下手术,可拓宽治疗喉部疾病的适应证,治疗的疾病包括声带息肉、喉角化症、双侧声带麻痹、喉狭窄、喉乳头状瘤、会厌囊肿、喉血管瘤、喉良性肿瘤、早期喉癌等。

用于咽喉部手术的激光种类较多,有 Nd-YAG 激光、CO_2 激光、He-Ne 激光、半导体激光等。最适合于支撑喉镜下手术的是 CO_2 激光,为非光纤传导,手术视野好,切割和汽化功能强,利于咽喉部病变切除。

七、支撑喉镜下喉手术

支撑喉镜手术的优点一是术者不必要一手持镜,可双手同时操作手术器械;二是显微镜的放大作用和手术器械的微型化,大大提高了手术的精细程度。手术操作用显微外科器械完成,也可用 CO_2 激光手术。

【适应证】支撑喉镜手术治疗范围比直接喉镜广,包括声带小结、息肉、囊肿、喉乳头状瘤、早期声带癌、喉淀粉样变性、双侧声带麻痹、杓状软骨切除、喉狭窄等。

【禁忌证】有严重心脑血管疾病或其他全身性疾病不能耐受全身麻醉者。有颈椎疾病者需谨慎。

【操作方法】手术多选择全身麻醉。患者平卧,肩下垫枕,头置于过度后伸位,常规消毒铺巾。待患者下颌松弛后即经口置入直接喉镜,在麻醉插管上方向前滑,挑起会厌,使喉镜前端位于喉室内,用支撑架固定喉镜,调整手术显微镜,一般放大8~12倍,用喉显微外科手术器械切除病变组织。

【注意事项】如操作不慎、动作粗暴、技术不熟练,可造成口唇及牙齿损伤,可引起软腭及咽部黏膜擦伤或血肿;当舌较厚,舌根较高时或在插入喉镜时非正中位插入,将舌压向一侧,加重舌根压力,可导致局部血液循环障碍,特别是手术时间较长,缺血时间较长时。

(黄江菊　重庆医科大学附属第一医院)

第四节　耳鼻咽喉影像学检查技术

耳部影像检查技术

普通 X 线平片可用来观察人工耳蜗植入术后耳蜗及电极的形态和位置,其他体位如劳氏位、梅氏位、许氏位现较少应用。

CT 是耳部最常用、最主要的影像检查技术,适用于耳部正常解剖及变异、先天畸形、外伤、炎症、肿瘤及术后随访等,主要显示病变的部位、范围、细节及骨质改变。CT 扫描方式有非螺旋扫描和螺旋扫描,常用横断面和冠状面。

非螺旋高分辨力 CT(high resolution computed tomography,HRCT)扫描以听眦线为基线行横断面扫描,层厚 1~2mm,层间距 1~2mm,视野(field of view,FOV)双侧用 14~18cm,单侧用 8~10cm。观察图像时用骨窗 3000~4000HU,窗位 600~700HU;软组织窗用 300~400HU,窗位 40~50HU。

多层螺旋 HRCT 扫描以通过外耳孔与硬腭平面平行的基线行横断面扫描,准直 0.5~0.75mm,重建间隔小于或等于准直器宽度的 50%,FOV 双侧用 14~18cm,单侧用 8~10cm,矩阵≥512×512,运用骨算法重建图像。通过后处理技术能获得任意方位的图像,后处理的方式有下列几种:容积再现(volume rendering,VR)技术用于观察耳结构的三维立体情况(图 21-4-1)。

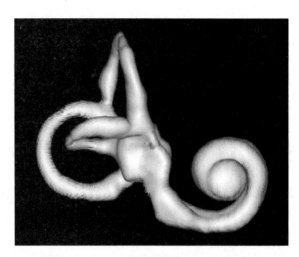

图 21-4-1　CT 内耳骨迷路 VR 后处理图像

表面遮盖显示(surface shaded display,SSD)通过阈值设定而显示阈值内的结构,显示器官立体形态,并自由旋转而各方位观察,解剖关系清晰。仿真内镜技术(virtual endoscopy,VE)可对鼓室腔、迷路腔及内听道进行显示。多平面重建(multiple planar reconstruction,MPR)是把横断面的像素叠加起来回到三维容积排列上,根据需要组成不同方位,重新组合新的冠状、矢状、横断面或任意斜面的图像。曲面重组技术(curved planar reconstruction,CPR),其原理类似 MPR,在容积数据基础上,重新选取截面时按曲线走行而获得二维图像,用于颞骨曲面结构显示,如面神经管曲面重建。最大密度投影(maximum intensity projection,MIP)是把最大信号强度的像素通过高信号强度显示出来,如听骨链、骨迷路重建三维图像。最小密度投影(minimum intensity projection,MinIP)用于显示低密度的组织结构,可对内耳膜迷路重建三维图像。

MRI 是耳部重要的影像检查技术,适用于炎症、内听道肿瘤、血管性疾病、内耳病变、颅内病变累及乳突等,主要显示面神经、听神经、内耳膜迷路及软组织方面,对骨质及钙化不敏感。增强检查常用于血管性疾病、炎症性及肿瘤性病变。

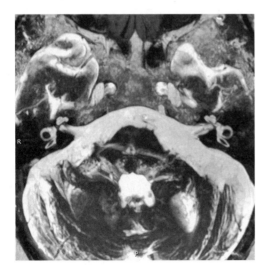

图 21-4-2　MR 水成像显示内耳膜迷路 MIP 后处理图像

MRI 扫描以自旋回波 T₁ 加权成像(T$_1$ weighted imaging,T$_1$WI)、T$_2$ 加权成像(T$_2$ weighted imaging,T$_2$WI)及二乙烯三胺五乙酸钆(gadolinium diethyl triamine-pento-acetic acid,Gd-DTPA)对比剂 T$_1$WI 增强扫描常用,三维梯度回波如三维稳态进动快速成像(fast imaging employing steady state acquisition,3D-FIESTA)或三维积极干预稳态梯度回波(3D constructive interference in steady state,3D-CISS),可用于显示内耳迷路、面神经、前庭蜗神经及内听道小听神经瘤。三维稳态扰相梯度回波(3D spoiled gradient recalled acquisition in steady state,3D SPGR),T$_1$WI 平扫和增强用于显示颞骨各种病变。MR 水成像用于显示内耳含水的迷路腔(图 21-4-2),应

用于内耳先天性畸形。

MR 血管成像（MR angiography，MRA）检查可了解颈内动脉有无异常，MR 静脉造影（MR venography，MRV）检查可了解颈内静脉及乙状窦有无血栓，合并颈静脉球瘤。MR 扩散加权成像（MR diffusion weighted imaging，MR-DWI）可用于诊断耳胆脂瘤。

鼻及鼻窦影像检查技术

鼻骨侧位、轴位 X 线平片观察鼻骨外伤骨折。鼻窦华氏位（Waters 位）可观察额窦、前组筛窦、双侧上颌窦窦腔及窦壁骨质情况，柯氏位（Caldwell 位）可观察额窦、前后组筛窦、鼻腔及其骨质情况。鼻骨及鼻窦 X 线平片检查方便，对外伤、炎症、囊肿及肿瘤病变的初查起一定作用。

CT 是鼻及鼻窦最常用影像检查技术，适用于鼻及鼻窦正常解剖及发育变异、CT 导航下内镜治疗、外伤、炎症、肿瘤病变及术后随访，主要显示病变部位、范围及骨质改变。CT 扫描有非螺旋和螺旋扫描，常用横断位、冠状位扫描。

鼻部非螺旋扫描层厚 2~5mm，间距 2~5mm，FOV 10cm×10cm~14cm×14cm，矩阵≥512×512，骨算法重建，骨窗：窗宽 3000~4000HU，窗位 500~700HU。螺旋扫描只需 1 次横断面扫描，层厚≤1.25mm，对获得的数据采用 MPR 或各种后处理方式显示。

鼻窦非螺旋扫描基线听眶下线，层厚 2mm，层间距 2~5mm，FOV14~18cm，矩阵≥512×512，骨和软组织重建算法，骨窗：窗宽 3000~4000HU，窗位 500~700HU；软组织窗：窗宽 300~400HU，窗位 50~70HU。螺旋扫描以硬腭平面平行的基线，层厚为最薄层厚或≤1.25mm，螺距<1，横断面重建以硬腭平面平行为基线，重建层厚等于或小于扫描层厚，层间距小于层厚 50%，FOV14~18cm，矩阵≥512×512，骨和软组织重建算法，骨窗：窗宽 3000~4000HU，窗位 500~700HU；软组织窗：窗宽 300~400HU，窗位 50~70HU。采用 MPR 和多种三维后处理方式显示。

MRI 是鼻及鼻窦必要的补充影像检查技术，适用于鼻腔及鼻窦肿瘤，主要显示病变累及邻近结构如颌面、眼眶、颅内、口腔等，对鼻、鼻窦骨质病变及钙化评价不及 CT。MRI 水成像可用来显示脑脊液鼻漏的漏口。扫描序列横断面 T_1WI 和 T_2WI，必要时辅以冠状面或矢状面。对怀疑含脂质病灶，可行脂肪抑制 T_1WI。MR-灌注加权成像（MR perfusion weighted imaging，PWI）和 DWI 可用于鼻腔及鼻窦恶性肿瘤病理级别评估、治疗疗效预测监测、诊断及鉴别诊断等方面。

CT 或 MRI 增强扫描可了解鼻及鼻窦肿瘤和肿瘤样病变的血供情况，有助于诊断及鉴别诊断；也可更清晰显示病变范围，为临床制定治疗方案提供线索。

咽部影像检查技术

咽部侧位 X 线平片可用来观察咽部软组织厚度，腺样体肥大情况及气道狭窄程度。咽部吞钡检查用来观察咽部功能状态，咽部 X 线平片和吞钡棉可用于检查咽食管异物。数字减影血管造影（digital subtraction angiography，DSA）可用于鼻咽血管纤维瘤的介入治疗。

CT 检查是咽部常用的影像检查技术，适用于咽部囊肿、脓肿、肿瘤及肿瘤样病变、咽部术后改变及颈部淋巴结情况，可用于显示咽部解剖结构、病变位置、范围及与邻近结构的关系。咽部扫描以横断位为基础，采用 MPR 冠状面、矢状面观察咽部详细情况。鼻咽口咽横断面 CT 扫描基线为听眶下线，冠状面扫描基线听眶下线的垂直线，扫描及重建参数：非螺旋扫描层厚 2mm，层间距 2~5mm，FOV 14cm×14cm~20cm×20cm，矩阵≥512×512，骨和软组织重建算法，观察颅底骨质时用骨窗，骨窗：窗宽 1500~3000HU，窗位 150~400HU；软组织窗：窗宽 300~400HU，窗位 40~50HU。螺旋扫描层厚 1~2mm，重建间隔小于或等于准直器宽度的 50%，FOV、矩阵、窗宽及窗位同非螺旋扫描。喉咽部横断面 CT 扫描范围从会厌游离缘至环状软骨下缘。上气道螺旋 CT 扫描适用于阻塞性睡眠呼吸暂停综合征（obstructive sleep apnea hypopnea syndrome,OSAHS),扫描范围从鼻咽顶部至声门下方区域,了解咽腔狭窄及阻塞的部位。

　　MRI 检查是咽部必要的补充影像检查技术,由于 MRI 软组织分辨率高,对咽部肿瘤及肿瘤样病变范围的显示更清晰,行横断面、冠状面及矢状面 T_1WI、T_2WI。MR-PWI 和 DWI 可用于咽部恶性肿瘤病理级别评估、治疗疗效预测监测、诊断及鉴别诊断等方面,MR-DWI 可用于咽部脓肿诊断。

　　当发现咽部软组织病变、血管性病变或肿瘤及肿瘤样病变时需行 CT 或 MRI 增强扫描。

喉部影像检查技术

　　CT 检查是喉部常用的影像检查技术,适用于喉外伤、喉癌、喉部术后随访及颈部淋巴结情况,可用于对喉部解剖结构显示、病变部位、范围、有无软骨破坏及向周围侵犯情况等。

　　喉部 CT 扫描有非螺旋和螺旋扫描,以横断面为基础,扫描范围从舌骨水平至环状软骨下。非螺旋扫描:层厚和间距 2~5mm,检查时要求受检者平静呼吸或屏气并停止吞咽动作,以减少喉运动产生的伪影。观察声带活动功能,要求受检者发"衣"音时扫描。多层螺旋 CT 扫描层厚为最薄层厚或≤1.25mm,螺距<1,重建间隔小于或等于准直器宽度的 50%,软组织算法重建观察软组织情况,采用骨算法重建观察喉部软骨情况,软组织窗:窗宽 300~400HU,窗位 30~50HU;骨窗:窗宽 1500~4000HU,窗位 300~700HU。对获得的数据采用 MPR 或各种后处理方式显示。

　　MRI 是喉部必要的补充影像检查技术,它具有软组织分辨力高,对鉴别喉部肿瘤与炎症、水肿、纤维化瘢痕具有优势。常规以薄层矢状面、横断面或冠状面 T_1WI,横断面和或冠状面 T_2WI 扫描。

　　当怀疑肿瘤性病变时,需行 CT 或 MRI 增强扫描。

(徐胜生　重庆医科大学附属第一医院)

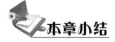

本章小结

　　本章第一节主要介绍了听觉与平衡觉电生理检查设备、临床常用的听功能与平衡功能检查原理,简述了听功能检查法、耳鸣检查法、前庭功能检查技术等。同时介绍了面神经功能检测技术、咽鼓管功能检查法、鼓膜穿刺及鼓膜切开术等。熟练掌握这些方法后可用于临床听力检测、耳鸣耳聋的诊治,对临床工作中加深理解相关检查的应用,以及从事定残、助听器验配与人工耳蜗术前评估术后康复等工作具有重要意义。第二节介绍了鼻功能相关检查设备与常用检查技术,包括进行鼻腔呼吸功能(鼻阻力与鼻腔通气容积)测试、鼻腔嗅觉功能测试和鼻腔黏膜清洁功能测试技术。并介绍了鼻腔负压置换疗法与上颌窦穿刺技术等。第三节概述了咽喉部检查手段,包括软性的电子鼻咽喉镜检查技术、嗓音分析技术等,还重点介绍了对于阻塞性睡眠呼吸暂停低通气综合征极具诊治价值的 PSG 检查手段与结果判读要点。由于近年来随着喉科学的进一步发展,喉神经肌电检测将逐渐从神经科学中独立出来,成为喉功能检查的重要方面,因此本节也做了简要介绍。因为耳鼻咽喉科学涉及的器官大多孔小洞深,尽管内镜技术弥补了很大的不足,但是仍有很多疾病需要借助影像学检查,因此在本章第四节介绍了耳鼻咽喉科影像学检查技术要点与临床适应证。

思考题

　　1. 纯音测听的影响因素? 进行掩蔽测试的要点?

　　2. 前庭功能检查包括哪些内容?

　　3. 常用的咽鼓管功能检查?

4. 面神经功能评估方法？

5. 鼻腔功能检查包括的内容？如何评估其呼吸、清洁与嗅觉功能？

6. 电子鼻咽喉镜检查适应证？

7. 嗓音分析技术包括哪些？

8. PSG 检查对于阻塞性睡眠呼吸暂停低通气综合征的诊治意义？

9. 耳鼻咽喉影像学检查技术要点？

第二十二章　耳　部　疾　病

学习目标

掌握 分泌性中耳炎、急慢性化脓性中耳炎、中耳胆脂瘤、梅尼埃病、良性阵发性
位置性眩晕、突发性耳聋的临床表现、诊断思路及治疗。

熟悉 中耳炎颅内外并发症、周围性面瘫的临床表现、诊断思路及治疗。

了解 耳硬化症、耳肿瘤、耳聋的临床表现、诊断思路及治疗。

第一节　分泌性中耳炎

一、概述

分泌性中耳炎(secretory otitis media),ICD-10 编码:H65.9,是以中耳积液及听力下降为特征的中耳非化脓性炎性疾病,以往还称为渗出性中耳炎、非化脓性中耳炎、黏液性中耳炎、卡他性中耳炎、鼓室积液、浆液性中耳炎、浆液-黏液性中耳炎、无菌性中耳炎,是耳鼻咽喉科常见疾病之一,儿童多见。在上呼吸道感染后以耳闷胀感和听力减退为主要症状,按照病程长短不同,将本病分为急性和慢性两种。通常分泌性中耳炎病程长达 8 周以上者为慢性,慢性分泌性中耳炎是因急性期未得到及时有效的治疗,或因急性分泌性中耳炎反复发作所致。由于二者的临床表现相似,治疗有连续性,因此一并叙述。

二、诊断

(一) 临床表现

分泌性中耳炎的临床表现主要为听力下降,可随体位变化,轻微的耳痛,耳鸣,耳闷胀和闭塞感。专科检查急性期鼓膜有充血,鼓膜内陷,光锥变短或消失,锤骨柄后上移位,锤骨短突外突明显,鼓室积液时鼓膜呈琥珀色,慢性期鼓膜呈乳白色或蓝色,可见气液平面或气泡,鼓膜活动度降低。

1. 听力减退　听力下降伴有自听增强,当头位变动时,如前倾或偏向患侧,听力可能暂时改善。小儿常因对声刺激反应迟钝、注意力不集中而就医。

2. 耳痛　急性期可有耳痛,往往呈持续性隐隐疼痛,慢性期不明显。

3. 耳闷　反复按压耳屏后可缓解耳闷胀感。

4. 耳鸣　部分病人有耳鸣症状,多为间断性,音调较低,耳内可有气过水声,如果积液比较黏稠,也可没有此症状。

(二) 实验室和辅助检查

1. 鼓气耳镜检查　鼓气耳镜检查方便易行,是分泌性中耳炎的常用诊断方法。它可以改变外耳道的气压,观察鼓膜的活动情况,如发现鼓膜活动度减低,同时伴有鼓膜内陷、鼓膜色泽改变,见到气液平

面或气泡即可诊断(图22-1-1)。与普通耳镜相比较,鼓气耳镜有着更高的敏感度和特异性。

2. 声导抗测试 声导抗测试是反映中耳功能快速、有效的客观测听方法。由于鼓气耳镜对于2岁以下儿童的鼓膜和中耳情况判断困难,声导抗则提供了方便的测试。声导抗的鼓室压图可呈B型和C型。开始时咽鼓管功能不良或堵塞,中耳气体被吸收形成负压,鼓膜内陷,鼓室压峰压点向负压侧位移,以C型曲线多见(图22-1-2)。当病变逐渐进展,鼓膜更加内陷,出现鼓室积液,传音结构质量增加而使声导抗进一步增加,鼓室劲度加大,鼓膜和听骨链活动降低,峰压点

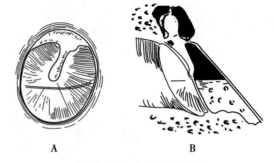

图 22-1-1　分泌性中耳炎
A. 鼓气耳镜检查透过鼓膜可见液平面和液中气泡;B. 鼓室剖面观察鼓室积液

就越偏向负值,当声顺减弱或无变化时则成为无峰的B型图(见图22-1-2)。一般认为,如鼓室导抗图为B型,结合临床可诊断为分泌性中耳炎。

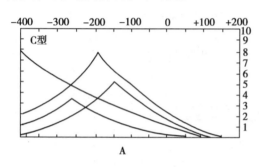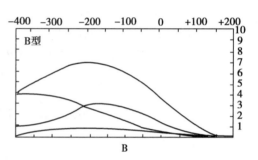

图 22-1-2　BC 型鼓室导抗图

3. 鼓膜穿刺或鼓膜切开术 鼓膜前下方进行穿刺或切开,若有浆液样或黏液样液体流出则可证实分泌性中耳炎的存在。鼓膜穿刺、切开术是一种有创性的诊断方式,但可以明确诊断,同时可以达到治疗目的。

4. 鼻咽部检查 间接鼻咽镜或电子纤维鼻咽镜可直接观察鼻咽部及咽鼓管咽口情况以排除鼻咽部占位性病变。

5. 颞骨高分辨率薄层CT 单侧顽固性分泌性中耳炎,经过治疗无效,应警惕鼻咽癌累及咽旁间隙,压迫咽鼓管。可行颞骨高分辨率薄层CT了解中耳、鼻咽部情况,必要时进行增强扫描。

(三) 鉴别诊断

1. 鼻咽癌 鼻咽癌早期症状可为回吸性涕血、颈部肿块,部分患者以耳部症状为首发表现,特别是癌肿在鼻咽部黏膜下潜行,早期不易发现,所以对于单侧分泌性中耳炎,应高度警惕,排除鼻咽癌。

2. 急性中耳炎 婴幼儿及儿童分泌性中耳炎应与急性中耳炎相鉴别。急性中耳炎治疗不彻底或迁延不愈可转换为分泌性中耳炎。其病程较短,患者可有剧烈耳痛、耳流脓等症状,分泌性中耳炎多病程较长,多以耳闷为主要症状,耳痛呈间断性,较轻,甚至无耳痛表现。

3. 慢性化脓性中耳炎、中耳胆脂瘤 此类部分患者松弛部穿孔被痂皮覆盖,耳鼓膜紧张部显示鼓室积液,此类患者应仔细检查松弛部,必要时行颞骨的高分辨率CT。

4. 粘连性中耳炎 主诉为听力减退和闷胀感,是分泌性中耳炎的后遗症或终末期,鼓膜紧张部与听骨链、鼓岬粘连。

5. 胆固醇肉芽肿 也称为特发性血性鼓室,病因不明,可为分泌性中耳炎晚期并发症。鼓膜呈蓝色或蓝黑色,颞骨CT示鼓室、乳突内有高密度影。

(四) 诊断思路

根据病史及体位变化的听力下降、轻微的耳痛、耳鸣、耳闷胀和闭塞感等临床表现,结合鼓气耳镜检

查见有气液平面或气泡、声导抗的鼓室压图可呈 B 型和 C 型,诊断一般不困难。有鼓膜积液者,可行鼓膜穿刺或切开,即可明确诊断,同时也有治疗效果,必要时行颞骨高分辨率薄层 CT。

三、病因和发病机制

病因比较复杂,与多种因素有关。

(一)咽鼓管功能障碍

咽鼓管由于各种原因出现通气功能障碍时,中耳的气体被黏膜吸收,中耳出现负压从而导致中耳黏膜静脉扩张,通透性增加,血清漏出聚积于中耳,从而形成中耳积液。

1. 咽鼓管机械性阻塞 鼻咽部各种良性或恶性占位性病变(如:腺样体肥大、鼻咽癌、鼻咽纤维血管瘤等),鼻腔和鼻窦疾病(如:慢性鼻窦炎、巨大鼻息肉、肥厚性鼻炎、鼻中隔偏曲等),长期的鼻咽腔填塞,咽鼓管咽口粘连,代谢障碍性疾病(如:甲状腺功能减退等),以及很少见的鼻咽白喉、结核、梅毒和艾滋病等特殊感染均可因直接压迫、堵塞咽口、影响淋巴回流,造成咽鼓管管腔黏膜肿胀致咽鼓管机械性阻塞。

2. 咽鼓管的清洁和防御功能障碍 咽鼓管由假复层纤毛柱状上皮覆盖,纤毛细胞与其上的黏液毯共同构成"黏液纤毛输送系统",不断的向鼻咽部排除病原体及分泌物。而细菌的外毒素、放射性损伤、先天性呼吸道黏膜纤毛运动不良、原发性纤毛运动障碍等原因,引起咽鼓管表面活性物质减少,也可以导致纤毛运动瘫痪。既往患中耳炎而滞留在中耳或者咽鼓管内的分泌物也会影响纤毛的输送功能。

(二)感染

比较常见的致病菌为流感嗜血杆菌、肺炎链球菌及 β-溶血性链球菌、金黄色葡萄球菌等。这些致病菌的内毒素在发病机制中起到了相当大的作用。此外,抗生素的滥用,急性化脓性中耳炎治疗不彻底都有可能引起该病的发生发展。

(三)免疫反应

中耳具有独立的免疫防御系统,中耳积液中细菌的检出率较高,积液中炎性介质、特异性抗体、免疫复合物的存在,都提示了该病是一种抗体介导的免疫复合物疾病。

四、病理与病理生理

在发病的早期,中耳黏膜水肿,毛细血管增生,通透性增加。随后中耳黏膜增厚,上皮化生,上皮下可见病理性腺样体组织形成,固有层有圆形细胞浸润。在疾病的恢复期,腺体退化,黏膜逐渐恢复正常。倘若疾病未能得到控制,晚期可出现积液机化,可发展为粘连性中耳炎等。中耳积液为漏出液、渗出液及黏液的混合成分。早期主要为浆液,然后逐渐转变为浆黏液。上述各种液体中细胞成分不多,除脱落细胞外,尚有淋巴细胞、吞噬细胞、多形核白细胞,个别可见嗜酸性粒细胞。

五、治疗

治疗原则为积极治疗原发病及邻近病灶,去除病因,改善咽鼓管的通气功能,消除中耳鼓室内的负压状况,通畅引流鼓室内的积液,防止鼓室粘连和胆固醇肉芽肿的发生。

(一)一般治疗

补充或替代性治疗,包括推拿按摩、微波、限制饮食(如限制奶制品)、中草药、针灸、中药等疗法。

(二)内科治疗

1. 鼻腔减充血剂 改善咽鼓管通气功能,常用药物有麻黄素制剂等,但是使用此药物要注意防止药物依赖,一般疗程不超过 1 周,若频繁过量使用易引起药物性鼻炎。麻黄素类鼻腔收缩剂可升高血压,老年人用药后应观察血压变化。

2. 黏液促排剂 可调节咽鼓管及鼓室内黏膜生理功能,促进鼓室内积液排除,改善黏膜黏液毯的清理作用。

3. 抗生素　在急性期内可短期内使用敏感抗生素。

4. 鼻用糖皮质激素　可改善鼻腔炎症状态,消除炎症介质,且相对口服糖皮质激素更为安全,局部作用于鼻腔、鼻咽、咽鼓管,全身副作用小。

5. 对于无糖尿病等禁忌证的患者,可使用糖皮质激素类药物如泼尼松等口服,但只可作短期治疗,不宜长期使用。

（三）外科治疗

1. 鼓膜穿刺抽液　可同时作为诊断方法及治疗方法,可有效清除中耳积液,改善中耳通气。必要时可重复穿刺,或抽液后注入糖皮质激素类药物。

2. 鼓膜切开术　适用于分泌的液体较黏稠,鼓膜穿刺不能吸尽者。需要注意保护鼓室内壁黏膜,鼓膜切开后应将鼓室内液体全部吸尽。

3. 鼓室置管术　适用于病情迁延不愈,或反复发作、胶耳,头颈部放疗后,咽鼓管功能短期内难以恢复正常者,目的是改善通气引流,促使咽鼓管恢复功能。通气管留置时间一般为 3~6 个月,最长可达 6 个月~1 年。

4. 咽鼓管球囊扩张术　对于顽固性分泌性中耳炎一直缺乏有效的治疗措施,目前咽鼓管球囊扩张术为该类患者带来一线希望。对于反复发作的,病程大于 3 个月以上的慢性分泌性中耳炎患者,可采用此类方法,改善咽鼓管通气功能。通过球囊扩张狭窄的咽鼓管,改善咽鼓管功能,使其能更好地调节鼓室内压力,维持鼓室压力与外界平衡。

5. 激光咽鼓管成形术　应用半导体激光、CO_2 光纤激光、KTP 激光灯等软管激光,对咽鼓管圆枕后唇部分进行消融,以改善咽鼓管的通气功能。

6. 单纯乳突切开术及鼓室探查手术　怀疑鼓峡阻塞、鼓窦入口有肉芽组织阻塞的顽固性分泌性中耳炎患者可考虑单纯乳突切开术及鼓室探查手术,同时行鼓膜置管术。对将要发生粘连性中耳的患者,应该尽早进行手术治疗,以防止并发症。

7. 其他　积极治疗鼻咽部或鼻腔疾病:如鼻中隔矫正术、鼻息肉摘除术、下鼻甲部分切除术等。

（四）预后

分泌性中耳炎一般预后良好。少数患者可发展致粘连性中耳炎,胆固醇肉芽肿,鼓室硬化症,后天性原发性胆脂瘤等。

六、预防

加强锻炼,增强体质,预防感冒,避免辛辣刺激性食物和烟酒刺激,避免接触烟雾等不良气体刺激呼吸道,保护和增强上呼吸道黏膜的抵抗力,擤鼻涕时勿双手同时捏紧前鼻孔用力擤鼻涕,应该按压一侧鼻孔轻轻清理鼻腔的分泌物。

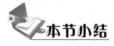 **本节小结**

本节介绍了分泌性中耳炎的病因、临床表现、诊断、治疗原则以及预防措施。其临床表现主要有听力下降、耳痛、耳闷胀感及耳鸣等,鼓膜检查颇为重要,鼓膜失去正常光泽,鼓膜内陷,鼓室积液时,有时可透过鼓膜见到液平。对于单侧分泌性中耳炎患者,应高度警惕,排除鼻咽部占位性病变。对于儿童患者,要评估腺样体状况。其发病机制较为复杂,与咽鼓管的阻塞、功能障碍和免疫有关。治疗有非手术治疗和手术治疗,通过鼓膜穿刺,可以达到即明确诊断又有治疗的作用,鼓膜置管、咽鼓管球囊扩张术于分泌性中耳炎有一定的治疗效果。

（骆文龙　重庆医科大学附属第二医院）

第二节 急慢性化脓性中耳炎

一、概述

急性化脓性中耳炎(acute suppurative otitis media),ICD-10 编码:H66.001,是细菌感染引起的中耳黏膜的急性化脓性炎症。临床上以耳痛、耳内流脓、鼓膜充血、穿孔为特点。若治疗及时、适当,分泌物引流通畅,预后良好,听力大多能恢复正常,若治疗不当或病情严重者可转变为慢性化脓性中耳炎。慢性化脓性中耳炎(chronic suppurative otitis media),ICD-10 编码:H66.301,是中耳黏膜、骨膜或深达骨质的慢性化脓性炎症,常与慢性乳突炎合并存在。本病极为常见,病变不仅位于鼓室,还常侵犯鼓窦、乳突及咽鼓管。临床上以耳内反复流脓、鼓膜穿孔及听力减退为特点,在一定条件下可引起颅内、外并发症,甚至危及生命。

二、诊断

(一) 临床表现

1. 急性化脓性中耳炎　本病全身及局部症状较重,小儿多发。可有畏寒、发热,小儿常伴呕吐、腹泻等。耳痛剧烈,且持续时间较长。听力下降并可伴有耳鸣。鼓膜穿孔前后表现截然不同,一旦鼓膜发生穿孔,耳内脓液外泄,症状可得到缓解。

(1) 全身症状:鼓膜穿孔前,全身症状明显,可有畏寒、发热、倦怠、食欲减退等,小儿全身症状通常较成人严重。鼓膜穿孔后,体温逐渐下降,全身症状明显减轻。

(2) 耳痛:为本病的早期症状。患者感耳深部钝痛或搏动性跳痛,疼痛可经三叉神经放射至同侧额、颞、顶部、牙或整个半侧头部,吞咽、咳嗽、喷嚏时耳痛加重,耳痛剧烈者夜不能寐,烦躁。一旦鼓膜出现自发性穿孔或行鼓膜切开术后,脓液向外宣泄,疼痛顿减。

(3) 耳鸣及听力减退:患耳可有搏动性耳鸣、听力逐渐下降。耳痛剧烈者,轻度的耳聋可不被患者察觉,鼓膜穿孔后听力反而提高。如病变侵入内耳,可出现眩晕和感音神经性聋。

(4) 耳流脓:鼓膜穿孔后耳内有液体流出,初为浆液血性,以后变为黏液脓性乃至脓性。如分泌物量甚多,提示分泌物不仅来自鼓室,亦源于鼓窦、乳突。

2. 慢性化脓性中耳炎

(1) 耳流脓:间歇性或持续性,急性感染时流脓发作或脓液增多,可伴有耳痛,脓液性质为黏液性或黏脓性,长期不清理有臭味。急性炎症发作期可有血性分泌物。

(2) 听力下降:患耳有不同程度的传导性或混合性听力损失。听力下降的程度和性质与鼓膜穿孔的大小、位置、听骨链的连续程度、迷路破坏与否有关。

(3) 耳鸣:部分患者有耳鸣,多与内耳受损有关。

(二) 实验室和辅助检查

1. 急性化脓性中耳炎

(1) 专科检查:耳周检查有乳突尖及鼓窦区轻微压痛。小儿乳突区皮肤可出现轻度红肿。耳镜下可见鼓膜松弛部充血,紧张部周边及锤骨柄区可见扩张的、呈放射性的血管。随着病情进一步发展,整个鼓膜弥漫性充血、肿胀,向外膨出,其正常标志不易辨识。鼓膜穿孔大多位于紧张部,穿孔前,局部先出现一小黄点,穿孔处为一搏动亮点,分泌物从该处涌出。待穿孔稍扩大后,方能清晰查见其边界。婴幼儿的鼓膜较厚,富于弹性,不易发生穿孔,应警惕。坏死性中耳炎可发生多个穿孔,并迅速融合,形成大穿孔。

(2) 听力检查:多呈传导性听力损失,听阈可达 40~50dB(图 22-2-1)。如内耳受到细菌毒素损害,则可出现混合性听力损失(图 22-2-1)。

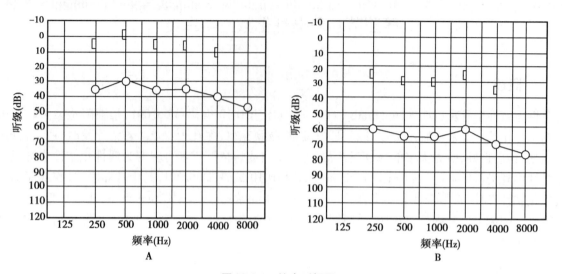

图 22-2-1　纯音听阈图
A. 传导性听力损失；B. 混合性听力损失

(3) 血常规检查：白细胞总数增多，多形核白细胞比例增加。穿孔后血象渐趋正常。

2. 慢性化脓性中耳炎

(1) 鼓膜穿孔：鼓膜穿孔是最常见的体征，只要仍存在中耳的感染，穿孔就难以愈合。鼓膜穿孔可分为中央型和边缘型两种，前者指穿孔的四周均有残余鼓膜环绕，不论穿孔位于鼓膜的中央或周边；后者指穿孔的边缘已达鼓沟，该处无残余鼓膜。穿孔可位于鼓膜的紧张部或松弛部，也可两者均受累。不同部位的穿孔，往往与中耳炎的形成机制有一定关系(图 22-2-2)。

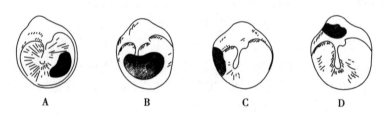

图 22-2-2　鼓膜穿孔示意图
A. 紧张部中央性穿孔；B. 紧张部中央型穿孔合并锤骨柄腐蚀；C. 边缘性穿孔；D. 松弛部穿孔

(2) 听力学检查：不同程度的传导性、混合性或感音神经性听力下降。

(3) 影像学检查：颞骨 CT 是评价慢性化脓性病变性质及范围的有效工具。通过影像学检查，可以了解乳突的气化程度、听小骨的状态，中耳的各个部位及病变的范围(图 22-2-3)。

(三) 鉴别诊断

1. 外耳道疖　外耳道疖是外耳道软骨部皮肤局限性的急性化脓性炎症，主要症状为剧烈的、跳痛性耳痛，张口、咀嚼时尤甚，向头部放射。因外耳道无黏液腺，故当分泌物为黏液脓性时，提示病变与中耳有关。

2. 分泌性中耳炎　分泌性中耳炎以耳闷胀感、听力减退及耳鸣为最常见症状，而急性化脓性中耳炎全身症状较重，鼓膜穿孔前可高烧不退，耳痛持续，鼓膜弥漫性充血，一旦穿孔便溢液不止。

3. 慢性鼓膜炎　耳内长期流脓，鼓膜上有较多肉芽，而颞部 CT 显示鼓室及乳突均正常。

4. 中耳癌　好发于中年以上的病人，大多数患者耳长期流脓，近期耳内出血，伴耳痛，可有张口困难。鼓室内有新生物，接触性出血。早期出现面瘫。颞骨 CT 提示骨质破坏明显。新生物活检可确诊。

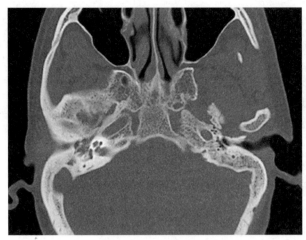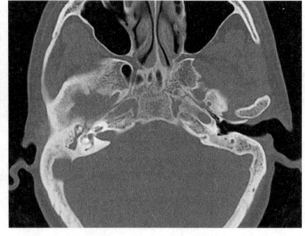

图 22-2-3 慢性化脓性中耳炎的 CT 表现

5. 结核性中耳炎 起病隐匿,耳内脓液稀薄,听力损坏明显,早期可发生面瘫。鼓膜大穿孔,有苍白肉芽。颞骨 CT 示鼓室和乳突有骨质破坏。肺部或其他部位有结核病灶。肉芽样新生物行病检可确诊。

(四)诊断思路

根据病史、临床表现,结合辅助检查,诊断不难。急性化脓性中耳炎通常白细胞总数增多,多形核白细胞比例增加;慢性化脓性中耳炎则血象不高,但通过鼓膜穿孔的情况以及颞骨 CT 检查,可明确诊断。无论急性化脓性中耳炎还是慢性化脓性中耳炎,听力下降多为传导性听力下降,部分长期慢性化脓性中耳炎也可为混合型听力下降。

三、病因和发病机制

(一)急性化脓性中耳炎常见病因

1. 咽鼓管途径感染 最常见。

(1)急性上呼吸道感染时,如急性鼻炎、急性鼻咽炎等,炎症向咽鼓管蔓延。咽鼓管咽口及管腔黏膜充血、肿胀、纤毛运动障碍,致病菌乘虚侵入中耳。

(2)急性传染病,如猩红热、麻疹、百日咳等,可通过咽鼓管途径并发本病。急性化脓性中耳炎亦可为上述传染病的局部表现。此型病变常深达骨质,引起严重的坏死性病变。

(3)在污水中游泳或跳水、不适当的咽鼓管吹张、擤鼻或鼻腔治疗等,均可导致细菌循咽鼓管侵入中耳。

(4)婴幼儿哺乳位置不当,乳汁可经咽鼓管反流进入中耳。

2. 外耳道鼓膜途径 鼓膜外伤、鼓膜穿刺、鼓膜置管时,致病菌可由外耳道直接侵入中耳。

3. 血行感染 极少见。

(二)慢性化脓性中耳炎常见病因

1. 急性炎症迁延不愈 急性化脓性中耳炎未获得彻底的治疗,或细菌毒力强,患者的抵抗力低,病变迁延至慢性,此为常见原因。

2. 咽鼓管功能异常 咽鼓管功能异常,导致乳突气化不良,与本病的发生有一定关系。在慢性化脓性中耳炎患者中,乳突气化不良者居多。

3. 邻近器官病变 鼻部或咽部的慢性病变,如腺样体肥大、慢性扁桃体炎、慢性鼻窦炎等反复发作导致中耳炎症反复发作。

4. 机体抵抗力下降 婴幼儿、年老体弱者、长期营养不良、合并基础疾病等情况下,机体抵抗力下降,免疫能力低下,易使急性中耳炎演变为慢性。

四、病理和病理生理学

（一）急性化脓性中耳炎

早期鼓室黏膜充血水肿,血管扩张,红细胞、多形核白细胞等从毛细血管渗出,聚集于鼓室,并逐渐形成脓性。脓液增多后,鼓膜因受压后而缺血,并出现血栓性静脉炎,终致局部破溃、穿孔,脓液外泄、炎症得到控制后,鼓膜穿孔可自行恢复,或遗留永久性穿孔。急性坏死性中耳炎可迁延为慢性。

（二）慢性化脓性中耳炎

根据病理及临床表现,传统将慢性化脓性中耳炎分为三型,即单纯型、骨疡型和胆脂瘤型。近年来,因为病理机制不同,国内外普遍将胆脂瘤型单列出来并以中耳胆脂瘤命名,而根据病情活动情况大致划分为静止期和活动期。

1. 静止期　不流脓,常仅表现为干性鼓膜穿孔,病情轻、范围局限于中耳鼓室黏膜,一般无肉芽及息肉。

2. 活动期　长期间断性耳流脓、听力下降。病变超出黏膜范围,有不同程度的听小骨坏死,伴鼓环,鼓窦或鼓室区域骨质破坏。部分病例可伴有病灶内上皮组织增生合并形成中耳胆脂瘤。

五、治疗

（一）急性化脓性中耳炎

治疗原则为控制感染、引流通畅及病因治疗。

1. 全身治疗

（1）及早应用足量抗生素控制感染,直至症状消退后 5～7 日停药,务求彻底治愈。一般可选用青霉素、头孢菌素类药物等,鼓膜穿孔后取脓液作细菌培养及药敏试验,可参照其结果改用适宜的抗生素。

（2）理疗,如红外线、超短波等,有助于消炎止痛。

（3）全身支持疗法,注意休息,调节饮食。

2. 局部治疗

（1）鼓膜穿孔前:可使用消炎消肿类药物滴耳。如全身局部症状较重,鼓膜明显膨出,经一般治疗后效果不明显,或鼓膜穿孔太小,分泌物引流不畅,应在无菌操作下行鼓膜切开术,以利通畅引流。

（2）鼓膜穿孔后:先以 3% 双氧水清洗,并拭净外耳道脓液,以便药物进入中耳发挥作用,局部用药以抗生素滴耳液为主,每日 2～4 次。恢复期可选用消肿类药物滴耳。感染完全控制后,鼓膜穿孔长期不愈合者,可行鼓膜修补术。

（3）使用鼻黏膜减充血剂,减轻咽鼓管咽口肿胀,以利引流。

3. 病因治疗　积极治疗鼻部及咽部慢性疾病,如腺样体肥大、慢性鼻窦炎、慢性扁桃体炎等。

4. 预后　若治疗及时、适当,分泌物引流通畅,炎症消退后鼓膜穿孔多可自行愈合,听力大多能恢复正常。治疗不当或病情严重者,可遗留鼓膜穿孔、中耳粘连症、鼓室硬化或转变为慢性化脓性中耳炎,甚至引起各种并发症。

（二）慢性化脓性中耳炎

治疗原则为消除病因,控制感染,清除病灶,通畅引流,尽可能恢复听力。

1. 一般治疗　及时治疗急性化脓性中耳炎,促使鼓膜愈合。并积极治疗上呼吸道疾病,如慢性扁桃体炎、慢性腺样体炎、慢性鼻窦炎等。

2. 内科治疗　根据脓液做细菌培养及药敏试验,选择敏感药物。轻者耳道局部用药,若合并全身症状,需全身应用抗生素。静止期以局部用药为主。

（1）局部用药种类:抗生素滴耳液或抗生素与糖皮质激素混合滴耳液,适用于鼓室黏膜充血、水肿、分泌物较多时;酒精或甘油制剂,适用于脓液少,鼓室潮湿时。

（2）局部用药注意事项：清洗外耳道及鼓室的脓液，并用棉签擦干或吸引器吸净，再滴药。忌用氨基糖类抗生素，以免耳中毒。

3. 手术治疗 活动期以清除病变、预防并发症为主，尽力保留听力相关结构。引流通畅者，仍以局部用药为主，定期复查；如引流不通畅，应在局部炎症控制后，根据病变范围行相应的乳突手术。术中应在彻底清除病变的前提下，尽可能重建中耳传音结构，从而保留或提高听力。

（1）中耳有肉芽或者息肉，或内镜下虽未见明显息肉或肉芽，而经正规治疗无效，CT 示乳突病变明显，可行乳突病变切除术+鼓室成形术、乳突根治术、改良乳突根治术等。

（2）中耳炎症已完全消除，遗留鼓膜紧张部大穿孔，可行单纯鼓室成形术。

4. 预后 慢性化脓性中耳炎经正规治疗后大都预后良好，但部分患者治疗不及、治疗不彻底易致颅内外并发症，甚至危及生命。

六、预防

锻炼身体，提高身体素质，积极预防和治疗上呼吸道感染。广泛开展各种传染病的预防接种工作。宣传正确的哺乳姿势。鼓膜穿孔及鼓室置管者禁止游泳，洗浴时防止污水流入耳内。

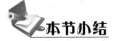 **本节小结**

本节介绍了急性化脓性中耳炎和慢性化脓性中耳炎的病因、临床表现、诊断、治疗原则以及预防措施。急性化脓性中耳炎的发病机制中以咽鼓管途径最为常见。慢性化脓性中耳炎常由急性化脓性中耳炎迁延发展所致。急性化脓性中耳炎与慢性化脓性中耳炎的临床表现各有不同，急性者以耳痛为主，慢性者以耳流脓为主。急性化脓性中耳炎以控制感染、通畅引流、消除病因为治疗原则。慢性化脓性中耳炎除了前两点，还包括清除病灶，恢复听力。

（骆文龙 重庆医科大学附属第二医院）

第三节 中耳胆脂瘤

一、概述

中耳胆脂瘤（cholesteatoma），ICD-10 编码：H71. X05，是一种位于中耳内的囊性结构，而非真性肿瘤。胆脂瘤可继发于慢性化脓性中耳炎，慢性化脓性中耳炎也可继发于胆脂瘤的细菌感染。胆脂瘤可破坏骨质引起颅内外并发症，应引起重视。根据病因不同，可将胆脂瘤分为两类，先天性胆脂瘤和获得性胆脂瘤。前者来源于与形成原始脊索相同的外胚层，这种外胚层胚胎细胞残留可发生于颅骨的任何部位，但最常见于颞骨。后者的发病机理包括：上皮移行侵入，种植侵入和上皮化生和基底细胞增生过度。获得性胆脂瘤又可分为两类：原发性获得性胆脂瘤（后天原发性胆脂瘤）由于咽鼓管功能障碍导致鼓膜内陷袋的形成，随后上皮碎屑的堆积，最后形成胆脂瘤；继发性获得性胆脂瘤（后天继发性胆脂瘤）上皮细胞通过鼓膜穿孔边缘移行进入中耳。外伤或手术导致的鳞状上皮细胞种植于中耳腔也可形成继发性获得性胆脂瘤。

二、诊断

（一）临床表现

1. 耳流脓 继发性胆脂瘤可引起长期耳流脓，脓量多少不一，由于继发腐败菌的感染，脓液常有特殊的恶臭，可含"豆腐渣样物"。后天原发性胆脂瘤早期无耳内流脓，合并感染后有流脓。

2. 听力下降　原发于上鼓室内的早期局限性胆脂瘤可无任何症状,不引起明显的听力下降。如听骨链遭破坏,则可致听力下降。由于胆脂瘤可作为缺损听骨间的传音桥梁,即使听骨已有部分破坏,所以听力损失不明显。

3. 耳鸣　早期一般不出现耳鸣,后期可有高音调或低音调耳鸣。

（二）实验室和辅助检查

1. 耳镜检查　鼓膜松弛部或紧张部后上方有边缘性穿孔,或鼓膜大穿孔,从穿孔处可见鼓室内有灰白色鳞屑状或豆渣样物质,恶臭,穿孔处常伴有肉芽组织。早期原发性胆脂瘤,松弛部穿孔可被一层痂皮覆盖,常致漏诊。

2. 听力测试　一般有较重传导性聋,如病变波及耳蜗,耳聋呈混合性。

3. 颞骨CT检查　对于临床高度怀疑有胆脂瘤的患者行颞骨高分辨率CT检查,可以精确显示胆脂瘤和骨质的破坏(图22-3-1)。CT可显示软组织结构的范围,听小骨的改变,面神经管、半规管、鼓室天盖的骨性异常,另外冠状位CT扫描可很好地显示面神经管的水平段及膝部,面隐窝、前庭窗等结构。

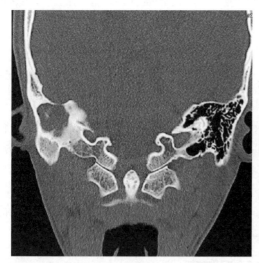
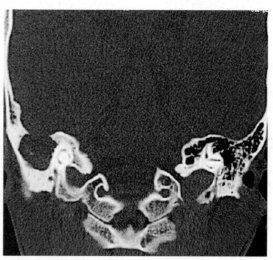

图 22-3-1　中耳胆脂瘤 CT 图像

（三）鉴别诊断

1. 慢性化脓性中耳炎　此病常见,较易区别。分泌物常呈黏脓性,无恶臭,多见于气化型乳突,为鼓室窦、腔、乳突气房内黏膜增厚,病变分布较弥散,有时可见液平,一般无团块软组织影及中耳、乳突区骨质破坏,听骨链完整。

2. 中耳癌　少见,好发于老年男性,因长期炎症刺激,疼痛、面瘫发生早,骨质破坏明显,周围软组织肿胀,增强扫描可鉴别,病理学检查可确诊。

（四）诊断思路

根据病史、症状、体征不难诊断。典型病例往往长期耳流脓,耳镜检查可见鼓膜松弛部或紧张部后上方有边缘性穿孔或大穿孔,透过穿孔处可见鼓室内有灰白色鳞屑状或豆渣样物质,有恶臭。呈混合性或传导性听力下降,高分辨率颞部CT示骨质破坏明显。

三、病因和发病机制

先天性胆脂瘤形成系胚胎期外胚层组织遗留所致,在破坏中耳鼓室腔前鼓膜未受累,在检查时鼓膜完整,临床上比较罕见。后天性胆脂瘤形成的确切机制不明,主要的学说有：

（一）上皮移行学说

具有鼓膜边缘性穿孔或大穿孔的慢性化脓性中耳炎,其外耳道及鼓膜的上皮沿穿孔的骨面向鼓室内移行生长,并逐渐伸达鼓室,鼓窦及乳突区,其脱落的上皮及角化物质堆积于此处而不能自洁,逐渐聚集成团,形成继发性胆脂瘤。

(二)袋状内陷学说

被认为是大多数后天原发性胆脂瘤的共同发病机制,该学说认为由于负压、炎症等原因,鼓膜松弛部回缩,在中耳腔形成囊袋,内陷袋深部角蛋白引流不畅,逐步扩展至中耳和乳突腔发展为胆脂瘤(图 22-3-2)。

(三)基底细胞增生学说

认为源于松弛部,角化上皮细胞能够侵入上皮下间隙形成胆脂瘤。

(四)鳞状上皮化生学说

认为角蛋白蓄积、多发性感染和炎症导致鼓膜溶解、穿孔,鳞状上皮化生生长,继而形成胆脂瘤。

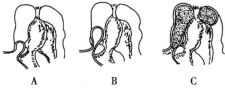

图 22-3-2 袋状内陷学说
A. 内陷袋形成;B. 囊袋内上皮脱落;C. 囊袋扩大,周围骨质破坏

上述学说均能部分解释后天性胆脂瘤的发病机制,但没有一种学说能得到直接、完整的组织学和试验证据。后天性胆脂瘤不同发病机制在临床上都具有共同的性质:侵袭、移行、过度增殖、分化改变、侵犯邻近组织和复发。

四、病理与病理生理

胆脂瘤是一种囊性结构,并非真性肿瘤。囊的内壁为复层鳞状上皮,囊内充满脱落的鳞状上皮和角化物质。无论原发性亦或继发性胆脂瘤,均可破坏周围的骨质,并向四周不断膨胀、扩大。这种骨质遭破坏的确切机制尚不清楚。

五、治疗

(一)一般治疗

抗生素药物治疗只能暂时控制感染,减轻症状,不能祛除内部胆脂瘤病灶,故药物治疗只是作为手术治疗的辅助和准备。

(二)外科治疗

正确选择手术方法,不仅能彻底清除胆脂瘤,防止复发,预防并发症的发生,还能保全或提高听力,力求干耳,提高生活质量。手术可归纳为以下几种类型。

1. 开放式乳突切开+鼓室成型术 相对于保留外耳道后壁而言,该手术切开乳突、鼓窦、上鼓室,保留外耳道后壁和上鼓室外侧壁。手术同时行听骨链重建和鼓膜修复。

2. 完壁式乳突切开+鼓室成型术 即经典的"闭合式技术"或"联合进路手术",适用于气化较好的中耳乳突病变。通常采用耳后切口,切开乳突、鼓窦、上鼓室,保留外耳道后壁和上鼓室外侧壁。并同时行听骨链重建、鼓膜修补。

(三)预后

积极手术治疗,多可获得治愈,可干耳、保存或提高听力。少数复发的患者,可以选择二次手术。中耳胆脂瘤病变致颅内的并发症,如颅内脓肿、脑疝、乙状窦血栓性静脉炎多为重症,若治疗不及时预后不佳,甚至导致死亡。

六、预防

应该早发现,早治疗。当患者出现听力下降、耳道流脓后应及时耳鼻咽喉头颈外科就诊,检查耳道、鼓膜行听力学检测,可疑胆脂瘤的患者予以颞骨 CT 检查。尤其是儿童中耳胆脂瘤,发展迅速,容易造成颅内外的并发症,甚至死亡。应及早手术去除病变,预防颅内外并发症的发生。

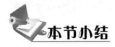
本节小结

本节介绍了中耳胆脂瘤的发病机制、病因、临床表现、诊断、治疗原则以及预防措施。临床表现包括耳流脓、听力下降、耳鸣,耳镜检查可见鼓膜松弛部或紧张部穿孔,从穿孔处可见鼓室内有灰白色鳞片状或豆腐渣样物,有恶臭,穿孔处常伴有肉芽组织,颞骨高分辨率 CT 示骨质破坏明显。治疗原则为尽早手术。

(骆文龙　重庆医科大学附属第二医院)

第四节　耳源性颅内外并发症

一、概述

化脓性中耳乳突炎、中耳胆脂瘤等耳部疾病所引起的颅内外并发症称为耳源性并发症,因其解剖位置比较特殊,常常危及生命,是耳鼻喉科危急重症之一。一般将耳源性并发症分为两类,即颅外并发症和颅内并发症。前者包括颞骨内和颞骨外并发症两类。

(一) 颅外并发症

颞骨内并发症包括迷路炎、岩锥炎及耳源性周围性面瘫;颞骨外并发症包括耳后骨膜下脓肿、颧突根部骨膜下脓肿、帽状腱膜下脓肿、Bezold 脓肿、Mouret 脓肿。

(二) 颅内并发症

硬脑膜外脓肿、硬脑膜下脓肿、蛛网膜炎、耳源性脑积水、脑膜炎、乙状窦血栓性静脉炎、脑脓肿、脑疝。

二、诊断

(一) 临床表现

1. 迷路炎(labyrinthitis)　ICD-10 编码:H83.001,即内耳炎是化脓性中耳乳突炎较常见的并发症。中耳及乳突的内侧壁与内耳相毗邻,中耳乳突有化脓性炎症时,特别是伴骨质破坏明显时,感染很容易通过被侵蚀的内耳骨壁引起内耳炎症。按病变范围及病理变化可分为局限性迷路炎、浆液性迷路炎及化脓性迷路炎。

(1) 局限性迷路炎(circumscribed labyrinthitis):亦称迷路瘘管(fistula of labyrinth)。多因胆脂瘤或慢性骨炎破坏迷路骨壁,形成瘘管,使中耳与迷路内膜或外淋巴腔相通。多表现阵发性眩晕,偶伴有恶心、呕吐。眩晕多在头或体位变动、压迫耳屏或耳内操作(如挖耳、洗耳等)时发作。发作时患侧迷路处于刺激兴奋状态,眼震方向多向患侧。听力有不同程度减退,多为传导性聋,如病变位于鼓岬处可呈混合性聋。瘘管试验可诱发出眩晕和眼球偏斜。若瘘管为病变组织堵塞瘘管试验可为阴性。前庭功能一般正常。

(2) 浆液性迷路炎(serous labyrinthitis):是以浆液或浆液纤维素渗出为主的内耳弥漫性非化脓性炎症疾病或炎性反应。细菌毒素或脓性分泌物经迷路瘘管、蜗窗、前庭窗或血行途径侵入或刺激内耳,产生弥漫性浆液性炎症。表现眩晕、恶心、呕吐、平衡失调。病人喜卧向患侧,起立时向健侧倾倒。早期眼震快相向患侧,晚期眼震向健侧。瘘管试验可为阳性。前庭功能有不同程度减退。听力明显减退,为感音神经性聋。若病变清除、炎症控制后,症状可消失。

(3) 化脓性迷路炎(suppurativelabyrinthitis):化脓菌侵入内耳,引起内外淋巴间隙内的弥漫性化脓性炎症。本病内耳全被破坏,其功能全部丧失。多因中耳感染扩散,或由浆液性迷路炎发展而来。表现严重眩晕,呕吐频繁,头部及全身稍活动后眩晕加剧,听力完全丧失,伴有耳深部疼痛。自发性眼震初期向患侧,迷路破坏后可转向健侧。前庭功能检查及冷热试验患侧可无反应。一般3周后可由对侧代偿其功能,除耳聋外症状逐渐消失。

2. 岩部炎(petrositis) ICD-10编码:H70.201,为颞骨岩部含气小房的化脓性感染,多发生于中年患者,常为急性。乳突气化良好者,颞骨岩部有气化小房,其中附有较薄的黏膜。多表现为:

(1)头痛:属于神经痛,因炎症刺激三叉神经眼支所引起,患者觉患侧头部疼痛,常感眼部及眼周疼痛,可放射至额部,颞部等部。

(2)耳流脓:耳部脓液增加,如乳突手术后耳部已无脓液,而又突然流出大量脓液,结合有三叉神经痛,应考虑本病。

(3)发热:体温升高,但很少超过39℃,为脓毒性低热型,晨起正常,午后升高,脉搏加快,白细胞计数正常或稍高,可持续数周。

(4)岩尖综合征:三叉神经半月神经节与外展神经在颞骨岩部,岩尖炎时50%以上患者发生第Ⅵ脑神经瘫痪,患者复视。凡有眼外直肌麻痹、三叉神经痛及局限性脑膜炎症状者,称之为岩尖综合征。

(5)迷路刺激症状:少数患者发生眩晕、恶心、呕吐、眼震等迷路周围炎症状,但内耳功能正常。

3. 耳源性面瘫(otogenic facial parlysis) 耳源性面瘫多由于急、慢性化脓性中耳炎的炎症侵袭引起面神经水肿,或中耳胆脂瘤破坏面神经骨管,直接压迫、损伤面神经所致。此外乳突手术损伤、中耳结核、中耳肿瘤亦可发生面瘫。耳源性面瘫多为单侧性、周围性。面瘫时,患侧面部运动障碍,致不能抬眉,眼睑不能闭合,口歪向健侧,患侧口角下垂,鼻唇沟不显,不能作鼓腮及吹口哨,饮水时外漏,日久面部肌肉萎缩。面神经电图及肌电图检查可了解面神经变性、病损程度。

4. 耳后骨膜下脓肿(postauricular subperiosteal abscess) 慢性化脓性中耳乳突炎急性发作时,乳突腔内蓄积的脓液经乳突外侧骨皮质破坏处流入耳后骨膜下,形成耳后骨膜下脓肿。脓肿穿破骨膜及耳后皮肤则形成耳后瘘管,可长期不愈。耳内及耳后皮肤红、肿、疼痛,可伴同侧头痛及发热等全身症状。耳后肿胀,压痛明显,骨膜未穿破者,触诊时波动感不明显,耳廓后沟消失,耳廓被推向前、外方(图22-4-1)。常有外耳道积脓、鼓膜紧张部大穿孔或后上方边缘性穿孔或松弛部穿孔,可见肉芽或胆脂瘤。脓肿诊断性穿刺,可抽出脓液。

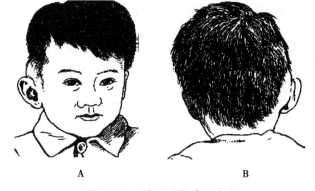

图 22-4-1 右耳后骨膜下脓肿
A. 正面观;B. 后面观

5. 耳源性颈部脓肿 包括 Bezold 脓肿(Bezold abscess,贝佐尔德脓肿)、Mouret 脓肿及咽后壁脓肿等。这些病变多发生于乳突尖部气化良好的化脓性中耳炎患者。

(1)Bezold 脓肿:又称颈深部脓肿,乳突尖部气房发育良好时,乳突尖内侧的骨壁一般甚薄。若乳突内蓄脓,可穿破该处骨质,脓液循此流入胸锁乳突肌的内面,在耳下颈侧深部形成脓肿。患者可有高热,寒战,同侧颈部疼痛,颈部运动受限,患侧颈部相当于乳突尖至下颌角水平处肿胀,压痛明显,由于脓肿位于胸锁乳突肌深面,故波动感不明显。经穿刺抽脓,如有脓液,即可确诊。

(2)Mouret 脓肿:也称二腹肌下脓肿,乳突尖的骨质破溃区位于二腹肌沟处,脓液在二腹肌沟处形成脓肿,先沿二腹肌后膜向前发展到颌下区,顺着颈部大血管鞘发展至咽侧隙,形成颈深部脓肿。有明显高热中毒症状,头转动受限,吞咽疼痛和吞咽困难,较重者有张口困难。因脓肿位置较深,早期乳突尖及其下方可无明显异常。偶有颈部颌下区肿胀,质硬,有淋巴结肿大。如病变继续发展,脓肿继续肿大,上至腮腺区,下到颈侧,导致咽侧壁向咽腔隆起。

6. 乙状窦血栓性静脉炎(thrombophlebitis of sigmoid sinus) ICD-10编码:G08.X12,伴有血栓形成

的乙状窦静脉炎,右侧较多见,为常见的耳源性颅内并发症。本症多由于中耳乳突化脓性病变直接侵蚀乙状窦骨板,先形成静脉周围炎,使内膜粗糙,血流变慢,纤维蛋白、红细胞及血小板黏附于内膜上形成窦壁血栓。血栓逐渐增大,形成栓塞,向上可扩展至岩上窦、岩下窦、海绵窦等,向下可延伸至颈静脉球、颈内静脉。血栓感染,中央坏死液化,感染的栓子脱落进入血循环,可引起脓毒败血症及远隔脏器的化脓性疾病,如常见的肺脓肿。感染被控制后,小的血栓可自愈,大的血栓发生机化,以后因血管新生,窦腔可重新贯通。典型者有畏寒、寒战,继之高热,体温可达40℃以上,数小时后大量出汗,体温骤降至正常,体温下降后症状缓解。上述症状每日发作1~2次,须与疟疾、伤寒等病鉴别。由于大量抗生素的应用,此种体温变化可变得不典型,表现为低热。病期较长可出现严重贫血、精神萎靡。感染波及乳突导血管、颈内静脉及其周围淋巴结时,出现患侧耳后,枕后及颈部疼痛,乳突后方可有轻度水肿,同侧颈部可触及索状肿块,压痛明显。

7. 硬脑膜外脓肿(extradural abscess)　是硬脑膜与颞骨之间或乙状窦与乙状窦骨板之间的化脓感染,后者又称乙状窦周围脓肿。脓肿较小者多无明显症状,常在乳突手术中发现。脓肿增大,出现低热,患侧头痛,局部可有叩痛。如脓肿较大,可出现颅内压增高症状。

8. 硬脑膜下脓肿(subdural abscess)　脓肿位于硬脑膜与蛛网膜或蛛网膜与软脑膜之间,称为硬脑膜下脓肿。好发于大脑镰旁,小脑幕上。好发于全身衰弱,抵抗力极低的病人,且病情险恶,化脓性炎症可向脑深部蔓延,可反复发作,最终可引起死亡。全身症状有畏寒、高热、脉搏快速,一般情况差。伴脑膜刺激征,弥漫性头痛,频繁呕吐,颈项强直。大脑或小脑局灶性症状如脓肿位于小脑幕上,枕叶中枢受到影响,可发生偏盲。大脑优势半球受损,累及语言中枢时,则出现失语症。大脑镰旁的脓肿,影响其附近的皮质运动区和感觉区时,出现对侧下肢无力、瘫痪。可伴颅内高压症状,剧烈头痛、呕吐、视盘水肿、脉搏迟缓。

9. 耳源性脑膜炎(otogenic meningitis)　是急性或慢性化脓性中耳乳突炎、中耳胆脂瘤所并发的软脑膜、蛛网膜急性化脓性炎症。是常见的一种颅内并发症。中耳感染可通过各种途径直接侵犯软脑膜和蛛网膜,亦可通过所引起的其他并发症(如化脓性迷路炎、乙状窦血栓性静脉炎、脑脓肿等)而间接地引起脑膜炎。以高热、头痛、呕吐为主要症状。起病时可有寒战,继之发热,体温可高达40℃左右。头痛剧烈。为弥漫性头痛,常以后枕部为重。呕吐呈喷射状,与饮食无关。可伴精神及神经症状,如烦躁不安、抽搐,重者谵妄、昏迷,以及相关的脑神经麻痹等。

10. 耳源性脑脓肿(otogenic brain abscess)　为化脓性中耳乳突炎所并发的脑组织内的脓液积聚。约占脑脓肿发病率的80%。是一严重、危险的并发症。多见于青壮年。脓肿多位于大脑颞叶及小脑。多由于中耳胆脂瘤破坏鼓室盖、鼓窦盖、乳突盖或破坏乙状窦,炎症直接侵入脑组织,或循静脉周围进入脑组织所致。起病约数天,有畏寒、发热、头痛、呕吐及轻度脑膜刺激征等早期局限性脑炎或脑膜炎的表现。潜伏期持续10天至数周不等,多无明显症状,或有不规则头痛、低热,以及嗜睡、抑郁、烦躁、少语等精神症状。显症期历时长短不一,脓肿形成,出现各种症状。

11. 耳源性脑积水(otogenic hydrocephalus)　大多属于交通性脑积水,为脑室-蛛网膜下腔通路内脑脊液增多。临床上以颅内压增高综合征为主要表现,预后一般良好。主要表现为头痛、呕吐和视盘水肿等颅内压增高的症状,少数可出现头晕或眩晕、眼震、畏光、视力下降、复视、眼外肌麻痹、轻度的脑膜刺激征等。

(二) 实验室与辅助检查

1. 局限性迷路炎　听力减退,瘘管实验一般阳性,前庭功能检查大多正常或亢进。浆液性迷路炎持续性眩晕与平衡失调,听力明显减退,有自发性眼震。化脓性迷路炎有自发性眼震,患耳冷热试验、瘘管实验均无反应。

2. 岩部炎、耳源性周围性面瘫、耳后骨膜下脓肿和瘘管、颈部脓肿　可通过颞骨 CT、MRI 检查示病变初期气房模糊不清,阴影密度增高,致晚期小房骨质吸收,可显现脓腔破坏区。

3. 乙状窦血栓性静脉炎　白细胞明显增多,多形核白细胞增多,寒战及高热时抽血作细菌培养,可为阳性。脑脊液常规检查多属正常。Tobey-Ayer 试验:腰椎穿刺时测脑脊液压力,压迫健侧颈内静脉,脑脊液压力迅速上升,可超出原压力的 1~2 倍,然后压迫患侧颈内静脉,若乙状窦内有闭塞性血栓形成,则脑脊液压力无明显改变或微升。眼底检查,患侧视乳头可出现水肿,视网膜静脉扩张。压迫正常颈内静脉时,眼底静脉可有扩张,若压迫颈内静脉时眼底静脉无变化,表明颈内静脉有闭塞性血栓形成,此法称 Crowe 试验。

4. 硬脑膜外脓肿　颞骨 CT、MRI 检查可见中耳乳突骨质破坏区,硬脑膜区有阴影。硬脑膜下脓肿颞骨 CT、MRI 有助于明确诊断。

5. 耳源性脑膜炎　脑脊液压力增高、混浊,细胞数增多,以多形核白细胞为主,蛋白含量增高,糖含量降低,氯化物减少,细菌培养可为阳性,血中白细胞增多,多形核白细胞增加。

6. 耳源性脑脓肿及耳源性脑积水　头颅 CT 扫描可显示脓肿大小、位置等情况,对脑脓肿及耳源性脑积水早期定位诊断具有重要意义。因本法安全、对患者无损伤,现已取代脑血管造影及脑室造影等。脑超声波检查,幕上脓肿可出现脑中线波移位。经颈动脉脑血管造影对大脑脓肿有诊断意义,但无助于小脑脓肿的诊断。

7. 脑脊液耳漏　脑脊液检查,如实验室检查所收集的样本中含糖,则为脑脊液。颅脑 CT 可显示颅骨缺损的位置、大小。

（三）诊断思路

根据患者基本临床症状和体征如长期慢性化脓性中耳炎病史、听力下降、头痛、耳流脓等可作出相应的临床诊断。但病因诊断要靠必要的实验室检查如细胞学、影像学、病原微生物学以及血清学等。在诊断时除了询问病史和耳部相关检查外,还要对相关实验室检查加以详细的分析。

三、病因及发病机制

（一）病因

1. 炎症破坏骨壁　中耳乳突骨质破坏最多见于化脓性中耳炎及中耳胆脂瘤,从而导致相邻结构感染出现并发症。

2. 机体抵抗力差　急性或慢性化脓性中耳炎的患者抵抗力下降时,长期严重的全身慢性疾病(肺结核、糖尿病等)、长期营养不良、老年人或婴幼儿,常引起中耳炎症扩散出现并发症。

3. 致病毒力强　革兰氏阴性杆菌、金黄色葡萄球菌等比较多见。致病菌对常用抗生素不敏感或已产生耐药是引起中耳炎并发症常见原因之一。

（二）感染途径

1. 通过骨壁缺损区扩散　当鼓室、鼓窦、乙状窦骨壁发生破坏时,感染可向颅内扩散。乳突外侧壁或乳突尖内侧骨壁穿孔,脓液可流入耳后骨膜下或颈深部,形成脓肿。半规管或鼓岬受到破坏时,导致各种迷路炎。侵及面神经骨管导致面神经瘫痪。

2. 经解剖通道或未闭骨缝扩散　细菌和毒素沿小儿尚未闭合的骨缝向颅内扩散,也可沿耳蜗水管、前庭水管等正常解剖途径向颅内播散。

3. 经血行途径扩散　中耳黏膜内的小血管、乳突导血管及骨小管的小静脉,可与脑膜甚至脑组织表面的血管沟通,中耳感染可由此经血流或经血栓性静脉炎播散至颅内。

四、治疗

（一）治疗

1. 迷路炎　足量抗生素控制感染,适当应用镇静剂,呕吐频繁可适当输液。在抗生素控制下行乳突根治术,清除病变时,不宜扰动瘘管内的纤维结缔组织,以免感染扩散,瘘管口可覆盖颞肌筋膜。化脓性迷路炎疑有颅内并发症时,应立即行迷路切开术,以利通畅引流,防止感染向颅内扩展。

2. 岩部炎　多数病例经乳突根治术并给与足量抗生素即可治愈。少数病例虽经抗感染及乳突根治术后,仍不痊愈者,须实行岩尖部手术,才能使岩尖部病灶得到引流。

3. 耳源性面瘫 急性化脓性中耳炎引起的面瘫,为神经炎性水肿所致,一般经保守治疗,多能恢复,常用消炎药物、激素、神经营养药物,血管扩张药,配合理疗,如属胆脂瘤骨质破坏所引起者,应立即行乳突根治术,清除病变,并进行面神经探查、减压术或面神经移植术。

4. 耳后骨膜下脓肿 治疗以消炎排脓和清除病灶为原则,全身治疗使用抗生素。外科治疗主要是乳突手术。并发于急性乳突炎者,行单纯乳突凿开术,并发于慢性化脓性中耳炎者,可根据其他并发症的有无以及鼓室传音结构的破坏情况行乳突根治术。

5. 颈部脓肿 全身足量抗生素,输液及补充能量等内科治疗,乳突手术,清除病灶,彻底引流。

6. 乙状窦血栓性静脉炎 及早足量抗生素控制感染。对贫血患者,予输血等支持疗法。及时行乳突手术,探查乙状窦,清除病灶通畅引流。窦内血栓一般不必取出。乳突术后症状不见减轻、患侧颈部压痛明显,或出现转移性脓肿时,应行患侧颈内静脉结扎术。是伴有血栓形成的乙状窦静脉炎,右侧较多见,为常见的耳源性颅内并发症。

7. 硬脑膜外脓肿 对患耳行乳突根治术,在乳突根治术中发现鼓窦天盖或乙状窦骨板骨质破坏、脓液溢出,应除去骨板至暴露正常脑膜,以利引流。给予大量有效的抗生素静脉滴注,并注意全身情况,特别是颅内压增高者,对脱水和营养不良者,给予支持治疗。

8. 硬脑膜下脓肿 治疗原则为乳突开放术及抗生素的应用,术中应仔细观察硬脑膜,发现其色泽不正常,或表面有肉芽生长,或张力大时,结合病人的症状和影像学检查,应切开硬脑膜探查、排脓。发现硬脑膜有瘘管时,从此处切开,彻底排脓。

9. 耳源性脑膜炎 在足量抗生素及磺胺类等药物的控制下行乳突探查、根治术,清除病灶,对骨质破坏者,除去骨板至正常脑膜暴露。必要时腰椎穿刺,注入适量抗生素。注意支持疗法及水和电解质平衡。

10. 耳源性脑脓肿 用足量、敏感的抗生素药物,开始可用大量广谱抗生素,以后参照细菌培养结果选用适当的抗生素。颅内压增高时,可用脱水疗法以降低颅内压。及时行乳突探查术,清除乳突病灶,除去破坏的骨板至暴露正常脑膜。

11. 耳源性脑积水 在彻底清除中耳乳突病变组织、抗生素控制感染后,多有自愈倾向。如颅内压力甚高,应予脱水治疗。

12. 脑脊液耳漏 应行乳突探查术,彻底清除病变组织,查找漏孔,应予以修补,同时用足量抗生素预防或控制感染。

（二）预后

大多数化脓性中耳炎颅内外并发症经积极正规治疗后预后良好,但重症颅内并发症,抵抗力弱者,若不及时治疗可危及生命,预后不良。

五、预防

经常锻炼身体,增强体质,注意劳逸结合,饮食调和,广泛开展各种传染病的预防接种工作,并积极治疗中耳炎,避免耳进水,定期随访。

📖 本节小结

本节概述了耳源性颅内外并发症的病因、临床表现、诊断、治疗原则以及预防措施。其并发症包括颅外并发症和颅内并发症。颅外并发症又分为颞骨内和颞骨外并发症。常见颞骨内并发症为迷路炎、岩锥炎及耳源性周围性面瘫;常见颞骨外并发症为耳后骨膜下脓肿、Bezold 脓肿、Mouret 脓肿等。颅内并发症包括硬脑膜外脓肿、硬脑膜下脓肿、脑膜炎、乙状窦血栓性静脉炎等。熟悉这些疾病的临床表现及治疗原则有助于准确诊治可能危及生命的上述耳科急症。

（骆文龙 重庆医科大学附属第二医院）

第五节 梅尼埃病

一、概述

梅尼埃病(Ménière's disease),ICD-10 编码:H81.001,是一种以反复发作性的旋转性眩晕、波动性感音神经性听力下降、耳鸣和耳闷胀感为主要临床表现的疾病。其病理特征为特发性膜迷路积水,病因迄今未明。本病以 40~50 岁中年人高发,女性略多于男性。一般单耳发病,随着病程进展,患者可能双耳罹患。

1861 年,法国医生 Prosper Ménière 描述一例类似病症,尽管最后确定为内耳出血引起,但因为他最先报道此病的主要临床表现,因故该病被命名为 Ménière's Disease。1938 年首次报告本病的主要病理变化为膜迷路积水,目前这一发现被许多研究证实。然而,膜迷路积水如何产生与吸收这一循环通路障碍导致的病理机制尚未阐明。

二、诊断

(一) 临床表现

1. 梅尼埃病典型临床症状　包括反复发作的三联征或四联征:发作性旋转性眩晕(recurring onset of vertigo)、波动性感音神经性聋(fluctuating and progressive hearing loss)、耳鸣(tinnitus)和(或)耳闷胀感(aural fullness)。

(1) 眩晕:呈典型的旋转性或摇摆性感觉,可伴恶心和呕吐,持续 20 分钟至 24 个小时。发作时多呈突发性旋转性眩晕,患者感觉自身或周围物体沿一定方向或某一平面旋转、摇晃或漂浮,同时伴有恶心、呕吐、面色苍白、出冷汗、脉搏迟缓、血压下降等自主神经症状,睁眼与转头时加剧,闭目静卧时减轻。需要注意的是,部分非典型症状患者仅表现为失平衡感或其他形式的头晕。

(2) 听力下降:为感音神经性,一般为单侧性,在眩晕发作期加重,间歇期好转。呈明显波动性变化,通常先影响低频。听力损失可随时间而进展,最终可导致患耳所有频率的永久性极重度聋。听力的波动性下降通常伴有强烈的耳内胀满感或压迫感、患侧头部压迫感。

(3) 耳鸣:耳鸣为典型的低音调,可伴有听觉失真。多在眩晕发作之前突然加剧。初为持续性低音调吹风声或流水声,后转为高音调的蝉鸣音或汽笛声。

(4) 耳闷胀感:发作期患侧头部或耳内有胀满、沉重感。耳胀满感和恶心可能伴随以上症状出现。

2. 梅尼埃病的特殊临床表现

(1) Tumarkin 耳石危象:突然跌倒发作但神志清楚,为梅尼埃病的少见的特殊表现形式,不伴有恶心、出冷汗等自主神经体征。1936 年 Tumarkin 认为椭圆囊耳石器异常兴奋,使前庭脊髓束运动神经元异常放电,产生运动性的迷路症状而摔倒,这种无眩晕感的跌倒称猝倒或椭圆囊危象。

(2) Lermoyez 征:表现为先出现耳鸣及听力下降,而在一次眩晕发作后,耳鸣和耳聋减轻或缓解消失,亦称 Lermoyez 发作。

(二) 实验室和辅助检查

1. 听力测试　所有疑似梅尼埃病的患者都需进行听力检测。早期梅尼埃病最常见的听力测试结果表现为低频或低、高频感音神经性听力下降但中频听力正常。听力损失随时间转为"平坦"。

2. 前庭功能检查　病程早期前庭功能检查可能正常,但最终患侧前庭功能会出现异常。前庭功能检查主要用于确定手术适应证者或确定是否为双侧发病。标准的前庭功能评估包括眼震描记术(electronystagmography,ENG)、旋转椅检查和计算机动态姿势描记术。ENG 和旋转椅检查都可检测到患耳外周前庭功能下降的证据。借助计算机技术的发展,ENG 检查现已采用视频化方式进行,即视频眼震电图仪(VNG),可以提高梅尼埃病阳性检出率。VNG 对内耳平衡功能障碍的敏感性更高,但旋转椅检查的特异性更好。

3. 实验室检查 血液检查包括寻找疑似共病和梅毒快速血浆反应素(rapid plasma reagin,RPR)试验。针对内耳抗原的抗体检查已有报道,但不认为具有临床有效性,不作为梅尼埃病常规评估的一部分。

4. 影像学检查 钆造影增强磁共振成像可识别膜迷路积水征象,但这些发现不具有诊断性。MRI 可用于排除与梅尼埃病相似的中枢神经系统(central nervous system,CNS)病变,包括 CNS 肿瘤、动脉瘤、后循环狭窄、Arnold-Chiari 畸形以及提示多发性硬化(multiple sclerosis,MS)。

5. 膜迷路积水检查 常见的检查方法包括甘油试验以及耳蜗电图检查。

甘油试验(glycerol test):按 1.2~1.5ml/kg 体重的甘油加等量生理盐水空腹饮下,服用前与服用后 1、2、3 小时各做 1 次纯音听力测试,共 4 次。若患耳听力在服甘油后单个频率阈值下降 15dB HL、相邻两个频率 10dB HL 或以上者为阳性。梅尼埃病患者发作期多为阳性,但在间歇期、脱水等药物治疗期为阴性。若检查结果为阳性再结合典型病史即可确诊梅尼埃病。但因甘油试验假阴性率较高,对于有严重高血压、糖尿病等疾病的患者为禁忌证,并且部分患者不能耐受甘油的口感而出现严重的呕吐不适症状,所以临床应用受到一定限制。

耳蜗电图(electrocochleogram,EcochG):详见第二十一章第一节。耳蜗膜迷路积水导致膜蜗管膨大,前庭阶相比鼓阶更易压缩,前庭膜与基底膜的正常结构破坏,总和电位与复合神经动作电位比例失调,从而出现 SP/CAP 的比值或者面积比异常。因此,耳蜗电图检查可以用来诊断膜迷路积水,从而为梅尼埃病的诊断提供了非常有价值的信息。

6. 前庭诱发肌源性电位(vestibular evoked myogenic potential,VEMP) 是一项新型检查,在梅尼埃病的诊断和监测中较有前景。VEMP 由强声刺激在处于紧张状态的胸锁乳突肌或眼肌表面记录到的短潜伏期双向肌电图,临床根据记录部位分为颈性前庭诱发肌源性电位(cervical vestibular evoked myogenic potential,cVEMP)和眼性前庭诱发肌源性电位(ocular vestibular evoked myogenic potential,oVEMP)两种。cVEMP 传导通路包括球囊斑、前庭下神经、前庭侧核、前庭丘脑束及同侧胸锁乳突肌运动神经元。其在症状耳可显示特征性改变,且可能在典型梅尼埃症状出现之前就检测到早期球囊积液。oVEMP 主要测试前庭上神经通路,也有助于梅尼埃患者的评估。除了诊断,VEMP 可能有助于对梅尼埃病患者的病情进展进行监测,亦可有助于对双侧梅尼埃病患者的活动耳进行鉴定。VEMP 尤其 oVEMP 是一项新的技术,在临床上还没有标准化和充分地验证。

(三) 鉴别诊断

梅尼埃病的诊断级别可以分为临床诊断、可疑诊断和疑似诊断等级别。主要依靠准确详尽的病史、临床检查和仔细完善的相似疾病鉴别。目前国内广泛采纳的梅尼埃病诊断依据,具体包括以下四点:①发作性眩晕≥2 次,持续时间 20 分钟至数小时,常伴自主神经功能紊乱和平衡障碍,无意识丧失;②波动性听力损失,早期为低频听力损失,随病情进展听力损失逐渐加重,至少一次纯音测听为感音神经性聋,可出现重振现象;③可伴有耳鸣和(或)耳胀满感;④前庭功能检查可有自发性眼震和(或)患侧前庭功能减退,排除其他疾病引起的眩晕。

当怀疑为梅尼埃病时应该与以下疾病鉴别:

1. 听神经瘤(acoustic neuroma,AN) 也称前庭神经鞘膜瘤,患者通常表现为进行性单耳听力损失,但有时可出现波动性听力损失。这类患者罕见发生真性眩晕,但可能诉有不平衡。偶尔有患者会出现耳鸣或不平衡,但早期听力正常。前庭神经鞘膜瘤患者的 ABR 检查和 MRI 可显示提示第 8 脑神经复合体受压的异常。

2. 多发性硬化(multiple sclerosis,MS) 多发性硬化可表现为和梅尼埃病相同的症状。然而,该病发作期所观察到的眼震通常更为严重,持续时间更长,并且患者可能有其他神经系统症状。VNG 检查可见中枢异常(VNG 在梅尼埃病早期通常正常)。MRI 可见脑白质病变并且可检测到脑脊液异常。

3. 短暂性脑缺血发作(transient ischemic attacks,TIA)   TIA眩晕发作时间通常比梅尼埃病短。此外,TIA患者很少同时出现前庭和耳蜗的症状,并且TIA不会造成持续性耳鸣或客观听力损失。

4. 偏头痛性眩晕(migrainous vertigo,MV)   也称前庭性偏头痛,偏头痛相关的眩晕近年来日益受到重视,特别是有偏头痛病史的患者和新发发作性眩晕的年轻患者。在美国,偏头痛性眩晕普通人群中患病率约为3%~5%,远高于梅尼埃病0.2%的患病率。该病的头痛症状常伴有眩晕出现,发生于发作期间或发作后,偏头痛性眩晕通常伴随有畏光或畏声。

5. Cogan综合征   是一种慢性炎症性疾病,最常发生于年轻成人,并且可包括类似于梅尼埃病的前庭听力症状。通常根据与Cogan综合征相关的一系列症状而提出诊断,包括眼部疾病和系统性血管炎。

6. 突发性聋伴眩晕   参见第二十二章第九节。

7. 良性阵发性位置性眩晕   参见本章第六节。

8. 前庭神经炎   常有感冒前期症状,严重的耳性周围性眩晕,持续24小时到一周左右,前庭功能检查可以发现患者前庭功能障碍。

9. 其他疾病   糖尿病和甲状腺疾病有时会引起与梅尼埃病部分重叠的症状。听力症状和(或)耳鸣在这些疾病中通常为双侧性,并且患者通常有长期不平衡而非真性眩晕发作。相似的症状可能发生在重度贫血的患者中。适当的检查可诊断这些疾病。

(四)诊断流程图

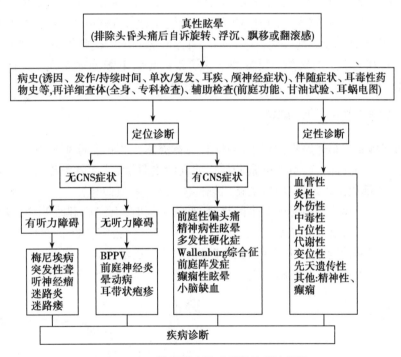

图22-5-1   梅尼埃病及眩晕的诊断流程图

三、病因和发病机制

梅尼埃病的病因目前仍不明确。1938年Hallpike和Cairns报告本病的主要病理变化为膜迷路积水,目前这一发现得到了许多学者的证实。目前已知的病因包括以下因素:各种感染因素(细菌、病毒等)、损伤(包括机械性损伤或声损伤)、耳硬化症、梅毒、遗传因素、过敏、肿瘤、白血病及自身免疫病等。然而膜迷路积水是如何产生的却难以解释清楚。目前已提出的假说包括:

(一)内淋巴囊或管的堵塞

一种主流的学说认为膜迷路积水源于内淋巴囊处的内淋巴再吸收出现异常。该学说已在动物模型中得到初步验证:内淋巴积水可在豚鼠中通过堵塞内淋巴囊入口而诱导出。

（二）前庭水管发育不全

推测内淋巴水管狭窄或阻塞导致内淋巴液吸收障碍。

（三）免疫机制异常

已有研究证明内耳仍然属于免疫应答器官,推测免疫机制异常可能导致内淋巴液产生、吸收循环通路障碍。

（四）遗传倾向

已有研究报道部分患者源于一种常染色体显性遗传方式,还发现有家族史的患者发病的年龄较早,并且该病的表现在下一代中更严重。

（五）病毒性病因

虽然已提出病毒性病因,但在梅尼埃病患者手术时采集的内淋巴样本中并未检测到可疑病毒的 DNA。

（六）血管性病因

梅尼埃病患者比普通人群更常发生偏头痛,因此认为梅尼埃病和偏头痛可能存在同样的血管病理生理学。

此外,导致梅尼埃病症状的机制亦不清楚。虽然内淋巴积水可见于所有的梅尼埃病患者,但是并不是所有内淋巴积水患者都会出现症状。目前占主流的观点认为"破裂理论"该病的主要机制。该观点认为膨胀的内淋巴囊破裂,使得富含钾的内淋巴进入外淋巴间隙,所造成的生物化学梯度使得耳蜗和前庭毛细胞去极化,从而导致功能急性丧失。一旦内外淋巴间隙的压力达到平衡,膜破裂则可密封。离子"泵"恢复正常的梯度和毛细胞的功能。反复离子损害最终导致毛细胞的变性。钾离子中毒导致毛细胞发生细胞学变化亦被证实。然而,"破裂理论"仍被质疑。

四、病理与病理生理（参见下图）

该病的基本病理特征是膜迷路膨大积水,膜蜗管与球囊膨大程度甚于椭圆囊及膜半规管。膜蜗管膨大,前庭膜受压后挤入前庭阶,严重者可紧贴耳蜗前庭阶之骨壁,从而外淋巴液流动停止。球囊膨大则可以充满前庭,向外抵达镫骨足板,向后上挤压椭圆囊,使后者扭曲移位。椭圆囊膨大则可使膜半规管的壶腹被挤压推移。当膜迷路内淋巴积水因排泄、吸收不畅时,上述病理改变会逐渐加重,从而在临床上出现相应症状。当压力增大到临界点时,患者的眩晕症状就会突发性急剧性发作,同时有耳闷胀感、耳鸣等症状。在突破临界点后,可出现前庭膜破裂,内外淋巴液混合,此时眩晕缓解,但因内外淋巴混合导致各自的离子平衡破坏,毛细胞功能障碍,听力下降、耳鸣症状反而加重。瘘口不大时多半会

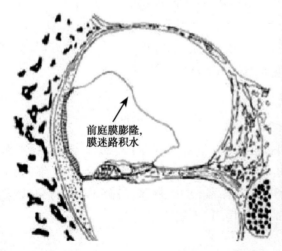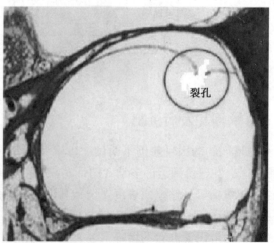

图 22-5-2　膜迷路积水及破裂穿孔示意图

自行愈合,内外淋巴液恢复正常离子浓度,听力逐渐恢复,耳鸣减轻以致消失。但上述过程会反复发生,症状也相应反复出现。当膜迷路积水持续较长时间,或频繁破裂,或裂孔较大难以愈合时,膜蜗管内的血管纹、盖膜、毛细胞及其支持细胞,甚至传入神经纤维、螺旋神经节细胞均可退变,晚期导致极重度耳聋。

五、治疗

由于本病的发病机制未明,难以从根本上彻底治愈,因而目前多采用以调节自主神经功能、改善内耳微循环,以及减少膜迷路积水或迟缓膜迷路膨胀破裂为主的综合治疗方案,包括一般治疗、药物治疗和外科手术治疗。

(一)一般治疗

分发作期和缓解期。在发作期,患者宜卧床休息,食用高蛋白、低脂肪、低盐和富纤维素、维生素饮食,营养均衡并避免便秘。同时,因发作期患者对眩晕症状的恐惧,加重了心理负担,对其进行合理的心理疏导也非常必要。缓解期则鼓励患者尽早下床活动,加快前庭代偿过程,但应避免从事驾驶、高空或长时间需要定向平衡功能的工作。此期,还注意饮食中戒烟酒,低盐低脂高维生素高纤维素饮食等。

(二)内科治疗

1. 药物治疗 对症治疗

1)前庭神经抑制剂药物:仅在急性发作期使用,以避免产生前庭抑制作用,导致患者的平衡功能康复困难。

2)利尿脱水药:使用期间查电解质,及时纠正电解质紊乱。尽量避免使用耳毒性较强的利尿剂。

3)抗胆碱能药:常用药物包括山莨菪碱(俗称654-2)、东莨菪碱等。

4)钙离子拮抗剂:如氟桂利嗪(西比灵)、桂利嗪、尼莫地平等。

5)拟组胺药:甲磺酸倍他司汀(敏使朗)为抗眩晕的一线用药,大剂量或长期服用者,注意该药的胃肠道副作用。

6)糖皮质激素:尚有争议,但有不少文献支持鼓室内注射地塞米松,可缓解重症眩晕。

7)氨基糖苷类:部分患者年老体弱不能耐受手术者,眩晕发作频繁,且听力已严重受损时,可尝试进行鼓室内注射庆大霉素(需加用碳酸氢钠液缓冲),即化学性迷路切除术,可以有效控制眩晕。

2. 非药物治疗

1)Meniett 低压脉冲治疗:对于梅尼埃病的眩晕症状可以获得短期或较长时间的缓解,但其具体机制尚未明了。

2)前庭康复训练:梅尼埃病的眩晕症状是反复发作性出现的,但在其晚期会表现为一侧前庭功能完全丧失。另有部分患者因为接受了化学性迷路切除或者手术切除迷路、前庭神经,也出现了单侧前庭功能完全丧失。这些患者需要进行前庭康复训练,以便代偿期受损的前庭,维持基本的平衡功能。

(三)外科治疗

1. 手术适应证 眩晕反复发作,间歇期短,症状重,严重影响患者生活质量,规范保守治疗无效者,或耳鸣耳聋严重者均可考虑手术。

2. 手术方案

1)内淋巴囊手术:此类手术包括内淋巴囊减压术、内淋巴囊乳突腔引流术等。其优点在于可以最大限度保存膜迷路功能,对患者残留听力影响最小。

2)半规管手术:主要为半规管阻塞术,分单个和多个,可在内淋巴囊手术无效后进行,控制眩晕症状疗效肯定,但对保存患者残留听力的优点不如前者。

3）迷路切除术：前述手术方式或者化学性迷路切除术已不能控制症状时可采用该术式。

4）前庭神经切断术：适应证同迷路切除术，但颅内并发症风险增加。

（四）预后

梅尼埃病的病程因人而异。一些患者有显著的听力波动和进展性听力损失，而前庭症状不常见；一些患者眩晕严重，且频繁发作，但仅有轻度听力症状。眩晕发作的频率可能随时间而下降。

六、预防

梅尼埃病在未经规范的临床干预治疗情况下反复发作，给患者和家庭带来极大的精神压力，减少该病的发作次数与程度是预防的重点，而做好患者的健康教育至关重要，主要包括以下几方面：

（一）向患者讲解本病的有关知识，消除其紧张、恐惧心理，使之心情愉快，精神放松。

（二）发作期尽量卧床休息，静卧于暗室较好。

（三）治疗过程中和康复缓解期均应禁用耳毒性药物，禁烟、酒，给予低盐饮食，适当限制水分摄入。

（四）无症状缓解期仍要低盐饮食，心情愉悦，精神放松，合理安排工作与休息，做到有张有弛，避免复发。

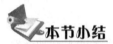 **本节小结**

梅尼埃病是一种以反复发作的旋转性眩晕、波动性感音神经性听力下降、耳鸣和耳闷涨感为主要临床表现的疾病。其病理特征为特发性膜迷路积水，病因迄今未明。本病以 40～50 岁中年人高发。其诊断主要依靠典型的病史，大部分患者可以通过甘油试验、耳蜗电图检查出膜迷路积水特征。梅尼埃病病因不明。梅尼埃病的治疗包括生活饮食指导、非药物、药物、局部注射和手术等多种方式来对症缓解患者眩晕耳鸣等症状，改善听力水平，根据患者病情轻重及是否发作期来确定治疗级别。

（康厚墉　重庆医科大学附属第一医院）

第六节　良性阵发性位置性眩晕

一、概述

良性阵发性位置性眩晕（benign paroxysmal positional vertigo，BPPV），ICD-10 编码：H81.101，是指头部运动到某一特定位置时诱发的短暂阵发性眩晕伴眼震。因该病多为自限性疾病，大多数于数天至数月后渐愈，故称为"良性"。Barany 于 1921 年首先报道该病。BPPV 是最常见的外周性眩晕疾病，约占所有眩晕症的 1/4，其发病率为 10.7～64/10 万。

二、诊断

（一）临床表现

典型发作表现为患者在某一头位仰头或翻身时突然出现强烈旋转性眩晕，但很快消失，重复诱发头位时可再次出现眩晕，但发作过程中无听力下降，偶有耳鸣。根据发生的半规管位置不同，其症状亦有所不同。

1. 后半规管性 BPPV　起病突然，常在突然平卧、头部向一侧活动或作伸颈动作、乘车时突然加速或减速、低头弯腰时引发眩晕。在坐位迅速改变至激发头位时，约 3～6 秒（潜伏期）后出现眼震，为短暂的旋转性眼震,易疲劳。眩晕发作后仍可有头重脚轻或漂浮感、不稳感。病程可持续数小时至数天,长者可达 1 年以上。发作时可伴恶心、呕吐,但一般无听力障碍、耳鸣等,无中枢神经症状及体征。缓解期可无任何不适。

2. 水平半规管性 BPPV　眩晕发作亦较短暂,常在床上向左右两侧翻身时发作,当头转向患侧时眩晕或眼震剧烈,而作头部垂直运动如抬头或弯腰后的直立则不会引发眩晕。患者症状持续时间较短,常为数日至 1 个月左右。与后半规管性 BPPV 相比,其潜伏期稍短,约 2~3 秒,持续时间则可能略长。疲劳性可能有,也可能缺乏。

3. 上半规管性 BPPV　发病率极低,可根据旋转型眼震中垂直成分的方向来确定。

（二）实验室和辅助检查

1. Dix-Hallpike 变位性眼震试验　为后半规管和上半规管 BPPV 最常用的检查方法之一。具体方法:①患者端坐,头向右转 45°;②检查者扶患者头,迅速移动至仰卧悬头位,头与水平面呈 30°,与矢状面保持 45°。保持 30 秒,观察眼震和眩晕情况后恢复至端坐位(图 22-6-1)。依同法检查对侧。后半规管型 BPPV 的眼震方向为朝向下方之耳的方向,上半规管型 BPPV 的眼震方向为向下旋转型眼震。典型的后半规管型 BPPV 在 5~15 秒潜伏期后出现短暂的眩晕和垂直旋转性眼震,持续时间不足 30 秒,有疲劳性。

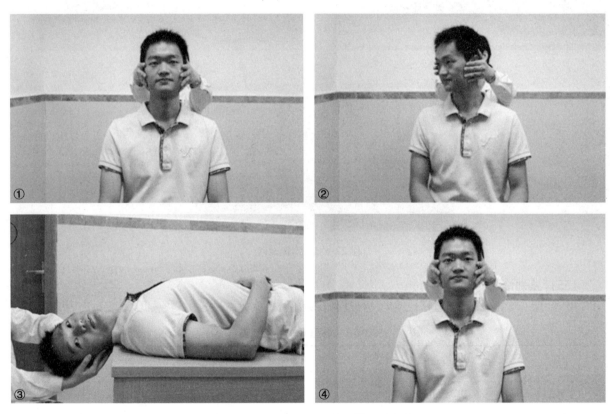

图 22-6-1　Dix-Hallpike 变位性眼震试验

2. 滚转试验(roll test)　患者平卧位,检查者双手扶患者头部,迅速向左或右转头 90°,观察眩晕及眼震情况(图 22-6-2)。典型的水平半规管型 BPPV 在几秒潜伏期后迅速出现剧烈的旋转性眩晕和向地性眼震,持续时间在 30 秒以上,无疲劳性。

3. 听力学检查　一般无听力学异常表现,除非管结石症继发于某些耳病。

4. 眼震电图检查　多数为正常。如 BPPV 继发于某种内耳病,则可出现相应前庭功能改变。

5. 影像学检　颈椎 X 片或 MRI、颞骨 CT 等有助于鉴别诊断。

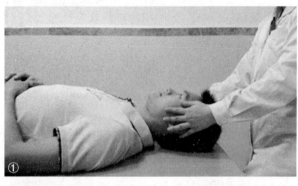
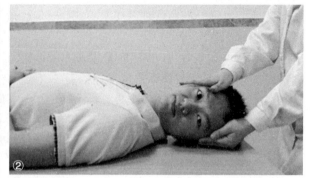
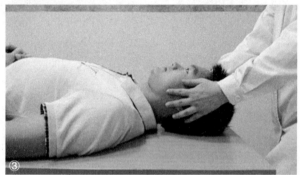
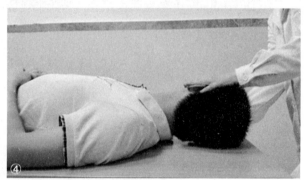
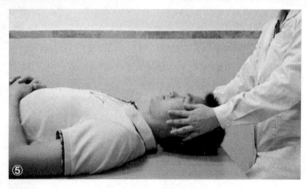

图 22-6-2 滚转试验

（三）鉴别诊断

BPPV 应与中枢性眩晕、前庭神经炎、梅尼埃病、脑血管疾病等致眩晕疾病鉴别（表 22-6-1、表 22-6-2）。

表 22-6-1 各型 BPPV 鉴别要点

鉴别要点	后半规管型 BPPV	水平半规管型 BPPV	上半规管型 BPPV
诱发试验	Dix-Hallpike 试验	滚转试验	Dix-Hallpike 试验
眼震方向	向地旋转	水平向地或离地	向地旋转
持续时间	<30 秒	>30 秒	<30 秒
潜伏期	5～15 秒	<3 秒	5～15 秒
疲劳性	有	无	有

（四）诊断思路

诊断依据：

1. 头部运动到某一特定位置出现短暂眩晕的病史。

表 22-6-2 位置性眩晕的鉴别诊断

	中枢性眩晕	BPPV	酒精性眩晕	颈性眩晕
眩晕				
潜伏期	无	2～20s	无	有
持续时间	持续	2～40s	体位不变时持续	短
眼震				
方向	不固定	朝下方之耳	朝下方之耳	固定
出现头位	数个	一个	数个	一个
疲劳性	无	有或无	无	有
性质	垂直或斜性	旋转及水平	旋转及水平	水平

2. 变位性眼震试验和滚转试验出现相应的眼震特点,且具有短潜伏期(<30 秒)。

三、病因和发病机制

(一) 病因

目前 BPPV 的病因仍不明确,可为特发性,亦可能与下列因素有关,或继发于下列疾病。

迷路发生老年性改变,或退行性变时,椭圆囊斑变性,耳石膜脱落后进入半规管并沉积于此,以后半规管最易发生,偶可发生于外、上半规管。

外伤:轻度头颅外伤后或头部加速运动如挥鞭样损伤可致本病。镫骨手术后亦可出现耳石脱落进入半规管。

耳部疾病:中耳乳突感染如病毒性迷路炎、慢性化脓性中耳炎,梅尼埃病缓解期,外淋巴瘘等。

内耳供血不足:因动脉硬化、高血压致内耳供血不足,囊斑之胶质膜变薄,耳石脱落,进入半规管。

(二) 发病机制

BPPV 的发病机制有多种学说,多数倾向于嵴顶结石症学说和管石症学说。

(1) 嵴顶结石症(cupulolithiasis)学说:Schuknecht 于 1969 年提出,椭圆囊耳石发生变性后的嗜碱性颗粒沉积于半规管(主要是后半规管)的嵴顶,引起内淋巴与嵴顶处密度不同,二者比重发生差异,使得嵴顶对重力和直线加速度均敏感(图 22-6-3)。但是,从理论上来说,只要半规管保持与地面垂直,重力敏感性嵴顶偏移也应保持不变,引起持续性眩晕和眼震。而本病的眩晕或眼震持续时间均很短,仅数秒而已,故不能解释眼震的短时程和重复试验时的疲劳性。而 Moriarty 等在正常人颞骨中发现嵴顶耳石沉积于后半规管者约占 28%,沉积于外半规管者约 21%,沉积于上半规管者约 13%,亦不支持嵴顶结石症学说。

(2) 半规管结石症(canalithiasis)学说:研究认为,变性的耳石碎片不是附着于半规管的壶腹嵴顶,而是漂浮于半规管的内淋巴中的,当头位移动于激发位置时,半规管成垂直方向,耳石受到重力作用,向离开壶腹的方向移动而沉积于半规管较低的位置,因而牵引内淋巴使得壶腹嵴顶向离椭圆囊方向移动,刺激壶腹嵴感觉毛细胞而引起眩晕和眼震(图 22-6-3)。

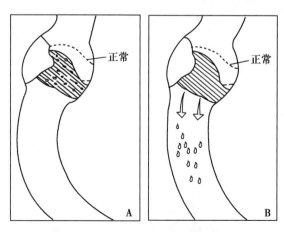

图 22-6-3 良性阵发性位置性眩晕的发生机制
A. 嵴顶结石症学说;B. 半规管结石症学说

实际上嵴顶结石症学说和半规管结石症学说主要的区别在于耳石沉积是黏附于嵴顶还是浮游于半规管内。若内淋巴中存在大量耳石微粒,则有可能同时发生嵴顶结石症和半规管结石症。

四、病理与病理生理

半规管及嵴顶上存在的物质是耳石还是其他物质尚有不同看法。Welling(1997)及 Parnes(1992)等发现半规管中飘浮的颗粒是嗜碱性的,认为是移位的耳石。Moriarty(1992)在 566 块颞骨组织中发现 22%嵴顶有嗜碱性颗粒,后半规管较外、上半规管多见,他认为死后半规管内有沉积物是常见现象,不一定都是耳石,亦可能有细胞碎屑,如巨噬细胞,白细胞,还可能是迷路微小出血发展为碎屑。此外,由于外伤,中耳手术及炎症在内淋巴中可出现白细胞和内皮碎屑,聚积于半规管可形成与耳石移位相同的作用,引起 BPPV。

五、治疗

(一) 一般治疗

避免采取诱发眩晕的体位。眩晕发作时,应卧床休息,避免头部活动、快速翻身等。注意心理治疗,消除患者的心理负担。

(二) 内科治疗

1. 药物治疗 酌情选用抗眩晕药可抑制前庭神经兴奋,减轻眩晕,控制恶心、呕吐等自主神经症状。

2. 体位治疗 即 Brandt-Daroff 体位疗法(图 22-6-4)。重复 10 ~ 20 遍。每天 3 次,连续 2 天无眩晕,治疗停止。

3. 耳石复位治疗 根据 BPPV 不同的类型,采用不同的复位手法。

(1) 后半规管 BPPV:Epley 复位法(图 22-6-5)或 Semont 复位法(图 22-6-6)。

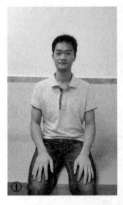
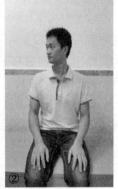
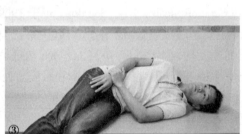
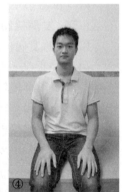
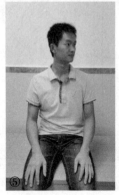
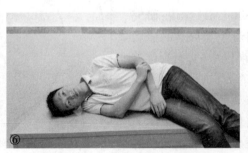
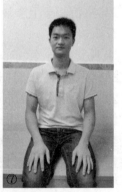

图 22-6-4　体位疗法示意图

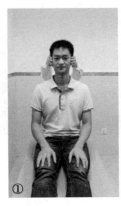
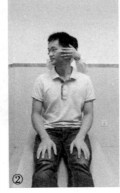
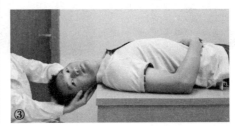
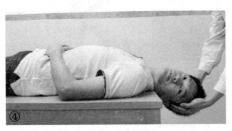
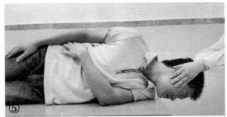
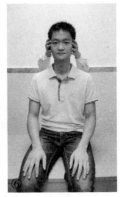

图 22-6-5　Epley 复位法（右后半规管 BPPV）

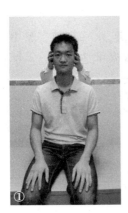
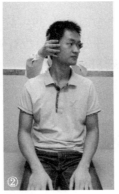
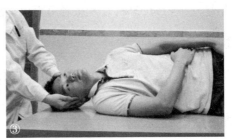

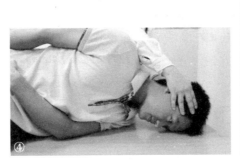
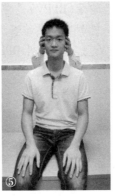

图 22-6-6　Semont 复位法（右后半规管 BPPV）

（2）水平半规管 BPPV：Lempert 复位法（图 22-6-7）或 Barbecue 法。

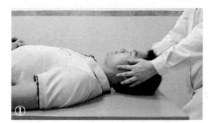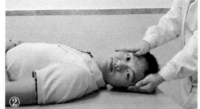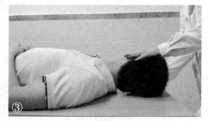

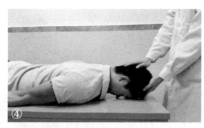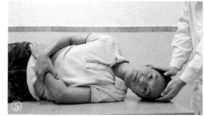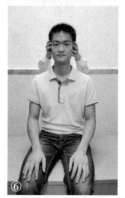

图 22-6-7　Lempert 复位法（左水平半规管 BPPV）

（三）外科治疗

对于顽固性 BPPV，经保守治疗无效，严重影响工作生活质量者，可行后壶腹神经切断术、前庭神经切断术、半规管阻塞术等。

（四）预后

BPPV 有自愈性，据统计，后半规管型 BPPV 的自愈时间为 39～47 天，水平半规管型 BPPV 的自愈时间为 16～19 天。30% 的患者症状持续一年以上。手法复位治疗有效率可达 90%。2 年后复发率约为 20%，8 年复发率约为 55%，复发患者可再以手法复位治疗。

六、预防

避免诱发体位。每天进行 Brandt-Daroff 练习有助于预防复发。

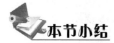**本节小结**

良性阵发性位置性眩晕（BPPV）是常见的外周性眩晕疾病，是与头部运动有关的短暂眩晕、眼震及自主神经症状。其发病机制有嵴顶结石症学说和管石症学说。根据发生的部位可分为后半规管性 BP-PV、水平半规管性 BPPV、上半规管性 BPPV。各型 BPPV 的临床表现不同，可通过变位性眼震试验和滚转试验等方法进行区别。耳石复位治疗是主要的治疗方法，应根据不同的类型采用不同的复位手法。

（钟时勋　重庆医科大学附属第一医院）

第七节　耳硬化症

一、概述

耳硬化症（otosclerosis），ICD-10 编码：H80.901，是骨迷路包囊密质骨发生局灶性吸收并被富含血管的海绵状新骨所替代,亦有称之为耳海绵症(otospongiosis)。本病在白种人发病率较高,女性较男性多见,男女之比约为1:2.5。听力下降的好发年龄为15~45岁(平均33岁)。病变位于前庭窗,引起镫骨固定者称为镫骨性耳硬化;病变位于迷路或内听道导致感音神经性聋者称为耳蜗性耳硬化。若病灶仅局限于骨迷路内,但并不引起临床症状,称为组织学耳硬化;若病灶侵及前庭窗,引起镫骨活动受限或固定,出现听力障碍者,称为临床耳硬化。当一侧耳受累,大约有80%的患者对侧耳可出现组织学病灶。60%的临床耳硬化患者有家族史。

二、诊断

(一) 临床表现

1. 听力减退　常为双耳无明确诱因的同时或先后进行性听力减退。常从单侧开始,逐渐发展为双侧。患者常无法确定确切的发病时间。

2. 耳鸣　大约75%的患者伴有耳鸣,可呈间歇性,也可为持续性,多为低单调耳鸣。多数与耳聋同时发生,也有少数于听力下降之前出现耳鸣。

3. Willis 误听(Willis paracusis)　患者在嘈杂环境中的听辨能力反较在安静环境中好。此因正常人在喧闹环境中说话需提高音量以超过噪声,而患者不受或少受噪声干扰。

4. 眩晕　较少见,部分患者出现轻度短暂的眩晕或不稳感,可能与病灶侵犯前庭有关。

(二) 实验室和辅助检查

1. 耳镜检查　耳道和鼓膜多无明显异常。部分患者透过鼓膜后上象限可看到鼓岬区域因病灶区黏膜充血而呈红色,称为 Schwartze 征。

2. 听力学检查

(1) 音叉试验:Bezold 三联征:气导缩短,骨导延长,Rinne 试验阴性。Weber 试验偏向患侧或听力较差侧。Schwabach 试验骨导延长。Gelle 试验阴性。

(2) 纯音测听:早期呈传导性聋,气导呈上升型。约半数患者在 1kHz、2kHz 处骨导下降,称为 Carhart 切迹(Carhart notch)(图 22-7-1)。后期可呈混合性聋。

(3) 声导抗:鼓室图呈 A 型或 As 型,镫骨肌反射阈值提高或消失。

(4) 耳声发射:DPOAE 幅值降低或引不出反射。

(5) ABR:I 波、V 波潜伏期延长,或阈值提高。

3. 影像学检查　高分辨薄层 CT 扫描有时可看到迷路硬化灶,表现为耳蜗内或周围的射线透明区。

(三) 鉴别诊断

镫骨性耳硬化需与听骨链中断、先天性听骨链畸形或固定、粘连性中耳炎等鉴别。耳蜗性或蜗后性耳硬化需与梅尼埃病、听神经瘤及其他引起感音神经性聋的疾病鉴别。

(四) 诊断思路

1. 病史　有双侧进行性传导性聋或混合性聋,伴低调耳鸣。部分有家族史。

2. 听力检查　听力检查为传导性聋,声导抗为 A 型或 As 型。

3. 影像学检查　排除其他病变。

三、病因和发病机制

病因至今不明。目前研究认为,可能与以下因素有关:

(一) 遗传因素

目前多数学者认为本病是常染色体显性遗传病。在耳硬化患者中,有家族史者约占54%。目前已发现 8 个耳硬化症遗传基因位点,定位于不同的染色体上。

(二) 内分泌紊乱

本病女性发病率较高,且妊娠、哺乳期症状常加重。

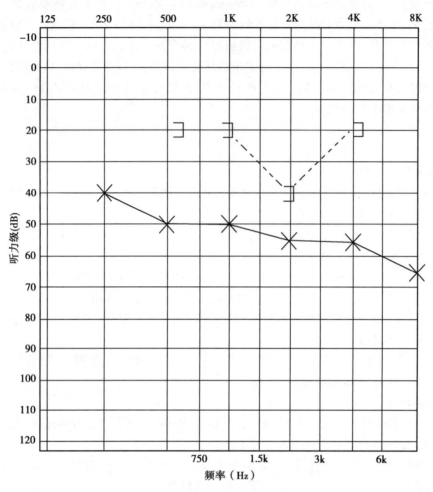

图 22-7-1　Carhart 切迹

（三）自身免疫因素

有研究发现,在活动病灶中,有黏多糖聚合作用改变及组织纤维、胶原纤维减少和断裂现象,与类风湿性关节炎的病理变化相似。

（四）病毒感染

在耳硬化症镫骨标本的硬化病灶周围,发现有麻疹病毒和风疹病毒,且麻疹病毒单克隆抗体对耳硬化症颞骨标本产生特殊反应。

四、病理与病理生理

耳硬化症的组织病理学改变主要发生于耳囊内,可将其分为两期:早期活动期(耳海绵期)和晚期非活动期(硬化期)。

在早期活动期,耳囊的内生软骨层出现溶骨性改变,引起含成骨细胞、破骨细胞、结缔组织和血管的骨组织结构紊乱。病灶区域的骨性腔隙中充满以破骨细胞、巨细胞、成纤维细胞、增生内皮细胞为主的软组织,致密度比正常的骨迷路低。随后病灶内细胞结构减少、血管阻塞、矿物质沉积,形成层状硬化骨。硬化过程可呈静止状态,也可静止后重新活跃。

在硬化期,主要有三种类型:窗型、耳蜗型、混合型。在窗型中病灶主要位于前庭窗近窗前裂(fissula ante fenestram)处,也可能侵及足板。在耳蜗型,耳囊内生软骨层的脱钙导致骨质呈不规则性、不连续性的低密度。在混合型中,耳囊外层及镫骨足板均受累。

病灶的位置和范围多变。病灶较小者不累及镫骨。随疾病发展,病灶累及镫骨环韧带,致镫骨固定。若病灶累及耳蜗骨内膜,可致感音神经性聋。

五、治疗

(一)一般治疗

对于单侧患病或轻度传导性聋的患者,可选择观察。如果患者对听力要求不高,可不予干预,每年测一次听力。不适合做手术者,可考虑配助听器,或骨锚式助听器(BAHA)。

(二)内科治疗

氟化物可减少破骨吸收,增加成骨形成。氟化钠可抑制蛋白水解酶,后者对耳蜗有细胞毒性,可导致感音神经性聋。可用氟化钠 $20 \sim 120mg/d$。有人主张在活动期用 $50mg/d$,稳定期用 $25mg/d$,维持$1 \sim 2$年。其副作用较小,有时可有胃肠道反应(如恶心)、骨关节及肌肉疼痛、体液潴留等。据报道约80%的患者症状改善或维持稳定无加重。

(三)外科治疗

绝大部分耳硬化症患者都可行手术治疗。语频骨导 $0 \sim 25dB$、气导 $45 \sim 65dB$ 的患者均适合手术。气骨导差大于15dB、言语识别率积分大于60%的患者效果更好。手术分为镫骨手术和内耳开窗术。镫骨手术主要为镫骨切除+人工镫骨植入术,即全部或部分切除镫骨底板,再植入人工镫骨。内耳开窗术即外半规管开窗术,在外半规管开一小窗,使声波由此传入内耳。

对于重度或极重度的双侧感音神经性聋患者,可行人工耳蜗植入,但发生电极部分植入、电极移位、面神经刺激的可能性较其他病人大。

有学者报道采用人工镫骨植入术+振动声桥治疗混合性聋的耳硬化症患者获得成功。

(四)预后

目前尚无有效药物可阻止耳硬化的发展。手术可提高听力,但由于迟发性传导性聋,及感音神经性聋加重,镫骨手术后提高的听力会逐渐下降。研究报道镫骨足板开窗术和镫骨切除术后的听力每十年平均下降分别约 $3.2dB$ 和 $9.5dB$。

六、预防

本病无有效预防方法。

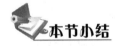 **本节小结**

耳硬化症是骨迷路反复发生的局灶性吸收并被富含血管和细胞的海绵状新骨所替代。病因尚不明。主要表现为双耳渐进性听力下降,多伴有耳鸣,可出现 Willis 误听。早期呈传导性聋,后期可呈混合性聋。声导抗为 A 型或 As 型。治疗包括内科治疗和手术治疗。

(钟时勋　重庆医科大学附属第一医院)

第八节　周围性面瘫

一、概述

周围性面瘫,即周围性面神经麻痹(peripheral facial paralysis),ICD-10 编码:G51.003,系面神经核或其下的面神经各段损害所致的面肌麻痹,属于弛缓性麻痹。典型的周围运动性面神经麻痹常为一侧性,并与病变所在部位同侧。它并非独立疾病,而是许多疾病的共有症状。

面神经是出颅后弯曲穿行于颞骨骨管内,是人体中穿行骨管最长的脑神经,任何节段均可受损,导致部分或完全面瘫。面神经是以运动纤维为主,包括感觉纤维、副交感神经纤维等的混合神经,受损后除影响颜面表情动作外,还影响味觉、泪腺等功能(表22-8-1)。

表 22-8-1　面神经的组成和功能

组　　成		功　　能
运动神经支		支配除提上睑肌以外的所有面部表情肌、颊肌、茎突舌骨肌、二腹肌、镫骨肌
中间神经支	内脏感觉纤维	腭及舌前2/3味觉
	副交感内脏运动纤维	泪腺、鼻腔黏液腺、颌下腺、舌下腺的分泌
躯体感觉纤维支(少)		加入迷走神经耳支,支配外耳道后壁皮肤的感觉(此部分神经纤维的纤细通路及中枢连接未明)

(一) 运动神经支

1. 中枢　额叶中央前回下端。

2. 核团　面神经运动核位于脑桥下部的面神经核。

3. 通路　通过交叉锥体束(起于对侧,司本侧面肌运动)、不交叉锥体束(起于同侧,司同侧颜面上部肌肉运动)、锥体外束连接中枢与面神经运动核。

面神经运动核的上半部分(支配眼裂以上的面肌运动),受双侧中枢的支配;面神经核团的下半部分(支配眼裂以下的面肌运动),受对侧上位中枢的支配。

(二) 中间神经支

中间神经由内脏感觉纤维和副交感内脏运动纤维组成。因其出脑时位于面神经运动支与听神经中间而得名。其中,内脏感觉纤维起于膝状神经节内的假单极细胞,中枢突止于脑干延髓孤束核的上端,周围突经鼓索神经司腭及舌前2/3味觉;副交感内脏运动纤维由脑桥上涎核发出,一部分经岩浅大神经、翼管神经到达蝶腭神经节,分布到泪腺、鼻腔黏液腺;另一部分经鼓索神经到达下颌下神经节,支配颌下腺、舌下腺。

二、诊断

(一) 临床表现

周围性面瘫的临床表现与其病因、受损的面神经部位、程度等密切相关。主要包括运动神经纤维、内脏感觉纤维、副交感内脏运动纤维等受损而致相应功能障碍所致的症状、体征,对不同疾病所致的周围性面瘫,尚需考虑其病因疾病的临床表现。

1. 症状

(1) 闭眼障碍、口角歪斜:为面部肌肉随意运动障碍所致,不同原因所致面瘫,其表现可有不同。一般来说,炎性病因通常表现为在短期内由轻而重的面瘫,面神经肿瘤的面瘫往往是一个缓慢、逐渐加重的过程,外伤性面瘫多数在外伤后立即出现。除口角歪斜和闭眼障碍外,患者常诉进食时患侧食物残留,饮水时漏水,沿口角外流等。

(2) 溢泪、鳄鱼泪和无泪

1) 溢泪:患者泌泪功能正常,面神经损害在膝状神经节以下,但面瘫致使鼻泪管的被动运动障碍,泪液不能通过鼻泪管流向鼻腔,故有溢泪表现,即不自主流泪现象。

2) 鳄鱼泪:即进食时的流泪现象,多见于膝状神经节和膝状神经节上端的病变。因原本分布于唾液腺的神经纤维,再生后错向生长,长入泪腺所致。

3) 无泪:岩浅大神经受累,病变在膝状神经节或以上,影响患侧泪腺分泌功能,患侧无泪,角膜干燥,久之可有结膜炎、角膜炎等表现。

（3）味觉异常：当鼓索神经受累，患侧舌部味觉异常或消失，患者常述口中有甜味或锌味。

（4）听觉过敏：当镫骨肌受累，患者对突然出现的强声难以耐受，称为听觉过敏。

2. 体征

（1）静态表现：患侧额纹消失，鼻唇沟变浅或消失，眼裂大，口角下垂并向健侧歪斜。面瘫病程长者，可有患侧眉毛低于健侧、患侧下睑外翻等表现。

（2）抬眉：患者两眼向上看时，患侧的眉毛不能上抬。

（3）闭眼：患侧眼睑不能闭合，在做闭眼运动的同时，患侧眼球不自主向外上方运动，使角膜下巩膜外露，即贝尔氏（Bell's）现象，俗称"眼球露白"。

（4）笑或露齿：笑或者露齿时，口角向健侧移动。

（5）鼓腮、吹口哨及发音：鼓腮时，双唇难以闭紧，患侧漏气，不能正常吹口哨，不能发"波"、"坡"等爆破音，说话欠清晰。

（6）张口：当面神经下颌缘支受累，患者张口运动时下颌偏向健侧。

（7）联动：由于受损的面神经纤维再生时，错向生长，不能准确到达应该支配的靶肌，而支配其他面部表情肌，当原靶肌运动时，出现非靶肌的被动运动，称为联动，如患侧作闭眼运动时，同侧口角抽动。

【面瘫程度评价的主观指标】主观评价面瘫程度的量表较多，临床上常用 House-Brackmann 分级（表 22-8-2）和 Fisch 评分标准（表 22-8-3）。

表 22-8-2　House-Brackmann 面神经评级系统

级别	损伤程度	总体	定义			
			静态	运动		
				抬眉	闭眼	口角
I	正常	面部功能正常	正常	正常	正常	正常
II	轻度	不易发现的轻度面肌无力，可有非常轻度联动	基本对称	中等至正常	轻微用力即可完全闭合	轻度不对称
III	中度	明显面瘫但不影响两侧对侧，可见到不严重的联动、挛缩和（或）半面痉挛	基本对称	轻至中度的运动	用力才能完全闭合	用力后患侧轻度无力
IV	中等重度	明显的面肌无力和（或）不对称的面部变形	基本对称	不能抬眉	眼睑闭合不全	用力仍患侧无力
V	重度	仅存轻度的眼和口角运动	明显不对称	不能抬眉	眼睑闭合不全	仅存轻度的口角运动
VI	完全麻痹	患侧面肌无运动	不对称	不能抬眉	眼睑闭合不全	无口角运动

（二）实验室和辅助检查

周围性面瘫的检查主要包括用于明确病变部位、受损程度以及病因的检查，常用的定位及定性的检查见表 22-8-4。CT、MRI 等检查既能有助于了解面神经骨管损伤的部位，并且有助于明确病因，其他明确病因的检查包括中耳传声功能及听功能等。

（三）鉴别诊断

主要与中枢性面瘫的鉴别，病变部位在面神经运动核上半部分及上位中枢，其主要表现是双侧上部面肌运动存在，即蹙额、闭眼、抬眉功能良好，而对侧下部面肌随意运动消失，呈痉挛性麻痹和口角歪斜。但是在感情激动时全部面肌仍有情感的自然表露。周围性面瘫与中枢性面瘫的最明显的区别是不能抬眉、不能闭眼。

表 22-8-3 Fisch 评分指标

分档	定义	项目及得分					实际得分
		静态（20分）	抬眉（10分）	闭眼（30分）	笑或露齿（30分）	鼓腮（10分）	
0%	无功能	0	0	0	0	0	
30%	保留功能的30%（更接近完全麻痹）	6	3	9	9	3	
70%	保留功能的70%（面部活动更接近正常的对称性）	14	7	21	21	7	
100%	对称性正常（全部功能）	20	10	30	30	10	
实际得分							总分：

表 22-8-4 周围性面瘫常用检查

类别	检查	意 义	注 意 事 项
定位	泪液分泌试验	正常人两侧差别不超过30%；相差一倍可为异常，提示运动神经核以下（不包括核）膝状神经节以上面神经受损	少数情况下可出现一侧膝状神经节病变影响双侧泪腺分泌；需结合损伤程度综合考虑
	镫骨肌声反射	反射消失表明损害部位在面神经分出镫骨肌支处或更上	结合中耳传声功能及听功能、面神经损伤程度综合判断
	味觉试验	舌前2/3味觉障碍表示面神经损伤在鼓索支的水平或更上	受个体感觉差异影响较大，老年人、嗜烟酒者结果常不可靠；需结合损伤程度综合考虑；警惕舌咽神经代偿
	唾液分泌试验	鼓索支的水平或更上水平损伤者唾液分泌减少	结合损伤程度综合考虑
定性	神经电兴奋试验	3周10mA刺激无反应：失神经支配；两侧差>3.5mA：不可逆变性；两侧差>2mA：神经变性；两侧差<3.5mA：面神经功能可以恢复	病变开始的3d后进行（因神经纤维变性需1~3d）；双侧面瘫与单侧不全面瘫者不适用
	肌电图	无电活动：完全性麻痹；纤颤电位：完全变性；"新生"运动单位电位用于判断预后；术中有助病变定位	面瘫发生2~3周后进行
	面神经电图	面神经变性百分比<90%：病变是可逆性的；变性百分比>90%~95%：不可逆性，自然恢复或保守治疗恢复的可能性不到15%	检测时，两侧的刺激量应该相同；最大刺激不能超过18mA；面瘫后1周至1个月内进行

（四）诊断思路

首先根据患者症状体征判断是否有面瘫；如有面瘫，明确是否为周围性面瘫；明确为周围性面瘫后，应行判断程度（主观评价量表、客观定程度检查）、判断部位（临床表现、客观定位检查）以及病因的判断（临床表现、客观定因检查）等。

三、病因和发病机制

周围性面瘫的病因众多，主要包括：

（一）　自脑桥下部的面神经运动核到内耳门之间的各种颅内疾患

听神经瘤、脑膜瘤、原发性胆脂瘤，颅底脑膜炎后粘连或骨折等。

（二）　颞骨及其周边病变最多见

包括贝尔面瘫，急、慢性化脓性中耳炎及其并发症，颞骨骨折，手术损伤，颞骨内外的良恶性肿瘤损伤，耳带状疱疹（Hunt综合征），面神经先天畸形，结核性中耳炎等。

（三）　颈、面部疾病

颈上深部和腮腺的肿瘤，手术与其他利器损伤可累及出茎乳孔后的面神经。

（四）　其他疾病

如白喉、铅中毒、梅毒等可侵犯各段面神经。

四、病理与病理生理

瓦勒变性是损伤点以下神经的病理过程，近侧端仅限于短距离1～2或3～4个郎飞结节的变性。瓦勒变性包括：轴突分解，髓鞘瓦解成脂肪小滴，巨噬细胞运走变性物，留下中空的由神经纤维鞘和神经内膜组成的小管。施万细胞在神经中断的两端增生，以弥合中断造成的空缺。近侧端的再生轴突以每天约0.25mm的速度再生，如能越过缺损进入神经远侧端的中空神经内膜管内，再生轴突的生长能力可增至每天3～4mm。若再生轴突未能穿越神经缺损区，再生轴突在近侧端缠结生长成为断端神经瘤。面神经再生的全过程常需要4～9个月，面神经损伤点越低，神经再生完成越快。任何原因的损害据可引起神经传导阻滞与瓦勒变性，依其严重程度将神经损伤后病理变化分为：

（一）　神经失用（neuropraxia）

为轻度损伤引起的神经传导功能丧失。有髓鞘变性但无轴突变性，没有神经纤维的中断。去除病因后短期内能完全恢复。

（二）　轴突断裂（axonotmesis）

受损面神经远端的轴突主髓鞘变性而神经内膜小管完整。再生轴突可从近端沿神经内膜管再生，神经传导得以部分或全部恢复。

（三）　内膜性神经中断

轴突、神经内膜均遭到破坏，但神经束膜完整，再生轴突部分被瘢痕组织阻挡，甚至可错向进入远侧部分其他神经内膜管，支配别的终器，造成联动（synkinesis）。

（四）　束膜性神经中断

只有神经外膜使神经保持连续性，膜内结构已损坏，如不做神经移植修复，只有很少轴突能成功再生，功能恢复不完全。

（五）　神经全断（neurotmesis）

神经全断时神经完全失去连续性，功能不能恢复。

五、治疗

（一）　一般治疗

包括休息静养及一般对症治疗，如按摩、肌肉运动锻炼等物理治疗，特别需要注意保护角膜，如涂抹眼膏、佩戴眼罩等，应注意心理辅导、心理支持。

（二）　内科治疗

神经麻痹时应尽早开始治疗，常用的内科治疗包括糖皮质激素、血管扩张剂、B族维生素、神经营养药物、ATP以及中药、针灸等治疗。针对病因行相应治疗，详见化脓性中耳炎颅内外并发症等相应疾病章节。

（三）　外科治疗

对于完全性面瘫，同时面神经电图和面神经电兴奋实验提示不可逆病变者，应尽早行面神经减压术。神经断裂者,应尽快寻找断端予以直接或改道吻合、神经移植等。各种治疗无效,面肌已萎缩者可做各种筋膜悬吊术,升面术,带蒂肌瓣转移术或带有血管与神经的游离骨肌瓣移植术以矫治颜面畸形,弥补部分功能。其他外科治疗包括针对病因的单纯乳突开放术、乳突根治术等。

(四) 预后

预后与病因、程度、病变时间及治疗是否及时、得当密切相关。贝尔面瘫有自愈倾向,预后好,约70%~80%患者可完全恢复面神经功能,Hunt综合征预后较贝尔面瘫差。

六、预防

主要为病因的预防,增强抵抗力,避免受凉,尽可能避免剧烈的寒冷、凉风刺激,保持心情舒畅。

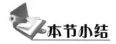**本节小结**

周围性面瘫,系面神经核或其下的面神经各段损害所致的面肌麻痹,临床表现与其病因、受损的面神经部位、程度等密切相关,主要包括运动神经纤维、内脏感觉纤维、副交感内脏运动纤维等受损而致相应功能障碍所致的症状、体征,对不同疾病所致的周围性面瘫,尚需考虑其病因疾病的临床表现。临床上常用House-Brackmann分级和Fisch评分标准,可对周围性面瘫进行定位、定性分析,治疗包括内科、外科治疗等。

(骆文龙　苏俊波　重庆医科大学附属第二医院)

第九节　耳　　聋

当听觉系统中的传音和(或)感音部分和(或)听神经和(或)其各级中枢发生病变,都可发生不同程度的听力下降,称为耳聋(hearing loss),ICD-10编码:H91.091。

听觉在言语形成中起着接受语言刺激,进行模仿以及监测和校正自身发声的双重作用。听觉障碍者在不同程度上失去接受声音信号的能力或只能获得畸变的声音信号,也丧失相应的自我监测和自我校正的能力,以致不同程度地阻碍言语功能的建立和完善。3岁以内是儿童听觉言语发育的关键时期,在此期丧失听力者如无特殊训练常伴有言语发育障碍。而听力完全丧失会使生活突然变得寂静沉默,接收不到来自外界的声音,对身体、生活、学习、工作产生影响,同时还伴有精神心理创伤。因此,耳聋的防治必须从社会心理医学的高度来认识,遵循循证医学的方法,动员包括医疗、教育、听力言语残疾康复与社会保障专业力量直接服务于听障者,并积极调动家庭、亲友、社区力量的关爱来投身该项事业。

(一) 流行病学

据世界卫生组织2001年统计,全世界约有2.5亿听力残疾人。每1000名新生儿中就有1名先行性聋儿,随着年龄的增长,永久性耳聋患儿持续增加,5岁之前耳聋患儿的发病率上升达到2.7‰,青春期耳聋患儿的发病率达到千分之3.5‰。据第二次全国残疾人抽样调查初步统计,截至2006年4月1日,我国各类残疾人总数8296万人,其中听力障碍的人数达2780万,占33.5%,居首位;我国0~6岁听力障碍儿童有80万,且每年新增约3万。耳聋给个人、家庭及社会带来巨大的痛苦和沉重的负担。如何降低耳聋的发病率和早期发现、早期治疗,成为全社会的共同责任。

(二) 耳聋分类

按耳聋发生部位与性质,可分为器质性聋(organic deafness)和功能性聋(functional deafness)两大类。器质性聋按病变部位分为传导性聋(conductive deafness)、感音神经性聋(sensorineural deafness)和混合性聋(mixed deafness)。感音神经性聋按病变部位可再分为中枢性聋(central deafness)、神经性聋(nervous deafness)和感音性聋(sensory deafness),但中枢性聋罕见,单纯的神经性聋少见,感音性聋最为常见。一般情况下,临床仍将三者合称感音神经性聋。功能性聋因无明显器质性变化,又称精神性聋(psychogenic deafness)或癔症性聋(hysterical deafness)。

按发病时间分类,以出生前后划分为先天性聋(congenital deafness)和后天性聋。以语言功能发育程度划分为语前聋(prelingual deafness)和语后聋(postlingual deafness)。先天性聋按病因不同可分为遗传性聋(hereditary deafness)和非遗传性聋两类。

(三) 耳聋分级(表 22-9-1)

表 22-9-1 耳聋分级

分级	0.5、1.0、2.0、4.0kHz	描 述
轻度	26~40dB	可听到和重复 1m 处的正常语声
中度	41~60dB	可听到和重复 1m 处的提高了的语声
重度	61~80dB	可听到叫喊声中的某些词
极重度	81 或大于 81dB	不能听到和听懂叫喊声

WHO(1997 日内瓦)推荐的听力损失分级,以 0.5、1、2、4kHz 听阈均值分为:

0. 平均听阈 25dB 或更小,没有或仅有很轻的听力问题,可听到耳语声

1. (轻度)平均听阈 26~40dB,可听到和重复 1m 处的正常语声

2. (中度)平均听阈 41~60dB,可听到和重复 1m 处的提高了的语声

3. (重度)平均听阈 61~80dB,可听到叫喊声中的某些词

4. (极重度)平均听阈 81 或大于 81dB,不能听到和听懂叫喊声

传 导 性 聋

耳部传音系统有外耳道、鼓膜、听骨链、蜗窗等。外界声波传入内耳的途径分为气传导和骨传导两个途径。声波经外耳道,引起鼓膜振动及听骨链活动,使内耳淋巴液产生液波振动,该传声过程为声音在人体内常见的传导过程,称为空气传导。若声波是通过颅骨的振荡传入内耳,引起声音的感觉,称为骨传导。空气传导途径中的传音结构改变或功能障碍,均可导致进入内耳的声能减弱,所造成的听力减退为传导性听力损失,称为传导性聋。听力损失的程度随病变的位置和程度而异,最严重者,气导功能完全丧失,听阈可上升至 60dB HL。

诊断

(一) 临床表现

1. 单纯耳廓畸形 对听力影响微小,因为耳廓的集声功能仅在 3dB HL 以内

2. 外耳道病变 先天性或后天性外耳道狭窄、闭锁;耵聍栓塞或外耳道胆脂瘤、异物、外伤、炎症及肿瘤等。外耳道完全堵塞,可致听阈上升 45~60dB HL。

3. 鼓膜病变 如鼓膜炎、外伤性鼓膜穿孔、中耳炎的后遗病变内陷粘连、鼓膜穿孔等,使其受声波刺激后的振动面积与振幅下降,致声能损失,听阈可上升 30dB HL,若鼓膜紧张部大穿孔,失去对圆窗的屏蔽功能,听阈可上升至 45dB HL。

4. 听骨链病变 最为常见。先天性的听骨链缺如、固定或畸形,后天引起的炎症、外伤、肿瘤所致粘连、中断、固定等,如耳硬化症。此类病变,常使听力损失超过 50dB HL,严重损害患者的社交功能。

5. 中耳其余部位的畸形、炎症、外伤及肿物等 如鼓室硬化、纤维粘连、骨性增生,听骨链与鼓室壁发生粘连,影响其活动;鼓室积液或积血等。

6. 咽鼓管及鼓室、鼓窦、乳突等气房病变 咽鼓管及鼓室、鼓窦、乳突等含气腔的容积及气压维持

在正常平衡的水平对于鼓膜、听骨链及圆窗膜随声波的振动有非常重要的意义,而鼻甲肥大、鼻息肉、鼻咽部肿瘤、增殖体肥大等多种因素导致的咽鼓管病变,可以造成咽鼓管口阻塞,从而鼓室气房系统气压下降,鼓膜内陷、鼓室内渗出液体增多,造成听力下降。

7. 内耳淋巴液波传导障碍　可因鼓阶及前庭外淋巴液质量改变或液波传导受阻所致,见于内耳免疫病、迷路积水、浆液性迷路炎以及各种原因造成的蜗窗闭塞。内耳液波传导障碍除表现为气导下降外,可伴有骨导下降,常呈现混合性聋特征。

（二）实验室和辅助检查

1. 病史及耳鼻喉科查体　了解病因、部位、损害范围及严重程度。

2. 听功能检查　①音叉试验:Rinne 试验阴性;Weber 试验偏患侧;Schwabach 试验为骨导比较试验延长;②纯音测听骨导听阈基本正常,语言频率气导听阈(500Hz、1000Hz 及 2000Hz 的平均值)>25dB HL。

3. 声导抗检查　适用于耳道及鼓膜完整的患者,可以辅助判断鼓室气压、有无积液及粘连、咽鼓管功能以及听骨链的情况。

4. 影像学检查　高分辨颞骨 CT 有助于明确病变部位、范围、严重程度及性质。

（三）病因及发病机理

外耳、中耳包括内耳淋巴液都参与了声波的传递过程,在此路径中,任何部位出现损伤、畸形、炎症、肿瘤、积液等病变,声波传导介质的顺应性因之减弱,从而出现不同程度的传导性聋。传导性聋一般最多可导致 60dB HL 的听力下降,多出现于鼓膜完整但听骨链中断、外耳道完全闭锁、双窗骨化、全鼓室钙化等情况下。

（四）治疗

根据不同的病因进行相应的处理。具体详见各章节。大多数的传导性聋,可以经过耳显微外科手术重建听力。因各种原因不能手术者,可佩戴助听器。

感音神经性聋

由于螺旋器毛细胞、听神经、听觉传导径路或各级神经元受损害,致声音的感受与神经冲动传递障碍以及皮层功能缺如者,称感音神经性聋。

一、诊断

（一）临床表现

感音神经性聋可以从轻度到极重度聋,根据病情严重程度,听损患者可从能闻及耳语声一直到即便耳旁大喊大叫也不能感知。由于感音性聋病变主要在耳蜗内外毛细胞,其言语识别能力与听损程度大致相当,但对于神经性聋或者中枢性聋,言语识别能力损伤程度远远大于听损程度,例如听神经病。概述来讲,感音神经性聋患者的常见的临床症状与不适表现如下:

1. 听觉注意力不集中　部分早期耳聋患者首先感觉到的是自己听觉注意力方面的变化。比如,时间稍长便不容易把注意力集中在聆听对方的交谈上。经常注意不到别人在和自己打招呼。再如,阅读或写作时便难以听到他人的话语等等。

2. 高音调、顽固性耳鸣　初时为间歇性尖声,有时一耳先发作,逐渐发展为双耳持续性的噪杂声,不少患者兼有颅鸣。

3. 耳鸣眩晕　耳鸣和眩晕往往是耳聋的信号。出现眩晕、耳鸣或耳鸣明显加重时应当考虑及时就诊,检查一下自己的听力状况。

4. 说话声音变大　另有些人可以明显感觉到听到的声音不够大,因此经常将手拢在耳后,以增加接收音量。看电视或听收音机时常常要求加大音量,使得家人感到震耳难忍。

5. 打岔或要求对方重复　面对面交谈时,早期的耳聋患者经常打岔或要求对方重复。打电话时经

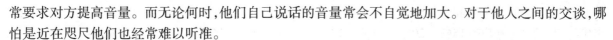

常要求对方提高音量。而无论何时,他们自己说话的音量常会不自觉地加大。对于他人之间的交谈,哪怕是近在咫尺他们也经常难以听准。

6. 感音神经性聋的两个特征表现

(1) 重振(recruitment):蜗性感音性耳聋患者有重振现象。他们可能听不见中等强度的声音,但如果声音强度再增加一点,他们又觉得难以忍受。通常患者会描述小声听不见、大声受不了。但听神经受损所致的感音神经性耳聋不会有重振现象。

(2) 听觉过敏(hyperacusis):使得声音刺激变得异常敏感,听任何声音都不舒服,即使是轻声细语也觉得刺耳,称之听觉过敏。听觉过敏和响度重振现象不一样,前者多伴有耳蜗性听力障碍,听觉的动态范围(dynamic range)变窄,源于耳蜗病变,尤其是外毛细胞的伤害所致。而听觉过敏者听力检查大致正常,因中枢听觉系统的增益(gain)增强,抑制减弱,使得响度不舒适级(loudness discomfort level,LDL)降低。

在感音神经性聋基础上出现听觉过敏的患者也不在少数,表现为患耳难以耐受周围噪音、汽车鸣笛声、皮鞋踏地声等多种环境声。听觉过敏虽不太常见,一旦发生却很困扰,有些病患不戴耳塞就没有安全感,几乎不敢出门,和耳鸣相比,更令人难以忍受,往往影响工作,一般社交活动也变得不可能。严重者可能波及边缘系统的情绪反应以及自律神经系统,导致害怕声音,听到声音会激发恐慌。

(二) 诊断和鉴别诊断

全面系统地收集病史,详尽的耳鼻咽喉部检查,严格的听功能、前庭功能和咽鼓管功能检测,必要的影像学和全身检查等是诊断和鉴别诊断的基础。客观的综合分析是前提。

二、病因及病理机制

(一) 先天性聋(congenital deafness)

是指出生时或出生后不久就已经存在的听力障碍,其病因可分为两大类:

1. 遗传性耳聋(hereditary deafness) 继发于基因或染色体异常等遗传缺陷的听觉器官发育缺陷而导致的听力障碍称为遗传性聋。

人类对于遗传性耳聋的认识始于 16 世纪。目前发现,50%～60% 以上的耳聋是遗传因素引起的,在儿童中比例更高;同时其他原因引起的听力下降也受遗传因素的影响,所以耳聋是最常见的遗传性疾病之一。遗传性聋一般双侧发病,常影响儿童的言语发育。从发病时间上可以分为先天性遗传性聋和迟发性遗传性聋。迟发性遗传性聋的发病时间受到多种因素影响,如感染、外伤、药物等,其中大前庭导水管综合征多于 4～6 岁发病,且所有感染或外伤史;Alport 综合征多在十几岁发病。

按照是否合并其他器官、系统的异常,可将遗传性聋分为综合征型耳聋(syndromic hearing impairment, SHI)和非综合征型耳聋(nonsyndromic hearing impairment,NSHI)。综合征型聋除有耳聋之外还有其他身体器官或系统的一场,约占 30%,如伴有骨骼畸形的下颌面骨发育不全综合征(Treacher-Collins syndrome),以小颌、舌下垂、耳畸形及进行性感音神经性聋为主要特征的佩吉特病(Paget's disease);伴有眼部异常的先天性聋视网膜色素变性综合征(Usher's syndrome)。非综合征型聋较为常见,约占 70%,多数属于单基因疾病,其致病基因按照孟德尔遗传的模式传递。根据遗传模式的不同,可将遗传性聋分为:①常染色体显性遗传及不完全显性遗传,约占 22%;②常染色体隐性遗传,约占 77%;③X-连锁遗传方式,约占 1%;④Y-连锁遗传方式报道较少;⑤线粒体突变母系遗传,不足 1%。

2. 非遗传性先天性聋 由妊娠期母体因素或分娩因素引起的听力障碍,病毒感染、产伤和核黄疸症为主要病因。母亲患梅毒、艾滋病、风疹、腮腺炎、流感、糖尿病、肾炎、败血症、克丁病等疾病或在妊娠期大量应用耳毒性药物等亦可导致胎儿耳聋。非遗传性先天性聋往往为双耳重度聋或极度聋。母子血液 Rh 因子相忌,分娩时产程过长、难产、产伤致胎儿缺氧窒息也可致聋。

(二) 耳毒性聋(ototoxic deafness)

指误用某些药物或长期接触某些化学制品所致的耳聋。在聋哑学校中,耳毒性聋所占比例由 50 年代不足 3%，近年上升到 40%~50%。目前，在门诊就诊的听力减退患者中，耳毒性聋所占的比例由 50 年代的 5% 左右，上升到 15%~20%。目前已知的耳毒性药物有近百余种，常见的有氨基糖苷类抗生素（链霉素、卡那霉素、新霉素、庆大霉素、小诺霉素、阿霉素、奈替米星、阿米卡星等）；抗疟药（奎宁、卡伯、氯喹）；抗肿瘤制剂（长春新碱、2-硝基咪唑、顺氯氨铂等）；水杨酸盐类的止痛药；袢利尿剂（利尿酸速尿）；重金属类制剂；化学物质（铅、磷、砷、苯、一氧化碳、二硫化碳、四氯化碳）；酒精、烟等等。

药物对内耳的损害机制尚未彻底查明；除取决于药物种类、用药剂量、用药时间及途径等外部因素以外，与体内因素如家族、遗传、个体差异等亦有关。近年研究发现，母系遗传的对氨基糖苷抗生素的易感性与线粒体上的 *A1555G* 基因突变有关。线粒体 DNA 缺失突变、铁缺乏等体内因素的存在可增加机体对氨基糖苷类耳毒作用敏感性。药物及化学物质可通过全身用药、体腔体表局部经体循环进入内耳引起中毒，或使听觉通路中毒，也可椎管用药经脑脊液或鼓室用药窗膜途径进入内耳，孕妇用药还可经胎盘进入胎儿体内造成听觉受损。耳毒性药物和物质均从肾脏排泄，且对肾脏也有毒性作用，故肾脏功能不良时更容易造成药物排出慢。氨基糖苷类抗生素常常在体循环内的药物已排完，而内耳中的药物浓度仍很高，排出很慢，造成内耳液中药物蓄积，可导致停药后一段时间听觉毛细胞一直在受损状态，听力一直处于下降趋势，这一特点应引起重视。药物或化学物质进入内耳引起听毛细胞静纤毛倒伏、缺失，线粒体肿胀、变性，严重时听毛细胞与支持细胞完全破坏，螺旋器崩解，耳蜗-前庭神经以及螺旋神经节退行性变，可伴有前庭壶腹嵴、位觉斑损害。

（三）自身免疫性聋（autoimmune deafness）

已证实内耳并非免疫"豁免"器官，它具有免疫应苔、免疫防御和免疫调节能力，在某些病理情况下，内耳组织可成为自身抗原，激发内耳免疫反应，导致内耳损害，引起自身免疫性耳聋。自身免疫性聋是临床上未查明原因的、对免疫抑制剂治疗有效的感音神经性听力损失。目前，内耳特异性抗原的分离和纯化尚未完成，其发病机制和可靠的确诊方法亦在研究中。内耳的自身免疫性疾病引起自身免疫性聋，内耳的自身免疫性疾病可分为两大类：①全身性自身免疫病在内耳的表现，如 Cogan 综合征、多发性结节性动脉炎、Wegener 肉芽肿、多发性多软骨炎、Sjogren 综合征、类肉瘤病、Behcet 病、溃疡性结肠炎、进行性系统性硬化及系统性红斑狼疮等；②自身免疫性内耳病，1979 年 Mc Cabe 基于对 18 例进行性感音神经性聋患者的临床观察和实验室检查，首次提出了"自身免疫性感音神经性听力损失"的新概念，认为它是一种临床疾病实体。以后考虑到这种损害不仅累及耳蜗及听神经，也可波及前庭，故又称之为"自身免疫性内耳病"。本病多见于青壮年及中年人群。可表现为快速进行性、波动性、感音神经性听力损失，可累及单耳或双耳，如为双耳，则两耳的听力损失程度常不一致。可伴有耳鸣、眩晕和耳内压迫感。病程可达数周，数月，甚至数年。可伴发类风湿性关节炎，系统性红斑狼疮，Cogan 综合征等全身自身免疫性疾病。可排除有其他原因引起的感音神经性听力损失，如外伤，感染，药物中毒，老年性听力损失，遗传性聋，桥小脑角占位病变及多发性硬化等。抗内耳组织特异性抗体试验、白细胞移动抑制试验、淋巴细胞转化试验及其亚群分析有助于诊断。环磷酰胺、甲氨蝶呤、糖皮质激素等免疫抑制剂对本病有效，但停药后可复发，再次用药仍有效。

（四）老年性聋（presbycusis）

当听觉系统因衰老而引起功能障碍并出现双耳对称性听力下降，人们称为老年性聋，或年龄相关性聋（age related hearing loss，AHL）。美国听觉、生物声学及生物力学委员会的定义 AHL 是由环境、药物、疾病、遗传等多种因素相互作用的结果。环境噪声、化学因素的暴露、某些疾病（如高血压、糖尿病等）及耳毒性药物的使用，以及激素、酒精、吸烟、饮食、社会心理等均与老年性聋相关。其病理表现主要为耳蜗毛细胞和螺旋神经节细胞的凋亡，临床表现为由高频向言语频率缓慢进行的双侧对称性感音神经性聋，伴或不伴耳鸣，多数人言语识别率降低，特别是在噪声中言语识别更加困难，严重影响老年人的生活质量。

（五）噪声性聋（noise induced hearing loss）

噪声性聋是指长期暴露在高强度噪声环境中所引起的缓慢进行性感音神经性耳聋，其主要损害部位是耳蜗,可引起耳蜗神经变性,主要症状为进行性听力减退、耳鸣及其他部位的感觉异常。噪声污染严重干扰人们的正常工作和生活,降低工作质量和工作效率,影响身心健康。噪声导致的内耳损害是不可逆的,目前尚无有效的治疗方法,但是可以预防。噪声引起的噪声性耳聋是目前主要的职业病之一,可以导致严重的社会和经济负担。随着对噪声性耳聋不断深入的研究,发现噪声性耳聋的发生与某些基因的改变、细胞代谢、细胞凋亡等有着密切的关系。噪声性耳聋的发病机制复杂,确切的机制不明,但往往是遗传因素和环境因素共同作用的结果。迄今为止,对噪声性聋还没有特别有效的治疗方法,应以预防为主,如控制噪声的来源、减少噪声接触时间、个人防护(带耳塞或耳罩)、定期检测听力、早期发现有听力损伤及处理等。WHO认为噪声易感人群包括老人、患者、儿童、盲人、聋儿和从事复杂认知工作的人,这些人也是重点进行过噪声防护的对象。对于青年人而言,最常见的噪声来源就是用手机或MP3听音乐,外界环境的噪声越大,调的音量也越大。长时间可以导致耳鸣、听觉过敏、听阈位移,严重者可致耳聋。

(六) 传染病源性聋(deafness due to infective disease)

是指由各种急、慢性传染病产生或并发的感音神经性聋。发病率逐渐减少。对听功能损害严重的传染病有流行性脑脊髓膜炎、猩红热、白喉、伤寒、斑疹伤寒、布鲁杆菌病、风疹、流行性感冒、腮腺炎、麻疹、水痘、带状疱疹、回归热、梅毒与艾滋病。病原微生物或其毒素通过血液循环、内耳道内血管神经周围间隙等渠道进入内耳,破坏其不同部位的组织结构。临床表现为单侧或双侧进行性聋,伴或不伴前庭受累症状。有的耳聋程度轻,或只累及高频,或被所患疾病的主要症状掩蔽而不自觉,待到传染病痊愈后方被察觉,届时与传染病的因果关系常被忽略。此种耳聋,轻者多随传染病的恢复而自行恢复,有时仍继续加重,而遗留下持久性单侧极重度耳聋。

(七) 全身系统性疾病引起的耳聋

一些全身及其他系统与器官的慢性疾病可以引起感音神经性聋,常见的有高血压与动脉硬化,甲状腺功能减退症、糖尿病、慢性肾小球肾炎、肾病综合征等引起的肾衰竭、高血脂、贫血、白血病、某些颈部疾病、病灶性疾病(如慢性扁桃体炎、牙病等)、Cogan综合征等。其致聋机理可能与内耳供血障碍、血液黏滞性升高、内耳脂类代谢紊乱等因素导致血管纹萎缩、螺旋器毛细胞退行性变有关。

甲状腺功能减退症是一种内分泌疾病,按起病年龄不同分为:①起始于胎儿或新生儿的呆小病,又称克汀病;②始于青春期前的幼年型甲状腺功能减退症;③起始于成年人的成年型甲状腺功能减退症。病理表现为中耳黏膜黏液水肿型肥厚、鼓岬与听骨骨性增殖、镫骨与前庭窗融合、蜗窗狭窄或闭锁、耳蜗毛细胞和螺旋神经细胞萎缩或发育不良。在甲状腺功能减退的患者中,有人统计了48例患者,其中伴耳聋者占85%,且病情愈重耳聋也愈重,应用甲状腺激素后,73%的病人听力得到提高。此病引起的耳聋多为双侧对称性或近乎对称性,可为传导性,感音神经性或混合性聋。由于鼻咽部、咽鼓管和鼓室黏膜的黏液性水肿病变,容易引发分泌性中耳炎。

肾小管袢与耳蜗血管纹在超微结构、泵样离子交换功能,对药物的毒性反应等方面颇多相似。两者尚有共同的抗原性和致病原因。肾脏疾病的患者,在透析治疗中,常出现听力下降,个别病人甚至发生突聋。而做肾移植的患者听力可得到提高。听力损失表现为两侧对称性的感音神经性聋,可以伴有耳鸣及眩晕。

糖尿病是一种代谢性疾病。糖尿病微血管病变可波及耳蜗血管,使其管腔狭窄而致供血障碍。原发性与继发性神经病变可累及螺旋神经节细胞,螺旋神经纤维、耳蜗神经、脑干中的各级神经元和大脑听区,使之发生不同程度的退变。糖尿病患者的耳聋多为两侧对称性,属感音神经性聋,可为耳蜗性聋,也可为蜗后性聋,或两者都有。听力下降可以是缓慢进行性的,也可以突发性聋的形式出现。患者可伴有眩晕,前庭功能减退等。糖尿病人听力功能障碍太多出现在老年人,其听力随年龄增高而下降者较正常人为多,即所谓听力早老现象。

临床上有些疾病引起的症状以耳蜗症状为主,有些则表现为前庭受累症状,或前庭和耳蜗症状同时存在。专科医师在诊疗疾病时,除了注意耳部病变外,尚需考虑它们和全身性或其他器官疾病是否存在着内在的联系。

（八）创伤性聋（traumatic deafness）

头部外伤如脑震荡、脑挫裂伤、颞骨横行骨折等常可造成致命性颅面部受伤或颅内出血，可累及内耳造成内耳损伤。头颅闭合性创伤，若发生于头部固定时，压力波传至颅底，因听骨惯性引起镫骨足板相对动度过大，导致迷路震荡、内耳初学、内耳毛细胞和螺旋神经节细胞受损。若创伤发生于头部加速或减速运动时，因脑与颅底相对运动引起的脑挫伤或听神经的牵拉、挤压和撕裂伤。临床表现多为双侧重度高频神经性聋或混合性聋，伴有高调耳鸣及眩晕、平衡紊乱、症状多在数月后缓解，但难以完全恢复。

颞骨横行骨折时，与岩部长轴垂直走行的骨折线常跨越骨迷路或内耳道使其内含的诸结构受伤害，发生重度感音神经性聋以及眩晕、眼震、面瘫和脑脊液耳漏等。

潜水人员由于上升出水时减压过快，原溶于组织或体液中的气体未及弥散而形成微小气泡；另外，深潜时血液多呈高凝状态而易产生微小血栓；以上两者同时或其中之一出现于内耳，就会阻断耳蜗微循环、造成供血减少、代谢紊乱，继之累及听和前庭感觉上皮，导致潜涵性聋（caisson deafness）。

（九）突发性聋（sudden deafness）

详见后附章节。

（十）其他

能引起感音神经性聋的疾病还有很多，较常见的有梅尼埃病、耳蜗性耳硬化、桥小脑角占位性疾病，多发性硬化等。

三、治疗

（一）一般治疗

包括治疗全身性疾病，注意休息等。

（二）内科治疗

1. 药物治疗　因致聋原因很多，发病机制和病理改变复杂，且不尽相同，故迄今为止尚无一个简单有效且适用于任何情况的药物或疗法。目前多在排除或治疗原因疾病的同时，尽早选用可扩张内耳血管的药物、降低血液黏稠度和溶解小血栓的药物、维生素 B 族药物，能量制剂，必要时可应用抗病毒、抗细菌及糖皮质激素类药物。药物治疗无效者可配用助听器。

2. 助听器（hearing aid）　它的本质是一个声音放大器，它将声音以某种方式放大，使听力障碍者以一定方式有效地利用其残余听力。它主要由传声器、放大器、耳机、耳模和电源等组成。助听器种类很多，就个体应用者讲，就有气导和骨导、盒式与耳机式（眼镜式、耳背式和耳内式）、单耳与双耳交联等。一般需要经过耳科医生与听力学家详细检查后才能正确选用。语频平均听力损失 35～80dB 均可使用；听力损失 60dB 左右效果最好。单侧耳聋一般不需配用助听器。双侧耳聋者，若两耳损失程度差别较大，但都未超过 50dB 者，宜给听力较差而配用；若有一耳听力损失超过 50dB，则应给听力较好耳配用。此外，还应考虑听力损害的特点；例如助听器应该先用于言语识别率较高，听力曲线较平坦，气骨导间距较大或动态听力范围较宽之耳。传导性聋气导、骨导助听器均可用。外耳道狭窄或长期有炎症者宜用骨导助听器。感音性聋伴有重振者需采用具备自动增益控制的助听器。合并屈光不正者可用眼镜式助听器。耳背式或耳内式助听器要根据患者的要求和耳聋的情况选用。初用助听器者要经调试和适应过程，否则难获得满意效果。

（三）外科治疗

对极重度感音神经性聋患者可采取手术植入人工耳蜗方式进行治疗。人工耳蜗是 20 世纪人类最成功的仿生科学研究成果之一，为众多双侧重度、极重度感音神经性耳聋患者打开了通往有声世界的大门。其工作原理是通过声电换能，将声波转换成微弱的电流信号传递到耳蜗中，刺激不同位置的听觉神经纤维产生神经冲动，后者传到大脑从而形成听觉。由于听觉神经纤维的位置与频率相关，因此产生的听觉具有良好的频率特性。人工耳蜗主要分为体内及体外两个部分,前者需要通过手术植入颞骨及耳蜗内。中华医学会耳鼻咽喉头颈外科学分会、中华耳鼻咽喉科杂志编委会先后于 2003 年及 2013 年组织讨论并制订了《人工耳蜗植入工作指南》,对规范临床工作发挥了积极的作用。语前极重度聋者,应在言语中枢发育最佳阶段或之前植入,语后聋者应在失去听觉后尽快植入。先天性聋儿经助听器训练不能获得听力者,应视为首选。此外,常用于心理精神正常、身体健康的中青年双侧极度语后聋者。必须是应用高功率助听器无效,耳内无活动性病变,影像学检查证明内耳结构正常,耳蜗电图检不出而鼓岬或蜗窗电刺激却可诱发出脑干反应者。若配以言语训练,可恢复部分言语功能。

(四) 其他治疗

听觉和言语训练(auditory and speech training):前者是借助听器利用聋者的残余听力,或植入人工耳蜗后获得听力,通过长时间有计划的声响刺激,逐步培养其聆听习惯,提高听觉察觉、听觉注意、听觉定位、记忆等方面的能力。言语训练是依据听觉、视觉与触觉等之互补功能,借助适当的仪器(音频指示器、语图仪等),以科学的教学法训练聋儿发声、读唇、进而理解并积累词汇,掌握语法规则,灵活准确表达思想感情。发声训练包括呼吸方法、唇舌运动、嗓音运用,以及音素、音调、语调等项目的训练。听觉和言语训练相互补充,相互促进,不能偏废,应尽早开始,穿插进行。若家属与教员能密切配合,持之以恒,定能使残余听功能或人工听功能得到充分发挥作用,达到聋而不哑的目的。

四、预防

(一) 广泛宣传杜绝近亲结婚,积极防治妊娠期疾病,减少产伤。大力推广新生儿听力筛查,努力做到早期发现婴幼儿耳聋,尽早治疗或尽早做听觉语言训练。

(二) 提高生活水平,防治传染病,积极治疗高血压、高血脂、糖尿病等全身性疾病。锻炼身体,保证身心健康,减慢老化过程。

(三) 严格掌握应用耳毒性药物的适应证尽可能减少用量及疗程,特别对于有家族药物中毒史者、肾功能不全、孕妇、婴儿和已有耳聋者更应慎重。用药期间要随时了解并检查听力,发现有中毒征兆者要尽快停药治疗。

(四) 避免颅脑损伤,尽量减少与强噪声等有害物理因素及化学物质接触,戒除烟酒等嗜好。除努力减少噪声及有害理化因素改善劳动条件和环境等社会行为外,加强个体防护观念及措施,实属必要。

混 合 性 聋

由于耳的传音结构(外耳和中耳)及感音或神经系统(内耳及听神经、听觉中枢)都受到损害而引起的耳聋称为混合性聋。混合性聋的两部分病变,可为同一疾病所致,也可为两种互不相关的疾病所致。前者如在化脓性中耳炎所致传导性聋的基础上,因合并迷路炎或因细菌毒素,耳毒药物等经蜗窗膜渗入内耳,引起迷路液理化特性与血管纹、螺旋器的结构改变而继发感音性聋。两部分损害原因不同所致的混合聋常见者如中耳炎伴老年性聋、噪声性聋或全身疾病所引起的聋。混合性聋的听力改变特征是既有气导损害,又有骨导损害,曲线呈缓降型,低频区有气骨导间距而高频区不明显。因此,对混合性聋的诊断,除作听力检查外,还应作耳镜检查,必要时影像学检查,并对病史作全面仔细的询问。

混合性聋的治疗方法,应根据不同的病因及病情综合分析选定,语频区骨导听阈小于 45dB,气骨导差大于 25dB 的晚期耳硬化症及慢性中耳炎静止期、咽鼓管功能正常者,可以考虑手术治疗;慢性中耳炎伴有糖尿病致混合性聋,应注意监控血糖和治疗中耳炎症。

功 能 性 聋

功能性耳聋又称癔症性或精神性耳聋,常由精神受重大刺激或情绪长期不愉快所引起。其耳聋特点多为单耳或双耳听力丧失,但耳部和神经系统多无器质性病变。说话的音调与强弱与发病前相同,但多缄默、四肢震颤麻木、过度凝视等癔症症状。反复测听结果变异较大,无响度重振,言语接受阈和识别率较低。听力曲线为V型,镫骨肌反射和听性脑干诱发电位正常,前庭功能无改变。患者可突然自愈或经各种暗示治疗而迅速恢复。助听器奇效。治愈后有复发倾向。在临床上,对原因不明,突然发生听力下降的患者,在排除器质性病变及占位性病变引起的听力下降的同时,应特别了解患者是否有精神性诱发因素,并注意观察是否伴有精神症状。在对患者进行听力学检查时,要采取多项检查方法,避免误诊。精神性耳聋需与伪聋、突发性耳聋相鉴别。

伪　聋

伪聋是诈聋者为了达到某种目的,在听功能完全正常的情况下伪装耳聋,或有轻微听力损失而有意扩大其听力损失的程度。包括单侧伪聋和双侧伪聋,临床外伤后患者因涉及纠纷、赔偿、职业鉴定等需求日益增多,因而正确评估听力损失程度,鉴别伪聋与夸大性聋显得尤为重要。自从声导抗、耳声发射、听性脑干反应和40Hz相关电位(40Hz—AERP)等方法问世以来,伪聋的准确识别多已不成问题,但确诊前应慎重地与功能性聋鉴别。

助　听　器

助听器(hearing aid)是一种提高声音强度的装置,可帮助听力下降患者充分利用残余听力,进而补偿聋耳的听力损失,是帮助聋人改善听力的有效工具。人类采用集声装置来改善听力已有久远历史。20世纪初,出现了电放大助听器。伴随着电子管、半导体、集成电路、数字信号处理技术的发展,助听器性能显著提高。助听器已经历了由机械集声器到电磁扩声器、电子管助听器、半导体助听器四个阶段,进入了目前广泛应用的集成电路微计算机可编程的数模转换、数模结合式助听器阶段,围绕着减少聆听中的不适感,提高言语识别率以及使其体积缩小隐蔽这三个方面,各种电声技术及适用材料尚在不断改进之中。

一、助听器分类

助听器种类较多,大致可分为集体式、台式和携带式3类。

携带式按其放置部位不同又可分为盒式、眼镜式、耳背式、耳内或耳道式。

根据声波传导途径又可分为骨导助听器和气导助听器。根据使用距离可分为近距离作用助听器和眼距离作用助听器。

二、助听器的基本结构和工作原理

助听器的实质是个放大器。完善的助听器应包括集声、扩声、传声三个基本要求和实现声电转换、电能放大和电声转换等基本功能。

(一) 基本部件

任何助听器都包括5个部分:话筒、放大器、接收器、电源和音量开关。

1. 话筒(传声器)　是一个将声能转变为电能的装置,高保真度的驻极体微音器为普遍使用的部件。

2. 放大器　包括前置放大器和功率放大器两个部分。前置放大器将微弱的声电信号放大,同时配合滤波电路,实现频率调控;功率放大器与接收器结合,对声输出进行削峰及自动增益控制。

3. 接收器　是将经过放大、滤波和削峰处理的电信号转变为声波的电磁式电声转换装置。

4. 电源(电池)　提供放大过程中所需的电力。

5. 音量控制开关　调解耳机音量大小。

(二) 附件

除上述部件外,大多数型号的助听器还有3个附加电路(音调控制、感应线圈和输出限制功能)。

三、助听器的应用及验配

助听器几乎可使绝大多数听力损失者得益,有残余听力的耳聋患者,在药物或手术治疗无效,病情稳定后均可选配助听器,但在耳蜗病变或听神经病变所致的极重度聋患者使用效果往往欠佳。

世界卫生组织(WHO)2001 年 7 月,在日内瓦召开了发展中国家助听器专题会议,发布《WHO 发展中国家助听器及其服务指南》,推荐助听器适用范围是:

儿童:相对好耳 0.5kHz、1kHz、2kHz、4kHz 4 个频率平均听阈 31~80dB HL。

成人:相对好耳 0.5kHz、1kHz、2kHz、4kHz 4 个频率平均听阈 41~80dB HL。

人们的听力损失性质、程度各不相同,使用的助听器应经过认真验配,方能达到理想效果,验配的最基本依据是能反映病人真实听力的纯音听阈曲线,最常采用的验配处方是 Lybarger 于 30 多年前提出的"1/2 增益原则",则"所需要增益的增长比例是听阈提高程度的一半"。但在具体确定处方时,还应考虑下列因素:

1. 根据不同频率听阈确定增益;

2. 根据听力图设置频响曲线;

3. 低频信号放大适度降低;

4. 最大输出,应控制在听阈和不适阈之间。

随着人们对聆听要求的提高及助听器的日益完善,助听器的使用范围在扩展,在发掘和充分利用耳残存功能方面,还有发展余地,但助听器知识帮助人们聆听的辅助装置,不能替代人耳的基本功能。

植入性助听器

一、定义及工作原理

植入性助听器(implantable hearing aid)又称人工中耳,可部分弥补传统助听器的不足。其工作原理是用一个电机械转换器替代了传统助听器的放大器。经转换处理后的声信号不是以声音,而是以机械振动的形式传递给听觉系统。转换器可连接在鼓膜、听骨连、外淋巴液或颅骨上。

二、优点

传统助听器在技术上有很大改进,但是仍有以下缺点:①影响外观;②低频信号好,高频信号相对较差,患者常有不适感;③耳模使很多患者感到闭塞感;④可出现声反馈现象;⑤可引起反复发作的外耳道炎;⑥信号噪声比较差,特别是在噪声环境下语言理解差;⑦造成多种生活不便。而植入式助听器可克服以上缺点,给使用者带来诸多优点:音色音质更好,对高频信号放大好;没有耳膜,外耳道开放,没有反馈现象,一般不影响外观。但是植入式助听器价格昂贵、手术植入技术难度大、手术风险等又限制了其推广应用。

三、组成

植入性助听器一般由 4 个部分组成:麦克风,电调控器及放大器,电转换器(振动器),电源。完全植入性助听器的所有部件都可植入,因此体外及外耳道都没有可见的部件。部分植入性助听器有一个或多个组件部分留在体外或外耳道。

四、分类

从用途上,可分为治疗传导性聋及感音神经性聋的植入性助听器。从植入形式上可分为部分及全部植入性助听器。从工作方式上可分为电磁式以及压电式助听器。下面介绍几种临床常用的植入性助听器。

（一）植入式骨导助听装置

植入式骨导助听装置（bone anchored hearing aid，BAHA）是一种锚钉在颅骨上的新型骨导式助听器。为了克服传统气导和骨导助听器的缺点，BAHA 应运而生。与传统骨导助听器相比，BAHA 具有声音传送效率高、音质好、耗电量少、配戴舒适安全等优点，能为患者带来较好的声音效果；与传统气导助听器相比，可减少耳道感染、耳闷胀感和配戴疼痛等症状。经过近 30 年的实践与改进，BAHA 的安全性和高效性日趋显著，其适用范围亦从传导性聋和混合性聋患者，逐渐扩展至单侧感音神经性聋患者。BAHA 充分利用了骨导声音的能力，绕过有障碍的外耳和中耳，直接将声音传导至内耳，具有性能优越、植入过程简单等优点。

（二）部分植入性助听器

代表产品是振动声桥（sound bridge）。工作方式是电磁式。手术进路与人工耳蜗手术进本一致。开放面神经隐窝后将振动器固定在砧骨上，通过增强听骨的振动而改善听力。最大输出水平可相当于112dB SPL。整个系统是密闭的。

（三）完全植入性助听器：

代表产品是 TICA（Tubingen implantable Cochlear Amplifier），是一种压电式完全植入性助听器。其特点是整个系统完全植入，有利于美观，没有体外部件。由于放大的频率范围广，音质好，特别有利于音乐爱好者。缺点是：造价昂贵，价格相当于人工耳蜗；手术过程烦琐，难度大，术中容易损伤听骨链及面神经；需要铒-YAG-激光这样昂贵的设备。

人工耳蜗及人工耳蜗植入术

一、基本部件及工作原理

人工耳蜗（cochlear implant）是 20 世纪人类最伟大的仿生科学研究成果之一，为众多双侧重度、极重度感音神经性耳聋患者打开了通往有声世界的大门。其工作原理是通过声电换能，将声波转换成微弱的电流信号传递到耳蜗中，刺激不同位置的听觉神经纤维产生神经冲动，后者传到大脑从而形成听觉。由于听觉神经纤维的位置与频率相关，因此产生的听觉具有良好的频率特性。人工耳蜗主要分为体内及体外两个部分，前者需要通过手术植入颞骨及耳蜗内。由以下四个部分组成（图 22-9-1）：①拾音器（microphone）；②言语信号处理器（speech processor）；③传递-接收/刺激器（transmitter-receiver/stimu-

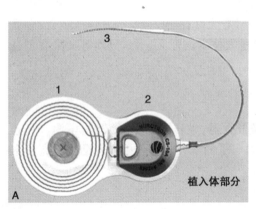
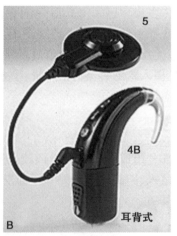
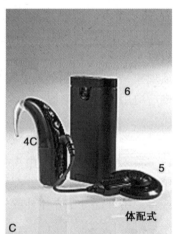

图 22-9-1　人工耳蜗系统

A. 为体内植入部分（1. 信号接收线圈和中央的耦合磁铁；2. 信号解码及刺激器；3. 植入电极阵列）；B. 显示耳背式体外部件（4B. 整合言语处理器的耳背式拾音系统；5. 信号发射线圈，内含耦合磁铁）；C. 体配式体外部件（4C. 不含言语处理器的拾音系统；5. 同上；6. 盒式言语处理器）

lator);④电极(electrodes)。

拾音器接收环境声波,并将声波转化为电信号后输送给言语处理器。言语处理器将经拾音器送来的电信号进行处理,变成可刺激耳蜗残存听神经、引起听觉的特殊电信号。传递-接收/刺激器将由言语处理器送来的信号经颞部头皮输至耳内电极。电极传导电信号刺激耳蜗残存听神经。

中华医学会耳鼻咽喉头颈外科学分会、中华耳鼻咽喉科杂志编委会先后于2003年及2013年组织讨论并制订了《人工耳蜗植入工作指南》,对规范临床工作发挥了积极的作用。

二、人工耳蜗植入术前检查和评估

(一) 病史采集

通过病史采集和检查了解发病原因。耳科病史重点应放在耳聋病因和发病的过程,应了解患者的听力史、耳鸣与眩晕史、耳毒药物接触史、噪声暴露史、全身急慢性感染史、耳科既往史、发育因素(全身或局部的发育畸形、智力发育等)、耳聋家族史、助听器配戴史和其他原因,如癫痫、精神情况等。耳聋患儿还应包括:母亲妊娠史、小儿出生史、小儿生长史、言语发育史等。还应了解患者的语言能力(如发音特点、构音清晰度)和语言理解力及交流能力(如口头、唇读、手语、书面、猜测等)。

(二) 耳科学检查

包括耳廓、外耳道、鼓膜和咽鼓管等。

(三) 听力学检查

1. 主观听阈测定 6岁以下小儿可采用小儿行为测听法,包括行为观察测听法、视觉强化测听法和游戏测听法;

2. 声导抗测定 包括鼓室压曲线和镫骨肌反射;

3. 听性脑干反应测听,多频稳态诱发电位或40Hz相关电位;

4. 耳声发射(瞬态诱发性耳声发射或畸变产物耳声发射);

5. 言语测听 言语听阈测试为言语察觉阈和言语识别阈,言语识别测试包括言语测试词表和小儿言语测试词表;

6. 助听器选配 需有专业验配师进行助听器选配,一般需要双耳配戴,选配后要做助听听阈测试和言语识别测试,再行听觉语言训练3~6个月;

7. 前庭功能检查(有眩晕病史者);

8. 鼓岬电刺激试验 测试包括阈值、动态范围、频率辨别、间隔辨别和时程辨别等心理物理学检查。

听力学评估标准:①语后聋患者:双耳纯音气导听阈测定>80dB HL(0.5、1、2、4kHz的平均值,WHO标准)。如果好耳的有助开放短句识别达不到30%,而听力损失大于或等于75dB也可以考虑使用人工耳蜗[见美国食品与药物管理局(FDA)的补充标准];②语前聋患者:对于婴幼儿需要进行多项客观测听检查和行为测听后进行综合评估,包括:ABR检查声输出时无听觉反应(120dB SPL);40Hz相关电位检测2kHz以上频率最大声输出时无反应,1kHz以下频率>100dB;多频稳态测听2kHz以上频率105dB HL无反应;畸变产物耳声发射双耳各频率均无反应;有助声场测听2kHz以上频率听阈未进入听觉语言区(香蕉图),言语识别率(双字词)得分低于70%,确认患儿不能从助听器中得到有效帮助;③对于没有任何残余听力的患者,如鼓岬电刺激有明确听性反应者仍可考虑行耳蜗植入手术。若鼓岬电刺激没有听性反应者应向患者或家长说明情况,并由他们承担手术风险。

(四) 影像学评估

影像学检查是选择患者至关重要的检查,应常规做颞骨薄层CT扫描,必要时需做头颅磁共振、耳蜗三维重建和内耳道断面扫描。

(五) 语言能力评估

对有一定语言经验或能力的患者应做言语能力评估(语言结构和功能),包括言语清晰度、词汇量、理解能力、语法能力、表达能力和交往能力;对于小于3岁、不合作的小儿,采用"亲子游戏"录像观察的方法进行评价,以此判断患者现阶段的语言能力状况。

(六) 心理、智力及学习能力评估

对缺乏语言能力的3岁以上的儿童可选希内学习能力测验,3岁以下者可选用格雷费斯心理发育行为测查量表。对疑有精神智力发育迟缓(希内学习能力评估智商<68分,格雷费斯测验精神发育商<70分)或有异常心理行为表现者,应建议患者去权威机构进行进一步的观察、诊断和鉴定。社会文化型智力低下者可考虑人工耳蜗植入;而非社会文化型智力低下,或多动症、孤独症以及其他精神智力发育障碍的患者,应向家长讲明此类疾病可能会给患者术后康复带来的极大困难,帮助家长建立客观的心理期望值。

(七) 儿科学或内科学评估

做全身体格检查和相关的辅助检查。

(八) 家庭条件和康复条件

接受过专业培训或有语训老师定期指导的家庭可以在家中对患儿进行听觉言语训练,否则应将患儿送到聋儿康复学校或机构。

三、人工耳蜗植入病人的选择

对于双耳重度或极重度聋,病变部位定位诊断于耳蜗者,可以选择人工耳蜗植入。

(一) 语前聋患者的选择标准

1. 双耳重度或极重度感音神经性聋;
2. 最佳年龄应为12个月~5岁;
3. 配戴合适的助听器,经过听力康复训练3~6个月后听觉语言能力无明显改善;
4. 无手术禁忌证;
5. 家庭和(或)植入者本人对人工耳蜗有正确认识和适当的期望值;
6. 有听力语言康复教育的条件。

语前聋患者手术植入时的年龄越小效果越佳,这可最大限度地在脑可塑临界期前避免听感觉剥夺和扩大言语和语言技能的潜力。大于6岁的儿童或青少年需要有一定的听力语言基础,自幼有助听器配戴史和听力或语言训练史。助听器无效或效果很差,是指在最好助听聆听环境下开放短句识别率≤30%或双字词识别率≤70%。

(二) 语后聋患者的选择标准

1. 各年龄段的语后聋患者;
2. 双耳重度或极重度感音神经性聋;
3. 助听器无效或效果很差,开放短句识别率≤30%;
4. 无手术禁忌证;
5. 有良好的心理素质和主观能动性,对人工耳蜗有正确认识和适当的期望值;
6. 有家庭的支持。

语后聋患者的发病年龄和耳聋时间与手术后的效果密切相关。一般来说,发病年龄早,耳聋病程较长者手术后效果较差。此外,手术后生活和工作中的聆听环境也可影响到人工耳蜗植入的效果。

(三) 手术禁忌证

1. 绝对禁忌证　包括内耳严重畸形病例,例如 Micheal 畸形、无耳蜗畸形等;听神经缺如;严重智力障碍;无法配合语言训练者;严重的精神疾病;中耳乳突有急、慢性炎症尚未清除者;
2. 相对禁忌证　包括全身一般情况差;不能控制的癫痫;没有可靠的康复训练条件。

分泌性中耳炎和胶耳并非手术禁忌证。慢性中耳炎伴有鼓膜穿孔者,如果炎症得到控制,可选择一期或分期手术。一期手术是指根治中耳乳突病灶,鼓膜修补(或乳突腔颞肌填塞和封闭外耳道)的同时

行人工耳蜗植入术。分期手术指先行病灶清除,修复鼓膜穿孔或封闭外耳道,3~6个月后行人工耳蜗植入术。

四、人工耳蜗言语处理器的调试编程

人工耳蜗植入术后,人工耳蜗装置的言语处理器需进行调试编程,以保证人工耳蜗言语处理系统达到与病人患耳相适应的最佳工作状态。一般在术后一月开机时进行言语处理器的初次调试编程,初次调机原则是尽量让植入者能听到电声信号,不宜将增益过于放大,需要一段时间适应这种畸变的电声信号后再进行后续调机。后续根据患者使用情况还需要多次调试,尤其是对于婴幼儿患者。人工耳蜗言语处理器调试编程基本项目包括:检测各通道电流强度、测定反应阈、测定舒适水平、确定电听觉动态范围、测定音调感觉、选择刺激通道以及调整输出信号范围等。

五、人工耳蜗植入病人的听觉语言康复

听觉语言康复训练有两个目的:一是重建或增进人工耳蜗植入病人的听觉能力;二是重建或改善病人的言语能力。

耳聋的分子生物学研究简介

耳聋的发病率很高。遗传性聋、药物中毒性聋、噪声性聋和随着人口老龄化而增多的老年性聋,成为听力残障人群的主体,随着基因组学的发展而带来的革命性成果,使人们对健康和疾病的认识在前所未有的分子细节上得到详尽的诠释和解析。技术的飞速发展,为耳聋的研究提供了更为先进的手段,并逐渐更新着传统的理念。

遗传性聋的研究:目前已经确定的和耳聋有关的基因超过 120 个,据预测耳聋相关基因可能有大约 300 个或占总基因数的 1%。基于中国聋哑人群的调查不难看到,目前只有 *GJB2*、*SLC26A4*、*POU3F4*、*mtDNA1555G*、*mtDNAC1494T*、*TMC1* 等相关基因在聋哑和家系人群中发现了常见热点突变,约为 28.8% 的致病突变比例,那么还有 71.2% 的耳聋患者不明病因。目前已知的 70 多个基因中的 *GJB2*、*SLC26A4*、*POU3F4*、*TMC1*、*MYO15A*、*OTOF*、*CDH23* 以及 *mtDNA1555G*、*mtDNAC1494T* 已经体现出频率高发性而成为临床首选的耳聋诊断基因。

药物中毒性聋:药物的耳毒性是导致耳聋的一个重要的环境与遗传相互因素。在美国,耳毒性药物相关的耳聋患者中,10% 的具有 *12SrRNA* 基因 1555G 突变,该突变可以增加耳蜗对氨基糖苷类抗生素的敏感性。在中国,药物性聋的发病率很高,门诊耳聋患者中的检测发现 5% 的患者是由于 *12SrRNA* 1555G 突变导致的。同时在中国群体中还发现 *12SrRNA* 1494T 突变与药物性聋的关系。但是目前能够检测的主要是氨基糖苷类抗生素所致的耳聋,实际上耳毒性药物还很多,不是所有的药物致聋均能检测出来。

老年性聋:遗传基因在老年性聋的发生过程也是一个不容忽视的重要因素。目前确定与之有关的基因主要有线粒体基因和核基因。其中,线粒体基因表现为缺失或突变,与人类线粒体基因 *DNA 4977bp* 相对应的大鼠线粒体基因是 *DNA 4834bp*。核基因有 3 种:*ahl* 为一种隐性基因,可能与某些遗传性耳聋基因互为等位基因;*ahl2* 可促进老年性聋的发生;*ahl3* 对老年性聋有防护作用。进一步研究发现,还存在一种与老年性聋关系密切的能够编码钙黏蛋白23(Cdh23)的基因。此外,细胞色素 C 氧化酶亚基 3(COX3)在老年性聋患者的螺旋神经节细胞中表达减少、线粒体基本切除修复功能的缺陷及线粒体转录因子 A 的高表达使 mtDNA 复制增多与老年性聋的发生也存在某种关联。

噪声性聋:噪声性聋的易感基因有①超氧化物歧化酶基因(SOD);②谷胱甘肽硫转移酶(glutathione S-transferase,GST);③热休克蛋白70(HSP70);④线粒体基因(mtDNA);⑤钾离子循环有关基因;⑥其他:ATP-gated P2X2 受体(ligand-gated ion channel,purinergic receptor 2)。

总之,耳聋的分子生物学研究正在展开,还有很多工作要做,人们可以相信,随着分子生物学技术的

进步和人类基因组工程的完成,人类有可能更透彻了解自身,能更好的防治目前尚无法根除的耳聋。

附:突发性聋

一、概述

突发性聋(sudden deafness),ICD-10 编码:H91.301,是指 72h 内突然发生的、原因不明的感音神经性听力损失,至少在相邻的两个频率听力下降≥20dB HL。突发性聋根据听力损失累及的频率和程度,建议分为:高频下降型、低频下降型、平坦下降型和全聋型(含极重度聋)。

1. 低频下降型 1000Hz(含)以下频率听力下降,至少 250、500Hz 处听力损失≥20dB HL。

2. 高频下降型 2000Hz(含)以上频率听力下降,至少 4000、8000Hz 处听力损失≥20dB HL。

3. 平坦下降型 所有频率听力均下降,250~8000Hz(250、500、1000、2000、3000、4000、8000Hz)平均听阈≤80dB HL。

4. 全聋型 所有频率听力均下降,250~8000Hz(250、500、1000、2000、3000、4000、8000Hz)平均听阈≥81dB HL。

注:中频下降型突发性聋(听力曲线 1000Hz 处有切迹)我国罕见,可能为骨螺旋板局部供血障碍造成 Corti 器缺氧损伤所致,多与遗传因素相关,目前暂不单独分型(可纳入低频下降型)。

二、临床表现及诊断

(一) 临床表现

1. 突然发生的听力下降。

2. 耳鸣(约 90%)。

3. 耳闷胀感(约 50%)。

4. 眩晕或头晕(约 30%)。

5. 听觉过敏或重听。

6. 耳周感觉异常(全聋患者常见)。

7. 部分患者会出现精神心理症状,如焦虑、睡眠障碍等,影响生活质量。

(二) 实验室和辅助检查

1. 必须进行的检查

(1) 耳科检查:包括耳周皮肤、淋巴结、外耳道及鼓膜等。注意耳周皮肤有无疱疹、红肿,外耳道有无耵聍、疖肿、疱疹等。

(2) 音叉检查:包括 Rinne 试验、Weber 试验以及 Schwabach 试验。

(3) 纯音测听:包括 250、500、1000、2000、3000、4000 及 8000Hz 的骨导和气导听阈。

(4) 声导抗检查:包括鼓室图和同侧及对侧镫骨肌声反射。

(5) 伴有眩晕时,应进行自发性眼震检查,并根据病史选择性地进行床旁 Dix-hallpike 试验和(或)Roll 试验。

2. 可能需要进一步完善的检查(应根据具体情况选择)

(1) 其他听力学检查:如耳声发射、听性脑干反应(ABR)、耳蜗电图、言语测听(包括言语识别阈和言语识别率)等。

(2) 影像学检查:包含内听道的颅脑或内耳 MRI,应注意除外听神经瘤等桥小脑角病变;根据病情需要可酌情选择颞骨 CT 检查。

(3) 实验室检查:血常规、血生化(血糖、血脂、同型半胱氨酸等)、凝血功能(纤维蛋白原等)、C 反应蛋白等。

(4) 病原学检查:支原体、梅毒、疱疹病毒、水痘病毒、HIV 等。

(5) 对伴有眩晕需要进一步明确诊断和治疗的患者,应根据其具体情况选择进行前庭和平衡功能检查。

注:对于有设备噪声或较强刺激声的检查(如 MRI、ABR 等),除因怀疑脑卒中等紧急情况而必须立即检查外,一般不推荐在发病 1 周内安排检查。

(三) 鉴别诊断

突发性聋首先需要排除脑卒中、鼻咽癌、听神经瘤等严重疾病,其次需除外常见的局部或全身疾病,如梅尼埃病、各种类型的中耳炎、病毒感染如流行性腮腺炎、耳带状疱疹(Hunt 综合征)等。

双侧突发性聋需考虑全身因素,如免疫性疾病(自身免疫性内耳病、Cogan 综合征等)、内分泌疾病(甲状腺功能低下等)、神经系统疾病(颅内占位性病变、弥散性脑炎、多发性硬化等)、感染性疾病(脑膜炎等)、血液系统疾病(红细胞增多症、白血病、脱水症、镰状细胞贫血等)、遗传性疾病(大前庭水管综合征、Usher 综合征、Pendred 综合征等)、外伤、药物中毒、噪声性聋等。

(四) 诊断思路

1. 详细询问病史 在 72h 内突然发生的,至少在相邻的两个频率听力下降≥20dB HL 的感音神经性听力损失,多为单侧,少数可双侧同时或先后发生。未发现明确病因(包括全身或局部因素)。可伴耳鸣、耳闷胀感、耳周皮肤感觉异常等。可伴眩晕,恶心、呕吐。

2. 排除脑卒中、鼻咽癌、听神经瘤等严重疾病,其次需除外常见的局部或全身疾病,如梅尼埃病、各种类型的中耳炎、病毒感染如流行性腮腺炎、耳带状疱疹(Hunt 综合征)等。

3. 辅助检查 纯音测听等。

三、病因和发病机制

突发性聋的病因和病理生理机制尚未完全阐明,局部因素和全身因素均可能引起突聋,常见的病因包括:血管性疾病、病毒感染、自身免疫性疾病、传染性疾病、肿瘤等。只有 10%～15% 的突聋患者在发病期间能够明确病因,另有约 1/3 患者的病因是通过长期随访评估推测或确认的。一般认为,精神紧张、压力大、情绪波动、生活不规律、睡眠障碍等可能是突聋的主要诱因。

目前较公认的可能发病机制包括:内耳血管痉挛、血管纹功能障碍、血管栓塞或血栓形成、膜迷路积水以及毛细胞损伤等。不同类型的听力曲线可能提示不同的发病机制,在治疗和预后上均有较大差异:低频下降型多为膜迷路积水;高频下降型多为毛细胞损伤;平坦下降型多为血管纹功能障碍或内耳血管痉挛;全聋型多为内耳血管栓塞或血栓形成。因此,建议根据听力曲线进行分型,并采取相应治疗措施。

四、治疗

中国突发性聋多中心临床研究数据显示:根据听力曲线分型对突发性聋的治疗和预后具有重要指导意义;改善内耳微循环药物和糖皮质激素对各型突聋均有效,合理的联合用药比单一用药效果要好;低频下降型疗效最好,平坦下降型次之,而高频下降型和全聋型效果不佳。根据上述研究结果,本指南推荐下列治疗措施。

(一) 治疗药物

1. 突聋急性发作期(3 周以内) 多为内耳血管病变,建议采用糖皮质激素+血液流变学治疗(包括血液稀释、改善血液流动度以及降低黏稠度/纤维蛋白原,具体药物有银杏叶提取物、巴曲酶等)。

2. 糖皮质激素的使用 口服给药:泼尼松每天 1mg/kg(最大剂量建议为 60mg),晨起顿服;连用 3d,如有效,可再用 2d 后停药,不必逐渐减量,如无效可以直接停药。激素也可静脉注射给药,按照泼尼松剂量类比推算,甲泼尼龙 40mg 或地塞米松 10mg,疗程同口服激素。激素治疗首先建议全身给药,局部给药可作为补救性治疗,包括鼓室内注射或耳后注射。对于有高血压、糖尿病等病史的患者,在征得其同意,密切监控血压、血糖变化的情况下,可以考虑全身酌情使用糖皮质激素或者局部给药。

3. 突发性聋可能会出现听神经继发性损伤,急性期及急性期后可给予营养神经药物(如甲钴胺、神经营养因子等)和抗氧化剂(如硫辛酸、银杏叶提取物等)。

4. 同种类型的药物,不建议联合使用。

5. 高压氧的疗效国内外尚有争议,不建议作为首选治疗方案。如果常规治疗效果不佳,可考虑作为补救性措施。

6. 疗程中如果听力完全恢复可以考虑停药,对于效果不佳者可视情况延长治疗时间。对于最终治疗效果不佳者待听力稳定后,可根据听力损失程度,选用助听器或人工耳蜗等听觉辅助装置。

（二）分型治疗推荐方案

全聋型、高频下降型、平坦下降型的痊愈率较低,尤应尽早积极治疗。

1. 低频下降型

（1）由于可能存在膜迷路积水,故需要限盐,输液量不宜过大,最好不用生理盐水。

（2）平均听力损失<30dB 者,自愈率较高,可口服给药,包括糖皮质激素、甲磺酸培他司汀、改善静脉回流药物(如马栗种子提取物)等,也可考虑鼓室内或耳后注射糖皮质激素(甲泼尼龙、地塞米松或复方倍他米松等);听力损失≥30dB 者,可采用银杏叶提取物+糖皮质激素静脉给药。

（3）少部分患者采用(2)的方案治疗无效,和(或)耳闷加重,可给予降低纤维蛋白原(如巴曲酶)及其他改善静脉回流的药物治疗。

2. 高频下降型

（1）改善微循环药物(如银杏叶提取物等)+糖皮质激素;

（2）离子通道阻滞剂(如利多卡因)对于减轻高调耳鸣效果较好;

（3）可考虑使用营养神经类药物(如甲钴胺等)。

3. 全频听力下降者(包括平坦下降型和全聋型)

（1）降低纤维蛋白原药物(如巴曲酶);

（2）糖皮质激素;

（3）改善内耳微循环药物(如银杏叶提取物等)。

建议尽早联合用药治疗。

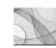本节小结

耳聋是指听觉系统中的传音和(或)感音部分和(或)听神经和(或)其各级中枢发生病变时发生的不同程度的听力下降。听力残疾人口是我国第一大残疾,对于传导性聋多可以经手术等方式得到改善,但对于大部分感音神经性聋,药物及手术效果不佳。全社会需积极关注听力残疾人群,尤其是先天性极重度聋儿,如果不及时采取措施重获听力,常会因聋致哑。传导性聋常见病因为:单纯耳廓畸形,外耳道堵塞、狭窄或闭锁,鼓膜病变,听骨链病变等。诊断上依靠病史及专科检查,听功能检查;感音神经性发病原因较多,常见为:先天性、老年性、传染病源性、耳毒性、创伤性、特发性、自身免疫性、全身系统性疾病引起的等。助听器及人工耳蜗可用于治疗经手术、药物等其他手段无效而耳聋患者,改善或重获听力。突发性聋是耳科急诊之一,目前认为根据听力受损特点进行分型治疗,疗效更佳。及时治疗突发性聋是本病获得良好效果的关键因素。

（钱怡　康厚墉　重庆医科大学附属第一医院）

第十节　耳　肿　瘤

耳肿瘤根据其原发部位可分为外耳、中耳及内耳肿瘤,侧颅底肿瘤因其与耳颞部密切相关,也一并纳入本节编写。除外耳肿瘤外,其他因位置深在,症状不典型,极易漏诊误诊。凡有不明原因耳痛、耳流脓、耳鸣、眩晕而年龄较大者,需细心诊治,排除耳肿瘤或侧颅底肿瘤,避免误诊误治。

外耳肿瘤

一、概述

外耳肿瘤的发病率较低,总体上以良性肿瘤多见。良性肿瘤原发于耳廓的有血管瘤等,原发于外耳道的有乳头状瘤等,其中以乳头状瘤较为多见。发生于耳廓的肿瘤容易诊治,手术切除治疗为首选治疗方案,但对于耳廓耳道肿瘤较大时,需要重建其功能。

二、诊断

(一) 临床表现

1. 外耳良性肿瘤

(1) 外耳道乳头状瘤:外耳道乳头状瘤(papilloma of external canal),ICD-10 编码:C85.703,好发于男性,是反复挖耳造成的乳头状瘤病毒感染。早期症状为挖耳时易出血,当肿瘤充满外耳道时有阻塞感或听力减退。耳道有多发或单发、带蒂或无蒂、大小不等棕褐色桑葚样肿物,触之较硬。血供差时可部分自行脱落。

(2) 耳廓和外耳道血管瘤:主要位于耳廓,少见于耳道,位于耳道可引起阻塞感、耳鸣、听力减退,甚至耳痛。常见有三种:以毛细血管瘤和海绵状血管瘤多见。

毛细血管瘤(capillary hemangioma),ICD-10 编码:C85.924,系毛细血管网组成,扁平,色如红葡萄酒,或似蜘蛛痣状,皮温高。

海绵状血管瘤(cavernous hemangioma),ICD-10 编码:C85.924,是含血内皮腔隆起肿物,毛细血管排列紊乱。又名草莓瘤,表面呈结节状,微红或紫红色,有搏动。

蔓状血管瘤(arterial racemosum hemangioma),ICD-10 编码:C85.924,使耳廓变形增大,局部温度高,有搏动,可延及头皮。

(3) 耵聍腺瘤:耵聍腺瘤(ceruminoma),ICD-10 编码:C85.703,好发于外耳道软骨部后下部的耵聍腺分布区,常见的为腺瘤和混合瘤。耵聍腺瘤发病缓慢,肿瘤较大时阻塞外耳道,可引起听力障碍。

耳部检查见外耳道后下方局限性的隆起,约为黄豆大小,表面皮肤正常,无压痛,质韧。X线检查外耳道骨质无破坏。

(4) 外耳道骨瘤:外耳道骨瘤(exostosis),ICD-10 编码:N83.503,早期无症状,但肿瘤体积增大时可出现耳闷,听力下降等。耳镜检查可见外耳道骨性段有球形的隆起,正常皮肤,触之质硬。影像学检查可见外耳道骨性段有骨样密度的半球状隆起,乳突正常(图22-10-1)。

2. 外耳恶性肿瘤

(1) 耵聍腺癌(ceruminal adenocarcinoma),ICD-10 编码:C85.702,反复挖耳等刺激情况下,耵聍腺瘤容易恶变。耵聍腺癌的主要临床表现是无痛性外耳道少量出血或者挖耳易出血。有时耳部有疼痛。外耳道肿块呈肉芽型,红色,由于肿块突破皮肤,表面粗糙不平。耵聍腺癌突破外耳道软骨部侵犯到腮腺,引起耳垂周围腮腺区肿块;有时向前侵犯到颞颌关节,出现张口困难。影像学检查 CT 可显示外耳道或者乳突部的骨性损害,MRI 可显示肿块向腮腺侵犯。

该病特点是发病缓慢,经常在发病数年后才有症

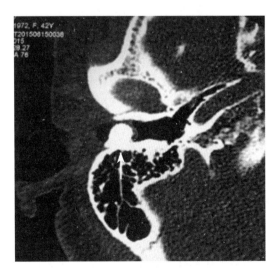

图 22-10-1 外耳道半球形白色影像,为外耳道骨瘤典型影像特征

状。无论是手术还是放射治疗,均容易复发,其复发率达到40%～70%左右。

(2) 色素痣和恶性黑色素瘤:色素痣(pigmented mole),ICD-10编码:C85.101,又称痣(naevus)。常常出现在外耳道,为半圆形隆起的黑褐色新生物,表面为丘疹状,质软,早期无症状。在机械性刺激如长期挖耳的作用下,容易出现破溃或疼痛,肿块可迅速增大,局部溃烂渗血,变成恶性黑色素瘤(malignant melanoma),ICD-10编码:C85.701。肿瘤外观一般呈现黑色肿块外观,表面粗糙或溃烂。有些患者肿块并无黑色外观,仅表现为淡红色粗糙肿块,生长迅速。本病容易较早出现全身转移,对放化疗也不敏感,预后不佳。及早发现并诊断是治疗该病的关键,可以提高5年存活率。

(3) 腺样囊性癌:腺样囊性癌(adenoid cystic carcinoma),ICD-10编码:C85.702,是一种低度恶性肿瘤,原发于外耳道,罕见。该肿瘤既有圆柱瘤特性又有侵犯神经和沿神经分布的特点,生长缓慢,症状不典型且持续多年,易复发。主要症状为耳痛和耳道肿块,其他伴随症状如听力下降、耳鸣、耳流脓水及耳痒等。表现为耳道皮下隆起,与周围组织界限不清,质地较硬,触痛明显,也可表现为息肉、溃疡及肉芽。该病可以经血液循环途径迅速出现全身转移。

局部检查主要为外耳道软骨部肿块,多位于外耳道前下壁,基底广、质地硬,可有触痛。肿块表面皮肤完整,可有触痛。肿瘤亦可呈环状、硬结状,使外耳道狭窄。肿瘤生长穿破皮肤则呈红色肉芽状,外耳道内可见血脓性渗出物。

(二) 实验室和辅助检查

耳廓肿瘤可以凭借外观及病史初步明确诊断,对于外耳道肿瘤,耳内镜检查及影像学检查的价值比较大,常规选择薄层CT和(或)增强MRI检查,可以对位置深在肿瘤定性定位,血管瘤患者可以采用CTA或MRA检查。

(三) 鉴别诊断

外耳肿瘤主要通过观察耳廓、耳道新生物外观性状与原发位置,例如:外耳道软骨部良性肿块多位于外耳道前下壁,基底广、质地硬,可有触痛肿块,表面皮肤完整(感染时例外)、可有触痛;外耳道恶性肿瘤呈环状、硬结状,使外耳道狭窄,肿瘤生长穿破皮肤则呈红色肉芽状,外耳道内可见血脓性渗出物。注意与外耳道胆脂瘤、脂溢性角化症、皮脂腺囊肿、第一鳃裂囊肿等疾病鉴别。

(四) 诊断流程图或诊断思路

根据肿瘤生长部位、外形、生长时间以及邻近组织是否受累,并结合影像学检查来初步判断肿瘤良恶性,确诊需要病例活检。但须注意,对于怀疑耳廓血管瘤,禁止活检,避免大出血。

三、病因和发病机制

耳廓鳞状细胞癌可能与紫外线照射有关,如在强烈阳光下暴晒。外耳道鳞状细胞癌则可能与慢性外耳道炎或慢性中耳炎的炎性刺激有关。

四、病理与病理生理

外耳恶性肿瘤最多见为腺样囊性癌,低度恶性,耳腺癌和恶性耵聍腺瘤少见。外耳道腺样囊性癌既有圆柱瘤特性又有侵犯神经和沿神经生长分布的特点,生长缓慢,但有时也可能出现沿神经生长的远处转移。色素痣在长期机械性刺激如挖耳的作用下,可能会溃破、迅速重大,生长恶变为黑色素瘤。

五、治疗

(一) 一般治疗

戒除不良的掏耳习惯、挤压抠挖耳廓耳颞区包块、积极治疗中外耳原发疾病等。

(二) 内科治疗

外耳道乳头状瘤切除后补充激光或冷冻治疗避免复发;对较小的非蔓状血管瘤进行冷冻、放疗、激光和局部硬化剂注射治疗。

(三) 外科治疗

1. 外耳鳞状细胞癌、基底细胞癌以手术切除为主　肿瘤范围广泛侵及邻近组织并有颈部淋巴转移者,则需行改良颞骨切除术及颈淋巴结清扫术,必要时尚需切除腮腺及下颌关节,放疗对于外耳鳞癌效果较差不宜单独采用,可与手术治疗结合使用。

2. 外耳道腺样囊性癌在病理上常为低度恶性,但无包膜呈浸润性生长,术后极易局部复发,预后较差。手术宜行早期广泛切除,放疗对某些病人可能有帮助,但一般来说该肿瘤对放疗敏感性较差。

3. 黑色素瘤应以早期手术切除为主 发生于耳轮部小的浅表黑色素瘤可行楔形切除术,浸润性生长且肿瘤较大者应视其范围分别采用耳廓切除、腮腺切除和颈淋巴结清扫术。

(四) 预后

外耳良恶性肿瘤因位置表浅易于早期发现,除黑色素瘤、外耳道腺样囊性癌以外,预后良好。黑色素瘤预后极差,需尽早诊治。

六、预防

避免过度掏耳,也不使用污染耳具掏耳;避免过强紫外线照射;对于鼻咽癌放疗后患者,需定期复查照射侧耳颞部。

中 耳 肿 瘤

一、概述

中耳肿瘤相较外耳肿瘤少见,根据病变性质分为良性与恶性两类。因肿瘤原发位置隐蔽,很多肿瘤初期临床表现类似慢性化脓性中耳炎,易误诊误治。治疗以手术为主,晚期恶性中耳肿瘤姑息性切除治疗时,需补充放化疗。

二、诊断

(一) 临床表现

1. 中耳良性肿瘤 鼓室体瘤(tympanic body tumor),ICD-10 编码:T85.501,具有以下特征性临床表现,①搏动性耳鸣,与听力变化及体位变化关系不密切;②耳闷胀感,常伴有轻度传导性耳聋,但为鼓室积液征;③局部耳镜检查,透过鼓膜可见鼓岬表面红色肿块(图22-10-2)。与颈静脉球体瘤一样为起源于化学感受器的血管瘤样肿瘤,也称为非嗜铬性副神经瘤、副神经节瘤等。晚期肿瘤突破颈静脉孔区骨质后与颈静脉球体瘤难以区分。鼓室体瘤根据病变侵袭范围常分为如下四型(表22-10-1)。

面神经鞘膜瘤(facial nerve tumor),ICD-10 编码:K22.807,原发于面神经鞘膜的肿瘤,又称为神经鞘膜瘤。可发生在全程面神经的一段纤维上,但以膝状节周围出现较多。肿瘤生长很慢,长期可无症状。原发在水平段者因骨管狭窄受压比垂直段者面瘫出现早且重,可以反复发作,40% 的病人早期表现面肌痉挛,然后渐转为面瘫。原发在水平段者,除面瘫外还可有耳鸣、耳聋,如原发在内听道内,则易和听神经瘤相混淆。

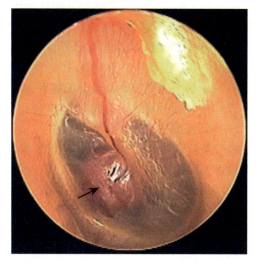

图 22-10-2 Ⅰ型鼓室体瘤耳镜表现:透过鼓膜可见鼓室内红色瘤体

2. 中耳恶性肿瘤 中耳癌(carcinoma of middle ear),ICD-10 编码:T85.301,为中耳最常见的恶性肿瘤,其好发部位为鼓室、鼓窦。有时与外耳癌难以区别,尤其癌肿晚期因浸润生长而突破中外耳解剖界限时。当出现以下多项临床表现时,需要警惕中耳癌的可能性:

表 22-10-1　鼓室体瘤 Glasscock-Jackson 分型法

分型	范围
鼓室体瘤 I 型	肿瘤局限于鼓岬表面
鼓室体瘤 II 型	肿瘤完全充满中耳腔
鼓室体瘤 III 型	肿瘤充满中耳腔,扩展至乳突
鼓室体瘤 IV 型	肿瘤充满中耳腔,扩展至乳突或穿透鼓膜至外耳道,或向前发展累及颈内动脉

（1）耳道无痛性出血:外耳道自发性出血或挖耳后耳道出血;慢性化脓性中耳炎有血性分泌物时,应考虑中耳癌的可能性。

（2）耳部疼痛:早期无明显疼痛。病情重者可出现明显耳痛,以夜间疼痛为主,表现为耳部的刺痛或者跳痛,可向耳后及咽部放射。

（3）同侧周围性面瘫:肿瘤侵犯面神经可出现周围性面瘫。

（4）听力障碍:多数患者表现为传导性耳聋。

（5）张口困难:晚期中耳癌侵犯到颞颌关节或翼肌,造成张口困难。

（6）眩晕:内耳受到侵犯时可出现眩晕。

（7）外耳道或者中耳腔新生物:多数患者有鼓膜穿孔,通过穿孔可见中耳腔红色肉芽,触之易出血。当肿瘤破坏骨性外耳道,在耳道内也可以看到肉芽组织,红色质软脆,易出血。

（二）实验室和辅助检查

1. 耳部专科检查　常规耳内镜检查及中耳功能、听功能及前庭功能检查。

2. 影像学检查　颞骨薄层高分辨率 CT 及中内耳 MRI 检查对于中耳肿瘤的良恶性、病变范围具有极高价值,确诊需病理活检。

3. 实验室检查　功能性鼓室体瘤查 24 小时尿中香荼扁桃酸,血中三甲基肾上腺素、儿茶酚胺和 5-羟色胺的浓度明显升高。除颈静脉球体瘤外该结果也见于其他功能性非嗜铬性副神经瘤。

（三）鉴别诊断

中耳癌早期症状与慢性中耳炎相似,当仅诊断为中耳炎时,活检并不是作为常规进行,因此,中耳癌可能长期被漏诊,不易早期发现,待至症状明显时,癌肿常已累及岩骨、颅内及颞颌关节等处,增加治疗难度。故应提高警惕,争取早期诊断,才能彻底根治。

凡遇下列情况者应详细检查,严密观察随访:

（1）中耳炎患者出现血性分泌物者,突然出现面瘫者。

（2）中耳或外耳道内有肉芽、息肉样组织及乳头状新生物,切除后迅速复发或触之极易出血者。

（3）耳深部持续性疼痛者。

颅底及颞骨 X 线片、CT 及 MRI 等影像学检查有助于病变的诊断及了解肿瘤向四周侵蚀的范围。病理检查为确诊中耳癌的可靠方法,且可明确病理组织类型,为选择治疗方法提供参考。但对于鼓室体瘤,因易引起大出血活检为相对禁忌证。

（四）诊断思路

中耳肿瘤最常出现的症状包括听力下降、耳鸣、耳聋、耳痛等,鼓膜穿孔后伴有血性溢液或脓液,多见于老年人,与中耳炎不易鉴别。使用抗生素、滴耳液无效为其特点之一,另外晚期肿瘤进展迅速,尽早行影像学检查及病理检查可确诊。中耳原发的面神经肿瘤早期仅表现为病侧周围性面瘫。

三、病因和发病机制

中耳癌约 80% 患者有慢性化脓性中耳炎病史,中耳炎的病程一般在 10 年以上,故认为其发生可能与炎症有关。另外与电离辐射等理化刺激因素也有关,中耳乳头状瘤亦可发生癌变。外耳道癌可以侵犯至中耳乳突腔,临床上常常无法分辨原发部位。

四、病理与病理生理

中耳癌以鳞状上皮细胞癌最常见,基底细胞癌和腺癌在中耳很少见。鼓室体瘤是由神经嵴细胞起源的副神经节发生的肿瘤,来源于鼓室的舌咽神经鼓室支(Jacobson's nerve)及迷走神经耳支(Arnold's nerve)的化学感受器。其间质血管丰富,可不断增大,侵犯和破坏周围结构。

五、治疗

(一) 治疗原则

中耳肿瘤确诊后,应争取尽早手术切除并辅以放、化疗。对每一病例的具体治疗方案的选择,应依据病变范围、病人状况和医疗条件进行综合考虑。对早期患者多采用先手术,后放、化疗;晚期患者则采用放、化疗等综合治疗。

(二) 内科治疗

术后放疗疗效比单纯放疗的治疗效果佳。主要因为中耳腔为感染灶,局部组织缺氧,放射线敏感度不理想,单纯放疗效果欠佳,剂量再大仍不易控制癌灶。单纯化疗效果目前不理想。化疗药物依据病理诊断进行选择,常用针对鳞癌的药物进行化疗方案制订。

(三) 外科治疗

临床上常用的术式有扩大的乳突根治术、颞骨次全切术、颞骨全切术,必要者可行扩大的颞骨切除术。对于鼓室体瘤可以采取栓塞介入治疗。

(四) 预后

中耳良性肿瘤包括面神经鞘膜瘤、鼓室体瘤、脑膜瘤预后较好,但术后易并发周围性面瘫。中耳癌预后欠佳,综合治疗后的 5 年生存率不足 50%。

六、预防

及时治疗慢性化脓性中耳炎,避免外耳中耳有害刺激及毒物接触是防止发生中耳癌有效措施。

内 耳 肿 瘤

内耳肿瘤极其罕见,临床症状主要包括耳鸣、耳聋、周围性面瘫和眩晕。当出现临床症状或确诊时,多数已是晚期病变。内耳肿瘤比较多见的疾病为内淋巴囊肿瘤。

内淋巴囊肿瘤

一、概述

内淋巴囊肿瘤(endolymphatic sac tumor),ICD-10 编码:K57.102,又称内淋巴囊低度恶性腺癌。该病为原发于内淋巴囊和内淋巴管上皮的肿瘤,以低度恶性腺癌为主。

二、诊断

(一) 临床表现

该病进展缓慢,多见于中年女性,感音神经性聋是该病最常见和最早的症状,听力下降一般为进行性,多数病例合并眩晕发作,也常发生耳鸣,容易误诊为梅尼埃病。

(二) 实验室和辅助检查

颞骨薄层 CT 扫描及 MRI 可以在内淋巴囊区发现占位性病变,确诊依靠病理(图 22-10-3)。

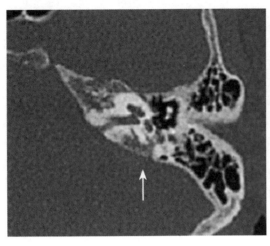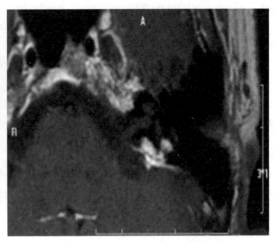

图 22-10-3　左图 CT 白箭头指示内淋巴囊占位影,右侧 MRI 显示相同位置白色肿块

（三）鉴别诊断

本病需要与梅尼埃病、脑膜瘤、岩尖部胆脂瘤、岩尖部囊肿、听神经瘤鉴别。

（四）诊断流程图或诊断思路

根据病史中是否有耳蜗及前庭受损症状、外耳中耳常规检查无异常,CT 或 MRI 可排除中外耳病变及颅内疾病,发现内淋巴囊区、耳蜗前庭区占位病变即可初步诊断,确诊需病理活检并结合免疫组化检查。

三、病因和发病机制

不明。

四、病理与病理生理

本病来自内淋巴囊和内淋巴管上皮的肿瘤,为低度恶性的腺癌、腺样囊性癌、乳头状腺癌等病理组织学表现。大体外观为红或暗紫色,质地柔软,无完整包膜。镜下表现为乳头状及囊性腺样结构,间质区域富含血管,可充满胶质样结构。免疫组化可发现上皮膜抗原、CK5/6+、神经特异性烯醇化酶染色阳性。早期局限在内淋巴囊及内淋巴管时,因导致膜迷路积水,症状与梅尼埃病相似。

五、治疗

手术治疗,效果较佳,手术需预防面瘫、脑脊液耳漏和颅内感染的可能。

六、预防

本病无特殊预防方法,早期发现治疗效果佳,故当影像学检查提示内淋巴囊源性占位时高度怀疑本病,进行手术切除治疗。

侧颅底肿瘤

常见侧颅底肿瘤包括颞骨巨细胞瘤、颈静脉球体瘤、听神经瘤和颅内段面神经鞘膜瘤(根据部位也可划分为桥小脑角肿瘤)、脑膜瘤等。其病理组织学特点一般为良性肿瘤,但因生长部位周围有重要血管、神经及生命中枢,手术难度大、风险极高,因此临床上常视其为恶性病变。

一、概述

侧颅底肿瘤侧颅底由咽区、咽鼓管区、神经血管区、听道区、关节区和颞下区等六个小区构成,侵犯

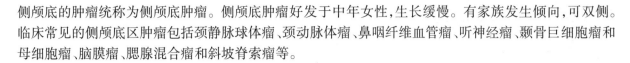

侧颅底的肿瘤统称为侧颅底肿瘤。侧颅底肿瘤好发于中年女性,生长缓慢。有家族发生倾向,可双侧。临床常见的侧颅底区肿瘤包括颈静脉球体瘤、颈动脉体瘤、鼻咽纤维血管瘤、听神经瘤、颞骨巨细胞瘤和母细胞瘤、脑膜瘤、腮腺混合瘤和斜坡脊索瘤等。

二、诊断

(一) 临床表现

1. 颞骨巨细胞瘤(giant cell tumor of temporal bone) ICD-10 编码:K66.802,也称颞骨破骨细胞瘤(osteoclastoma of temporal bone),为具有局部侵袭性和复发倾向的原发性骨肿瘤。该肿瘤也可发生于其他颅骨,但以四肢长骨为多,其次为脊柱,约1%累及颅骨,常见于蝶骨、颞骨和枕骨。

2. 听神经瘤(acoustic neuroma) ICD-10 编码:N64.802,听神经瘤是指起源于听神经鞘的肿瘤,为良性肿瘤,确切的称谓应是听神经鞘瘤,是常见颅内肿瘤之一,占颅内肿瘤的7%~12%,占桥小脑角肿瘤的80~95%。多见于成年人,高峰在30~50岁,20岁以下者少见,儿童单发性听神经瘤非常罕见,迄今为止,均为个案报道。临床以桥小脑角综合征和颅内压增高征为主要表现。

(1) 早期耳部症状:肿瘤体积小时,出现一侧耳鸣、听力减退及眩晕,少数患者时间稍长后出现耳聋。耳鸣可伴有发作性眩晕或恶心、呕吐。

(2) 中期面部症状:肿瘤继续增大时,压迫同侧的面神经和三叉神经,出现面肌抽搐及泪腺分泌减少,或有轻度周围性面瘫。三叉神经损害表现为面部麻木、痛、触觉减退、角膜反射减弱、颞肌和咀嚼肌力差或肌萎缩。

(3) 晚期桥小脑角综合征及后组颅神经症状:肿瘤体积大时,压迫脑干、小脑及后组脑神经,引起交叉性偏瘫及偏身感觉障碍,小脑性共济失调、步态不稳、发音困难、声音嘶哑、吞咽困难、饮食呛咳等。发生脑脊液循环梗阻则有头痛、呕吐、视力减退、视乳头水肿或继发性视神经萎缩。

3. 颈静脉球体瘤(glomus jugular tumor) ICD-10 编码:I10.04,是一种起源于化学感受器的血管瘤样肿瘤,也称为非嗜铬性副神经瘤、副神经节瘤或化学感受器瘤、鼓室体瘤等。本病以女性多见,男女之比约为1:6,可见于从婴儿到老年的任何时候,但高发年龄在50~60岁之间。发病年龄越小,肿瘤发展越快,越容易具有多病灶性和血管活性物质分泌性的特点。根据肿瘤原发部位及发展状况不同,出现的症状和体征也有异。鼓室体瘤出现症状较早,而起源于颈静脉球顶部的颈静脉球体瘤可于疾病晚期才出现症状。早期临床表现为单侧搏动性耳鸣、轻度传导性耳聋和耳部闷胀感。晚期可出现多组脑神经的症状,肿瘤压迫颈静脉球窝的神经血管结构并沿颅底伸展侵犯舌下神经管时可出现咽下困难、声嘶、误吸和构音障碍等。肿瘤向上、向前破坏颈静脉球窝可暴露颈内动脉管并进入中耳,产生传导性听力下降和搏动性耳鸣,或面瘫。肿瘤侵入咽鼓管并沿管周气房或颈内动脉管生长可进入岩尖、海绵窦和中颅窝,出现面部麻木等症状。肿瘤沿颅底或迷路下气房生长可进入颅后窝,压迫小脑和脑干,可出现共济失调和走路不稳。晚期肿瘤侵入颅内广泛,则出现颅内压增高症状,甚至脑疝而死亡。

1962 年 Alford 和 Guild 首次将颈静脉球体瘤分为两型:起源并局限于中耳的称鼓室球体瘤,累及中耳和颈静脉球两处的称为颈静脉球体瘤。随着医学影像学的发展和颅底手术技术的发展,Fisch、Glasscock 和 Jackson 分别于 1978 年和 1981 年提出了两种分型法(表 22-10-2、表 22-10-3),这两种分型法描述了肿瘤的范围及颞骨、颞下窝、颅内的侵犯程度,为目前广泛采用。

表 22-10-2 颈静脉球体瘤 Fisch 分型法

分型	范　　围	分型	范　　围
A 型	肿瘤局限于中耳腔(鼓室球体瘤)	D1 型	肿瘤侵入颅内,直径小于2cm
B 型	肿瘤局限于鼓室乳突区域,无迷路下骨破坏	D2 型	肿瘤侵入颅内,直径大于2cm
C 型	肿瘤侵犯迷路下,扩展到岩尖部,并破坏该处骨质		

表 22-10-3　颈静脉球体瘤 Glasscock-Jackson 分型法

分型	范围
颈静脉球瘤 I 型	肿瘤小，限于颈静脉球、中耳和乳突
颈静脉球瘤 II 型	肿瘤侵犯至内听道下方，可有颅内侵犯
颈静脉球瘤 III 型	肿瘤侵犯岩尖部，可有颅内侵犯
颈静脉球瘤 IV 型	肿瘤超出岩尖至斜坡或颞下窝，可有颅内侵犯

（二）实验室和辅助检查

1. 耳部专科检查　包括耳镜、听力、前庭功能评估。

2. 薄层高分辨率 CT 及 MRI 增强影像学检查　扫描范围包括外耳道、中耳颞骨、颅底及颈部在内。对于听神经瘤及颈静脉球瘤，MRI 是首选的影像学检查手段。肿瘤在 MRI 上呈等 T_1 和长 T_2 不均信号影，轮廓不规则，注药后明显强化，边界清晰。对显示肿瘤与周围软组织的关系 MRI 要比 CT 更清晰，能明确肿瘤向颅内侵犯的范围，以及是硬脑膜外还是硬脑膜内侵犯。颈静脉球体瘤在 MRI 上有特征性的信号，具有诊断价值，即肿瘤内出现血管流空现象，称作胡椒盐征（salt and pepper pattern）（图 22-10-4）。DSA 或 MRA、CTA 检查有助于明确颈静脉球体瘤病变范围、责任血管，可为栓塞治疗或手术切除提供指引。

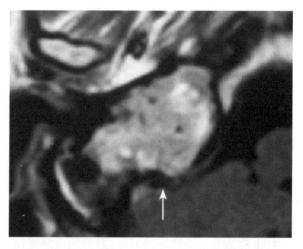

图 22-10-4　颈静脉孔区灰白色肿物，其内多个血管流空影导致的黑色斑点，形似盐堆上撒下的黑胡椒粒，故称为胡椒盐征

3. 实验室检查　颈静脉球体瘤因为主要来源于副交感神经节及内分泌核团，其血液中部分内分泌结果可出现异常，查 24 小时尿中香茶扁桃酸，血中三甲基肾上腺素、儿茶酚胺和 5-羟色胺的浓度明显升高。

（三）鉴别诊断

听神经瘤需与脑膜瘤相鉴别。颞骨巨细胞瘤主要与巨细胞肉芽肿鉴别，后者为原因不明的非肿瘤增殖性疾病，多见于青春期和年轻人；多发生于颌骨，少数发生于颅骨，主要侵及蝶骨、颞骨和额骨；具有自限性，但也具有局部侵袭性；CT 见非特异性溶骨病变；MRI 示低 T_1 低 T_2 信号。此外，尽管颞骨肉瘤罕见，但也需鉴别，该病特点主要有儿童和青少年多见，生长快，常有间歇性疼痛，可有全身症状；平片见边缘不清的骨破坏，周围常有骨针样反应。颈静脉球体瘤在穿破鼓膜后，应与中耳炎性息肉或肉芽区别；合并感染并有面瘫者，需与中耳癌鉴别；合并脑神经症状者，需与相应脑神经的神经鞘瘤或神经纤维瘤相鉴别，如听神经瘤、面神经瘤、迷走神经鞘瘤等；此外，还应与颅底脑膜瘤、转移性肿瘤、鼻咽癌、异位颈内动脉、颈内动脉瘤、先天性鼓室底壁缺损、高位颈静脉球等相鉴别。

（四）诊断思路

依靠三部曲来诊断：耳鸣、耳聋、听力下降或眩晕病史；无典型耳部疾病史；CT、MRI 提示桥小脑角占位或颈静脉孔区占位并有胡椒盐征者，可分别诊断为听神经瘤、颈静脉球体瘤。对于桥小脑角占位者需要排除面神经肿瘤与脑膜瘤可能。

三、病因和发病机制

病因不明。侧颅底肿瘤随着肿瘤生长导致相邻部位神经、血管压迫，出现相应的受累症状，逐渐

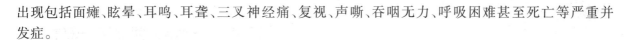

出现包括面瘫、眩晕、耳鸣、耳聋、三叉神经痛、复视、声嘶、吞咽无力、呼吸困难甚至死亡等严重并发症。

四、病理与病理生理

颈静脉球体瘤由毛细血管和前毛细血管组成,位于颈静脉球顶外膜的化学感受器,因与鼓室体瘤的病理表现一直,故共称为颈鼓室副神经节瘤。该病2%～5%可以表现为恶性肿瘤,发生颈部等远处淋巴结转移。听神经瘤起源于神经鞘膜的雪旺细胞,因Scarpa神经节雪旺细胞最富集,所以最常见的肿瘤生长的部位是前庭下或上神经,而蜗神经起源极罕见。

五、治疗

(一) 一般治疗

肿瘤晚期患者出现多组脑神经受累及颅内症状,可对症治疗改善全身情况。

(二) 内科治疗

颈静脉球体瘤患者如果检出儿茶酚胺升高,可术前用药或栓塞治疗降低功能性颈静脉球体瘤儿茶酚氨的释放。凡病变范围广泛、难以手术切除或手术切除不满意的侧颅底肿瘤患者,或全身情况不能手术者,均可采用放射治疗。

(三) 外科治疗

1. 颞骨巨细胞瘤 以手术切除为主,因肿瘤多位于侧颅底且血运丰富,全切除较为困难。在保全神经功能的前提下尽量多切除肿瘤,肿瘤切除后骨缺损可行一期颅骨修补术。对于术后采取不同的辅助放化疗方案治疗残余肿瘤仍有争议,对良性巨细胞瘤不建议行放射治疗。

2. 听神经瘤 听神经瘤小者无面瘫症状者,可以观察随访,每隔1～2年复查内听道MRI。治疗方法上首选手术治疗,可以完全切除、彻底治愈。如果手术残留,可以考虑辅助伽马刀治疗。

3. 颈静脉球体瘤(含Ⅳ型鼓室体瘤) 首选方法为彻底手术切除。根据肿瘤的部位、侵犯范围,参照临床分期(Fisch),可采用不同的手术方法:局限于鼓室内的小型肿瘤可采用耳科手术入路,如耳道入路或耳后入路。肿瘤体积较大涉及颈静脉孔区则需要采用颅底手术入路,分为以下三类:外侧方入路、后侧方入路、前方入路等,在避免损伤重要神经血管结构的前提下最大程度的显露术野、切除肿瘤。此外,术前栓塞可降低术野的出血,最好在术前1天行栓塞,2～3天后行手术治疗。对于不能耐受手术治疗者,姑息治疗方式也选择介入治疗。

(四) 预后

早期瘤体较小,周围重要血管神经未受累者,手术切除效果良好。晚期因手术难度大风险高,有时难以彻底切除,预后多不佳。

六、预防

侧颅底肿瘤病因不明,位置深在,难以从根本上进行预防和早期发现。做好以下两点,有助于早期诊治。

1. 不明原因耳痛、耳流脓、耳溢血,排除中耳疾病后尽快完善影像学检查。

2. 对不明原因的眩晕、耳鸣、面瘫、面肌痉挛、复试、吞咽麻痹者,尽早完善辅助影像学检查。

📖本节小结

耳肿瘤发病率虽不高,但除外耳肿瘤外,因位置深在、中内耳及侧颅底肿瘤周围重要血管、神经分布丰富,因而难以早期诊断和治疗,手术难度大。因此早期诊断耳部肿瘤至关重要。本章分别介绍了外耳肿瘤、中耳肿瘤、内耳肿瘤和侧颅底肿瘤常见良恶性病种,熟悉其临床特点和影像学表现特点可以帮助早期临床诊断。

（康厚墉　重庆医科大学附属第一医院）

思考题

1. 分泌性中耳炎的发病机制？
2. 分泌性中耳炎的治疗进展？
3. 急性化脓性中耳炎的感染途径？
4. 慢性化脓性中耳炎手术治疗？
5. 中耳胆脂瘤的发病机制？
6. 中耳胆脂瘤的手术治疗？
7. 各型迷路炎的鉴别？
8. 耳源性脑脓肿的治疗方法？
9. 梅尼埃病与其他耳源性眩晕的鉴别？
10. 周围性眩晕与中枢性眩晕的鉴别？
11. 耳硬化症的特异性表现有哪些？
12. 如何进行周围性面瘫的定位、定性分析？
13. 耳聋的病因？

第二十三章 鼻 部 疾 病

学习目标

掌握 急慢性鼻窦炎、鼻窦癌的临床表现、诊断思路及治疗,变应性鼻炎的临床
   表现、病因及治疗,鼻出血的病因及治疗。

熟悉 急慢性鼻炎、鼻中隔偏曲的临床表现、诊断思路及治疗。

了解 鼻-鼻窦良性肿瘤、鼻颅底沟通性肿瘤的临床表现、诊断思路及治疗。

第一节 急 性 鼻 炎

一、概述

急性鼻炎(acute rhinitis),ICD-10 编码:J00. X05,是由病毒感染引起的鼻黏膜的急性炎性疾病,又称
为"感冒"、"伤风"。症状包括鼻塞、流涕、发热等,病程通常在 7~10 天,有 200 种以上的病毒和急性鼻
炎相关。四季均可发病,冬季更为多见。急性鼻炎是人类最常见的疾病,全球各国均有发病。成人通常
平均每年感染 2~5 次,儿童发病次数更高。由于免疫系统的退化,老年人每年的发病率有所上升。

二、诊断

(一) 临床表现

潜伏期 1~4 天,整个病程可分为 3 期。

1. 初期 约 1~2 天,多表现为一般性的全身酸困,鼻及鼻咽部发干灼热,鼻黏膜充血、干燥。

2. 急性期 约 2~7 天,渐有鼻塞,鼻分泌物增多,喷嚏和鼻痒,说话呈闭塞性鼻音,嗅觉减退。鼻
黏膜明显充血肿胀,鼻腔内有黏液性或黏脓性分泌物,可转为脓涕。全身有不同程度的发热、头胀、头
痛等。

3. 末期 鼻塞逐渐减轻,脓涕也减少,若不发生并发症,则数日后可自愈。

(二) 实验室和辅助检查

鼻镜可见发病初期鼻黏膜广泛充血、干燥,以后鼻黏膜肿胀,总鼻道或鼻底有水样、黏液样或脓性分
泌物,下鼻甲或中鼻甲往往有充血、肿胀,咽部黏膜也常充血,同时鼻分泌物检查及血图分析可以辅助
诊断。

(三) 鉴别诊断

1. 流行性感冒 是由流感病毒引起的一种急性呼吸道传染病,传染性强,发病率高,容易引起暴发
流行或大流行。典型的临床特点是急起高热、显著乏力,全身肌肉酸痛,而鼻塞、流涕和喷嚏等上呼吸卡
他症状相对较轻。

2. 变应性鼻炎 病程一般较急性鼻炎长,无发烧等全身症状。症状的发作与接触过敏原有关。专科检查可见鼻黏膜苍白,水肿,清水样。鼻腔分泌物细胞学检查、皮肤试验、激发试验及特异性 IgE 抗体测定等有助于鉴别。

3. 急性鼻窦炎 为急性化脓性鼻窦炎,是鼻窦黏膜的一种急性化脓性感染。其头痛明显,可有大量脓涕,中鼻道或嗅裂有脓,局部出现压痛,行鼻窦 CT 检查示窦腔密度高,黏膜增厚,甚至可见液平面。

(四) 诊断思路

依照患者病史如鼻塞、分泌物增多以及鼻镜的检查不难诊断,但应注意是否为急性传染病的前驱症状,避免误诊。

三、病因和发病机制

致病微生物为病毒。各种呼吸道病毒均可引致本病,鼻病毒最为常见,流感和副流感病毒,冠状病毒以及腺病毒也很常见。当机体由于各种诱因而致抵抗力下降,鼻黏膜的防御功能遭到破坏时,病毒主要通过呼吸道传染而侵入机体,原已潜伏于上呼吸道的细菌也生长繁殖,毒力增强,使本病在原发的病毒感染的基础上,合并细菌性继发感染,如链球菌,葡萄球菌,肺炎球菌,流感杆菌和卡他球菌等。

四、病理与病理生理

病变初期,鼻腔血管收缩,局部缺血,分泌减少。继之血管扩张,分泌增加,造成黏膜水肿。而鼻腔黏膜水肿使得鼻腔黏膜纤毛运动功能发生障碍,病原体易于存留,出现炎症反应。初为单核白细胞以及少量吞噬细胞,继而多形白细胞逐渐增多。分泌物也有初期的水样,变成黏液性。如果合并细菌感染,逐渐变成脓性。

五、治疗

以支持和对症治疗为主,并注意防止并发症。鼻腔通气引流,以促进恢复。

(一) 一般治疗

注意休息,宜多喝热水,清淡饮食,有便秘者可给予缓泻剂。患者应予以隔离以免传染他人。

(二) 内科治疗

抗病毒药物可在发病早期使用抗病毒药物。抗菌药物合并细菌感染或有可疑并发症时,全身应用抗菌药物治疗。还可以采取局部治疗,局部用药首选糖皮质激素喷鼻剂,具有抗炎、抗水肿的作用,此外也可使用鼻黏膜减充血剂滴鼻,可以减轻黏膜充血、肿胀,改善引流,减充血剂应在 1 周以内停药。中成药的使用以疏风解表驱邪为主。

(三) 预后

急性鼻炎如果及时治疗,预后一般较好,反复发作者易发展为慢性鼻炎。

六、预防

流行期间应避免与患者密切接触,不出入或少出入公共场所,注意居室通风。外出时可佩戴口罩。所以勤洗手,改正揉眼、挖鼻的不良习惯可起到预防感冒的作用。疫苗接种目前主要应用于针对老年人、儿童等易感人群的特殊流行性感冒的预防。

本节小结

本节介绍了急性鼻炎的病因、临床表现、诊断、治疗原则以及预防措施。对于急性鼻炎的临床表现,要了解其分期,查体可见初期鼻黏膜广泛充血、干燥,后期鼻黏膜肿胀,中鼻道或鼻底有水样、或黏液样分泌物,咽部黏膜亦常有充血。其治疗主要是对症处理,局部可使用糖皮质激素喷鼻剂,并应多饮热水,清淡饮食,注意休息。

(骆文龙　苏俊波　重庆医科大学附属第二医院)

第二节　慢性鼻炎

一、概述

慢性鼻炎(chronic rhinitis),ICD-10 编码:T31.004,是鼻黏膜及黏膜下层的慢性炎症。其主要特点是炎症持续三个月以上或反复发作,迁延不愈,间歇期亦不能恢复正常,且无明确的致病微生物,伴有不同程度的鼻阻塞,分泌物增多,鼻黏膜肿胀或增厚等障碍。根据慢性鼻炎的病理和功能紊乱的程度,可分为慢性单纯性鼻炎和慢性肥厚性鼻炎,前者是以鼻黏膜肿胀、分泌物增多为特征的鼻黏膜慢性炎症,后者是以黏膜、黏膜下层甚至骨质的局限性或弥漫性增生肥厚为特点的鼻腔慢性炎症。

二、诊断

(一) 临床表现

1. 慢性单纯性鼻炎　鼻阻塞的特点为间歇性及交替性。白天、夏季、劳动或运动时鼻塞减轻,而夜间、静坐或寒冷时鼻塞加重,侧卧时下侧鼻腔阻塞,上侧鼻腔通气较好,当转向另一侧卧位时,另一侧鼻腔又出现鼻塞。伴有半透明的黏液性鼻涕,继发感染后可有脓涕。鼻涕可向后经后鼻孔流入咽喉部,引起咽喉不适、多"痰"及咳嗽等症状。由于鼻塞,可伴间断嗅觉减退、头痛及说话时鼻音等。

2. 慢性肥厚性鼻炎　鼻阻塞较重,多为持续性。有闭塞性鼻音,嗅觉减退。鼻涕不多,为黏液性或黏脓性,不易擤出。肥大的下鼻甲后端如压迫咽鼓管咽口,可出现耳鸣及听力下降。由于长时间的张口呼吸以及鼻腔分泌物的刺激,易发生慢性咽喉炎。多伴有头痛、头昏、失眠及精神萎靡等症状。

(二) 实验室和辅助检查

1. 慢性单纯性鼻炎　电子鼻镜示鼻黏膜肿胀,表面光滑,以下鼻甲最为明显,鼻甲柔软,富有弹性,用探针轻压成凹陷,移开后立即恢复。鼻黏膜对血管收缩剂敏感,滴用后下鼻甲肿胀可在3~5分钟内消退。鼻腔内有较黏稠的黏液性分泌物,多聚集于鼻底、总鼻道或下鼻道。

2. 慢性肥厚性鼻炎　下鼻甲明显肥大,或下鼻甲与中鼻甲均肥大,常致鼻腔堵塞。鼻腔底部或下鼻道有黏液性或黏脓性分泌物。鼻甲黏膜肿胀,呈粉红色或紫红色,表面不平,呈结节状或桑葚状,尤以下鼻甲前端及其游离缘为明显。探针轻压凹陷不明显,触之有硬实感。局部用血管收缩剂后鼻甲黏膜收缩不明显。

(三) 鉴别诊断

1. 慢性鼻窦炎　是鼻窦黏膜的一种非特异性炎症。常可由慢性鼻炎继发而来。可出现头痛,黄脓涕,中鼻道或嗅裂有脓,局部有压痛,行鼻窦 CT 检查示鼻窦腔内密度高,黏膜增厚,甚至可出现息肉。

2. 变应性鼻炎　病程一般较慢性鼻炎短,鼻部症状的发作与接触过敏原有关。专科检查可见鼻黏膜水肿,鼻涕如清水样,可有鼻、眼、腭部瘙痒。鼻腔分泌物细胞学检查、皮肤试验、激发试验及特异性 IgE 抗体测定等有助于鉴别。

3. 鼻硬结病　鼻分泌物或组织可培养出鼻硬结杆菌,组织病理学检查有泡沫细胞和品红小体的特征性改变。

(四) 诊断思路

根据症状、鼻镜检查及鼻黏膜对麻黄素等药物不良反应,诊断多无困难,但要区别开慢性单纯性鼻炎和慢性肥厚性鼻炎。

三、病因与发病机制

（一）全身因素

1. 慢性鼻炎常为一些全身性疾病的局部表现，如贫血、结核、糖尿病、风湿病、急性传染病后及慢性心、肝、肾疾病等，均可引起鼻黏膜长期淤血或反射性充血。

2. 营养不良，如维生素 A、C 缺乏，可致鼻黏膜肥厚，腺体退化。

3. 内分泌失调，如甲状腺功能低下可引起鼻黏膜水肿，青春期、月经期和妊娠期鼻黏膜即可发生充血、肿胀，少数可引起鼻黏膜肥厚。

4. 烟酒嗜好或长期过度疲劳，可致鼻黏膜血管舒缩功能障碍。

5. 免疫功能障碍，如自身免疫性疾病、艾滋病、脉管炎、器官移植或肿瘤患者长期使用免疫抑制剂等。

（二）局部因素

1. 急性鼻炎反复发作或治疗不彻底，鼻黏膜未恢复正常，而演变成慢性鼻炎。

2. 鼻腔及鼻窦的慢性炎症，或邻近感染灶的影响，如慢性扁桃体炎、腺样体肥大等，鼻黏膜长期受到脓性分泌物的刺激，促使发生慢性鼻炎。

3. 鼻中隔偏曲、鼻腔狭窄、异物及肿瘤妨碍鼻腔通气引流，使病原体容易局部存留，以致反复发生炎症。

4. 鼻腔用药不当或全身用药的影响，如长期滴用血管收缩剂引起鼻黏膜舒缩功能障碍，血管扩张，黏膜肿胀。

（三）职业和环境因素

职业或生活环境中长期吸入各种粉尘，如煤、岩石、水泥、面粉、石灰等可损伤鼻黏膜纤毛功能。各种化学物质及刺激性气体(如二氧化硫、甲醛及乙醇等)均可引起慢性鼻炎。另外环境中温度和湿度的急剧变化也可导致本病。

四、病理与病理生理学

（一）慢性单纯性鼻炎

由于神经血管功能紊乱，鼻黏膜深层动静脉慢性扩张，鼻甲出现肿胀。但浅层血管没有明显扩张，故鼻黏膜充血可以不明显。血管与腺体周围有淋巴细胞与浆细胞浸润，黏液腺功能活跃，分泌物增多，但黏膜组织无明显增生。

（二）慢性肥厚性鼻炎

黏膜上皮纤毛脱落，变为复层立方上皮，黏膜下层由水肿继而发生纤维组织增生而使黏膜肥厚，久之，可呈桑葚状或息肉样变，骨膜及骨组织增生，鼻甲骨骨质也可呈肥大改变。

五、治疗

（一）慢性单纯性鼻炎

1. 一般治疗　找出全身、局部和环境等方面的致病原因，积极治疗全身疾病或排除之。对鼻中隔偏曲者进行矫正手术，积极治疗慢性鼻窦炎等。加强锻炼身体，改善营养状况，治疗全身慢性疾病，提高机体免疫力。

2. 局部治疗

（1）局部糖皮质激素鼻喷雾剂　可以在炎症的各个阶段都发挥强大的抗炎、抗水肿效应，并能促进损伤的纤毛上皮修复，是目前治疗鼻黏膜炎症性疾病的一线药物。对于"妊娠期鼻炎"的患者忌用减充血剂，局部慎用糖皮质激素鼻喷雾剂，妊娠终止后 2~4 周内鼻炎症状会得到缓解。

（2）减充血剂　只有在慢性鼻炎伴发急性感染时才可使用减充血剂滴鼻，1~2 次/天，并且一般应

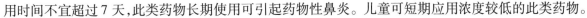

用时间不宜超过7天,此类药物长期使用可引起药物性鼻炎。儿童可短期应用浓度较低的此类药物。

(3) 鼻塞严重者可按摩迎香穴和鼻通穴位,还可用淡盐水或海水冲洗鼻腔。

3. 预后 慢性单纯性鼻炎经正规治疗后预后大都良好,但部分患者治疗不及时治疗不彻底易发展为慢性肥厚性鼻炎。

(二) 慢性肥厚性鼻炎

1. 下鼻甲黏膜下硬化剂注射 适用于早期肥厚性鼻炎,目前少用。

2. 手术治疗 对于药物及其他治疗无效并伴有明显的持续性鼻塞的患者,可行手术治疗。目前手术多在鼻窦内镜下进行,可提高手术安全性和准确性。不提倡损伤下鼻甲表面黏膜和切除下鼻甲的术式。

(1) 下鼻甲黏膜下低温等离子消融手术,可通过消融肥大的下鼻甲黏膜或黏膜下组织,使鼻甲组织变小,从而改善鼻塞的症状。

(2) 下鼻甲骨折外移术:下鼻甲骨局部肥大或向内过度伸展者可行此手术。该方法一般不损伤下鼻甲黏膜,对鼻腔生理功能也无明显影响,并且术中、术后出血较少,是一种微创的手术。缺点是扩容效果有限,对较重的慢性鼻炎效果欠佳。

(3) 下鼻甲骨质部分切除术:切除肥大的下鼻甲骨质,以达到鼻腔扩容的效果,且保留鼻甲黏膜,减少出现术后鼻腔干燥的并发症,故多采用。

3. 预后 慢性肥厚性鼻炎经正规治疗后大都预后良好。

六、预防

戒烟酒,注意饮食卫生和环境卫生,避免粉尘长期刺激,避免长期使用鼻腔减充血剂,该类药物有可能造成"药物性鼻炎"。遇感冒鼻塞加重,不可用力抠鼻,以免引起鼻腔感染。应注意锻炼身体,参加适当的体育活动。注意气候变化,及时增减衣服。应尽量避免出入人群密集的场所,并注意戴口罩。

本节小结

本节主要编写了慢性鼻炎的病因、分类,临床表现、诊断、治疗原则以及预防措施。熟练掌握慢性鼻炎的分型,每一种分型的临床表现。对慢性单纯性鼻炎及慢性肥厚性鼻炎进行鉴别。对于药物及其他治疗无效并伴有明显持续性鼻塞的慢性肥厚性鼻炎患者,可行手术治疗,目前手术多在鼻窦内镜下进行,可提高手术安全性和准确性,不提倡损伤下鼻甲表面黏膜和切除下鼻甲的术式。

(骆文龙 苏俊波 重庆医科大学附属第二医院)

第三节 变应性鼻炎

一、概述

变态反应性鼻炎(allergic rhinitis),ICD-10 编码:J30.401,简称变应性鼻炎,又称过敏性鼻炎,是易感个体接触变应原后,主要由特异性免疫球蛋白 E(IgE)介导、多种炎症介质和免疫细胞参与的,以发作性喷嚏、清涕和鼻塞为主要症状的鼻黏膜变态反应性疾病。易感个体是指具有易患变应性鼻炎的体质或全身状态的个体。变应原是指与机体接触后,能刺激机体产生特异性 IgE,引起变态反应的抗原性物质。

变应性鼻炎是一种常见的上呼吸道慢性炎症性疾病,以儿童、青壮年居多,男女发病率无明显差异。根据2008年版"变应性鼻炎及其对哮喘的影响"(allergic rhinitis and its impact on asthma, ARIA)的数据,全球约有 6 亿人患有变应性鼻炎,且随着社会经济的发展,工业化进程中的环境污染,以及人们生活方式和饮食结构的改变,其发病率呈现全球性增加趋势。欧美国家变应性鼻炎患病率为 15% ~30% 左右,我国的流行病学调查研究也发现,在我国变应性鼻炎几乎存在于各年龄阶段人群,发病率逐年增加。因此,有学者将其描述为"21 世纪的流行病"。变应性鼻炎因为反复的鼻塞、喷嚏、清涕等症状不仅影响患者的日常生活、学习、工作,造成个人和社会的经济负担,同时变应性鼻炎还可能伴发过敏性结膜炎、慢性鼻窦炎、鼻息肉、分泌性中耳炎,甚至诱发哮喘而危及到患者的生命。因此,世界卫生组织(WHO)"变应性鼻炎及其对哮喘的影响"工作小组指出,变应性鼻炎已成为一个影响全球人类的健康问题。

二、诊断

(一) 临床表现

1. 症状　变应性鼻炎的典型症状主要是鼻痒、阵发性喷嚏、清水样鼻涕和鼻塞。

(1) 喷嚏:每天数次,呈阵发性发作,每次多于 3 个,从几个、十几个或数十个不等,多在晨起或夜晚或接触过敏原后立即发作。

(2) 鼻涕:为大量清水样鼻涕,是鼻分泌亢进的特征性表现。

(3) 鼻塞:程度轻重不一,可表现为间歇性或持续性,单侧、双侧或两侧交替,表现不一。

(4) 鼻痒:是鼻黏膜感觉神经末梢受到刺激后发生于局部的特殊感觉,可伴有眼睛、外耳道、咽部等处发痒。

(5) 嗅觉减退:由于鼻黏膜水肿明显,部分患者可出现嗅觉减退,但多为暂时性。

(6) 部分患者可伴有胸闷、喉痒、咳嗽、哮喘发作。

2. 分类　依据变应性鼻炎症状的持续时间和对生活质量的影响,世界卫生组织 ARIA 工作小组从个性化治疗的角度,推荐了变应性鼻炎的分类方法,目前我国的变应性鼻炎诊疗指南也采用这种分类。根据症状持续时间,分为间歇性和持续性变应性鼻炎;根据症状严重程度是否影响生活质量,分为轻度和中-重度变应性鼻炎。

3. 体征　鼻镜下可见鼻黏膜苍白、浅蓝或暗红色,双下鼻甲水肿,总鼻道及鼻腔可见清涕或黏涕。对花粉过敏患者在花粉播散期常鼻黏膜苍白、水肿明显,鼻腔较多水样或黏液样分泌物,鼻甲肿大,麻黄素收缩反应良好,可伴有眼睑肿胀、结膜充血。病程长、症状反复者,可见中鼻甲息肉样变,下鼻甲肥厚。伴胸闷、哮喘患者,肺部听诊可闻及喘鸣音。

(二) 实验室诊断及辅助检查

主要是变应原特异性检测,即免疫学检查,分体内实验法和体外实验法。

1. 体内实验法　变应原皮肤实验:包括皮肤点刺试验、皮内试验、斑贴试验、搔刮试验等方法(图 23-3-1)。其中,皮肤点刺试验(skin prick tests,SPT)具有省时、操作方便、痛苦程度更低等特点,被 ARIA 指南、WHO、欧洲变态反应学和临床免疫学会(EAACI)以及美国变态反应哮喘免疫学联合会(AAAAI)推荐为变应性鼻炎的主要特异性检查方法之一,在临床中应用最为广泛。其

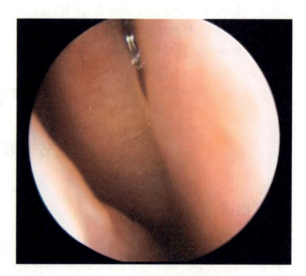

图 23-3-1　变应性鼻炎内镜下所见

原理是以变应原检测皮内肥大细胞表面是否存才相应变应原特异性 IgE。以适宜浓度的微小剂量的各种常见变应原提取液做皮肤点刺,如患者对某种变应原过敏,则在激发部位出现风团和红晕,甚至伪足,视为阳性,根据风团大小判定阳性程度(+,++,+++)。此方法操作简便易行,实验结果可靠,重复性、安

全性均较好,是 ARIA 指南推荐的检测方法。

2. 体外实验法 血清特异性 IgE 测定 将患者血清和包被在适宜固相上的变应原提取物反应,以放射免疫或酶联免疫法检测血清中游离的特异性 IgE。此检测不仅有助于诊断变应性鼻炎,且对寻找变应原具有重要意义。此外,血清特异性 IgE 测定具有特异性强、敏感性高、影响因素少、对患者绝对安全等优点,是目前公认的检测变态反应的有效方法之一。

(三)鉴别诊断

1. 急性鼻炎 由病毒感染引起的鼻腔急性炎症性疾病,俗称"感冒"。可有鼻塞、打喷嚏、清水样涕、嗅觉减退等症状,但患者多伴有发热、无力、肌肉酸痛等全身症状,病程约为 7～10 天,其皮肤点刺试验及特异性 IgE 检测均为阴性。

2. 血管运动性鼻炎 为神经内分泌对鼻腔黏膜的血管和腺体调节功能失衡而引起的一种高反应性的鼻部病变,以鼻塞、鼻分泌物过多为主要临床特征,也可有喷嚏发作,较难与变应性鼻炎区分,但其皮肤点刺试验阴性;血和鼻分泌物特异性 IgE 检测阴性。治疗可予抗组胺药物及鼻用糖皮质激素。

3. 非过敏性鼻炎伴嗜酸性粒细胞增多性综合征 主要表现为喷嚏、流涕等症状,鼻腔检查见黏膜充血或苍白水肿,难以与变应性鼻炎鉴别。但本病无变态反应证据,血清 IgE 水平正常,皮肤点刺实验为阴性;鼻分泌物中能找到大量嗜酸性粒细胞,多伴有阿司匹林耐受不良。鼻用糖皮质激素是最好的药物治疗。

4. 药物性鼻炎 主要是由于长期使用鼻用减充血剂或其他药物而引起的鼻黏膜慢性中毒反应。此外,α2 受体激动剂、抗精神病药物、扩血管药物-磷酸二酯酶 5 型抑制剂等也可能引起药物性鼻炎。临床表现有鼻塞、流涕及嗅觉减退、头痛、头晕等。与变应性鼻炎主要区别在于皮肤点刺试验及血和鼻分泌物特异性 IgE 检测均为阴性,且血常规无嗜酸性粒细胞升高。

5. 妊娠期鼻炎 妊娠前无任何鼻炎和鼻窦炎病史,在妊娠期间仅出现鼻塞,大多发生在妊娠后期,无其他临床合并症。患者分娩后两周内鼻塞完全消失,可作为回顾性诊断。

(四)诊断思路

本病的诊断主要依靠病史和特异性 IgE 检查。详尽的病史不仅对诊断是必不可少的,而且可以帮助寻找可能的变应原,如发病季节、时间、诱因、发作期典型症状及程度。此外,个人和(或)家族过敏性疾病史、呼吸道及皮肤过敏性疾病史等对变应性鼻炎的诊断都具有非常重要的意义。最后确诊需依靠病史与特异性 IgE 检测结果符合。

(五)并发症

主要有支气管哮喘、慢性鼻-鼻窦炎、分泌性中耳炎、过敏性咽喉炎和过敏性结膜炎等。其中支气管哮喘和变应性鼻炎有着相似的流行病学特征、病理改变和发病机制,两者同为呼吸道变应性疾病,变应性鼻炎是哮喘发生的重要危险因素,是导致哮喘急性发作、加重、难治的重要原因之一。研究证实,相对于正常个体而言,变应性鼻炎患者最终罹患哮喘的风险增大 3.5 倍以上。随着"同一气道,同一疾病(one airway,one disease)"概念逐渐被广泛接受,人们对变应性鼻炎危害性的认识也不断深入和全面。

三、病因及发病机制

(一)病因

变应性鼻炎主要由吸入性变应原导致。吸入性变应原广泛存在于人类生活环境中,常见的包括:屋尘螨、粉尘螨、花粉、蟑螂、真菌、动物皮毛等。中国幅员辽阔,不同地区的气候、环境和经济差异明显,因而对变应原分布的影响较大。国内大量研究显示尘螨是引起我国变应性鼻炎最主要的变应原,其中屋尘螨主要寄生于枕头、褥被、软垫和家具中,以人体脱落的皮屑为食饵,粉尘螨主要来源于谷物、米、面等的粮尘中。我国西南地区全年温度及湿度较高,适合螨虫的滋生,因此尘螨阳性率在西南地区最高;北方地区气候干燥,适宜蒿属类植物生长,因此北方地区的变应原以蒿属花粉为主。

（二）发病机制

变应性鼻炎的发病机制属于 IgE 介导的 I 型变态反应,又称为 I 型超敏反应,以 Th2 型反应为主,分为两个阶段。

1. **致敏阶段**　变应原进入易感个体鼻腔,被局部的抗原提呈细胞(antigen presenting cell,APC)捕获加工,将抗原信息提呈给初始 T 细胞,促使其分化向 Th2 细胞偏移。Th2 细胞分泌的 IL-4 可诱导 B 细胞转换为浆细胞,产生相应的 IgE。IgE 通过肥大细胞、嗜碱性粒细胞表面的受体与其结合,使鼻黏膜处于致敏状态(sensitization)。

2. **激发阶段**　当相同的变应原再次进入此机体鼻腔,变应原与肥大细胞、嗜碱性粒细胞表面的两个相邻 IgE 桥联,产生信号,导致钙离子进入胞内,激活蛋白激酶 C,使细胞内颗粒膜蛋白磷酸化,破裂并脱颗粒,释放大量炎性介质。这些生物活性介质,如组胺(histamine)、白三烯(LT)、缓解肽(bradykinin)等,作用于鼻黏膜的感觉神经末梢、血管壁和腺体,可引起阻力血管收缩(鼻黏膜苍白),或容量血管扩张(鼻黏膜呈浅蓝色、鼻塞)、毛细血管通透性增加(黏膜水肿),多形核细胞、单核细胞浸润,尤以嗜酸性粒细胞浸润明显,副交感神经活性增高,腺体增生、分泌旺盛,感觉神经敏感性增强,从而出现喷嚏、清涕、鼻塞、鼻痒等典型临床表现。

近年的研究结果表明,新近发现的辅助性 T 细胞的亚群,如调节性 T 细胞(Treg)、Th10 等细胞参与机体的免疫应答,对 Th2 细胞的分化也有重要调节作用,Th17、Th9 等细胞数量和功能的异常也参与了变应性鼻炎发病机制中的免疫失衡,然而其复杂的作用机制尚有待进一步探索。

四、病理与病理生理

变应性鼻炎的基本病理改变是淋巴细胞和嗜酸性粒细胞浸润、毛细血管扩张、通透性增高、腺体分泌增加,鼻黏膜水肿明显,甲苯胺蓝染色可见肥大细胞在血管周围、黏膜表层及上皮细胞间增多。这些病理改变在缓解期可逐渐消失,但最轻持续性炎症反应(minimal persistent inflammation,MPI)是变应性鼻炎鼻黏膜病理的另一特征,即临床症状消失后黏膜内仍有少许嗜酸性粒细胞浸润和炎性细胞黏附分子的存在,使鼻黏膜处于高敏状态。若病程较长,还可见黏膜上皮层增殖性改变,导致黏膜肥厚及息肉样变。

五、治疗及预防

根据 ARIA 指南的推荐,变应性鼻炎的治疗原则包括避免接触变应原,药物治疗,特异性免疫治疗,健康教育及其他治疗。避免接触过敏原是预防变应性鼻炎最有效的方法;药物治疗是缓解症状的有效手段之一;免疫治疗是唯一可能通过免疫调节机制改变变应性鼻炎自然进程的治疗方式;必要时可以选择手术作为辅助治疗。

（一）避免接触变应原

对已经明确或可疑的变应原,应尽量避免接触,包括一切致敏性吸入物、食物及接触物。花粉症患者在花粉播散季节尽量减少外出。对真菌、室尘过敏者应室内通风,干爽等。对动物皮屑、羽毛过敏者应避免接触动物、禽鸟等。避免接触变应原属于对因治疗,亦有预防意义,是最有效而廉价的办法,但完全避免接触较困难。

（二）药物治疗

1. **糖皮质激素**　糖皮质激素抗变态反应的作用包括:抑制肥大细胞、嗜碱性粒细胞和黏膜炎症反应;减少嗜酸性粒细胞数目;稳定鼻黏膜上皮和血管内皮屏障;降低受体敏感性。临床分局部和全身用药两种,局部鼻内糖皮质激素是治疗 AR 最有效的药物,按推荐剂量使用可将全身不良反应降至最低,包括布地奈德、醋酸曲安奈德、丙酸氟替卡松、糠酸莫米松喷鼻剂等。对治疗无效的严重变应性鼻炎,如鼻塞、流涕严重,伴有下呼吸道症状,可短期加用全身糖皮质激素,但需注意不良反应及用药禁忌。

2. **抗组胺药物**　即 H1 受体拮抗剂,通过与组胺竞争效应细胞膜上的组胺受体发挥抗 H1 受体的作用,可迅速缓解鼻痒、喷嚏和鼻分泌亢进。口服或鼻用抗组胺药是治疗变应性鼻炎的一线首选药物。单独应用可治疗轻度变应性鼻炎,联合鼻内糖皮质激素应用可治疗中重度变应性鼻炎。临床上使用的有氯雷他定、西替利嗪、咪唑斯汀、氮卓斯汀等。

3. 抗白三烯药物 白三烯是过敏反应的重要炎性介质,参与变应性鼻炎的发病机制,白三烯受体拮抗剂为治疗变应性鼻炎的重要药物,适用于各种类型变应性鼻炎患者,特别是伴有哮喘的变应性鼻炎患者。但单独口服白三烯受体拮抗剂效果有限,常与鼻内糖皮质激素或抗组胺药物联合使用。

4. 肥大细胞膜稳定剂 色甘酸钠有稳定肥大细胞膜的作用,可阻止细胞脱颗粒释放炎症介质,适用于轻症患者。眼内局部使用色酮类药物可有效缓解变应性鼻炎相关眼部症状。

5. 减充血剂 对解除鼻塞起效快、作用明显,作为变应性鼻炎的辅助治疗,可短期(7 天内)使用。但由于其具有扩张血管的后续作用,长时间使用可能引起药物性鼻炎,故需注意其副作用,且儿童、老人、心血管病患者及孕产妇慎用。

6. 抗胆碱能药物 胆碱能神经活性增高可导致鼻分泌物增加,抗胆碱能药物可减少鼻分泌物,但对鼻痒、喷嚏无效。

(三) 特异性免疫治疗

目前唯一可能通过调节免疫机制来改变变态反应性疾病自然进程的治疗方法。用逐渐增加剂量的过敏原提取物使患者进行反复接触,机体免疫系统逐渐适应,最终对外界环境中的过敏原刺激产生无炎性的反应状态,即诱导免疫耐受,从而达到控制或减轻过敏症状的一种对因治疗方法。通过特异性免疫治疗,不但使患者变应性鼻炎症状明显缓解或消失,还可阻止疾病向哮喘发展,并抑制新变应原的出现。特异性免疫治疗的途径包括皮下、舌下、口服、鼻用和吸入等,其中常用的是皮下免疫治疗和舌下免疫治疗。

(四) 其他治疗

1. 鼻腔冲洗 能改善变应性鼻炎患者的鼻部症状,提高生活质量,降低气道炎症,与鼻用激素联合使用能取得更明显的效果。

2. 降低鼻黏膜敏感性 包括下鼻甲消融、激光、射频等,可使血管舒张减轻,腺体分泌减少,但疗效时间短。

3. 手术治疗 合并鼻中隔偏曲者可考虑行鼻中隔成形术;选择性神经切断术后可使神经兴奋性降低,在术后一段时间内产生一定治疗作用,包括翼管神经切断、筛前神经切断等,但不应作为首选,需严格掌握适应证,对部分患者不失为有效的辅助治疗。

(五) 健康教育

对患者及家属进行有关变应性鼻炎的健康教育是必要的,也是增强患者的依从性及获得最佳治疗效果的重要因素。只有通过健康教育,取得患者及家属的理解和配合,治疗才能顺利进行。尤其是变应原的避免,鼻用激素的安全性,正确的喷鼻手法等都是健康教育的重要内容。

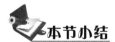 **本节小结**

变应性鼻炎,又称过敏性鼻炎,是易感个体接触变应原后,主要由特异性 IgE 介导、多种炎症介质和免疫细胞参与的,以发作性喷嚏、清涕和鼻塞为主要症状的鼻黏膜变态反应性疾病,属于 I 型变态反应。变应性鼻炎是哮喘发生的重要危险因素,与哮喘为"同一气道,同一疾病"。诊断主要依靠病史和特异性 IgE 检查。根据 ARIA 指南的推荐,变应性鼻炎的治疗原则包括避免接触变应原,药物治疗,特异性免疫治疗,健康教育及其他治疗。鼻用糖皮质激素、抗组胺药是治疗变应性鼻炎的一线首选药物。特异性免疫治疗是目前唯一可能通过调节免疫机制来改变变态反应性疾病自然进程的治疗方法。健康教育是增强患者的依从性及获得最佳治疗效果的重要因素。

(沈暘 重庆医科大学附属第一医院)

第四节　鼻-鼻窦炎

鼻-鼻窦炎（rhinosinusitis），ICD-10 编码：J32.905，是指鼻腔鼻窦黏膜的炎症性疾病，也是耳鼻咽喉科常见病。按照病程分为急性鼻-鼻窦炎和慢性鼻-鼻窦炎。根据 2012 年欧洲鼻窦炎临床诊疗指南（EPOS2012）和 2012 年中国慢性鼻窦炎（CPOS2012）的分类方法，病程在 12 周以内的为急性鼻-鼻窦炎，超过 12 周为慢性鼻-鼻窦炎。

急性鼻-鼻窦炎

一、概述

急性鼻-鼻窦炎多继发于急性鼻炎，为鼻腔鼻窦黏膜的急性卡他性炎症或化脓性炎症，严重者可累及周围组织及邻近器官，引起严重并发症。

二、诊断

（一）临床表现

主要表现为全身症状和局部症状两大类，持续时间 12 周以内。

1. 全身症状　急性鼻-鼻窦炎患者由于常继发于急性鼻炎或上呼吸道感染，故导致原有症状加重，出现畏寒、发热、烦躁不适、精神萎靡等症状。儿童患者可有呕吐、腹泻、咳嗽等消化道和呼吸道症状。

2. 局部症状

（1）鼻塞：最常见的症状之一。可为单侧或双侧，持续性。主要是因为黏膜充血、肿胀、分泌物蓄积所致。

（2）流涕：据病变轻重不同，鼻分泌物的量和性状可不同。多呈脓性或黏脓性，从中鼻道引流至前鼻孔或后鼻孔。当脓涕流由后鼻孔至咽喉部，可引起咽痒、恶心、咳嗽、咳痰等症状。

（3）嗅觉障碍：多为短暂性嗅觉减退或嗅觉缺失。

（4）头痛或局部疼痛：其发生机制可能为脓性分泌物、细菌毒素和黏膜肿胀刺激和压迫神经末梢所致。

鼻-鼻窦炎疼痛的特点常有以下特点：

1）常伴有鼻塞、流涕等症状。

2）多有时间性和固定部位。

3）常在鼻腔滴药、改善鼻腔通气后减轻。

各窦炎症引起的疼痛各有特点：

1）急性上颌窦炎：晨起轻，午后重。疼痛多位于眶上额部，可反射至同侧颌面部及牙槽处。

2）急性筛窦炎：较轻，常局限于内眦或鼻根部。前组筛窦炎有时与急性额窦炎头痛特点相似，后组筛窦炎则与急性蝶窦炎相似。

3）急性额窦炎：前额部周期性疼痛，晨起明显，渐加重，中午最明显，午后减轻至消失。次日可再出现。

4）急性蝶窦炎：眼球或枕后钝痛，疼痛也是晨起轻午后重。

（二）实验室和辅助检查

1. 前鼻镜检查或鼻内镜检查　鼻甲肿胀，鼻黏膜充血、水肿，中鼻道狭窄。鼻腔有黏脓涕，前组鼻窦炎可见中鼻道有较多分泌物，后组鼻窦炎在嗅裂处可见黏脓性分泌物（图 23-4-1）。

2. 影像学检查　鼻窦 CT 可以清楚的显示累及鼻窦的黏膜增厚、分泌物蓄积情况，是影像学检查的

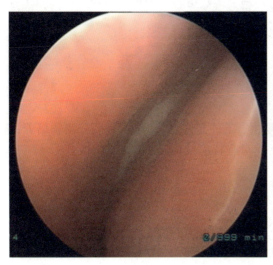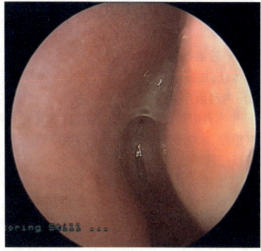

图 23-4-1 鼻镜可见鼻黏膜充血肿胀，中鼻道黏脓性分泌物

首选。

（三）鉴别诊断

常与急性鼻炎鉴别。急性鼻炎未能及时控制易并发急性鼻窦炎，急性鼻窦炎多伴有急性鼻炎，若中鼻道见大量脓性分泌物，可明确为鼻窦炎。

（四）诊断思路

根据畏寒、发热、烦躁不适等全身症状及鼻塞、流涕、嗅觉障碍、头痛等局部症状，病程在 12 周以内，结合鼻腔局部检查可见鼻道有脓性分泌物体征可诊断。

三、病因和发病机制

病因分全身因素和局部因素。

（一）全身因素

劳累、受凉、营养不良等引起全身抵抗力下降。此外，全身疾病如贫血、糖尿病、上呼吸道感染等可诱发本病。

（二）局部因素

1. 细菌感染 常见的致病菌有肺炎链球菌、金黄色葡萄球菌、流感嗜血杆菌。也可见于厌氧菌感染。混合性感染远多于单一细菌感染。

2. 邻近器官感染 腺样体肥大、扁桃体炎、腺样体炎等可伴发鼻窦炎。上列第 1、2 磨牙和第 2 前磨牙的根尖感染或拔牙时损伤所致牙源性上颌窦炎。

3. 创伤性 鼻腔鼻窦外伤骨折、异物嵌顿，游泳感染，鼻窦气压伤等均可直接或间接诱发鼻窦急性炎症。

4. 医源性 鼻腔内填塞物留置过久引起继发感染，或填塞物影响鼻窦窦口通气引流而致鼻窦炎。

四、病理与病理生理

急性鼻-鼻窦炎的病理变化和致病菌的毒力强弱、种类、抗生素的耐药性密切相关。主要分为：

卡他期：初期为鼻窦黏膜短暂贫血，继而血管充血，上皮肿胀，多形核白细胞和淋巴细胞浸润，纤毛运动缓慢，浆液性或黏液性分泌亢进。

化脓期：卡他期病理改变加重，上皮坏死、纤毛脱落、小血管出血，分泌物为脓性。

并发症期：炎症侵及骨质或经血行扩散，引起骨髓炎或颅内、眶内感染等并发症。

上述病理改变并非必然过程,及时诊断和治疗可使绝大多数患者在卡他期治愈。

五、治疗

(一) 一般治疗

注意休息,加强营养。

(二) 内科治疗

1. 抗生素及时控制感染,防止并发症和迁延为慢性　条件允许者,建议行鼻腔分泌物培养,选取敏感抗生素治疗,未能明确致病菌者可选用广谱抗生素。对有特应性体质者(如变应性鼻炎、哮喘),应给予抗变态反应药物。

2. 局部糖皮质激素　局部抗炎、抗水肿。联合抗生素使用可以提高疗效、缩短病程。

3. 黏液促排剂　能稀化分泌物、促进纤毛运动。

4. 其他治疗　推荐鼻腔冲洗,对于儿童患者,负压置换治疗简单易行,疗效显著。

(三) 预后

预后较好,常在两周内治愈。若急性炎症控制不佳,可转为慢性炎症。

六、预防

增强体质,改善生活和工作环境。预防感冒。及时治疗糖尿病、贫血等基础疾病。

慢性鼻-鼻窦炎

一、概述

根据 CPOS2012,慢性鼻-鼻窦炎指鼻窦和鼻腔黏膜的慢性炎症,病程超过 12 周。临床可分为两型,慢性鼻-鼻窦炎不伴有鼻息肉(chronic rhinosinusitis without nasal polyps CRSsNP)和慢性鼻-鼻窦炎伴鼻息肉(chronic rhinosinusitis with nasal polyps CRSwNP)。前者以一种非感染性、非变应性的炎症过程形式存在,后者则多于变应性因素有关。

二、诊断

(一) 临床表现

1. 症状　分主要症状和次要症状。主要症状为鼻塞、黏脓涕。次要症状为嗅觉减退,头面部闷胀感。四种症状中必须有两种以上,其中主要症状必具其一,且持续时间超过 12 周。

2. 体征　前鼻镜或鼻内镜下可见中鼻道或嗅裂脓性分泌物或息肉样物,黏膜可呈水肿息肉样变。

(二) 实验室和辅助检查

1. 前鼻镜或鼻内镜检查　可见鼻黏膜慢性充血、肿胀,中鼻甲肿胀或息肉样变,中鼻道或嗅裂有黏脓性分泌物、黏膜水肿或息肉(图 23-4-2、图 23-4-3)。

2. 影像学检查　鼻窦 CT 检查尽管不作为诊断的必备条件,但却是诊断鼻窦炎最直接和准确的方法。可以精确显示窦腔大小、形态以及窦内病变范围、程度(图 23-4-4、图 23-4-5)。还可以根据某些 CT 特征对确定鼻窦炎的性质。MRI 检查可以准确观察鼻腔鼻窦内软组织占位病变的范围以及与周围组织的关系。

(三) 鉴别诊断

慢性鼻-鼻窦炎伴鼻息肉者需与内翻性乳头状瘤、鼻腔鼻窦肿瘤相鉴别。慢性鼻窦炎伴息肉者病程长,进展缓慢,鼻息肉组织光滑,影像学检查大多无明显骨质破坏、吸收表现。内翻性乳头状瘤呈乳头状改变,可有骨质吸收,局部可见骨质增生。鼻腔鼻窦肿瘤进展快,局部吸收破坏明显。最终需依据局部新生物病检以鉴别。

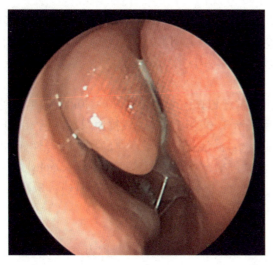

图 23-4-2 中鼻道及嗅裂脓性分泌物,中鼻甲黏膜息肉样变

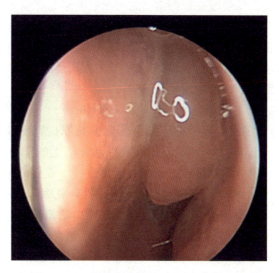

图 23-4-3 中鼻道黏性分泌物,中鼻甲息肉样变

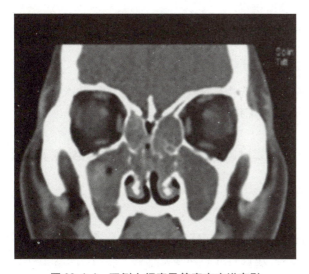

图 23-4-4 双侧上颌窦及筛窦密度增高影

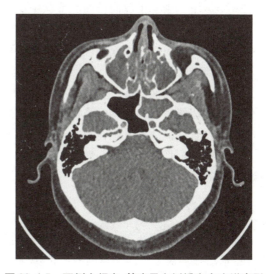

图 23-4-5 双侧上颌窦、筛窦及左侧蝶窦密度增高影

(四)诊断思路

根据鼻塞、黏脓涕、嗅觉减退、头面部闷胀感等症状,且持续时间超过 12 周。内镜下可见鼻道有脓性分泌物或息肉样物,结合鼻窦 CT 发现窦腔内有密度增高影可诊断。

三、病因和发病机制

慢性鼻-鼻窦炎的病因学较复杂,呼吸道感染、呼吸道变态反应、鼻腔鼻窦解剖学异常为三大主要致病因素。同时,胃食管反流、呼吸道纤毛系统疾病、全身免疫功能低下等也可成为诱因。随着近年来对鼻腔鼻窦黏膜炎症研究的进展,对慢性鼻-鼻窦炎的病因学和发病机制有了更新的认识。

(一)感染因素

细菌感染与慢性鼻-鼻窦炎发病的关系尚不明确。早期研究认为,多种细菌感染与慢性鼻-鼻窦炎相关,如金黄色葡萄球菌、肺炎链球菌、流感嗜血杆菌等。但随后一些随机双盲研究并未证实慢性鼻-鼻窦炎与细菌感染直接关联。

(二)非感染性黏膜炎症

1. 变态反应 多年前已证实,呼吸道变态反应是鼻窦炎的重要致病因素,其中 IgE 介导的 I 型变态反应以及嗜酸性粒细胞释放的细胞因子起着重要作用。

2. 细菌生物膜(bacterial biofilm)　细菌生物膜指在细菌不利于其生长的环境下通过产生胞外多糖被膜多聚物,使其相互粘连形成细菌群落,其具有特殊的功能:细菌之间通过群体感应的化学信号相互沟通,通过横向生长和纵向生长的方式迅速生长和形成。生物膜一旦形成,就会对宿主自身防御系统和抗生素治疗产生天然抵抗。

3. 细菌超抗原(bacterial superantigen)　指部分细菌、病毒和真菌所产生的 20~30kD 蛋白质的外毒素,不需要抗原提呈细胞处理,与抗原提呈细胞结合后激活 T 淋巴细胞。一般抗原只能激活<0.01%的淋巴细胞,而超抗原可以激活 30% 以上的 T 淋巴细胞,这一激活是忽略了经典的抗原特异性而引起抗原提呈细胞诱导的 T 细胞活化途径。常见的细菌超抗原包括金黄色葡萄球菌肠毒素(staphylococcal enterotoxins,SEs),如 SEA、SEB、毒性休克综合征毒素 1(toxic shock syndrome toxin 1,TSST1)。Bachert 在 2001 年首先提出金黄色葡萄球菌产生的超抗原可能与鼻息肉的发病机制相关。

(三) 鼻腔鼻窦解剖学异常

鼻腔鼻窦解剖学变异超出一定解剖学范围,并对鼻腔鼻窦通气引流造成影响,称为解剖学异常。常见情况有:

1. 鼻中隔偏曲　鼻中隔偏曲压迫中鼻甲,引起中鼻道窦口鼻道复合体狭窄和引流障碍。

2. 中鼻甲　中鼻甲反向偏曲和泡状中鼻甲致中鼻道狭窄。

3. 下鼻甲　下鼻甲高拱致上颌窦口上移或狭窄。

4. 钩突　钩突肥大引起相应区域鼻窦的引流障碍。

(四) 其他因素

1. 纤毛系统功能异常　长期使用麻黄碱类减充血剂致药物性鼻炎。

2. 长期留置胃管　长期经鼻插胃管鼻饲,引起鼻腔鼻窦持续性炎症。

3. 胃食管反流　多发生在婴幼儿。

4. 放射性损伤　头颈部恶性肿瘤放疗后可能引起鼻窦黏膜形态、功能、结构损伤,导致鼻窦黏膜长期处于炎症状态甚至积脓。

四、治疗

对于慢性鼻-鼻窦炎的治疗经历了漫长的认识过程。对于伴有鼻息肉的慢性鼻-鼻窦炎患者,一般建议手术治疗。对于不伴鼻息肉的慢性鼻-鼻窦炎患者,建议首先行至少三个月药物治疗,若治疗无效则选择手术治疗。

(一) 一般治疗

注意休息,增强体质,避免受凉感冒。

(二) 内科治疗

1. 抗炎药物

1) 糖皮质激素:包括鼻内糖皮质激素和口服糖皮质激素。鼻内糖皮质激素具有抗炎、抗水肿的作用,推荐使用,疗程不小于 12 周,可连续使用 3 个月以上。全身糖皮质激素主要用于伴有息肉的慢性鼻-鼻窦炎患者,尤其是严重和复发性鼻息肉患者,使用时需注意有无全身使用激素的禁忌证,密切观察用药过程中可能的不良反应。

2) 大环内酯类药物:14 元环大环内酯类药物,如罗红霉素、克拉霉素等,具有抗炎和免疫调节作用,对于非变应性慢性鼻-鼻窦炎患者,推荐小剂量长期口服,疗程不少于 12 周。

2. 抗菌药物　慢性鼻-鼻窦炎伴急性感染,可根据分泌物细菌培养和药敏试验结果进行治疗,常规剂量,疗程不超过 2 周。

3. 黏液溶解促排剂　可以改善鼻腔鼻窦黏膜纤毛活性,稀化分泌物,有促进黏液排除和助于鼻腔鼻窦生理功能恢复的作用。

4. 抗过敏药物　对伴有变应性鼻炎和哮喘的患者可使用抗过敏药物,包括口服或鼻用抗组胺药、口服白三烯受体拮抗剂。

5. 鼻腔冲洗　推荐鼻腔冲洗,可选用生理盐水或高渗盐水冲洗。

（三）外科治疗

慢性鼻-鼻窦炎在以下情况可考虑手术治疗:①有影响窦口鼻道复合体或各鼻窦引流的明显解剖学异常。②有影响窦口鼻道复合体或各鼻窦引流的鼻息肉;③经药物治疗症状缓解不明显;④伴有颅内或眶内并发症。

1. 传统的鼻窦手术　包括经典的柯-陆氏手术、鼻内筛窦开放术等。由于视野狭窄,术野暴露欠佳、创伤较大、瘢痕等缺点,现已很少使用。

2. 鼻内镜鼻窦手术　在内镜直视下完成手术,手术原则为纠正解剖学异常、清除不可逆病变、尽可能保留可逆的鼻-鼻窦黏膜、重建鼻腔通气引流,为鼻腔鼻窦黏膜炎症的良性转归创造良好环境,最终达到鼻-鼻窦黏膜形态与功能的恢复。鼻内镜手术创伤小,视角开阔、术野清晰、操作准确,已经成为当代慢性鼻-鼻窦炎外科治疗的主要方式。

五、预后

预后较好,大多经药物和手术即可治愈。若合并变应性鼻炎或哮喘预后稍差,易复发。尤其阿司匹林不耐受三联征患者(阿司匹林特异反应性、鼻息肉和支气管哮喘)治疗后易复发。

六、预防

避免受凉感冒,及时彻底治疗急性鼻-鼻窦炎。

真菌性鼻-鼻窦炎

一、概述

真菌性鼻-鼻窦炎(fungal rhino-sinusitis,FRS)是真菌感染引起的鼻-鼻窦疾病,又称鼻-鼻窦真菌病,属鼻科临床常见的特异性感染性疾病。近年来,FRS 的发病率有上升趋势,可能与抗生素的广泛使用、环境污染等相关,加之国民健康意识提高、细菌学、分子生物学和医学影像学的发展,也提高了 FRS 的发现率。根据患者对真菌的免疫功能状态以及真菌是否侵袭鼻窦黏膜及骨质,将真菌性鼻-鼻窦炎分为侵袭性和非侵袭性两大类。侵袭性真菌性鼻窦炎的真菌感染侵犯鼻窦黏膜和骨壁,并向周围结构侵犯,根据发病缓急和临床表现分为两种亚型:急性侵袭性真菌性鼻-鼻窦炎(acute invasive fungal rhino-sinusitis,AIFRS)和慢性侵袭性真菌性鼻-鼻窦炎(chronic invasive fungal rhino-sinusitis,CIFRS)。非侵袭性真菌性鼻-鼻窦炎(noninvasive fungal rhino-sinusitis,NIFRS)的真菌感染局限于鼻窦黏膜表面,未侵犯黏膜内和骨壁,分为真菌球(fungus ball,FB)和变应性真菌性鼻-鼻窦炎(allergic fungalrhinosinusitis,AFRS)。最常见的条件致病真菌为曲霉菌,最常见的临床类型是真菌球。

二、诊断

（一）急性侵袭性真菌性鼻-鼻窦炎

此类患者多为免疫功能低下或缺陷者,常见于器官移植、长期使用糖皮质激素、免疫抑制剂、抗肿瘤药物、放疗等患者。起病急,病情发展快,真菌感染迅速侵及周围结构和组织。还可经血液循环侵犯肝、脾、肺等脏器,死亡率高。组织病理学改变是以真菌侵犯黏膜和骨壁、血管等从而引起组织坏死。主要致病菌为曲霉菌和毛霉菌。

1. 临床表现　头痛、发热、眶周及面颊部肿胀、眼球突出、视力减退或眶尖综合征等,迅速累及眼眶、颅内和远处脏器,若不能及时得到治疗,常在数小时或数天内死亡。

2. 体格检查　可见鼻黏膜干燥萎缩、鼻腔结构破坏、鼻中隔穿孔、大量坏死和结痂物、眼球突出等。

免疫功能低下或缺陷是判断本病的重要因素。鼻腔分泌物图片或组织病检找到真菌菌丝即可确诊。根据临床表现、鼻内镜和实验室检查，结合鼻窦 CT 显示鼻窦内密度不均匀片状影，且局部有高密度点状影，骨壁骨质吸收破坏，侵及颅底、眼眶等部位，即可做出诊断。此型的特点为起病急、发展快、病程短、预后差，死亡率高。

（二）慢性侵袭性真菌性鼻-鼻窦炎

本型真菌性鼻-鼻窦炎的特点是起病隐匿，进展缓慢、病程较长。病变多限制在一个鼻窦腔内，缓慢进行性向邻近结构侵犯。组织病理学检查主要表现为真菌侵袭黏膜和骨壁，并伴有炎症反应，或有巨细胞浸润及肉芽肿形成。临床表现为间歇性血涕、脓血涕，可有头痛、视力下降、眼眶肿胀等邻近组织受侵犯表现。体格检查鼻腔内呈慢性鼻-鼻窦炎表现，术中可见窦腔内为泥石样物，或伴有脓性分泌物、窦腔黏膜肿胀、质脆易出血。早期诊断和合理的治疗多可获得治愈。后期者预后差，易复发。由于早期在病程、临床表现和鼻窦 CT 特征上与非侵袭性真菌性鼻-鼻窦炎类似，易被误诊。

（三）真菌球

此型为发病率最高的真菌性鼻-鼻窦炎，常在单窦发病，上颌窦最常见，蝶窦次之。临床表现为反复发作的鼻塞、流涕、涕血等，也可无任何症状，仅在鼻窦影像学检查中发现。鼻窦 CT 常表现为单个鼻窦受累，常有不均匀密度增高、伴有不规则钙化斑，窦壁黏膜可有膨隆或吸收。术中见窦腔内大量干酪样或沙粒状团块物，呈黄色、暗褐色或灰黑色（图23-4-6）。

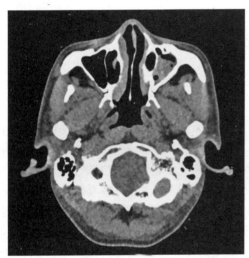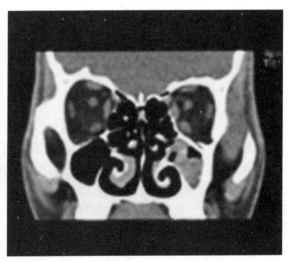

图23-4-6　左侧上颌窦密度增高影，局部钙化斑

（四）变应性真菌性鼻-鼻窦炎

是真菌作为抗原和特应性个体的鼻窦黏膜接触后引起的变态反应性疾病。临床表现为眶侧或颌面部缓慢进展的隆起，质硬，无压痛。个别患者可能压迫并累及眼眶引起眼球突出、移位、复视、视力下降等。组织病理学特征为嗜酸性和淡嗜碱性变应性黏蛋白，大量散布的嗜酸性粒细胞、真菌菌丝、夏-莱登，窦黏膜无真菌侵犯。本病起病隐匿，进展缓慢，多为单侧多窦发病。鼻窦 CT 显示病变中央高密度的变应性黏蛋白影。术中见窦腔内分泌物稠厚，呈黄白色、棕色或灰绿色。

诊断依据主要有：常有特应性体质或哮喘病史，伴多发性息肉或手术史；多见于青年人；变应原皮试或血清学检查证实为 I 型变态反应；典型的鼻窦 CT 或 MRI 征象，典型组织病理学；Gomori 染色（六胺银染色）可见病变组织中有真菌菌丝，但鼻窦黏膜和骨质中无真菌侵犯，真菌培养结果阳性。

三、病因和发病机制

（一）病原菌

常见为曲霉菌、毛霉菌、念珠菌等。曲霉菌属条件致病菌,在机体抵抗力下降或鼻腔抵御侵袭能力降低时致病。可为单种曲霉菌感染,也可两种或两种以上曲霉菌混合感染。

（二）局部因素

指鼻中隔偏曲、泡状中鼻甲等造成鼻腔通气引流障碍的各种因素。

（三）全身因素

免疫力低下或缺陷、长期使用抗生素、长期使用抗肿瘤药物或糖皮质激素等。

（四）环境因素

南方湿热气候易患 FRS,曲霉菌感染与职业有关,如园艺工、粮仓管理员、农民等。

四、病理与病理生理

见诊断。

五、治疗

治疗原则:首选手术治疗,侵袭型真菌性鼻-鼻窦炎者需配合抗真菌药物治疗。

（一）一般治疗

纠正患者免疫功能异常,改善全身状况。

（二）内科治疗

真菌球术后不需要抗真菌药物治疗。变应性真菌性鼻-鼻窦炎术后应用糖皮质激素控制病情,可减轻炎症反应、黏膜水肿等。可采用口服泼尼松或鼻用糖皮质激素喷鼻。侵袭性真菌性鼻-鼻窦炎患者需使用抗真菌药物,两性霉素 B 为广谱抗真菌药,但不良反应较大。伊曲康唑对曲霉菌敏感,不良反应较小。

（三）外科治疗

非侵袭性真菌性鼻-鼻窦炎建议行鼻内镜手术治疗,彻底清除窦内真菌球或黏蛋白,切除不可逆病变组织,保留正常的黏膜和骨壁,建立鼻窦永久性引流通道。术后定期复查随访,预防复发。侵袭性真菌性鼻-鼻窦炎根据病变范围可行鼻窦清创术,清除鼻腔鼻窦病变组织和受累骨壁。

（四）预后

真菌球手术治疗效果佳。变应性真菌性鼻-鼻窦炎术后需配合糖皮质激素类药物治疗,预后稍差。早期慢性侵袭性真菌性鼻-鼻窦炎手术常能治愈,但后期慢性侵袭性真菌性鼻-鼻窦炎疗效不佳,预后差。急性侵袭性真菌性鼻窦炎预后最差,死亡率较高。

六、预防

增强体质,预防感冒,及时治疗变应性鼻炎及鼻-鼻窦炎。

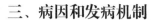 **本节小结**

鼻-鼻窦炎指鼻窦和鼻腔黏膜的炎症,根据病程是否超过 12 周,分为急性和慢性鼻-鼻窦炎。慢性鼻-鼻窦炎临床主要表现为鼻塞、黏脓涕、嗅觉减退、头面部闷胀感等,临床分为伴鼻息肉和不伴鼻息肉两种亚型。慢性鼻-鼻窦炎的病因学较复杂,感染、变态反应、鼻腔鼻窦解剖学异常为三大主要致病因素。其治疗包括药物治疗和鼻内镜手术治疗。药物治疗主要包括鼻用糖皮质激素、14 元环大环内酯类药物、黏液促排剂、鼻腔冲洗等。鼻内镜手术原则为纠正解剖学异常、清除不可逆病变、尽可能保留可逆

的鼻-鼻窦黏膜、重建鼻腔通气引流。真菌性鼻窦炎是真菌感染引起的鼻-鼻窦疾病,最常见的条件致病真菌为曲霉菌,最常见的临床类型是真菌球。真菌球常单窦发病,上颌窦最常见、蝶窦次之,鼻窦 CT 常表现为单个鼻窦受累,常有不均匀密度增高、伴有不规则钙化斑,鼻内镜手术治疗效果好。

(柯霞　重庆医科大学附属第一医院)

附:鼻内镜外科技术

鼻内镜外科技术是当代鼻科学领域具有代表性的专项技术。现代鼻内镜外科内涵是:在鼻内镜直视下,清除病灶,改善和重建鼻腔鼻窦通气引流功能,并尽可能保留鼻腔鼻窦正常解剖结构和功能,从而达到治愈鼻科及相邻器官组织疾病的鼻外科技术。随着基础与临床研究的不断深入,鼻内镜外科技术的应用范围已拓宽到耳鼻咽喉-头颈外科整个领域,甚至鼻眼相关外科、鼻-颅底-脑外科等。其诊治疾病包括耳鼻咽喉科疾病、颅底疾病、颅脑疾病、鼻眼相关疾病以及睡眠阻塞性疾病等。

一、鼻内镜外科技术的发展史

耳鼻咽喉由狭窄的管腔、空洞和间隙等构成,解剖结构复杂而精细。其"孔小洞深"的特点,加大了耳鼻咽喉科医师观察病变的难度。内镜的使用始于 19 世纪。1879 年,德国 Nitze 首先使用具有前端照明装置的膀胱镜,开始了医学史中使用光学内镜的先例。1901 年,Hirshman 首先用改良的膀胱镜对鼻腔、鼻窦行内镜检查。20 世纪 80 年代初,奥地利学者 Messerklinger 创立了内镜鼻窦手术技术,并奠定了功能性内镜鼻窦外科(functional endoscopic surgery,FESS)的理论基础。Kennedy、Stammberger 等完善和发展了 FESS 技术,为其在世界范围内推广作出了突出贡献。

我国的鼻内镜外科创立于 20 世纪 80 年代,初期主要应用于鼻部疾病诊断工作。90 年代,许庚和韩德民先后开展鼻内镜手术,并向全国推广,使其很快在各地蓬勃发展起来。近 30 年来,从 Messerklinger 鼻内镜手术基本理论为基础的 FESS 第一阶段,到应用于鼻腔鼻窦肿瘤、鼻眼相关疾病、脑脊液鼻漏及垂体瘤等的第二阶段,即以技术领域延伸为特征的鼻内镜手术(extended endoscopic surgery,EES),再到鼻颅底良恶性肿瘤方面的应用,向颅底或颅内发展的第三阶段,即扩大鼻内镜手术(expanded endoscopic approach,EEA),我国鼻内镜外科技术已趋向成熟,其临床应用已接近或达到国际先进水平。

二、鼻内镜外科技术的临床应用

鼻内镜外科技术作为一项临床技术,有它的适用范围和操作程序,因此要严格选择其适应证,做好患者评估准备和术者围手术期准备,如详细询问病史、进行患者全身状况评估、并发症风险评估,选择麻醉方式,术前仔细阅读 CT 片,制定术中可能出现问题的对策,准备好手术设备和器械等。

鼻内镜手术设备包括硬性鼻内镜、强力冷光源、监视系统、图像存储系统等。手术器械包括筛窦钳、咬骨钳、黏膜咬切钳、吸引器、镰状刀及剥离器械等。另外,还有电动切割吸引器、电钻、电凝止血器、低温等离子等手术辅助设备。近年来影像导航技术进一步提高了鼻内镜手术的安全性。

(一) 检查诊断及临床研究

鼻内镜延伸了人的视野,显示出了独特的优越性:①清楚显露鼻腔鼻窦深处隐藏的病变;②了解各鼻窦开口的情况;③早期发现鼻咽癌及渗出性中耳炎的病因分析;④吸取鼻窦内分泌物进行细菌学和细胞学检查;⑤采取鼻腔鼻窦深部微小病变作组织病理学检查;⑥协助激光、微波、电凝等作一些凝固止血等简单治疗;⑦结合摄影录像系统,有助于鼻腔、鼻窦疾病的诊断和随访观察;⑧结合多媒体技术可定量分析鼻腔鼻窦解剖变异与鼻窦炎发病的相关性。

此外,通过鼻内镜对鼻腔和鼻窦解剖结构的观察和对其特异性、非特异性保护功能的研究,认识黏膜分泌功能、窦口鼻道复合体开放和鼻甲保留的作用等,指导临床诊治。

(二) 临床手术应用

鼻内镜外科技术具有疗效高、创伤小、并发症少的优点,推动了鼻外科及相关科学的理论及实践的发展,临床应用范围也不断扩大,主要包括以下几个方面。

1. 鼻腔鼻窦手术　鼻腔鼻窦手术适应证主要包括:①改善鼻腔鼻窦通气引流:如矫正鼻腔解剖结

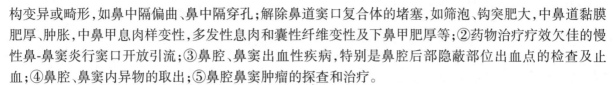

构变异或畸形,如鼻中隔偏曲、鼻中隔穿孔;解除鼻道窦口复合体的堵塞,如筛泡、钩突肥大,中鼻道黏膜肥厚、肿胀、中鼻甲息肉样变性,多发性息肉和囊性纤维变性及下鼻甲肥厚等;②药物治疗疗效欠佳的慢性鼻-鼻窦炎行窦口开放引流;③鼻腔、鼻窦出血性疾病,特别是鼻腔后部隐蔽部位出血点的检查及止血;④鼻腔、鼻窦内异物的取出;⑤鼻腔鼻窦肿瘤的探查和治疗。

2. 颅底外科手术 颅底与鼻腔鼻窦、咽腔等相邻,颅底病变甚至部分紧邻颅底的脑病变,均已成为鼻内镜手术的适应证:①脑脊液鼻漏定位及修补;②经鼻内镜垂体瘤切除术;③经鼻内镜斜坡脊索瘤切除术;④脑膜脑膨出经鼻内镜手术;⑤鼻颅底肿瘤及沟通性肿瘤手术。

3. 鼻眼相关外科手术 眼眶与鼻腔鼻窦相邻,经鼻腔鼻窦的鼻内镜手术可以减少眶内容物的挤压及损伤,更符合微创原则。①慢性泪囊炎行鼻内镜下鼻腔泪囊造孔术,避免了传统的面部切口瘢痕,适用于下泪道阻塞病人;②Grave 病患者的恶性突眼可行鼻内镜下眶壁减压术;③视神经损伤受压可行鼻内镜视神经管减压术;④靠近鼻腔鼻窦侧的眶内肿瘤可行鼻内镜手术。

4. 颌面重建及整形手术 除鼻部整形外,鼻内镜设备均可经穿刺入额骨、颞骨、颧骨复合体、上颌窦内进行操作来治疗骨质塌陷致外貌畸形,达到颌面重建及整形,减少颌面部切口损伤。

(三)术后随访及综合治疗

鼻内镜外科技术仅仅是一项重要的外科技术,而对于疾病的治疗,应采取综合治疗,特别是围手术期处理。术前鼻内镜检查、术中鼻内镜下操作、术后鼻内镜随访都很重要。术后鼻内镜检查随访可观察窦口开放程度、窦腔黏膜改变及分泌物潴留情况、肿瘤有无复发等,有助于指导疾病治疗及判断疗效。

总之,在鼻内镜技术日益成熟的今天,其应用范围和领域在不断得到扩大,体现了鼻内镜外科技术的自身优势。但同时,也应注意技术的规范化培训及内镜技术本身不能完全替代经典或传统手术,熟练和规范应用鼻内镜外科技术是临床实践中的关键。

(杨玉成 重庆医科大学附属第一医院)

第五节 鼻 出 血

一、概述

鼻出血(epistaxis),ICD-10 编码:R04.001,是耳鼻喉科最常见的急症之一,致病因素复杂。多因鼻腔鼻窦疾病引起,也可因鼻腔鼻窦邻近部位如鼻咽部疾病、海绵窦病变、颈内动脉破裂及假性动脉瘤破裂出血经鼻腔流出,某些全身性疾病也可导致鼻出血。

二、诊断

(一)临床表现

鼻出血由于原因不同其临床表现各异,多数鼻出血为单侧,偶见双侧;可间歇反复出血,亦可呈持续性出血。出血量多少不一,轻者涕中带血、数滴或数毫升,重者可达几十毫升甚至数百毫升以上,导致失血性休克。反复少量出血则可引发贫血。出血剧烈或鼻腔后部出血常表现为口鼻同时流血或双侧流血。血液大量凝集于鼻腔可导致鼻塞症状。咽入大量血液可出现恶心、呕吐,需要与咯血、呕血进行鉴别。成人急性失血量达 500ml 时,会有头昏、口渴等症状,失血量达到 1000ml 时出现血压下降、心率加快等休克前期症状。

出血部位多数发生于鼻中隔前下部的易出血区(little),有时可见喷射性或波动性小动脉出血。少年儿童鼻出血几乎全部发生于易出血区;青年人也以此区出血多见。中老年人的鼻出血,常与高血压和动脉硬化有关,出血部位多见于鼻腔后部,位于下鼻甲后端附近的吴氏鼻-鼻咽静脉丛(Woodruff naso-nasopharyngeal venous plexus)及鼻中隔后部的动脉出血为鼻后部出血的较常见部位。此部位出血一般较为凶猛,不易止血,出血常迅速流入咽部,从口吐出。局部疾患引起的鼻出血,多限于一侧鼻腔,而全身疾病引起者,可能两侧鼻腔内交替或同时出血。

鼻出血在临床上按病因分类:分为原发性鼻出血(特发性或自发性,约占70%)和继发性鼻出血(病因明确);按出血部位分类为:鼻腔前部出血和鼻腔后部出血。

(二) 实验室和辅助检查

检查目的是查明出血原因和确定出血部位。

1. 前鼻镜检查 探查鼻腔前部的出血点。

2. 鼻内镜检查 探查鼻腔后部或隐匿部位的出血,应特别注意检查下鼻道穹窿中后1/3部位,中鼻道后上部、嗅裂鼻中隔部和蝶筛隐窝等区域。

3. 数字减影血管造影(digital subtraction angiography,DSA) 对头颅外伤所致的鼻腔大出血,应高度警惕颈内动脉破裂、颈内动脉假性动脉瘤、颈内动脉海绵窦瘘等可能,行DSA有助于明确诊断。

4. 其他检查 血常规、出血和凝血功能、肝肾功能、心电图、血压监测以及鼻部CT和(或)MRI等检查。

(三) 鉴别诊断

1. 咯血 指喉及喉部以下的呼吸道任何部位出血,经口腔咳出,多由气管、支气管、肺部疾病及心血管疾病等引起。

2. 呕血 指上消化道出血经口腔呕出,出血部位多位于食管、胃及十二指肠,常伴有食管、胃、十二指肠及肝脏疾病等。

(四) 诊断流程图

根据临床表现鼻腔有出血症状,前鼻镜或鼻内镜检查发现鼻腔有出血点,结合血常规、出血和凝血功能等辅助检查可诊断。

三、病因及发病机制

病因分为局部因素和全身因素两大类,可以是单一病因,或多种病因并存。

1. 局部原因

(1) 创伤:因外伤、手术等致鼻、鼻中隔、鼻窦、颅前窝及颅中窝底损伤引起鼻出血,如果筛前动脉破裂,颈内动脉破裂或假性动脉瘤破裂,可导致严重的鼻出血,甚至危及生命。剧烈咳嗽、喷嚏、挖鼻、经鼻腔插管及鼻-鼻窦内气压突然变化如高空飞行、登高山及潜水灯也可引起鼻出血。

(2) 炎症:①鼻腔鼻窦的非特异性炎症:急性鼻炎、急性鼻-鼻窦炎、变应性鼻炎、干燥性鼻炎、萎缩性鼻炎等;②鼻腔鼻窦的特异性感染:鼻硬结症、结核、麻风、白喉、梅毒、HIV、鼻真菌病,均可因黏膜病变导致鼻出血。

(3) 鼻中隔疾病:①鼻中隔偏曲:多发生在嵴或矩状突附近或偏曲的凸面,此处黏膜较薄,张力较大;②鼻中隔溃疡:黏膜糜烂、结痂、溃烂;③鼻中隔穿孔:穿孔缘干燥或结痂,这些病变常有鼻出血症状。

(4) 肿瘤:发生于鼻腔、鼻窦的良性肿瘤(如血管瘤、乳头状瘤、纤维血管瘤等)及恶性肿瘤(鳞癌、腺癌、肉瘤、淋巴瘤等);发生于鼻咽部的纤维血管瘤及鼻咽癌等均可导致鼻出血。早期出血量一般不多,但可反复发生。晚期破坏大血管者,血管性肿瘤出血一般较剧。

(5) 其他:鼻腔异物、鼻腔昆虫、血管畸形、中毒等,可引起反复出血。

2. 全身因素

(1) 凝血功能障碍:如血液系统疾病、肝脏或肾脏功能障碍、长期服用水杨酸类非甾体类抗炎药物、大量应用抗凝血药物、溶栓降纤药物、酗酒等。鼻腔以渗血为主,双侧多见,常伴有身体其他部位的出血。

(2) 心血管疾病:①动脉压升高:如高血压、动脉硬化症、心力衰竭等;②静脉压升高:如二尖瓣狭窄、肺水肿等。以动脉压升高或波动引发鼻出血多见,发生在易出血区可见搏动性出血,发生在鼻腔后部,出血量较多,不易止血。

（3）急性发热性传染病:如流感、麻疹、疟疾、猩红热、伤寒、出血热及传染性肝炎等,多因高热,鼻黏膜充血、干燥,以致出血,出血部位多在易出血区。

（4）内分泌疾病:鼻出血与激素水平及血管脆性有关。

（5）遗传性出血性毛细血管扩张症:有家族史,多见双侧鼻中隔黏膜下、舌体、口唇、手掌毛细血管扩张,双侧鼻出血较剧且反复发生。

四、病理及病理生理

局部病因和全身病因引起动脉压或静脉压增高、凝血功能障碍或血管张力改变均可致鼻出血。

五、治疗

治疗原则包括:生命体征的维护、选择恰当的止血方法、针对出血原因进行治疗。

（一）一般治疗

患者常因鼻出血而情绪紧张,安慰使其镇静,在准备止血物品的同时,询问病史,利于了解出血情况,如出血量的多少、左或右侧鼻腔出血的先后,判明出血原因及全身状况,便于进一步给予有效治疗。

（二）内科治疗

1. 半坐卧休息,注意营养,给予高热量易消化饮食。对老年或出血较多者,注意有无失血性贫血、休克、心脏损害等情况,并及时处理。失血严重者,需予输血、输液、抗休克,必要时请相关科室协助诊治。

2. 寻找出血病因,进行病因治疗。

3. 给予足够的维生素 C、K、P 等,并给予足量的镇静剂。

4. 适当应用止血剂,如凝血酶、氨基己酸、云南白药等。

（三）外科治疗

外科治疗的原则:出血点明确则采用凝固止血;出血点不明确则内镜探查,避免盲目鼻腔填塞;在不具备内镜诊疗条件时采用指压止血、鼻腔填塞应急处理,必要时转上级医院治疗。

1. 寻找出血点　应用 1% 麻黄碱棉片、羟甲唑啉或 0.1% 肾上腺素棉片收缩鼻腔黏膜血管,可暂时止血,配合吸引器在前鼻镜,最好在内镜下寻找出血部位,实施止血治疗。

2. 鼻腔止血法　根据出血的轻重缓急、出血部位及病因,选择合理的止血方法。

（1）指压止血法:适用于鼻腔前部的出血,尤其是出血量少且出血部位在易出血区的儿童和青少年患者。方法:患者取坐位、头部略前倾,用手指捏紧双侧鼻翼或将出血侧鼻翼压向鼻中隔约 10 ~ 15 分钟。同时吐出口内血液,避免误咽。

（2）烧灼止血法:收缩并表面麻醉鼻腔黏膜后,通过物理治疗封闭出血的血管。烧灼的方法有化学烧灼如用 50% 的硝酸银、50% 三氯醋酸等,电灼、双极电凝、高频电刀、射频、冷冻或激光凝固法(二氧化碳激光、Nd-YAG 或 He-Ne 激光)。应避免过深或同时烧灼鼻中隔同一部位的两侧黏膜,烧灼后可局部涂软膏或用石蜡油滴鼻液以防局部干燥和鼻中隔穿孔。此法适用于反复少量出血并有明确出血点者,鼻内镜下烧灼效果更佳。

（3）鼻腔填塞术:是最有效果和常用的鼻腔止血方法。适用于出血较剧烈、渗血面较大或出血部位不明者。此法是利用填塞物直接压迫鼻腔出血部位,使破裂的血管闭塞而达到止血目的。鼻腔的填塞材料:包括可吸收的和不可吸收的两大类。可吸收的材料有明胶海绵、纤维蛋白棉、可吸收高分子止血棉等。不可吸收的材料包括纱条(凡士林油纱、紫草油纱、碘仿纱或抗生素油纱)、高分子膨胀止血棉、藻酸钙止血棉、止血气囊或水囊等。凡士林纱条作前鼻孔填塞较为常用。

1）经前鼻孔鼻腔填塞法(nasal packing):①鼻出血量小、出血部位明确且范围较小者,应用可吸收明胶海绵、止血纱布、止血绫、纳吸棉等或不可吸收高分子膨胀止血棉、藻酸钙止血棉等直接或蘸上云南白药等填塞鼻腔出血部位,其优点是对鼻腔黏膜损伤小;②鼻出血量多、出血部位不明确且范围较大,应用上述方法无效者,将灭菌的凡士林纱条或紫草纱条制成约宽2cm,长5~8cm的纱条段,也可以一根长纱条折叠填塞可避免纱条坠入鼻咽部。填塞时,纱条远端固定,逐渐由后向前,由下而上或由上而下逐层填紧,此法对鼻腔前部出血效果较好(图23-5-1)。

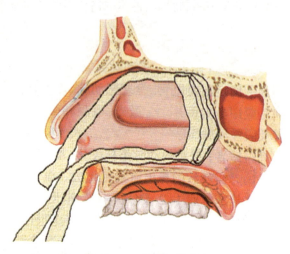

图 23-5-1　前鼻孔填塞法

2) 后鼻孔填塞法(postnasal packing):前鼻孔填塞无效、鼻腔后部、鼻咽部出血者适合用后鼻孔填塞。先将灭菌的凡士林纱条或碘仿纱条卷叠成块形或圆锥形近似患者后鼻孔大小(相当于患者手拇指第一指节的粗细),用粗线缝紧,尖端有约25cm长的双线,底部有10cm长的单线。填塞时,先用1%~2%的麻黄碱和1%丁卡因。收缩和表面麻醉患者鼻腔黏膜,咽部亦可喷表面麻醉剂。用小号导尿管由出血侧前鼻孔沿鼻腔底部插入直达咽部,用止血钳将导管从口腔拉出导尿管尾端则留于前鼻孔外,再将填塞物上的双线系于导尿管,此时将填塞物由口腔送入鼻咽部,填塞于后鼻孔,一般都需加行鼻腔填塞,最后在前鼻孔处用一个小纱布球,将双线系于其上,以作固定,口腔端的线头可剪短固定于口角旁,便于以后取出填塞物时作牵拉之用(图23-5-2)。还可用乳胶或硅橡胶气囊填入鼻腔,注入空气或水使气囊膨胀,进行压迫止血,优点是患者的痛苦轻于油纱填塞,缺点是部分出血部位不能完全有效地压紧。

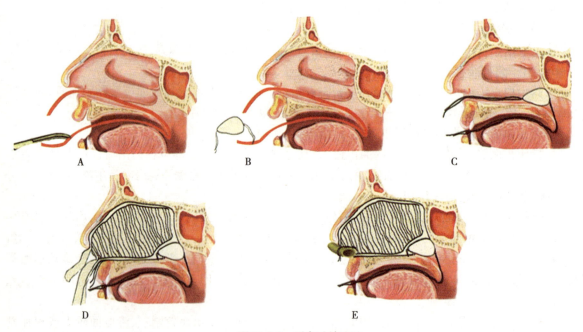

图 23-5-2　后鼻孔填塞法

A. 将导尿管头端拉出口外;B. 将纱球尖端的丝线附于导尿管头端,回抽导尿管;C. 将线拉紧(可用手指或器械协助),使纱球嵌入后鼻孔;D. 再作鼻腔填塞;E. 将纱球前端丝线固定于前鼻孔处,尾端可留置口外

须注意鼻腔填塞物(前鼻孔填塞)通常于填塞后48~72小时取出,碘仿填塞于7天取出,全身应用抗生素以防引起鼻腔鼻窦及中耳感染等并发症。

(4) 鼻内镜下止血术:目前随着鼻内镜手术在临床的广泛应用,为鼻出血的检查、诊断和治疗提供

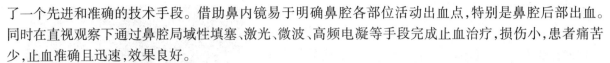

了一个先进和准确的技术手段。借助鼻内镜易于明确鼻腔各部位活动出血点,特别是鼻腔后部出血。同时在直视观察下通过鼻腔局域性填塞、激光、微波、高频电凝等手段完成止血治疗,损伤小,患者痛苦少,止血准确且迅速,效果良好。

（5）血管结扎法:对于经反复前后鼻孔填塞及内科治疗无法止血者,外伤或手术损伤大血管出血凶猛者可考虑血管结扎。因鼻腔中鼻甲上部为筛前动脉和筛后动脉分布,中鼻甲平面以下为颈外系统供血。所以常用结扎方法有颈外动脉结扎和筛前动脉结扎。禁忌证为凝血机制障碍所致的鼻出血。

（6）血管栓塞法:适用于顽固性鼻出血,通过反复前后鼻孔填塞特别是应用鼻内镜结合激光、电凝和微波及内科治疗无法止血者;外伤或手术损伤大血管出血严重者及假性动脉瘤破裂的诊断与治疗。方法是将动脉导管选择性地置于颈外动脉主干行造影并行数字减影摄片,在数字减影下确定出血血管,定位栓塞靶血管。本法不能用来控制由筛前动脉或筛后动脉引起的鼻出血,禁忌证还包括造影剂过敏者;严重的动脉粥样硬化、肝及肾功能不全者;颌内动脉、眼动脉及椎动脉有吻合支者;凝血机制障碍所致的鼻出血。血管栓塞可引起脑梗死、偏瘫和脑血管痉挛等并发症。一般鼻腔填塞物在栓塞术后 1~2 天分次松解、取出。

（四）预后

鼻出血的预后取决于引起出血的病因是否得到控制。有鼻腔局部因素引起者,在治疗局部疾病后如矫正鼻中隔偏曲、治愈鼻部外伤、控制急慢性鼻-鼻窦炎、取出鼻腔异物等,一般预后较好。由全身性疾病引起者,如高血压、血友病、遗传性出血性毛细血管扩张症等在原发病得到控制以后,鼻出血预后较好,但因很多全身性疾病难以根治,故鼻出血易反复发作。由肿瘤性疾病引起者,如鼻腔恶性肿瘤、全身性肿瘤如白血病、淋巴瘤等引起者,预后相对较差。

六、预防

（一）保持房间的安静、清洁,温度及湿度要适宜。室内保持空气清新,适当开窗通风换气。

（二）老人平日活动时动作要慢,勿用力擤鼻,对症止咳。

（三）老年性鼻出血患者多伴有高血压、冠心病、支气管炎等,应定期防治原发病,尤其是高血压病患者,必须尽快将血压控制到正常或接近正常的水平,观察病情变化,并及时到医院就诊。

（四）对于儿童鼻出血患者应纠正患儿挖鼻、揉鼻、好奇放置异物等易导致黏膜损伤的不良习惯。

（五）成人避免酗酒,及长期非甾体类抗炎药物的使用。

本节小结

鼻出血可由局部因素和全身因素引起,但多由鼻腔鼻窦疾病引起,是耳鼻喉科常见的急症之一,需及时诊治。临床表现可为单侧,也可为双侧;可间歇性,也可持续性出血。出血量多少不一,轻者涕中带血、数滴或数毫升,重者可达数百毫升以上,导致失血性休克。治疗应遵循"急治其标,缓治其本"的原则。需在稳定患者情绪,改善失血性贫血、休克、心脏损害的同时,积极给予全身应用止血剂和鼻腔局部填塞等方法止血,并寻找病因,进行病因治疗。

（黄江菊　重庆医科大学附属第一医院）

第六节　鼻中隔偏曲

一、概述

鼻中隔偏曲(deviation of nasal septum),ICD-10 编码:J34.201,是指鼻中隔偏向一侧或两侧、或局部

突起引起鼻腔功能障碍或产生症状,如鼻塞、鼻出血和头痛等。鼻中隔偏曲的类型有:C 形、S 形,若局部呈尖锥样突起者称为骨棘或矩状突(spur)(图23-6-1),由前向后的山嵴样突起称骨嵴(ridge)。此外按偏曲部位可分为:高位偏曲、低位偏曲、前段偏曲、后段偏曲。

二、诊断

(一)临床表现

1. 鼻塞　为鼻中隔偏曲最常见的症状,多表现为单侧或双侧持续性鼻塞。症状严重程度取决于偏曲的类型、程度、部位以及下鼻甲是否有代偿性肥大。

2. 鼻出血　常发生于偏曲的凸面、骨棘或骨嵴处,由于此处黏膜较薄,受气流刺激易发生糜烂出血。

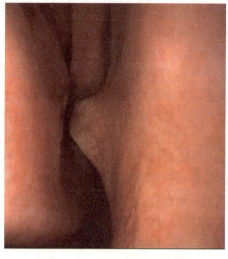

图 23-6-1　鼻中隔偏曲(骨棘)

3. 头痛　偏曲的部位压迫同侧中鼻甲或下鼻甲,引起反射性头痛。

4. 邻近结构受累症状　若鼻中隔偏曲影响鼻窦引流可诱发鼻窦炎,长期鼻塞、张口呼吸可引起上呼吸道感染、阻塞性睡眠呼吸暂停低通气综合征等,从而出现相应症状。

(二)实验室和辅助检查

1. 前鼻镜检查　可发现偏曲的类型和程度,鼻中隔黏膜有无糜烂,同时检查鼻甲有无"代偿性肥大"。

2. 鼻内镜检查　观察鼻中隔与鼻甲、鼻道的解剖结构关系,同时检查各鼻道有无异常分泌物及鼻息肉等。

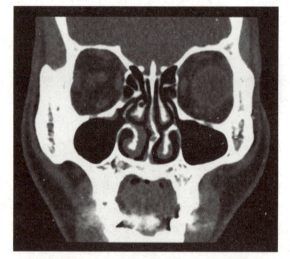

图 23-6-2　鼻中隔偏曲(骨嵴,冠状位 CT)

3. 鼻窦 CT 扫描　常规进行冠状位及轴位扫描,评估鼻中隔偏曲与窦口鼻道复合体等相邻解剖结构的关系,判断有无鼻窦炎,明确是否有手术指征(图23-6-2)。

(三)鉴别诊断

1. 鼻中隔血肿　有鼻外伤或手术史,多为双侧鼻塞、前额部疼痛和鼻梁压迫感,检查可见鼻中隔两侧呈对称性半球形隆起,黏膜色泽紫红或正常,触之柔软,穿刺回抽有血。

2. 鼻中隔脓肿　多由鼻中隔血肿继发感染所致。有全身和局部感染症状,如寒战、发热、头痛、鼻梁或鼻尖部跳痛、压痛。检查可见鼻中隔两侧对称性膨隆,黏膜色泽暗红,触之柔软而有波动感,穿刺抽吸有脓性分泌物。

(四)诊断流程图或诊断思路

根据患者鼻塞、鼻出血、头痛等症状,结合内镜或鼻窦 CT 检查发现鼻中隔有偏曲或棘突、骨嵴可作出诊断。

三、病因和发病机制

(一)鼻腔发育不均衡

鼻中隔骨和软骨发育与颌面骨发育不均衡,颌面骨发育完成后鼻中隔软骨仍然在继续生长,或骨与

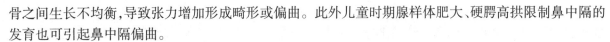

骨之间生长不均衡,导致张力增加形成畸形或偏曲。此外儿童时期腺样体肥大、硬腭高拱限制鼻中隔的发育也可引起鼻中隔偏曲。

(二) 外伤

多发生在儿童时期,外伤导致鼻中隔骨折或脱位,最终形成鼻中隔偏曲。

(三) 鼻腔、鼻窦肿瘤及巨大的鼻息肉推压也可形成鼻中隔偏曲

四、病理与病理生理

鼻中隔偏曲可导致一侧鼻腔狭窄,对侧下鼻甲发生代偿性增生肥大,早期表现为黏膜固有层血管扩张,炎性细胞浸润,静脉和淋巴管回流障碍,静脉通透性增加,黏膜固有层水肿。晚期发展为黏膜、黏膜下层甚至骨膜和骨的局限性或弥漫性纤维组织增生、肥厚。

五、治疗

(一) 内科治疗

合并有慢性鼻炎的患者可局部使用糖皮质激素鼻喷剂喷鼻,鼻塞症状严重时可短期使用鼻减充血剂治疗(一般不超过 10 天)。

(二) 外科治疗

伴有明显症状的鼻中隔偏曲患者可考虑手术治疗。常见手术包括鼻中隔黏膜下切除术、鼻中隔成形术。目前多采用鼻中隔成形术,其优点为在解决偏曲的同时尽量保留或维持软骨以及骨性支架的支撑作用,恢复鼻中隔应有的生物力学支撑性,避免后续性鼻背塌陷等并发症的发生。对于合并下鼻甲肥大的患者可同时进行下鼻甲外移术或下鼻甲消融术。

(三) 预后

鼻中隔偏曲经手术治疗后预后良好。

六、预防

儿童时期尽早治疗腺样体肥大,尽量避免鼻部外伤,积极治疗鼻腔息肉或肿瘤等疾病。

本节小结

鼻中隔偏曲是指鼻中隔偏向一侧或两侧、或局部突起引起鼻腔功能障碍或产生症状,是鼻科常见疾病之一,常见病因为鼻腔发育不均衡、外伤及鼻腔鼻窦肿瘤、巨大的鼻息肉推压等。其主要临床表现为:鼻塞、鼻出血、头痛等。鼻中隔偏曲诊断确定且患者有明显的症状应予以手术治疗,目前多采用鼻内镜下鼻中隔成形术。

(刘杰 重庆医科大学附属第一医院)

第七节 鼻-鼻窦肿瘤

鼻-鼻窦良性肿瘤

一、概述

鼻-鼻窦良性肿瘤好发于鼻腔,即鼻腔良性肿瘤(benign tumor of nasal cavity),ICD-10 编码: D14.000,其中血管瘤(hemangioma)、乳头状瘤(papilloma)、骨瘤(osteoma)多见。血管瘤为鼻腔最常见

的良性肿瘤,是脉管组织良性肿瘤之一,可发生于任何年龄,多见于青壮年。乳头状瘤为上皮源性肿瘤,多见于 40 岁以上的中年人,男女性别比为 3∶1,病理分为硬型、软型(即内翻性乳头状瘤),内翻性乳头状瘤存在术后易复发、多次手术易产生恶性变、多发性生长并易产生组织破坏等特点,应特别注意。骨瘤是最常见的鼻窦良性肿瘤,多见于青年,男性较多,常发生于额窦(70%),其次为筛窦(25%),上颌窦和蝶窦均少见,通常生长缓慢。

二、诊断

(一) 临床表现

鼻-鼻窦良性肿瘤的临床表现以肿瘤侵犯部位的功能障碍或结构改变、畸形为主。

1. 血管瘤 常表现为鼻阻塞、反复鼻出血,肿瘤压迫窦壁,破坏骨质,侵及邻近器官可致压迫症状如面部畸形、眼球移位、复视、头痛等,出血可致贫血、休克。血管瘤好发于鼻中隔,尤以前下区多见,瘤体呈红色或紫红色,易出血。

2. 乳头状瘤 常为单侧发病。表现为持续性、进行性加重的鼻阻塞,带血黏脓涕,偶有头痛和嗅觉异常,随肿瘤生长、侵犯产生相应压迫症状。硬型乳头状瘤多呈桑葚状,与皮疣类似,常见于鼻前庭与鼻中隔,软型乳头状瘤通常瘤体较大,质软、色红,多呈弥漫性生长。

3. 骨瘤 小者多无症状,常于检查时偶然发现。大的额窦骨瘤可引起额部疼痛,感觉异常,随肿瘤生长、侵犯产生相应压迫症状,如额窦黏液囊肿形成,眼球压迫、移位,鼻额管通气引流障碍,颅内组织受压症状等。

(二) 实验室和辅助检查

1. 鼻内镜检查 可观察肿瘤原发部位、大小、外形、鼻窦开口等情况(图 23-7-1、图 23-7-2)。

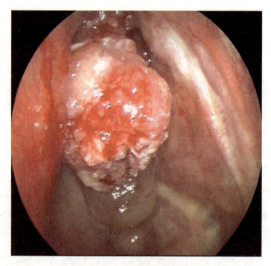

图 23-7-1 鼻腔乳头状瘤

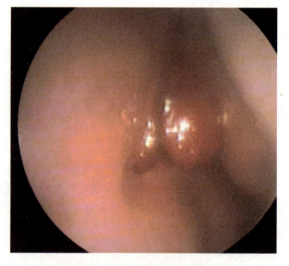

图 23-7-2 鼻中隔血管瘤,肉眼呈红色

2. 影像学检查 CT 或 MRI 检查可显示肿瘤大小及周边毗邻结构,增强扫描有助于判断血供,并有助于选择术式,目前临床常用,血管造影常用于血管瘤的血供判断(图 23-7-3 ~ 图 23-7-5)。

(三) 鉴别诊断

1. 鼻息肉 无涕血史。息肉外观色灰白,质软,表面光滑似荔枝状半透明,可有蒂,触之无出血。

2. 上颌窦良性出血性新生物 包括血管瘤、假性血管瘤、出血性息肉、坏死性上颌窦炎等。其共同特点是病程较长,常有鼻出血,且量较多。X 线摄片与 CT 扫描,窦内常显示团块状肿物,骨破坏多限于内侧壁。病检结果可区别。

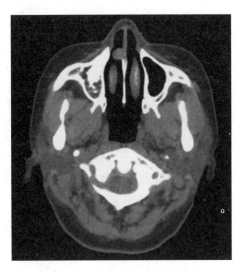

图 23-7-3 右侧鼻腔血管瘤,来源于鼻中隔

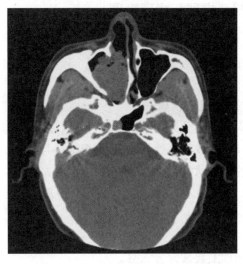

图 23-7-4 右侧鼻乳头状瘤,CT 表现为右侧鼻腔鼻窦占位

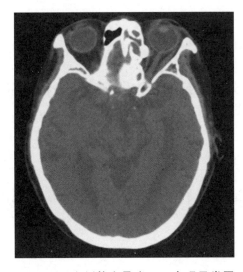

图 23-7-5 左侧筛窦骨瘤,CT 表现呈类圆形高密度影

3. 上颌窦囊肿 常有周期性鼻内流出黄色液体或间歇流出微量血性液。局限于窦内的小囊肿,面颊多无改变。囊肿增大,亦可产生面颊隆起,表面皮肤可推动,肿块呈圆形或类圆形,表面光滑,略有弹性,似乒乓球感觉,X 线摄片、CT 可显示囊肿的特有形态,经上颌窦穿刺有黄色液体或黏液。

4. 鼻腔脑膜脑膨出 多发于婴幼儿,但鼻内型诊断较为困难,极少有出生后即发现的。临床上表现为单侧鼻腔肿物,表面光滑,大部分患者合并有脑脊液鼻漏或反复发作性脑炎。应作 CT 或 MRI 检查以协助鉴别。

5. 外生性骨疣 与骨瘤鉴别。多见于上颌窦,由骨质过度增生而成,可引起面颊部隆起变形。

(四)诊断流程图或诊断思路

详细的问诊、查体及必要的辅助检查可明确诊断,依据病检结果确诊。

三、病因和发病机制

不同类型的鼻-鼻窦良性肿瘤,其病因不同,确切的病因及发病机制尚无统一认识。

(一)血管瘤

可能与外伤、感染、内分泌功能紊乱、胚胎组织残余有关。

(二)乳头状瘤

包括炎症学说,人乳头状瘤病毒感染有关;肿瘤学说,类似肿瘤生长的临床表现。

(三)骨瘤

包括胚胎性软骨残余学说、外伤、炎症学说、进化学说等。

四、病理与病理生理

（一）鼻部血管瘤

一般分为毛细血管瘤（多见）和海绵状血管瘤，前者多发于鼻中隔，后者好发于下鼻甲和上颌窦内；

（二）乳头状瘤

病理上常分为硬型、软型。其中，硬型瘤体较小、质硬、色灰、局限而单发，呈桑葚状，多见于鼻前庭、鼻中隔前部或硬腭处，外观及组织结构与一般皮疣相似，上皮向体表增生，主要由鳞状上皮组成；软型即内翻性乳头状瘤，瘤体较大、质软、色红，多呈弥漫型生长，有细蒂或广基，上皮成分向基质内呈内翻型增生，增生的上皮可呈指状、舌状和乳头状等，上皮细胞以移行上皮为多，基底膜完整（是有无恶变的主要鉴别依据）。

（三）骨瘤

病理上通常分为三型。

1. 密质型　称硬型或象牙型，质硬、较小、多有蒂，生长缓慢，常见于额窦。

2. 松质型　称软型或海绵型，质松软，由骨化的纤维组织形成，广基、体积较大，生长快，偶有中心液化成囊肿，表面为较硬的骨囊，常见于筛窦。

3. 混合型　外硬内松，常见于额窦。

五、治疗及预后

鼻-鼻窦良性肿瘤的治疗依靠手术。鼻-鼻窦乳头状瘤对放化疗均不敏感，对鼻-鼻窦乳头状瘤不能彻底切除、多次复发、伴恶变及不适合手术的患者，应当考虑放射治疗。通常良性肿瘤预后较好，但乳头状瘤易复发、易癌变。

六、预防

因病因未明，无特效的预防方法，一般需注意合理膳食、适量运动、戒烟限酒、心理平衡等，常规体检，如有病变，尽早诊治。

鼻-鼻窦恶性肿瘤

一、概述

鼻-鼻窦恶性肿瘤（sinonasal malignant tumor），ICD-10 编码：C39.801，约占全身恶性肿瘤的2.05% ~ 3.66%，癌肿与肉瘤发病率之比约为8.5:1，男女发病约为1.5:1 ~ 3.0:1。癌肿绝大多数发生于40 ~ 60 岁之间，肉瘤则多见于青年人，亦可见于儿童。以原发于上颌窦者最多，约占60% ~ 80%，且约有1/3 上颌窦癌患者伴有筛窦癌，原发于筛窦者约占3.8%，原发于额窦者约占2.5%，原发于蝶窦者罕见。肿瘤早期局限，晚期常累及多个解剖部位，很难区分来源。

鼻部淋巴瘤（sinonasal lymphoma），ICD-10 编码：C85.905，可发生在鼻甲、鼻中隔、各鼻道以及鼻窦，根据免疫组化可分为 T、B、NK/T 细胞淋巴瘤。原发于鼻部的淋巴瘤多为 NK/T 细胞淋巴瘤，是一类原发于淋巴结外的具有特殊形态学、免疫表型及生物学行为的肿瘤。因肿瘤细胞表达 T 细胞分化抗原和 NK 细胞相关抗原，故称之为 NK/T 细胞淋巴瘤。目前，NK/T 细胞淋巴瘤已经被认为是一种独立的临床病理分型，我国是上呼吸道（尤其是鼻腔）NK/T 细胞淋巴瘤的高发区。好发于中、青年，男女比例约为 2.7 ~ 4:1，平均发病年龄约 40 岁，该病病程较短，临床进展快速，病程短者仅 1 个月，长者可达 10 余年，但多数在 1 年以内。

二、诊断

（一）临床表现

鼻-鼻窦恶性肿瘤的临床表现与肿瘤性质、大小、原发部位、侵犯范围、病程、扩展方向等密切相关。鼻-鼻窦恶性肿瘤临床表现一般出现较晚，原发于鼻窦者早期多无特征性症状，一旦肿瘤超越窦腔，侵入邻近器官，其表现较复杂。

1. 鼻腔恶性肿瘤

（1）症状：早期症状不典型，鼻部症状为主，如单侧进行性鼻阻塞、涕血、恶臭脓涕或肉色水样涕等，可有头胀、头痛、嗅觉减退或丧失；晚期者，肿瘤侵入鼻窦、眼眶等部位，表现同鼻窦恶性肿瘤。

（2）体征：可见鼻腔内菜花状，基底广泛，表面常伴有溃疡、出血及坏死组织的肿物。

2. 鼻窦恶性肿瘤 临床表现随原发部位和累及范围而异。

（1）上颌窦恶性肿瘤：上颌窦恶性肿瘤常见，其表现与原发部位、侵犯范围等密切相关。早期肿瘤小，以内上角区为多，症状、体征不明显，随着肿瘤的发展常有以下表现。

1）脓血涕：成年人长时间单侧鼻腔脓血涕，应怀疑本病。晚期可有恶臭味。

2）面颊部疼痛和麻木：向上侵犯眶下神经而发生面颊部疼痛和麻木感。

3）单侧进行性鼻阻塞：常为持续性鼻阻塞。

4）磨牙疼痛和松动：肿瘤向下侵及牙槽所致。常误诊为牙病，但拔牙后症状依旧。此时体征仍可能不明显，或逐渐出现鼻面部（外鼻、面颊、内眦、颞部等）隆起、肿胀表现，中、下鼻甲推移现象等。

5）晚期破坏窦壁，侵犯邻近器官引起相应的临床表现。①侵犯前壁：面颊部隆起，如侵犯面颊软组织，可发生瘘管或溃烂；②侵犯上壁：压迫鼻泪管致流泪，压迫眶底，使眶缘变钝，眼球向上移位，眼肌麻痹，眼球运动受限，可致复视，但视力很少受影响；③侵犯底壁：硬腭下塌、溃烂，牙槽增厚和牙齿松动脱落等；④侵犯后外壁：向后外侵犯翼腭窝或翼内肌时，可出现顽固性神经痛和张口困难。多为晚期，预后不佳；⑤侵犯内壁：脓血涕、单侧进行性鼻阻塞等表现；⑥颅底扩展：凡上颌窦癌患者出现内眦处包块，或有张口困难，颞部隆起，头痛，耳痛等症状时，提示肿瘤已侵犯颞下窝而达颅前窝或颅中窝底；⑦颈部肿块：晚期发生颈部淋巴结转移，多见于同侧下颌下淋巴结肿大。

目前常用 Ohngren 法及 Sebileau 法来协助定位及判断上颌窦恶性肿瘤的发展、侵犯、预后情况。

Ohngren 线：上颌窦各壁毗邻不同，Ohngren 自内眦和下颌角之间作一想象的斜面，再于瞳孔处作一想象的垂直平面，从而将上颌窦分为 4 个象限；前内象限所生长的肿瘤易侵入筛窦；而后外象限的肿瘤，晚期易破坏后壁，侵入翼上颌窝和翼腭窝，进而可能破坏翼腭窝顶，或侵入颞下窝而侵犯颅中窝（图 23-7-6）。

Sebileau 法：Sebileau 自中鼻甲下缘作一想象水平线，将上颌窦分为上下两部分。上部分发生的肿瘤，容易通过筛窦或眼眶入侵颅底，故预后不如发生在下部分者为佳。

（2）筛窦恶性肿瘤：早期无症状，不易发现，侵入鼻腔则出现单侧鼻阻塞、血涕、头痛和嗅觉障碍。当肿瘤向各方向扩大时，最易侵犯纸样板入眶，使眼球向外、

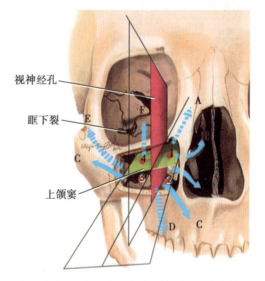

视神经孔

眶下裂

上颌窦

图 23-7-6 上颌窦象限划分及恶性肿瘤发展方向

前、下或上方移位,并有复视。后组筛窦肿瘤可侵入球后、眶尖,常致突眼,动眼神经瘫痪,上睑下垂。此外,内眦处可出现包块,一般无压痛。肿瘤侵犯筛板累及硬脑膜或有颅内转移者,则有剧烈头痛。淋巴结转移常在颌下或同侧颈上部。

(3) 额窦恶性肿瘤:极少见,早期多无症状。肿瘤发展后,可有局部肿痛、麻木感和鼻出血。当临床发现肿瘤向外下发展时,可致前额部及眶上内缘隆起,眼球向下、外、前移位,可出现突眼、复视。出现上述体征应怀疑肿瘤已有颅内扩展。

(4) 蝶窦恶性肿瘤:有原发性和转移性癌两种,但皆少见。早期无症状,待出现单侧或双侧眼球移位、运动障碍和视力减退时,多已属晚期。

除上述表现外,长期反复出血可致贫血;肿瘤慢性消耗,致恶病质;肿瘤破坏面容,影响美观以及长时间患病可能严重影响心理健康;如肿瘤转移(远处转移率不高),出现转移部位症状(骨、肝、肺症状等)。

3. 鼻部淋巴瘤 其临床表现有其特殊性,一般根据 Stewart 分期分为三期。

(1) 前驱期:症状无特异,类似感冒表现,间歇性鼻阻塞,伴水样或血性分泌物,鼻中隔可出现肉芽肿性溃疡,鼻腔干燥易结痂,此期持续 4~6 周。

(2) 活动期:鼻阻塞加重,有脓涕,常有臭味。全身状况尚可,但食欲缺乏,常有低热。鼻黏膜肿胀、糜烂、溃疡,呈肉芽状,表面有灰白色坏死,多先累及下鼻甲和鼻中隔,随后发展可发生鼻中隔穿孔或腭部穿孔。累及咽部者可见咽黏膜肉芽肿性糜烂、溃疡。此期可持续数周至数月。

(3) 终末期:患者衰弱、恶病质,局部毁容。中线部位及其邻近组织的黏膜、软骨、骨质可广泛严重破坏,最后患者全身衰竭,并出现高热,肝、脾肿大,肝功衰竭和弥漫性血管内凝血,终致死亡。

(二) 实验室和辅助检查

1. 鼻内镜检查 可观察肿瘤原发部位、大小、外形、鼻窦开口情况,具体形态详见临床表现。

2. 影像学检查 目前临床常用 CT 或 MRI 检查以显示肿瘤大小和侵犯范围,并有助于选择术式(图 23-7-7 ~ 图 23-7-10)。

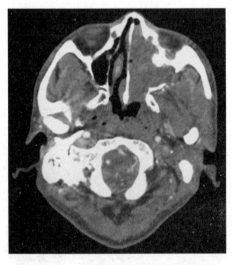

图 23-7-7 左侧上颌窦癌,CT 显示侵犯上颌窦前壁、后外壁、内壁

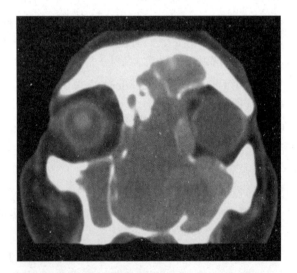

图 23-7-8 鼻窦癌晚期,冠状位 CT 示肿瘤破坏鼻中隔,双侧全组鼻窦侵犯,左侧鼻底骨质破坏,并已侵犯眼眶,侵犯范围广泛,无法判断来源

3. 活检及细胞涂片等检查 确诊依据病理学检查结果,必要时须多次活检。肿瘤已侵入鼻腔者,可行鼻腔内取材活检。上颌窦肿物可经上颌窦穿刺或鼻内镜取肿瘤组织活检或涂片。对病理学检查结果阴性而临床上确属可疑者,可行鼻腔、鼻窦探查术,术中结合冷冻切片检查确诊。活检组织免疫表型

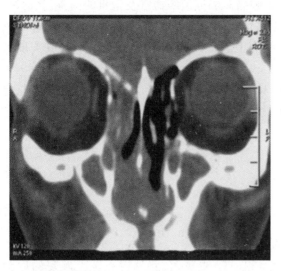

图 23-7-9　鼻腔 NK/T 细胞淋巴瘤,CT 显示鼻中隔、硬腭破坏

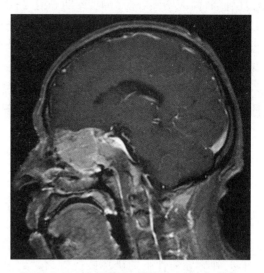

图 23-7-10　右侧筛窦、蝶窦癌 MRI 矢状位表现

有助于鉴别诊断。

4. 其他检查　在明确肿瘤的同时,亦需进一步检查明确肿瘤对邻近组织器官的侵犯情况,如明确为恶性肿瘤,尚应完善全身相关检查如全身骨显像、胸片、腹部彩超、颈部淋巴结彩超等。

（三）鉴别诊断

1. 血管瘤　好发于鼻中隔,尤以前下区多见,瘤体呈红色或紫红色,出血量多。

2. 乳头状瘤　呈桑葚状,常见于鼻前庭与鼻中隔,临床上不易与恶性肿瘤区分,且约有 10% 癌变,因而需作活检鉴别。

3. 鼻息肉　鼻息肉外观呈灰白色,质软,表面光滑似荔枝状半透明,可有蒂,触之无出血。

4. 上颌窦良性新生物　包括囊肿、血管瘤、出血性息肉、坏死性上颌窦炎等。上颌窦囊肿常有周期性鼻内流出黄色液体或间歇流出微量血性液,局限于窦内的小囊肿,面颊多无改变。X 线摄片、CT 可显示囊肿的特有形态;经上颌窦穿刺有黄色液体或黏液。而血管瘤、出血性息肉特点是病程较长,常有鼻出血,且量较多。坏死性上颌窦炎 X 线摄片与 CT 扫描,窦内常显示团块状肿物,骨破坏多限于内侧壁。病检结果可区别。

5. 非特异性慢性溃疡　多见于青壮年,一般为口腔、硬腭部、咽部的慢性良性溃疡,为局限性,无进展性与破坏性。病理组织学为慢性炎性坏死性肉芽肿组织,无异型性淋巴细胞。免疫组化 CD3、CD56、TIA-1 为阴性。

6. Wegener 肉芽肿　本病包括坏死性肉芽肿,动、静脉炎,以及局灶性坏死性肾小球炎。病变尚可累及鼻窦、口腔、咽、眼、耳等器官,为全身性疾病。病因不确,多认为与免疫反应有关。基本损害为坏死性血管炎,可导致血管腔的完全坏死,以及动、静脉基底膜剥脱,并可产生黏膜溃疡、微脓肿等;

7. 特发性非愈合性肉芽肿（idiopathic non-healing granuloma）　非全身性损害,病变局限于上呼吸道、消化道,病理上为非特异性的急性与慢性感染。肉芽肿、巨细胞与血管炎少见。放疗加糖皮质激素治疗有效。

8. 鼻硬结病　是一种慢性进行性肉芽肿病变,常先发生于鼻部,缓慢向上唇、鼻咽、口咽、喉咽、气管、支气管、鼻窦、鼻泪管等处发展,故本病又称呼吸道硬结病。鼻分泌物或组织培养出鼻硬结杆菌,组织病理检查有泡沫细胞和品红小体为特征性改变。

（四）诊断思路

详细的问诊、查体及必要的辅助检查明确是否存在鼻-鼻窦占位性病变;依据活检结果确诊;如确诊为恶性肿瘤,尚应明确肿瘤分类、分期等情况;因鼻-鼻窦肿瘤对邻近组织器官及全身的损害,在诊断鼻-鼻窦疾病的同时,务必明确对邻近组织器官及全身的损害情况如视力损害、贫血等。并应注意鼻腔及鼻窦恶性肿瘤症状出现较晚,且易误诊,早期确诊较难。对有上述症状者应提高警惕,尤其是40岁以上患者,症状为一侧性、进行性者更应仔细检查。

鼻腔、鼻窦肿瘤AJCC(2010年第七版)TNM分期(未包括非上皮性肿瘤,如淋巴组织、软组织、骨和软骨的肿瘤;额窦和蝶窦恶性肿瘤因发病率极低,尚无一个广泛接受的分期)。

原发肿瘤(T)

T_X　原发肿瘤不能评估

T_0　无原发肿瘤证据

Tis 原位癌

上颌窦

T_1　肿瘤局限在上颌窦的黏膜,无骨质的破坏或侵蚀

T_2　肿瘤导致骨质的破坏或侵蚀,包括侵犯至硬腭和(或)中鼻道,除外侵犯至上颌窦的后壁和翼板

T_3　肿瘤侵犯任何以下一处:上颌窦的后壁骨质、皮下组织、眼眶的底壁或内侧壁、翼腭窝、筛窦

T_{4a}　中等晚期局部疾病

肿瘤侵犯眼眶内容前部、颊部皮肤、翼板、颞下窝、筛板、蝶窦或额窦

T_{4b}　非常晚期局部疾病

肿瘤侵犯下列任何一个部位:眶尖、硬脑膜、脑组织、中颅窝、脑神经(除外三叉神经上颌支)、鼻咽或斜坡

鼻腔、筛窦

T_1　肿瘤局限在任何一个亚区,有或无骨质破坏

T_2　肿瘤侵犯一个区域内的两个亚区或侵犯至鼻筛复合体内的一个相邻区域,伴或不伴有骨质破坏

T_3　肿瘤侵犯眼眶的底壁或内侧壁、上颌窦、腭部或筛板

T_{4a}　中等晚期局部疾病

肿瘤侵犯任何以下一处:眼眶内容物前部、鼻部或颊部皮肤、微小侵犯至前颅窝、翼板、蝶窦或额窦

T_{4b}　非常晚期局部疾病

肿瘤侵犯任何以下一处:眶尖、硬脑膜、脑组织、中颅窝、脑神经(除外三叉神经上颌支)、鼻咽或斜坡

区域淋巴结(N)

N_X　区域淋巴结不能评估

N_0　无区域淋巴结转移

N_1　同侧单个淋巴结转移,最大径≤3cm

N_2　同侧单个淋巴结转移,3cm<最大径≤6cm;或同侧多个淋巴结转移,最大径≤6cm;或双侧或对侧淋巴结转移,最大径≤6cm

N_{2a}　同侧单个淋巴结转移,3cm<最大径≤6cm

N_{2b}　同侧多个淋巴结转移,最大径≤6cm

N_{2c}　双侧或对侧淋巴结转移,最大径≤6cm

N_3　转移淋巴结最大径>6cm

远处转移(M)

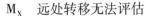

M_X　远处转移无法评估

M_0　无远处转移

M_1　有远处转移

解剖分期/预后分组

TisN0M0

Ⅰ期　$T_1N_0M_0$

Ⅱ期　$T_2N_0M_0$

Ⅲ期　$T_3N_0M_0$；$T_1N_1M_0$；$T_2N_1M_0$；$T_3N_1M_0$

ⅣA期　$T_{4a}N_0M_0$；$T_{4a}N_1M_0$；$T_1N_2M_0$；$T_2N_2M_0$；$T_3N_2M_0$；$T_{4a}N_2M_0$

ⅣB期　$T_{4b}N$任何M_0；T任何N_3M_0

ⅣC期　T任何N任何M_1

组织学分级（G）

G_X　级别无法评估；

G_1　高分化；

G_2　中分化；

G_3　低分化；

G_4　未分化

三、病因和发病机制

鼻-鼻窦恶性肿瘤的真正病因,至今尚未明确。可能与免疫功能低下、长期慢性炎症刺激、良性肿瘤恶变、接触致癌物质等有关。NK/T细胞淋巴瘤可能与EB病毒感染有关。

四、病理与病理生理

鼻及鼻窦恶性肿瘤中80%～85%左右是源自黏膜的癌肿,癌与肉瘤之比为3.5:1至9.6:1。在癌肿中又以鳞状细胞癌多见,占35%～66%。其次为腺癌、腺样囊性癌、淋巴上皮癌、未分化癌、移行上皮癌、乳头状瘤恶变、基底细胞癌等。

肉瘤约占鼻及鼻窦恶性肿瘤的10%～20%,好发于鼻腔及上额窦,其他窦少见。以恶性淋巴瘤为最多,超过60%,软组织肉瘤以纤维肉瘤最为常见,此外尚有网状细胞肉瘤、软骨肉瘤、横纹肌肉瘤、黏液肉瘤、恶性血管内皮瘤及成骨肉瘤等。

鼻NK/T细胞淋巴瘤在病理组织学上,最突出的病变特征是在病变组织中有大量异型淋巴样细胞并混有数量不等的中性粒细胞、淋巴细胞、浆细胞和单核细胞浸润。同时,有不同程度的凝固性坏死。异型淋巴样细胞大小不等,形态不一,核形不规则,深染或染色质呈细网状,可有一个或多个小核仁,核分裂像较多。这些细胞常可浸润黏膜上皮和血管,受累血管管腔变窄,有的血管腔内还可见血栓形成。用免疫组织化学染色方法,可证明异型淋巴样细胞能表达T细胞分化抗原。目前认为,鼻NK/T细胞淋巴瘤是一种中线黏膜相关淋巴组织来源的周围T细胞性淋巴瘤。

五、治疗

目前,鼻-鼻窦恶性肿瘤的治疗尚无统一规范,最佳的治疗方案尚不明确。应根据肿瘤性质、大小、侵犯范围以及患者承受能力决定。当前多主张早期采用以手术为主的综合疗法,包括术前放射治疗、手术彻底切除癌肿原发病灶,必要时可行单侧或双侧颈淋巴结清扫术,以及术后放疗、化学疗法等。鼻NK/T细胞淋巴瘤多采用联合化疗与放疗相结合的治疗方法。

（一）一般治疗

一般治疗包括一般对症治疗,如止痛、止血、保持鼻腔清洁等。以及对全身影响所行的治疗,如纠正贫血、控制感染、营养支持、心理疏导等。

（二）内科治疗

包括放疗、化疗等,通常作为鼻-鼻窦恶性肿瘤手术治疗外的辅助治疗。鼻 NK/T 细胞淋巴瘤多采用联合化疗与放疗相结合的治疗方法,化疗一般应用 CHOP 方案。

（三）外科治疗

除少数体积小、表浅而局限的恶性肿瘤外,大多数需经面部作外切口或经口腔切口进行手术。根治性上颌骨切除术常为上颌窦癌的标准术式。手术以完整切除肿瘤并尽可能保证安全切缘为宜。

（四）预后

鼻-鼻窦恶性肿瘤早期诊断困难,预后不佳。首次治疗是治疗成败的关键。鼻 NK T 细胞淋巴瘤预后差,病程短者仅 1 个月,长者可达 10 余年,但多数在 1 年以内。

六、预防

尽可能避免接触致癌因素。常规体检,尤其是 40 岁以上患者,症状为一侧性、进行性者更应仔细检查。

本节小结

鼻-鼻窦良性肿瘤好发于鼻腔,恶性肿瘤多来自于鼻窦。良性肿瘤以乳头状瘤、血管瘤、骨瘤为多。恶性肿瘤以鳞状细胞癌居多,其中又以上颌窦癌最多。除了不同性质肿瘤本身的特殊症状外,鼻-鼻窦肿瘤的常见症状可以归纳为鼻部症状、周边症状以及全身症状。鼻-鼻窦良性肿瘤的表现以鼻部症状为主,恶性肿瘤早期亦以鼻部症状为主,随着肿瘤生长,出现周边症状乃至全身症状。鼻-鼻窦肿瘤的治疗需根据肿瘤病理类型、大小、侵犯范围以及患者承受能力等多种因素综合考虑。

（骆文龙　重庆医科大学附属第二医院）

第八节　鼻颅底沟通性肿瘤

一、概述

鼻腔鼻窦与颅底解剖关系密切,不仅毗邻,且具有共用结构,例如筛板既是鼻腔顶壁,同时也是颅底的一部分;筛窦顶壁、额窦后壁和蝶窦顶壁均共同参与构成颅底。因此,原发于鼻腔和鼻窦肿瘤必然涉及颅底,原发于颅底肿瘤也必然涉及鼻腔和鼻窦。临床上将源于颅底内、外组织或颅底骨本身的肿瘤,经正常的腔隙、孔道或破坏颅底骨侵犯颅底相关结构而同时分布于颅内和颅外,如颅腔、鼻腔、鼻窦等,称为鼻颅底沟通性肿瘤(cranio nasal tumor),ICD-10 编码:D38.501。鼻颅底解剖部位隐蔽,肿瘤早期症状不典型,临床易误诊和漏诊。鼻颅底沟通性肿瘤特别是恶性肿瘤可侵犯周围邻近组织,累及颅内外多个解剖部位,难以判断其原发部位。

二、诊断

鼻颅底沟通性肿瘤的临床诊断主要依据临床表现、实验室和辅助检查,确诊需要病理检查。

（一）临床表现

1. 脑神经症状

（1）嗅觉障碍：Ⅰ脑神经受累症状。主要表现嗅觉减退和丧失。嗅觉减退常不引起人们的重视，特别是单侧的嗅觉缺失，但在早期诊断上具有重要的定位意义。嗅沟脑膜瘤、转移瘤、额叶的浸润性肿瘤，可压迫嗅球和嗅束导致嗅觉损害，严重者嗅觉丧失。临床上少数可表现为 Foster-Kennedy 综合征，其主要表现为患侧嗅觉丧失、同侧视神经萎缩、对侧视盘水肿。如果肿瘤等病变累及到嗅觉中枢（位于钩回、海马、杏仁核等附近）时，能导致幻嗅的产生，患者能发作性地嗅到一种难闻的气味。

（2）视力、视野障碍症状：Ⅱ脑神经受累症状。多由于肿瘤压迫视神经、视交叉或视束。视力下降、视神经萎缩，尤其以视野缺损为特征性表现。一般病程在中、晚期，先出现视野象限性缺失，继而出现典型双颞侧偏盲。在视野障碍的同时，可出现视力减退，甚至全盲。因视神经直接受压，可致视神经乳头苍白、缩小，呈视神经原发性萎缩表现。

（3）眼球活动障碍：肿瘤向外发展或侵入海绵窦，可累及Ⅲ、Ⅳ、Ⅴ、Ⅵ脑神经，引起眼肌麻痹。常表现为：动眼神经眼肌麻痹如上睑下垂，外斜视，眼球向上、向下及向内运动受限，复视，还可表现瞳孔散大、对光反射及调节反射消失；滑车神经麻痹如外下方向运动受限，有复视多合并动眼神经麻痹；外展神经麻痹如眼球不能外向转动，呈内斜视伴有复视。

（4）其他功能障碍：肿瘤向侧颅底、后颅底侵犯，可引起Ⅶ、Ⅷ、Ⅸ、Ⅹ、Ⅺ、Ⅻ等脑神经损害，出现面瘫、耳聋、眩晕、吞咽困难、伸舌偏斜、呼吸无力等症状。

2. 突眼 肿瘤性眼球突出是由于肿瘤组织压迫眼眶组织，或眼睑因静脉回流受阻而淤血水肿所致；少数肿瘤破坏纸样板进入眼眶，可出现眼球突出、眼球运动障碍、复视及视力障碍等，肿瘤多位于肌圆锥内，眼球多向正前方突出。

3. 鼻部症状 为肿瘤组织本身病变或压迫导致。最常见症状是鼻塞、流涕、鼻出血，有时鼻涕呈脓血性，有恶臭。肿瘤向鼻腔或鼻窦发展，可引起鼻窦阻塞、黏脓鼻涕带血及嗅觉障碍；肿瘤向外发展可使内眦鼻根部隆起。肿瘤侵及筛板或硬脑膜时，病人可表现为剧烈头痛。

4. 颅内高压症状和体征 通常呈慢性、进行性加重过程。肿瘤逐渐增大时可出现头痛、呕吐和眼底视盘水肿等颅内高压症状。当肿瘤囊性变和瘤内出血时，可表现为急性颅内压增高。

（二）实验室和辅助检查

1. 鼻腔及鼻内镜检查 对于起源于鼻腔及鼻窦肿瘤，纤维或电子鼻咽镜及鼻内镜检查，可观察肿瘤原发部位、大小、外形、鼻窦开口情况。

2. 影像学检查 CT、MRI能清楚地显示肿瘤的部位及累及范围，尤其肿瘤与周围重要器官的关系。CT能同时对软组织、骨组织和肿瘤显像，MRI对软组织分辨率更佳。通过轴位、冠状及矢状扫描了解肿瘤的三维结构关系及与周围重要结构的关系。如果考虑肿瘤血供丰富或与大血管关系密切，建议行增强扫描，并行 DSA 或 MRA 或 3D-CTA 检查，了解肿瘤血供或与重要血管的关系（图23-8-1）。

3. 活检及细胞涂片等检查 肿瘤已侵入鼻腔者，可行鼻腔内取材活检。上颌窦肿物可经上颌窦穿刺或鼻内镜取肿瘤组织活检或涂片。对病理学检查结果阴性而临床上确属可疑者，可行鼻腔鼻窦、颅底病变探查术，术中结合病理冷冻切片检查确诊。

（三）鉴别诊断

1. 颅底先天性疾病

（1）颅裂及脑膜脑膨出：多见于婴幼儿。颅裂系先天性颅骨发育异常，脑膜脑组织经颅底缺损区可突入眼眶、鼻腔、口腔或咽部。出生时头颅中线部位有软性包块，哭闹时明显增大，其根部可能较宽，或呈蒂状。少数尚可见搏动，触之质软。膨出的包块透光试验阳性。头颅CT或MRI检查及颅底重建，能明确颅骨裂的部位、大小及脑组织膨出情况。

（2）颅底陷入症：该病是以枕骨大孔为中心的颅底骨组织、寰椎及枢椎骨质发育畸形，寰椎向颅腔

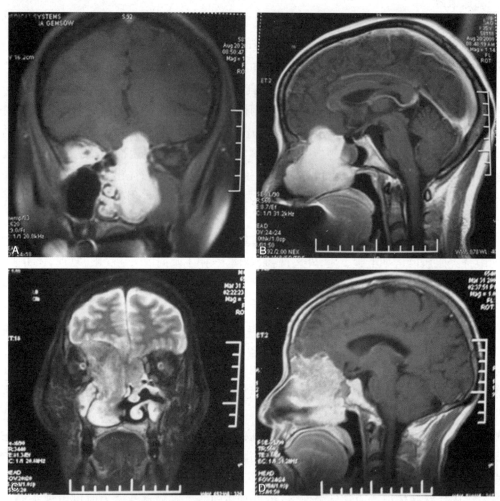

图 23-8-1　鼻颅底沟通性肿瘤影像学表现(冠状位和矢状位 MRI)
A. B. 神经鞘膜瘤；C. D. 内翻性乳头状瘤癌变

内陷入,枢椎齿状突高出正常水平进入枕骨大孔,使枕骨大孔狭窄,后颅窝变小,从而压迫延髓、小脑及牵拉神经根产生一系列症状。多无鼻部症状。头颅 CT 或 MRI 可鉴别。

2. 脑脓肿　脑脓肿特点是伴有原发性感染灶,病初多伴有发热、畏寒、头痛、呕吐、脑脊液白细胞增多和脑膜刺激症,CT 表现为薄而光滑的环状强化,中心低密度,周围有明显的脑水肿。

(四) 诊断思路

主要依据病史及体征,结合辅助检查特别是影像学检查作出诊断,肿瘤良恶性病变性质主要依据病理确诊。

三、病因及发病机制

鼻颅底沟通性肿瘤多由肿瘤经颅骨间隙向颅内外扩散所致。鼻窦的骨性肿瘤(如骨瘤、骨化纤维瘤、动脉瘤样骨囊肿和骨纤维异常增殖症等)及鼻腔、鼻窦的其他肿瘤(如血管纤维瘤、嗅神经母细胞瘤、额筛蝶窦恶性或良性肿瘤等)毗邻前颅底,并可侵犯颅底和颅内。颅底的骨性肿瘤和其他肿瘤(如嗅沟脑膜瘤、脊索瘤、颅咽管瘤、恶性垂体瘤等)毗邻鼻腔或鼻窦,通常会扩展到鼻腔或鼻窦。鼻颅底沟通性肿瘤扩展的方式有:①肿瘤增长直接压迫或侵蚀颅底骨质;②通过颅底骨先天性缝隙或自然缺损扩展;③通过神经、血管或淋巴扩展。

四、病理与病理生理

鼻颅底沟通性肿瘤可发生不同的胚层:包括腺上皮、神经外胚层、中胚层或间质组织,其病理学特点与其好发部位有关。依据肿瘤的病理学将鼻颅底沟通性肿瘤分为三类:①良性肿瘤:如垂体瘤、软骨瘤、骨纤维发育不良、成骨细胞瘤、神经鞘瘤、海绵状血管瘤和幼稚型血管纤维瘤等;②慢性生长的低度恶性肿瘤:如侵袭性脑膜瘤、脊索瘤、颅咽管瘤、侵袭性垂体瘤、软骨肉瘤、低级别的神经细胞瘤及腺样癌等;③快速生长的高度恶性肿瘤:如鼻咽癌、肉瘤(横纹肌肉瘤、Ewing 肉瘤、纤维肉瘤)、高级别的成神经细胞瘤、淋巴瘤、骨髓瘤及转移瘤等。

五、治疗

首次治疗是治疗成败的关键。根据肿瘤的性质、大小、侵犯范围和患者承受能力,目前多主张采用以手术为主的综合治疗。

(一) 一般治疗

对于无明显功能影响的良性肿瘤如小的鼻颅底沟通性骨瘤,可选择随访观察。对于有疼痛、视力下降、眼球活动障碍等神经症状患者,可行对症止痛、营养神经等治疗。对于晚期恶性肿瘤患者,可行营养支持治疗。

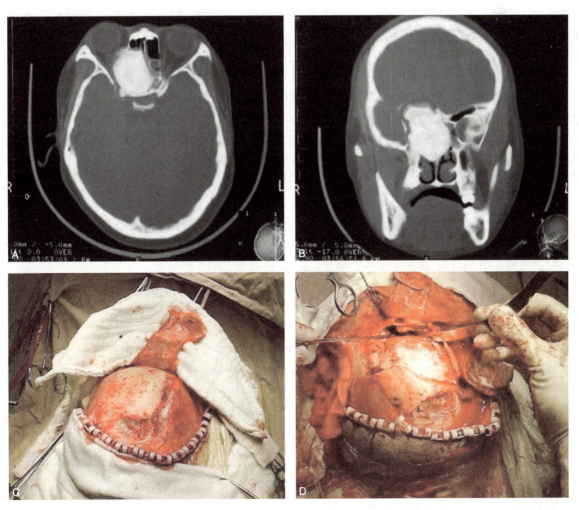

图 23-8-2　鼻颅底沟通性骨瘤及颅面联合手术、颅底重建
A. B. 为 CT 表现;C. D. 为带蒂颅骨瓣颅底修复

（二）内科治疗

鼻颅底沟通性肿瘤特别是恶性肿瘤多属晚期,加之颅底区解剖结构特点决定了难以达到肿瘤全切。有计划地进行内科综合治疗,如对症支持治疗、术前或术后的放疗或化疗,能提高患者的生存率和生存质量。有以下情形者需实施综合治疗:①肿瘤分化程度低,对放化疗较敏感者;②肿瘤明显残留或切缘呈阳性者;③再次或多次手术者;④有脑组织受侵者。

（三）外科治疗

经临床、影像学检查和病理确诊的鼻颅底沟通性肿瘤,若无手术禁忌证,可采用外科手术治疗。

1. 手术适应证　鼻颅底沟通性良性肿瘤,或早、中期的恶性肿瘤,未侵及颅脑重要血管者,无远处转移者。

2. 入路选择　选择原则是避开重要组织结构和生理功能区,到达肿瘤病变最短的路径。鼻颅底沟通性肿瘤是多学科交界性疾病,由于颅底解剖位置深在、结构复杂、神经血管众多,单一手术路径有时难以彻底切除病变。既往多采用联合入路颅内外肿瘤切除术,以开颅还是经鼻入路为主,常根据肿瘤大小、部位及术者对入路的熟悉程度选择。常见的手术入路有经颅面联合入路、颅镜联合入路、经双侧额颅底入路、鼻侧切开入路及鼻内镜入路等。目前,随着现代内镜外科技术的发展,单纯内镜下鼻颅底沟通性肿瘤切除术正逐渐开展应用。

3. 手术方法　近年来,在耳鼻咽喉导航、神经导航、神经电生理、超声辅助及监护下,显微镜及内镜下鼻颅底沟通性肿瘤切除术的安全性已显著提高,手术并发症已明显减少。手术的关键是显露、止血、保护重要结构和颅底修复重建。颅底重建包括硬脑膜重建和骨质的重建。硬脑膜缺损时可直接缝合,或取自体带蒂的骨膜、筋膜缝合,或带蒂骨膜瓣、黏骨膜瓣等修复。大的颅底骨质缺损可用自身骨或钛合金板等修补(图23-8-2)。

（四）预后

预后受肿瘤的性质、部位、大小,手术切除的彻底程度,放化疗的敏感性等影响。依据肿瘤组织病理学和个体差异以及不同的治疗方式,患者的预后不同。腺瘤、神经鞘瘤、血管瘤、垂体瘤、颅咽管瘤等良性肿瘤切除或次全切除后皆有较好疗效。但鼻颅底沟通性恶性肿瘤初始症状不明显,常难于早期发现和诊断,就诊时肿瘤很难完整切除,术后残留可能性较大,故多数患者预后不佳。

六、预防

鼻颅底沟通性肿瘤的预防主要在于早期发现、早期诊断、早期治疗的二级预防措施。对于诊断明确的肿瘤,规范的综合治疗,可手术者尽可能完整切除肿瘤,才能更好的预防肿瘤复发及转移。同时,术中注意保护重要的解剖结构,预防手术并发症及后遗症,提高患者的生存质量。

本节小结

鼻腔鼻窦与颅底具有共用结构,鼻颅底沟通性肿瘤是指肿瘤同时分布于颅内和颅外,如颅腔、鼻腔、鼻窦等,分为良性肿瘤和恶性肿瘤。临床表现主要为脑神经症状及眼部、鼻部症状,诊断多依赖影像学检查,确诊靠病理诊断。治疗符合肿瘤综合治疗原则,对于良性肿瘤,或早、中期的恶性肿瘤,未侵及颅脑重要血管者,无远处转移者可考虑外科手术治疗。手术的关键是显露、止血、保护重要结构和颅底修复重建。随着现代内镜外科技术的发展,单纯内镜下鼻颅底沟通性肿瘤切除术正逐渐开展应用。

（杨玉成　重庆医科大学附属第一医院）

思考题

1. 慢性鼻炎的鉴别诊断?

2. 慢性单纯性鼻炎和慢性肥厚性鼻炎的鉴别要点?

3. 变应性鼻炎的治疗进展?

4. 鼻窦内镜手术的原理及解剖学基础?

5. 鼻出血治疗的新进展?

6. 鼻-鼻窦内翻性乳头状瘤临床特点?

7. 上颌窦恶性肿瘤扩散途径及临床表现?

8. 鼻颅底沟通性肿瘤的鉴别诊断?

第二十四章　咽　部　疾　病

学习目标

掌握　急慢性扁桃体炎、阻塞性睡眠呼吸暂停低通气综合征、鼻咽癌的临床表现、诊断思路及治疗。

熟悉　急慢性咽炎、咽部脓肿、咽部肿瘤的临床表现、诊断思路及治疗。

了解　扁桃体肿瘤、茎突综合征的临床表现、诊断思路及治疗。

第一节　急　性　咽　炎

一、概述

急性咽炎（acute pharyngitis）主要为急性感染性咽炎，即咽黏膜、黏膜下组织及其淋巴组织的急性感染性炎症，常为上呼吸道感染的一部分，或与急性扁桃体炎同时存在，也可单独发生。多发生于秋冬及冬春之交。

二、诊断

（一）临床表现

1. 起病较急　初起时咽部干燥、灼热、疼痛，空咽时咽痛明显并可向耳部放射。

2. 全身症状　一般较轻，但因年龄、免疫力以及病毒、细菌毒力之不同而程度不一，严重者表现为发热、头痛、食欲缺乏和四肢酸痛等。

3. 一般病程在 1 周左右。

（二）实验室和辅助检查

1. 间接喉镜　可见口咽及鼻咽黏膜呈急性弥漫性充血，腭弓，悬雍垂水肿，咽后壁淋巴滤泡和咽侧索红肿。细菌感染者，咽后壁淋巴滤泡中央可出现黄白色点状渗出物。颌下淋巴结肿大，且有压痛。

2. 常规体检　如为病毒感染，白细胞总数可正常，但淋巴细胞分类多增高；细菌感染者，白细胞总数可增高，并有中性粒细胞升高。

（三）鉴别诊断

1. 猩红热　一般为儿童多见，早期可以出现寒战、高热，可以出现典型的杨梅舌及猩红热样皮疹。

2. 流行性感冒　鼻腔黏膜充血，伴有全身酸痛、乏力以及头痛等症状。

3. 传染性单核细胞增多症　鼻腔黏膜充血，伴有全身酸痛、乏力以及头痛等症状。

4. 甲状腺疾病　可以以咽部不适为主要症状，初期多误诊为咽炎，行颈部 B 超以明确诊断。

（四）诊断思路

根据病史、症状及局部检查所见,诊断不难。为明确致病因素,可进行咽部细菌培养。应注意是否为急性传染病(如麻疹、猩红热、流感和百日咳等)的前驱症状或伴发症状,在儿童期尤为重要。此外,如在口腔、咽部、扁桃体出现假膜坏死,应行血液检查,以排除血液病。

三、病因和发病机制

（一）病毒感染

以柯萨奇病毒(coxsackie virus)、腺病毒、副流感病毒引起者多见,鼻病毒及流感病毒次之,病毒多通过飞沫和亲密接触而传染。

（二）细菌感染

以链球菌、葡萄球菌和肺炎双球菌为主,其中以 A 组乙型链球菌引起者症状较重。若细菌或毒素进入血液,甚至发生远处器官的化脓性病变,称急性脓毒性咽炎(acute septic pharyngitis)。

（三）物理化学因素

如高温、粉尘、烟雾、刺激性气体等。

在幼儿,急性咽炎常为急性传染病的先驱症状或伴发症状,如麻疹、猩红热、流感、风疹等。在成人及较大儿童,则常继发于急性鼻炎之后。受凉、疲劳、烟酒过度及全身抵抗力下降,均为本病的诱因。

四、病理与病理生理

咽黏膜充血,血管扩张及浆液渗出,使黏膜上皮及黏膜下水肿,并可有白细胞浸润。黏液腺分泌亢进,黏膜下淋巴组织受累,由于淋巴细胞的积聚,使淋巴滤泡肿大。如病情进一步发展,则可化脓,黏膜表面有白色点状渗出物。

五、治疗

（一）一般治疗

感染较重,全身症状较明显者,应卧床休息,多饮水及进流质饮食,选用抗病毒药和抗生素以及有抗病毒和抗菌作用的中药制剂。

（二）内科治疗

1. 全身症状较轻或无　可采用局部治疗:漱口液含漱,含片等。

2. 中医中药　祖国医学认为本病多为外感风热,宜疏风解表,清热解毒,用银翘散加减,并可选用六神丸。

六、预防

治疗全身疾病,控制血糖;注意劳逸结合,不宜过度劳累;每日锻炼,采取适合自己的体育项目,增强身体免疫力。

（余林　重庆医科大学附属第一医院）

第二节　慢性咽炎

一、概述

慢性咽炎(chronic pharyngitis)为咽部黏膜,黏膜下及淋巴组织的慢性炎症,常为上呼吸道慢性炎症的一部分。本病多见于成年人,病程长,症状顽固,不易治愈。

二、诊断

（一）临床表现

咽部可有各种不适感,如异物感、灼热感、干燥感、痒感、刺激感和轻微的疼痛等。主要由于其分泌物及肥大的淋巴滤泡刺激所致。由于咽后壁常有较黏稠的分泌物刺激,常在晨起时出现较频繁的刺激性咳嗽,严重时可引起恶心,咳嗽时常无分泌物咳出(干咳)。上述症状因人而异,轻重不一,往往在用嗓过度、受凉或疲劳时加重。全身症状一般均不明显。

（二）辅助检查

各型咽炎患者咽部均较敏感,张口压舌易作呕。以慢性单纯性和慢性肥厚性咽炎为甚。

1. 慢性单纯性咽炎(simple catarrhal pharyngitis) 咽黏膜层慢性充血,血管扩张,呈暗红色,咽后壁常有少许黏稠分泌物附着。悬雍垂可增粗,呈蚯蚓状下垂,有时与舌根接触。

2. 慢性肥厚性咽炎(hypertrophic pharyngitis) 黏膜肥厚,弥漫充血。咽后壁有较多颗粒状隆起的淋巴滤泡,可散在分布或融合成块。两侧咽侧索也有充血肥厚。

（三）鉴别诊断

1. 早期食管癌 早期食管癌患者在出现吞咽困难之前,常仅有咽部不适或胸骨后压迫感。较易与慢性咽炎混淆。对中年以上的患者,若以往无明显咽炎病史,在出现咽部不适时,应作详细检查。

2. 茎突综合征、舌骨综合征或咽异感症等 可因有相同的咽部症状而不易区别。可通过茎突及舌骨 X 线拍片和颈椎 X 线拍片、CT 扫描或触诊等与咽炎鉴别。

3. 肺结核 肺结核患者,除可发生咽结核外,也常患有慢性咽炎。

4. 丙种球蛋白缺乏症 好发于儿童及青年,有反复发生急性或慢性呼吸道炎症病史,其咽部变化为淋巴组织明显减少或消失。

5. 咽部特殊性传染病(如结核)及肿瘤 咽部肿瘤(舌根部及扁桃体肿瘤)多有与咽炎相似的症状,或因继发感染而与咽炎并存。应予以详细检查,认真鉴别及排除。

（四）诊断思路

根据病史及检查,本病诊断不难,但应排除鼻、咽、喉、食管和颈部的隐匿性病变,这些部位的早期恶性病变仅有与慢性咽炎相似的症状,因此应详细询问病史,做全面仔细的检查,以免误诊、漏诊。

三、病因及发病机制

（一）局部因素

1. 急性咽炎反复发作转为慢性。

2. 上呼吸道慢性炎症刺激,如慢性鼻窦炎、鼻咽部炎症等,可因其炎性分泌物经后鼻孔至咽后壁刺激黏膜,亦可因其使患者长期张口呼吸,引起黏膜过度干燥而导致慢性咽炎。另外,慢性扁桃体炎、龋齿等亦可引起慢性咽炎。

3. 长期烟酒过度,或受粉尘、有害气体刺激,均可引起本病。

4. 职业因素(教师、歌唱者等)及体质因素亦可引起本病。

5. 胃食管反流可刺激咽部引起本病。

6. 过敏因素可引起本病。

（二）全身因素

多种慢性病,如贫血、消化不良、心血管疾病、慢性下呼吸道炎症、肝肾疾病等都可引发本病。另外,内分泌紊乱、自主神经失调、维生素缺乏以及免疫功能紊乱等均与本病有关。

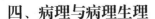

四、病理与病理生理

（一）慢性单纯性咽炎

黏膜弥漫性充血,黏膜下结缔组织及淋巴组织增生,黏液腺肥大,分泌亢进。

（二）慢性肥厚性咽炎

黏膜慢性充血、肥厚,黏膜下有广泛的结缔组织及淋巴组织增生,形成咽后壁颗粒状的隆起,有时甚至融合化脓。若咽侧索淋巴组织增生,则该处呈条索状增厚。

五、治疗

（一）一般治疗

戒除烟酒、改善工作和生活环境(避免粉尘及有害气体)、积极治疗急性咽炎及鼻和鼻咽部慢性炎症等、纠正便秘和消化不良,有胃食管反流者服用抑酸制剂、治疗全身性疾病以增强抵抗力,对本病防治甚为重要。

（二）内科治疗

1. 局部治疗　常用漱口液含漱,或含片等。

2. 全身疾病的治疗　包括胃食管反流疾病。

3. 中医中药　中医认为慢性咽炎系阴虚火旺,虚火上扰,以致咽喉失养。治宜滋阴降火,用增液汤加减。亦可用双花,麦冬适量,加胖大海两枚,用开水泡代茶饮之。

（三）心理调节

六、预防

治疗全身疾病,控制血糖;注意劳逸结合,不宜过度劳累;每日锻炼,采取适合自己的体育项目,增强身体免疫力。

（余林　重庆医科大学附属第一医院）

第三节　急性扁桃体炎

一、概述

急性扁桃体炎(acute tonsillitis),ICD-10 编码:J03.901,是腭扁桃体的急性非特异性炎症,常继发于上呼吸道感染,并伴有程度不等的咽部黏膜和淋巴组织的急性炎症,是常见的咽部疾病。本病春冬季节多见,可以发生于任何年龄,但多见于 9 岁以下的儿童,可能因为其正常的免疫系统还没有完全建立有关。

二、诊断

（一）临床表现

三类扁桃体炎的基本症状大致相似,只是急性卡他性扁桃体炎的全身症状及局部症状均较轻。

1. 全身症状　起病急,多伴有发热,成人多高于39℃,小儿多高于40℃,甚至高热,导致婴儿出现发热性惊厥,此外还可出现周身不适和头痛、食欲下降、疲乏、便秘等。

2. 局部症状　剧烈咽痛为其主要症状,吞咽时加重,常放射至耳部,甚至颈部,吞咽痛可使患者的声音听起来较低沉,还可有吞咽困难。幼儿往往不能明确表示咽痛,但可表现为拒食。部分患者出现下颌角淋巴结肿大,可出现转头受限。炎症波及咽鼓管时则出现耳闷、耳鸣、耳痛甚至听力下降。在幼儿还可能引起呼吸困难。

3. 并发症

（1）局部并发症：由于炎症直接波及邻近组织扩散所致。常见者为扁桃体周蜂窝织炎、扁桃体周脓肿、咽旁脓肿，也可引起急性中耳炎、急性鼻炎及鼻窦炎、急性淋巴结炎等。严重肿胀引起呼吸道阻塞。反复发作的急性桃体炎可导致慢性扁桃体炎。

（2）全身并发症：急性扁桃体炎可引起全身各系统许多疾病，常见者有急性风湿热、急性关节炎、心肌炎及急性肾小球肾炎，IgA 肾病等，其发病机制尚在探讨中。一般认为这些并发症的发生与各个靶器官对链球菌所产生的 Ⅲ 型变态反应有关。此外败血症和脑膜炎则是较为少见的严重并发症。

（二）实验室和辅助检查

局部检查见咽部黏膜急性充血，以扁桃体及腭咽弓、腭舌弓最为严重，腭扁桃体肿大，表面可见黄白色脓性分泌物或在隐窝口处有黄白色或灰白色点状豆渣样渗出物，可连成一片形似假膜，不超出扁桃体范围，易拭去但不遗留出血创面（图 24-3-1）。下颌角可触及柔软肿大的淋巴结。血常规可见白细胞总数，中性粒细胞总数，中性粒细胞百分比升高。合并病毒感染则可有淋巴细胞百分比升高。咽喉拭子检查对发现细菌种类及敏感抗生素有重要帮助。

（三）鉴别诊断

急性扁桃体炎一般都具有典型的临床表现，故不难诊断。但应注意与扁桃体溃疡的相关疾病鉴别，有时还需与扁桃体肿大的恶性肿瘤（扁桃体癌和淋巴瘤）鉴别。

1. 传染性单核细胞增多症　由 EB 病毒感染引起，血常规见异型淋巴细胞、单核细胞增多可占 50% 以上。血清嗜异性凝集试验（+），肝功能往往损伤。必要时可行 EB 病毒检测。

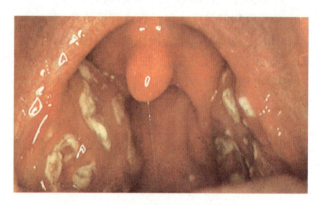

图 24-3-1　急性扁桃体炎局部检查

2. 猩红热　现在已经少见，是 A 群溶血性链球菌感染引起的急性呼吸道传染病。它的特点是一个全身弥漫性点状红斑皮疹、疹退后明显的脱屑和草莓舌。

3. 樊尚咽峡炎　往往单侧咽痛，一侧扁桃体覆有灰色或黄色假膜，擦去后可见下面有溃疡。牙龈常见类似病变。涂片可见梭形杆菌及樊尚螺旋体。

4. HIV 患者感染艾滋病毒后免疫功能受损，可能出现溃疡性扁桃体炎。

5. 白喉　由白喉棒状杆菌经空气飞沫传播引起的急性呼吸道传染病。灰白色假膜常超出扁桃体范围，如腭弓、软腭、咽后壁等。假膜坚韧，不易擦去，强剥易出血，涂片见白喉杆菌。

（四）诊断流程图或诊断思路

急性扁桃体炎是腭扁桃体的感染性疾病，患者多有局部咽痛及扁桃体区域急性充血，结合全身一般感染的症状和实验室结果可初步诊断。诊断困难者需要与其他疾病鉴别。

三、病因与发病机制

急性扁桃体炎是腭扁桃体的感染性疾病，乙型溶血性链球菌为本病的主要致病菌。肺炎链球菌、嗜血杆菌流感嗜血杆菌，厌氧菌也不少见。此外病毒，如流感病毒、腺病毒、肠道病毒和鼻病毒等以及病毒细菌混合感染也是可能的病因。

在正常人扁桃体隐窝内存留着某些病原体，机体防御能力正常时不发病。而当人体抵抗力降低、受凉、潮湿、过度劳累、烟酒过度、有害气体刺激时病原体则大量繁殖，细菌侵入其实质而发生炎症。

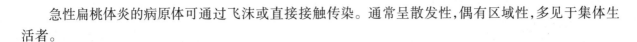

急性扁桃体炎的病原体可通过飞沫或直接接触传染。通常呈散发性,偶有区域性,多见于集体生活者。

四、病理与病理生理

一般分为 3 类:

(一) 急性卡他性扁桃体炎

急性卡他性扁桃体炎(acute catarrhal tonsillitis)多为病毒引起。病变较轻,炎症局限于黏膜表面,表现为扁桃体表面黏膜充血,无明显渗出物,隐窝内及扁桃体实质无明显炎症改变。

(二) 急性滤泡性扁桃体炎

急性滤泡性扁桃体炎(acute follicular tonsillitis)炎症侵及扁桃体实质内的淋巴滤泡,引起充血、肿胀甚至化脓。在隐窝口之间的黏膜下,可呈现黄白色斑点。

(三) 急性隐窝性扁桃体炎

急性隐窝性扁桃体炎(acute lacunar tonsillitis)时扁桃体充血、肿胀。隐窝内充塞由脱落上皮、纤维蛋白、脓细胞、细菌等组成的渗出物,并自隐窝口排出,可连成一片,形似假膜,易于拭去。

五、治疗

(一) 一般疗法

卧床休息、多饮水、进流质、补充营养、疏通大便。本病虽然不是传染病,但通过飞沫传播,具有传染性,故病人要适当隔离。

(二) 内科治疗

抗生素为主要治疗方法。链球菌感染,青霉素应属首选药,耐药菌可选用头孢类及其他抗生素,根据病情轻重,决定给药途径。若治疗 2~3d 后病情无好转,须分析其原因,改用其他种类抗生素或加用抗厌氧菌药物,如有条件可在咽喉拭子确定致病菌后,根据药敏试验选用敏感抗生素。局部治疗常用含漱液漱口,没有条件的可用温热生理盐水漱口。中医中药可以疏风清热,消肿解毒药物辅助治疗。

(三) 外科治疗

如多次反复发作急性扁桃体炎,特别是已有并发症者,应在急性炎症消退后施行扁桃体切除术。

(四) 预后

反复发作急性扁桃体炎者可迁延为慢性扁桃体炎,急性扁桃体炎感染控制欠佳时,有可能侵及周围组织,形成扁桃体周围脓肿等。

六、预防

应注意锻炼身体,增强机体的抵抗能力。

(李穗 重庆医科大学附属第一医院)

第四节 慢性扁桃体炎

一、概述

慢性扁桃体炎(chronic tonsillitis),ICD-10 编码:J35.001 多由急性扁桃体炎反复发作而演变为慢性炎症,是临床上最常见的疾病之一。

二、诊断

（一）临床表现

1. 本病的特点　常有急性发作病史,而平时无明显自觉症状,发作时常有咽痛;发作间歇期自觉症状少,可有咽内发干、发痒、异物感、刺激性咳嗽等轻微症状。若扁桃体隐窝内潴留干酪样腐败物或有大量厌氧菌感染,则出现口臭。如扁桃体过度肥大,可能出现呼吸、吞咽或言语共鸣的障碍。由于隐窝脓栓被咽下,刺激胃肠,或隐窝内细菌、毒素等被吸收引起全身反应,导致消化不良、头痛、乏力、低热等。

2. 并发症　慢性扁桃体炎在身体受凉受湿、全身衰弱、内分泌紊乱、自主神经功能失调或生活及劳动环境不良的情况下,容易形成病灶,发生变态反应,产生各种并发症,如风湿性关节炎、风湿热、心脏病、肾炎、长期低热等。

有关病灶发生机制的学说甚多,目前多数学者倾向于变态反应之说。即存在于病灶器官(如腭扁桃体)中的病原体或毒素可作为异体抗原,使体内产生特异性抗体。同时,病灶器官本身的实质细胞因感染而损伤,脱落离体,又可作为自体抗原,使体内产生自体抗体。此后,当再有抗原(如细菌)侵入或有更多的自体抗原形成时,则抗原与抗体结合而发生变态反应。此种反应尤易发生在某些机体与其细胞紧密结合的器官或组织内,从而引起各种病灶性疾病。

慢性扁桃体炎常被视为全身感染“病灶”之一。至于如何把“病灶”和全身性疾病联系起来,目前尚无客观确切的方法。可详细询问病史　扁桃体炎引起全身性并发症者往往都有多次急性发作史。“病灶”感染即通过急性发作而表现出来的,例如肾炎患者,每当扁桃体发炎后,尿内出现明显变化。同时需结合部分实验室检查结果综合分析。

（二）实验室和辅助检查

扁桃体和腭舌弓呈慢性充血,黏膜呈暗红色。挤压腭舌弓时,隐窝口可见黄、白色干酪样点状物溢出。扁桃体大小不定,成人扁桃体多已缩小,但表面可见瘢痕,凹凸不平,常与周围组织粘连。患者下颌角淋巴结常肿大。实验室检查测定血沉、抗链球菌溶血素“O”、血清黏蛋白、心电图等可有助于诊断。在“病灶”型病例中,将得到异常的结果。已有肾脏并发症者可发现肾功能异常。

（三）鉴别诊断

本病诊断主要根据病史。病人有反复急性发作病史,一般每年发作超过3次可为本病诊断的主要依据。局部检查时可发现扁桃体及腭舌弓慢性充血,扁桃体表面凹凸不平,可有瘢痕或黄白色点状物,也可以局部无特异改变,扁桃体的大小并不表明其炎症程度,故不能以此作出诊断。本病应与下列疾病相鉴别:

1. 扁桃体生理性肥大　多见于小儿和青少年,无自觉症状,扁桃体光滑、色淡,隐窝口清晰,无分泌物潴留,与周围组织无粘连,触之柔软,无反复炎症发作病史。

2. 扁桃体角化症　常易误诊为慢性扁桃体炎。角化症为扁桃体隐窝口上皮过度角化,出现白色尖形砂粒样物,触之坚硬,附着牢固,不易擦拭掉。如用力擦除,则遗留出血创面。类似角化物也可见于咽后壁和舌根等处。

3. 扁桃体肿瘤　良性肿瘤多为单侧以乳头状瘤较多见,恶性肿瘤以鳞状细胞癌或淋巴肉瘤、非霍奇金氏淋巴瘤较常见,除单侧肿大外还伴有溃烂,并侵及软腭或腭弓,常伴有同侧颈淋巴结肿大,需病理切片确诊。

（四）诊断思路

慢性扁桃体炎在发病间歇期间可完全没有症状,诊断主要依靠病史:急性扁桃体炎频繁发作即可临床诊断为本病。

三、病因与发病机制

本病的发生机制尚不清楚,链球菌和葡萄球菌为本病的主要致病菌。

(一) 急性扁桃体炎反复发作,炎症后瘢痕形成而影响隐窝引流,使隐窝内上皮坏死,细菌与炎性渗出物聚集其中,导致本病。

(二) 继发于急性传染病,如猩红热、白喉、流感、麻疹等。也可继发于鼻腔及鼻窦等邻近组织器官感染。

(三) 也有学者认为扁桃体隐窝内抗原进入体液,抗体形成后,导致抗原抗体结合产生复合免疫物引起恶性循环导致本病。

四、病理与病理生理

可分为 3 型:

(一) 增生型

因炎症反复刺激,腺体淋巴组织与结缔组织增生,腺体肥大、质软,突出于腭弓之外,多见于儿童。扁桃体隐窝口宽大,可见有分泌物堆集或有脓点。镜检:腺体淋巴组织增生,生发中心扩大,丝状核分裂明显,吞噬活跃。

(二) 纤维型

淋巴组织和滤泡变性萎缩,为广泛纤维组织所取代,因瘢痕收缩,腺体小而硬,常与腭弓及扁桃体周围组织粘连。病灶感染多为此型。

(三) 隐窝型

腺体隐窝内有大量脱落上皮细胞、淋巴细胞、白细胞及细菌聚集而形成脓栓或隐窝口因炎症瘢痕粘连,内容物不能排出,形成脓栓或囊肿,成为感染灶。

五、治疗

(一) 内科治疗

1. 有学者将免疫治疗考虑在内,包括使用有脱敏作用的细菌制品(如用链球菌变应原和疫苗进行脱敏),应用各种增强免疫力的药物。

2. 局部涂药、隐窝灌洗、冷冻及激光疗法等均有人试用,远期疗效仍不理想。

3. 加强体育锻炼,增强体质和抗病能力。

(二) 外科治疗

目前仍以手术切除扁桃体为主要治疗方法。但要合理掌握其适应证,只有对那些不可逆性炎症性病变才考虑施行。

(三) 预后

反复慢性扁桃体炎,可能诱发全身并发症,如风湿性关节炎、风湿热、心脏病、肾炎、长期低热等。

六、预防

注意锻炼身体,增强机体的抵抗能力。

附：扁桃体切除术

一、适应证

扁桃体作为局部免疫器官,在儿童具有一定的生理功能。咽部淋巴组织具有明显的保护作用。任意切除这些组织将在短期内削弱局部组织器官的抗病能力,甚至降低呼吸道局部免疫力,出现免疫监视障碍。故应正确认识扁桃体的生理功能,严格掌握手术适应证。

1. 慢性扁桃体炎反复急性发作或并发扁桃体周脓肿。

2. 扁桃体过度肥大,妨碍吞咽、呼吸功能及语言含糊不清者。

3. 慢性扁桃体炎已成为引起其他脏器病变的病灶,或与邻近组织器官的病变相关联。

4. 扁桃体角化症及白喉带菌者,经保守治疗无效时。

5. 各种扁桃体良性肿瘤,可连同扁桃体一并切除;对恶性肿瘤则应慎重选择适应证和手术范围。

6. 单侧扁桃体肥大或溃疡,局部活检无法明确诊断时。

7. 其他手术的前置手术,如腭咽成形,茎突截短等。

二、手术方法

1. 扁桃体剥离术　为常用方法,一般在全麻下进行,用扁桃体钳牵拉扁桃体,以弯刀切开腭舌弓游离缘及腭咽弓部分黏膜。继用剥离器分离扁桃体包膜,然后自上而下游离扁桃体,最后用圈套器绞断其下极根蒂,扁桃体即被完整切除。尽管目前也可使用电刀,等离子刀,超声刀做为剥离切除工具,但初学者仍应熟悉传统扁桃体剥离术的手术方式(图24-4-1~24-4-3)

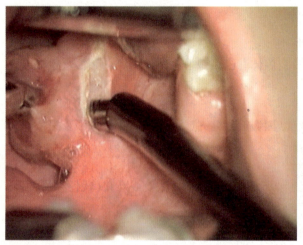

图24-4-1　扁桃体剥离术,等离子刀切开腭舌弓游离缘

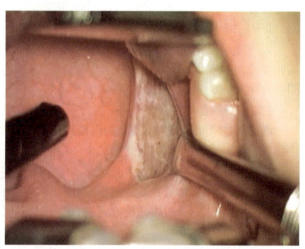

图24-4-2　扁桃体剥离术,等离子刀沿背膜切割剥离至腭咽弓

2. 扁桃体挤切术　由于局麻或无麻醉手术对儿童可能会造成精神创伤。现已经极少使用。

三、术后处理

1. 术后体位　全麻者未清醒前应采用去枕平卧位。清醒后成人平卧或半坐位均可。术后第2天开始用复方硼砂液或1%双氧水漱口。

2. 饮食　术后4~6h后进冷流质饮食,次日可逐渐过渡至半流质饮食,避免进食过热过硬食物。

3. 出血监护　嘱病人随时将口内唾液吐出,不要咽下。唾液中混有少量血丝时,不必介意,如持续口吐鲜血,应检查伤口,考虑止血措施。频繁出现吞咽动作,喉咽部出现含混咯咯声,突然呕吐出陈旧或新鲜血液或血性胃内容物,脉搏率上升,均提示可能有伤口出血,应立即检查,及时止血。

4. 创口白膜形成　术后第2天创面出现一层白膜,属正常反应,对创面有保护作用。

5. 创面疼痛　术后24h较为明显,可酌情予以镇痛泵或非甾体类止痛药,若伴有咳嗽,

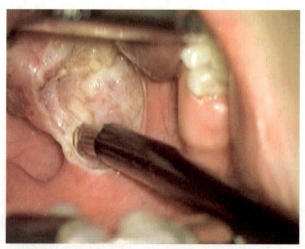

图24-4-3　扁桃体剥离术,完整切除扁桃体后检查扁桃体窝

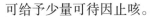

可给予少量可待因止咳。

四、手术并发症

1. 出血　是最主要的并发症,发生率大致在 2% 左右,扁桃体术后的死亡病例绝大部分与出血有关,分原发性出血和继发性出血两种。术后 24h 内发生为原发性出血,最常见的原因首先为手术欠细致、止血不彻底、遗有残体所致;其次为术后咽部活动过甚,如频繁咳嗽、吞咽等。继发性出血发生于术后 5 ~ 10 天,此时白膜开始脱落,由于进食不慎擦伤创面而出血。发生出血后,应按下述方法处理:

（1）查明出血部位:扁桃体窝内若有血凝块,应予清除,用双氧水纱布压迫至少 10 ~ 15min。

（2）活动性出血点:可用双极电凝或等离子刀止血或用止血钳夹住后结扎或缝扎止血。

（3）无法通过上述方法止血时,可考虑结扎颈外动脉分支止血。

2. 伤口感染　手术后体温突然升高或术后体温一直持续在 38.5℃ 以上,软腭和腭弓肿胀,创面不生长白膜,或白膜污秽、厚薄不匀;咽痛加重、张口困难,常引起同侧耳内反射性疼痛,下颌角处淋巴结肿胀和触痛,提示局部有感染情况。应及时调整抗生素,必要时完善 CT 检查除外脓肿形成。

3. 扁桃体残留　手术中应仔细检查切除扁桃体的背膜是否完整,扁桃体窝内是否有残留组织,尤其是下极三角皱襞近舌根处,淋巴组织较多,如未去除可导致术后增生肥大,甚至反复感染。此时需行残体切除。

（李穗　重庆医科大学附属第一医院）

第五节　咽部脓肿

扁桃体周脓肿

一、概述

扁桃体周脓肿(peritonsillar abscess),ICD-10 编码:J36.02,为扁桃体周围间隙内的化脓性炎症。早期发生蜂窝织炎(称扁桃体周围炎),继之形成脓肿。好发于青壮年。分为前上型和后下型,前者脓肿位于扁桃体上极与腭舌弓之间,此型最常见;后者位于扁桃体与腭咽弓之间,较少见。

二、诊断

（一）临床表现

初起如急性扁桃体炎症状,3 ~ 4 日后,发热持续或又加重,一侧咽痛加剧,吞咽时尤甚,疼痛常向同侧耳或牙齿放射。再经 2 ~ 3 日后,疼痛更剧,因不敢吞咽致唾液在口内潴留,甚至外溢。患者头偏向患侧,颈项呈假性僵直;口微张,流涎,言语含糊不清,严重者张口困难,不能进食。同侧下颌下淋巴结常肿大。患者全身症状明显,可有高热、畏寒、全身乏力、肌肉酸痛、胃食欲缺乏、大便秘结等。

（二）检查和辅助检查

早期周围炎时,可见一侧腭舌弓显著充血。若局部明显隆起,甚至张口困难,提示脓肿已形成。属前上型者,患侧腭舌弓及软腭红肿突出,悬雍垂水肿,偏向对侧,腭舌弓上方隆起,扁桃体被遮盖且被推向内下方。属后上型者,患侧腭咽弓红肿呈圆柱状,扁桃体被推向前下方,软腭与悬雍垂可无水肿,常无张口困难。咽痛逾 4 ~ 5 天,局部隆起明显及剧烈咽痛,即可判定脓肿已形成,穿刺抽脓可确定诊断。

（三）鉴别诊断

扁桃体周脓肿需与下列疾病相鉴别:

1. 咽旁脓肿　系咽旁隙的化脓性炎症,脓肿部位在咽侧至一侧颈外下颌角部,伴有颈侧上部压痛,也可出现牙关紧闭及咽部炎症,病侧扁桃体和咽侧壁被推向中线,但扁桃体本身无病变。

2. 智齿冠周炎 常发生于阻生的下颌智齿周围,检查可见牙冠上覆盖肿胀组织,牙龈红肿、触痛,可发生溃疡或化脓,炎症可扩展到腭舌弓,但扁桃体及悬雍垂一般不受影响。

3. 脓性下颌下炎 多为口底的急性炎症,形成弥漫性蜂窝织炎。在口底及颏下有痛性硬块,舌被抬高。压舌或伸舌时感到疼痛和困难,张口受限但非牙关紧闭。

4. 扁桃体恶性肿瘤 一般无发热,一侧扁桃体迅速增大或扁桃体肿大而有溃疡,均应考虑扁桃体恶性肿瘤的可能,活检可确诊。

（四）诊断思路

该病与起病时间密切相关,如咽痛逾 4～5 天,局部隆起明显及剧烈咽痛,即考虑脓肿形成。穿刺抽脓可确定诊断。

三、病因和发病机制

大多继发于急性扁桃体炎,尤其多见于慢性扁桃体炎屡次急性发作者。扁桃体隐窝,特别是扁桃体上隐窝中的炎症,因窝口阻塞,其中的细菌或炎症产物破坏上皮组织,向隐窝深部发展,穿透扁桃体被膜,进入扁桃体周围隙,形成蜂窝织炎,继之形成脓肿。本病由细菌感染引起,常见的致病菌有溶血性链球菌、葡萄球菌等。厌氧菌感染也可导致本病发生。

四、病理与病理生理

本病多为单侧发病,两侧同时发病者极少。感染由扁桃体向外扩散至扁桃体周围疏松结缔组织中,形成扁桃体周围炎。镜下见大量的炎性细胞浸润,继之组织细胞坏死液化,融合形成脓肿。按其发生部位,临床上可分为前上型和后上型两种。前者脓肿位于扁桃体上极与腭舌弓之间,此型最常见;后者位于扁桃体与腭咽弓之间,较少见。炎症浸润与组织水肿,影响局部血液循环,常可导致患侧扁桃体上方软腭充血、肿胀,悬雍垂水肿,偏向健侧。脓肿的形成或翼内肌受炎症浸润,皆可出现张口困难。

五、治疗

（一）一般治疗

禁烟酒,清淡饮食,勤漱口,保持口腔卫生。

（二）内科治疗

脓肿形成前的处理按急性扁桃体炎处理,给予足量的抗生素类药物。若局部水肿严重,可加用适量的糖皮质激素。

（三）外科治疗

1. 穿刺抽脓 可明确脓肿是否形成及脓腔部位,2% 丁卡因表面麻醉后,用 16～18 号粗针头于脓肿最隆起处刺入;穿刺时,应注意方位,不可刺入太深,以免误伤咽旁隙内大血管,针进入脓腔,即有脓液抽出。

2. 切开排脓 在穿刺有脓处,或者选择最隆起和最软化处切开。常规定位是从悬雍垂根部作一假想水平线,从腭舌弓游离缘下端(与舌根交接处)作一假想垂直线,二线交点稍外侧即为适宜切口之处。切开黏膜及浅层组织后(不宜过深,以免损伤大血管),用长弯钳向后外方顺肌纤维走向撑开软组织,直达脓腔,充分排脓。术后不置引流。对后上型者,则在腭咽弓处切开排脓。术后第 2 天复查伤口,必要时可再次用血管钳撑开排脓。

（四）预后

经及时合理的治疗,病情可迅速控制,预后良好。

六、预防

积极治疗急性扁桃体炎等炎性疾病。

咽 后 脓 肿

一、概述

咽后脓肿(retropharyngeal abscess),ICD-10 编码:J39.001,为咽后隙的化脓性炎症,因发病机制不同,分为急性与慢性两型。急性型较为常见,多发生于 3 个月至 3 岁的婴幼儿,半数以上病例发生于 1 岁以内。冬、春两季多见。慢性型较少见,多因颈椎结核引起,成人多见。

二、诊断

(一) 临床表现

急性型起病较急,有畏寒、高热、咳嗽、吞咽困难等症状,小儿拒食,吸奶时吐奶或奶汁反流入鼻腔或呛咳不止,说话及哭声含糊不清,如口内含物状,常有呼吸困难,其程度视脓肿大小而定,入睡时有鼾声与喘鸣。患者头常偏向病侧以减少患侧咽壁张力,缓解疼痛,并扩大气道腔隙。如脓肿增大,压迫喉入口,或炎症累及喉部,则呼吸困难加重。严重病例可出现脱水、衰竭等现象。慢性型者,有结核病的全身表现,起病缓慢、隐匿、病程较长,无咽痛;随着脓肿的增大,可逐渐出现咽、喉部阻塞感或吞咽不畅。

(二) 检查和辅助检查

患者呈急性病容,一般情况差,检查可见咽后壁一侧隆起,黏膜充血,脓肿较大者可将患侧腭咽弓及软腭向前推移。由外伤或异物引起的咽后脓肿,多位于喉咽,需用间接喉镜或电子喉镜检查才能发现,局部常有脓性或黏脓性分泌物,有时尚能查见异物。检查时,宜操作轻柔,以免患儿哭闹挣扎导致脓肿破裂,抽吸脓液时也须慎重。如发生意外,应速将患儿头部倒下,防止脓液流入气管,发生窒息或引起吸入性肺炎。另外,检查可发现患侧淋巴结肿大,压痛明显。颈侧位 X 线片或 CT 扫描,可见颈椎前隆起之软组织影,有时可见液平面(图 24-5-1)。颈椎有结核病变者,可发现骨质破坏征象。

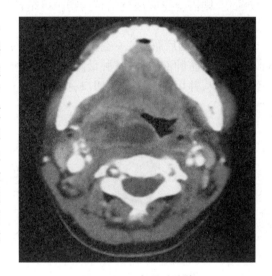

图 24-5-1 右咽后脓肿

(三) 鉴别诊断

咽后脓肿需与下列疾病鉴别:

1. 扁桃体周脓肿 一侧咽痛,患侧腭舌弓上段软腭明显红肿隆起,悬雍垂水肿,偏向健侧,常有张口困难。

2. 急性喉炎、喉水肿 急起声嘶及喉源性呼吸困难是其共同特点,检查时喉部黏膜充血、水肿。

3. 咽旁脓肿 为咽旁隙的化脓性炎症,检查可见患侧咽侧壁隆起,充血。扁桃体及腭舌弓被推向中线,患侧下颌下区及下颌角后方肿胀。

4. 下颌下隙的感染 可出现牙关紧闭及呼吸困难等症状。检查发现患侧下颌下三角区肿胀,口底隆起,舌部向上抬起,伸舌受限。

(四) 诊断思路

根据患者的症状和体征,如:发热、咽痛,查体可见咽后壁一侧可见隆起,黏膜充血,局部可见脓性分泌物,即考虑本病。穿刺抽脓可明确诊断。咽部 CT 检查有助于诊断。

三、病因和发病机制

1. 咽后隙化脓性淋巴结炎 婴幼儿每侧咽后隙中淋巴组织丰富,口、咽、鼻腔及鼻窦的感染可引起淋巴结炎,进而化脓,最后形成脓肿。致病菌以链球菌与葡萄球菌为多见,卡他球菌、肺炎链球菌次之。

2. **咽部异物及外伤**　咽喉壁异物刺入,或者外伤、手术等入侵性损害,消毒不严格时,可引起咽后隙的感染,多位于喉咽部。

3. **耳部感染**　中耳炎所并发的颞骨岩部炎或硬脑膜外脓肿,可经颅底破裂孔侵入咽后隙。

4. **咽后隙淋巴结结核或颈椎结核形成寒性脓肿**　颈椎结核形成的脓肿,早期在椎前间隙,晚期由椎前隙破入咽后间隙。

四、病理与病理生理

急性型为咽后隙淋巴结的急性化脓性炎症,常位于一侧,局部隆起,黏膜充血。慢性型中由颈椎结核引起者,在椎体与椎前筋膜之间形成寒性脓肿,脓肿膨突于咽后壁中线上。

五、治疗

(一) 一般治疗
禁烟酒,清淡饮食,勤漱口,保持口腔卫生。

(二) 内科治疗
脓肿尚未形成时,需及时给予足量敏感的抗生素药物治疗,以防止感染蔓延和并发症的发生。如为结核病变,则需全身应用抗结核药物。抗结核药物包括:异烟肼、利福平、链霉素、乙胺丁醇等。

(三) 外科治疗
1. **急性型咽后脓肿**　一经确诊,应及早切开排脓,取仰卧头低位,用直接喉镜或麻醉喉镜将舌根压向口底,看清脓肿部位,在脓肿最隆起处穿刺抽脓,然后于脓肿最隆起处和最低部位(接近喉咽一端)作一纵形切口,并用血管钳扩大切口,排脓液并充分抽吸(图24-5-2)。

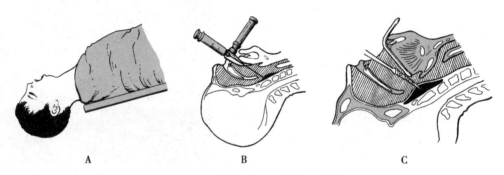

图24-5-2　急性型咽后脓肿切开排脓
A. 体位;B. 穿刺抽脓;C. 切开排脓

2. **结核性咽后脓肿**　除全身抗结核治疗外,可在口内穿刺抽脓,脓腔内注入0.25g链霉素注射液,如脓肿再次形成,可同法处理。切忌在咽部切开排脓。

(四) 预后
经及时合理的治疗,病情可迅速控制,预后良好。

六、预防

积极治疗咽部急性炎性疾病和结核性疾病。

咽 旁 脓 肿

一、概述

咽旁脓肿(parapharyngeal abscess),ICD-10 编码:J39.001,是咽旁隙的化脓性炎症,早期为蜂窝织炎,随后发展而形成脓肿。致病菌与急性扁桃体炎、咽后脓肿等相似,以溶血性链球菌为多见,其次为金黄色葡萄球菌、肺炎链球菌等。

二、诊断

（一）临床表现

1. 局部症状　主要表现为咽痛及颈部疼痛,吞咽、张口及头部活动时加剧。可伴反射性耳痛,当炎症累及翼内肌时,出现牙关紧闭、张口困难。

2. 全身症状　患者高热、畏寒、食欲缺乏、头痛、乏力。病情严重时,呈衰竭状。

（二）检查和辅助检查

急性重病容,痛苦表情。颈部僵直,活动受限。患侧颈部、颌下区肿胀,触之坚硬,有压痛。严重时肿胀范围可上达腮腺,下沿胸锁乳突肌而达锁骨上窝。脓肿形成后,局部变软且有波动感。

咽部检查,可见患侧咽侧壁隆起、充血,扁桃体及腭弓被推向中线,但扁桃体本身无红肿。

（三）鉴别诊断

咽旁脓肿需与下列疾病鉴别:

1. 扁桃体周脓肿　一侧咽痛,患侧腭舌弓上段软腭明显红肿隆起,悬雍垂水肿,偏向健侧,常有张口困难。

2. 咽后脓肿　脓肿突起于咽后壁一侧,软腭、腭咽弓不充血或稍充血,呼吸困难明显,发声含混不清。

3. 咽旁肿瘤　起病隐匿,初起可无症状,或症状轻微,至溃疡出现,则有显著咽痛、口臭,或吐出血性分泌物等;晚期可出现消瘦,衰竭等恶病质表现。

（四）诊断思路

如患者有畏寒、发热、咽痛、颈部僵直、张口吞咽困难等症状,查体见咽侧壁充血、隆起即可做出相应的临床诊断。但因脓肿位于深部,颈外触诊不易摸到波动感,不能以此为诊断咽旁脓肿的依据。颈部 B 超或 CT 可发现脓肿形成(图 24-5-3)。必要时可在病侧肿胀处穿刺抽脓以明确诊断。

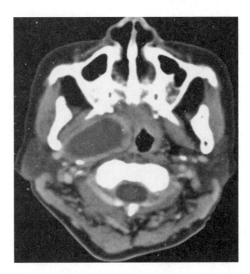

图 24-5-3　右咽旁脓肿

三、病因和发病机制

导致咽旁隙感染的进路主要有以下几种:

1. 邻近器官或组织化脓性炎症的扩散　急性扁桃体炎、急性咽炎、急性腺样体炎、扁桃体周脓肿、咽后脓肿均可直接侵袭至咽旁隙而发病。

2. 医源性感染及外伤　医源性的操作损伤如扁桃体切除术、拔牙、局部注射、内镜检查损伤咽壁均可导致咽旁隙的感染。另外咽侧壁异物刺伤、外伤也可引起本病。

3. 经血流和淋巴系感染　邻近器官或组织的感染,可经血行和淋巴系累及咽旁隙,导致本病发生。

四、病理与病理生理

为典型的化脓性炎症,初为蜂窝织炎,随后组织坏死溶解,形成充满脓液的腔,即脓肿。经适当治疗后,脓肿可吸收消散,较大脓肿,经切排或穿刺抽脓后,由肉芽组织修复,形成瘢痕。

五、治疗

（一）一般治疗

禁烟酒,清淡饮食,勤漱口,保持口腔卫生。

（二）内科治疗

脓肿尚未形成时,需及时给予足量敏感的抗生素治疗,以防止感染蔓延和并发症的发生;并结合支持疗法和其他辅助治疗,如局部理疗,多数患者可获痊愈。

（三）外科治疗

脓肿形成后,除上述治疗外,应施行脓肿切开排脓术。

1. 颈外径路　若下颌下及颈部肿胀明显,或脓肿位置较深,或咽部及外耳道有出血,病程长,疑有血管糜烂出血者,应从颈侧切开排脓。局麻下,以下颌角为中点,在胸锁乳突肌前缘作一纵切口,用血管钳钝性分离软组织进入脓腔。排脓后,置入引流条,切口部分缝合。术后继续抗感染治疗。

2. 经口径路　如脓肿明显突向咽侧壁,且未见或未触及血管搏动,则于最突出部分作一垂直切口,约2cm长,然后用血管钳钝性分离到脓腔,引流脓液。

（四）预后

经及时合理的治疗,病情可迅速控制,预后良好。

六、预防

咽部或口腔手术时严格无菌操作,积极治疗咽部急性炎性疾病。

（朱江　重庆医科大学附属第一医院）

第六节　茎突综合征

一、概述

茎突综合征(styloid process syndrome),ICD-10 编码:Q75.805,是指茎突过长、伸展方位及形态异常,或舌骨韧带骨化,以至于茎突远端贴近颈部血管、神经,或当头部转动或作吞咽、说话、发音等动作时,刺激、激惹或压迫邻近的血管、神经引起咽痛、吞咽痛、咽喉部异物感、颈部转头不适及耳痛等一系列临床症状的总称,又称 Eagle 综合征,分为感觉异常、神经痛、颈痛三型,发病率为 1.6‰。通过头颅 X 线或 CT 等检查协助诊断。

二、诊断

（一）临床表现

起病缓慢,病史长短不一,临床表现常常不典型,极易误诊为慢性咽喉炎、慢性扁桃体炎、舌咽神经痛及颈椎病等。

(1) 咽部症状:咽部异物感、梗阻感及牵拉感等较为常见,吞咽时明显,有时在说话、转头或夜间加重,有时可出现咽喉部痒感或紧迫感。

(2) 疼痛感:常表现为咽部或颈部一侧或双侧刺痛、钝痛、胀痛或牵拉痛。也可伴上肢麻木、肩背疼痛。如过长茎突压迫颈动脉时,疼痛可从一侧下颌区向上放射至耳部、头顶区及面部,引起面部麻木感或胀痛感。

(3) 其他症状:过长的茎突可以引起耳鸣、听力障碍、流涎、头昏、眼花、眼胀、失眠等。刺激迷走神经可引起剧烈咳嗽、咽部麻木感。

（二）辅助检查

(1) 茎突的 X 线检查:一般常用的位置是正位、侧位片,正位显示角度,侧位显示长度。茎突的平均长度为 2.5~3.0cm,超过 3.0cm 即可以认定为茎突过长。角度的测量以从茎乳孔向下作一条与颅底平面的垂直线,测量茎突与此垂直线的偏斜度。正常茎突与此线偏内偏前各成 30 度角,超过 40 度角或少于 20 度角可认为是茎突方位异常(图 24-6-1)。

（2）彩超扫描：彩超检测发现正常人男性茎突长度左侧为 26.8±13mm，右侧 27.1±14mm；女性左侧为 25.4±12mm，右侧为 25.0±12mm 明显长于 X 线测量值。发现茎突越长，内侧角越大，与颈外动脉就越贴近，临床症状越重。彩超检查可以弥补 X 线、CT 检查的缺陷，它能清楚直观显示茎突与颈动脉关系。

（3）螺旋 CT 和三维重建技术：螺旋 CT 横断位、冠状位扫描及三维重建。目前认为在 X 线平片断层显示茎突或茎突舌骨韧带骨化欠佳时，应选择 CT 冠状位扫描及三维重建，因为 CT 的分辨率远远大于 X 线平片，CT 对茎突舌骨韧带的部分或全部骨化及轻度钙化显示较佳(图 24-6-1)。

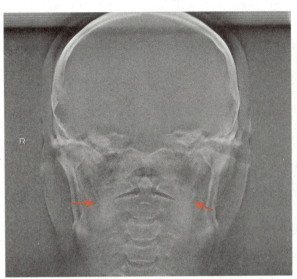
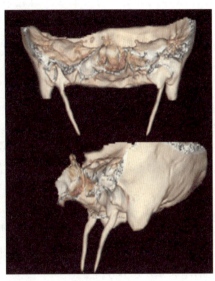

图 24-6-1 X 线（红色箭头所指）及 CT 三维成像均见双侧茎突过长

（4）扁桃体窝触诊：对于原因不明的咽痛、耳痛及头痛患者，扁桃体窝触诊应该作为常规的检查之一。右手食指用力触诊右侧扁桃体窝（无论扁桃体是否切除，常可以在扁桃体与腭咽弓之间的中下份触及条索样硬物或骨刺样物），触诊常可以诱发疼痛的加重，但需要左右两侧对比。如因颈动脉受刺激而诱发症状者，可在一手触诊扁桃体窝的同时，另一只手接触颈动脉处，可诱发出相应的症状或症状加重。

（三）鉴别诊断

（1）慢性咽喉炎：常常表现为咽部异物感、咽干等不适，可见咽后壁淋巴滤泡增生，咽侧索红肿。

（2）咽异感症：咽异物感、黏着感、紧迫感、呼吸不畅。

（3）颈椎病：表现为颈部疼痛、指端麻木、一过性头昏、晕厥，颈椎 X 线或 MRI 提示颈椎骨质增生。

（4）舌咽神经痛：一侧咽痛伴颈部、咽部阵发性刺痛并向耳部放射，但影像学检查未发现茎突长度或者方位异常。

（四）诊断流程或思路

此症状不典型，漏诊、误诊率极高。因此，凡有咽痛及咽部异物感、耳痛及颈部症状者，查体触及扁桃体窝坚硬条索状物或骨刺状物，结合 X 线、CT 或颈部彩超检查即可确诊。需要注意的是尽管影像学检查发现一侧茎突稍长，但没有相应的症状就不足以诊断为茎突综合征。

三、病因和发病机制

茎突过长的原因可能是：①茎突由第二鳃弓 Reichert 软骨发育来，若发育过长中发生异常的骨化势必导致茎突过长；②一部分的 Reichert 软骨发育为茎突舌骨韧带，若发育过程中有异常的骨化，则该韧带骨化,同样会导致茎突过长。

茎突的解剖:茎突远端伸向内、前、下方,位于颈内动脉和颈外动脉之间。有时远端伸向外、下,靠近下颌骨的内侧,偶尔可向后到达颈椎横突的前方。茎突毗邻舌咽神经、迷走神经、副神经、交感神经节和舌下神经等,这也是茎突综合征产生症状的解剖学基础。

1. 茎突过长 当颈部在转动或吞咽、发音、说话时,过长的茎突刺激、压迫邻近的血管或神经的可能性增加,从而引起相应的症状。

2. 茎突伸向方位异常 茎突远端伸向内、前下方,或呈弯曲状伸向扁桃体窝内或附近,无论扁桃体摘除与否均会出现症状。有学者认为茎突伸向方位的异常是引起茎突综合征的主要原因。

3. 骨化或钙化的茎突舌骨韧带 骨化或钙化的韧带在茎突和舌骨之间形成骨性融合,有假关节形成,容易激惹邻近的血管和神经引起相应症状。

4. 扁桃体炎或扁桃体切除术后 扁桃体的慢性炎症长期刺激或扁桃体切除术后局部瘢痕牵拉过长的茎突引起相应的症状。

四、治疗

(一) 内科治疗

包括药物、物理及心理治疗。有症状者可采用治疗骨质增生、或缓解疼痛症状的药物治疗。局部的超短波、红外线、磁疗设备等均可以使用。另外部分患者心理负担较重,心理疏导也是内科治疗的有效措施之一。

(二) 外科治疗

内科保守治疗无效的情况下,可以采用外科治疗。手术截短过长的茎突是最有效的治疗方法。传统的有口内径路和口外径路两种手术方式。目前有内窥镜系统辅助下口内和口外茎突截短术,具有手术视野更清晰,创伤更小等优点。

(三) 预后

茎突截短术后大约70%患者症状消失;20%患者部分改善;约10%患者术后症状无明显改善,因此术者术前须仔细和患者沟通。

(胡国华 左汶奇 重庆医科大学第一临床学院)

第七节 咽 部 肿 瘤

鼻咽纤维血管瘤

一、概述

鼻咽纤维血管瘤(nasopharyngeal angiofibroma,NA),ICD-10 编码:D18.003,为鼻咽部最常见的良性肿瘤,约占24.6% ~40%。NA多来源于蝶骨底或枕骨、犁骨的骨膜,由致密结缔组织、大量弹性纤维和血管组成,常发生于10~25岁青年男性,故又名"青少年鼻咽纤维血管瘤"(juvenile nasopharyngeal angiofibroma,JNA)。

二、诊断

(一) 临床表现

1. 出血 阵发性鼻腔和(或)口鼻出血,出血可为鲜红色血液,常为病人的首诊主诉。因肿瘤富含血管,其表面发生溃烂常引起出血。反复发作性鼻腔和(或)口鼻出血,是NA的主要和重要症状,几乎

100%的患者均会发生,病人常有不同程度的贫血。

2. 鼻塞　肿瘤堵塞后鼻孔或侵入鼻腔,引起一侧或双侧鼻塞,常伴有流鼻涕,闭塞性鼻音,嗅觉减退等。

3. 其他症状　取决于肿瘤发展的位置,如阻塞咽鼓管咽口,可引起耳鸣、耳闭及听力下降。肿瘤侵入邻近结构则出现相应症状:如侵入眼眶,则出现眼球突出、活动受限和视力下降;侵入翼腭窝、颞下窝引起面颊部隆起、张口困难;侵犯颅底和颅内,压迫神经,引起剧烈头痛及脑神经压迫症状,甚至引起颅内感染等并发症。

（二）实验室和辅助检查

1. 鼻内镜检查　应行双侧鼻腔检查。鼻腔和鼻咽部可见圆形、椭圆形、结节状或分叶状红色肿瘤,表面光滑,并可见扩张的血管(图 24-7-1)。肿物质地多偏软,可推动,不大的肿物可顺着其表面探查到其基底的大致位置,较大者则无法窥视到其基底部。必要时可进行后鼻孔内镜检查,可有助于观察肿物向外侧侵犯的情况。

2. CT 检查　高分辨率 CT 扫描是 NA 手术前重要的检查和诊断手段。通过对冠状位、轴位的软组织窗和骨窗图像结合分析,可初步了解肿瘤的位置、大小、形态,了解肿瘤累及范围、骨质破坏程度和周围解剖结构之间的关系。增强 CT 可对肿瘤性质和侵犯范围作出准确的判断。

NA 的 CT 特征是:①鼻咽和单侧鼻腔鼻窦密度增高的软组织影,增强扫描呈明显强化,但密度不均匀;②翼突根部常有骨质吸收,蝶窦前下壁骨质也多有破坏,蝶腭孔扩大。

3. MRI 检查　MRI 软组织分辨率高,通过增强 MRI,可清晰显示肿瘤大小、边界及侵犯范围和部位,并对软组织肿瘤的性质有较好的分辨能力。

如肿瘤侵及颈内动脉或颅内时,可以清楚显示肿瘤与颈内动脉及脑组织的关系。增强 MRI 扫描对于复发或手术后患者随访复查具有优势,可以发现残留的肿瘤和早期复发的肿瘤。

4. 数字减影血管造影(digital subtractive angiography,DSA)　其对显示肿瘤范围不如 CT 和 MRI,其优势是可以清晰显示肿瘤的供血动脉(图 24-7-2)。术前 DSA 不仅是为了解肿瘤的供血动脉,更重要的是可对供血血管进行栓塞,以减少术中出血。

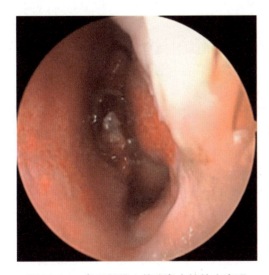

图 24-7-1　鼻咽纤维血管瘤鼻内镜检查表现

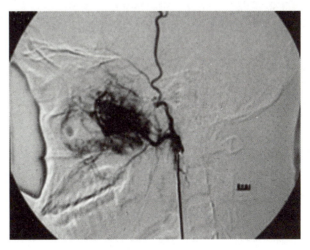

图 24-7-2　鼻咽纤维血管瘤 DSA 检查显示肿瘤供血动脉

NA 的供血主要来自颈外动脉系统,在颈外动脉系统中最主要的是上颌动脉,但多数 NA 是同时接受颈外动脉系统多条动脉的供血,例如咽升动脉、颞浅动脉等,临床上还可见同时接受颈内动脉系统的供血。除了颈内动脉的供血支不能栓塞外,应尽可能栓塞所有的颈外动脉系统供血支。DSA 最好安排在手术前 24 小时内,以减少栓塞后肿瘤供血侧支循环形成的机会。

（三）鉴别诊断

对于病史不典型或肿瘤扩展至邻近结构而出现相应症状者,有时难以作出诊断,常需与后鼻孔出血性息肉、鼻咽部脊索瘤及鼻咽部恶性肿瘤相鉴别,最后诊断有赖于术后病理检查。

（四）诊断思路

根据临床症状、鼻内镜所见和影像学检查,结合年龄及性别,基本可以获得作出诊断。因肿瘤极易出血,不主张术前采取活检。如为了鉴别诊断必须活检,应在鼻内镜明视下进行,且操作者应具有止血的能力和设备。

三、病因和发病机制

该病病因不明,但很早就发现其具有雄激素依赖性,并认为是其仅发生于男性的原因。

四、病理与病理生理

NA 的病理学特征是:①瘤体无包膜;②主要成分是增生的血管和纤维组织;③血管相互广泛交通成血管网,血管壁无肌层,故无收缩功能。瘤体由胶原纤维及多核成纤维细胞组成网状基质,其间分布大量管壁薄且无弹性的血管,这种血管受损后极易出血。

肿瘤在组织学上属于良性肿瘤,但其能经自然孔和裂隙局部扩展,并侵蚀周围骨质进入邻近器官和结构,如通过裂孔侵入鼻腔、鼻窦、眼眶、翼腭窝及颅内。

五、治疗

（一）内科治疗

包括放射治疗、全身激素治疗及局部硬化剂和冷冻治疗等。对于巨大或范围广泛的 NA,放射治疗通常可使肿瘤缩小30%～50%,有助于后续手术的彻底切除。全身激素治疗以及局部硬化剂和冷冻治疗可使肿瘤的血管成分减少。局部硬化剂注射后,血管虽然闭塞,但肿瘤变硬,不利于手术切除,应慎重选择硬化剂局部注射治疗。

（二）手术治疗

主要采取手术治疗,其他治疗方法是辅助的。

1. 手术适应证　肿瘤范围局限在鼻咽和鼻腔是经鼻内镜切除的最佳适应证。对于肿瘤范围局限于鼻咽、鼻腔、蝶窦或筛窦,或者部分侵及上颌窦和翼腭窝,只要没有广泛侵蚀侧颅底、颅内和眶内,均可选择经鼻内镜手术。超越上述范围以及复发者,应谨慎选择。

2. 入路选择　根据肿瘤的范围和部位采取不同的手术进路。肿瘤位于鼻咽部或侵入鼻腔鼻窦者,采用硬腭进路。肿瘤侵入翼腭窝者,采用硬腭进路加颊侧切口。肿瘤侵入颅内者,需采用颅颌联合进路。近年,经鼻内镜下行鼻咽纤维瘤切除术逐渐成为 NA 首选的外科手术方式。经鼻内镜切除术和传统术式相比,在减少手术创伤、缩短住院时间、降低并发症和复发率等方面有明显优势。

3. 手术并发症预防　手术并发症的发生与肿瘤的范围、侵犯部位和手术所涉及的解剖部位有关,肿瘤范围不超过鼻腔鼻窦和鼻咽范围的,并发症机会极少。在切除广泛累及翼腭窝、颞下窝的肿瘤时,有可能发生上颌神经损伤和翼内外肌肉损伤,致上颌神经分布区麻木和张口困难等。如肿瘤邻近颈内动脉、视神经等重要结构,有损伤颈内动脉和视神经的危险,导致大出血和失明。术前准确评估肿瘤范围,客观合理的手术适应证选择,正确的手术方案,以及手术中仔细准确的操作是避免发生上述严重并发症的关键。

（三）预后与随访

术后应定期随访以便及时发现复发的肿瘤。据国外报道的资料,经鼻内镜手术切除 NA 的复发率与传统手术复发率相近。鼻内镜手术后复发,多与适应证选择不当有关,其次是与术前准备不充分,术者技术和经验不足有关。

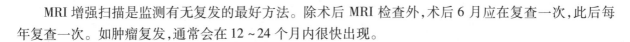

MRI 增强扫描是监测有无复发的最好方法。除术后 MRI 检查外,术后 6 月应在复查一次,此后每年复查一次。如肿瘤复发,通常会在 12～24 个月内很快出现。

六、预防

鼻咽纤维血管瘤的预防主要在于早期发现、早期诊断、早期治疗的二级预防措施。对于诊断明确的肿瘤,主要在于完整切除肿瘤,预防肿瘤复发。同时,应注意术中保护重要的解剖结构,预防手术并发症及后遗症,提高患者的生存质量。

鼻 咽 癌

一、概述

鼻咽癌(nasopharyngeal carcinoma,NPC),ICD-10 编码:C11.901,是我国高发肿瘤之一,占头颈部恶性肿瘤发病率首位。国内以南方各省发病率较高(如广东、广西、江西、福建、台湾、湖南、四川、海南等),年发病率达 10～25/10 万,占该地区恶性肿瘤之首。广东珠江三角洲及香港曾有鼻咽癌高发家族报告。发病年龄自 3～84 岁均有报告,以 30～59 岁年龄组最多,男性发病率约为女性的 2～3 倍。

二、诊断

(一) 临床表现

由于鼻咽部解剖位置隐蔽,鼻咽癌早期症状不典型,早期诊断较难,容易延误,应特别警惕。常见症状为:

1. 鼻部症状 早期可出现涕中带血,时有时无,多未引起患者重视,瘤体增大可阻塞后鼻孔,引起鼻塞,始为单侧,继而双侧。

2. 耳部症状 发生于咽隐窝的鼻咽癌,早期可压迫或阻塞咽鼓管咽口,引起耳鸣、耳闭及听力下降,鼓室积液,临床易误诊为分泌性中耳炎。

3. 颈部淋巴结肿大 颈淋巴结转移者较常见,以颈淋巴结肿大为首发症状者占 40%,60%～80% 患者初诊时即可发现有肿大的颈淋巴结。转移肿大的淋巴结为颈深部上群淋巴结,呈进行性增大,质硬不活动,无压痛,始为单侧,继之发展为双侧。若颈淋巴结巨大或曾经放疗或手术者可逆行转移至颌下、颏下及耳前淋巴结。上颈深淋巴结转移可致后组脑神经麻痹、Horner's 征、颈动脉窦过敏综合征。

4. 脑神经症状 瘤体经患侧咽隐窝由破裂孔侵入颅内,常先侵犯 V、VI 脑神经,继而累及 Ⅱ、Ⅲ、Ⅳ 脑神经而引起头痛,面部麻木,眼球外展受限,上睑下垂等脑神经受累症状(图 24-7-3);瘤体直接侵犯或由转移淋巴结压迫,可导致 Ⅸ、Ⅹ、Ⅺ、Ⅻ 脑神经受损,引起软腭瘫痪、呛咳、声嘶、伸舌偏斜等症状。

由于肿瘤侵犯颅底的部位和先后顺序不同,病人可有不同的神经麻痹征候群出现:①眶上裂征候群(superior orbital fissure syndrome):Ⅲ、Ⅳ、Ⅴ、Ⅵ 脑神经麻痹,表现为患侧眼球固定、突眼;②眶尖征候群(Rollet's syndrome):Ⅲ、Ⅳ、Ⅵ、Ⅴ 1 及 2 脑神经麻痹,表现为患侧眼球固定、突眼性眼盲;③垂体蝶骨征候群(Hypophyseal sphenoidal syndrome):Ⅱ→Ⅲ、Ⅳ、Ⅵ、Ⅴ1 脑神经麻痹(即肿瘤由前向后蔓延);④海绵窦征候群(cavernous sinus syndrome):Ⅵ、Ⅲ、Ⅴ1～2、Ⅳ→Ⅱ 脑神经麻痹(即肿瘤由后向前蔓延);⑤颈静脉孔综合征:后颅窝骨破坏所致的颈静脉孔舌下神经孔症状,Ⅸ、Ⅹ、Ⅺ、Ⅻ 脑神经麻痹及 Horner 征。颅底破坏、脑神经麻痹是预后不良的指征。

5. 远处转移 鼻咽癌晚期常向骨、肺、肝等部位转移。有 40%～60% 的鼻咽癌患者死于远地转移,多发生在放疗后 1～2 年内,以骨转移最常见,其次是肺转移和肝转移,脑转移则少见。肝、肺、脑转移者早期多无明显症状,常于随诊检查时发现。待出现相应症状时为时已晚,预后差。已有血行转移的中位生存期为 4～6 个月。

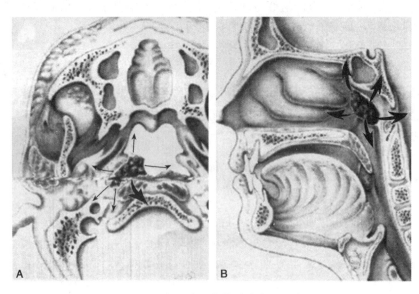

图 24-7-3 鼻咽癌原发灶肿瘤发展示意图

（二）实验室和辅助检查

1. 鼻内镜检查 有利于发现早期微小病变。鼻咽癌好发于鼻咽顶前壁及咽隐窝,常表现为小结节状或肉芽肿样隆起,表面粗糙不平,易出血,有时表现为黏膜下隆起,表面光滑。早期病变不典型,仅表现为黏膜充血、血管怒张或一侧咽隐窝较饱满,对这些病变要特别重视,以免漏诊。

2. EB 病毒血清学检查 EB 病毒血清检查可以作为鼻咽癌诊断的辅助指标,目前已开展的有 EB 病毒壳抗原-免疫球蛋白 A（EB VCA-IgA）及 EB 病毒核抗原-免疫球蛋白 A（EB NA-IgA）,EB 病毒 DNA 酶抗体等。

3. 影像学检查 CT 扫描能显示鼻咽部结构及咽隐窝深度改变,并能显示鼻咽癌向周边结构和咽旁间隙浸润情况,对颅底骨质和颈淋巴结转移的观察更优（图 24-7-4）。MRI 对软组织的观察与分辨优于 CT,对于调强放射治疗患者,最好行鼻咽颅底 MRI 检查。

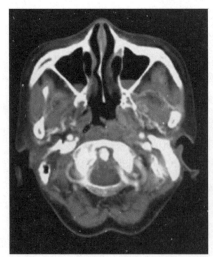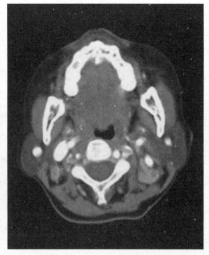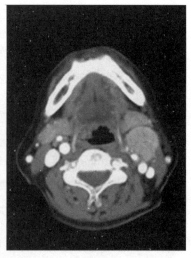

图 24-7-4 鼻咽癌原发灶与颈淋巴结转移 CT 表现

4. 其他辅助检查 血象,肝肾功能,电解质,乙肝,艾滋病,梅毒等病原学和抗体指标。垂体、甲状腺功能检查。胸片和腹部 B-超为必须检查项目,晚期患者还需要骨扫描检查。

（三）鉴别诊断

由于鼻咽癌早期即可出现颈淋巴结转移,常误诊为淋巴结核、非霍奇金病等。此外,因鼻咽癌临床表现复杂多样,还易误诊为分泌性中耳炎、鼻窦炎等。

（四）诊断思路

详细询问病史非常重要。若病人出现不明原因的回吸性涕中带血、单侧鼻塞、耳鸣、耳闭、听力下降、头痛、复视或颈上深部淋巴结肿大等症状,应警惕鼻咽癌可能,须进行鼻内镜、EB 病毒血清学、影像学等各项检查、对可疑病人立即行鼻咽部活检以明确诊断。

三、病因及发病机制

目前认为与遗传因素、病毒因素及环境因素等有关。

（一）遗传因素

鼻咽癌病人具有种族及家族聚集现象,如侨居国外的中国南方人后代保持着较高的鼻咽癌发病率,决定人类白细胞抗原（HLA）的某些遗传因素和鼻咽癌发生发展密切相关。

（二）EB 病毒

Old 等 1966 年首先从鼻咽癌病人血清中检测到 EB 病毒抗体,近年应用分子杂交及聚合酶链反应（PCR）技术检测证实鼻咽癌活检组织中有 EBV DNA 特异性病毒 mRNA 或基因产物表达,更证实 EB 病毒在鼻咽癌发展中的重要作用,目前 EB 病毒的研究已成为探索鼻咽癌病因学中的重要方面。

（三）环境因素

我国鼻咽癌高发区居民多有进食咸鱼、腊味等腌制食品习惯,这些食物中亚硝酸盐含量较高,动物诱癌实验发现亚硝胺类化合物可在大鼠诱发出鼻咽癌。鼻咽癌高发区的大米和水中微量元素镍含量较高,鼻咽癌病人头发中镍含量亦较高,动物实验证实镍可以促进亚硝胺诱发鼻咽癌。另外,缺乏维生素和性激素失调可以改变黏膜对致癌物的敏感性。

四、病理与病理生理

鼻咽肿瘤大体表现为外生型和黏膜下浸润型。2003 年 WHO 将鼻咽癌的病理类型分为三型:非角化型癌,角化型鳞状细胞癌,基底细胞样鳞状细胞癌。国内仍有单位根据肿瘤的分化情况分为高分化、中分化、低分化和未分化癌四种类型。

鼻咽其他癌较少见,其组织类型有腺癌、腺样囊性癌、黏液表皮样癌以及恶性多形性腺瘤,其具体形态特点与涎腺同样类型的癌一致。

五、治疗

鼻咽癌大多属低分化鳞癌,对放射治疗敏感,因此,放射治疗为首选方案,其次为化疗,放化疗不敏感患者可视情况考虑挽救性手术治疗。早期鼻咽癌（Ⅰ/Ⅱ期）,可单纯放射治疗;局部晚期鼻咽癌（Ⅲ/Ⅳ M_0）患者,可行同步放化疗。远处转移患者,以化疗为主,先化疗,根据具体情况,可考虑行姑息性放射治疗。

（一）放射治疗

1. 根治性放射治疗的适应证　鼻咽癌首选放射治疗,一般来讲,对于早期和中期的患者,应该给予足量放射治疗。

2. 姑息性放射治疗　①对于局部破坏范围特别广,侵及颅内,脑组织,脑干,颈髓,与颈部大血管关系密切或者受侵的情况,给予足量的高姑息治疗;②对于有单发远地转移患者,尤其是骨和肺单发转移患者,根据患者的一般情况,可以考虑给予鼻咽及转移灶的姑息放射治疗和化疗的综合治疗;③对于合并广泛远地转移患者,以化疗为主,必要时给予放射治疗姑息减症,如骨转移疼痛,脊髓转移压迫症状等。

（二）化疗

鼻咽癌化疗疗效不高,但可以采用同期放化疗以增强放疗敏感性,有效药物有顺铂、奈达铂、5-氟脲嘧啶、紫杉醇、环磷酰胺等。

（三）手术治疗

鼻咽癌根治性放疗后残留或局部复发灶,选择性手术仍为一有效手段,其适应证:①放射治疗后鼻咽部或颈部未控或复发(原发灶需经病理证实);②颈部淋巴结不固定或虽已固定但颈动脉未受累;③无明显颅底骨质破坏、无脑神经受侵;④无全身远地转移;⑤无全身麻醉手术禁忌证。

（四）预后

早期病变的局部控制率可达到70%～90%,但T_3～T_4期者仅为50%,远地转移率为30%～65%。5年总生存率Ⅰ期90%左右,Ⅱ期80%左右,Ⅲ期70%左右,Ⅳ期50%左右。

六、预防和随访

主要在于早期发现、早期诊断、早期治疗的二级预防措施。鼻咽癌治疗后应定期到医院随访检查,重点检查鼻咽及颈部等治疗区及脑神经检查。可行间接鼻咽镜或鼻内镜检查观察鼻咽部,配合 CT 或磁共振扫描检查,对比鼻咽、咽旁间隙、颅底等部位的改变。颈部彩色超声检查了解有无残余淋巴结。胸、肝及骨的 X 线摄片、超声波或骨 ECT 扫描的选用有助于全身状况的随访观察。

下 咽 癌

一、概述

下咽癌(hypopharyngeal carcinoma),ICD-10 编码:C13. 901,原发于下咽的恶性肿瘤较少见,鳞状细胞癌多见,肉瘤少见。根据发生部位分为:梨状窝癌、环后癌及咽后壁癌,其中梨状窝癌较多见。

二、诊断

（一）临床表现

1. 咽部异物感　感觉咽部食物吞咽不净。吞咽疼痛感,吞咽时引起咽部疼痛,可反射至耳部。

2. 进食阻挡　吞咽时感觉咽部有阻力,影响进食。

3. 声音嘶哑　有时伴有呼吸困难。

4. 咳嗽　有时咯血和进食呛咳。

5. 颈部肿块　约1/3患者因颈部肿块就诊,原发灶症状轻微,因而误诊。

（二）实验室和辅助检查

1. 咽喉检查　患者有以上症状时,除检查口咽部以外,应使用间接喉镜,详细观察下咽及喉部。注意声带及杓状软骨活动情况,声带关闭时,梨状窝是否可以开放扩大,注意有无附近黏膜水肿。电子喉镜有利于直接观察病变。应用电子喉镜观察下咽时,可以嘱咐患者用力鼓气,使下咽部膨胀开放,有利于观察到较隐蔽的病变(图24-7-5)。

2. 颈部检查　先查喉部,观察喉部有无增宽,喉摩擦音是否存在。在喉的两侧触诊时,检查肿物有无外侵,甲状腺是否受累。再沿颈鞘部位检查有无肿大淋巴结及其他部位淋巴结有否转移。

3. 影像学检查　CT 及 MRI 可以确定肿瘤范围及颈部淋巴结情况(图24-7-6),可以看到肿瘤浸润范围。下咽癌可能转移到咽后淋巴结,MRI 检查有可能发现咽后淋巴结肿大。用碘油或钡剂做下咽食管对比造影,可以看到充盈缺损,黏膜异常。

4. 活组织检查及细胞学检查　在表面麻醉下,使用间接喉镜和电子喉镜明视下,取小块肿瘤组织送病理诊断。如为环后和颈段食管病变,也可以用细胞学拉网诊断。

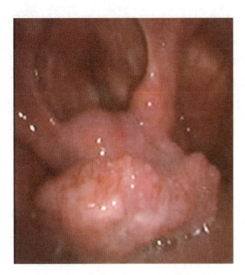

图 24-7-5　下咽癌电子喉镜检查表现

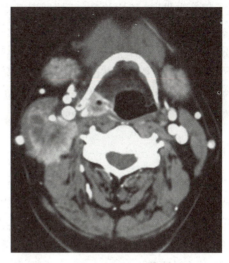

图 24-7-6　下咽癌原发灶与颈淋巴结转移 CT 表现

（三）鉴别诊断

1. 咽喉炎及咽喉官能症　咽部肿瘤患者大多有一段误诊史。经治医师只根据主诉似咽喉炎,仅做口咽部检查,不做喉咽部喉镜检查。咽喉炎和咽喉官能症病程长,主诉模糊,无声哑和吞咽症状。

2. 下咽及食管良性肿瘤　较少见,有血管瘤、脂肪瘤、平滑肌瘤等。大多用内腔镜可以区别。

3. 颈部结核　喉咽部和食管肿瘤患者就诊时常伴有颈部肿块。原发灶症状不明显,最常误诊为颈淋巴结结核。颈淋巴结结核以年轻者较多,大多发生在锁骨上,质地中软。凡 40 岁以上,数月内发生颈部肿块,尤其在上颈部或中颈部,应检查鼻咽、口腔、咽喉等处,必要时作钡剂造影,除外下咽及颈部食管病变。

（四）诊断思路

早期症状不明显,易被漏诊,间接喉镜检查应仔细观察喉咽各解剖区域有无肿瘤,注意局部黏膜有无水肿,梨状窝有无饱满及积液。早期病变难以观察者,宜采用纤维喉镜检查,发现可疑病变应及时活检。颈部检查注意喉体是否膨大,活动度是否受限,会厌前间隙及双侧颈部淋巴结是否肿大。CT 及 MRI 检查可进一步了解肿瘤侵犯范围。

三、病因及发病机制

下咽癌的确切病因至今并不清楚。已经认识到的是,下咽癌的发病和某些生活习惯密切相关。过度吸烟,饮酒与营养不良是下咽癌的三个主要病因。

四、病理与病理生理

下咽癌的主要病理类型为鳞状细胞癌,占约95%。其他病理类型有腺癌、肉瘤等。下咽癌最常发生于梨状窝,其次为环后区,较少见于咽后壁。梨状窝癌约占77%(图24-7-7),环后区癌占20%,咽后壁癌占3%。

下咽癌对喉的侵犯有不同的途径。位于梨状窝内壁的下咽癌,可以沿黏膜向杓会厌皱襞侵犯,或者进一步向内侧和深部侵犯到喉,也可以沿黏膜向环后区侵犯。可以通过侵犯

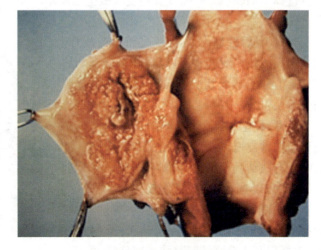

图 24-7-7　梨状窝癌大体标本

声门旁间隙,声带肌,环杓关节,环杓肌以及喉返神经引起声带固定。梨状窝外壁癌容易侵犯甲状软骨板后缘和环状软骨。甲状软骨的后缘和上缘最容易受到梨状窝癌的直接侵犯。环后癌容易侵犯环状软骨和环杓后肌。下咽后壁癌比较局限于咽后壁,不常侵犯喉。

下咽癌较多发生颈部淋巴结转移。颈部淋巴结转移率在梨状窝癌约70%,环后癌约40%,下咽后壁癌约50%。下咽癌颈部淋巴结转移主要位于Ⅱ、Ⅲ、Ⅳ区,颈后三角区转移一般发生在其他区域已经出现转移后,颌下区转移仅为3.2%。

五、治疗

(一) 综合治疗

根据下咽癌的病理表现,合理的治疗应当是手术、放射及化疗的综合治疗。下咽癌病变部位隐蔽,早期不容易发现;病变即使很小,却容易发生淋巴结转移;肿瘤沿黏膜下蔓延,手术确定安全切缘困难。因此,只有发挥放射线大范围治疗及外科局部切除及修复的各自优势,才是合理的选择。

(二) 放射治疗

放射治疗的作用有以下几个方面:消灭较小的、敏感的下咽肿瘤;在手术切缘以外提供更广泛的安全范围;控制颈部亚临床病灶,可以避免颈清扫手术;对于难以手术切除的病灶,放射后可能切除;对拒绝手术或不能手术的病人采取姑息性放疗。在综合治疗的原则下,对于早期 $T_1N_0M_0$ 的梨状窝或咽后壁癌,特别是外突型病变,也不排斥利用单一手段达到根治肿瘤的目的。如采用单纯放射治疗,局部控制率达到79%,5年生存率60%,临床效果也满意。

(三) 手术治疗

目前外科手术切除仍然是治疗下咽癌的主要手段之一。外科治疗的目的主要有以下几个方面:彻底切除肿瘤并提供适当的安全界,适当的保留喉功能,重建咽腔及上消化道,清除颈部淋巴结转移灶。当然,外科切除只是综合治疗方案的内容之一。

1. 梨状窝癌 小于1厘米、外突型梨状窝癌可以选择单纯放射治疗或手术治疗。外科治疗可以选择梨状窝切除术。特别是术前放疗后利用梨状窝切除术治疗 $T_1 \sim T_2$ 期梨状窝癌,在清除病灶的同时保留下咽及喉功能。对于 T_3 期梨状窝癌,病变引起喉固定,可以选择梨状窝切除及喉半侧切除;梨状窝切除及喉近全切除或梨状窝切除及喉全切除,配合术前或术后放疗。对于 T_4 期梨状窝癌,肿瘤侵犯喉软骨架或颈段食管,可以选择下咽部分切除及喉全切除;下咽全切除及喉全切除;下咽、喉全切除及食管部分或全食管切除,配合术前或术后放疗。

2. 环后癌 早期环后癌少见,T_1 期可以选择单纯放疗,保留喉。较大的肿瘤或放疗后未控的肿瘤,可以选择下咽、喉切除,喉气管整复或喉全切除术。侵犯颈段食管,选择下咽、喉全切除及食管部分或全食管切除。

3. 下咽后壁癌 早期癌选择单纯放疗。放疗未控或较广泛肿瘤,可以选择部分下咽后壁切除、下咽、喉全切除及食管部分或全食管切除。

4. 手术造成咽及食管缺损 可以选择游离移植前臂皮瓣、带蒂肌皮瓣、游离移植空肠、胃咽吻合或结肠移植进行修复、重建。下咽部分缺损,可以选择皮瓣、肌皮瓣修复(图24-7-8)。全下咽缺损,以及包括颈段食管缺损,可选择游离移植空肠修复。全下咽、全食管缺损,选择胃咽吻合或结肠移植进行修复、重建。

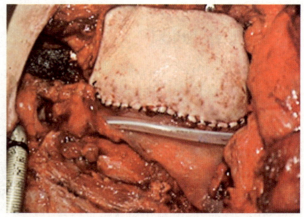

图 24-7-8 胸大肌皮瓣修复下咽癌术后下咽缺损

（四）预后

采用单一手段治疗下咽癌的预后较差。如果单纯放疗,5 年生存率一般为 10%～20%。综合治疗为主的下咽癌,生存率有明显的提高。中国医学科学院肿瘤医院以综合治疗为主的下咽癌 254 例中,5 年生存率在计划性综合治疗患者为 48.9%,放疗失败后挽救性手术患者为 25.0%,而单纯手术的患者仅为 20%。

六、预防和随访

下咽癌治疗后预后较差,预防主要在于早期发现、早期诊断、早期治疗的二级预防措施。治疗后应定期到医院随访检查,重点检查颈部等治疗区。第一年每 1～3 月复查一次,第二年每 2～4 月复查一次,第 3～5 年每 4～6 月复查一次,以后每 6～12 月复查一次。CT 或磁共振扫描检查,对比颈部、胸部等部位的改变,了解有无残余淋巴结和复发。胸、腹部及骨的 CT、超声波或骨 ECT 扫描的选用有助于全身状况的随访观察。

（曾泉　重庆医科大学附属第一医院）

第八节　扁桃体肿瘤

扁桃体良性肿瘤

一、概述

扁桃体良性肿瘤(benign tumor of tonsil),ICD-10 编码:D10.502,常见有乳头状瘤、纤维瘤、潴留囊肿、混合瘤及血管瘤等,其他肿瘤如脂肪瘤、淋巴管瘤、畸胎瘤等少见。

二、诊断

（一）临床表现

肿瘤较小时多无自觉症状,常于体格检查或检查咽部其他疾病时偶然发现。肿瘤较大时,可出现咽部异感症,甚至可引起吞咽障碍,当瘤体由口咽延伸至喉咽可引起呼吸及发音功能障碍。

（二）诊断思路与鉴别诊断

乳头状瘤发生于悬雍垂、扁桃体、腭弓等处,表面呈颗粒状,色白或淡红色,瘤体广基或带蒂。纤维瘤发生部位同乳头状瘤,肿瘤大小不一,呈圆形突起,表面光滑,触之较硬。潴留囊肿多发生于软腭、咽后壁、咽侧壁及扁桃体,呈圆形,表面光滑。混合瘤多发生于软腭、表面光滑。血管瘤常发生于软腭、咽后壁及侧壁,呈紫红色不规则肿块,易出血。

三、治疗

瘤体较小时,可采用激光、电凝、冷冻等治疗;瘤体较大时,需采用手术治疗,通常采用经口进路;肿瘤累及咽旁间隙或颈部时,需采用经颈侧进路或颞下窝进路。

扁桃体恶性肿瘤

一、概述

扁桃体恶性肿瘤(malignant tumor of tonsil),ICD-10 编码:C09.903,为口咽部恶性肿瘤中最多见。可分为扁桃体癌和扁桃体淋巴瘤两类。

二、诊断

（一）临床表现

早期症状为咽部不适、异物感，一侧咽痛，吞咽时较明显，多未引起重视。晚期咽痛加剧，引起同侧反射性耳痛，吞咽困难，讲话含糊不清，呼吸困难等。对40岁以上病人长期有咽部不适、疼痛且症状进行性加重时应警惕扁桃体癌。

（二）实验室和辅助检查

1. 查体 一侧扁桃体肿大充血伴经久不愈溃疡或增大变硬、吞咽痛，并有颈淋巴结肿大，无高热与炎症者，癌瘤可能性大。对双颈部应作全面触诊，有淋巴结要记录大小、硬度、活动度及分布情况。

2. 全身检查 病人是否消瘦，有无恶液质，内脏有无肿块，心肺功能是否正常。

3. 影像诊断学检查 CT可见到口咽肿物及有无咽旁及周围浸润，有无骨破坏，颈部淋巴结肿大情况。扁桃体鳞癌CT表现见图24-8-1。MRI在临床应用有助于鉴别肿瘤与正常组织，而且能在横断面、矢状面和冠状面三个不同方位显示病变解剖部位，对口咽肿瘤的侵犯范围，有无咽后淋巴结转移可以有比较明确的推断。

4. 血液常规检查 排除血液病变及炎症。

5. 活体组织检查是确诊的唯一手段 可疑肿瘤均应取组织活检。对扁桃体肿瘤在活检困难时可行扁桃体切除术，根据病理决定下一步治疗方案。常规病理检查分类困难时，应作免疫组化或电镜检查。原发肿物检查困难时（如牙关紧闭患者），亦可行颈淋巴结穿刺细胞学或粗针活检或切取活检。总之，在治疗前必须获得准确无误的病理结果。

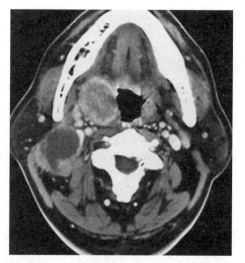

图 24-8-1 扁桃体鳞癌原发灶及颈淋巴结转移 CT 表现

（三）鉴别诊断

1. 扁桃体炎 典型的扁桃体炎是双侧腺窝有脓栓，伴体温高、咽痛，有较长及反复发作史，触诊不硬，表面光滑，不难与肿瘤鉴别，单侧性扁桃体增生应排除肿瘤，必要时切除活检。

2. 扁桃体良性肿瘤 如乳头状瘤、黏液腺瘤、囊肿等，需作活检鉴别。

3. 咽旁肿瘤 以腮腺深叶肿瘤为最多，次为神经鞘瘤，表现为咽侧壁或一侧软腭黏膜下肿物，黏膜正常，触诊表面平滑、韧。CT或MRI可示肿瘤部位。

4. 结核 口咽结核多伴疼痛，表现为黏膜表浅溃疡，无浸润，界限不清，表面覆以灰黄色伪膜。常并发颈淋巴结核或肺结核。

（四）诊断思路

成人出现单侧扁桃体明显肿大，表面溃烂，溃疡中心如火山口，溃疡边缘卷起，质地较硬，不活动，伴有同侧下颌角下方或颈上段淋巴结肿大，诊断较易。但如遇一侧扁挑体肿大充血，表面光滑，颈部无肿大淋巴结时，易误诊为急性扁桃体炎，应特别警惕，必要时取活检确诊。

三、病因及发病机制

病因尚不清楚，可能与长期炎性刺激、角化症、白斑病等癌前期病变及吸烟、饮酒、HPV/P16感染等因素有关。

四、病理与病理生理

扁桃体癌以鳞状细胞癌多见,次为淋巴上皮癌,未分化癌及腺癌较少见。扁桃体癌常有颈淋巴结转移,转移率50%～84.2%。颌下、二腹肌后腹下部、胸锁乳突肌前缘为多见(图24-8-2)。未分化癌恶性程度极高,常发生血行转移。扁桃体淋巴瘤,多为单侧,皆在黏膜下生长。一般瘤体较大,除非晚期,甚少溃破。多伴有同侧淋巴结转移,常发生远处转移,如纵隔、腹膜后,以及肝、脾等处。

五、治疗

根据病变范围及病理类型采取不同的治疗措施。扁桃体癌Ⅰ、Ⅱ期病变可行单纯放疗或外科手术,二者生存率相近;Ⅲ、Ⅳ期病变应行综合治疗,放化疗+手术或手术+放化疗。

(一) 内科治疗

对放射线敏感的恶性淋巴瘤、未分化癌或病变范围较广、手术难以切除的扁桃体鳞癌宜用放射治疗,同时配合化疗及免疫治疗。

(二) 手术治疗

近来,由于经口激光手术、经口机器人外

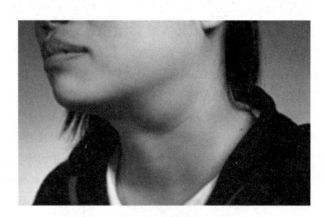

图24-8-2　扁桃体鳞癌颌下淋巴结转移

科手术和修复外科的进展,微创外科和皮瓣、肌皮瓣的广泛应用,扩大了手术适应证。尤其对于一些病期较晚、放疗难以控制的病例,经广泛切除修复后,其生存率、生存质量、吞咽、语言功能的恢复,均有很大提高。目前外科治疗已成为根治口咽癌的主要手段之一。

(三) 预后

扁桃体癌早期病变的5年局部控制率T_1～T_2期者为80%～90%左右;晚期病变T_3～T_4期者仅为60%～70%左右。5年疾病特异生存率Ⅰ期100%,Ⅱ期80%左右,Ⅲ期60%左右,ⅣA期50%左右,ⅣB期30%左右。

六、预防与随访

扁桃体肿瘤的预防主要在于早期发现、早期诊断、早期治疗的二级预防措施。扁桃体癌治疗后应定期到医院随访检查,重点检查口咽及颈部等治疗区。CT或磁共振扫描检查,对比颈部、胸部等部位的改变,了解有无残余淋巴结和口咽区复发。胸、腹部及骨的CT、超声波或骨ECT扫描的选用有助于全身状况的随访观察。

(曾泉　重庆医科大学附属第一医院)

第九节　阻塞性睡眠呼吸暂停低通气综合征

阻塞性睡眠呼吸暂停低通气综合征(obstructive sleep apnea hypopnea syndrome,OSAHS)是睡眠呼吸障碍的代表性疾病,并可能引起高血压、冠心病、代谢性疾病而导致多器官多系统损害,患病率约为2%～4%。该病可发生于任何年龄,但以中年肥胖男性发病率最高,是高血压、冠状动脉粥样硬化性心脏病(冠心病)和脑卒中等心脑血管疾病的独立危险因素。该病严重影响患者的生活质量和工作效率,容易并发心肺脑及代谢性疾病,目前已日益受到重视。

一、概述

（一）睡眠生理

睡眠是人体必需的基本生理过程，人的一生中有 1/3 的时间是在睡眠中度过。睡眠具有解除疲劳和恢复体力的作用，是整合和巩固记忆的重要环节，是人体生理需要的重要组成部分。睡眠分为快动眼睡眠期（rapid eye movement，REM）和慢动眼睡眠期（non-rapid eye movement，NREM）。

NREM 按睡眠的深度分为 1～4 期。正常人的夜间睡眠以 NREM 开始，约经历 90 分钟，进入 REM 睡眠期。REM 大约持续 20～30 分钟，又进入了 NREM。这个过程大约反复 4～5 次，愈接近睡眠后期，REM 持续时间越长。成人 NREM 和 REM 均可直接转为觉醒状态，但觉醒状态只能进入 NREM 而不能进入 REM，每晚整个 REM 约 90 分钟，占全部睡眠时间的 20%～25%。

（二）睡眠呼吸障碍

睡眠呼吸障碍（sleep disordered breathing，SDB）是指与睡眠密切相关、以异常呼吸事件为主要临床表现的一系列疾病，表现为睡眠过程中呼吸的节律及幅度发生异常。目前 SDB 已成为临床医学中一个相对独立的研究领域，受到医学界及社会的普遍重视。SDB 主要包括 OSAHS、中枢性睡眠呼吸暂停低通气综合征、内科疾病引起的睡眠相关通气不足/低氧血症及其他睡眠相关呼吸障碍。有关基本概念有：

1. 低通气（hypopnea） 睡眠过程中口鼻气流较基线水平降低 ≥30% 并伴动脉血氧饱和度（arterial oxygen saturation，SaO_2）下降 ≥4%，持续时间 ≥10 秒；或者是口鼻气流较基线水平降低 ≥50% 并伴 SaO_2 下降 ≥3% 或微觉醒，持续时间 ≥10 秒。

2. 睡眠呼吸暂停（sleep apnea，SA） 睡眠过程中口鼻呼吸气流（较基线幅度下降 ≥90%），持续时间 ≥10 秒。其中口鼻气流消失，胸腹式呼吸依然存在定义为阻塞性睡眠呼吸暂停；口鼻气流与胸腹式呼吸同时暂停，则为中枢性睡眠呼吸暂停。二者兼而有之定义为混合性睡眠呼吸暂停。

3. 呼吸暂停低通气指数（apnea hypopnea index，AHI） 平均每小时睡眠中呼吸暂停与低通气的次数之和。

4. 呼吸紊乱指数（respiratory disturbance index，RDI） 平均每小时睡眠中呼吸暂停、低通气和呼吸相关微觉醒（RERA）事件的次数之和。

二、诊断

（一）临床表现

1. 症状

（1）患者夜间睡眠中打鼾，鼾声响亮，随年龄和体重的增加可逐渐加重，呈间歇性，有反复的呼吸暂停现象，严重者时常憋醒。部分重症患者性功能减退，夜尿频繁，性格急躁等。

（2）白天嗜睡，程度不一，轻者稍感困倦、乏力，不影响工作生活；重者在讲话、驾驶时即可入睡。患者入睡快，睡眠时间延长，但睡眠后不能解乏。很多患者晨起后咽部干燥不适、异物感、头痛、血压升高，记忆力下降，注意力不集中，病程较长的患者还可出现个性改变或与疲劳有关的认知困难。

（3）出现并发症者伴有相应症状，如心慌、胸闷、气短、夜间心绞痛等不适症状。

2. 体征

（1）一般体征：肥胖、颈部短粗，有些患者外鼻窄小、鼻孔上翘、上唇翘起，部分患者有下颌后缩、小颌或其他颌面畸形。

（2）上气道体征：咽腔狭窄尤其是口咽腔狭窄、扁桃体肥大、软腭肥厚、悬雍垂过长肥厚等。有些患者还有其他引起上气道狭窄的因素，如鼻中隔偏曲、鼻息肉、舌根肥厚、腺样体肥大、舌扁桃体肥大等。

（二）辅助检查

1. 多导睡眠监测（polysomnography，PSG） 目前仍是诊断 OSAHS 金标准。通过多导睡眠监测（参见图 24-9-1～24-9-3），应对相关呼吸事件进行全面评估。监测指标包括下述项目：

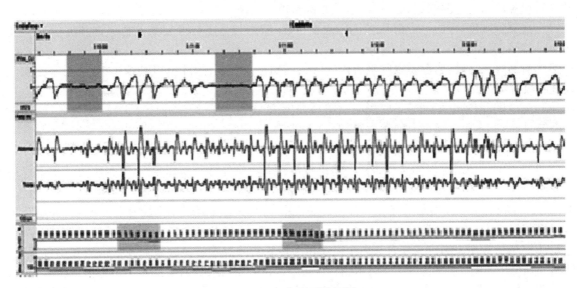

图 24-9-1 多导睡眠监测

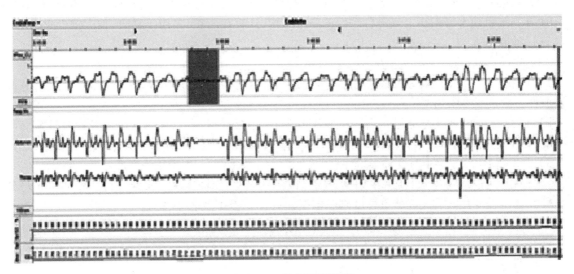

图 24-9-2 多导睡眠监测

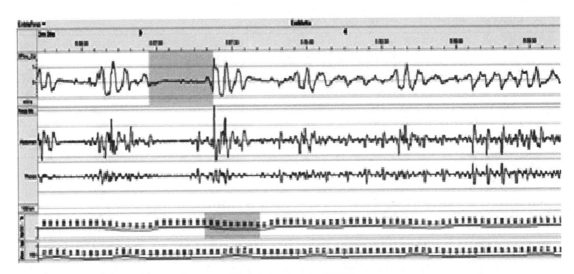

图 24-9-3 多导睡眠监测

（1）口鼻气流：监测呼吸状态，判断有无呼吸暂停及低通气发生。

（2）血氧饱和度（SaO_2）：是睡眠监测的重要指标，监测与呼吸暂停有关的血氧饱和度（SaO_2）变化情况。

（3）胸腹呼吸运动：监测睡眠呼吸暂停时呼吸运动是否存在，据此可以判断中枢性、阻塞性或混合性睡眠呼吸暂停。

（4）脑电图、眼动电图和颏下肌群肌电图：判定睡眠状态、睡眠结构并计算睡眠有效率。

（5）体位：判定患者睡眠时的体位及其与呼吸暂停的关系。

（6）胫前肌肌电图：用于鉴别不宁腿综合征。

2. 纤维鼻咽喉镜结合 Müller 检查法　将纤维鼻咽喉镜检查结合 Müller 动作进行，可了解上气道各部位截面积、观察引起气道狭窄的结构性原因。Müller 检查即在呼气末，嘱患者捏鼻闭口用力吸气，模拟上气道阻塞状态下咽腔塌陷情况。二者结合最常用于评估上气道阻塞部位和阻塞程度，并用于预测手术疗效。

3. 上气道持续压力测定　将含有多个微型压力传感器的导管经鼻腔置入上气道内并达食管，压力传感器分别位于鼻咽、舌根上、下、口咽、喉咽、食管等部位。正常吸气时全部压力传感器负压变化一致，若气道某一部位有阻塞，则阻塞平面以上的传感器没有压力变化，据此可判定气道阻塞的部位。

4. 影像学检查　狭窄部位可视化并可定量分析。定位头颅侧位片主要用于评估骨性气道狭窄；CT、MRI 及三维重建术可拍摄上气道各平面的三维结构，计算截面积，多用于科研，临床较少应用。

（三）诊断

1. OSASH 诊断依据

（1）症状：典型的夜间睡眠打鼾、反复呼吸暂停，常伴白天嗜睡、注意力不集中等症状或合并高血压、缺血性心脏病、2 型糖尿病等。

（2）体征：检查可见上气道任何部位的狭窄及阻塞。病程较长者可伴有心肺脑及代谢性疾病的相关体征。

（3）PSG：AHI≥5 次/小时，以阻塞性呼吸事件为主。如有条件以 RDI 为标准。

2. OSAHS 病情程度及低氧血症严重程度依据　中华医学会耳鼻咽喉头颈外科学分会（2009）建议的 OSAHS 病情程度及低氧血症严重程度判断依据详见表 24-9-1 及表 24-9-2。

表 24-9-1　成人 OSAHS 病情程度判断依据

程度	AHI	程度	AHI
轻度	5~15	重度	>30
中度	16~30		

表 24-9-2　成人低氧血症病情程度判断依据

程度	最低 SaO_2（%）	程度	最低 SaO_2（%）
轻度	85~90	重度	<65
中度	65~84		

（四）鉴别诊断

1. 单纯鼾症　夜间出现不同程度鼾症，白天无任何症状，AHI<5 次/小时。

2. 上气道阻力综合征　夜间有不同频度、程度鼾症，上气道阻力虽然增高，但 AHI<5 次/小时，白天嗜睡或疲劳，无创通气治疗有效支持本诊断。

3. 肥胖低通气综合征　过度肥胖，清醒时即伴有 CO_2 潴留，$PaCO_2$ 增高，多数患者合并 OSAHS。

4. 发作性睡病　主要表现为难以控制的白天嗜睡、发作性猝倒、睡眠瘫痪和睡眠幻觉，多起病于青

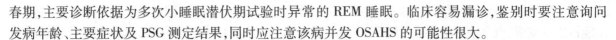

春期,主要诊断依据为多次小睡眠潜伏期试验时异常的 REM 睡眠。临床容易漏诊,鉴别时要注意询问发病年龄、主要症状及 PSG 测定结果,同时应注意该病并发 OSAHS 的可能性很大。

5. 不宁腿综合征和睡眠中周期性腿动　不宁腿综合征患者日间犯困,晚间强烈需求腿动(一般是小腿),常伴异常感觉,安静或卧位时严重,活动后缓解,夜间症状加重,PSG 测定有典型的周期性腿动,临床上应与睡眠呼吸事件相关的腿动加以鉴别。后者经 CPAP 治疗后常可消失。鉴别需通过详细询问患者及同室睡眠者关于患者的睡眠情况,并结合查体及 PSG 监测结果。

三、病因和发病机制

OSAHS 病因不明,目前认为可能与以下因素有关:

(一) 上气道(upper airway)解剖结构异常

1. 鼻腔、鼻咽腔狭窄　如鼻中隔偏曲、鼻甲肥大、鼻息肉、腺样体肥大等,其中鼻咽部狭窄在 OSAHS 的发病中占有重要地位。

2. 口咽腔狭窄　口咽腔分为上、下两部分,以悬雍垂末端为界;上半部是软腭与咽后壁之间的腔隙,下半部是舌根与咽后壁之间的腔隙。此区域相关病变如腭扁桃体肥大、舌根肥厚、软腭肥厚、咽侧壁肥厚、舌根后缩和舌根部淋巴组织增生等,均可导致该部位狭窄。由于口咽腔无骨性支架,因此口咽腔狭窄在 OSAHS 发病中较为重要。

3. 喉咽及喉腔狭窄　较为少见,如婴儿型会厌、巨大声带息肉、喉肿物等。

4. 颌面部先天性畸形　如下颌后缩、小颌畸形(Pierre-Robin 综合征、Treacher-Collin 综合征和 Down 综合征)等也是 OSAHS 的常见及重要病因。

(二) 遗传因素

对双胞胎及 OSAHS 患者一级亲属的研究表明 OSAHS 有家族聚集性。流行病学研究表明,OSAHS 的发病有种族的差异。非洲裔美国人中 OSAHS 发生早,程度重,并发症多,死亡率高。对家族的队列研究表明,遗传因素对呼吸调节及解剖特点都有影响。对儿童 OSAHS 的研究证实,一些遗传相关性疾病,如 Down 综合征、马凡综合征等会影响气道的结构、肌肉张力、肌肉控制等而易发生 OSAHS。

(三) 炎症因素

OSAHS 患者存在上气道局部炎症,引起黏膜血管充血与水肿。炎症可能引起上气道的狭窄,上气道内径的反射紊乱,上气道塌陷及咽部呼吸肌功能的紊乱,这些过程会加重睡眠中上气道阻塞,并形成一个恶性循环。炎症因子的释放会导致感觉神经病变,使上气道在睡眠中功能失调,已有研究证实在 OSAHS 患者的反复呼吸暂停及间歇性低氧,会使中性粒细胞及单核细胞暴发性增多,导致系统性炎症反应的出现,以一些前炎症细胞因子(如:CRP、TNF2α、IL21、IL26、瘦素、活性氧化族、黏附分子等)为特征,前炎症细胞因子可以通过自身释放的昼夜节律,对睡眠进行调节。

(四) 上气道扩张肌肌张力异常

主要为颏舌肌、软腭肌肉及咽壁肌肉张力异常。咽部肌肉张力随年龄增长而降低。

(五) 呼吸中枢功能异常

睡眠中呼吸驱动力降低以及对高 CO_2、高 H^+ 及低 O_2 的反应阈提高,此功能异常可为原发,亦可继发于睡眠低氧血症。

(六) 某些全身因素

肥胖、妊娠期、甲状腺功能低下、糖尿病等可诱发本病;饮酒、服用安眠药物等可加重 OSAHS 患者病情。

对某一个体而言,常常是以上多种因素共同作用的结果,但各因素所占比例不同,患病基础常为上气道解剖结构异常,而长期的睡眠低氧血症则可引起呼吸中枢调节功能异常。

四、病理与病理生理

在正常生理状态下,吸气时气道产生负压,咽肌和气道扩张肌等收缩,肌张力增大,从而维持气道开放。如果保持开放咽腔的肌肉张力减弱或咽腔负压增加,吸气时所出现的咽腔压力低于大气压的状态不能被机体克服,就会使咽壁软组织塌陷,出现上呼吸道的阻塞症状或呼吸暂停。长时期或反复的呼吸暂停会引起低氧血症和高碳酸血症,久之便导致全身多系统的病理生理变化:

（一）呼吸系统

睡眠过程中反复出现呼吸暂停,引起动脉血氧分压下降,血二氧化碳分压上升,pH 下降,发生呼吸性酸中毒,甚至呼吸骤停。

（二）心血管系统

OSAHS 患者夜间睡眠发生呼吸暂停时,低氧刺激交感神经兴奋,小动脉收缩,中心静脉血液回流及心排血量增加,引起肺循环和体循环压力上升,使肺动脉压甚至全身动脉压周期性升高,导致原发性高血压和肺源性心脏病、严重者发生心力衰竭。同时,低氧血症或高碳酸血症均可刺激肾上腺髓质引起儿茶酚胺大量释放,导致血压升高,心跳加快,甚至各种心律紊乱;如窦性心律失常,心率不齐,心脏骤停等。故心律失常是 OSAHS 患者在睡眠中发生猝死的主要原因。

（三）血液系统

低氧血症可刺激肾脏分泌促红细胞生成素,使循环血中红细胞增加,发生继发性红细胞增多症,使血黏度增加,外周阻力增大,影响循环功能。当中枢神经系统的循环功能发生障碍时,也可出现一系列相关症状。

（四）神经系统

由于缺氧和循环障碍,中枢神经系统的损害尤为明显,患者可出现头晕、耳鸣、头胀、头痛等症状。随着血氧饱和度下降,脑电图出现觉醒图形,睡眠结构紊乱,表现为非快速眼动（NREM）睡眠与快速眼动（REM）睡眠减少或缺乏等,从而引起白天困倦、嗜睡;低氧引起的脑损害可导致智力减退、记忆力下降、性格改变等认知功能损害或行为异常等。

（五）泌尿系统

慢性缺氧使肾小球滤过率增加,并使排尿神经反射弧受到影响,可导致夜尿增多、遗尿等。

（六）内分泌系统

在 REM 期,主要释放由垂体前叶（腺垂体）分泌的生长激素;OSAHS 患者,尤其是儿童,生长激素释放减少,可影响生长发育。

五、治疗

治疗原则是根据患者主要病因、病情及全身状况,可选择不同的治疗方法,提倡个性化综合治疗。

（一）一般治疗

注意休息,控制饮食、适当运动、减轻体重;戒酒、烟,慎用镇静催眠药物;抬高床头的侧卧位睡眠。

（二）非手术治疗

1. 持续正压通气治疗（continuous positive airway pressure,CPAP）　是目前临床大多数 OSAHS 患者所依赖的解决睡眠呼吸障碍的有效的方法。适用于①年老体弱有严重心、肺及脑疾病患者;②中枢性睡眠呼吸暂停患者;③OSAHS 围手术期的治疗;④腭咽成形术后疗效不佳的 OSAHS 的治疗等。原理是通过一定压力的机械通气,保证 OSAHS 患者呼吸道通畅,阻止气道陷闭的发生,从而降低气道阻力,缓解或解除 OSAHS。其不良反应可引起鼻塞、鼻腔干燥、鼻出血、面罩不适漏气、压力过大,人机对抗、咽鼓管功能不良及强烈噪声等。

2. 应用口腔矫治器治疗　适用于轻至中度的 OSAHS 患者,尤其是患有下颌后缩者。对于不能耐受 CPAP、无手术指征或手术效果不明显者也可以试用,还可作为 CPAP 治疗的辅助治疗。对于严重牙周病、严重牙列缺失者、重度颞下颌关节炎或功能障碍者不宜使用。

（三）手术治疗

手术治疗是治疗 OSAHS 的重要手段之一,在强调综合治疗的基础上,对上气道结构相对狭窄的 OSAHS 患者,在严格掌握手术适应证的前提下,制定手术方案,进行手术治疗,对多平面狭窄的患者还可行分期手术。

1. 主要手术方式有 ①鼻腔手术:鼻中隔矫正术、下鼻甲手术、鼻息肉切除术等;②鼻咽部手术:腺样体切除术;③口咽部手术:扁桃体切除术、悬雍垂腭咽成形术及其他腭咽成形术;④喉咽部手术:舌中线切除术、舌成形术、射频消融术、舌扁桃体切除术、会厌成形术和喉上阻塞组织切除术、限制性下颌骨截骨术和颏舌骨前移术等;⑤其他:上下颌骨前移术、气管切开术。其中悬雍垂腭咽成形术(UPPP)应用最为广泛。该术式以 AHI 下降 50% 为标准,其有效率为 50% 左右。严格选择手术病例,可提高手术有效率。现已报道多种上述技术的改良技术代表,有如 H-UPPP、LAUP 等。目前采用的低温等离子射频消融术以微创为治疗目的,围手术期具有疼痛轻,出血少,水肿轻,恢复快和安全性高等优点已广泛应用于上呼吸道成形术。

2. UPPP 手术的安全性及并发症的预防 UPPP 术后最严重并发症为气道阻塞、窒息,患者可因缺氧而死亡,为防止上述情况发生可预防性气管切开。其次为术后出血,对于术前有高血压患者应积极控制血压,在术中缝合时须贯穿肌层,缝合松紧适度。当患者合并心律失常或冠心病时可因手术负荷、失血等原因引起症状加重。对有心脏病的患者术中及术后需心电监测。局部并发症多见于咽部疼痛、异物感、吞咽困难及腭咽成形术后的腭咽狭窄或关闭不全(鼻咽反流、鼻音过重)等,多由于正常组织损伤过多引起。

3. 手术疗效评定依据

(1) 随访时间:近期为半年,远期为 1 年以上,必须有 PSG 测定结果。也可行喉镜检查或影像学检查,了解上气道狭窄改善情况。

(2) 疗效评定依据:治愈:AHI<5,SaO$_2$>90%,症状基本消失;显效:AHI<20 和降低≥50%,症状明显减轻;有效:AHI 降低≥25%,症状减轻;无效:AHI 降低<25%,SaO$_2$<25%,症状无明显变化。

4. 预防复发及术后指导 局部组织水肿一般在术后 2 月以内消失,症状改善最为明显;随着创面瘢痕软化在术后 3~4 月,会出现轻微反复;到术后半年至一年疗效趋于稳定。术后加强一般治疗及预防保健措施、对维持疗效比较重要,同时要定期复查,对疗效改善不明显或复发者可辅以 CPAP 治疗或行二期手术治疗。

(四) 预后

OSAHS 患者的预后同 OSAHS 严重程度及阻塞平面有关,轻、中度 OSAHS 患者的预后较重度 OSAHS 患者好,单一平面阻塞的 OSAHS 患者的预后较多平面阻塞的 OSAHS 患者好。

六、预防

(一) 增强体育锻炼,保持良好的生活习惯,避免烟酒嗜好,对于肥胖者,要积极减轻体重,加强运动。努力将体重减轻 5%~10% 以上。

(二) 采取侧卧位睡眠姿势,尤以右侧卧位为宜,避免在睡眠时舌、软腭、悬雍垂松弛后坠,加重上气道堵塞。可在睡眠时背部背一个小皮球,有助于强制性保持侧卧位睡眠。

(三) 鼾症病人多有血氧含量下降,故常伴有高血压、心律紊乱、血液黏稠度增高,心脏负荷加重,容易导致心脑血管疾病的发生,所以要重视血压的监测,按时服用降压药物。

(四) 睡前禁止服用镇静、安眠药物,以免加重对呼吸中枢调节的抑制。

(五) 手术后的患者要以软食为主,勿食过烫的食物。避免剧烈活动。

(李兵 重庆医科大学附属第一医院)

附:儿童阻塞性睡眠呼吸暂停低通气综合征

一、概述

儿童阻塞性睡眠呼吸暂停低通气综合征(obstructive sleep apnea hypopnea syndrome,OSAHS)是指儿

童睡眠过程中上气道频繁发生部分或全部阻塞,扰乱正常通气和睡眠结构从而引起的一系列病理生理变化的疾病。阻塞性睡眠呼吸暂停(obstructive sleep apnea,OSA)是指睡眠时口和鼻气流停止,但胸,腹式呼吸仍存在。低通气(hypopnea)定义为口鼻气流信号峰值降低50%,并伴至少3%的血氧饱和度下降和(或)觉醒(微觉醒)。OSAHS在儿童中发病率为2%,该病有一定家族积聚性。儿童OSAHS的高发年龄为2~6岁。虽然儿童与成人在某些临床表现方面相似,但在其他方面仍存在明显差异。

二、诊断

结合打鼾、张口呼吸等临床表现及PSG检查等辅助检查可以诊断。

(一)临床表现

1. 打鼾　是家长带患儿就诊的主要症状。患儿常有反复发作的呼吸道感染或急性扁桃体炎病史。夜间除了有打鼾、鼾声粗响不畅、睡眠不安、呼吸费力和张口呼吸等常见症状外,还出现尿床、多汗、易憋醒、易惊或头朝下跪卧等异常睡姿,偶尔会发生白天困倦嗜睡症状。

2. 长期张口呼吸　可导致明显的颌面部发育畸形,形成"腺样体面容"。

3. 部分患儿表现为语言发育障碍、多动症、注意力不集中、学习成绩下降、认知障碍等　严重的有生长发育滞后、高血压、右心衰竭或其他心血管疾病。另有一些并发症会在成人后逐渐显现。

(二)实验室和辅助检查

1. 体格检查　检查口咽部扁桃体的大小,舌体肥厚程度,上、下颌骨的位置等,了解鼻腔有无结构异常,评估颅面结构,是否存在面中部发育不全、下颌后缩、小颌畸形及腺样体面容等,同时注意有无颈部肿块。

2. 多导睡眠监测　夜间PSG检查是目前诊断睡眠呼吸疾病的标准方法,任何年龄的患儿均可实施。行PSG检查的目的是:①鉴别单纯性鼾症与OSAHS,中枢性呼吸暂停及肺泡低通气;②确定OSAHS的诊断及OSAHS的严重程度;③评估手术效果;④评估睡眠结构及非呼吸相关性睡眠障碍(如夜间癫痫发作等)。儿童的呼吸频率比成人快,儿童阻塞性睡眠呼吸暂停的呼吸时间的长度定义为大于或等于两个呼吸周期。

缺乏条件行PSG检查的患儿,可通过病史,体格检查,鼻咽部X线侧位片,鼻咽喉内镜,鼾声录音,录像,脉搏血氧饱和度仪等手段协助诊断。

3. 影像学检查　鼻咽部X线侧位摄片或CT有助于气道阻塞部位的确定。

4. 其他　可通过内径较细的硬性鼻咽镜检查腺样体,如果怀疑喉部有异常,需进行纤维鼻咽镜等检查。

(三)鉴别诊断

1. 单纯鼾症　夜间出现不同程度鼾症,白天无任何症状,AHI<5次/小时。

2. 上气道阻力综合征　夜间有不同频度、程度鼾症,上气道阻力虽然增高,但AHI<5次/小时,白天嗜睡或疲劳,无创通气治疗有效支持本诊断。

3. 肥胖低通气综合征　过度肥胖,清醒时即伴有CO_2潴留,$PaCO_2$增高,多数患者合并OSAHS。

三、病因和发病机制

引起儿童OSAHS的常见病因包括机械性上气道阻力增加导致的顺应性改变和神经调控障碍等因素。

1. 扁桃体和腺样体肥大　是儿童最常见的原因。若伴有鼻腔炎性或变态反应性疾病、舌体肥厚、咽部及鼻咽部肿物等,则阻塞症状更加明显。

2. 先天性疾病及颅面部畸形　面中部发育不良(Down综合征,Grouzon综合征,软骨发育不全)、下颌骨发育不全、小颌畸形、下颌骨颜面发育不全,其他如黏多糖储积症Ⅱ型和Ⅲ型(Hunter综合征和Hurler综合征),以及骨硬化症等代谢性疾病,均可引起阻塞性睡眠呼吸暂停。

3. 喉部及气管　先天性喉软化症,喉蹼,喉囊肿,喉气管新生物和气管狭窄等。

4. 肥胖　肥胖是该病的高危因素。肥胖患儿舌体增厚,软腭、悬雍垂、咽侧壁脂肪堆积,导致上气

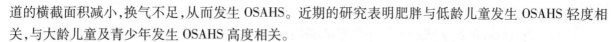

道的横截面积减小,换气不足,从而发生OSAHS。近期的研究表明肥胖与低龄儿童发生OSAHS轻度相关,与大龄儿童及青少年发生OSAHS高度相关。

5. 影响神经调控的因素　慢性炎性反应本身可以造成机械性的气道阻塞,炎性反应产生的炎性因子及炎性介质直接影响睡眠正常调节,使睡眠结构紊乱,导致儿童OSAHS。神经肌肉病变如强直性脊柱炎、肿瘤、镇静药物使用等均可影响神经功能正常调节。

儿童OSAHS的阻塞平面多位于鼻咽部和口腔部,,腺样体和(或)扁桃体肥大是最常见原因。患儿在清醒时没有气道阻塞发生,在睡眠中才发生气道动态塌陷。因此,儿童OSAHS的发生可能与多种因素有关,是多种异常因素共同作用的结果。

四、病理与病理生理

1. 儿童膈肌升高的幅度小,肋骨相对水平,呼吸肌发育不成熟,加之上气道狭窄可引起睡眠低通气发生,从而引发夜间低氧血症和高碳酸血症,长期缺氧可导致肺动脉高压,严重者心律失常,但心肺衰竭发生少见。还可引起红细胞生成素升高,导致血红蛋白、红细胞均增加、血小板活性升高,出现肾小球滤过率增加,夜尿增加,当影响排尿神经反射时出现遗尿。

2. 反复的觉醒改变了睡眠结构,使睡眠有效率下降,低氧可引起脑损害,从而导致患儿出现记忆力下降、注意力下降、多动等认知障碍及行为异常。

3. OSAHS患儿夜间生长激素分泌减少,影响其生长发育,加之长期的胸腔高负压还可导致胸廓畸形产生。

五、治疗

治疗原则:早诊断,早治疗,解除上气道梗阻因素,预防和治疗并发症。

(一) 一般治疗

1. 鼻部疾病的治疗应系统、规范地治疗鼻炎、变应性鼻炎和鼻窦炎。

2. 肥胖患儿应减肥。

(二) 内科治疗

1. 持续气道正压通气治疗(CPAP)　对于有外科手术禁忌,腺样体、扁桃体不大,腺样体、扁桃体切除后症状改善不明显,以及选择非手术治疗的患儿,可以考虑采用CPAP治疗。CPAP的压力滴定必须在睡眠实验室完成,并且需要定期调整。

2. 口腔矫治器　适用于不能手术或不能耐受CPAP治疗的轻、中度OSAHS患儿。

(三) 手术治疗

1. 腺样体切除术和扁桃体切除术　腺样体、扁桃体切除术是其他方面健康的OSAHS患儿的一线治疗方式,对于扁桃体,腺样体肥大且病情复杂儿童,也可作为一线治疗方式。单纯腺样体或单纯扁桃体切除疗效有限。大多数肥胖儿童可通过腺样体,扁桃体同时切除术得到有效的治疗。婴幼儿扁桃体,腺样体肥大达重度OSAHS者,保守治疗无效,也应该采取手术切除。发生术后并发症的高危人群是年龄小于3岁,重度OSAHS,肺心病,营养不良,病理性肥胖,神经肌肉病,颅面部发育异常的患儿,对此,术前必须进行正确评估,术后应密切监测病情变化。

2. 其他外科治疗　如颅面正颌手术(适用于部分颅面发育畸形的患儿)、悬雍垂腭咽成形术、下鼻甲减容术、气管切开术等,因上述手术可能影响儿童的生长发育及生活质量,选择应非常慎重。

(四) 预后

大部分患儿经过治疗后打鼾会明显缓解,有个别患儿经正规治疗后症状缓解不明显。

六、预防

1. 增强体育锻炼,保持良好的生活习惯。

2. 对于肥胖者,要加强运动,积极减肥。

3. 睡前禁止服用镇静、安眠物,以免加重对呼吸中枢调节的抑制。

4. 采取侧卧位睡眠姿势,尤以右侧卧位为宜,避免在睡眠时舌、软腭、悬雍垂松弛后坠,加重上气道堵塞。

5. 手术后的患儿要以软食为主,勿食过烫的食物。

(张峰　重庆医科大学附属儿童医院)

本章小结

本章主要介绍常见咽部疾病,包括急慢性咽炎、急慢性扁桃体炎、咽部脓肿、咽部良恶性肿瘤及扁桃体肿瘤和 OSAHS。急慢性咽炎及急慢性扁桃体炎为耳鼻喉科门诊最常见炎症性病种,急性咽炎及扁桃体表现为咽痛、发热,二者常并发。急性扁桃体炎治疗不及时可能发展为咽部脓肿,成为危及生命的急性病症。慢性咽炎及扁桃体炎治疗首要的方式为改变不良生活习惯,部分反复发作、病灶扁桃体者需要手术切治疗。

常见咽部脓肿包括扁桃体周脓肿、咽后脓肿和咽旁脓肿。扁桃体周脓肿大多继发于急性扁桃体炎,多为单侧发病,早期主要表现为发热、咽痛,如局部明显隆起,甚至张口困难,提示脓肿已形成。脓肿形成前按急性扁桃体炎处理,脓肿形成后可穿刺抽脓或切开排脓。咽后脓肿急性型多见于 3 岁以下婴幼儿,主要临床表现为畏寒、高热、吞咽困难和说话含糊不清,严重者危及生命。慢性型多由结核形成的寒性脓肿所致,应行抗结核治疗。咽旁脓肿主要临床表现为咽痛、颈侧剧痛,吞咽困难、言语不清,可出现畏寒、高热等全身症状,检查可见患者颈部僵直,患侧下颌下区及下颌角后方肿胀,坚硬并压痛。颈部 B 超或 CT 可发现脓肿。咽部脓肿一旦形成应及时切开排脓。

鼻咽纤维血管瘤是鼻咽部最常见的良性肿瘤,多发生于青春期,主要采取手术治疗。鼻咽癌是我国高发肿瘤之一,占头颈部肿瘤发病率首位,大多属低分化鳞癌,对放射治疗敏感,放射治疗为首选方案,治疗关键是早期诊断。下咽癌根据发生部位分为:梨状窝癌、环后癌及喉咽后壁癌,其中梨状窝癌较多见,鳞状细胞癌多见,分化较差。治疗原则为综合采用手术、放疗及化疗等治疗措施,预后较差。扁桃体肿瘤分为良性肿瘤和恶性肿瘤两类。扁桃体恶性肿瘤可分为扁桃体癌和扁桃体淋巴瘤两类。扁桃体癌 I 、Ⅱ期病变可行单纯放疗或外科手术;Ⅲ、Ⅳ期病变应行综合治疗,放化疗+手术或手术+放化疗。

OSAHS 随着生活水平提高、营养过剩等原因发病率高企,无论成人及儿童均可罹患,但二者主要病因不同,成人以肥胖为主,儿童可能还合并有腺样体肥大等。该病能引起高血压、冠心病、2 型糖尿病等多器官多系统损害,是高血压、冠状动脉粥样硬化性心脏病(冠心病)和脑卒中等心脑血管疾病的独立危险因素。该病严重影响患者的生活质量和工作效率,容易并发心肺脑及代谢性疾病,目前已日益受到重视。PSG 结合阻塞平面检查可以为 OSAHS 进行定位和定性诊断,并评估严重程度,为制定综合治疗方案提供依据。控制体重和矫正睡姿可以帮助部分 OSAHS 患者改善睡眠质量、缓解症状。

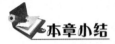

思考题

1. 怎样处理扁桃体摘除术后出血?
2. 阻塞性睡眠呼吸暂停低通气综合征手术新进展?
3. 茎突综合征的鉴别诊断?
4. 如何早期诊断鼻咽癌?
5. 扁桃体手术适应证有哪些?
6. 咽部脓肿的急诊救治原则?
7. 下咽癌诊治原则?

第二十五章 喉部疾病

学习目标

掌握 急性会厌炎、喉阻塞、喉恶性肿瘤的临床表现、诊断思路及治疗,气管切开术的概念、适应证及手术方法。

熟悉 喉息肉、急慢性喉炎的临床表现、诊断思路及治疗。

了解 喉良性肿瘤的临床表现、诊断思路及治疗。

第一节 急性会厌炎

一、概述

急性会厌炎(acute epiglottitis),ICD-10 编码:J05.101,是发生在声门上区会厌为主的急性炎症。该病起病急,病情进展迅速,可引起喉阻塞甚至窒息死亡,是耳鼻咽喉科急、重症之一。成人、儿童均可患本病,男性多于女性,全年均可发病,早春和秋末发病较为多见。

二、诊断

(一) 临床表现

该病起病急骤,病史很少超过 6~12 小时,多数患者入睡时正常,半夜突感咽喉疼痛或呼吸困难而惊醒,主要临床表现为:

1. **全身症状** 畏寒、发热、全身不适、食欲减退、全身酸痛。多数患者体温在 37.5℃~39.5℃ 之间。

2. **咽喉疼痛** 为其主要症状,多数患者有明显的咽喉疼痛感,吞咽时疼痛加重。

3. **吞咽困难** 部分患者可发生吞咽困难、唾液外流。

4. **呼吸困难** 可表现为咽喉堵塞感,病情严重的患者由于会厌高度肿胀阻塞喉入口可出现吸气性呼吸困难、吸气性喉鸣,若病情继续恶化可发生窒息死亡。

5. **颈部淋巴结肿大** 一侧或两侧颈部淋巴结肿大、压痛。

(二) 实验室和辅助检查

1. **喉外部检查** 先观察颈部外形,再进行触诊。急性会厌炎严重者炎症可向邻近组织扩散,出现颈前皮下红肿、甲状舌骨膜处压痛。一侧或两侧颈深上群淋巴结肿大伴压痛。手指触压颈部舌骨和甲状软骨上部时压痛明显。

2. **血常规** 白细胞总数增加,中性粒细胞增多,核左移。

3. **间接喉镜、纤维或电子喉镜** 可见会厌舌面黏膜明显充血、肿胀,严重时呈球形。若脓肿形成,黏膜表面可见黄白色脓点或脓性分泌物附着(图 25-1-1)。

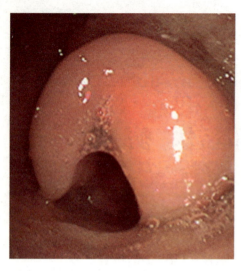

图 25-1-1　急性会厌炎

或电子喉镜检查以明确诊断。

4. 影像学检查　必要时可行 CT 或 MRI 检查,了解病变范围及喉咽腔缩小程度,同时有助于判断是否形成脓肿。

(三) 鉴别诊断

1. 急性喉气管支气管炎　多见于 3 岁以内的婴幼儿,常先有轻微咳嗽,随后出现哮吼性干咳、喘鸣、声音嘶哑及吸气性呼吸困难。检查可见声带黏膜充血,声门下及气管黏膜亦显著充血肿胀,会厌及杓状软骨正常。

2. 喉白喉　起病缓慢,全身中毒症状较重,可出现声嘶、干咳等症状,干咳声呈犬吠样。喉镜检查有片状灰白色白膜,不易拭去,强行剥离易出血。喉部拭子涂片及培养可找到白喉杆菌。

(四) 诊断流程图或诊断思路

对于急性咽喉部疼痛,吞咽时加重,检查口咽部无明显异常者应考虑急性会厌炎,需进一步行间接喉镜、纤维

三、病因和发病机制

1. 感染　为本病最主要的原因。身体抵抗力降低、年老体弱易感染细菌而发病,常见致病菌有乙型流感杆菌、葡萄球菌、链球菌、肺炎双球菌等,也可合并病毒感染。感染也可来自邻近组织蔓延,如急性扁桃体炎、口腔炎等。

2. 变态反应　变态反应亦可引起会厌肿胀。抗原多为药物、血清、生物制品和食物如虾、蟹等,其中药物引起的变态反应最为常见,为 I 型变态反应。有些学者将其单独分为一类,称为"急性变态反应性会厌炎"。

3. 其他　异物、创伤、刺激性食物、误咽化学物质、吸入热气或有毒气体,及各种射线损伤等理化因素刺激均可引起会厌的急性炎症。

四、病理与病理生理

会厌舌面及杓会厌襞黏膜下组织较疏松,炎症可引起会厌高度充血肿胀。严重者炎症向周围扩散,但声门下区很少累及。

病理组织学的改变分为 3 型:①急性卡他型:黏膜弥漫性充血、肿胀,有单核及多形核细胞浸润,因会厌舌面黏膜下组织较松弛,故肿胀更为明显;②急性水肿型:此型多见于变态反应性炎症,黏膜病变以水肿为主。会厌肿胀呈半球形,间质组织水肿,炎性细胞浸润增加;③急性溃疡型:较为少见,但病情发展迅速而严重。病变常侵及黏膜下层及腺体组织,可发生化脓及溃疡,血管壁糜烂而出血。

五、治疗

(一) 一般治疗

取半坐位,吸氧,鼓励进流质饮食,进食困难者予以静脉补液等支持治疗,维持水电解质酸碱平衡。发热者应给予降温等对症治疗。

(二) 内科治疗

1. 抗感染治疗　全身应用足量的抗生素,如第二、三代头孢类抗生素。局部给予雾化吸入治疗,如吸入用布地奈德。

2. 抗过敏治疗　病因为变态反应者应给予抗过敏治疗。成人皮下注射 0.1% 肾上腺素 0.1 ～

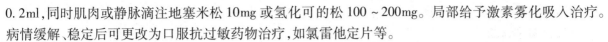

0.2ml,同时肌肉或静脉滴注地塞米松 10mg 或氢化可的松 100～200mg。局部给予激素雾化吸入治疗。病情缓解、稳定后可更改为口服抗过敏药物治疗,如氯雷他定片等。

（三）外科治疗

若会厌脓肿形成,应尽早切开排脓,体位多采用仰卧垂头位,在保证气道通畅的情况下,用喉刀切开脓肿壁,迅速吸出脓液,避免脓液流入声门下。若出现以下情况应考虑行气管切开术:①起病急促、发展迅速,且有Ⅱ度以上吸气性呼吸困难者;②病情严重,咽喉部分泌物多,有吞咽困难者;③会厌及杓会厌襞高度充血肿胀,经抗炎等治疗后病情未见明显好转者;④年老体弱、咳嗽能力差者。

（四）预后

该病起病急促,及时治疗后效果好,预后良好。

六、预防

避免过度劳累、受寒、感冒,注意口腔卫生,加强运动提高机体抵抗力和免疫力,此外可进行预防接种,如注射流感疫苗等。

本节小结

急性会厌炎是耳鼻咽喉科常见急、重症之一。该病起病急,病情进展迅速,可引起喉阻塞甚至窒息死亡,以春秋季节发病较为多见。其主要临床表现为咽喉疼痛、吞咽困难、呼吸困难、发热等。急性会厌炎诊断明确后应及时治疗,包括足量的抗生素、雾化吸入或抗过敏治疗等。若会厌脓肿形成,应尽早切开排脓。若患者出现喉阻塞应密切观察呼吸同时评估是否需行气管切开术。

（刘杰　重庆医科大学附属第一医院）

第二节　急 性 喉 炎

一、概述

急性喉炎(acute laryngitis),ICD-10 编码:J04.001,是喉黏膜的急性卡他性炎症,是呼吸道常见的急性感染性疾病之一,约占耳鼻咽喉科疾病的 1%～2%,好发于冬、春两季。

二、诊断

（一）临床表现

1. 声嘶　是急性喉炎的主要症状,轻者音质变差,重者发声嘶哑,甚至失声。

2. 喉痛　可有喉部干燥不适、异物感、疼痛等症状,发声时疼痛加重。

3. 咳嗽、咳痰　起初干咳无痰,后期有黏脓性分泌物,因较黏稠常不易咳出,黏附于声带表面而加重声嘶。

4. 全身症状　成人一般全身中毒症状较轻,小儿较重。重者可出现发热、畏寒、疲倦、食欲缺乏等症状。

（二）实验室和辅助检查

1. 血常规　白细胞总数增加,中性粒细胞增多。

2. 喉镜检查　可见喉黏膜的表现随炎症发展时期不同而有所不同,其特点为双侧对称性、弥漫性。黏膜红肿常首先出现在会厌及声带,逐渐发展至室带及声门下区,但以声带及杓会厌襞最为显著。早期声带表面呈淡红色,可见充血的毛细血管,逐渐变成暗红色,边缘圆钝成梭形,有时可见声带黏膜下出血。喉黏膜早期干燥,稍晚有黏性或黏脓性分泌物附着在其表面。

（三）鉴别诊断

1. 喉结核　多继发于活动性肺结核或其他器官结核。病变多发生于覆有复层鳞状上皮处的喉黏膜,如喉的后部(杓间区、杓状软骨处),以及声带、室带、会厌等处。主要症状为喉部疼痛和声嘶。喉镜检查见喉黏膜苍白水肿,有表浅溃疡,上覆有黏脓性分泌物。胸部 X 线检查多可发现肺结核。喉分泌物涂片、培养或喉部活检可作鉴别。

2. 喉白喉　较少见,由白喉杆菌感染引起,该病起病缓,可出现声嘶、干咳,干咳声呈犬吠样。喉、气管白喉形成的假膜易脱落阻塞气道而发生突然窒息、死亡,若假膜被咳出后或被吸出后,症状得到迅速缓解。咽拭子涂片及培养可找到白喉杆菌。

（四）诊断流程图或诊断思路

根据病史有感冒或用声过度等诱因,出现声嘶等症状,喉镜检查发现喉黏膜充血水肿,尤其是声带充血,即可作出诊断。

三、病因和发病机制

1. 感染　为其主要病因,常发生于感冒之后,先有病毒感染,后继发细菌感染。常见病原菌有金黄色葡萄球菌、溶血性链球菌、肺炎双球菌、流感杆菌等。

2. 理化因素刺激　吸入过多生产性粉尘、有害气体(如氯气、氨气等),以及异物、外伤、检查器械等损伤喉部黏膜,也可引起喉部黏膜的急性炎症。

3. 用声不当或过度　使用嗓音较多者,如发声不当或用声过度时,可诱发本病。

4. 其他　烟酒过多,受凉,疲劳使机体抵抗力降低,易诱发本病。

四、病理与病理生理

初起为喉黏膜急性弥漫性充血,有多形核白细胞及淋巴细胞浸润,组织内渗出液积聚形成水肿。炎症继续发展,渗出液可变成脓性分泌物或形成假膜。上皮若有损伤和脱离,可形成溃疡。炎症消退后上述病理变化可恢复正常。若炎症未得到及时控制,则有圆形细胞浸润,逐渐形成纤维变性。有时病变范围可深达肌层,也可向气管蔓延。

五、治疗

（一）一般治疗

发声休息最为重要,尽量少说话,使声带休息,避免以耳语代替发声。此外保持室内空气流通,多饮热水,注意大便通畅,禁烟、酒等。

（二）内科治疗

1. 尽早使用广谱足量抗生素,声带充血肿胀显著者加用糖皮质激素。

2. 雾化吸入治疗　可使用抗生素及糖皮质激素(如吸入用布地奈德)等进行雾化吸入治疗。

（三）预后

急性喉炎预后一般良好,很少引起喉软骨膜炎、软骨坏死和喉脓肿等并发症。

六、预防

戒烟禁酒,避免过度劳累、受寒,加强运动提高机体抵抗力和免疫力。

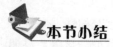**本节小结**

急性喉炎是呼吸道常见的急性感染性疾病之一,其主要临床表现为声嘶、咳嗽、喉痛等。结合患者

病史及检查可作出诊断。治疗以尽早使用广谱足量抗生素为主,结合雾化、发声休息等治疗。急性喉炎预后一般良好。

（刘杰 重庆医科大学附属第一医院）

第三节 慢性喉炎

一、概述

慢性喉炎(chronic laryngitis)ICD-10 编码:J37.002,是指喉部黏膜的慢性非特异性炎症。一般由病毒感染或用声不当引起。根据病变程度、特性的不同,临床上可分为慢性单纯性喉炎(chronic simple laryngitis)和慢性肥厚性喉炎(chronic hypertrophic laryngitis)。

二、诊断

(一) 临床表现

1. 声音嘶哑 是慢性喉炎的主要症状,声嘶程度轻重不等,初起为间歇性,一般用嗓越多则声嘶越重,逐渐发展为持续性。

2. 喉部分泌物增加、黏稠,每当说话以前,须清除喉部分泌物。

3. 喉部不适感 如刺痛、烧灼感、异物感、干燥感等。患者常借助咳嗽暂时缓解喉部不适感,因无分泌物所以表现为干咳。

4. 阵发性咳嗽 常见于萎缩性喉炎,分泌物黏稠、结痂是引起阵发性咳嗽的主要原因,常咳出痂块或黏稠分泌物后停止咳嗽。

(二) 实验室和辅助检查

1. 喉镜检查 ①慢性单纯性喉炎:喉黏膜弥漫性充血,声带由原来的珠白色变为粉红色,边缘变钝,声带表面可见扩张的小血管或黏痰附着,或两侧声带之间形成黏液丝;②慢性肥厚性喉炎:喉黏膜增生肥厚,以杓间区较明显。声带明显肥厚,表面粗糙不平,闭合时有缝隙,室带亦常肥厚,遮挡部分声带。

2. 动态喉镜检查 振幅和黏膜波改变,对称性和周期性差。

3. 电声门图 慢性单纯性喉炎早期病变较轻时波形基本正常,声带慢性充血时可见闭相延长,开相缩短。慢性肥厚性喉炎多表现为闭相延长,开相缩短。

(三) 鉴别诊断

1. 喉结核 常发生于喉的后部,即声带后端(杓间区、杓状软骨处)。主要症状为喉部疼痛和声嘶。喉镜检查见喉黏膜苍白水肿,有表浅溃疡,上覆有黏脓性分泌物。胸部 X 线检查多可发现肺结核。喉分泌物涂片、培养或喉部活检可作鉴别。

2. 喉癌 有长期吸烟病史,声嘶症状明显、发展较快。喉镜检查可见病变多发生于喉的前部,早期病变多局限于一侧,表现为声带肿胀、表面粗糙不平,或伴声带运动障碍。喉部活检可作鉴别。

(四) 诊断流程图或诊断思路

根据长期声嘶的病史,结合喉镜检查所见,通常不难作出诊断。

三、病因和发病机制

1. 急性喉炎反复发作或迁延不愈。

2. 用声过度或不当 常见于教师、歌唱家、销售人员等。

3. 理化因素刺激 如高温作业、粉尘工业、长期吸烟或吸入有害气体等。

4. 呼吸道及邻近部位慢性炎症　鼻腔、鼻窦、咽部或下呼吸道,这些部位的慢性炎症可直接蔓延、扩展到喉部,或脓性分泌物直接刺激喉部黏膜,可继发慢性喉炎。

5. 胃食管咽反流及幽门螺杆菌感染。

6. 全身性疾病如糖尿病、心脏病、风湿病、肾炎使血管舒缩功能发生紊乱或机体抵抗力下降,可继发慢性喉炎。

四、病理与病理生理

初期,喉黏膜血管扩张,腺体分泌增多和炎性细胞浸润。病变继续发展则出现黏膜肥厚,腺体肥大,黏膜下纤维组织增生。部分患者喉黏膜萎缩,黏膜及黏膜下层纤维变性,柱状上皮化生为鳞状上皮,腺体也发生萎缩,分泌减少。

五、治疗

(一) 一般治疗

1. 去除病因　戒除烟酒,清除职业性致病因素,加强个人防护,改善工作环境,积极治疗鼻腔、鼻窦等部位的慢性炎症等。

2. 发声休息及发声矫正　发声休息甚为重要,尽量少说话。待炎症控制后可进行发声训练。

(二) 内科治疗

1. 雾化吸入治疗　使用抗生素、糖皮质激素雾化吸入治疗。

2. 中成药治疗　可口服黄氏响声丸、金嗓散结丸等中成药物。

3. 抗反流治疗　有胃食管咽反流者,需应用质子泵抑制剂,如口服奥美拉唑肠溶胶囊、埃索美拉唑镁肠溶片等。

(三) 外科治疗

对于声带肥厚且声嘶严重的患者,可在全麻显微喉镜下使用激光切除肥厚部分的黏膜组织。

(四) 预后

慢性喉炎愈合一般较好,少数患者声嘶症状持续较长时间。

六、预防

避免用声过度,清除职业性致病因素,加强个人防护,积极治疗呼吸道炎性疾病。

本节小结

慢性喉炎是喉部黏膜的慢性非特异性炎症,分三种类型。其主要临床表现为声音嘶哑、喉部分泌物黏稠、喉部不适及阵发性咳嗽等。慢性喉炎以内科治疗为主,同时需积极治疗原发病。

(刘杰　重庆医科大学附属第一医院)

第四节　喉　息　肉

一、概述

喉息肉(polyp of larynx),ICD-10 编码:J38.101,是一种喉部的慢性非特异性炎症,其绝大部分发生于声带,称为声带息肉(polyp of vocal cord),ICD-10 编码:J38.102。

二、诊断

（一）临床表现

喉息肉的症状依据喉息肉的大小、部位等不同。声带息肉最多见，其主要症状为声嘶，另可有呼吸困难和喘鸣、刺激性咳嗽等。其余部位的喉息肉症状通常无明显特异性，包括喉部异物感、吞咽梗阻感等。

1. 声嘶 为声带息肉的主要症状。因声带息肉的大小、形态和部位的不同，音质的变化、嘶哑的程度也不同。轻者为间歇性声嘶，发声易疲劳，音色粗糙，发高音困难，重者沙哑、甚至失声。息肉大小与发音的基频无关，与音质粗糙有关。声门的大小与基频有关。巨大的息肉位于两侧声带之间者，可完全失声。

2. 巨大的喉息肉可致喉梗阻，出现呼吸困难和喘鸣。

3. 喉息肉垂于声门下者常引起刺激性咳嗽。

4. 喉息肉本身是一种慢性非特异性炎症，且常合并有咽喉部慢性炎症，故可有咽喉部非特异性炎症症状如异物感、吞咽梗阻感等，但此类症状通常无特异性。

5. 典型体征声带前中 1/3 交界处表面光滑、半透明新生物，多带蒂，单侧多见，也可双侧同时发生。

（二）实验室和辅助检查

1. 喉镜检查 间接喉镜、电子纤维喉镜是检查喉部病变最常用且直观的检查手段。喉息肉的肉眼表现通常为表面光滑、半透明、带蒂如水滴状新生物，多呈灰白或淡红色，偶有紫红色，大小如绿豆、黄豆不等。常位于声带游离缘前中份，有时在一侧或双侧声带游离缘见呈基底较宽的梭形息肉样变，亦有遍及整个声带呈弥漫性肿胀的息肉样变。声带息肉一般单侧多见，亦可两侧同时发生。带蒂的声带息肉可随呼吸气流上下活动，有时隐匿于声门下腔，检查时容易忽略。喉动态镜下见周期性差、对称性、振幅、黏膜波减弱或消失，振动关闭相减弱。当病变从黏膜向深层组织发展时，黏膜波消失逐渐演变至声带振动减弱或消失（图25-4-1～25-4-3）。

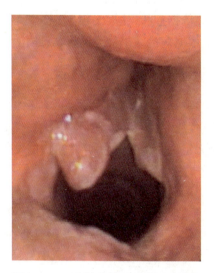

图 25-4-1 双侧声带巨大息肉，基底广，水肿明显

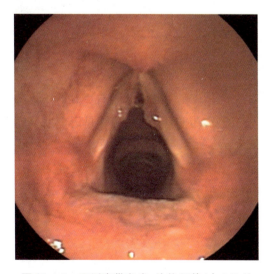

图 25-4-2 双侧声带息肉，均位于前/中 1/3 处

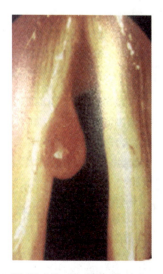

图 25-4-3 左侧声带息肉，呈水滴状，红色、带蒂，位于声带前中 1/3 交界处

2. 语图 可辅助诊断声带息肉,息肉位置靠前基底较大者嘶哑较重,语图上1000Hz以上的谐波中混有较多的噪声成分,甚至在3000Hz以上的谐波成分均被噪声代替。如果息肉位置靠后,比较孤立,其语图表现类似声带小节,或仅于第一、二(F1、F2)共振峰谐波之间或高频端有少量噪声成分,波纹不规律,有断裂现象。

3. 电声门图 可在不同的部位出现切迹。

（三）鉴别诊断

应与喉肿瘤相鉴别,各种喉肿瘤表现为喉部新生物,息肉的好发部位也是癌肿的好发部位,早期的肿瘤,尤其是黏膜下肿瘤合并黏膜水肿、息肉样变等复合病灶,根据症状及普通辅助检查无法彻底鉴别,通常需病理活检明确。

（四）诊断思路

依据症状(主要为声嘶)考虑喉息肉可能性,仔细行喉部查体及电子喉镜等辅助检查以明确喉部占位,依据病检结果最终确诊喉息肉。

三、病因和发病机制

喉息肉的病因学说众多,包括机械创伤学说、循环障碍学说、超氧化物歧化酶(SOD)活性降低、炎症、代偿、气流动力学伯努利效应、自主神经功能紊乱、变态反应、血管神经障碍、先天遗传等学说,目前尚无定论。通常认为,声带息肉的发生与过度用嗓、不当发声、炎症等有关。

四、病理与病理生理

声带息肉的病理改变主要在黏膜固有层(相当于Reinke层),弹力纤维和网状纤维破坏。根据其病理变化,声带息肉可分4型:出血型、玻璃样变性型、水肿型及纤维型。根据超微结构改变,将声带息肉分为胶质型和毛细血管扩张型。

五、治疗

以手术切除为主。

（一）一般治疗

注意声带休息,纠正发声方法,尽可能避免可控的致病因素,限制吸烟、饮酒和使用辛辣食物等。

（二）内科治疗

内科治疗主要用于缓解、控制炎症反应,通常应用糖皮质激素、抗生素、维生素、中成药物及超声雾化等治疗。

（三）外科治疗

手术切除是治疗喉息肉的主要方法,手术方法包括全麻经显微支撑喉镜喉息肉切除术、局麻电子纤维喉镜下喉息肉切除术等。术中应避免损伤声带肌,若双侧声带息肉样变,尤其是近前联合病变,宜先做一侧,以防术后粘连。偶有声带息肉与喉癌并存者,应提高警惕。

（四）预后

手术效果一般良好。但因喉息肉,尤其是声带息肉与患者自身情况关系密切,如长期烟酒刺激、用嗓过度、不良发声方法等易对术后疗效产生影响。

六、预防

适当锻炼,注意声带休息,纠正发声方法,尽可能避免可控的致病因素,限制吸烟、饮酒和食用辛辣食物等,并应注意喉部体检如例行电子纤维喉镜检查等;声带急性炎症、充血期间(如声带炎、过度烟酒刺激等情况),需尽可能使声带休息,避免过度用嗓。

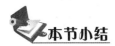本节小结

喉息肉以声带息肉居多,常表现为声嘶,亦有刺激性咳嗽等其他不典型症状,典型病变电子喉镜检查可示声带前中 1/3 交界处表面光滑、半透明新生物,治疗以手术切除为主,常采用全麻经显微支撑喉镜喉息肉切除术、局麻电子纤维喉镜下喉息肉切除术。好发人群应特别注意喉部保养。

(骆文龙　苏俊波　重庆医科大学附属第二医院)

第五节　喉　阻　塞

一、概述

喉阻塞(laryngeal obstruction),ICD-10 编码:J38.601,即喉梗阻,是喉部或其邻近器官的病变使喉部气道发生狭窄或阻塞而引起的以吸气期呼吸困难为主要特征的综合征。喉阻塞是一组症候群,而不是一种独立的疾病,是耳鼻咽喉常见急症之一,如处理不及时,极易危及病人生命。

二、诊断

(一)临床表现

1. 吸气性呼吸困难　是喉阻塞的主要症状。各种病因所致喉部的阻塞,在吸气期时声带无法外展扩大声门,吸气期气流压迫声带向下向内,使声带向中线靠拢,使本已变窄的声门变得更窄。患者用力越大,吸气越急,声门就越狭窄。而呼气时气流向上推开声带,使声门变大,尚能呼出气体。

2. 缺氧　与喉梗阻病程的长短、阻塞的程度有关。初期机体尚可耐受,无明显缺氧症状,随着阻塞时间延长,程度加重,开始出现呼吸深快,心率加快,血压上升,阻塞进一步加重,则开始出现缺氧而坐卧不安,烦躁,发绀,进而极度疲倦,可渐入睡,但很难睡实。因缺氧而惊醒,如此周而复始。终末期则有大汗淋漓,脉搏微弱,快速或不规则,呼吸快而浅,惊厥,昏迷,甚至心脏骤停。

3. 声音嘶哑　为喉阻塞的常见症状。病变首先侵犯声门裂或其附近者,声嘶常为首见症状,病变发生于室带或声门下腔者,声嘶出现较晚或不出现。

4. 吸气期软组织凹陷(三凹征或四凹征)　因吸气时空气不易通过喉部进入肺,胸腹辅助呼吸肌均代偿性加强运动,将胸部扩张,以助呼吸,但肺叶不能相应地膨胀,造成胸腔内负压增加,将胸壁及其周围的软组织吸入,表现胸骨上窝、锁骨上下窝、肋间隙及剑突下和上腹部均凹陷,即所谓三凹征或四凹征。呼吸困难越重,则凹陷越明显,儿童的肌张力较弱,凹陷现象更为明显。

5. 吸气期喉喘鸣　喉阻塞的重要体征。由于喉腔狭窄,吸入的气流在急速通过狭窄的声门时,形成气流漩涡反击声带,声带颤动而发出一种尖锐的喉鸣声。此时扪触气管或喉,可有颤动感。

(二)实验室和辅助检查

1. 明确喉阻塞严重程度的检查,如经皮氧饱和度检测、血气分析等以明确机体缺氧状态。

2. 明确病因的检查,如间接喉镜、直接喉镜、纤维喉镜、喉 X 线体层片、喉部 CT 扫描等可辅助诊断。需要注意的是,咽喉部麻醉后,咳嗽反射减弱,分泌物不易咳出,可使呼吸困难明显加重,且有诱发喉痉挛的危险,故应做好气管切开准备。

(三)鉴别诊断

喉阻塞引起的呼吸困难,通常需要与其他类型的呼吸困难鉴别(表25-5-1)。

表 25-5-1　吸气期、呼气期以及混合性呼吸困难的鉴别要点

类型	鉴别要点				
	病因	呼吸深度与频率	三凹征或四凹征	呼吸时伴发声音	咽喉、肺部检查
吸气期	咽、喉、气管上段等阻塞性疾病	吸气运动加强、延长,频率基本不变	有	吸气期喉喘鸣	咽、喉有阻塞性病变,肺部充气不足
呼气期	小支气管阻塞性疾病	呼气运动增强、延长,吸气运动稍增强	无	呼气期哮鸣	肺部充气过多
混合性	气管中、下段阻塞性疾病,或上下呼吸道同时有阻塞性疾病	吸气与呼气均增强	一般无,若以吸气期呼吸困难为主者则有	除上呼吸道伴有病变者外,一般无	胸骨后可闻及气管内呼吸期哮鸣声

(四) 诊断思路

根据症状、体征,作出喉阻塞的初步诊断,进而判断喉梗阻的分度(表 25-5-2),对于病因的寻找,则视其病情轻重和发展快慢而适时进行。

表 25-5-2　喉阻塞的分度及治疗

分度	表现	治疗
Ⅰ度	安静时无呼吸困难;活动或哭闹时有轻度呼吸困难	明确病因,病因治疗
Ⅱ度	安静时轻度呼吸困难,活动后加重;但不影响睡眠和进食,无烦躁不安等缺氧表现,脉搏正常	对症治疗及全身治疗,积极治疗病因;如有肿瘤等无法解除喉梗阻且进一步加重的,可考虑气管切开
Ⅲ度	症状、体征明显;因缺氧出现烦躁不安,不易入睡,不愿进食,脉搏加快等表现	严密观察呼吸并做好气管切开准备的同时,可试行保守治疗,若经保守治疗无效,应尽早手术;因肿瘤等因素所致者,宜先行气管切开
Ⅳ度	极度呼吸困难。濒死感,严重缺氧表现。如不及时抢救,可因窒息、昏迷、心力衰竭而死亡	立即行气管切开术。若病情十分紧急,可先行环甲膜切开术

三、病因和发病机制

任何可能引起喉部气道狭窄或堵塞的病变均可致喉阻塞。

(一) 炎症

如急性感染性会厌炎、小儿急性喉炎、急性喉气管支气管炎、喉白喉、喉脓肿、咽后脓肿等。因炎症引起者,可有全身及局部炎症表现,如发热、喉痛等。

(二) 异物

各种喉部异物尤其是较大的嵌顿性异物,异物引起机械性阻塞、喉痉挛致喉梗阻。通常有明确的异物史。

(三) 外伤

包括来自喉外部和喉内部的外伤,如喉部挫伤、切割伤、撞伤、烧灼伤、喉气管插管性损伤、内镜检查损伤、火器伤、高热蒸汽吸入或毒气吸入等。通常有明确外伤史。早期因黏膜肿胀、喉软骨骨折、移位等致喉梗阻;后期可因瘢痕形成、瘢痕挛缩、粘连等致喉梗阻。

(四) 水肿

除炎症、外伤引起的喉水肿外,急性变态反应性会厌炎、药物过敏反应、心肾疾病等引起的喉部水肿,发展变化极快,易短时间内致患者窒息死亡,需特别警惕。

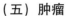

（五）肿瘤

包括喉肿瘤及其周围器官肿瘤,如喉癌、多发性喉乳头状瘤、喉咽肿瘤、甲状腺肿瘤等。一般发展较慢,进行性加重。中老年患者以喉癌多见,小儿以喉乳头瘤多见。

（六）声带麻痹

各种原因致喉返神经麻痹而引起喉梗阻,如甲状腺肿瘤、食道肿瘤、外伤等,因双侧声带麻痹不能外展而致喉阻塞,常伴声嘶症状。

（七）喉痉挛

如破伤风、喉异物刺激、佝偻病、水电解质紊乱、刺激性气体或化学药品刺激等。常为阵发性喉梗阻。

（八）先天性喉畸形

少见,如巨大喉蹼、先天性喉喘鸣、喉软骨畸形等。

（九）瘢痕狭窄、声带粘连、喉狭窄等,常为外伤、手术等后遗症。

四、病理与病理生理

喉阻塞导致的阻塞性吸气性呼吸困难,常引起机体缺氧和二氧化碳蓄积。这两种情况对全身各器官均造成危害。特别是对脑、心脏(两者为机体中对氧耗量较大且对缺氧最为敏感的组织)的损伤最为严重和明显。缺氧和二氧化碳蓄积对机体造成的危害与呼吸困难的程度、时间长短、患者年龄及营养等多种因素有关。年龄小或营养不良,对缺氧和二氧化碳蓄积的耐受力较差,尤其是幼儿声门狭小,喉软骨尚未钙化,喉黏膜下组织松弛,喉部神经发育不完善易受刺激而引起痉挛,故幼儿呼吸困难进展较成人快。

五、治疗

喉阻塞能危及生命,必须积极处理。呼吸困难的程度是选择治疗方法的主要依据(表25-5-2)。同时要结合病因和病人的一般情况,耐受缺氧的能力(儿童、老人、孕妇一般对缺氧的耐受能力较差)等全面考虑。急则治标,缓则治本。

（一）一般治疗

需保持安静,取半坐位,吸痰。尽快建立静脉通道,酌情适当补液以防失水,有严重贫血者,需注意纠正贫血,以提高携氧能力。

（二）内科治疗

1. 吸氧　一般对于喉阻塞患者,给予吸氧是完全必要的,但只能作为辅助治疗措施。如果喉阻塞较重,此时血中二氧化碳浓度较高,呼吸中枢对二氧化碳已不敏感,而靠低氧血症刺激颈动脉体和主动脉体的化学感受器来维持呼吸中枢的兴奋,如此时单纯给氧,特别是突然吸入高浓度高流量的氧,则使呼吸更加抑制。唯一有效的方法是迅速解除喉阻塞,使肺泡有足够的气体交换,以排出过多的二氧化碳。

2. 针对病因的其他内科治疗　如使用抗生素抗感染,使用糖皮质激素抗水肿等详见急性会厌炎等相应疾病章节。

（三）外科治疗

以气管切开术为主,紧急情况下可先行环甲膜切开术或环甲膜穿刺。

（四）预后

喉阻塞的预后与病情缓急、病人基础状况以及病因等相关。如抢救及时,措施得当,喉阻塞通常能有效缓解,缓解喉梗阻后仍需注意致病原因的解除。

六、预防

喉阻塞的预防在于其各种能引起喉阻塞的疾病的预防。如预防喉异物、喉肿瘤等。一般预防包括锻炼身体,戒烟戒酒,注意休息,保持健康的体质等,同时需注意健康体检。

附：喉阻塞常用急救手术

气管切开术(tracheotomy)是切开颈段气管前壁、经过新建立的与外界再通的通道进行呼吸的一种手术。最初只用于解除喉梗阻引起的呼吸困难,随着对呼吸道的病理生理功能的深入了解,气管切开术已成为某些疾病的重要辅助治疗手段。如各种原因引起的较长时间昏迷病人,下呼吸道分泌物积存,影响肺换气功能,气管切开后,下呼吸道分泌物可以自气管切开口吸出,并可经气管内滴入稀化黏稠分泌物的药物及抗生素,以预防或治疗肺部并发病。气管切开后,空气直接从切口进入,减少了呼吸道的阻力和死腔,在相同的呼吸潮气量情况下,既可增加有效的气体交换量,又可减少耗氧量,改善呼吸功能。此外,呼吸肌麻痹或其他原因发生呼吸骤停时,施行气管切开,行正压人工呼吸等。因此,临床各科医师都应熟悉气管切开术的适应证,以便及时应用,正确处理,挽救病人生命。

本文简要介绍常规气管切开术、环甲膜切开术及经皮气管切开术。

一、常规气管切开术

(一)适应证

1. 喉阻塞 占位性病变引起的Ⅱ度喉阻塞及任何原因引起的Ⅲ、Ⅳ度喉阻塞,尤其是病因不能很快解除时。

2. 下呼吸道分泌物潴留昏迷,颅脑病变,神经麻痹,严重的脑、胸、腹外伤及呼吸道烧伤等引起的下呼吸道分泌物潴留。

3. 预防性气管切开某些口腔、颌面、头颈、咽、喉、颈椎手术前为保持呼吸道通畅,不影响手术视野,进行气管切开麻醉插管,也可防止血液流入呼吸道,同时为了防止术后术区组织肿胀压迫上呼吸道致喉阻塞可先行气管切开术。

4. 长时间辅助呼吸。

(二)术前准备

1. 详细了解病情及颈部触诊,了解喉气管位置、颈前有无影响气管切开的肿块,如甲状腺肿大等。

2. 手术器械,使用气管切开包。

3. 根据病情需要使用不同种类的气管套管,常用的气管导管有金属气管导管、塑料气管导管、带气囊的气管导管等,根据不同的年龄、性别,其适宜的气管套管大小不同,一般成年男性采用10mm管径,成年女性采用9mm管径套管。

(三)麻醉

应用局麻注射浸润的药物,如1%利多卡因等,于颈前中线作皮下及筋膜下行局部浸润麻醉。

(四)手术方法

1. 体位 病人仰卧,肩下垫枕,头向后仰伸,保持正中位,使气管上提以充分暴露颈段气管。后仰不宜过度,以免加重呼吸困难,若无法后仰,可在半卧位或坐位进行手术,但手术难度加大。

2. 消毒铺巾 按外科方法消毒铺巾;铺巾时注意保留口鼻呼吸空间;若病情十分危急,可不予消毒而立即作紧急气管切开。

3. 手术步骤

(1)切口:纵切口于颈前正中上自环状软骨下缘,下至胸骨上切迹一横指处,切开皮肤及皮下组织。用拉钩将皮肤向两侧牵引,可见颈正中肌白线。横切口自环状软骨下缘3cm处,沿颈前做一横切口约3~4cm。切开皮肤及皮下组织,向上下分离皮肤,可见颈前肌白线。急救时常采用手术视野较大的纵切口。

(2)分离:颈前肌群于肌白线处做一小切口,用血管钳或直剪插入,上下纵行钝性分离两侧带状肌,直至气管前筋膜,分离时注意只能垂直于气管前壁作上下分离,不宜向两侧分离,以免损伤两侧重要血管。两侧拉钩用力应相等,避免将气管拉偏。随时用手指触摸气管位置,保持气管于正中位。

(3)暴露气管:分离两侧带状肌后,即可见到甲状腺峡部覆盖于2~4气管环前壁。如甲状腺峡部不大,可在其下缘稍行分离,向上牵拉,使气管前壁充分暴露;如甲状腺峡部过宽,可将其切断,缝扎止血以便暴露气管。气管前壁显露后,气管前筋膜不宜分离,以免发生纵隔气肿和气胸。

(4) 确认气管分离甲状腺后,可透过气管前筋膜隐约看到气管,并可用手指摸到环形的软骨结构,并可用带液体的注射器穿刺气管腔后回抽,有无气体抽出,以免将颈侧大血管误认为气管,确认气管后,气管内注入少许局麻药液。

(5) 切开气管:切开部位一般多在2~4气管环之间。用尖刀,自下向上挑开2个气管环,刀尖不宜插入过深,防止损伤气管后壁造成气管食管瘘(图25-5-1)。

(6) 放入气管套管:气管切开后,立即放入气管扩张器或血管钳,将气管撑开,把准备好的带管芯的气管套管沿扩张器插入气管内,立即取出管芯,并观察有无气体从套管内喷出,以确定套管是否在气管内(图25-5-2)。

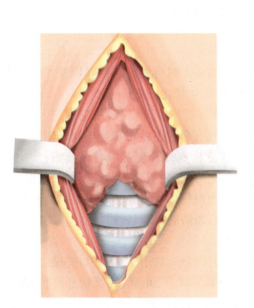

图25-5-1　颈部正中切开,显露甲状腺及气管

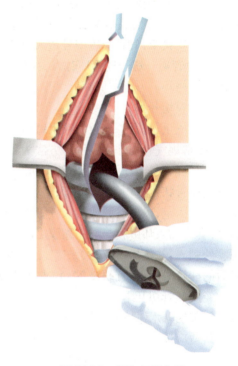

图25-5-2　插入气管套管

(7) 固定套管:将气管套管系带绕至颈后打结固定,防止气管套管脱落。

(8) 切口处理:仔细检查切口,如有血管出血,应予以止血。如切口过长可于套管上方用丝线缝合一针,但不宜缝合过紧。最后放一块开口纱布垫于气管套管周围覆盖切口。

(五) 术后护理

1. 保持气管套管及下呼吸道通畅　一般每隔4~6小时,应取出内管,清洗、消毒,及时重新置入,以防分泌物干结堵塞,如分泌物较多,应增加清洗次数,有分泌物咳出时应及时擦去,并及时吸痰。

2. 保持气道湿润　室内应保持适当的温度、湿度,用蒸气吸入,或通过气管套管滴入药物,以维持气道湿润,并稀释痰液,便于咳出。

3. 防止伤口感染　一般需每日换药一次,消毒切口周围皮肤,更换敷料,必要时酌情应用抗生素控制感染。

4. 防止套管脱出　应经常检查套管是否在气管内,如套管脱出,应及时重新置入。

5. 拔管　原发疾病好转或喉阻塞及下呼吸道分泌物堵塞等已经消除,可考虑拔管,拔管前先连续堵管24~48小时,如堵管期间无呼吸困难,可拔除套管,缝合切口或用蝶形胶布拉拢。拔管后1~2天应严密观察,如有呼吸困难应及时处理。

（六）常见并发症

1. 皮下气肿　为气管切开术后比较多见的并发症,气肿部位多发生于颈部,偶可延及胸及头部。主要原因有:暴露气管时,周围组织剥离过多,气管切口过长,或气管前筋膜小于气管切口,术中剧烈咳嗽,缝合皮肤切口过于紧密等。皮下气肿大多数可自行吸收。

2. 气胸　暴露气管时,过于向下分离,损伤胸膜致气胸。亦有因严重喉阻塞,胸内负压过高,剧烈咳嗽使肺泡破裂,形成自发性气胸。轻度气胸一般可自行吸收,严重气胸,引起呼吸困难者,应行胸腔穿刺或胸腔闭式引流等处理。

3. 出血　分为原发性出血和继发性出血。术后24小时内的出血往往是原发性出血,与术中损伤甲状腺、止血不彻底等有关,继发性出血常因手术切口过低术后长期佩戴气管套管,套管磨损无名动脉而致出血。术后伤口少量出血,可于气管套管周围填入碘仿纱条压迫止血,酌情应用止血药物,若出血多,应在充分准备下,检查伤口,结扎出血点。继发性出血时可换用带气囊的气管套管压迫止血。

4. 拔管困难　原发疾病未消除,术中损伤环状软骨致喉狭窄,气管切口处肉芽增生,气管软骨环切除过多造成气管狭窄,气管套管型号过大致使试堵管时呼吸不畅皆可引起拔管困难。

5. 气管食管瘘　切开气管环时刀尖插入过深或患者剧烈咳嗽致气管后壁损伤,造成气管食管瘘。必要时行手术修补。

二、环甲膜切开术

对于病情危重、需紧急抢救的喉阻塞患者,来不及作气管切开术时可先行环甲膜切开术。呼吸困难缓解后,宜改常规气管切开术。手术方法为:于甲状软骨与环状软骨之间做一长约3~4cm横切口,切开皮肤,分离颈前肌,于环甲膜处作约1cm的横切口,用刀柄或血管钳撑开伤口,使空气进入,顺势将气管套管或其他管状代替物,如橡皮管、塑料管等插入气管内。气管套管用纱布带系于颈部固定。代用空心物也应设法固定,以免滑脱或落入气管内。套管插入后,注意检查气管套管内有无气流,防止喉腔黏膜未切开,套管插入环甲膜与喉腔黏膜之间。在最危急情况下,可用刀、粗穿刺针或其他任何锐器,迅速自环甲膜处刺入,并使切口撑开,保持气道通畅。并应注意避免损伤环状软骨,以免术后喉狭窄,环甲膜切开术后的插管时间,不宜超过24小时,并避免选用金属套管,以防磨损环状软骨。

三、经皮气管切开术

经皮气管切开术,是一种微创气管切开术,具有耗时短、操作简单、易于掌握、伤口感染率低、切口小等优点。其适应证与常规气管切开术基本一致。但不适用于紧急状态、儿童、气管切开部位有感染、局部有恶性肿瘤、不能确定解剖学位置、甲状腺肿大、出血等。操作前先检查气切套管的球囊是否漏气,测试导丝能否顺利通过扩张钳和气切套管内芯。体位同常规气管切开术,为头后仰卧位。在第一、二气管环之间或第二、三气管环之间切开。在选择切开部位皮肤及皮下行局部浸润麻醉,并行水平或垂直切口,长约1.5~2cm。用带有生理盐水注射器的套管针沿中线穿刺抽取空气后,确认进入气道,留置套管,取出针和注射器。将带导丝的引导器插入套管,推进导丝进入约10cm,取下套管,将导丝留于原位。用扩张器沿导丝扩张软组织和气管后取出扩张器,继而用扩张钳将组织扩张到可容纳气管切开套管后取出扩张钳。沿导丝送入气管切开套管,取出套管内芯和导丝,确认套管是否在位。固定套管及切口处理同常规气管切开术。

 本节小结

喉阻塞,是一组症候群,是喉部或其邻近器官的病变使喉部气道发生狭窄或阻塞而引起的以吸气期呼吸困难为主要特征的综合征。明确诊断后,首先要判断的是喉阻塞的分度,临床上将喉阻塞分为Ⅳ度。对于病因的寻找,则视其病情轻重和发展快慢而适时进行。依据不同的分度及病因进行合适的治疗。气管切开术及环甲膜切开术是最常见的急救手术,每个医学生应掌握其手术适应证、手术方法。

（骆文龙　苏俊波　重庆医科大学附属第二医院）

第六节　喉　肿　瘤

喉良性肿瘤

一、概述

喉部良性肿瘤(benign tumor of larynx),ICD-10 编码:D14.100,以喉乳头状瘤(papilloma of larynx)最多见,可发生于任何年龄,甚至新生儿,10 岁以下儿童多见,儿童常多发,生长较快,易复发,易致喉梗阻,成人多单发,发展较慢,有恶变倾向。其他良性肿瘤如神经鞘瘤(神经纤维瘤)、血管瘤、软骨瘤、纤维瘤、腺瘤、黏液瘤、脂肪瘤、淋巴管瘤及肌瘤等较少见。

二、诊断

(一)临床表现

喉乳头状瘤常见症状为进行性声嘶,可致失声,亦可出现咳嗽、喉梗阻。查体见喉部肿瘤呈苍白、淡红或暗红色,表面不平,呈乳头状增生,可发生于声带、室带及声门下区,亦可蔓延到下咽及气管。

(二)实验室和辅助检查

1. 电子纤维喉镜　为最常用的辅助检查(图 25-6-1)。

2. 影像学检查　喉乳头状瘤的增强 CT 表现为软组织增厚,黏膜表面突出,轻度强化,如病变侵犯咽旁间隙,为恶变征象。

3. 活检　为喉肿瘤的确诊依据。

(三)鉴别诊断

1. 喉息肉　原发于声带者居多,表现以声嘶为主。典型体征为声带前中 1/3 交界处声带表面光滑半透明新生物。确诊依靠病检。

2. 喉恶性肿瘤　喉乳头状瘤可能恶变,需特别警惕。喉恶性肿瘤依据肿瘤部位、大小、侵犯范围等表现不同,可有声嘶、呼吸困难、喉痛、痰中带血等症状。一般表现为菜花状、结节状或溃疡状新生物。确诊依靠病理活检。

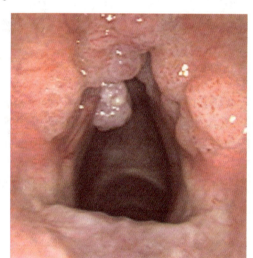

图 25-6-1　喉乳头状瘤(累及左侧声带及声门上大片区域)

(四)诊断思路

依据喉乳头状瘤症状、体征,诊断不难,患者常表现为进行性声嘶,查体见喉部有淡红或暗红色,呈乳头状增生的肿瘤,可位于声带、室带及声门下区,依靠病理活检确诊。

三、病因和发病机制

喉乳头状瘤目前认为由乳头状瘤病毒(HPV)感染引起,近年研究证明,在 HPV 的各个亚型中 HPV6 和 HPV11 是喉乳头状瘤的主要致病因素。电镜检查已证实在细胞内有乳头状瘤病毒体的存在。亦有认为喉乳头状瘤与喉部慢性刺激及内分泌失调有关。

四、病理与病理生理

喉乳头状瘤由复层鳞状上皮及其下的结缔组织向表面呈乳头状生长,一般不侵犯基底组织,中心有疏松血管丰富的结缔组织,易复发,有恶变倾向。

五、治疗

手术是喉乳头状瘤的主要治疗方式。

(一) 一般治疗

对症治疗如声带休息、缓解喉阻塞等。

(二) 内科治疗

多用于儿童型,应用抗病毒制剂以抑制复发等,但具体药物及疗效尚待进一步探索。

(三) 外科治疗

手术切除为主要治疗方式,常采用的术式有显微支撑喉镜手术。并发喉梗阻者,应行气管切开术。原则为切除肿瘤,尽量勿伤及周围组织。

(四) 预后

喉乳头状瘤易复发,儿童患者具有自愈倾向,成人易恶变。

六、预防

注意咽喉保养,口腔卫生,常规体检。

喉恶性肿瘤

一、概述

喉部恶性肿瘤(malignant tumor of larynx),ICD-10 编码:C32.900,以鳞状细胞癌多见,约占96% ~ 98%,其他如腺癌、基底细胞癌、低分化癌、淋巴肉瘤、纤维肉瘤、恶性淋巴瘤等较少见。喉癌(carcinoma of larynx)是头颈部常见的恶性肿瘤,我国部分省市的发病率约为1.5 万 ~3.4/10 万人。男女性别比约为7 ~ 10∶1,以40 ~ 60 岁最多。北方多于南方,在北方,喉癌为头颈部恶性肿瘤之首,在南方为头颈部恶性肿瘤第三位。近年来喉癌的发病率有明显增加的趋势。喉癌根据原发部位分为声门上癌、声门癌、声门下癌。

二、诊断

(一) 临床表现

1. 声门上癌(glottic carcinoma)　大多发源于会厌喉面根部。此型早期起病隐匿不易发现,分化差、发展快、易转移,相对预后差。早期无症状或仅有非特异性症状如异物感、吞咽不适等,肿瘤向深层浸润或出现较深溃疡时才出现咽喉痛,肿瘤侵犯杓状软骨、声门旁间隙或累及喉返神经致声嘶,晚期出现呼吸困难、吞咽困难、咳嗽、痰中带血或咯血等症状。

2. 声门癌(supraglottic carcinoma)　原发于声门区。为喉癌中最常见者,常有声嘶,可有呼吸困难,相对预后较好。早期即有声音改变,渐加重,可出现发声粗哑,甚至失声,可因声带运动受限或固定、肿瘤组织堵塞声门致呼吸困难,肿瘤组织表面糜烂致痰中带血,晚期肿瘤向声门上区或声门下区发展,除严重声嘶或失声外,尚可出现放射性耳痛、呼吸困难、吞咽困难、频繁咳嗽、咳痰困难及口臭等症状。可因大出血、吸入性肺炎或恶病质而死亡。

3. 声门下癌(subglottic carcinoma)　源于声门下区。少见,位置隐蔽,症状不明显,不易发现。早期症状不明显,当肿瘤发展到相当程度时,可出现刺激性咳嗽、声嘶、咯血和呼吸困难等症状。

（二）实验室和辅助检查

1. 内镜 常用电子喉镜检查喉的各个部分。特别应注意会厌喉面、前连合、喉室及声门下区等比较隐蔽的部位。

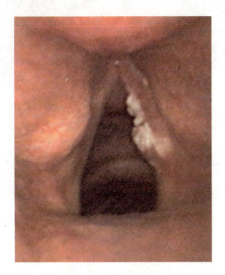

图 25-6-2 右声门癌

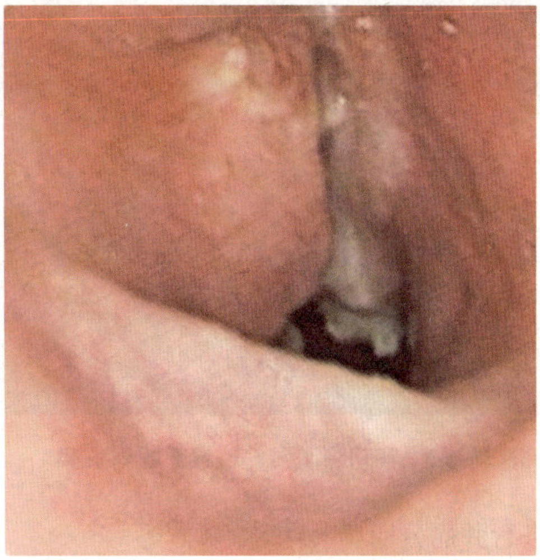

图 25-6-3 声门癌，见声带肿物，表面不光滑，声门裂狭窄，室带亦有隆起

2. 影像学检查 其中喉部增强 CT、增强 MRI 对喉癌的诊断有重要意义：可发现喉部占位性病变；明确侵犯范围；增强扫描可判断血供情况；判断颈部淋巴结转移情况等。一般来说，观察病变范围、淋巴结转移情况，首选 CT 检查；而 MRI 对喉软骨破坏的敏感性高于 CT，如 CT 对早期病定性困难时可行 MRI 检查（图 25-6-2、图 25-6-3、图 25-6-4）。

3. 活检 为喉肿瘤的确诊依据。对临床症状可疑而活检阴性者，需反复活检。

4. 其他检查 如明确为恶性肿瘤，尚应完善转移相关检查如全身骨显像、胸片、腹部彩超、颈部淋巴结彩超等，必要时 PET-CT 检查等（图 25-6-5、图 25-6-6）。

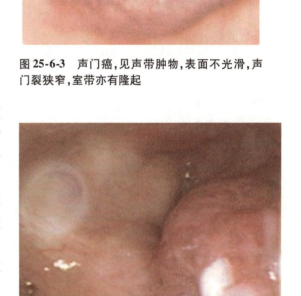

图 25-6-4 声门上癌，双侧杓状软骨区域肿物，右侧明显，有大量分泌物潴留

（三）鉴别诊断

1. 喉结核 主要症状为喉痛和声嘶。喉镜检查见喉黏膜苍白水肿、伴多个浅表溃疡，病变多位于喉的后部。也可表现为会厌、杓会厌襞广泛性水肿和浅表溃疡。胸部 X 线检查，部分有进行性肺结核。痰的结核分枝杆菌检查有助于鉴别诊断。但近年临床上发现不少喉结核者肺部检查为阴性。因此确诊仍依赖于活检。

2. 喉淀粉样变 系由于慢性炎症、血液和淋巴循环障碍、新陈代谢紊乱而引起的喉组织的淀粉样变。主要表现为声嘶。检查可见声带、喉室或声门下区有暗红色肿块，表面光滑。病理检查易于鉴别。

3. 喉梅毒 有声嘶，喉痛轻。喉镜检查病变多见于喉前部，黏膜红肿，常有隆起之梅毒结节和深溃疡，愈合后瘢痕收缩粘连，致喉畸形。血清学检查及喉部活检可确诊。

（四）诊断思路

依据症状、查体及喉镜、增强 CT 或 MRI 等检查，诊断不难，确诊依靠活检。明确诊断为喉恶性肿瘤

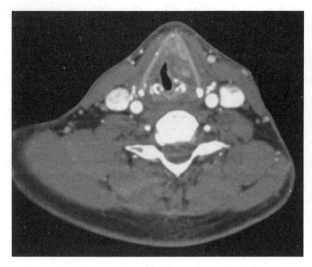

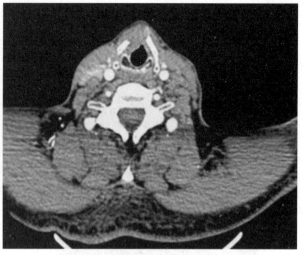

图 25-6-5　声门癌增强 CT,喉部明显狭窄　　　　图 25-6-6　声门上癌增强 CT,破坏甲状软骨

后,应进行肿瘤分期。

喉部肿瘤 AJCC(2010 年第七版)TNM 分期(未包括非上皮性肿瘤,如淋巴组织、软组织、骨和软骨的肿瘤)

原发肿瘤(T)

T_X 原发肿瘤不能评估

T_0 无原发肿瘤证据

Tis 原位癌

声门上

T_1 肿瘤局限在声门上的 1 个亚区,声带活动正常

T_2 肿瘤侵犯声门上 1 个以上相邻亚区,侵犯声门区或声门上区以外(如舌根、会厌谷、梨状窝内侧壁的黏膜),无喉固定

T_3 肿瘤局限在喉内,有声带固定和(或)侵犯任何下述部位:环后区、会厌前间隙、声门旁间隙和(或)甲状软骨内板

T_{4a} 中等晚期局部疾病

肿瘤侵犯穿过甲状软骨和(或)侵犯喉外组织(如气管、包括深部舌外肌在内的颈部软组织、带状肌、甲状腺或食管)

T_{4b} 非常晚期局部疾病

肿瘤侵犯椎前筋膜,包绕颈动脉或侵犯纵隔结构

声门

T_1 肿瘤局限于声带(可侵犯前联合或后联合),声带活动正常

T_{1a} 肿瘤局限在一侧声带

T_{1b} 肿瘤侵犯双侧声带

T_2 肿瘤侵犯至声门上和(或)声门下区,和(或)声带活动受限

T_3 肿瘤局限在喉内,伴有声带固定和(或)侵犯声门旁间隙,和(或)甲状软骨内板

T_{4a} 中等晚期局部疾病

肿瘤侵犯穿过甲状软骨和(或)侵犯喉外组织(如气管、包括深部舌外肌在内的颈部软组织、带状肌、甲状腺或食管)

T_{4b}非常晚期局部疾病

肿瘤侵犯椎前筋膜,包绕颈动脉或侵犯纵隔结构

声门下

T_1肿瘤局限在声门下区

T_2肿瘤侵犯至声带,声带活动正常或活动受限

T_3肿瘤局限在喉内,伴有声带固定

T_{4a}中等晚期局部疾病

肿瘤侵犯环状软骨或甲状软骨和(或)侵犯喉外组织(如气管、包括深部舌外肌在内的颈部软组织、带状肌、甲状腺或食管)

T_{4b}非常晚期局部疾病

肿瘤侵犯椎前间隙,包绕颈动脉或侵犯纵隔结构

区域淋巴结(N)*

N_x区域淋巴结不能评估

N_0无区域淋巴结转移

N_1同侧单个淋巴结转移,最大径≤3cm

N_2同侧单个淋巴结转移,3cm<最大径≤6cm;或同侧多个淋巴结转移,最大径≤6cm

或双侧或对侧淋巴结转移,无最大径>6cm

N_{2a}同侧单个淋巴结转移,3cm<最大径≤6cm

N_{2b}同侧多个淋巴结转移,最大径≤6cm

N_{2c}双侧或对侧淋巴结转移,最大径≤6cm

N_3转移淋巴结最大径>6cm

* 注释:Ⅶ区转移也被认为是区域淋巴结转移

远处转移(M)

M_0无远处转移

M_1有远处转移

解剖分期/预后分组

0 期 $TisN_0M_0$

Ⅰ 期 $T_1N_0M_0$

Ⅱ 期 $T_2N_0M_0$

Ⅲ 期 $T_3N_0M_0$;$T_1N_1M_0$;$T_2N_1M_0$;$T_3N_1M_0$

ⅣA 期 $T_{4a}N_0M_0$;$T_{4a}N_1M_0$;$T_1N_2M_0$;$T_2N_2M_0$;$T_3N_2M_0$;$T_{4a}N_2M_0$

ⅣB 期 $T_{4b}N_{任何}M_0$;$T_{任何}N_3M_0$

ⅣC 期 $T_{任何}N_{任何}M_1$

组织学分级(G)

G_x级别无法评估

G_1高分化

G_2中分化

G_3低分化

G_4未分化

三、病因和发病机制

喉癌的病因至今仍不十分明了,常为多种致癌因素协同作用的结果。一般认为喉癌与遗传、吸烟、

饮酒、病毒感染（HPV）、环境因素（多环芳香烃、亚硝胺、氯乙烯、甲醛、二氧化硫、石棉、重金属粉尘、芥子气等）、放射线、雄性激素增高、微量元素缺乏等有关。

四、病理与病理生理

原发性喉恶性肿瘤中以鳞状细胞癌多见。可发生于喉内所有区域，声门区癌最多见，约占60%左右，声门上区癌次之，约占30%左右，声门下区癌极为少见。大体形态可分为溃疡浸润型、菜花型、结节型或包块型、混合型等四类。喉癌的扩散转移与其原发部位、分化程度及肿瘤的大小等关系密切，其途径有：直接扩散、淋巴转移、血行转移等。

五、治疗

目前多主张以手术为主的综合治疗。

（一）一般治疗

喉恶性肿瘤的一般治疗无特殊，包括营养支持、对症治疗等。

（二）内科治疗

喉癌的内科治疗包括放射治疗、化学治疗、生物治疗等，其中生物治疗多处于实验阶段。放射治疗包括单纯放疗、术前放疗、术后放疗等；化学治疗包括诱导化疗、辅助化疗、姑息化疗等。

（三）外科治疗

外科手术治疗是喉恶性肿瘤的主要治疗方式。其原则是在彻底切除肿瘤的前提下，尽可能保留或重建喉的功能，以提高病人的生存质量。手术方式包括喉部分切除术、喉全切除术以及各种喉功能重建的手术，其中喉部分切除术常用的术式有开发性喉部分切除术、CO_2激光手术等，不同术式的选择主要根据肿瘤的部位、范围以及患者的全身状况等因素而定。根据淋巴结转移情况，可行全颈清扫术、改良颈清扫术或择区性颈清扫术等。

（四）预后

早期喉癌适当治疗后5年生存率高于90%。复发和转移是影响预后的主要因素。转移淋巴结数量越多，体积越大，5年生存率越低，肿瘤分化程度越低，转移发生率越高。

六、预防

尽可能避免接触致癌因素。常规体检，仔细喉部检查。凡40岁以上，声嘶超过2周，经发声休息和一般治疗不改善者，须行喉镜检查。

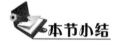本节小结

喉部良性肿瘤以喉乳头状瘤最多见，恶性肿瘤以鳞状细胞癌多见。喉肿瘤的症状依据发生部位、大小、性质等而不同，主要表现为喉部肿物影响喉及喉部周围组织的功能（如发声、呼吸、吞咽等）所致的症状，不同性质的喉良性肿瘤并无特异的临床表现。喉恶性肿瘤分为声门癌、声门上癌、声门下癌，其中声门癌最多见，常有声嘶，可伴呼吸困难，相对预后较好；声门上癌次之，早期起病隐匿不易发现，其分化差、发展快、易转移，相对预后差；声门下癌少见。喉癌的治疗多主张以手术为主的综合治疗。

（骆文龙 重庆医科大学附属第二医院）

思考题

1. 急性会厌炎的治疗原则?
2. 喉阻塞的分度依据及其治疗是什么?
3. 如何进行合理的上呼吸道管理?
4. 喉恶性肿瘤的分类及其特点是什么?
5. 颈淋巴结清扫术的原则是什么?

第二十六章 颈 部 疾 病

学习目标

掌握 颈部包块的诊断与鉴别诊断。

熟悉 颈部包块的分类、颈段食管癌的诊断要点。

了解 颈段食管癌的治疗方法、颈部急慢性炎症及结核的临床表现。

颈部器官众多,是许多肌肉、血管、神经及淋巴组织的所在,同时也是甲状腺、颈段气管和颈段食管的所在,解剖结构复杂。该区域不同组织器官均可发生疾病,且其他部位疾病可转移到颈部形成颈部肿块,因此该区域疾病种类多,不仅有原发疾病,也有不少与其他器官组织相关的疾病,诊断有一定难度。本章节将介绍颈部常见的疾病。

第一节 颈 部 肿 块

一、概述

颈部肿块是耳鼻咽喉头颈外科常见的症状之一,其组织来源复杂,生物学特性各异,病因多种多样,临床表现常常较为复杂,有时临床诊断十分困难。根据颈部肿块的病因及病理可将其分为4类:炎性肿块;先天性肿块;肿瘤性肿块;其他肿块。其中,肿瘤性肿块根据其来源又分为原发性肿瘤与转移性肿瘤。

二、诊断

Skandalakis(1970)对颈部肿块提出了4个"80%"法则:在成人非甲状腺肿块中,肿瘤占80%;在肿瘤中,恶性者占80%;在恶性肿瘤中,转移性者占80%;在转移性恶性肿瘤中,原发灶80%位于锁骨上。Skandalakis对颈部肿块的病程提出了3个"7"法则:病程为7天的颈部肿块多为炎症;7个月的多为肿瘤;7年的多为先天性畸形。这些法则并非绝对规律,但可提示进行进一步相关检查的方向。

(一) 临床表现

患者多为无意中发现或体检时发现颈部肿块。详细询问病史,了解发病年龄、病程长短、肿块最初发生部位、生长速度、有无疼痛、有无全身症状和邻近组织器官的伴发症状如声音嘶哑、呼吸困难、鼻出血、鼻塞、咽喉部疼痛、咳嗽以及恶性、呕吐等上消化道症状对于诊断有重要的提示作用。患者发病年龄对于颈部肿块的判断有重要意义,婴幼儿患者多为先天性肿块,如甲状舌管囊肿、鳃裂囊肿、囊状水瘤等,多为出生后不久发现,也可随着年龄增长出现症状后方才发现。多数无明显症状,仅表现为单个无痛性类圆形包块,质地软或中等,边界清楚,感染后可有疼痛感,表面皮肤可发红,严重时可形成脓肿。

青少年患者多为炎性淋巴结肿大,表现为单个或多个颈部肿块,可有融合,疼痛感明显,可有表面皮肤发红,有压痛,患者可有发热等全身症状。青壮年和中年患者应警惕恶性肿瘤。老年者多为转移性恶性肿瘤,表现为进行性增大的无痛性肿块,偶尔可有轻度压痛,可为单个或多个,边界不清,质地中等或较硬,伴有感染或炎症时可有明显压痛,可压迫周围组织出现相应的症状。如肿瘤内急性出血,肿块可迅速增大,有时可伴有原发灶的症状如声音嘶哑、咽痛、回涕带血等。

颈部的良性肿瘤最常见的是神经鞘瘤。神经鞘瘤的临床表现为位于颈前三角区、咽旁或锁骨上区的包块,常为单个椭圆形,无痛,边缘清楚。压迫颈动脉时引起颈动脉移位;压迫臂丛神经时可有上臂放射痛;压迫交感神经则可引出颈交感神经综合征(Horner 综合征):患侧瞳孔缩小,上睑下垂,眼球轻度内陷,眼裂变小,颈部少汗或无汗。

其他较常见的良性肿瘤还有颈动脉体瘤,表现为位于颈总动脉的分支处的包块,生长缓慢,病程较长,可达数年,很少发生恶变。查体时位于舌骨水平胸锁乳突肌的深面可触及圆形肿块,听诊时有时可以听到血管杂音。压迫肿块可引起病人头晕或虚脱感。由于颈动脉体瘤与颈动脉紧密粘着,可逐渐引起颈内动脉腔的狭窄,有颈动脉窦综合征的表现:头晕,心跳变慢,无力,血压下降等。

一般体格检查,常可扪及肿大的包块,应通过对颈部肿块的触诊,了解肿块的部位、大小、数目、质地、活动度、表面皮肤情况、与周围组织的关系等。颈部肿块所在的部位对于判断其来源有重要的提示作用,比如颈前区肿块的来源多为各种甲状腺疾病、甲状舌管囊肿等。而颈侧区肿块来源较多,主要有:①淋巴系统病变,包括淋巴瘤和恶性肿瘤的淋巴结转移、淋巴结炎、淋巴结结核;②血管神经系统,如颈动脉瘤、颈动脉体瘤、神经鞘膜瘤等;③腮腺、下颌下腺疾病;④先天性疾病,如囊状水瘤、鳃裂囊肿等。据此能够初步判断肿块的器官来源和病变性质,为下一步有针对性地选择辅助检查提供方向。除了颈部肿块本身的检查外,还应注意头颈部其他器官的检查和全身检查。

(二)实验室和辅助检查

是诊断和鉴别颈部肿块重要的手段之一。常用的辅助检查包括:

1. **鼻咽镜和喉镜检查** 颈部淋巴结转移性肿块中,原发灶多来自鼻咽、口腔、喉部等区域,应用鼻咽镜和喉镜(含纤维或电子鼻咽镜、喉镜)对上述部位进行全面细致的检查,对于寻找可能存在的原发灶有非常重要的意义。

2. **超声检查** 颈部超声检查简便、无创、且可重复进行,是颈部肿块辅助检查的首选方法。它可以用于了解肿块的大小、部位、形态、血流情况、性质是实质性还是液性、边界是否规整等情况。但超声检查对肿瘤的诊断特别是良、恶性的鉴别较困难。

3. **X 线摄片** 颈部的 X 线正侧位平片检查可以观察颈部软组织块影,及其内有无钙化影,气管有无受压移位、狭窄等情况。但因其组织重叠,目前已不常使用。

4. **CT、MRI 检查** 是目前常用的检查方法之一,具有普及率高、检查较快捷、无创、费用相对较低的特点,同时也能较准确的定位和鉴别颈部肿块,还能指导手术方案的制定,是临床上非常重要的检查方法。CT、MRI 检查可观察肿块内部及本身的密度或信号特点、其周围组织器官的解剖结构改变、肿块与周围组织的关系等,通过注射造影剂进行增强扫描还能够反映组织密度或信号的改变及动态观察其血液供应情况,是判断肿块的良、恶性的总要手段,也能够进一步了解肿块与周围组织、颈部大血管的关系。

5. **PET-CT** PET(positron emission computed tomography,PET)的全称为正电子发射计算机断层扫描。它能代谢显像和定量分析,是目前唯一的用解剖形态方式进行功能、代谢和受体显像的技术,具有无创伤性、灵敏度高、特异性高、全身显像、安全性好等特点。是目前临床上用以诊断和指导治疗肿瘤最佳手段之一。但 PET-CT 费用昂贵,目前并非颈部肿块的常规检查手段,但对于高度怀疑或者明确的恶性转移性肿瘤,而其他检查仍无法明确原发灶者,或者高度怀疑恶性肿瘤存在全身多器官转移者,行PET-CT 检查有一定提示作用。

6. **细针抽吸细胞学检查**(fine needle aspiration cytology,FNA) 细针抽吸细胞学检查,尤其是在 B

超、CT 或 MRI 引导下的细针穿刺,能够判断颈部肿块的组织来源和性质。因其具有简便、安全、阳性率和诊断正确率较高、费用相对低廉等优点,目前被临床广泛应用。阳性诊断有临床意义,但阴性诊断不能否定恶性病变,需要进一步检查。

7. 活检(biopsy)　对于肿瘤性包块,应首先对原发灶进行活检。包块切除活检只适用于上述方法寻找原发灶无果时采用。切口应选择在将来可能进行广泛切除的手术范围内,要选择具有代表性的部位切除。单个淋巴结应整块切除活检,非做楔形切除不可时,也应妥善缝合被膜,防止肿瘤对创面的接种。

（三）诊断思路及诊断流程:

颈部肿块的诊断应依据患者的病史、体格检查,按照 Skandalakis 对颈部肿块的病程提出了 3 个"7"法则及 4 个"80%"法则,确定需要采用的相应的辅助检查方法,必要时行活检或穿刺活检以明确诊断。颈部肿块的诊断流程如下图(图 26-1-1)。

（四）鉴别诊断

1. 先天性疾病　先天性疾病引起的颈部肿块在出生时即可发现,但是某些先天性肿块,尤其是囊性的颈部肿块,出生时不明显,随年龄的增长囊内分泌物的增多或囊肿继发感染,到童年时期才发现颈部肿块。

（1）甲状舌管囊肿:甲状舌管囊肿(thyroglossal duct cyst)是颈部最常见的先天性肿块,是胚胎发育过程中甲状舌管退化不全,遗留形成的囊肿。它可位于舌盲孔至甲状腺锥体叶间的任何部位。囊肿与舌骨关系密切,可位于舌骨前或舌骨后,大多数穿过舌骨。典型的囊肿位于颈前正中线,随吞咽或伸舌上下移动。偶尔囊肿位于颈侧或旁正中线。

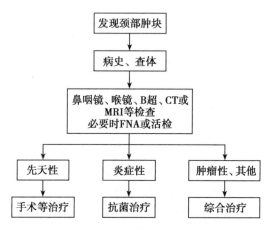

图 26-1-1　颈部肿块诊断流程图

（2）腮裂囊肿:胚胎发育时腮器残留,其中有液体滞留,在出生后表现为腮裂囊肿(branchial cleft cyst)。共分为Ⅳ型,最常见为Ⅱ型腮裂囊肿,位于胸锁乳突肌深面,如形成瘘管,外口多位于肌肉下端的前缘。常随囊腔内囊液的增多而发现包块,初诊时间多在 10 岁左右。成人多因感染后囊肿变大和出现疼痛就诊。

（3）淋巴管瘤(囊状水瘤):淋巴管瘤(lymph vessel tumor),也称淋巴囊状水瘤。胚胎时期颈囊发育成淋巴系统的过程中,部分淋巴组织发生迷走,在颈部形成包块。多数出生后即出现,90% 发生在 2 岁以前。根据囊腔的大小,分为大囊型和微囊型。多位于颈后三角区囊性肿块,穿刺即可获诊。一般在 2 岁以后手术,大囊型的淋巴管瘤对硬化剂更敏感。

（4）血管疾病:Mulliken 和 Glowacki 将血管疾病分为血管瘤和血管畸形。血管瘤出生时发现,出生后第一年快速生长,以后缓慢消退。血管畸形出生时不明显,随年龄增长逐渐长大。60% 血管病变位于头颈部,绝大多数不需处理,而能自行消退。有 40% ~ 50% 的患者残留毛细血管扩张、瘢痕和皮肤萎缩,需要治疗。如果气道、视力、听力和吞咽受到影响,治疗是必须的。治疗方法包括激素、冷冻、栓塞、硬化剂、激光和手术等。

2. 感染性疾病

（1）结核:多见于青少年,早期为颈外侧区或胸锁乳突肌区无痛性包块,活动,质硬。如淋巴结相互粘连、融合,形成难以推动的巨大颈部肿块。一旦脓肿溃破,流出豆渣样或稀薄的脓液,形成不易愈合的慢性窦道。对怀疑为颈淋巴结结核的患者,应及时做皮肤 PPD 试验、胸片和痰液涂片检查。颈淋巴结结核不一定伴有肺结核,合并糖尿病等影响免疫功能的疾病,PPD 试验可为阴性。FNA 有时可获得明确的诊断结果。

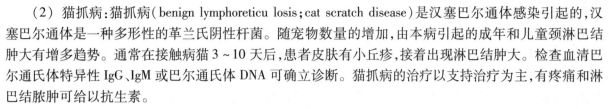

（2）猫抓病：猫抓病（benign lymphoreticu losis；cat scratch disease）是汉塞巴尔通体感染引起的，汉塞巴尔通体是一种多形性的革兰氏阴性杆菌。随宠物数量的增加，由本病引起的成年和儿童颈淋巴结肿大有增多趋势。通常在接触病猫 3～10 天后，患者皮肤有小丘疹，接着出现淋巴结肿大。检查血清巴尔通氏体特异性 IgG、IgM 或巴尔通氏体 DNA 可确立诊断。猫抓病的治疗以支持治疗为主，有疼痛和淋巴结脓肿可给以抗生素。

3. 良性肿瘤

（1）甲状腺肿块：为颈部最常见的肿瘤，表现为颈前正中肿块，随吞咽活动，早期无症状，当肿瘤增大压迫周围组织，可出现呼吸困难、吞咽困难、声音嘶哑等症状。B 超为甲状腺肿瘤常用的检查方法。

1）甲状腺腺瘤：甲状腺腺瘤多见于 40 岁以下女性。起病隐匿，以颈部包块为主诉，多无症状。查体发现颈前区结节，多为单发，呈圆形或椭圆形，常局限于一侧腺体，质地中等，表面光滑，无压痛，随吞咽上下移动。如伴有囊性变或出血，则结节大多因张力高而"质硬"，可有压痛。

2）结节性甲状腺肿：结节性甲状腺肿的原因可能是由饮食中缺碘或甲状腺激素合成的酶缺乏所致。病史较长，体检时偶然发现颈前正中多个结节性包块，少数为单个结节。

3）亚急性甲状腺炎：常继发于上呼吸道感染，起病较急，有发热、咽痛及甲状腺区疼痛和压痛等。常有体温升高、血沉增快。喉镜可见同侧的梨状窝黏膜肿胀。甲状腺区扪及质地常较硬肿块，有明显压痛。

（2）神经鞘瘤：起源于神经鞘膜雪旺细胞的肿瘤，原发神经可能为交感神经、迷走神经、臂丛神经或者舌下神经，颈部是最常发生的部位，约占颅外全部神经鞘瘤的 25%～45%。多见于青壮年，生长缓慢，长期无任何症状，唯一的临床表现是以颈外侧区，特别是以下颌角为中心的颈部包块，呈圆形或椭圆形，表面光滑，边界清楚，质硬，无压痛。部分患者的包块与深部附着紧，活动受限。CT、B 超检查可辅助诊断，影像表现为类圆形肿物，边缘清晰，密度欠均匀。

（3）脂肪瘤：脂肪瘤为孤立的质地柔软的颈部肿块，可以出现很多年而没有明显变化。治疗为手术切除，脂肪瘤复发很少见。

（4）颈动脉体瘤：颈动脉体瘤是起源于动脉壁化学感受器的良性肿瘤。其典型表现是颈部下颌角下方缓慢生长的无痛性肿块，不能上下移动，可以前后移动。触诊有血管搏动，并可闻及杂音。血管造影、CT 和 MRI 显示，颈动脉分叉处杯样增宽，颈内、颈外动脉间密度增高的软组织影，呈多血管病变。

（5）腮腺混合瘤：多见于 20～40 岁，生长缓慢。在耳垂和下颌骨之间出现不规则的圆形、结节状或块状肿块，质中等，活动，无压痛，边界清楚，与皮肤无粘连。

4. 恶性肿瘤

（1）颈部转移癌：原发灶可发生在咽、喉和口腔，90% 是上皮组织来源。颈淋巴结转移的基本规律如下：Ⅰ区口底前份、唇、舌前 2/3、牙龈、颊黏膜；Ⅱ区鼻咽、口腔、口咽、下咽和喉；Ⅲ区鼻咽、口腔、口咽、下咽、喉和甲状腺；Ⅳ甲状腺、梨状窝、颈段食管、锁骨下；Ⅴ区鼻咽、口腔、口咽、下咽、甲状腺和头皮的后份；Ⅵ甲状腺、下咽和喉部。胸腹腔恶性肿瘤可在颈下部、锁骨上凹出现转移灶。颈部转移癌的特点是早期出现单个活动的淋巴结，以后迅速长大，质硬，固定无压痛，表面皮肤正常。

（2）腮腺癌：多由腮腺混合瘤恶变而来，原发少见，常见于 50 岁以上的老人。腮腺区肿瘤出现与皮肤和周围组织粘连，面瘫，颈淋巴结转移，要高度警惕恶性的可能。

（3）甲状腺癌：早期病人无任何症状，无意中自己或体检、B 超等发现甲状腺区无痛性肿块。晚期，可有声嘶、吞咽困难和呼吸困难等症状。肿块多质硬，可随吞咽上下活动，若已侵犯气管或邻近组织，则较为固定。B 超发现甲状腺实质内出现微小钙化或砂砾样钙化，周边血供多丰富，对诊断甲状腺癌有很大帮助。在 B 超定位下 FNA 检查可进一步明确肿块的性质。CT 和 MRI 可判断肿瘤对喉气管框架的破坏和食管的侵犯程度及颈淋巴结转移情况。

（4）淋巴瘤：霍奇金病多以淋巴结内的病变为首发，约 75% 有颈淋巴结肿大，而非霍奇金病以结外病变首发多见，约 30%～40% 有颈淋巴结肿大。儿童淋巴瘤常见，约占儿童恶性肿瘤的 10%。霍奇金病常见于 5～30 岁，而非霍奇金病发病年龄较晚。表现为颈部单侧或双侧，单个或多个淋巴结肿大，呈分叶或融合包块，质地韧，固定，无压痛。多数患者伴有全身淋巴结肿大。确诊依赖活检。

5. 原发灶不明的颈部转移癌　是指确诊肿大的颈部淋巴结为转移性恶性肿瘤，但经过全面检查，包括查体、内镜、影像学和活检等系统检查，仍找不到原发灶。发病率占头颈恶性肿瘤的 3% 至 10%。大多数肿瘤起源于上呼吸消化道，但也有可能来源于肺、腹部、皮肤和泌尿道。通常 Ⅱ、Ⅲ 区的转移癌，提示原发肿瘤可能来源头颈部。锁骨上的孤立转移癌，原发灶可能在肺或胃肠道。文献报道，随着时间的推移，最终有 10% 到 40% 的患者发现肿瘤原发部位，其最常见部位是扁桃腺、舌根、肺和鼻咽部。

三、治疗

对于颈部肿块，需要根据其病因选择治疗方式。

1. 对于先天性疾病　如甲状舌管囊肿、鳃裂囊肿、囊状水瘤等，可逐渐长大，发生感染，非手术治疗可采用穿刺抽出囊液，但常常效果不佳，囊肿可再次长大，并不能根治疾病，因此一旦诊断确立，应予手术治疗。

2. 对于炎症性疾病　如果为一般细菌感染，应积极寻找可能的感染来源，尽量取得细菌学检查及药敏试验结果，并进行有针对性的抗炎治疗，如形成脓肿，需切开引流。对于特殊细菌感染，如结核分枝杆菌感染，需要采取抗结核治疗等相应的治疗。

3. 对于肿瘤性疾病　良性肿瘤，因其生长缓慢，可采取观察随访。但如出现压迫周围组织的症状，或者需要病理确诊时，可采取手术切除。恶性肿瘤，如为转移性恶性肿瘤，则要积极寻找原发灶，根据原发灶的病变性质进行包括放疗、化疗、手术、免疫治疗、靶向治疗等在内的综合治疗。如为原发性恶性肿瘤，如淋巴瘤，则可行化疗或放化疗。

（傅然　重庆医科大学附属第一医院）

第二节　颈部炎性疾病

颈部急、慢性淋巴结炎

一、概述

颈部淋巴结炎（cervical lymphadenitis）是颈部淋巴结肿大或颈部包块的常见原因。根据感染的致病菌不同，颈部淋巴结炎可分为特异性淋巴结炎（如结核性淋巴结炎等）和非特异性淋巴结炎；根据其病程长短又可分为急性颈部淋巴结炎（acute cervical lymphadenitis）ICD-10：L04. 002 和慢性颈部淋巴结炎（chronic cervical lymphadenitis）ICD-10：I88. 104。

二、诊断

（一）临床表现

1. 急性化脓性淋巴结炎　初期局部淋巴结肿大变硬，患者感局部疼痛或压痛；淋巴结可移动，边界清楚，与周围组织无粘连。全身反应小或仅有低热，体温一般在 38℃ 以下。化脓后局部疼痛加重，可侵及周围软组织而出现炎性浸润、浅表皮肤充血、质硬，此时淋巴结与周围组织粘连，不能移动。脓肿形成时，局部皮肤有明显压痛，表浅的脓肿可以查出明显的波动感。此时全身反应加重，如高热、寒战、头痛、全身无力、食欲减退，白细胞总数升高等。如不及时治疗，可并发毒血症、败血症，甚至出现中毒性休克。

2. 慢性淋巴结炎　多继发于头面部及颈部的炎症，常发生在患者抵抗力强而细菌毒力较弱时。临床常见于慢性牙源性感染、咽部感染、或急性淋巴结炎控制不彻底而转变为慢性。临床常见淋巴结内结

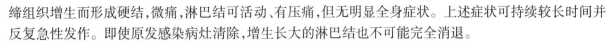

缔组织增生而形成硬结,微痛,淋巴结可活动、有压痛,但无明显全身症状。上述症状可持续较长时间并反复急性发作。即使原发感染病灶清除,增生长大的淋巴结也不可能完全消退。

(二) 实验室和辅助检查

急性化脓性淋巴结炎或慢性淋巴结炎急性发作时患者血常规可见白细胞数目升高,中性粒细胞计数上升,C反应蛋白上升。组织细胞坏死性淋巴结炎血常规示白细胞不升高或减少,血沉加快,免疫球蛋白增高,部分患者的末梢血及骨髓像可出现异型增生的网状细胞。如继发于头面部或颈部的其他部位的炎症,则可出现相应部位的炎症表现,可行电子鼻咽镜及电子喉镜或纤维喉镜检查以排除。辅助检查可采取B超、CT、MRI等,可见颈部淋巴结肿大,如脓肿形成则CT及MRI检查十分必要,可了解脓肿的部位、与周围组织的关系,是否侵犯颈部大血管等重要结构。

(三) 鉴别诊断

本病需要与先天性疾病如甲状舌管囊肿、鳃裂囊肿、囊状水瘤等伴感染时相鉴别,先天性疾病病程较长,以颈部肿块为主要症状,经抗炎治疗后肿块仍然存在,有时可出现多次、反复感染。除此外,还需要与颈部肿瘤性病变伴感染鉴别,可经必要的影像学检查以明确。此外,颈部淋巴结炎需与淋巴结结核、淋巴瘤、颈部转移癌等进行鉴别。鉴别诊断有困难时,可考虑行穿刺或活检以明确。

(四) 诊断思路

根据患者病史,体格检查及必要的辅助检查,一般诊断不难,超声及实验室检查有助于鉴别诊断,必要时可行细针穿刺抽吸细胞学检查或切除肿大的淋巴结作病理检查以明确诊断。但需要注意是否存在原发感染灶;感染较重时是否经颈部筋膜间隙发展扩散,应注意全身情况,警惕感染性休克;如颈部巨大脓肿形成,可压迫呼吸道引起呼吸困难。

三、病因和发病机制

颈部淋巴结炎的病原菌主要是金黄色葡萄球菌及溶血性链球菌。颈部淋巴组织丰富,接受来自头面部、颈部相应区域的淋巴回流,因而颈部淋巴结炎与头面部、颈部的感染密切相关。常见的感染来源有牙源性感染、口腔感染,头面部及颈部皮肤的损伤、疖、痈,上呼吸道感染及扁桃体炎等。

四、病理与病理生理

(一) 急性化脓性淋巴结炎

病理变化主要是变性和渗出。早期淋巴结充血,淋巴窦腔扩张,网状内皮细胞脱落,淋巴窦内中性粒细胞和单核细胞浸润。这些细胞吞噬细菌后,发生变性、坏死并破碎。同时淋巴窦扩大并可有不同程度的窦细胞增生。晚期细胞坏死,淋巴结结构破坏。大量的坏死形成后成为脓肿,脓肿可突破被膜形成淋巴结周围炎或蜂窝织炎。急性炎症可在及时用药治疗或机体免疫功能增强时转变为慢性淋巴结炎。

(二) 慢性淋巴结炎

可以是急性淋巴结炎的一种转归,也可以是原发于机体抵抗力较强时发生面颈部感染。慢性淋巴结炎常表现为多种反应性增生,形态极其复杂,故在诊断上也较困难。其病理形态上可分为5型:①坏死碎片型;②弥漫增生型;③滤泡增生型;④血管增生型;⑤纤维结节型。

五、治疗

急性颈部淋巴结炎初期,患者需要安静休息,全身应用抗生素,局部用物理疗法或用鱼石脂软膏外敷治疗。已形成脓肿时应及时切开引流,同时对原发感染灶进行处理。有条件者取病灶分泌物做细菌培养和药物敏感试验,根据结果针对性的选择抗生素。

慢性颈部淋巴结炎一般不需治疗,但反复急性发作者应寻找感染原发病灶,予以清除,如淋巴结肿大明显或需要鉴别诊断,也可以穿刺或手术切除并送病检以明确诊断。

急性颈部淋巴结炎、慢性颈部淋巴结炎的预后一般较好。

颈部淋巴结结核

一、概述

颈部淋巴结结核(cervical lymph node tuberculosis)ICD-10:A18.204,是由结核分枝杆菌感染引起,以受感染组织内肉芽肿形成和细胞介导的变态反应为特征的慢性细菌感染性疾病。多见于儿童和青年人。

二、诊断

(一) 临床表现

一般在人体抗病能力低下时发病。轻者可无全身症状,严重者可伴有低热、盗汗、食欲缺乏、消瘦等全身症状。颈部可见单侧或双侧多个大小不等的肿大淋巴结。初期淋巴结肿大,无痛,可推动。病变发展,淋巴结可与皮肤和周围组织发生粘连,各个淋巴结也可互相粘连,融合成团。晚期,淋巴结干酪样坏死、液化后可形成冷脓肿,如发生破溃可形成经久不愈的窦道或瘘管。

(二) 实验室和辅助检查

需要行结核病相关检查,胸片以了解有无肺部结核存在,PPD试验对结核病有一定提示作用,必要时行痰涂片和痰培养寻找结核分枝杆菌感染的证据。可行淋巴结穿刺细胞学检查,也可取穿刺液或组织行结核分枝杆菌DNA检测。

(三) 鉴别诊断

颈部淋巴结结核需要与颈部其他原因引起的包块相鉴别,如慢性淋巴结炎、先天性鳃裂囊肿、淋巴瘤、转移性恶性肿瘤等。

(四) 诊断思路与诊断流程

对于下列情况,要高度重视患有本病的可能,必要时行活体组织检查以确诊,包括:近期有全身中毒症状如低热、盗汗、消瘦、食欲缺乏等;单或双侧胸锁乳突肌前后缘有多个淋巴结肿大,或如上述不同阶段的病变同时出现于同一病人的各个淋巴结;必要的实验室及辅助检查存在淋巴结结核的可能。

三、病因和发病机制

病原菌是结核分枝杆菌,属于分枝杆菌。对人有致病性者主要是人型菌,牛型菌感染较少见。涂片染色具有抗酸性,也称抗酸杆菌。空气中的结核分枝杆菌经口腔、鼻咽部侵入,在口腔、咽部及鼻腔黏膜下淋巴结内形成病灶,通过淋巴引流到颈部淋巴结,形成淋巴结结核。

结核分枝杆菌侵入机体后能否发病,不仅取决于结核分枝杆菌的数量及其毒力,也取决于人体免疫力和变态反应的强弱。人体抵抗力低下时结核病容易发生、发展。感染结核分枝杆菌或接种卡介苗后产生的特异性免疫力较强,淋巴细胞致敏和吞噬作用增强。当再次与结核分枝杆菌相遇时,致敏的淋巴细胞很快被激活并释放出各种细胞因子激活巨噬细胞吞噬结核分枝杆菌。与此同时,人体对结核分枝杆菌菌体蛋白及代谢产物可产生Ⅳ型(迟发型)变态反应。

结核分枝杆菌侵入机体后能否发病,不仅取决于结核分枝杆菌的数量及其毒力,也取决于人体免疫力和变态反应的强弱。人体抵抗力低下时结核病容易发生、发展。感染结核分枝杆菌或接种卡介苗后产生的特异性免疫力较强,淋巴细胞致敏和吞噬作用增强。当再次与结核分枝杆菌相遇时,致敏的淋巴细胞很快被激活并释放出各种细胞因子激活巨噬细胞吞噬结核分枝杆菌。与此同时,人体对结核分枝杆菌菌体蛋白及代谢产物可产生Ⅳ型(迟发型)变态反应。

四、病理与病理生理

结核分枝杆菌在机体内引起的病变随着机体的反应性(免疫反应和变态反应)、细菌量及毒力、感染部位组织特性的不同,可出现不同的病变类型:①以渗出为主的病变:出现在结核性炎症的早期或机体免疫力低下、菌量多、毒力强或变态反应较强时,表现为浆液性或浆液纤维素性炎症;早期中性粒细胞浸润,但很快被巨噬细胞取代;病灶内可查见结核分枝杆菌;②以增生为主的变化:当菌量较少,毒力较低或人体免疫反应较强时,则发生以增生为主的变化,形成有一定诊断特征的由上皮细胞、Langhans 巨细胞加上外围局部集聚的淋巴细胞和少量反应性增生的成纤维细胞构成的结核结节(结核性肉芽肿);③以坏死为主的变化:多发生在结核分枝杆菌数量多、毒力强、机体抵抗力低或变态反应强烈时,上述渗出性和增生性病变均可继发干酪样坏死;镜下为红染无结构的颗粒状物;渗出、增生和坏死三种病理改变可同时存在,也可互相转化。

五、治疗

淋巴结结核的治疗原则是:全身、规则、联合、全程督导口服抗结核药物治疗,局部治疗为辅助治疗。

1. 一般治疗 患者应注意休息。结核病为消耗性疾病,应该加强营养。对于低热患者,应采取对症处理,比如物理降温等措施。

2. 抗结核药物治疗 对于肺外的淋巴结结核,仍主张行口服抗结核药物治疗。常常采用的短程化疗方案为 2HRZ/4HR,异烟肼(INH)300mg,利福平(REP)450~600mg 和吡嗪酰胺(PZA)1.5~2g/d。

3. 局部治疗 对于局限的淋巴结结核,经药物治疗效果不明显的,可给予手术切除。如已形成冷脓肿的,可行穿刺抽脓,注入异烟肼 50~100mg,隔日 1 次或每周 2 次。

（傅然　重庆医科大学附属第一医院）

第三节　颈段食管癌

一、概述

我国是世界上食管癌(cancer of esophagus)高发区,北方发病高于南方。颈段食管癌在食管癌中比例不高,放射科资料统计约有 5% 左右食管癌病例为颈段食管癌(cervical esophageal cancer),ICD-10 编码:C15.001。

二、诊断

（一）临床表现

多数早期颈段食管癌无症状,常见症状有进食时轻微梗噎感。肿瘤进一步增大,最突出典型临床表现是进行性吞咽困难,短期内持续地、进行性加重进食梗噎,从进普食有梗噎感到只能进半流食,最后进流食困难,甚至不能饮水。缩窄型、髓质型出现此症状较早,蕈伞型、腔内型及溃疡型较晚。患者逐渐消瘦,伴脱水。侵犯喉返神经,有声音嘶哑;侵入气管形成食管气管瘘,进食时发生呛咳及肺部感染。原发瘤或转移灶直接侵犯周围组织、器官,是食管癌晚期典型症状及主要死因。

（二）实验室和辅助检查

1. 上消化道钡餐 X 线检查 用于随诊可疑病变及诊断,诊断早期食管癌准确率为 47%~56%,高发区准确率可高达 70% 以上。食管癌 X 线表现见图 26-3-1。

2. 内镜检查 食管镜可发现病变部位并做活检明确诊断。应用电子喉镜,可详细观察下咽及喉部声带及杓状软骨活动情况。

3. CT 及 MRI 因其精度限制,不能诊断小于 T_2 食管癌,对 T_3、T_4 瘤体检查,CT 检查可精确显示颈部、胸腔、纵隔及上腹部解剖轮廓,并有助发现肿瘤与周围组织关系和有无淋巴结转移。

4. 食管超声(EUS) 在明确食管癌侵犯深度方面,明显优于 CT 及 MRI,是目前用于 T 分期最佳无

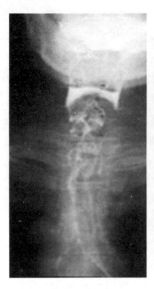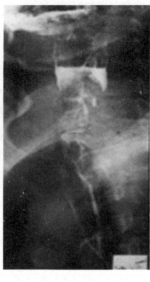

图 26-3-1　颈段食管癌 X 线表现

创检查。

（三）鉴别诊断

食管癌在临床上应与贲门失弛缓症、食管炎、食管中段牵引型憩室与食管良性肿瘤等疾病进行鉴别。

（四）诊断思路

颈段食管癌诊断包括组织学病理诊断及确定病变部位,判定 TNM 分期。以无创影像学检查为主,最终确定 TNM 分期。

三、病因及发病机制

目前对食管癌病因与发病机制尚不清楚。通过对高发病区研究认为,食管癌危险因素有年龄、性别、民族、遗传、生活习惯、环境、营养状况、化学、生物、相关疾病及癌前病变等。食管鳞癌及腺癌均与年龄有关,发病率随年龄增加而增高。非高发民族及地区以男性多见,死亡率男高于女。我国高发区,男女之比为 1.4∶1。此外,吸烟、嗜酒、喜食亚硝酸盐含量偏高食物,食物过硬、过热,进食过快,口腔不洁,霉菌感染等可能成为食管癌重要诱因。

四、病理与病理生理

以鳞状细胞癌为常见,约占 84.6% ;腺癌 12.4% ,未分化癌、基底细胞癌和黏液癌少见。食管癌多发生于食管三个狭窄处,食管中段为最多见,下段次之,上段较少。早期食管癌病灶局限于黏膜内,癌肿长大,渐累及食管全周,可突入腔内,还可穿透食管壁,侵入纵隔或心包。我国定义早期食管癌指原位癌及无淋巴结转移的早期浸润癌(T_1),有人将早期食管癌分为 4 型:隐伏型,糜烂型,斑块型与乳头型,以糜烂型及斑块型最常见。

依据病理形态,晚期食管癌分四型:①髓质型,浸润食管壁各层及全周,食管呈管状肥厚,恶性度高,切面灰白色如脑髓;②缩窄型又称硬化型,癌肿呈环形生长,致管腔狭窄;③蕈伞型,向腔内生成,边缘明显,突出如蘑菇;④溃疡型,癌肿形成凹陷溃疡,深入肌层。

五、治疗

（一）放射治疗

单纯放射疗法用于禁忌手术而癌肿局限,无极度吞咽困难及一般情况尚好,对放射治疗敏感的病人。术前照射能使癌肿及转移淋巴结缩小,癌肿周围小血管和淋巴管闭塞,以提高切除率,减少术中播散机会。对术中切除不完全的病变,术后 2 ~ 4 周内再作放射疗法。

（二）化学疗法

化学疗法可使晚期病人症状缓解,部分病例瘤体可缩小。常与其他疗法综合应用,提高疗效。常用药物有紫杉醇、5-氟尿嘧啶、顺铂、奈达铂等。

（三）生物治疗

通过生物反应增强剂直接或间接增强机体自身抗肿瘤能力。生物反应增强剂能通过调整宿主对肿瘤反应,使二者之间相互作用向有利于治疗肿瘤方向发展。

（四）手术治疗

外科手术其临床意义在于提供积极有效治疗手段,并可重建食管恢复功能。颈段食管癌有外侵,侵及下咽、喉、气管、甲状腺,均非手术禁忌。如有颈总动脉受侵,或已与椎体固定,则不宜手术;颈部淋巴结转移可以应用颈清扫来治疗。对于 N_0 患者,可以用放射治疗控制。切除癌变食管后,用胃或空肠重建食管(图 26-3-2),是当前国内外公认标准手术。对不能切除的病人,为解除进食困难,可作食管胃转流吻合术、食管腔内置管术或空肠造瘘术。

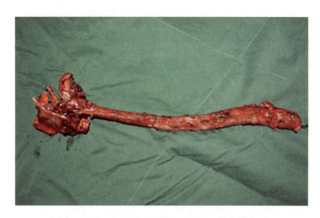

图 26-3-2　全喉全下咽全食管切除大体标本

（五）预后

预后与 T 分期相关,颈段食管癌手术加放疗的综合治疗 5 年生存率在 33% ~ 47% 左右。

六、预防

当前食管癌强调早发现、早诊断与早治疗。颈段食管癌预后较差,治疗后应定期到医院随访检查。第一年每 1 ~ 3 月复查一次,第二年每 2 ~ 4 月复查一次,第 3 ~ 5 年每 4 ~ 6 月复查一次,以后每 6 ~ 12 月复查一次,防止复发。重点检查颈胸部等治疗区。CT 或磁共振扫描检查,对比颈部、胸部等部位的改变,了解有无残余淋巴结和局部复发。胸、腹部及骨的 CT、超声波或骨 ECT 扫描的选用有助于全身状况的随访观察。

（曾泉　重庆医科大学附属第一医院）

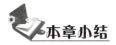

本章小结

颈部肿块是耳鼻咽喉头颈外科常见的症状之一,根据颈部肿块的病因及病理可将其分为 4 类:炎性肿块;先天性肿块;肿瘤性肿块;其他。其中,肿瘤性肿块又分为原发性肿瘤与转移性肿瘤。详细了解病史可以初步判断颈部包块可能的来源和可能的性质,一般体格检查及辅助检查能够对颈部包块进行进一步评估,而穿刺及活检行病理学检查能够最终确诊。

颈部淋巴结炎多继发于头面部及颈部的炎症,根据致病原因的不同可分为特异性淋巴结炎(结核性淋巴结炎等)和非特异性淋巴结炎;根据其病程长短可分为急性颈部淋巴结炎和慢性颈部淋巴结炎。

颈段食管癌在虽然在食管癌中比例不高,但其容易累及喉、气管等重要结构,需要早期诊治。颈段食管癌仍以手术治疗为主,外科手术其临床意义在于提供积极有效治疗手段,并可重建食管恢复功能。当前食管癌强调早发现、早诊断与早治疗。颈段食管癌预后较差。

思考题

1. 如何初步判断颈部肿块良恶性质?
2. 颈部淋巴结炎与结核如何鉴别?
3. 颈段食管癌的诊治原则?

第二十七章　耳鼻咽喉科传染病

学习目标

掌握　耳鼻咽喉结核、梅毒、艾滋病、白喉的临床表现。

熟悉　耳鼻咽喉结核、梅毒、艾滋病、白喉的诊断及治疗。

了解　耳鼻咽喉麻风的临床表现、诊断及治疗。

耳鼻咽喉科传染病包括结核、梅毒、艾滋病、麻风及白喉等,其特点为:几乎每种疾病都有其特定的病原微生物,其病理机制与一般的炎症感染不同,有较强的传染性,有较为固定的传播途径,对于这些耳鼻咽喉科传染病重要的是加强防治,掌握其临床表现,熟悉其诊断要点,做到及早发现诊断,及早隔离治疗,控制其传播、蔓延。并应加强宣传教育、增强防范意识,养成健康良好的生活习惯,杜绝这些传染病的发生。

第一节　耳鼻咽喉结核

一、概述

结核病(tuberculosis),ICD-10 编码:A15,由结核分枝杆菌感染所致,是以肉芽肿和细胞介导的过敏反应为特征的慢性细菌感染性疾病,虽以肺部结核病为主,但全身各器官均可发生,耳鼻咽喉结核常继发于肺结核或胃肠结核,原发性结核少见。近年来,结核病的发病率在我国和世界范围内均有回升的趋势,在耳鼻咽喉结核中,以喉结核最多见,咽结核次之,耳结核更次之,鼻腔结核最少见。

二、诊断

(一)临床表现

1. **鼻结核**　很少见。大多继发于其他部位的结核病灶。多由空气传播或结核患者用手挖鼻孔而感染,病损好发于鼻中隔前段,也可侵及鼻腔底部、侧壁及鼻前庭。临床症状多为鼻痛、鼻阻、鼻臭等,查体可见局部有深浅不一的溃疡,创面被覆薄痂,痂下为苍白色肉芽组织,边缘不齐。病变向深层发展破坏软骨,可致鼻中隔穿孔、鼻翼塌陷,病变迁延发展常形成鼻面部瘘管,病变累及鼻泪管,可出现溢泪和其他眼部症状。

2. **咽结核**　多为继发性。其中鼻咽结核与鼻腔结核相反,鼻咽结核多为原发性,临床表现与鼻咽癌相似,有鼻阻、流涕、涕中带血、单侧耳鸣、听力下降、头痛等症状,常伴有颈部淋巴结肿大。病变好发于鼻咽顶部,病变黏膜多为苍白色,表面粗糙不平,或有结节状肉芽增生,或有溃疡。口咽和喉咽结核通常并存,大多继发于严重的肺结核和喉结核。咽部剧烈疼痛是本病的重要症状,咽痛可放射至同侧耳部,患者常因吞咽时咽痛加重而少饮食,同时常伴有发热、盗汗、消瘦、咳嗽等结核全身中毒症状。可分为急性粟粒型和慢性溃疡型。前者常继发于粟粒型肺结核,早期咽部黏膜可见散在的、粟粒大小的淡黄色小点,继之迅速发展为浅表溃疡,表面被覆污秽的渗出物。后者以咽部溃疡为主,发展慢,除吞咽疼痛外其他症状不明显,溃疡好发于腭弓和咽后壁,开始表现为黏膜表面隆起的局限性结核浸润灶,继而出现边缘不整齐的溃疡,其底部被覆肉芽,周围黏膜苍白或充血,溃疡向深部发展可致软腭穿孔、悬雍垂缺损,溃疡愈合后遗留瘢痕狭窄或畸形。其中扁桃体结核一般常无明显的症状及体征,多于病理学检查时发现,称扁桃体隐性结核,由于本病不影响创口愈合,故扁桃体摘除术后对局部无需特殊处理。扁桃体结核常伴颈部结核性淋巴结炎。

3. 喉结核 喉结核是耳鼻咽喉结核中最常见的。多为继发性,常继发于活动性肺结核或其他器官的结核,原发性喉结核很少。近年来有增多的趋势,青年男性多见。喉结核可通过直接接触感染,也可通过血行或淋巴途径播散而来,其中以接触感染为主。带菌痰液常附着于喉部黏膜皱褶处,结核菌通过受损黏膜侵及感染。而经血行或淋巴管播散而来的喉结核,其原发灶大多为泌尿系结核或骨结核。其主要症状有声嘶,开始较轻,以后逐渐加重,晚期可完全失声;喉痛明显,吞咽时喉痛加重,软骨膜受累时疼痛更为加剧;喉梗阻,喉部病变广泛的患者可因肉芽组织增生以及喉黏膜水肿等引起吸气性呼吸困难。通过喉镜检查常可发现结核病损可发生于喉的任何部位,但好发于喉的后部,如杓间区、杓状软骨区、声带后份等。喉部受损黏膜常有肿胀,或充血,或呈苍白色,可有虫蚀样溃疡,溃疡底部常为肉芽组织,会厌及杓会厌襞可增厚、水肿,会厌可因严重溃疡的破坏而部分缺失,结核累及环杓关节声带常有固定,喉软骨冷脓肿向外穿破可形成经久不愈的颈部瘘口,颈部也可触及单个淋巴结肿大。

4. 耳结核 外耳结核很少见,结核性中耳炎以小儿较多见。中耳的原发性结核很少,大多继发于肺结核,也可由鼻咽结核或骨、关节结核及颈淋巴结结核等播散而来。结核分枝杆菌可经血液循环或淋巴途径,也可通过咽鼓管侵及中耳。中耳结核起病隐匿,多有无痛性耳溢液,分泌物较稀薄,呈黄色,混有血液时呈淡红色,早期即可出现明显的听力下降,并迅速加重,早期就可出现周围性面瘫,可有眩晕,可有平衡功能障碍。检查鼓膜可见有多发性穿孔,但因穿孔迅速融合,所以常见紧张部单个大穿孔,穿孔边缘可达鼓环。如未合并化脓菌感染,则鼓室黏膜常为灰白色,有大量肉芽组织增生。若乳突外侧骨壁被破坏向耳后穿破,可形成经久不愈的耳后瘘管。耳下淋巴结可增大,无压痛。若病变侵入颅内,可并发结核性脑膜炎等颅内并发症,但较少见。

（二）实验室和辅助检查

1. 实验室检查 血沉、抗“O”等实验室检查往往数值偏高,结核抗体检查为阳性,PPD实验常为阳性、强阳性,但特异性不高,可做痰液、分泌物的结核分枝杆菌培养。

2. 影像学检查 疑为本病时应作胸部X线拍片,但应警惕少数患者肺部亦可无阳性发现,或仅有钙灶或陈旧性病灶。鼻部、咽喉部、颞部CT及MRI对结核的诊断无特异性,具有一定的参考价值。

3. 组织活检 取局部组织活检,行病理切片检查是诊断耳鼻咽喉结核的重要方法。

（三）鉴别诊断

1. 鼻结核 应与鼻部其他特殊传染病相鉴别,如麻风、梅毒、鼻孢子虫病等,应与鼻肿瘤相鉴别,病理组织活检是最可靠的鉴别方法。

2. 咽结核 应与咽麻风、咽梅毒、咽放线病以及其他真菌感染相鉴别,鼻咽结核应与鼻咽癌相鉴别,病理组织活检是最可靠的鉴别方法。

3. 喉结核 应与喉梅毒、喉麻风、喉癌相鉴别,通过痰培养、胸片及喉部组织病理活检,一般可鉴别。

4. 耳结核 应与化脓性中耳炎、耳部肿瘤等疾病相鉴别,病理组织活检是最可靠的鉴别方法。

（四）诊断思路

根据病史以及耳鼻咽喉专科检查,结合胸部X线拍片及病理活检,一般可确诊,必要时可行结核分枝杆菌培养。

三、病因和发病机制

（一）病原学

结核病的病原菌是结核分枝杆菌,属于分枝杆菌,对人有致病性的主要是人型菌,牛型菌感染少见。涂片染色具有抗酸性,也称为抗酸杆菌。

（二）流行病学

1. 传染源　主要来源于排菌的肺结核患者,特别是长期排菌的慢性纤维空洞型肺结核患者是最主要的传染源。

2. 传播途径　主要通过呼吸道传播,其次是经消化道、泌尿生殖道、皮肤感染。

3. 易感人群　人体感染结核分枝杆菌是否发病,取决于感染结核分枝杆菌的数量、毒力及人体对结核分枝杆菌的免疫力。

4. 流行特征　世界各地均有发病,各年龄组男女均可感染。在结核病流行的地区,婴幼儿、青少年、老年人群的患病率及死亡人数较高。近年来,结核病在我国有流行趋势。

四、病理与病理生理

结核分枝杆菌在机体内引起的病变属于特殊性炎症,由于机体的免疫反应、结核分枝杆菌的数量、毒力及组织特性的不同,可出现不同的病变类型。以渗出为主的病变出现在结核性炎症的早期或机体免疫力低下、菌量多、毒力强或变态反应较强时,表现为浆液性炎症;当菌量少、毒力低、人体的免疫力较强时,发生以增生为主的变化,形成有一定特征的结核结节;在结核分枝杆菌数量多、毒力强、变态反应强烈时,渗出性和增生性病变均可发生干酪样坏死。渗出、增生和坏死这三种病理改变可同时存在,可以某种改变为主,且可相互转化。

五、治疗

（一）一般治疗

注意休息,加强营养,对症处理。

（二）抗结核药物治疗

抗结核药物合理的治疗可使结核病灶痊愈,对结核病的控制起关键的作用。应坚持早期、联合、适量、规律和全程用药的原则。常用的药物有:异烟肼、链霉素、利福平、乙胺丁醇等。

（三）局部专科治疗

鼻结核可辅以局部治疗,可使用抗结核的滴鼻液,如链霉素液、利福平液等。咽结核患者咽痛剧烈时可服用镇痛药或口咽部喷雾局麻药物,以暂时缓解疼痛,溃疡面可用20%硝酸银等涂抹创面,形成咽瘢痕狭窄的患者,在控制病变后行咽成形术。喉结核患者应注意喉部休息,减少发音,禁食辛辣等刺激性食物,喉痛剧烈者可喉上神经封闭,出现喉梗阻的应及时行气管切开术。中耳乳突结核患者,若形成死骨、耳后瘘管,可在一般情况较好时行乳突手术清除病灶,伴发面瘫者行面神经减压术。

（四）预后

耳鼻咽喉结核经规范治疗后大都预后良好。

六、预防

首先不要和患有传染性肺结核的患者接触,周围有传染性肺结核患者时要戴口罩。不要用手挖鼻孔,以免将结核分枝杆菌带入。不要使用结核病患者的餐具,以免把结核分枝杆菌吞入。如发现自己某个部位有结核,应及时治疗,以免传至其他部位。患有传染性结核的病者,应自觉进行自我隔离,以免传染给家人、朋友及社会人群。同时应加强儿童接种卡介苗,成年人要积极锻炼身体,增强免疫力。

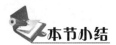**本节小结**

　　耳鼻咽喉结核常继发于肺结核或胃肠结核,原发性结核少见,其中喉结核最多见,可形成虫蚀样溃疡,溃疡底部常为肉芽组织。急性粟粒型咽结核常继发于粟粒型肺结核,咽部黏膜可见散在的淡黄色小点,并迅速发展为浅表溃疡,表面被覆污秽的渗出物,慢性溃疡型咽结核以咽部溃疡为主,好发于腭弓和咽后壁,溃疡向深部发展可致软腭穿孔,悬雍垂缺损。鼻结核和耳结核少见。可取患处病理活检确诊,一旦确诊后应尽早行规范的抗结核治疗,预后大都良好,重在预防。

(骆文龙　苏俊波　重庆医科大学附属第二医院)

第二节　耳鼻咽喉梅毒

一、概述

　　梅毒(syphilis),ICD-10 编码:A53.9,是由梅毒螺旋体引起的慢性传染病,属于皮肤性病的一种。其特点是起病缓,发病隐匿,病程漫长。临床可表现出各种不同的症状,也可隐匿多年甚至终身无症状。早期主要侵犯皮肤和黏膜,晚期侵犯心脏、中枢神经系统、骨骼、肝、脾等内脏器官。梅毒近年来在我国发病有增加趋势,耳鼻咽喉是性器官以外较为常见的发病部位。先天性梅毒系宫内胎传,后天性梅毒绝大多数由性接触传染,也可经接吻、共用饮食器具、损伤的皮肤或黏膜、输血、喂奶等传播。其病程发展经过三个时期:一期为硬下疳期,二期为梅毒皮疹期,三期为梅毒瘤(树胶肿)期。

二、诊断

(一)临床表现

　　1. 鼻梅毒　先天性鼻梅毒患者多发生于 3 岁至青春期,临床表现为梅毒瘤破坏鼻中隔骨架致塌鼻,并伴有 Hutchinson 三联症(间质性角膜炎、锯齿形牙、迷路炎)及感音性耳聋。后天性鼻梅毒患者一般多为三期梅毒,常出现树胶肿样梅毒瘤,可致鼻中隔、硬腭穿孔及鞍鼻。梅毒瘤浸润消退后,鼻黏膜常有萎缩,并可出现梅毒性骨炎,鼻部局部亦可有肿胀,常伴有臭脓涕。三期鼻梅毒应与鼻结核、鼻麻风、鼻硬结病及恶性肿瘤等鉴别。

　　2. 咽梅毒　咽部淋巴组织丰富,各期梅毒均可在咽部发生。一期咽梅毒少见,常为一侧扁桃体下疳,同侧颈淋巴结肿大、质硬;二期咽梅毒可在下疳后 2 个月左右出现,表现为猩红热皮疹样咽炎,咽部充血,扁桃体肿大,口腔及咽部黏膜出现色灰白圆形或椭圆形黏膜斑,大小不等,呈浸润状。此期常伴有全身淋巴结肿大及弥漫性皮疹;三期咽梅毒一般在首次感染后数年内发生,主要病变为树胶肿样改变,病变发展分为四个阶段:浸润期、软化期、溃疡期、瘢痕收缩期。病变最后可致硬腭穿孔,咽部组织粘连、狭窄或闭锁畸形。

　　3. 喉梅毒　较少见。先天性喉梅毒多发生于出生后数月至青春期,后天性喉梅毒多见于中年人。一期喉梅毒极少见,可在会厌部出现下疳。二期喉梅毒类似卡他性喉炎。三期喉梅毒稍多见,其病变可分为四型:树胶肿型、溃疡型、软骨膜及软骨炎型、瘢痕及粘连型。

　　4. 耳梅毒　早期先天性耳梅毒一般在出生后 1 ~ 2 年发病,多因脑膜炎、中耳炎、迷路炎致聋哑,晚期先天性耳梅毒常于 6 ~ 10 岁发病,因多发性梅毒瘤破坏迷路致全聋。

(二)实验室检查

　　梅毒筛选试验(RPR)和梅毒特异性确诊试验(TPHA)阳性。

（三）诊断思路

根据梅毒接触史,家族及个人病史,结合症状、体征以及血清学检查不难作诊断。

三、病因和发病机制

患者感染梅毒螺旋体后可产生细胞免疫和体液免疫。梅毒螺旋体本身无内外毒素。免疫力的强弱决定了感染后的转归,是痊愈、潜伏,还是发展为晚期梅毒。

四、病理与病理生理

梅毒的基本病理改变为:灶性闭塞性动脉内膜炎及血管周围炎,其中血管周围炎表现为围管性单核细胞、淋巴细胞、浆细胞浸润;类似结核的肉芽肿,质地如树胶,称之为树胶肿,呈灰白色,大小不一,大者数厘米,小的仅能见于镜下,镜下可见中央干酪样坏死。血管病变可见于各期梅毒,树胶肿仅见于三期梅毒。

五、治疗

（一）驱梅治疗

一经确诊应及时治疗,剂量足够,疗程正规,治疗后定期复查,青霉素为首选药物,对青霉素过敏者可用红霉素。

（二）对症治疗

注意鼻腔、口腔清洁,可用生理盐水、过氧化氢液等清洗创面,对于瘢痕所致的畸形可行修补成形手术,对于喉梅毒形成喉狭窄、喉梗阻的患者,应及时行气管切开术。

（三）预后

凡确诊为梅毒者,治疗前最好做 RPR 定量试验,两次定量试验滴度变化相差 2 个稀释度以上时,才可判定滴度下降。梅毒患者在经过正规治疗以后,每三个月复查一次 RPR,半年后每半年复查一次 RPR,随访 2~3 年,观察比较当前与前几次的 RPR 滴度变化的情况。在治疗后 3~6 个月,滴度有 4 倍以上的下降,说明治疗有效。滴度可持续下降乃至转为阴性。如果连续三次到四次检测的结果都是阴性,则可以认为该患者的梅毒已临床治愈。

六、预防

首先应加强健康教育和宣传,避免不安全的性行为,其次应采取以下预防措施和注意事项。追踪患者的性伴,查找患者所有性接触者,进行预防检查,追踪观察并进行必要的治疗,未治愈前禁止性行为;对可疑患者均应进行预防检查,做梅毒血清试验,以便早期发现患者并及时治疗;对患梅毒的孕妇,应及时给予有效治疗,以防止将梅毒感染给胎儿。未婚感染梅毒者,最好治愈后再结婚;如需献血,要去正规采血点,在献血前需做全面的血液检查,预防感染。如需输血,需要输血单位出示所输血液的检查证明,防止不必要的麻烦发生;梅毒患者应注意劳逸结合,进行必要的功能锻炼,保持良好的心态,以利康复,注意生活细节,防止传染他人,早期梅毒患者有较强的传染性,晚期梅毒虽然传染性逐渐减小,但也要小心进行防护。患者的内裤、毛巾及时单独清洗,煮沸消毒,不与他人同盆而浴。梅毒患者在未治愈前应禁止性行为,如有发生则必须使用安全套。

 本节小结

耳鼻咽喉是梅毒性器官以外较为常见的发病部位,先天性鼻梅毒常形成梅毒瘤破坏鼻中隔骨架致塌鼻,后天性鼻梅毒以三期梅毒多见,常出现树胶肿样梅毒瘤,致鼻中隔、硬腭穿孔及鞍鼻,三期咽梅毒可致硬腭穿孔,咽部组织粘连、狭窄或闭锁畸形,喉梅毒少见,耳梅毒多为先天性梅毒,常致患者聋哑。

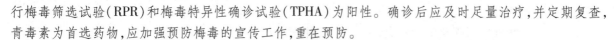

行梅毒筛选试验(RPR)和梅毒特异性确诊试验(TPHA)为阳性。确诊后应及时足量治疗,并定期复查,青毒素为首选药物,应加强预防梅毒的宣传工作,重在预防。

(骆文龙 苏俊波 重庆医科大学附属第二医院)

第三节 耳鼻咽喉艾滋病

一、概述

艾滋病又称获得性免疫缺陷综合征(acquired immunondeficiency syndrome, AIDS),ICD-10 编码:B24,是 1981 年才被人们认识的一种新的以性传播、血液传播、母婴传播为主的疾病,艾滋病自发现以来,传播迅速,已成为当今世界范内一种危及人类健康及社会发展的严重疾病,我国大陆的 31 个省、自治区及直辖市已全部发现了艾滋病病毒感染者。在个别地区的特殊人群中间,艾滋病病毒传播速度已达到世界最高水平,艾滋病流行趋势相当严峻,AIDS 是由人类免疫缺陷病毒(human immunodefcieny virus,HIV)所致的传染病,从最初感染艾滋病病毒到发展成为艾滋病患者,这个过程比较漫长,可分为四期,分别是急性感染期、潜伏期、艾滋病前期、艾滋病期。艾滋病患者中约有 40% ~ 70% 的患者出现耳鼻咽喉病变。以下是各期的主要表现:

(一) 急性感染期

在病毒感染初期,有的感染者会出现咽喉不适、发热、乏力、出汗、恶心、呕吐、腹泻等类似感冒的症状,但往往都比较轻微,容易被忽略。

(二) 潜伏期

从人体感染 HIV 开始,到出现艾滋病临床症状这段没有明显症状的时期,称为潜伏期,平均潜伏期10 年左右,处于潜伏期的 HIV 感染者具有传染性。

(三) 艾滋病前期

潜伏期后人体会出现一些与艾滋病有关的症状和体征,称之为"艾滋病相关综合征"。此时,感染者的免疫力已经被病毒严重破坏,往往会出现一些全身症状,如:身体不适、乏力、周期性低热、体重减轻等,伴发一些非致命性的感染,如:严重的脚癣、口腔白假丝酵母菌感染、疱疹病毒感染、肠道寄生菌感染、肛周或生殖器等部位发生尖锐湿疣、寻常湿疣病毒感染等。

(四) 艾滋病期

艾滋病病毒感染的最终阶段。此时人体的免疫功能全面崩溃,患者出现严重的综合病症,可出现全身性疾病、神经系统病变、机会性感染性疾病,即感在正常情况下不致病的病原体,包括病毒、真菌、分枝杆菌和原虫等。患者的免疫缺陷感染致病,继发恶性肿瘤,主要有 Kaposi 肉瘤、非霍奇金淋巴瘤等。AIDS 患者常死于继发机会性感染、中枢神经系统疾病、消瘦、恶性肿瘤。

二、诊断

(一) 临床表现

1. 耳部表现 Kaposi 肉瘤为多发性出血性肉瘤,可发生于外耳,多见于耳廓和外耳道,表现为高于皮肤的紫红色斑块或结节,大小不一,或为弥漫性出血性斑块。外耳的卡氏肺囊虫感染为多房性囊肿,病检时可发现原虫。HIV 对神经有亲和力,可直接侵犯听神经,可致感音神经性聋,侵犯面神经可致面瘫。

2. 鼻及鼻窦表现 鼻腔和鼻窦黏膜可因继发性感染如阿米巴原虫、巨细胞病毒、疱疹病毒等引起病变。阿米巴原虫感染可致鼻腔鼻窦黏膜肿胀,产生鼻阻、脓涕或鼻出血等症状。鼻部的疱疹病毒感染可致巨大疱疹性鼻溃疡,从鼻前庭延伸至鼻中隔,向外可扩展至鼻翼、面部等处。鼻部 Kaposi 肉瘤及淋

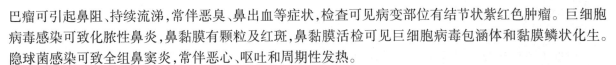

巴瘤可引起鼻阻、持续流涕,常伴恶臭、鼻出血等症状,检查可见病变部位有结节状紫红色肿瘤。巨细胞病毒感染可致化脓性鼻炎,鼻黏膜有颗粒及红斑,鼻黏膜活检可见巨细胞病毒包涵体和黏膜鳞状化生。隐球菌感染可致全组鼻窦炎,常伴恶心、呕吐和周期性发热。

3. 口腔及咽喉部表现 口咽部念珠菌感染是最常见的 AIDS 上呼吸道病变,多在舌腹面,亦可发生在咽部、食管胃肠道,表现为黏膜充血水肿,覆盖假膜及白色菌苔,取假膜及分泌物培养见芽胞酵母可确诊,并伴有咽部灼痛、流涎、吞咽障碍等临床症状。HIV 感染者中 42% 伴有口腔念珠菌感染,随诊 42 周内可全部发展成为艾滋病口腔毛状黏膜白斑,表现为舌体或颊黏膜有表面粗糙的毛状白斑,该白斑难于脱落,此乃 HIV 感染特异性较高的早期体征,在本病确诊后 16 ~ 31 个月内,有 48% ~ 83% 的患者将发展为艾滋病。Kaposi 肉瘤常发生于腭部、颊黏膜、牙龈黏膜和咽后壁等处,表现为高起的紫红色结节。Kaposi 肉瘤和念珠菌感染亦可发生于喉部,可致声嘶、喉喘鸣和喉阻塞,严重时需行气管切开术。

4. 颈部病变 颈部淋巴结病变是艾滋病患者的早期症状之一,由于 HIV 感染致颈淋巴结肿大,多见于颈后三角区。Kaposi 肉瘤可发生于头颈部的皮肤表面,当其侵犯至淋巴结时,颈部淋巴结迅速增大,颈部肿块还应考虑非霍奇金淋巴瘤及分枝杆菌感染等。细针穿刺抽吸活检对诊断和鉴别诊断很有帮助。头颈部鳞状细胞癌在艾滋病患者中亦较多见。

(二) 实验室检查

包括 HIV 病毒分离培养、抗原检测、抗体检测、病毒核酸检测等,携带初筛试验结果为阳性时,需要经确诊试验检测,以避免假阳性,确诊实验阳性才能确定为 HIV 感染者,一般于 HIV 感染 2 个月左右,即可查出 HIV 抗体。

(三) 诊断思路

根据病史、临床表现和实验室检查结果方能做出诊断。

1. 详细询问病史 是否有同性恋、性行为混乱、静脉吸毒和接受血液制品等历史。

2. 有机会性感染的表现 如卡氏肺囊虫肺炎及 Kaposi 肉瘤,为重要诊断依据。对有长期低热、腹泻、消瘦,全身淋巴结肿大并伴口咽等部位念珠菌感染,似为艾滋病的前驱,应予注意。

3. HIV 确诊实验阳性。

三、病因和发病机制

HIV 是反转录病毒科、慢性病毒属、灵长类免疫缺陷病毒亚属中的一种病毒,是单链 RNA 病毒,具有能在宿主体内终身生存的特点。HIV 嗜 T_4 细胞,HIV 表达有糖蛋白 gp120,可与 T_4 细胞的受体结合,穿过细胞膜,进入细胞内,随着 HIV 在 T_4 细胞中复制不断增加,T_4 细胞的破坏也随之增多,T_4 细胞数量下降,机体免疫功能呈抑制状态,导致免疫缺陷,失去对多种病原体的防御能力,引起各种机会性感染。

四、治疗

目前尚无疗效确切的治疗方法,应针对发病过程中的 HIV 侵袭、细胞免疫功能遭到破坏、机会性感染和肿瘤形成等方面积极采取治疗措施。

(一) 抗 HIV 药物

包括反转录抑制酶剂和蛋白酶抑制剂,叠氮胸苷(AZT)是反转录的抑制剂,抑制 HIV 的复制,被认为是目前最有效的制剂,可延长患者存活期,亦能减少母婴传播,但其毒性较大,长期应用后有骨髓抑制的副作用。双脱氧胞苷(DDC)、双脱氧肌苷(DDI)与 AZT 作用机制相同。

(二) 免疫调节药物

α-干扰素有抗病毒复制和免疫调节作用,用以早期治疗 HIV 感染,以及减少机会性感染的发生,粒细胞-巨噬细胞集落刺激因子(GM-CSF)及粒细胞集落刺激因子(G-CSF)等,可使外周血中白细胞数目增加,从而改善机体防御功能,减少机会性感染的发生。

（三）机会性感染疾病的防治

根据 T_4 细胞计数,可大致预计何时发生机会性感染,预防性治疗可降低卡氏肺囊虫肺炎发生的危险,延缓艾滋病的发生。机会性感染是艾滋病致死的主要原因,若能及时抓紧治疗机会性感染,则可延长患者生命,改善生活质量。抗原虫感染,卡氏肺囊虫肺炎可首选复方新诺明(TMP/SMZ)治疗;抗病毒感染,疱疹病毒感染可选用阿昔洛韦(acyclovir)或丙氧鸟苷(ganciclovir)治疗;抗真菌感染,隐球菌可用两性毒素 B 或咪唑类药物治疗,白假丝酵母菌感染可用酮康唑;抗细菌感染,可根细菌培养及药敏结果选用抗生素。

（四）中医药治疗

中药和针灸可调整机体平衡,增强免疫,可改善艾滋病患者的症状。

（五）其他治疗

包括相应的抗肿瘤治疗、支持疗法和对症治疗等。

（六）预后

耳鼻咽喉艾滋病是艾滋病毒感染发展到艾滋病期所引起的耳鼻咽喉病变,是艾滋病病毒感染的最终阶段,预后不良。

五、预防

目前尚无有效的治疗方法,有关疫苗正在研究中,因此预防是最重要的。普及艾滋病防治的基本知识,了解其传播途径、主要临床表现及防防护措施。加强免疫工作,使用血液及其制品时,必须经 HIV 检测。加强国境检疫,防艾滋病患者入境。HIV 阳性者禁止献血、捐献器官和其他组织,女性患者应避免怀孕。避免与 HIV 感染者、艾滋病患者及高危人群发生性接触,提倡使用安全套。不共用牙刷、剃须刀等可能被血液污染的物品。尽可能使用一次性医疗注射用品,需回收者应严格消毒。医务人员在接触 HIV 感染者、艾滋病患者的血液、体液时应注意防护。严厉打击吸毒、卖淫嫖娼等活动,对高危人群进行长期监测等。

本节小结

耳鼻咽喉艾滋病是艾滋病毒感染发展到艾滋病期所引起的耳鼻咽喉病变,在耳部常表现为耳廓和外耳道的多发性出血性肉瘤等,在鼻及鼻窦常表现为疱疹性鼻溃疡、鼻部 Kaposi 肉瘤、隐球菌感染的鼻窦炎等,在咽喉、颈部常表现为口腔毛状黏膜白斑、咽喉及颈部 Kaposi 肉瘤等,目前尚无疗效确切的治疗方法,只能进行改善症状的治疗,预后不好,关键在于预防。

（骆文龙　苏俊波　重庆医科大学附属第二医院）

第四节　耳鼻咽喉麻风

一、概述

麻风(leprosy),ICD-10 编码:A30.9,是由麻风分枝杆菌引起的一种接触性慢性传染病。主要损害皮肤、黏膜和周围神经,亦可累及深部组织和器官。主要流行于亚洲、非洲、拉丁美洲三大洲的热带及亚热带地区,男多于女。此病不遗传,可通过直接接触传染。

二、诊断

（一）临床表现

除全身表现外,麻风在耳鼻咽喉的表现为:

1. 鼻麻风 在耳鼻咽喉麻风中最常见,约占耳鼻咽喉麻风的百分之七八十,且为麻风病变最早受侵犯的部位之一。几乎都为瘤型麻风,病变早期侵袭毛囊,鼻前庭区鼻毛脱落发生溃疡,鼻腔黏膜呈结节性浸润,可形成难愈的溃疡或瘢痕性粘连,晚期因黏膜腺体萎缩、鼻腔干燥结痂而出现萎缩性鼻炎的症状,严重者鼻中隔软骨穿孔,鼻小柱破坏,鼻尖塌陷。鼻分泌物中常带有大量麻风杆菌,传染性很强。

2. 咽麻风 较少见。多为鼻部瘤型麻风向下蔓延扩散所致。咽黏膜发病初期可呈急性水肿,而后表现为干燥、结痂、结节性浸润、溃疡,可出现软腭坏死,悬雍垂、咽后壁粘连,可出现开放性鼻音和进食反流的症状。

3. 喉麻风 多继发于鼻麻风及咽麻风。表现为结节性浸润及溃疡,最后瘢痕形成。好发于会厌,可见会厌充血或呈苍白色、有增厚,甚至缺损。患者可有声嘶、喘鸣和轻度呼吸困难。

4. 耳麻风 为全身性皮肤麻风的局部表现。多见于耳廓,尤其是耳垂,形成瘤状结节较正常耳垂大2~3倍,很少侵及外耳道。主要表现为浸润性结节的形成、溃疡、瘢痕、皮肤皱缩及组织缺损等。

5. 周围神经粗大和压痛 是麻风的一个重要而有诊断价值的体征,常常可见耳大神经受浸润粗大成索状并有压痛,面神经可因病变侵犯刺激发生痉挛或面瘫。

（二）诊断思路

1. 根据麻风病接触史及皮肤、黏膜和周围神经的典型表现可作出初步诊断。

2. 在病变部位取分泌物或活体病理组织检查,找到麻风杆菌即可确诊。

3. 发生于上呼吸道的麻风病变须与结核、梅毒、萎缩性鼻炎等疾病相鉴别。

三、病因和发病机制

病原菌是麻风分枝杆菌,瘤型麻风患者其组织及分泌物中易检出麻风杆菌,而结核样型麻风不易检出病原菌。麻风感染后潜伏期很长,发病缓慢。

四、病理与病理生理

根据患者对麻风杆菌的抵抗力不同可分为以下类型。抵抗力强的患者表现为结核样型,麻风杆菌检查常为阴性,临床症状轻,病变局限,预后好,可自愈;抵抗力弱的患者表现为瘤型,易检出病原菌,临床症状重,病变范围广泛,进展快,有较强的传染性;抵抗力介于强弱之间的患者表现为非特征型,可转化为结核样型或瘤型。

五、治疗

以全身抗麻风治疗为主,辅以耳鼻咽喉的局部对症治疗。对麻风杆菌有治疗作用的药物主要有:利福平、氯法齐明、氨苯砜、丙硫异烟胺等,最好三联用药,同时可辅以皮质类固醇、多种维生素,以及镇痛等对症治疗。可用薄荷油、石蜡油等局部润滑鼻腔。随着早期诊断和强有力的联合化疗的应用,可明显改善麻风病的预后,结核样麻风有自限性自愈倾向,对化疗反应好,但神经损害可不恢复,患者若对联合化疗依从性好,可以有效中止和改善瘤型麻风的进程,甚至达到临床治愈的目的。

六、预防

麻风的预防需及早发现病人,用联合化疗治疗病人,卡介苗接种,同时麻风病的防治工作应与综合性卫生机构相结合积极进行。

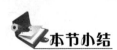**本节小结**

　　耳鼻咽喉麻风是由麻风分枝杆菌引起的发生在耳鼻咽喉部位的一种接触性慢性传染病,其中鼻麻风最多见,也是麻风病变最早受侵犯的部位之一,几乎都为瘤型麻风,可形成难愈的溃疡或瘢痕性粘连,传染性强,喉多继发于鼻麻风及咽麻风,好发于会厌,表现为结节浸润及溃疡,最后瘢痕形成,咽麻风少见,耳麻风为全身性皮肤麻风的局部表现,多见于耳廓,尤其是耳垂,可形成瘤状结节。麻风病应早期诊断、早期联合化疗,应加强预防。

(骆文龙　苏俊波　重庆医科大学附属第二医院)

第五节　耳鼻咽喉白喉

一、概述

　　白喉(diphtheria)ICD-10:A36.9,是由白喉杆菌引起的急性呼吸道传染病。主要病变为咽部、喉部黏膜充血肿胀、坏死和纤维素渗出,形成本病特有的不易剥脱的灰白色假膜,并有由白喉杆菌外毒素引起的全身中毒症状,严重者并发心肌炎和周围神经炎。本病主要通过呼吸道传播,其次通过接触带菌物品间接传播,好发于秋冬和春季,儿童的发病率最高。其中咽白喉最常见,耳白喉最少见。患本病后可获终身免疫。

二、诊断

(一) 临床表现

　　潜伏期多为2~4天。白喉按病变部位分为几种类型,按发生率的高低依次排列为咽白喉、喉白喉、鼻白喉和耳白喉。

　　1. 咽白喉　为白喉中最常见的,约占白喉患者的80%。在临床上常见的咽白喉有两种即局限型和中毒型。前者起病缓,全身症状可有发热、乏力、食欲减退等,局部症状较轻,可有轻微咽痛,扁桃体上可见灰白色假膜,假膜可能超越腭弓范围,可覆盖软腭悬雍垂甚至咽后壁,假膜与组织附着紧密,不易拭去,强行分剥,易出血,而假膜涂片或培养,均可查得白喉杆菌;后者起病急,假膜迅速扩展,很快出现全身中毒症状,如高热、烦躁不安、呼吸急促、面色苍白、发绀、脉搏细速、血压下降及心律失常等。咽部黏膜、扁桃体、悬雍垂、腭弓明显肿胀。颈部淋巴结肿大,软组织水肿,甚至使颈部增粗如"牛颈"。并可产生严重并发症,如心肌炎、心力衰竭、心源性休克等。

　　2. 喉白喉　喉白喉约占白喉病例18%左右,多由咽白喉向下蔓延至喉所致。本病起病缓,干咳呈犬吠样,有声嘶。当喉部黏膜膜肿胀或假膜阻塞声门时,可引起吸气性呼吸及困难和喉喘鸣,严重时出现三凹征及发绀,易窒息死亡,喉部病变向下扩延至气管、支气管可引起下呼吸道阻塞。

　　3. 鼻白喉　鼻白喉约占白喉病例2%左右,原发性鼻白喉为白喉杆菌直接感染鼻腔所致,全身中毒症状较轻,易被忽略。而由咽白喉、喉白喉继发感染至鼻咽部的鼻白喉患者其全身症状重。

　　4. 耳白喉　极少见,多由上呼吸道白喉杆菌经咽鼓管感染至中耳腔,或由鼓膜穿孔处进入鼓室,以继发感染为主,常见于儿童。

　　5. 并发症　中毒性心肌炎常见于重症白喉,患者可因心功能不全和严重心律失常而死亡;神经麻痹以软腭肌瘫痪最多,其次为眼肌、面肌瘫痪,四肢肌也可累及,出现相应的临床表现;继发感染引起肺炎、中耳炎、淋巴结炎、败血症等,病原菌大多是链球菌、金黄色葡萄球菌。

（二）鉴别诊断

1. 咽白喉　应与以下疾病相鉴别：传染性单核细胞增多症，假膜局限于扁桃体，血液有异常淋巴细胞，嗜异凝集试验阳性；溃疡性咽炎（樊尚咽峡炎），有咽部坏死性溃疡和假膜，常侵及口腔，局部渗出物行革兰氏染色可鉴别；急性扁桃体炎，起病急、高热、咽痛，扁桃体上有黄白色脓性分泌物易拭去，不易出血；鹅口疮，在口腔黏膜附着白色样物，易于拭去。

2. 喉白喉　应与急性喉炎、血管神经性水肿、气管异物等鉴别，这些疾病无假膜附着。

（三）诊断思路

根据病史、症状、体征结合细菌学检查，不难诊断，但一次性细菌学检查阴性并不能排除本病，应重复多次，以求早期确诊。细菌学检查方法包括分泌物涂片、镜检、免疫荧光检查及细菌培养，必要时行锡克试验及免疫层析法试验协助诊断。

三、病因和发病机制

白喉杆菌入侵上呼吸道黏膜后在局部上皮细胞内生长繁殖，产生的外毒素阻碍易感细胞的蛋白合成，引起局部组织坏死和炎性反应，外毒素经淋巴和血液循环扩散至全身，引起全身中毒症状。

四、病理与病理生理

（一）局部病变

表现为典型的纤维素性炎症。白喉杆菌在黏膜表层生长繁殖，产生的外毒素对细胞有强烈的毒性作用，导致黏膜上皮细胞坏死、白细胞浸润和纤维素渗出。大量渗出的纤维素、白细胞、坏死黏膜上皮细胞和细菌等凝结成本病所特有的灰白色假膜。咽白喉假膜附着牢固不易脱落，而喉部假膜附着较松，有时可咳出。

（二）全身病变

白喉外毒素进入血液，可引起中毒性心肌炎、肾炎、周围性神经炎或脑神经损害。

五、治疗

（一）一般治疗

严格卧床休息2～4周，重者4～6周，进易消化营养的食物。同时，注意口腔、鼻腔护理。

（二）病原治疗

1. 白喉抗毒素　其剂量应根据病情轻重和假膜范围而定，一般可用2万～4万U，重者6万～10万U，必要时可重复注射一次。

2. 抗生素　为消灭白喉杆菌，防止继发感染，应及早足量使用抗生素。青霉素为首选药物，青霉素过敏者可用红霉素。

（三）并发症治疗

并发心肌炎者，应绝对卧床休息，并请相关科室医师协助诊治，有呼吸困难及喉阻塞者，应及时施行气管切开术，术后加强护理，防止肺部感染。

（四）预后

大多数白喉患者经积极治疗后预后良好，但白喉杆菌致中毒性心肌炎、神经病变者预后不良，尤其是儿童感染白喉引起心肌炎，易致重度传导阻滞，死亡率较高。

六、预防

儿童应定期接受白喉计划免疫。白喉类毒素一般是与破伤风类毒素和百日咳菌苗混合，作为百日咳-白喉-破伤风三联疫苗而使用。如果已经接种了白喉免疫的人与已受感染的人接触，应加强注射一次疫苗以增加保护性。成年人应积极锻炼身体，增强自身免疫力。

本节小结

　　耳鼻咽喉白喉是由白喉杆菌引起的急性呼吸道传染病,在咽喉部形成不易剥脱的灰白色假膜,其外毒素可引起全身中毒症状,可并发心肌炎和周围神经炎,儿童尤甚,治疗时应注意咽喉部的局部治疗结合全身并发症的治疗,并加强宣传定期接受白喉计划免疫。

(骆文龙　苏俊波　重庆医科大学附属第二医院)

思考题

1. 结核在耳鼻咽喉局部的特异性表现有哪些?
2. 怎样鉴别诊断三期鼻梅毒?
3. 耳鼻咽喉艾滋病的特异性表现有哪些?
4. 白喉有何全身表现?

第二十八章　耳鼻咽喉颈部外伤与职业病

学习目标

掌握　脑脊液鼻漏的临床表现、手术原则,耳鼻咽喉头颈外伤和职业病的临床表现、诊断方法及防治疗原则。

熟悉　耳鼻咽喉颈部外伤和职业病的病因及发病机制。

了解　耳鼻咽喉颈部外伤和职业病的病理、病理生理。

第一节　耳鼻咽喉颈部外伤

脑脊液鼻漏

一、概述

脑脊液经前颅窝底、中颅窝底或其他部位的先天性或外伤性骨质缺损、破裂处或薄弱处,流入鼻腔,称之为脑脊液鼻漏(cerebrospinal rhinorrhea),ICD-10:G96.001。在各种脑脊液鼻漏中,以外伤性者最多见。非外伤性脑脊液鼻漏较少见,常因肿瘤或脑积水等因素所引起。部分患者原因不明,称为自发性脑脊液鼻漏或原发性脑脊液鼻漏。

二、诊断

(一) 临床表现

典型表现为鼻腔间断或持续流出清亮水样液体,多为单侧,在低头用力、压迫颈内静脉等增加颅内压可使流出液增多。外伤性脑脊液鼻漏早期因与血液混合,液体可为淡红色,其痕迹的中心呈红色而周边清澈。多在伤后48小时以内出现,迟发者可在数天、数周甚至数年后出现。不明原因单侧鼻腔流出无色液体,干燥后不呈痂状者,应想到脑脊液鼻漏的可能。部分患者临床表现不典型,表现为反复发作的脑膜炎或颅腔积气,提示硬脑膜有缺损或潜在的颅内外沟通。

(二) 实验室和辅助检查

脑脊液鼻漏诊断的关键点包括:①定性:明确流涕液为脑脊液;②定位:确定脑脊液漏入鼻腔的部位。

1. 流涕液的定性检查

(1) 简便测试方法:如果外伤后流涕液滴在纱布上,中央为血色斑点,周围形成透明的"晕",通常考虑为脑脊液,但与血液混在一起的唾液或泪水也会形成该现象,可造成假阳性,因此,这只是粗略的测试方法。

（2）实验室检查：糖定量可准确判断脑脊液。脑脊液的糖含量>30mg/100ml。

（3）β2 转铁蛋白：β2 转铁蛋白存在于脑脊液、外淋巴液和眼球玻璃体中。所以，如果鼻腔分泌物中出现 β2 转铁蛋白，是具有高度特异性的监测指标，即提示脑脊液经鼻漏出。该方法的优势在于仅需很少标本（少于1ml），且无需对标本做特殊处理。

2. 脑脊液鼻漏的定位检查

（1）鼻内镜检查：在收缩鼻腔黏膜后，使用鼻内镜，一般从后向前上追踪检查清亮液体流动情况。依次查看咽鼓管、后鼻孔、蝶筛隐窝、筛板、中鼻道、额隐窝等部位。检查时，可压迫颈内静脉或憋气增加胸腔压力，促使颅内压增高，观察有无液体漏出增加。鼻内镜检查可大致判断漏出部位，常需结合影像学检查精确定位漏口，有时可发现筛板局部肉芽组织则提示筛板漏口（图 28-1-1）。术前鼻内镜检查很有必要，若术前鼻内镜下未见清亮液体流出会增加手术的困难度，若鞘内注射示踪剂，术中可循液体流出实时追踪到漏口位置。

（2）鞘内注射示踪剂

1）荧光素钠：手术前椎管内注入后，术中借助蓝光在内镜下可实时指示和辅助观察脑脊液漏出部位。

2）CT 脑池造影（CT cisternography with Omnipaque dye，CTC）：患者腰穿后，再向椎管内注射造影剂，膝胸卧位 10~20 分钟后，按照常规行 CT 扫描，观察造影剂是否进入鼻腔。

3）MR 脑池造影（MR cisternography，MRC）：即脑脊液水成像，脑脊液、水呈很高信号，其他脑组织、鼻黏膜组织呈低信号。脑脊液鼻漏在 MRC 表现为颅内脑脊液高信号影与含有脑脊液的鼻腔或鼻窦高信号影之间有线状高信号影相连，线状高信号影的直径即为漏口大小（图 28-1-1）。

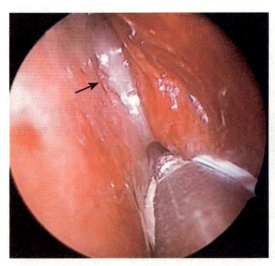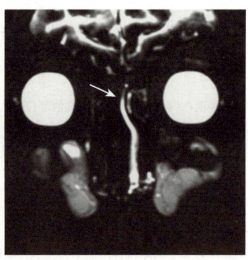

图 28-1-1　脑脊液鼻漏内镜下漏口肉芽组织（黑箭头）及 MR 水成像（白箭头）

（3）影像学检查：高分辨率薄层 CT，三维成像技术行颅底重建，可直观地显示骨折或颅底骨质缺损情况，以确定漏口位置。MR 水成像是有效和精确的脑脊液鼻漏定位方法，无侵袭性，可清晰显示解剖结构及不接触放射性。

（三）鉴别诊断

（1）变应性鼻炎：变应性鼻炎发作时可出现流清水样涕症状，应与本病鉴别。但变应性鼻炎同时伴有连续喷嚏、鼻痒、鼻塞等症状，多为双侧，并且有明确的致敏原。分泌物生化检查可进一步鉴别。

（2）脑脊液耳漏：中耳乳突天盖或咽鼓管骨部骨折造成的脑脊液漏可经咽鼓管流到鼻咽部，称为脑脊液耳漏。低头时也可经鼻腔流出，但内镜检查中鼻道、嗅沟等无清亮液体流出。常伴有耳闷塞感、听力下降等耳部症状。少数外伤患者鼻漏、耳漏可同时发生。影像学检查可进一步鉴别。

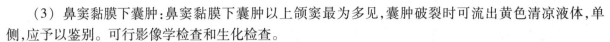

（3）鼻窦黏膜下囊肿：鼻窦黏膜下囊肿以上颌窦最为多见，囊肿破裂时可流出黄色清凉液体，单侧，应予以鉴别。可行影像学检查和生化检查。

（四）诊断流程图或诊断思路

主要依据病史及体征，特别是典型临床表现，结合辅助检查如鼻内镜检查、影像学检查、流涕液生化检查等作出诊断，必要时脑脊液示踪可帮助明确诊断。详细了解和询问病史至关重要，包括鼻漏的部位、体位及鼻漏增加的方式或诱因、外伤史、脑膜炎史、视力改变、嗅觉改变等。

三、病因和发病机制

（一）外伤性

外伤所致脑脊液鼻漏临床上最为常见，约占90%，占所有颅脑外伤并发症的2%。严重的颅脑外伤常伴有额、颅底骨折或鼻筛眶复合体骨折和脑脊液鼻漏。外伤性脑脊液漏通常在48小时内发生，95%的病人在受伤后3个月内有症状。大约70%的病人经过保守治疗，如卧床休息和腰穿引流等方法可以治愈。

手术颅底硬脑膜损伤导致的脑脊液鼻漏也属于外伤性，常见于鼻内镜手术及神经外科手术。鼻内镜手术最易造成的颅底缺损部位是筛凹和前后组筛窦顶壁。神经外科手术如经蝶窦垂体瘤切除术，如果肿瘤或手术操作破坏了鞍膈及附近的蛛网膜则会发生脑脊液鼻漏。鼻颅底沟通性手术若颅底硬脑膜修复失败也可造成脑脊液鼻漏。

（二）肿瘤

鼻颅底肿瘤局部侵蚀破坏导致颅底骨质缺损、硬脑膜损伤可直接导致脑脊液鼻漏。肿瘤引起脑脊液循环系统阻塞而发生的脑积水、颅内压增高，造成筛板、鞍底等结构破坏可间接导致脑脊液鼻漏。

（三）先天性畸形

最常见的先天性原因是颅底畸形，但导致脑脊液鼻漏的发生概率极小，仅有少数伴有先天性脑积水且在颅内压增高时发生。

（四）自发性脑脊液鼻漏

自发性脑脊液鼻漏可分为常压性和高压性鼻漏。女性多于男性（2∶1），40岁以上最常见。多在咳嗽、喷嚏或高度紧张后突然出现，常无明确外伤史。高压性脑脊液鼻漏是由于颅内压长期持续增高，使脑脊液通过薄弱或潜在通路（一般是筛板或蝶窦外侧隐窝）漏出，占自发性脑脊液鼻漏的45%。常压性脑脊液鼻漏占自发性脑脊液鼻漏的55%，为继发于颅内压正常波动引起颅底的缓慢侵蚀，导致局部侵蚀破坏和脑脊液鼻漏。

四、病理与病理生理

颅底由于外伤、肿瘤或先天畸形等原因出现骨质缺损或破裂，伴随硬脑膜的撕裂或长期受压破裂，脑脊液自颅内通过颅底骨质缺损硬脑膜破口处流至鼻窦或鼻腔。外伤后短时间出现脑脊液鼻漏多为硬脑膜直接损伤破裂，而迟发性脑脊液鼻漏多与创伤处水肿吸收、软组织收缩或外伤处缺血坏死继发硬脑膜损伤有关。

五、治疗

对脑脊液鼻漏首先提倡保守治疗，主要是减轻颅内压，等待身体自然修复。大多数外伤性脑脊液鼻漏经保守治疗可治愈。迟发性和手术外伤性脑脊液鼻漏需考虑手术治疗。各种脑脊液鼻漏保守治疗超过4周未愈者应考虑手术治疗。

（一）一般治疗

主要是降低颅内压或避免颅内压升高。患者一般采用半坐位卧床，限制水、钠摄入量，脱水剂如甘露醇降颅压。避免增加颅内压，如不要擤鼻、咳嗽、打喷嚏及屏气用力等，防止便秘。

（二）内科治疗

主要是预防或控制颅内感染。一般情况下,当脑脊液鼻漏超过 24 小时,就有发生脑膜炎的可能,尤其是自发性脑脊液鼻漏,可反复发生脑膜炎。一旦发生脑膜炎,应给予足量适当的可透过血脑屏障的抗生素。脑脊液鼻漏引起的颅内感染以革兰氏阴性菌多见,因此临床以头孢类抗生素为主,如头孢曲松。

（三）外科治疗

即脑脊液鼻漏修补术,主要是寻找和修复硬脑膜漏口,重建颅底,恢复颅腔的密闭性。脑脊液鼻漏手术治疗适应证包括迟发性鼻漏、自发性鼻漏及经保守治疗无效的脑脊液鼻漏,另外,开放性外伤、颅内出血、颅内积气、颅内异物、术中损伤等在做其他手术的同时可行脑脊液鼻漏修补术。

手术治疗方法分为颅内法和颅外法。目前已公认,除非有颅内手术指征,脑脊液鼻漏最佳手术径路是颅外经鼻修复。随着鼻内镜外科技术的发展,鼻内镜下脑脊液鼻漏修补术已取代大多数传统的颅内法,特别是筛板、筛顶和蝶窦的脑脊液鼻漏,治疗成功率已超过 90%。漏口位于额窦的病例,部分患者可采用鼻外径路配合鼻内镜修复,疗效满意。

鼻内镜下脑脊液鼻漏修补术手术步骤是内镜下寻找并定位漏口,漏口周围刮出创缘,利用带蒂鼻中隔或鼻甲黏膜瓣、或游离鼻甲黏膜、或肌筋膜、肌肉、脂肪填补漏口处,必要时外敷生物胶,再用碘仿纱条或抗生素纱条填塞,一般 10 天左右抽出填塞物。具体漏口修补方法有外贴法、"三明治"法、"浴缸塞"法等。术后处理同前面一般处理及内科治疗,主要是降低颅内压和预防颅内感染。

（四）预后

脑脊液鼻漏整体预后良好。大多数外伤性脑脊液鼻漏可通过保守治疗方法治愈。若保守治疗无效,只要能准确定位漏口,手术修补一次性成功率超过 90%。

六、预防

脑脊液鼻漏预防主要包括注意安全,避免头颅外伤;鼻颅底手术或颅脑手术时,熟悉解剖,避免损伤硬脑膜或完整修复硬脑膜;颅内压过高的患者,应降低颅内压;头颅外伤颅底骨折患者应预防感染、避免颅内压增高等。

（杨玉成 重庆医科大学附属第一医院）

鼻 骨 骨 折

一、概述

鼻骨突出于面部中央,易遭受外伤发生鼻骨骨折(fracture of nasal bone),ICD-10 编码:S02.201。临床可见单纯鼻骨骨折或合并颌面骨和颅底骨的骨折,如鼻根内眦部受伤使鼻骨、筛骨、眶壁骨折,出现所谓"鼻额筛眶复合体骨折"。

二、诊断

（一）临床表现

局部疼痛、肿胀、鼻出血、鼻及鼻骨周围畸形是常见的症状和体征,空气可经创口进入眼睑或颊部皮下发生皮下气肿,如有鼻中隔偏曲或脱位,可出现鼻塞。

（二）检查和辅助检查

1. X 线 鼻骨侧位片可显示鼻骨横行骨折线,上下有无移位。

2. CT 可明确显示骨折部位,三维重建 CT 可显示鼻骨骨折移位,疑合并眶、筛窦骨折亦可行 CT 检查,以明确骨折范围和程度、有无颅底骨折等(图 28-1-2)。

（三）诊断流程或诊断思路

根据外伤史、鼻部畸形、鼻腔通气度和鼻中隔的检查、鼻骨侧位 X 线、CT 检查和触诊等可明确诊断。

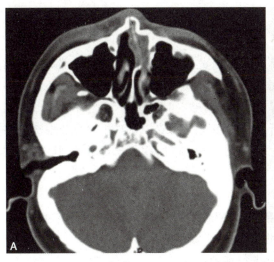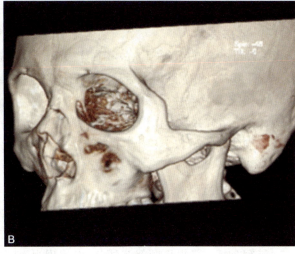

图 28-1-2 鼻骨骨折
A. 鼻骨骨折轴位 CT;B. 鼻骨骨折 CT 三维重建

交通事故等高速撞击所致鼻骨骨折,应除外合并的其他颌面或颅底骨折。

三、病因和发病机制

鼻骨骨折是人体中最为常见的骨折,导致骨折发生的常见原因有鼻部遭受拳击、运动外伤,个人意外撞击和道路交通事故等。

四、治疗

鼻骨骨折应在外伤后数小时内尽早处理,此时组织尚未肿胀。如鼻部肿胀明显,可嘱患者于外伤后 1 周左右,肿胀消退后复诊手术,一般不宜超过 14 天,以免发生畸形愈合。对闭合性骨折的不同类型应采取不同的处理方法。无错位性骨折无需复位;错位性骨折,行鼻内或鼻外法复位,注意进入鼻腔用于鼻骨复位的器械不能超过

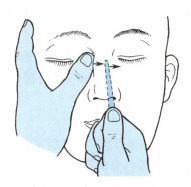

图 28-1-3 鼻骨骨折整复法

两侧内眦的连线,以免损伤筛板(图 28-1-3)。对开放性鼻骨骨折,应争取一期完成清创缝合与鼻骨骨折的复位等。

鼻 窦 骨 折

一、概述

额窦骨折(fracture of frontal sinus),ICD-10 编码:S02.106,较为复杂,常与鼻额筛眶复合体骨折同时存在,可分为前壁骨折、后壁骨折、鼻额管骨折 3 种。每一种又可分为线型骨折、凹陷型骨折、粉碎型骨折 3 种。

筛窦结构复杂,其中筛骨水平板及筛顶均为颅前窝底的一部分,因其骨质菲薄,又与硬脑膜等连接紧密,故筛窦骨折(fracture of ethmoidal sinus),ICD-10 编码:S02.105,易伴发脑脊液漏;后组筛窦与视神经管毗邻,故外伤有可能损伤视神经;如果筛窦损伤累及其中的动脉(筛前动脉),则鼻出血或眶后血肿不可避免。

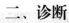

二、诊断

（一）临床表现

额窦骨折多合并颅脑外伤,故其临床表现分为脑部症状和额窦局部症状两大类。局部症状包括鼻出血、额部肿胀或凹陷、眶上缘后移、眼球下移等。额窦骨折,特别是鼻额筛眶复合体骨折,还常合并鼻额管骨折、泪器损伤和视力障碍。

筛窦骨折多合并颅骨损伤,如鼻额筛眶复合体骨折,故其临床表现复杂。临床上可见鼻根部扁平宽大,内眦间距在 40mm 以上(国人正常值为 34～37mm),Marcus-Gunn 瞳孔,视力严重减退,脑脊液鼻漏,鼻额角变锐等。

（二）辅助检查

1. 额窦骨折 鼻额位和侧位 X 线片,可显示骨折部位。前壁的凹陷型骨折有时显示不明显,易忽略。CT 扫描可明确骨折部位和范围,亦可显示前颅底或眶内积气、眶内血肿等。

2. 筛窦骨折 常规鼻额部 X 线片,对出现视力障碍者行视神经管摄片,可显示筛窦气房模糊、筛窦骨折和视神经管骨折,鼻窦 CT 可明确诊断。

（三）诊断流程或诊断思路

1. 额窦骨折 结合病史、症状和体征,以及局部检查,多可诊断。鉴于额窦的解剖位置特殊,一般不以探针对开放性骨折做深部探查。鼻额位及侧位 X 线片有助于确定骨折的部位。也可做 CT 检查。

2. 筛窦骨折 外伤后患侧视力严重下降,Marcus-Gunn 瞳孔,即应考虑视神经管骨折。X 线片若发现视神经孔周围模糊即应怀疑骨折。CT 轴位有助明确视神经管骨折的部位及眶内病变。

三、治疗

1. 额窦骨折 鉴于额窦骨折常合并颅脑外伤,故常需急诊处理。对额窦前壁线型骨折,只需收缩鼻黏膜,保持鼻额管通畅,同时做清创缝合;对前壁凹陷型或粉碎型骨折,需沿眶上缘做切口,将凹陷的骨片复位。对后壁单纯线型骨折,其处理原则同前壁骨折;对后壁凹陷型或粉碎型骨折,由于情况紧急,常需去除额窦后壁,及时处理相关的脑外科病变(如硬脑膜外血肿)。

2. 筛窦骨折 因视神经管骨折所致的视力下降,应做视神经管减压。其适应证是:筛窦外伤后视力下降,CT 检查发现视神经管骨折,应即时采取内镜下减压手术。如果未发现视神经管骨折,经糖皮质激素治疗 12 小时以上,视力无改善者,可考虑:①鼻内进路筛窦、蝶窦探查视神经管减压术;②眶内进路视神经管减压术:先完成鼻外筛窦开放术,剥离眶内侧壁,暴露筛前动脉和筛后动脉,沿其连线向后分离,距内眦 4.5～5.0cm 处即可见视神经孔内侧缘的隆起部,在手术显微镜下去除骨折碎片,尽量去除视神经管内侧壁。

击出性骨折和击入性骨折

一、概述

击出性骨折(blow-out fracture),ICD-10 编码:S01.202,也称眶底爆折,是当眼部受到钝器伤后,眶内压骤增,致使眶底部薄弱处骨折,骨折片、眶内软组织、眶肌等随之"疝"入上颌窦。车祸、斗殴是其主要原因。

击入性骨折(blow-in fracture),ICD-10 编码:S01.202,暴力来自眶外侧,击中眶外侧壁或颞部,使额颧缝骨折,并延续到眶下壁。冲击力使上颌骨旋转,导致部分眶底向上进入眶内,较少见。

二、诊断

（一）临床表现（表 28-1-1）

（二）检查和辅助检查（表 28-1-1）

表 28-1-1 骨折的临床表现、检查和辅助检查

骨折类型	临床表现	检查和辅助检查
击出性骨折	眼睑肿胀、皮下出血、皮下及眶内气肿，复视，眼球凹陷，眶下神经分布区麻木	X 线片可见眶底下移、骨折处"天窗"影（骨折后眶内软组织部分"疝入"上颌窦形成）及上颌窦窦腔混浊等；CT检查（冠状位及矢状位）可定位骨折
击入性骨折	眼睑及颧部肿胀，外眦向外下方移位，眼球突出，但视力、眼球运动及对光反射都正常	眶下壁阶梯样感，上颌窦诊断性穿刺（可见血性物）及 X线片可见骨折部位

三、治疗

1. 击出性骨折　无眼部症状者，先保守治疗；有眼部症状者应，及早手术治疗，回纳眶内容物于正常位、复位骨折或眶底重建。手术路径有下睑下切口径路和上颌窦根治术径路。

2. 击入性骨折　在全身麻醉下作眉外侧切口和下睑缘切口，分离肌层后，插入剥离器到颧弓的下方，用力将下陷的上颌骨向前外额颧缝方向挑起，达到满意位置，则眶下阶梯样感消失，然后在骨折处两端各钻一孔，穿钢丝固定。皮肤伤口清创后用钢丝分两层缝合。

喉　外　伤

一、概述

喉外伤（injury of larynx），ICD-10 编码：S11.001，是指喉的创伤，临床上可分为两大类，第一类是喉的外部伤，包括闭合性喉外伤（如喉挫伤）、开放性喉外伤（如切割伤、刺伤、火器伤等）；第二类为喉的内部伤，如喉烫伤、烧灼伤、气管插管损伤等。

闭合性喉外伤是指钝器撞击或挤压而颈部皮肤无伤口的喉外伤，又称喉挫伤。

开放性喉外伤包括喉切割伤、刺伤及火器伤等。创伤可累及喉的软骨、筋膜等。如贯通喉腔，则称为贯通性喉外伤。这类喉外伤常可累及颈部的大血管，引起大出血。弹片、枪弹之类火器伤还可累及颈椎。

单独的喉烫伤及烧灼伤极为少见，常为头面部烫伤及烧灼伤的合并损伤。

喉插管损伤是指气管内插管及气囊所引起的喉的损伤，如损伤性喉肉芽肿、环杓关节脱位、喉水肿、喉黏膜的损伤，严重者可导致喉狭窄。

二、诊断

临床表现、检查及辅助检查（表 28-1-2）。

三、病因（表 28-1-2）

表 28-1-2 喉外伤一览表

喉外伤类型	病因	临床表现	检查及辅助检查
闭合性喉外伤	外界暴力直接打击喉部所致	喉部疼痛、声音嘶哑或失声、咯血、颈部皮下气肿、呼吸困难	颈部皮肤肿胀、瘀斑、皮下气肿，颈部触诊可有捻发音和压痛，喉黏膜肿胀或血肿、声门变形、声带断裂或声带运动障碍。喉部CT 可见喉软骨骨折

喉外伤类型	病因	临床表现	检查及辅助检查
开放性喉外伤	锐器切割伤、刺伤、枪弹伤	出血,皮下气肿,呼吸困难,声嘶,吞咽困难	颈部可见开放性伤口,创伤可累及喉软骨、喉筋膜等
喉烫伤及烧灼伤	高温的烟尘、气体、热蒸汽或有毒气体	声嘶、咽喉痛、吞咽困难、刺激性咳嗽、气急、脓血痰	口鼻周围皮肤黏膜烧灼伤、鼻毛烧焦;支气管镜检查可见气道内有吸入性损伤
喉插管损伤	插管时损伤、管径过粗、留置插管时间过长等	声嘶、喉痛、呼吸困难	喉部溃疡及假膜形成,肉芽肿,环杓关节脱位,声带活动受限或固定

四、治疗

（一）闭合性喉外伤

1. 如无呼吸困难　可先予以抗感染、镇痛类药物。严密观察患者的呼吸及皮下气肿发展的情况。

2. 如有喉软骨骨折　尤其是环状软骨骨折,喉黏膜严重损伤撕裂、声带断裂、环杓关节脱位等则需行软骨骨折复位、缝合撕裂的喉黏膜、复位环杓关节,术后必要时应放置喉模,防止喉狭窄。

3. 如有呼吸困难者　应作气管切开。

4. 鼻饲　伤后7~10天内应予以鼻饲,这样可减少喉的运动,减轻喉部疼痛,以利于损伤部位的愈合。

（二）开放性喉外伤

1. 抢救措施　主要是止血、抗休克和解除呼吸困难。

2. 手术治疗

（1）清创:破碎的喉软骨及组织应尽量保留。清创时还应注意检查伤口内有无异物,一旦发现及时取出。

（2）修复:将喉部创缘的组织仔细对合,破碎的软骨予以复位并缝合固定,逐层缝合喉腔内黏膜、软骨膜、颈前肌肉、皮下组织和皮肤。缝合时注意一定要消除喉腔内的创面。

（3）放置喉模:喉腔内放置喉模并固定,防止喉狭窄。

（4）放置鼻饲管:目的是减少术后吞咽,以利伤口愈合。

（三）喉烫伤及烧灼伤

1. 轻型　主要采用抗感染、减轻或消除黏膜肿胀。

2. 中型　除轻型的治疗措施外,有呼吸困难或预计会有呼吸困难者及早行气管切开术。

3. 重型　除中型治疗措施外要全身大剂量使用抗生素,如遭毒气袭击应使用解毒药,加强气管切开术后的护理,及时控制肺部感染及肺水肿,抗休克,维持水电解质平衡,保护全身主要脏器的功能。

（四）喉插管损伤

1. 插管术后　发现喉黏膜有溃疡及假膜形成时,应嘱患者少讲话,禁烟酒,不要用力屏气动作。给予抗生素、糖皮质激素等超声雾化吸入。

2. 肉芽肿形成者　有蒂者可于喉镜下钳除;无蒂者可于全麻下行支撑喉镜下切除;若采用纤维内镜或支撑喉镜下激光切除,效果更佳。

3. 环杓关节脱位者　应尽早于间接喉镜下行环杓关节复位术,以免形成瘢痕后不易复位,如果间接喉镜下复位失败者可尝试全麻支撑喉镜下环杓关节复位术。

4. 声带瘫痪者　可行音频物理疗法并给予神经营养药物,以促进其恢复。

耳　外　伤

一、概述

　　耳外伤包括外耳、中耳及内耳创伤。较常见的几个代表性疾病,如:耳廓外伤及外伤后引起的化脓性炎症,鼓膜外伤及颞骨骨折。其中颞骨骨折时,因其周围解剖关系复杂,除会引起外、中、内耳损伤外,还可伴有全身症状包括颅内损伤等复杂的病症。

二、诊断

　　临床表现及辅助检查(表28-1-3)

三、病因(表28-1-3)

四、治疗(表28-1-3)

表 28-1-3　耳外伤一览表

外伤类型	病因	临床表现	辅助检查	治疗
耳廓外伤	机械性损伤、冻伤及烧伤等	早期有血肿、出血、耳廓撕裂,破损处感染;后期多为缺损或畸形	查体可明确诊断	及时清创止血,控制感染,预防畸形
鼓膜外伤	器械伤、压力伤等	耳痛、听力减退、耳鸣,外耳道出血、眩晕	鼓膜不规则状或裂隙状穿孔(图28-1-4)。听力检查为传导性听力损失或混合性听力损失	抗生素预防感染,保持耳道内清洁干燥。小的穿孔自行愈合,大的穿孔如不愈合可择期行鼓膜修补术
颞骨骨折	头部外伤	耳出血、脑脊液漏、听力下降、耳鸣、眩晕、面瘫、头痛、昏迷、休克等	高分辨CT可分辨骨折线与岩部长轴的关系,将颞骨骨折分为纵行骨折、横行骨折、混合型骨折3种类型(图28-1-5)	首先治疗全身症状,如昏迷、休克等,再处理耳科情况。预防控制感染,禁止外耳道填塞。有脑脊液漏者,严格按脑外伤处理。面瘫经2～6周保守治疗无效,可行面神经减压

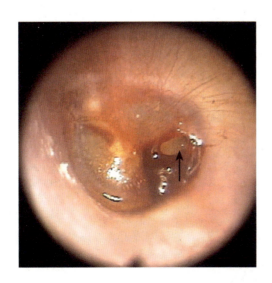

图 28-1-4　鼓膜穿孔

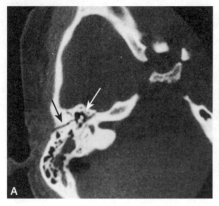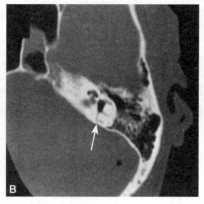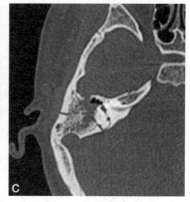

图 28-1-5 颞骨骨折
A. 纵行颞骨骨折；B. 横行颞骨骨折；C. 混合型骨折

颈 部 创 伤

一、概述

颈部创伤分闭合性创伤和开放性创伤。

颈部闭合性创伤多由钝力如拳击、车祸等撞击引起。与开放性创伤相比，闭合性创伤由于皮肤无伤口，伤后一段时间症状和体征不明显，往往容易被忽视，不少患者可导致呼吸困难、失血性休克等严重并发症。损伤的部位一般视钝力撞击方向而定，当钝力从正面直接撞击颈部时，多伤及喉、气管、甲状腺；当钝力从侧面撞击颈部时，主要损伤血管、神经、食管、肌肉、颈椎等。

颈部开放性创伤较为多见，可由火器伤及非火器伤（切伤及刺割伤）引起。切伤（如刎颈）多损伤喉、气管；穿透伤则多损伤颈部软组织，包括血管、神经、咽、食管等。

二、诊断

临床表现及检查及辅助检查（表 28-1-4）

三、病因（表 28-1-4）

四、治疗（表 28-1-4）

表 28-1-4 颈部创伤一览表

创伤类型	病因	临床表现	检查及辅助检查	治疗
颈部闭合性创伤	颈部钝力伤，咽、食管黏膜异物刺伤	颈部疼痛、咳嗽、咯血、呼吸困难、声嘶、吐血或呕血等	颈、胸部 X 线或 CT 扫描可查明气管损伤情况、纵隔有无增宽，食管 X 线造影可显示食管破裂的部位、大小	保持呼吸道通畅，修复气管损伤，防止气管狭窄，积极预防感染
颈部开放性损伤	火器伤及非火器伤	声嘶或失声、吐血、呕血及吞咽困难、颈痛，严重者可出现高位截瘫或脊神经分布区感觉障碍	血管损伤可行 DSA、颈部 B 超，气管损伤可行纤维支气管镜，胸部 X 线片可观察有无纵隔气肿或气胸	止血、纠正休克、解除呼吸困难、保持呼吸道通畅和预防感染，修复受损的血管和神经

第二节　职业相关的耳鼻咽喉头颈部疾病

上呼吸道职业病

一、概述

现代经济生产活动极为活跃,人们被暴露于众多的危险因素之下,作为呼吸道的组成部分,鼻咽喉部的职业病是呼吸道职业病的重要组成部分。生产过程中存在的有害因素包括有化学因素、物理因素及生物因素。我们重点讨论生产过程中化学因素对鼻、咽、喉的影响,包括有生产毒物及生产性粉尘对上呼吸道的影响。呼吸道是生产性毒物进入人体的重要途径,毒物的危害性与有毒物质的浓度、挥发性、溶解度、颗粒大小等因素有密切关联,同时与个人的内在因素、个人的防护意识、生产环境及工龄长短等多因素有关。本章节分粉尘工业的上呼吸道职业病及化学工业的上呼吸道职业病及上呼吸道职业病的预防与治疗等。

二、诊断

粉尘工业的上呼吸道职业病:粉尘作业工人常主诉如鼻、咽、喉干燥感,鼻痒、流涕、鼻出血、嗅觉减退、口干、咽喉烧灼感、咳嗽以及声嘶等症状,检查可见慢性鼻前庭炎,慢性鼻炎如慢性萎缩性鼻炎、干燥性鼻炎、变应性鼻炎,慢性咽炎、喉炎等体征。

化学工业的上呼吸道职业病:①鼻部病变:鼻痒、喷嚏、流泪、流涕、鼻阻塞、灼热刺痛感、干燥感、涕中带血与嗅觉障碍等。检查见鼻黏膜充血、肿胀、水样分泌物、溃疡、假膜形成以致黏膜坏死,鼻腔黏膜肥厚或萎缩、黏膜糜烂以及中隔穿孔等;②咽部病变:自觉咽部疼痛、咳嗽、咽干、异物感等不适的感觉。检查可见黏膜充血、肿胀、分泌物增多、淋巴滤泡增生;③喉部病变:黏膜充血肿胀、分泌物增多等,严重时发生喉梗阻。窒息性气化如硫化氢吸入呼吸道后,除对局部黏膜有刺激作用外,还有麻痹呼吸中枢作用,高浓度下数分钟内可导致中毒而窒息死亡。

三、病因

粉尘工业的上呼吸道职业病:无机性粉尘为矿物、金属工业中矽肺的最重要致病因素;有机性粉尘,如植物性、动物性及人造有机物质等,一般常发生于棉、麻、皮毛、兽骨、烟草及人造纤维等工厂中;混合性粉尘:含有无机与有机粉尘两种成分。

化学工业的上呼吸道职业病:化学毒物逸散至空气中,污染环境,危害人体,而引起疾病。常见的毒物包括有:金属及类金属如磷、硫、铅等;有机溶剂,如苯、甲苯、二氯乙烯等;刺激性气体和窒息性气体,如氯、氨、CO、硫化氢等;苯的氨基和硝基化合物,如苯胺。

四、发病机制及病理

粉尘工业的上呼吸道职业病:长期吸入粉尘后,引起上呼吸道病变的主要致病方式有三种,①直接刺激作用:长期直接刺激鼻腔黏膜可发生毛细血管扩张、肿胀、干燥、萎缩及溃疡等病变,同样也使咽、喉等处黏膜发生充血、肿胀、肥厚、萎缩等变化;②变态反应:吸入亚麻、谷类、面粉、木屑、棉花等的粉尘,可引起变态反应发生变应性鼻炎、支气管哮喘等病症;③毒性作用:吸入粉尘后,可因吸入人体内引起全身中毒病症,如嗅觉障碍、眩晕、感音神经性耳聋、血小板减少及中枢神经系统障碍等。

化学工业的上呼吸道职业病:毒物种类不同,其发病机制不同,可以是毒物直接刺激引起黏膜的充血、水肿与损伤,也可以是通过影响机体的酶系统发挥其毒性作用,影响蛋白的合成,破坏遗传物质,影响免疫系统引起变态反应等,毒性在其侵入、代谢、排出等多个环节引起多器官的损伤,损伤程度与毒性的种类、性质、摄入量直接相关。

五、治疗

1. 对化学毒物急性中毒　需按急症迅速处理,包括快速撤离现场,以便吸入新鲜空气。急性喉水肿致呼吸困难者,及时给氧,应用地塞米松,以减轻症状。病情危重者可行气管切开。

2. 增进营养,增强机体抵抗力　维生素 A 有助于上皮恢复,维生素 B 能促进细胞正常的新陈代谢,维生素 C 有利于维持正常毛细血管渗透压。

3. 治疗由铬刺激引起的鼻中隔黏膜糜烂、溃疡,可于温水清洗后,局部涂抹金霉素、红霉素眼膏等药物,促进创面愈合。

4. 鼻中隔已有穿孔者,可清洁鼻腔,去除痂皮,以生理盐水清洗鼻腔。

5. 粉尘、化学物质毒物引起的鼻炎、咽炎、喉炎,给予对症治疗。

6. 铅中毒或汞中毒所引起嗅觉障碍,可给予维生素 B_1 及 B_{12} 治疗。

7. 鼻腔局部可用湿润鼻黏膜、减少结痂的薄荷石蜡油等药物。

六、预防

在整个生产过程中应遵循"三级预防"原则和"安全第一,预防为主"的安全生产原则,具体可以从以下几个方面着手开展工作。

1. 有粉尘与有毒化学物质的生产环境,加强组织管理,建立防尘、防毒设备的管理与维修制度。

2. 定期监测产生粉尘与有毒化学物质的工矿与作业场所空气中含有毒物与粉尘的剂量与浓度,控制在国家规定的限度之内,达到国家卫生标准。

3. 改革落后的工艺,改进落后的生产设备,如通过远距离操纵、计算机控制、隔室监控等方法,避免接触粉尘。

4. 矿山与凿岩工程宜采用湿式凿岩,机械通风与喷雾洒水,湿磨与湿式拌料等方法,可减少粉尘飞扬。

5. 对不能采用湿式作业的工业生产过程,采取密闭与排风相结合的方法,防止有害物质外逸。抽出的污染空气,经处理后排入大气。

6. 日趋完善生产防护措施,新建工矿设计时应考虑工业卫生指标,尽可能采取机械化、自动化、密闭化与管道化,防止有害气体、蒸雾、烟尘扩散。陈旧设备要加强防尘、防毒、降温、降湿、改善通风、湿式作业,改进劳动生产工艺。

7. 积极改善劳动条件,设立必要卫生设施,普及职业病防治工作。

8. 就业前认真体格检查,提前发现职业禁忌证。

9. 定期体格检查,可测评预防措施效果,早期发现患者,及时给予治疗。

10. 个人防护与个人卫生,建立严格戴防尘口罩或面罩及防毒的化学过滤式口罩或面具制度。

11. 加强劳动卫生宣教工作,教育工人检查做到不在含有有害物质的环境中进食;养成饭前洗手、下班后淋浴的卫生习惯;孕妇及哺乳期妇女暂时调离有毒工作环境。

12. 积极防治鼻中隔损伤或穿孔,对易发生鼻中隔穿孔的工作,工作前在鼻腔内涂布凡士林。鼻中隔糜烂、溃疡者应给予积极的治疗,局部消炎以防继发感染,必要时应暂时停止工作或改换工作。

13. 做好劳动鉴定,已发生鼻中隔溃疡应暂时改换工作;严重萎缩性鼻炎工人应调离,单侧萎缩或轻者可暂缓;有粉尘肺部疾病患者应考虑调离。

鼻窦气压伤

一、概述

鼻窦气压伤(nasal sinus barotrauma),ICD-10 编码:S01.202,又称气压损伤性鼻窦炎或航空性鼻窦

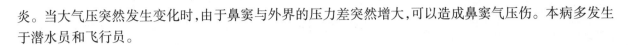

炎。当大气压突然发生变化时,由于鼻窦与外界的压力差突然增大,可以造成鼻窦气压伤。本病多发生于潜水员和飞行员。

二、诊断

(一) 临床表现

多在潜水或乘飞机后出现额部疼痛,或者面颊部出现麻木感。可出现鼻塞,少数患者可出现鼻出血,严重者可出现休克症状。程度较轻者 1~2d 后症状自行缓解。严重者可出现血性分泌物,如果继发感染可发展为慢性鼻窦炎,出现脓涕。

(二) 检查及辅助检查

检查眼眶内上方(额窦)以及尖牙窝处(上颌窦)有压痛。鼻腔黏膜充血水肿,可见血性或脓性分泌物。X 线拍片可见窦腔缩小,模糊,常有液平面。CT 可更清楚地显示鼻窦内的病变,多为双侧。

(三) 诊断流程或诊断思路

乘飞机或潜水后出现额部或上尖牙区域的疼痛,以及面颊部麻木、鼻塞、鼻出血等症状,结合鼻腔检查,X 线拍片或 CT 检查,可确定诊断。

三、病因和发病机制

当外界气压上升时(如飞机下降或潜水下潜时),外界空气经过鼻窦窦口进入鼻窦。当外界气压下降时(如飞机上升或潜水上浮时),鼻窦气体从窦口逸出,可使鼻窦内外的压力保持平衡。当鼻腔内存在某种疾病,如鼻中隔偏曲、鼻窦炎、鼻息肉、变应性鼻炎等,使窦口狭窄、堵塞时,就可在气压变化时发生鼻窦与外界气体的交通障碍,特别是飞机下降时,空气不能迅速进入鼻窦,窦内出现相对的负压,可引起一系列的病理变化。

四、病理与病理生理

本病多发于额窦和上颌窦。因为额窦通过漏斗状的鼻额管与中鼻道相通,而鼻额管较为细长,因此多发。其次好发于上颌窦,筛窦罕见。鼻窦内出现负压后,首先鼻窦内的黏膜出现血管扩张、血清漏出,黏膜水肿。严重者可出现黏膜出血和黏膜剥脱。

五、治疗

1. 轻者鼻腔使用减充血剂或糖皮质激素,以减轻黏膜水肿。
2. 鼻窦负压置换法,每天一次,可减轻疼痛症状,但负压不宜过大。
3. 表麻下行中鼻甲骨折,可开放窦口,减轻疼痛。
4. 上颌窦穿刺,使窦腔内外压力平衡。
5. 局部热敷、理疗、微波、超短波等治疗,促进液体吸收。
6. 应用抗生素预防或控制感染。
7. 变应性鼻炎患者进行脱敏治疗。
8. 窦腔内黏膜血肿不能吸收,或者窦腔黏膜剥脱者,可行额窦开放或上颌窦探查术,清除血肿,黏膜复位。

六、预防

1. 选拔飞行员、潜水员时要特别注意检查有无鼻中隔偏曲、鼻甲肥大、结构性鼻炎等情况。需要治疗后方能入选。
2. 有急性上呼吸道感染者不宜飞行或潜水。
3. 慢性鼻炎患者在飞行或潜水前鼻腔内使用减充血剂或糖皮质激素,使窦口通畅。

耳气压伤

一、概述

耳气压伤(otic barotrauma),ICD-10 编码:S01.301,是由于在乘飞机、潜水、沉箱作业或高压氧治疗时,体外气压急剧变化使中耳内外形成一定的压力差所致的中耳损伤或合并内耳损伤,主要症状有耳闷、耳痛及听力损害,偶有眩晕等。

二、诊断

(一)临床表现

1. **耳闷** 当飞机上升时,外界压力小,中耳压力大,可感耳闷、耳胀,如咽鼓管及时开放调节耳闷会消失,否则耳闷非但不减轻,甚至可引起耳鸣和听力障碍。

2. **耳痛** 飞机下降时,外界压力骤升,可引起耳痛,中耳内外压力差达 8kPa 时可伴耳鸣、听力下降,如压力差再迅速增加,可造成鼓膜破裂,疼痛蔓延至面部、腮腺部。

3. **眩晕及恶心** 中耳内外压力差加大,可引起眩晕、恶心、耳鸣及听力下降。

(二)检查和辅助检查

1. **耳镜检查** 可见鼓膜充血、内陷,鼓室内积液,鼓膜呈蓝色,有时可见表面淤血、血疱形成,甚至穿孔。

2. **听力检查** 纯音测听多为传导性聋,有时可呈混合性聋,声导抗测试鼓室为 C 或 B 型曲线。

(三)诊断思路

近期乘飞机、潜水作业等过程中有耳闷、耳痛与听力下降等典型病史,鼓膜内陷、淤血、穿孔或鼓室内积液等,纯音测听为传导性聋,鼓室图为 B 型曲线即可诊断。

三、病因和发病机制

咽鼓管功能失调由于上呼吸道的急慢性炎症、下颌位置不正、腭裂、鼻咽肿瘤等,不能在外界压力急剧变化时起到开放调节作用;外界压力变化时患者处于睡眠状态或昏迷,不能作适当的动作使咽鼓管开放。

外界压力急剧变化如飞机下降速度过快或潜水时下沉过深过快以致中耳内外压力差达 10.7 ~ 12kpa 时吞咽动作或自行吹张不能使咽鼓管开放,压力差得不到调整即引起急性气压损伤性中耳炎。高空的气压和气温变化可使咽鼓管黏膜发生水肿,表面活性物质分泌减少或被渗出液稀释而造成咽鼓管功能失调。

四、病理与病理生理

气压损伤性中耳炎的病理变化与中耳内外压力差的程度、变化速度和持续时间有关。轻度病变仅有鼓膜内陷和毛细血管扩张,严重时鼓膜有瘀点状出血,在松弛部最为显著。数小时后,若中耳负压未及时纠正,则鼓室内出现浆液性渗出物。当气压变化非常迅速时,甚至可引起鼓膜破裂和(或)圆窗膜破裂,前庭阶和鼓阶内有浆液性渗出及红细胞漏出。

严重或屡次急性气压创伤可导致慢性病变,鼓室内有纤维组织或肉芽形成。咽鼓管黏膜水肿、圆细胞浸润、黏膜下组织玻璃样变性,黏膜上皮增生和腺体增多,纤毛上皮有时为立方上皮所取代。

五、治疗

对急性耳气压伤患者,局部使用减充血剂短期滴鼻;咽鼓管吹张,鼓室积液者行鼓膜穿刺、切开或激光打孔;鼓膜破裂者预防感染,保持干燥;圆窗膜破裂者行手术修补。迟发性耳气压伤治疗应反复进行主动和被动的咽鼓管通气,维持中耳压力中起关键作用的 N_2。气压性内耳损伤时应按眩晕和神经性耳聋给予相应的治疗。

六、预防

航空及潜水作业者应进行体检;咽鼓管功能失常者应及时治疗、暂停飞行或作业;咽鼓管功能正常者作业或航空时应主动作吞咽、咀嚼等动作,或行 Valsalva 吹张法、捏鼻鼓气法等。

噪 声 性 聋

一、概论

噪声性聋(noise induced deafness),ICD-10 编码:H83. 302,是因长期接触噪声刺激所引起的缓慢进行性感音神经性聋,又称慢性损伤性声损伤(chronic acoustic trauma),它有别于由一次或多次高强度脉冲噪声瞬时暴露所引起的急性声损伤(acute acoustic trauma),如爆震性聋(explosive deafness)。

二、诊断

(一) 临床表现

1. 耳鸣　出现较早,出现在耳聋之前,多呈双耳持续性高调声。

2. 听力减退　为缓慢进行性,初因程度轻且能完全恢复或因累及高频区对语言交流影响不大而未被及时觉察,随着听力损害的加重,语言频率受累致语言交流障碍始被发觉。

3. 其他系统症状　长期接触强噪声者,还可引起大脑皮质、自主神经系统、心脏、内分泌及消化系统等组织器官的功能紊乱。

(二) 检查和辅助检查

1. 耳镜检查　外耳道及鼓膜正常。

2. 纯音测听检查　听力曲线下降多呈双侧型感音神经性耳聋,早期为高频听力损失,在 3000 ～ 6000Hz 处出现 V 形凹陷。随着听力损失加重,凹陷加深,并波及语言频率(500Hz,1000Hz,2000Hz,3000Hz)。听力曲线可分为楔型、乙型和下降型(图 28-2-1 ～ 图 28-2-3)。

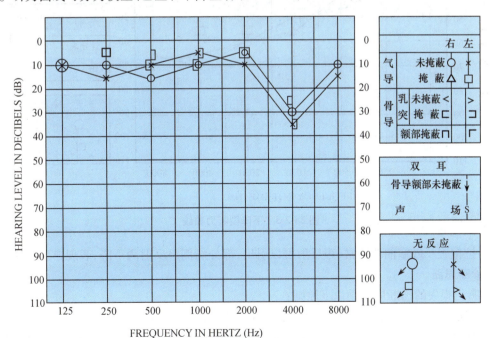

图 28-2-1　楔形听力曲线

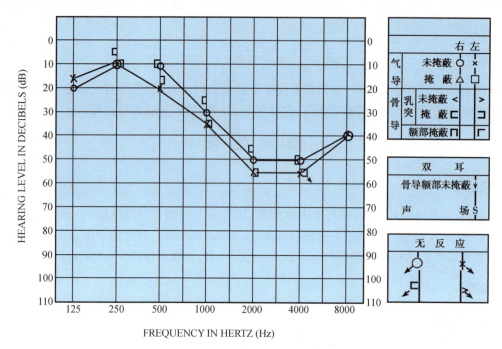

图 28-2-2　乙型听力曲线

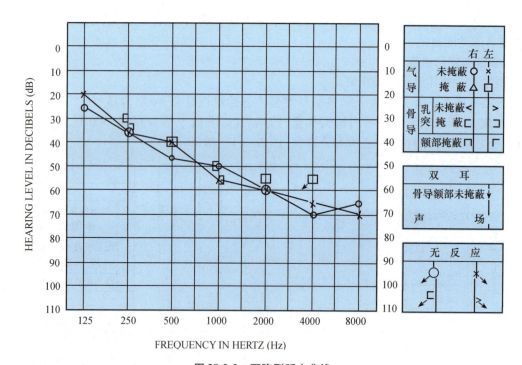

图 28-2-3　下降型听力曲线

3. 声导抗检查　鼓室曲线正常,声反射可以引出,部分病例声反射阈下降,表现典型蜗性聋特征。

（三）诊断思路

噪声性听力损失的诊断应遵循以下原则:

1. 有明确的职业噪声暴露史,排除其他原因引起的听力损失;

2. 听力检查必须由合格的测试人员,用合格的测试仪器,在合格的测试环境中,按标准 GB/T16403 方法进行。

三、病因和发病机制

噪声对听觉的损伤是一个尚未了解的多因素的复杂机制,现多归纳为机械性、血管性和代谢性三个方面。

机械学说:高强度的噪声可引起强烈的迷路内液体流动,螺旋器剪式运动的范围加大,造成不同程度的盖膜-毛细胞的机械性损伤及前庭窗破裂、网状层穿孔、毛细血管出血,甚至螺旋器从基底膜上剥离等。

血管学说:强噪声可使内耳血管痉挛,损害耳蜗微循环,导致耳蜗缺血、缺氧,造成毛细胞和螺旋器的退行性变。

代谢学说:强噪声可引起毛细胞、支持细胞酶系统严重紊乱,导致氧和能量代谢障碍,致细胞变性、死亡。

由此可见,以上三者间是相互联系、相互影响的。此外,近来研究发现噪声造成的耳蜗内环境改变导致一些离子(如 Ca^{2+}、K^+、Na^+ 等)和神经递质(如乙酰胆碱、脑啡呔、P 物质、γ-氨基丁酸、一氧化氮等)的生物特性变化也与听觉损伤的机制有关。

四、治疗

对噪声性听力损失,目前尚无有效的治疗措施。早期,可脱离噪声暴露环境,按感音神经性耳聋的治疗,通过休息自行恢复。对永久性听力损失,治疗多无效果,可试用助听器。

五、预防

随着工业企业、交通、能源和军事装备的发展,噪声的危害与日俱增,对有害噪声采取积极有效的预防措施,将其控制在规定的限值以下,可以减少噪声性听力损失的发生率,减轻听力损失的程度。

对噪声性听力损失的预防措施大致包括以下几个方面:

1. 制定噪声暴露的安全限值 我国和世界上大多数国家制定的工业企业噪声暴露安全限值(或卫生标准)为85dB 等效连续 A 计权声压级。这种规定是指在85dB(A)的噪声环境,每天工作8 小时,每周工作40 小时,每年工作50 周,工作40 年,90%的人员语言频率平均听力损失不超过25dB。如果噪声强度每增加3dB,每天工作时间就要减少一半,即交换率为3dB。也有的国家把交换率定为5dB。

2. 工程控制 工程控制包括设置隔声监控室,对强噪声机组安装隔声罩、作业场所的吸声处理以及在声源或声通路上装配消声器等措施。

3. 个人听力保护 各种隔声耳塞及耳罩是有效的个人听力保护用品。为避免声损伤而设计的耳塞和耳罩,称为护听器(或称护耳器)。好的护听器不但有良好的隔声效果,而且还具有通话性能。佩戴护听器是一种既简便又经济的办法,在世界范围被广泛应用。

4. 定期进行听力检查 对在强噪声暴露环境作业人员,上岗前应进行基础听力检查,并记入个人听力档案。以后应根据不同的噪声环境,定期进行听力检查。一般,噪声暴露级为85~90dB,每3~5年作一次测试;95~105dB,1~2 年作一次测试,115dB 以上,每隔半年作一次测试,测试结果记录个人听力档案。稳态噪声的最大暴露声级不得超过140dB。如发现有听力损失,应及早采取有效措施。

职业性喉病

一、概述

职业性喉病(occupational laryngeal diseases),ICD-10 编码:J04.005,又称职业性喉炎(occupational laryngitis),系指职业原因用嗓过度或不当所引起的声带炎症性疾病。在当今政治、经济、科技、社会飞速发展的时代,不断用嗓的持续时间和强度不断增加,以嗓音为职业者也大为增多。

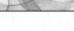

二、诊断

（一）临床表现

职业性喉病一般分为器质性和功能性两类。症状不多,主要为职业性用嗓后声嘶、不适或异物感。局部间接喉镜常可见声带黏膜充血性改变,或黏膜肥厚,声带前、中 1/3 处有纤维小结,声带息肉,声带黏膜下出血或血管曲张,声带突的浅表性溃疡,声门闭合不全。喉动态镜检查有的患者表现为低张力性或高张力性发音困难,也有的为喉肌弱性发音无力。如间接喉镜检查有困难,也可用软管喉内镜检查。

对于一些演唱歌手,如演唱后迅速喉部不适、声音嘶哑,检查见声带仅有充血、黏膜点状出血,喉部黏液增多,声门轻度闭合不全,这类患者一般休息 4 小时左右,最多数日即可恢复,因此也称之为一过性喉职业病声嘶。

（二）诊断流程或诊断思路

根据用嗓职业病史,临床症状,间接喉镜、软管喉镜、喉动态镜的检查,一般可确定诊断。病史中注意记录每日用声负荷量、工作条件、用嗓时间、有无烟酒等不良嗜好以及是否注意嗓音卫生等。

三、病因及发病机制

直接造成声嘶的原因为用嗓时间过长、过强,或用挤压喉部方式使响度增加。但总的来说造成职业性声嘶的因素很多,归纳起来主要为:①声门裂在发音时闭合不全。声门裂大小临界值为 0.01 ~ 0.05cm²,一般超过 0.05cm² 由于漏气不能激发声带正常振动而发生声嘶;②声带的张力和体积不平衡。如两侧声带的张力不平衡,运动时必然产生一相位差以致声嘶。双侧声带体积不平衡,如声带息肉等,这在每一振动周期中体积大的一侧声带振动缓慢而发生声嘶;③声带黏膜活动减弱可发生声嘶。

除此在温度过高或过低,有穿堂风、音响效果差的环境中用嗓,用声或呼吸不当,不注意嗓音卫生,空气不足或有污染亦为嗓音职业病的诱因。其他一些全身性疾病可加重本病,尤其是上、下呼吸道与肺部的感染性疾病,内分泌功能失调等。

四、治疗

如已发生声带息肉或较大的声带纤维性结节可行手术切除。内科治疗重要的是休声,如无效可用润喉片含化,0.04% 地喹氯铵喷雾剂喷雾喉部,以含有抗生素、糖皮质激素混合的药物雾化吸入,也可服用对喉部有消炎、清桑的中药和抗生素。理疗、针刺、喉部按摩,以及喉部滴入抗炎药物均有一定疗效。

五、预防

职业性喉病很重要的是预防,预防措施包括:

1. 严格遵守嗓音卫生 在上呼吸道感染,用嗓费力,变声期、月经期不宜职业性用嗓。在太冷、太热、噪音很大和空气污染严重的环境最好少用嗓。

2. 正确掌握发音技巧 避免用嗓时间过长或过强,更不要滥用和误用嗓音。如经测定发音不当应调整自己的音调和响度。初学声乐者一定要在教师指导下科学练声。

3. 积极治疗易诱发职业性声嘶的疾病 如急、慢性鼻及鼻窦炎、扁桃体及咽部炎症等。

4. 戒除不良嗜好 如抽烟、饮酒、过多食用辛辣刺激性强的食物。

5. 职业性用嗓者应定期进行检查,以早期发现声带病变及早期治疗。如患者无职业性喉炎而只是精神因素,则应心理治疗以消除顾虑。在演出中适当应用镇静安定药物可减轻焦虑而有利于演出成功。

有职业性喉病,并不能说明完全不能做嗓音工作。一般急性期及时嗓音休息或治疗,预后良好。若疗效不显著,可暂时调换到非嗓音性职业岗位 2 月。如经 6 个月休声和治疗均不见好转,而声嘶重、工龄长、年龄偏大,可考虑调作非职业性用嗓的工作。

（朱江 重庆医科大学附属第一医院）

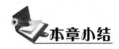

本章小结

脑脊液鼻漏以外伤性者最多见,部分患者原因不明,称为自发性脑脊液鼻漏。脑脊液鼻漏诊断主要依据病史及体征,特别是典型临床表现即鼻腔间断或持续流出清亮水样液体,多为单侧,在低头用力、压迫颈内静脉等增加颅内压可使流出液增多。诊断关键点包括:①定性:明确流涕液为脑脊液;②定位:确定脑脊液漏入鼻腔的部位。对脑脊液鼻漏首先提倡保守治疗,主要是减轻颅内压和预防颅内感染。大多数外伤性脑脊液鼻漏经保守治疗可治愈。迟发性和手术外伤性脑脊液鼻漏需考虑手术治疗。各种脑脊液鼻漏保守治疗超过4周未愈者应考虑手术治疗。鼻内镜下脑脊液鼻漏修补术已成为最常用的修补方法。

鼻骨突出于面部中央,易遭受外伤发生鼻骨骨折。临床可见单纯鼻骨骨折或合并颌面骨和颅底骨的骨折,如鼻根内眦部受伤使鼻骨、筛骨、眶壁骨折,出现所谓"鼻额筛眶复合体骨折"。喉外伤是指喉的创伤,临床上可分为两大类,第一类是喉的外部伤,包括闭合性喉外伤(如喉挫伤)、开放性喉外伤(如切割伤、刺伤、火器伤等);第二类为喉的内部伤,如喉烫伤、烧灼伤、气管插管损伤等。耳外伤包括外耳、中耳及内耳创伤。较常见的几个代表性疾病,如:耳廓外伤及外伤后引起的化脓性炎症,鼓膜外伤及颞骨骨折。其中颞骨骨折时,因其周围解剖关系复杂,除会引起外、中、内耳损伤外,还可伴有全身症状包括颅内损伤等复杂的病症。

现代经济生产活动极为活跃,人们被暴露于众多的危险因素之下,鼻咽喉部的职业病是呼吸道职业病的重要组成部分。生产过程中存在的有害因素包括有化学因素、物理因素及生物因素。在整个生产过程中应遵循"三级预防"原则和"安全第一,预防为主"的安全生产原则。积极做好上呼吸道职业病的预防工作,不仅有助于维护鼻、咽、喉的生理功能,并能减轻粉尘、化学毒物对下呼吸道的损害。鼻窦气压伤又称气压损伤性鼻窦炎或航空性鼻窦炎。当大气压突然发生变化时,由于鼻窦与外界的压力差突然增大,可以造成鼻窦气压伤。耳气压伤是由于在乘飞机、潜水、沉箱作业或高压氧治疗时,体外气压急剧变化使中耳内外形成一定的压力差所致的中耳损伤或合并内耳损伤,主要症状有耳闷、耳痛及听力损害,偶有眩晕等。内耳损伤多引起听力损失,可分为慢性声损伤和急性声损伤。慢性声损伤也就是指噪声性聋,是由于长期受噪声刺激而发生的一种缓慢的、进行性听觉损伤,职业性喉病系指职业原因用嗓过度或不当所引起的声带炎症性疾病。在当今政治、经济、科技、社会飞速发展的时代,不断用嗓的持续时间和强度不断增加,以嗓音为职业者也大为增多。职业性喉病很重要的是预防。

思考题

1. 简述脑脊液鼻漏的临床表现、诊断关键点及其检查方法。
2. 鼻骨骨折的临床表现、治疗原则是什么?
3. 颞骨骨折导致面瘫的机理是什么?
4. 如何避免误诊闭合性颈部创伤?
5. 上呼吸道职业病预防与治疗原则?
6. 鼻窦气压伤预防及治疗原则?
7. 耳气压伤预防及治疗原则是什么?
8. 职业性喉病的临床表现、预防及治疗原则是什么?

第二十九章　儿童耳鼻咽喉科疾病

儿童不是小的成年人,其在生理、病理、解剖以及临床表现具有鲜明的特点,而且其疾病组成也与成人不同,先天性和遗传性疾病在儿童耳鼻咽喉疾病中占据重要的位置。

第一节　儿童耳部疾病

儿童外、中耳畸形

一、概述

儿童外、中耳畸形是耳科常见畸形,常同时发生,临床上常统称之为"先天性小耳畸形"。发病率约为 0.005% ~0.1%,可因家族性遗传而发病,也可因与母体妊娠 3~7 个月期间感染或者用药不当所致。外、中耳畸形患者有容貌缺陷和听力障碍两大生理缺陷,严重影响了患者的身心健康。

二、诊断

(一) 临床表现

1. 耳廓畸形　畸形可表现为位置、形态及大小三方面,可发生在单侧或双侧。

2. 外耳道闭锁　表现为外耳道部分或完全闭塞。

(二) 辅助检查

1. 听力学检查

(1) 音叉试验:Rinne test 内耳正常为阴性,内耳不正常为阳性。Weber test 内耳正常偏向患侧,不正常偏向健侧。

(2) 听力学实验室检查:可应用纯音测听、听性脑干反应测听及多频稳态诱发电位检查听力。如内耳功能正常呈传导性听力障碍曲线,内耳功能不正常者呈感音神经性或混合性听力障碍曲线。

2. 颞骨 CT　可以确定骨性耳道、乳突气房、鼓室、听骨链及内耳结构是否存在、大小及形态是否正常。

（三）诊断思路

出生后即发现的耳廓小而畸形，甚至形态消失即可作出先天性耳廓畸形的初步诊断，发现外耳道口狭窄甚至消失，再结合听功能检查结果及影像学检查可以判断外耳道及中耳畸形的严重程度，为治疗提供依据。

按畸形发生的部位和程度可分为三级：

第一级：耳廓小而畸形，但是各部分可以分辨，外耳道狭窄或部分闭锁，鼓膜存在，听力基本正常；

第二级：耳廓形态消失，呈条索状，可触及部分软骨，无耳道，伴中耳畸形，听力障碍表现为传导性聋，此型临床最为常见；

第三级：在原耳廓部位，只有零星不规则突起，部分可触及小块软骨，位置异常，无耳道，伴中耳畸形及内耳功能障碍，听力障碍表现为混合性聋或者感音神经性耳聋，此型发病率最低。

三、病因和发病机制

先天性小耳畸形的病因多种多样，目前尚不清楚。耳部的胚胎发育与先天性外耳、中耳畸形的发生和病理特点密切相关。先天性耳廓畸形是胚胎期第一、第二鳃弓发育畸形所致；先天性外耳道闭锁是在胚胎期第一鳃沟发育异常所致；先天性中耳畸形是第一咽囊发育障碍所致。三者可以与内耳畸形相伴，也可单独出现。

四、治疗

治疗目的为改善听力和（或）改善外观。以手术治疗为主。仅耳廓畸形影响外观要求治疗者，或单侧外耳及中耳畸形且另一耳听力正常者，可在9岁以后进行手术。双侧患者为改善听力，宜在4~6岁治疗，术式为外耳道及鼓室成形术。

五、预防

积极防治妊娠期疾病。

（姚红兵　徐洁　重庆医科大学附属儿童医院）

儿童急性中耳炎

一、概述

急性中耳炎（acute otitis media），ICD-10编码：H66.901，是中耳黏膜的急性炎性疾病，好发于儿童，为儿童期最常见的感染性疾病。该病发病率高，易复发，并发症及后遗症多，具有与许多成年患者不同的临床特点。

二、诊断

（一）临床表现

1. 症状

（1）全身症状：全身症状较重，可有畏寒、发热，甚至发生惊厥。常伴有消化道中毒症状，如恶心、呕吐、腹泻等。2岁以下小儿岩鳞缝尚未闭合，中耳黏膜与硬脑膜之间有丰富的血管及淋巴管联系，故中耳的急性化脓性炎症可影响邻近硬脑膜，出现脑膜刺激征，但脑脊液无典型化脓性改变。严重者可引起颅内并发症。

（2）耳痛：3岁以上儿童常诉耳痛，婴幼儿可表现为不明原因的搔耳、摇头及哭吵等。

（3）听力减退：可表现为耳闷或听力下降。

（4）耳鸣：急性中耳炎患儿可伴有耳鸣。

（5）耳流脓：鼓膜穿孔后，耳内脓液排出，上述症状可缓解。

2. 体征

（1）耳周检查：乳突尖及鼓窦区轻压痛。新生儿乳突气房发育不完全，且外壁较薄，急性化脓性中耳炎时，该处皮肤可出现轻度红肿。

（2）耳内检查：早期鼓膜松弛部充血，紧张部周边及锤骨柄区可见放射状血管，病情进展，全鼓膜弥漫性充血、肿胀，并向外膨隆（图29-1-1）。鼓膜穿孔多位于紧张部，穿孔后耳道内可见脓性分泌物。婴幼儿鼓膜较厚，富有弹性，不易穿孔，即使鼓室与乳突气房有较多积脓，鼓膜可能也无明显膨隆。

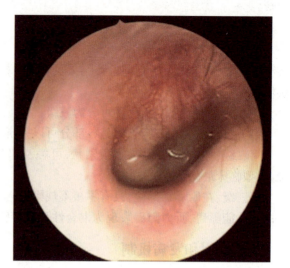

图29-1-1 急性中耳炎耳内镜下可见鼓膜明显充血、膨隆

（二）实验室和辅助检查

1. 听力学实验室检查 多呈传导性听力下降，如内耳受到细菌毒素损害，则可出现混合性听力下降。

2. 血液分析 白细胞总数增多，多形核白细胞比率增加，穿孔后血象渐趋于正常。

3. 颞骨CT 中耳乳突腔被均匀一致的分泌物充填。

（三）鉴别诊断

1. 外耳道疖 是发生于外耳道软骨部皮肤的急性局限性化脓性病变。多有挖耳等外伤史，主要表现为剧烈耳痛，疖肿成熟破溃后可出现外耳道流脓，常带有新鲜血迹，查体见外耳道软骨部局部红肿、隆起，触痛明显，颞骨CT示中耳及乳突正常。

2. 急性外耳道炎 是外耳道皮肤和皮下组织广泛的感染性炎症。常在游泳后不清洁的水进入外耳道诱发，主要表现为外耳道疼痛，查体见外耳道弥漫充血肿胀，但鼓膜充血不明显，可明确诊断。

3. 大疱性鼓膜炎 是一种可能由病毒感染引起的原发性的鼓膜炎症，以鼓膜上皮下局限性积液形成的大疱为特征，常发生在流感之后。主要表现为耳痛、耳闷及听力下降等，本病有自愈倾向，可伴发中耳感染，出现化脓性中耳炎的临床表现。

（四）诊断思路

根据急性发作耳痛、耳流脓症状，鼓膜急性充血、外耳道内脓性分泌物及鼓膜穿孔体征，结合白细胞明显升高的血液分析检查结果即可诊断。

三、病因和发病机制

主要致病菌为肺炎链球菌、流感嗜血杆菌、乙型溶血性链球菌、葡萄球菌及铜绿假单胞菌等致病菌。致病菌可通过以下三条途径侵袭中耳，其中以咽鼓管途径最常见。

（一）咽鼓管途径

1. 小儿咽鼓管具有短、平、宽和咽鼓管咽口位置低等特点，急性上呼吸道感染期间，鼻咽部致病菌易经此进入中耳。小儿咽部、鼻咽部淋巴组织丰富，腺样体沟裂或扁桃体隐窝易隐藏细菌，由此蔓延引起中耳感染机会较多。

2. 小儿全身及中耳局部免疫功能差，容易感染各种上呼吸道传染病，如猩红热、麻疹、百日咳等，因此本病发病率较成人高。

3. 婴幼儿哺乳位置不当，乳汁易经咽鼓管反流入中耳。

（二）外耳道鼓膜途径

鼓膜原有穿孔，致病菌可直接经穿孔处侵入中耳。鼓膜穿刺或切开术中因器械消毒不当，亦可导致中耳感染。

（三）血行感染

极少见。

四、病理与病理生理

早期鼓室黏膜充血、水肿，血管扩张，红细胞、多形核白细胞等从毛细血管渗出，聚集于鼓室，并渐变成脓性。脓液增多后鼓膜因受压而缺血，并出现血栓性静脉炎，终致局部溃破、穿孔，脓液外泄。炎症得到控制后，鼓膜穿孔可自行修复，或遗留永久性穿孔。如以鼓室为中心的化脓性炎症得不到控制而进一步向鼓窦和乳突发展、蔓延，乳突气房的黏-骨膜充血、肿胀、坏死并脱落，骨质发生脱钙。房隔破溃，气房内积脓。此时，如鼓窦入口被肿胀的黏膜或肉芽等所堵塞，气房内的脓液不能循鼓窦-鼓室经鼓膜穿孔和（或）咽鼓管向外通畅引流，房隔遭到广泛破坏，乳突融合为一个或数个大的空腔，腔内有大量脓液蓄积，称"急性融合性乳突炎"。如致病菌为溶血性链球菌或流感嗜血杆菌，且乳突腔内充满血性渗出物者，称为"出血性乳突炎"。由于抗生素的广泛应用，某些急性乳突炎的全身和局部症状非常轻微，在未发生并发症以前常不易被发现，称"隐性乳突炎"。

五、治疗

（一）一般治疗

注意休息，饮食宜清淡、易消化。对全身症状较重者注意给予支持疗法。小儿有呕吐、腹泻时应注意补液，纠正电解质紊乱。

（二）内科治疗

1. 控制感染　及早应用足量非耳毒性敏感抗生素，直至感染完全控制。鼓膜穿孔后可行脓液细菌培养及药敏试验，参照结果调整用药，治疗周期为 7～10 天。

2. 恢复咽鼓管功能　可局部应用减充血剂滴鼻。

3. 局部治疗　外耳道滴入滴耳剂，滴耳剂应以无耳毒性的抗生素溶液为主，耳流脓的患者，应先用 3% 过氧化氢溶液彻底清洗外耳道脓液，拭干后再滴入抗生素滴耳液。

（三）外科治疗

1. 鼓膜切开术　小儿鼓膜较厚，不易穿孔，若全身及局部症状较重，鼓膜膨隆明显，内科治疗效果不佳，或鼓膜已穿孔，但穿孔较小，分泌物引流不畅及疑有并发症可能，应行鼓膜切开术。

2. 单纯乳突切开术　近年，由于抗生素对中耳炎症的有效控制，行单纯乳突切开术已明显减少。如治疗无好转，出现急性融合性乳突炎或乳突蓄脓，已出现并发症或隐性乳突炎等，需及时行乳突切开术。

（四）预后

一般较好，治疗不彻底者，可转变为分泌性中耳炎、隐性乳突炎或慢性中耳炎，或遗留鼓膜穿孔，极少数患儿可发生颅内并发症。

六、预防

哺乳期尽量避免仰卧式奶瓶哺乳可有效减少婴幼儿急性中耳炎的发生。避免呼吸道感染的发生可以显著减少复发性急性中耳炎的发生率。

（姚红兵　舒艳　重庆医科大学附属儿童医院）

儿童感音神经性聋

一、概述

儿童感音神经性听力损失常伴有言语发育障碍，其对患儿身心健康的危害性更加严重，尤其需要医务工作者和家长高度关注。与成人相比,儿童期感音神经性听力损失的致病因素、高危因素、诊断策略和治疗方法等均不同,具有自身特征。

二、诊断

(一)临床表现

听力下降为感音神经性耳聋,婴儿可表现为对周边声音响动不能作出相应的反应,不会准确的朝向声音来源;幼儿多表现为注意力下降、对正常言语交谈反应差、使用音响设备时须额外提高音量。如小儿仅单耳听力下降,也可长期不被家长发现。部分患儿可伴有耳鸣、眩晕及耳闷感。

(二)实验室和辅助检查

1. 听力学实验室检查 纯音测听或者听性脑干反应测听以了解听力损伤的类型和程度。
2. CT 及 MRI 帮助判断有无内耳形态畸形及颅内病变。
3. 遗传学检查 通过耳聋基因的检查可明确遗传因素导致的听力下降。据预测,与听力损失相关基因多达 250~300 个,目前发现的与听力损失相关的基因多达 148 个,所有染色体均有分布。目前临床上广泛开展的耳聋基因诊断项目包括:*GJB2*、*GJB3*、*SLC26A4* 及线粒体 *12SrRNA* 基因等。

(三)诊断思路

根据患儿病史(言语障碍:表现为不会讲话或者言语不清;呼之不应)、个人史(有无耳毒性药物使用史、头部外伤史等)、家族史(耳聋家族史)及听功能检查结果,必要时结合相关的影像学、遗传学等方面的检查结果即可诊断。

三、病因和发病机制

病因可分为两大类:遗传因素和环境因素。

1. 遗传因素 因为基因或者染色体异常等遗传缺陷所致的听力障碍。目前发现,约 50%~60% 以上的听力损失是由遗传因素引起的,在儿童中的比例更高。

(1)根据听力损失致病基因所在染色体上的位置分为:①常染色体显性遗传(DFNA),约占 20%~30%;②常染色体隐性遗传(DFNB),约占 60%~70%;③X 连锁遗传(X-linked),约占 2%~3%;④线粒体遗传,约占 2%~3%;⑤Y 连锁遗传(Y-linked)。Y 连锁遗传性听力损失极为罕见。

(2)根据听力损失患儿表型分为:①非综合征型,约占 70%,表现为不伴有其他系统畸形的遗传性聋,在非综合征型听力损失中,80% 属常染色体隐性遗传,15%~20% 属常染色体显性遗传,X 连锁遗传或线粒体遗传小于 2%;②综合征型,约占 30%,该型遗传性聋伴有其他系统畸形。

2. 环境因素 导致听力损失的环境因素贯穿于整个儿童期,对婴幼儿尤为敏感,包括母亲孕期、儿童出生时或出生后受到的各种病毒或细菌感染、耳毒性药物、头部外伤和放射线等致听力损失因素。这些因素既可以单独导致听力损失发生,也可以与遗传因素相互作用,共同致病。

(1)感染性因素:各种病毒或者细菌感染性疾病如累及听觉系统,损伤耳蜗、前庭、听神经均可导致感音神经性耳聋。特别是传染病可以导致儿童出现不同程度的感音神经性听力损失。临床上常见的耳聋致聋感染有流行性脑脊髓膜炎、猩红热、流行性腮腺炎、流行性感冒、麻疹、水痘等。

(2)新生儿疾病

1)高胆红素血症:是引起新生儿听力障碍的最常见病因之一,是由于新生儿胆红素产生过多而肝酶系统发育不全导致听力系统受损所致。高胆红素血症患儿听力损伤发生率约为 18%,重度需换血治疗的高胆红素血症患儿听力损伤的发生率为 35%。

2)新生儿窒息缺氧:可引起新生儿耳蜗毛细胞缺氧受损致听力障碍。

(3)药物或化学制剂致听力损失

1)药物致听力损失:是指应用耳毒性抗生素、利尿类药物、抗肿瘤类药物后发生的感音神经性聋。常见的耳毒性抗生素有氨基糖苷类抗生素如庆大霉素、链霉素、卡那霉素等;多肽类抗生素如万古霉素;

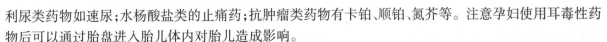

利尿类药物如速尿;水杨酸盐类的止痛药;抗肿瘤类药物有卡铂、顺铂、氮芥等。注意孕妇使用耳毒性药物后可以通过胎盘进入胎儿体内对胎儿造成影响。

2）化学制剂:一些工业化学制剂如铅、汞、砷、有机磷等亦可损伤听觉器官,儿童接触这些化学物质的机会很少,因此较为罕见。一氧化碳中毒导致血红蛋白携氧障碍,神经缺氧会累及听觉系统,对儿童尤为明显,会导致感音神经性听力损失。

（4）噪声性听力损失:多数儿童噪声性听力损失与燃放爆竹有关,呈双侧或单侧高频听力下降。

（5）外伤:儿童活泼好动,安全意识差,特别是男孩,容易导致脑外伤,并发听力损失发生。值得注意的是在对儿童外耳或中耳手术治疗时也可能伤及内耳造成医源性损伤。

四、治疗

（一）治疗原则

目前尚无特效药或者手术能使感音神经性聋儿童恢复正常听力。对儿童感音神经性聋的治疗原则是早发现、早诊断、早治疗,恢复或者部分恢复已丧失的听力,尽量保存残余听力,正确应用人工听觉及听觉言语训练。

（二）内科治疗

要根据耳聋的病因确定是否药物治疗。因为导致儿童感音神经性聋的原因多为先天性遗传性或先天性非遗传性因素,目前尚无明确有效的药物治疗方法,针对获得性病毒和细菌感染所致的感音神经性聋早期可试用抗病毒、抗细菌药物及糖皮质激素类药物。现正在探索干细胞治疗及对已查明有基因异常的遗传性聋的基因疗法。

（三）听力及言语康复治疗

1. 助听器　助听器是一种提高声音强度,帮助部分耳聋患者充分利用残余听力的装置。适用于有残余听力,药物治疗无效的中度至重度感音神经性聋儿童,甚至有专家主张轻度听力障碍也需选配助听器。双侧听力损失一定要双侧验配助听器,单侧听力损失患儿也可以选配助听器。验配助听器的时间最佳在出生 6 个月,甚至更早。

2. 人工耳蜗　人工耳蜗是一种声-电能转换电子装置,通过植入人工耳蜗,能帮助应用助听器无效的平均听阈大于 80dB HL 的重度、极重度及全聋的感音神经性聋儿童获得或恢复部分听觉。1 岁以上的儿童就可进行人工耳蜗手术。

3. 听觉言语康复训练　患儿经助听器选配和人工耳蜗植入听力矫正之后,需尽早进行听觉言语康复训练。通过听觉功能训练促进患儿的听觉功能正常发育,通过言语康复训练重建和改善患儿的言语能力。

五、预防

感音神经性耳聋的预防比治疗更为重要,也更为有效。杜绝近亲结婚,加强孕期、产期的妇幼保健,积极防治妊娠期疾病,减少产伤,大力推广新生儿听力筛查,尽量做到早发现、早诊断、早治疗。尽量避免使用可能损害听力的药物,必须使用时则需全程监测听力,一旦出现听力损失的征兆则立即停药并积极治疗。

本节小结

先天性外耳、中耳畸形的发生与耳部的胚胎发育密切相关。临床表现为耳廓畸形、外耳道闭锁,治疗以手术为主。儿童急性中耳炎是中耳黏膜的急性炎性疾病,为儿童期最常见的感染性疾病。根据急性发作耳痛、耳流脓症状,鼓膜急性充血、外耳道内脓性分泌物及鼓膜穿孔体征,结合血液分析检查即可诊断。疾病急性期以全身和局部应用非耳毒性抗生素抗感染治疗为主。儿童感音神经性听力损失为遗传因素和环境因素所致,常表现为言语发育障碍,需借助听力学实验室检查结果确诊,对儿童感音神经性聋的治疗原则是早发现、早诊断、早治疗,恢复或者部分恢复已丧失的听力,尽量保存残余听力,正确应用人工听觉装置及听觉言语康复训练。

（姚红兵　徐洁　重庆医科大学附属儿童医院）

第二节　儿童鼻-鼻窦疾病

先天性脑膜脑膨出

一、概述

脑膜和（或）脑组织经颅裂疝至颅外称为先天性脑膜脑膨出（congenital meningoencephalocele）,ICD-10编码:Q01.901,是儿童中枢神经系统较为常见的一种先天性畸形,在新生儿中其发病率约为1/5000。

二、诊断

（一）临床表现

1. 症状　脑膜脑组织膨出在鼻外者,在初生婴儿的鼻根部或眼眶内侧有圆形肿物,表面光滑,质地柔软,随年龄增长而逐渐增大,若肿物位于双眼之间,常可使鼻根部变宽,表现为"眼距加宽症"。脑膜脑组织膨出在鼻内者,因肿物阻塞鼻腔或鼻咽部而影响呼吸、睡眠及吮奶,导致患儿鼻塞、打鼾及哺乳困难。

除肿物突起外,也可伴有脑脊液鼻漏和脑积水。如感染上行入颅,可导致脑膜炎发作。

2. 体征　鼻外部、鼻腔或鼻咽部可见圆形肿物,肿物大小不一。因肿物表面皮肤菲薄,且其内含脑脊液,故用强光透照时有特殊的光亮感,即透光试验阳性。触之柔软,有时有波动感和搏动感。患儿用力、哭闹或压迫囟门或颈内静脉时,肿物体积可增大或张力增高;或反之,轻压肿物时,肿物可回缩,且前囟门稍向外凸,这些体征提示肿物与颅内相通。

（二）实验室和辅助检查

1. CT　头颅高分辨率薄层CT扫描可显示颅底骨质缺损情况及其与包块的关系。包括了水平位、冠状位和矢状位的三维重建CT扫描,能全面了解病变部位、范围及其与颅内的关系。

2. MRI　头颅MRI检查对诊断脑膜脑膨出很有必要,不仅可以显示鼻部包块与脑组织的关系,还可以了解脑膜脑膨出的性质、程度及部位,如显示膨出物究竟是脑膜还是脑膜脑组织,抑或包括了脑室,是否含有其他重要组织结构等。

3. 如果鼻腔有大量清亮水样液体流出,可将鼻流出液行葡萄糖定量检查,其含量超过1.65mmol/L（30mg/dl）为脑脊液阳性标准,以明确存在脑脊液鼻漏。

（三）鉴别诊断

1. 鼻背中线皮样囊肿　为先天性疾病,临床表现为鼻背中线的小肿块,随年龄增长而增大,与向鼻外膨出的脑膜脑膨出相似。但皮样囊肿内容物为表皮碎屑残渣,或角化上皮细胞,部分含有汗腺、皮脂腺和毛发。且包块挤压无回缩,CT扫描提示囊肿与颅内不联通。

2. 鼻部神经胶质瘤　与脑膜脑膨出同属先天性神经源性鼻部肿物,多数学者认为,此瘤的病因与脑膜脑膨出相似,不同的是,脑膜脑组织疝出后,其颅底的脑膜和颅骨缺损处已在胚胎期愈合,遗留于鼻部的神经组织构成鼻部神经胶质瘤。鼻外型胶质瘤多在鼻根部近中线处,两眼眶之间,也有位于鼻侧,肿块光滑,有皮肤包被,质较韧,较脑膜脑膨出坚硬,无搏动性,不随啼哭或压迫颈静脉而改变体积,即鼻部包块与颅内常无联通,透光试验阴性。鼻内型肿块多为单侧,与脑膜脑膨出肿物位于中鼻甲内侧近鼻

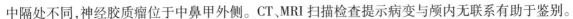

中隔处不同,神经胶质瘤位于中鼻甲外侧。CT、MRI扫描检查提示病变与颅内无联系有助于鉴别。

3. 鼻息肉 新生儿和婴幼儿患鼻息肉甚少,与鼻部脑膜脑膨出不同,鼻息肉遇血管收缩剂可收缩变小,而脑膜脑膨出则不收缩。鼻窦CT扫描提示息肉与颅内无联系有助于鉴别。

4. 鼻咽纤维血管瘤 亦称男性青春期出血性纤维血管瘤,多见于青年男性,为鼻咽部最常见的良性肿瘤,其发病部位和鼻塞症状与脑膜脑膨出相似,但鼻咽纤维血管瘤的首诊症状常为阵发性鼻出血,且出血量较大,增强的CT扫描和MRI提示肿瘤血供良好,最后的诊断有赖于术后病理检查。

(四)诊断思路

新生儿或婴幼儿鼻不通气,哺乳困难,检查发现鼻腔或鼻咽部有表面光滑的肿物,其蒂部位于鼻腔顶部,触之柔软,有时可见其搏动,应首先考虑为鼻内脑膜脑膨出。此外,新生儿外鼻上方近中线处有一圆形肿块,随年龄而增大,表面光滑,触之柔软,透光试验多呈阳性,尤其鼻部包块具可压缩性者,患儿啼哭或压迫颈静脉时,包块即增大者,也应考虑为本病。同时出现脑脊液鼻漏者,即可诊断为此病。头颅CT、MRI扫描检查可了解脑膜脑膨出的性质、程度及部位等。严禁行肿块活组织检查,预防发生严重并发症。

三、病因和发病机制

脑膜脑膨出的确切发病机制尚未完全明了。一种观点认为系在胚胎发育期间,颅面的膜样骨和类软骨样骨连接的骨化不一致,即连接较薄弱,若此时脑组织生长过度,便会通过此尚未融合的骨缝突出于脑外,或生产过程中挤压造成胎儿颅内压增高所致。而另一种观点认为,在胚胎发育期因神经管闭合不全出现先天性骨缺损即颅裂,脑膜或脑膜脑组织经此裂突出于颅外。

四、病理和病理生理

根据膨出的程度和膨出物的不同可分为3种不同程度。轻者只有脑膜及其中的脑脊液,称为脑膜膨出(meningocele);较重者脑组织亦膨出,称为脑膜脑膨出(meningoencephalocele);重者脑室前角也膨出颅外,称为脑室脑膨出(hydrencephalocele)。根据膨出发生的部位不同,可划分为枕后型、前顶型及颅底型;与耳鼻咽喉头颈外科有关的多为后两型。前顶型又名囟门型,膨出物多由筛骨鸡冠前方的盲孔处疝出至鼻部;颅底型又名基底型,膨出物多自筛骨鸡冠之后方疝出。对于发生于鼻部及其周围的脑膜脑膨出,临床上也有将膨出于鼻外的称为鼻外型,相当于囟门型;膨出物于鼻内的称为鼻内型,类似于基底型。

组织镜检:从外至内依次所见为皮肤或黏膜、皮下组织或黏膜下组织、硬脑膜等,其所形成的囊内可包含有脑组织或脑脊液。

五、治疗

本病一旦确诊,需外科手术治疗,手术原则是切除或回纳膨出于颅外的脑膜脑组织,缝合硬脑膜,修补颅骨缺损,闭合颅腔。伴颜面部畸形者予以矫正。手术方法分颅外法、颅内法以及联合两种方法的颅面联合法。此外,由于内镜技术的发展,近年来也有采用经鼻内镜手术以及内镜辅助手术治疗脑膜脑膨出。颅外法适用于鼻根部以上、基底小的脑膜脑膨出。颅内法应用于颅骨缝或骨缺损较大的脑膜脑膨出。颅面联合法有助于同时处理颅内和颅外的病变。经鼻内镜手术适用于修补鼻颅底缺损,治疗脑膜脑膨出。应慎重选择手术时机,手术过晚,膨出加重,引起颜面部畸形则很难矫正,若过早,则因小儿耐受力差而手术危险性大,既往文献推荐2~3岁手术为宜。但随着鼻内镜技术的发展,明显减小手术创伤,降低儿童手术的风险,因而针对可行鼻内镜手术的脑膜脑膨出者,手术的时间可适当提前,有文献报道5个月的婴儿成功施行额筛部脑膜膨出切除修补术。对于膨出部位皮肤菲薄且有破裂倾向者须急行手术治疗。

(姚红兵 唐新业 重庆医科大学附属儿童医院)

儿童鼻-鼻窦炎

一、概述

儿童鼻窦炎(sinusitis in children)是发生于儿童鼻窦黏膜的炎症性疾病,因其多与鼻腔炎症同时存在,所以也称为儿童鼻-鼻窦炎(rhinosinusitis in children),是儿童的常见病和多发病。其病因、临床表现、诊断和治疗与成人者不尽相同。根据症状持续时间分为急性鼻-鼻窦炎和慢性鼻-鼻窦炎,症状持续时间在10天以上而小于12周的为急性鼻-鼻窦炎,症状持续超过12周的为慢性鼻-鼻窦炎。

二、诊断

(一) 临床表现

1. 症状　主要症状包括鼻塞、流涕;次要症状包括头面部疼痛、嗅觉减退及行为异常等;急性发病者可伴有畏寒、发热、烦躁及精神萎靡等全身症状。值得注意的是儿童的症状与成人有区别,特别是小年龄的儿童,无法准确叙述自己的感受,此时应该重视家长或主要看护人的介绍。

(1) 鼻塞:最常见症状之一,主要因为鼻黏膜充血、肿胀,分泌物积蓄于鼻腔而引起。患儿不会主诉鼻腔通气不好时,家长会发现患儿鼻音重或鼻腔出气粗,鼻阻严重者可表现为夜间睡眠打鼾和张口呼吸。

(2) 流涕:儿童鼻窦炎另一个最常见症状,鼻腔分泌物可从中鼻道向前、后鼻孔引流,流向前鼻孔表现为流脓涕,流向后鼻孔刺激咽部可表现为清嗓或咳嗽,小年龄患儿不会擤鼻涕,为清除鼻腔分泌物,常表现为向后呼鼻涕。

(3) 头面部疼痛:较大儿童可主诉头痛或一侧面颊部疼痛,咳嗽、低头位或用力时因头部静脉压升高而使头痛加重,鼻腔通气后头痛减轻。

(4) 嗅觉减退:脓性分泌物积蓄于嗅裂使气味分子不能到达嗅区黏膜,引起呼吸性嗅觉减退;嗅区黏膜慢性炎症导致嗅神经鞘膜水肿,引起感觉性嗅觉减退。

(5) 行为异常:包括儿童注意力不集中、学习成绩下降、易烦躁及易激惹等,有时儿童鼻窦炎患者可能仅仅表现为行为上的变化。

(6) 全身症状:急性鼻窦炎或慢性鼻窦炎急性发病者可出现畏寒、发热、烦躁、嗜睡及精神萎靡等全身症状。

2. 体征　前鼻镜或鼻内镜检查可见脓性鼻涕,脓性分泌物常积蓄在中鼻道、鼻底及嗅裂区,常有鼻甲肿胀,部分患者可存在鼻息肉或息肉样变的鼻腔组织。急性发病者可存在受累鼻窦区域的局部压痛和叩击痛。

(二) 实验室和辅助检查

1. 实验室检查

(1) 皮肤过敏原皮试和(或)血清特异性 IgE 检测:用于了解患者是否存在特异性体质,明确病因是否与过敏有关。

(2) 细菌学检查:细菌学检查不作为儿童鼻-鼻窦炎的常规检查手段,但下列情况应行细菌学检查:①病情严重,甚至出现中毒症状;②抗生素治疗48~72小时仍无改善者;③有免疫缺陷者;④出现眶内或颅内并发症者。

(3) 免疫功能检测:10岁以下的儿童多免疫功能不够健全,对排除腺样体肥大、过敏、纤毛不动和结构异常等其他病因,经长期保守治疗效果不好的患儿,考虑存在免疫缺陷的可能,必要时可进行免疫功能检查,血清 IgA、IgM、IgG 及 IgG 亚群,即 IgG 1~4 亚型水平较低也可能导致儿童难治性鼻窦炎。

2. 影像学检查

(1) X线平片:以往将鼻窦 X 线平片作为鼻-鼻窦炎的辅助检查手段,X 线片可见鼻窦形态变化、窦

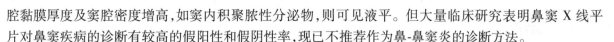

腔黏膜厚度及窦腔密度增高,如窦内积聚脓性分泌物,则可见液平。但大量临床研究表明鼻窦 X 线平片对鼻窦疾病的诊断有较高的假阳性和假阴性率,现已不推荐作为鼻-鼻窦炎的诊断方法。

（2）CT 扫描:鼻窦 CT 扫描显示窦口鼻道复合体或鼻窦黏膜病变。CT 扫描是目前对慢性鼻窦炎评估和辨别解剖变异最有价值和应用最广泛的影像学技术。但因其较强的辐射和较高的经济成本,该辅助检查不作为儿童鼻-鼻窦炎的常规诊断方法。实施该辅助检查的指征如下:①鼻-鼻窦炎经积极保守治疗症状无改善者;②鼻-鼻窦炎有继发眶内或颅内并发症者;③鼻-鼻窦炎需行手术治疗的患者。

（3）MRI:鼻窦 MRI 检查虽能准确地观察鼻窦内软组织占位性病变的范围、程度及与周围肌肉、血管等组织的解剖关系,但不能准确显示解剖学骨性标志和变异,因此 MRI 在鼻-鼻窦炎的诊断和指导手术治疗中的应用价值不高。该检查主要应用于鼻-鼻窦炎有继发眶内或颅内并发症者。

（三）鉴别诊断

1. 后鼻孔狭窄或单侧后鼻孔闭锁　系胚胎发育过程中鼻颊膜或颊咽膜遗留,后鼻孔被上皮栓块阻塞所致。临床表现为双侧或单侧鼻阻塞和鼻腔内脓涕积聚,内镜检查或 CT 扫描可明确诊断。

2. 鼻腔异物　多表现为单侧鼻腔流脓涕,易误诊为鼻-鼻窦炎,但其呼出气有明显臭味,常伴有鼻出血,前鼻镜或内镜检查可明确诊断。

3. 上颌窦后鼻孔息肉　本病多发于青少年,呈单发性,单侧进行性鼻塞是其主要症状,可伴有流涕、咳嗽和头痛等,鼻内镜下见灰白色或淡黄色光滑肿物自中鼻道向后垂入后鼻孔,鼻窦 CT 检查见息肉来源单侧上颌窦,其他鼻窦窦腔病变不显著可以鉴别。

（四）诊断思路

儿童鼻-鼻窦炎的诊断主要依据两方面,一是主要症状和体征,二是症状和体征持续的时间,并结合鼻内镜检查结果进行综合判定。主要症状:鼻塞、流涕;次要症状:头面部疼痛、嗅觉减退。四种症状必须有两种以上,其中主要症状必居其一。

三、病因和发病机制

目前对儿童鼻窦炎的病因学认识在不断深入,儿童鼻窦炎的发生有多种致病因素,其中包括鼻窦及周围组织器官感染、窦口鼻道复合体阻塞、黏膜纤毛结构和功能障碍、免疫功能紊乱、全身因素及遗传等。感染与变态反应造成的黏膜水肿是鼻窦炎的主要原因,黏膜水肿可以导致狭窄的窦口和引流通道迅速受阻,局部组织缺氧,纤毛活动减弱,为病原菌定植提供了基本环境,促进了黏膜炎症的恶性循环。儿童的窦口和漏斗较小,相对较轻的水肿即可造成显著阻塞,再则儿童免疫系统不成熟,这些因素均可导致频繁的感染。在诸多因素相互影响相互作用下,造成儿童鼻窦炎的恶性循环并逐渐形成慢性迁延,从而给根治疾病造成较大困难。

在国内外文献报道中,对儿童急性鼻-鼻窦炎细菌学的研究结果与结论比较一致。现普遍认为,肺炎链球菌、流感嗜血杆菌和卡他莫拉菌是最常见的致病菌。关于儿童慢性鼻-鼻窦炎细菌学,国内外的研究结果存在明显的差别。国外报道需氧菌在鼻窦的阳性培养结果明显高于厌氧菌。而中华儿科学会 2000 ~ 2002 年对北京、上海、广州三地儿童慢性鼻窦炎细菌学的研究结果为厌氧菌（67%）、金黄色葡萄球菌（5%）、肺炎链球菌（4%）、流感嗜血杆菌（4%）和其他各种细菌（20%）。由此可见,厌氧菌在我国小儿慢性鼻-鼻窦炎的发病中起更大作用。

四、病理和病理生理

急性鼻-鼻窦炎表现为鼻窦内黏膜充血、肿胀和炎性细胞渗出,分泌物为黏液性或浆液性,窦口阻塞后分泌物潴留可转为脓性分泌物。慢性鼻-鼻窦炎窦内黏膜可表现为水肿型、滤泡型或肥厚型病变,儿童一般很少表现为纤维型病变。

五、治疗

(一)治疗原则

儿童鼻窦炎的治疗策略是药物治疗为主。治疗儿童急性鼻窦炎,主要目的是迅速消灭鼻-鼻窦中的细菌,预防迁延成慢性鼻窦炎及并发症发生。慢性鼻窦炎药物治疗的目标是控制感染、改善通气和恢复鼻-鼻窦生理功能,抗炎、抗水肿为治疗儿童鼻窦炎的关键环节,还包括抗过敏、促进黏液纤毛传输以及改变机体免疫缺陷等方面。儿童鼻腔和鼻窦黏膜对炎症的反应程度比成人明显,对适当的药物治疗反应迅速,药物治疗常收到良好的效果。

(二)内科治疗

1. 抗生素 对儿童急性鼻-鼻窦炎和慢性鼻-鼻窦炎的急性发作者可应用抗生素治疗。针对鼻窦炎的常见致病细菌,首选药物为全身使用阿莫西林-克拉维酸,对青霉素过敏的患者,可选用第二代头孢类抗生素,使用时间为2周左右。对于考虑有厌氧菌感染者,可联合使用甲硝唑等药物。

2. 糖皮质激素 鉴于鼻用糖皮质激素强大的抗炎、抗水肿作用及在炎症的各个阶段都发挥效应,目前已经成为急性和慢性鼻-鼻窦炎的一线治疗药物。通过全面系统收集全世界有关鼻腔局部应用皮质类固醇药物的安全性随机对照试验进行评价后认为,儿童鼻腔局部长期应用糖皮质激素是安全的,与安慰剂比较无统计差异。使用疗程:①对于症状较轻的急性鼻-鼻窦炎可单纯使用鼻用糖皮质激素治疗,对于症状严重的急性鼻-鼻窦炎可联合应用抗生素,急性鼻-鼻窦炎使用鼻用糖皮质激素的疗程为4~8周;②慢性鼻窦炎建议至少使用3~6月以上,症状完全控制后进行临床评估,可继续使用2~4周。目前尚不推荐常规使用全身糖皮质激素。

3. 大环内酯类药物 长期、低剂量大环内酯类抗生素,在手术治疗效果不理想或不能以糖皮质激素治愈的慢性鼻窦炎有较好的疗效。儿童用量采用常规抗菌剂量的1/2,罗红霉素每日2.5~5mg/kg,克拉霉素每日10~15mg/kg,疗程需要持续12周以上。

4. 鼻用减充血剂 对严重的鼻塞患者,可适当间断、短时间(7天以内)使用低浓度鼻黏膜减充血剂,有利于解除鼻窦引流通道的阻塞,改善鼻腔通气和引流。推荐使用低浓度麻黄素(0.5%)或盐酸羟甲唑啉,应禁止使用盐酸萘甲唑啉(滴鼻净)。

5. 抗组胺药 对于明确存在变态反应因素者,可应用抗组胺药物,疗程一般不少于2周。

6. 黏液促排剂 黏液促排剂可稀化黏液并改善纤毛活性,推荐使用,使用疗程4周以上。

7. 白三烯受体拮抗剂 对于伴有哮喘的患者,口服白三烯受体拮抗剂以控制气道变应性炎症。

8. 鼻腔冲洗 使用生理盐水或高渗盐水冲洗鼻腔,可有效缓解鼻黏膜水肿,刺激鼻黏膜纤毛活性,增加鼻腔分泌物清除速率,缓解患者临床症状,提高患者生活质量。根据患者的依从性,可以选择冲洗、滴注或雾化的方式。

(三)外科治疗

因为儿童鼻腔、鼻窦均处于发育阶段,鼻腔狭窄,黏膜在术后炎症反应重,且患儿依从性差,术后鼻腔换药不易配合,易发生鼻腔粘连等并发症;而且大多数儿童对恰当的药物和保守治疗比较敏感,所以对儿童慢性鼻-鼻窦炎原则上不采用手术治疗。其手术适应证为:①经系统药物治疗无效者;②影响鼻腔通气和引流的腺样体肥大和(或)扁桃体肥大,经积极保守治疗无效;③有明确的影响窦口鼻道复合体或各鼻窦引流的明显解剖学异常及鼻息肉;④出现严重的颅内和眶内并发症。因手术对9岁以下儿童的颅面部发育影响较大,故应选择功能性鼻内镜手术方式,手术范围应尽量小,应尽最大可能保留鼻腔、鼻窦黏膜。

(四)预后

大多数儿童鼻-鼻窦炎通过合理的药物治疗都可以得到痊愈,但儿童因身体未发育完善和抵抗力低,部分患儿发展成难治性鼻窦炎,甚至可能出现并发症,且其发生并发症的倾向高于成人,尤其是年幼患儿。常见并发症有中耳炎、下呼吸道感染(如鼻窦性支气管炎),甚至发生上颌骨、眶内和颅内并发症。

六、预防

及时治疗和纠正可能引起本病的各种致病因素,加强营养,锻炼身体,避免感冒。

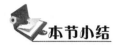本节小结

先天性脑膜脑膨出为脑膜和(或)脑组织经颅裂疝至颅外所致,是儿童中枢神经系统较为常见的一种先天性畸形,临床主要表现为鼻腔或鼻外部肿块,查体示肿块表面光滑,触之柔软,透光试验多呈阳性,头颅 CT、MRI 扫描检查可了解脑膜脑膨出的性质、程度及部位等,本病一旦确诊,需外科手术治疗,手术原则是切除或回纳膨出于颅外的脑膜脑组织,缝合硬脑膜,修补颅骨缺损,闭合颅腔。儿童鼻-鼻窦炎是发生于儿童鼻腔、鼻窦黏膜的炎症性疾病,是儿童的常见病和多发病,主要症状包括鼻塞、流涕,次要症状包括头面部疼痛、嗅觉减退及行为异常等,前鼻镜或鼻内镜检查可见脓性鼻涕,脓性分泌物常积蓄在中鼻道、鼻底及嗅裂区,常有鼻甲肿胀,部分患者可存在鼻息肉或息肉样变的鼻腔组织,儿童鼻窦炎的治疗策略是药物治疗为主,保守治疗无效者可选择手术治疗,选择功能性鼻内镜手术方式,手术范围应尽量小,应尽最大可能保留鼻腔、鼻窦黏膜。

(姚红兵　唐新业　重庆医科大学附属儿童医院)

第三节　儿童咽部疾病

腺样体肥大

一、概述

腺样体肥大(adenoid hyperplasia),ICD-10 编码:J35. 201,是指腺样体因炎症的反复刺激而发生病理性增生,引起相应症状者,多见于儿童(3～5 岁),常与慢性扁桃体炎合并存在。

二、诊断

(一) 临床表现

1. 症状　鼻咽部是呼吸的通道,发音的共鸣腔,也是鼻及鼻窦分泌物从鼻腔引流入口腔的通道,咽鼓管、中耳、乳突的引流区域。腺样体正处于一个连接鼻腔、咽腔、咽鼓管的区域,因此肥大的腺样体可引起耳、鼻、咽、喉及下呼吸道的症状。

(1) 局部症状

1) 鼻部症状:腺样体肥大的三联征是慢性鼻塞(包括打鼾和习惯性张口呼吸)、流涕和闭塞性鼻音。肥大的腺样体及其分泌物可堵塞后鼻孔,分泌物积聚在鼻腔内不易擤出,影响鼻腔引流,常合并鼻-鼻窦炎,而出现鼻塞、流涕。鼻-鼻窦炎可刺激腺样体增生,反之腺样体肥大可加重鼻-鼻窦炎,两者互相影响。

2) 耳部症状:主要表现为耳闷、听力下降、耳鸣等。腺样体肥大阻塞咽鼓管咽口,同时腺样体炎症波及咽鼓管黏膜,咽鼓管出现引流不畅,从而引起分泌性中耳炎,鼻咽部分泌物中的病原微生物容易逆行至中耳,引起化脓性中耳炎,可出现耳痛、耳闷胀感和听力下降等症状。

3) 咽、喉部及下呼吸道症状:主要表现反复咳嗽、咳痰、咽喉肿痛、声音嘶哑等,易并发慢性咽炎、慢性扁桃体炎、喉部声带周围炎症,从而引起声音嘶哑等。

(2) 全身症状:为营养发育障碍和反射性神经症状。患儿可以表现为厌食、呕吐和消化不良的症

状,继而营养不良。并有睡眠多梦、夜惊、遗尿和磨牙,白天注意力不集中、反应迟钝、性情烦躁。

（3）与睡眠呼吸障碍相关的症状:腺样体肥大是儿童阻塞性睡眠呼吸暂停低通气综合征（obstructive sleep apnea-hypopnea syndrome,OSAHS）最常见的病因之一。患儿常表现为夜间睡眠打鼾、张口呼吸、憋气、汗多和睡眠不安,晨起头痛,学习困难,多动。

2. 体征

（1）腺样体面容（adenoid facies）:患儿因长期鼻塞和张口呼吸可出现典型的"腺样体面容",临床表现为上颌骨变长、硬腭高拱、上切牙突出、牙列不齐导致咬合不良、下颌下垂、唇厚、上唇上翘、下唇悬挂、精神萎靡、面部表情愚钝等。

（2）口咽部检查:可见咽后壁有来自鼻咽部的分泌物附着,常伴有腭扁桃体肥大。

（3）前鼻镜检查:单纯腺样体肥大的患儿前鼻镜检查通常正常,但如果合并鼻甲肥大或流脓涕存在,应用减充血剂收缩鼻甲后轻轻吸气,可以鉴别鼻前部或后部的阻塞。

（二）辅助检查

1. 电子鼻咽镜检查　电子鼻咽镜检查是常用的检查方式,已经作为诊断腺样体肥大的重要依据,可见鼻咽顶后壁有红色块状隆起,表面多呈橘瓣状,有深纵槽,槽中有时可见脓液或碎屑（图 29-3-1）。电子鼻咽喉镜检查将腺样体阻塞后鼻孔的程度分为 4 度。阻塞后鼻孔 25% 及以下为Ⅰ度,26% ~50% 为Ⅱ度,51% ~75% 为Ⅲ度,76% ~100% 为Ⅳ度。Ⅲ度以上且伴有临床症状者为腺样体肥大

2. 鼻咽侧位 X 线片　由于其检查方便,小儿容易配合,是现在检查小儿腺样体肥大最常用的方法（图 29-3-2）。从 X 线片可见鼻咽部软组织增厚,一般用腺样体厚度/鼻咽腔宽度比率（A/N）计算,腺样体下缘最突点至枕骨斜坡颅外面切线间的垂直距离（A）为腺样体的厚度,翼板根部和斜坡颅外面连接点至硬腭后上端的直线距离（N）为鼻咽腔宽度。但由于面颅骨重叠较多。二维的鼻咽侧位片不能反映腺样体的左右径,较难区分腺样体与其他鼻咽部新生物等原因。所以此方法现逐步被电子鼻咽镜检查取代。

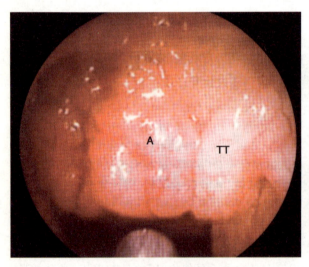

图 29-3-1　电子鼻咽镜检查
A 为增生的腺样体;TT 为咽鼓管圆枕

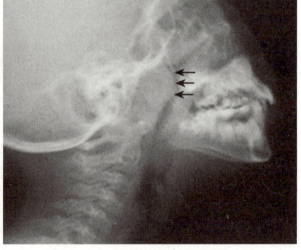

图 29-3-2　箭头所指为增大的腺样体

3. 多导睡眠监测仪检查　可用于不同程度的睡眠呼吸障碍,如原发性鼾症、上气道阻力综合征及阻塞性睡眠呼吸暂停低通气综合征（OSAHS）。

4. 鼻咽部 CT 或 MRI 扫描　可判断腺样体部位及大小,还可与鼻-鼻窦炎、鼻咽部肿瘤鉴别。但价格较高,未作为常规检查使用。

（三）鉴别诊断

1. 先天性脑膜脑膨出　临床可表现为鼻咽部包块,引起鼻塞等症状与腺样体肥大相似。但该病为

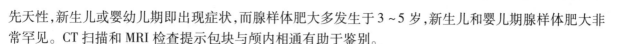

先天性,新生儿或婴幼儿期即出现症状,而腺样体肥大多发生于3~5岁,新生儿和婴儿期腺样体肥大非常罕见。CT扫描和MRI检查提示包块与颅内相通有助于鉴别。

2. 鼻咽纤维血管瘤　为鼻咽部最常见的良性肿瘤,多见于青年男性,其发病部位和鼻塞症状与腺样体肥大相似,但鼻咽纤维血管瘤的首诊症状常为阵发性鼻出血,且出血量较大,增强的CT扫描和MRI提示肿瘤血供良好,最后的诊断有赖于术后病理检查。

3. 鼻咽癌　为鼻咽部最常见的恶性肿瘤,其发病部位和鼻塞症状与腺样体肥大相似,但鼻咽癌多见成人,儿童罕见。临床表现常有回吸涕中带血,中耳炎多为单侧发病,可有颈部淋巴结肿大及其他恶性肿瘤消耗症状。检查发现鼻咽癌偏于鼻咽部一侧,发病位于咽隐窝,增强的CT扫描和MRI提示肿瘤血供良好,并向周围浸润。最后的诊断有赖于病理检查。

（四）诊断思路

主要根据鼻塞、打鼾等临床症状,腺样体面容等阳性体格检查结果,及辅助检查做出诊断。电子鼻咽镜或影像学检查发现鼻咽顶后壁见红色块状隆起堵塞后鼻孔是重要的诊断依据。

三、病因和发病机制

腺样体炎症反复发作或邻近部位如鼻腔、鼻窦、扁桃体的炎症波及鼻咽部,刺激腺样体发生病理性增生。近年来有报道2岁以下的儿童尤其要考虑胃食管反流诱导引起腺样体炎反复发作,导致腺样体增生。

四、治疗

（一）一般治疗

注意营养、加强体质、预防感冒,提高机体免疫力等。积极治疗鼻部、咽部的炎症。随着年龄的增长,大部分儿童腺样体会逐渐萎缩。

（二）内科治疗

最近临床开始使用鼻用糖皮质激素+白三烯受体拮抗剂治疗腺样体肥大,适用于临床症状较轻、腺样体肥大阻塞后鼻孔不甚严重的患儿,治疗周期为12周左右。

（三）外科治疗

腺样体肥大并引起睡眠呼吸暂停经积极保守治疗无效者,尽早行腺样体切除术。此外伴有反复发作或慢性分泌性中耳炎和鼻窦炎者,应尽早行腺样体切除术。传统的手术方法是腺样体刮除术,术中将腺样体刮匙经口腔放入鼻咽顶后壁,术者评经验将腺样体刮除。目前全麻下鼻内镜直视下以腺样体切割刀头或低温等离子刀头行腺样体切除术已成为主要的手术方式。其优点是直视下操作避免邻近组织损伤,同时最大程度地切除腺样体,同时低温等离子技术还有即时止血功能。

本节小结

腺样体肥大是指腺样体因炎症的反复刺激而发生病理性增生,引起相应症状者,多见于3~5岁的儿童,常与慢性扁桃体炎合并存在,是儿童的常见病、多发病,主要表现为慢性鼻塞、入睡打鼾,张口呼吸,睡眠不安等,电子鼻咽镜检查可见鼻咽顶后壁红色块状隆起物堵塞后鼻孔,睡眠监测检查见不同程度的睡眠呼吸障碍,保守治疗无效者,应尽早行腺样体切除术,如伴有扁桃体肥大者,可与扁桃体切除术同时进行。

（姚红兵　王冰　重庆医科大学附属儿童医院）

第四节　儿 童 喉 病

先天性喉蹼

一、概述

先天性喉蹼(congenital laryngeal webs),ICD-10 编码:Q31.001,为喉腔内的一先天性膜状物。膜状物累及声带并阻塞气道,临床上表现为不同程度的发声困难和呼吸困难。喉蹼发病率不高,约占先天性喉部疾病 5%,位于喉软化症、声带麻痹和声门下狭窄之后,排在第 4 位。

二、诊断

(一) 临床表现

1. 症状　喉蹼的症状与部位和累及的范围有关。主要表现为不同程度的发声困难和呼吸困难,而且常在哭闹或发生呼吸道感染时加重。

(1) 发声困难:病变累及声带,影响声带的运动,从而表现为不同程度的发声困难。轻者表现为声音嘶哑,重者表现为失声。伴有声门下狭窄的患儿,可出现哭声细弱。

(2) 呼吸困难:病变阻塞喉部气道,影响通气,从而表现为不同程度的呼吸困难。程度不等,轻者表现为呼吸不畅或喉鸣,重者表现为呼吸急促、呼吸暂停及紫绀等,甚至危机生命。喉蹼引起的呼吸困难在吸气和呼气时均发生。

2. 体征　轻度患儿体征不明显,重度患儿体检可见胸骨上窝、肋间隙及上腹部凹陷,即典型的三凹征。双肺听诊可闻及双相喉喘鸣。

(二) 辅助检查

1. 电子喉镜检查　是诊断喉蹼的必须检查项目,有助于对喉蹼的部位和阻塞程度进行判断。在喉镜下可见蹼样突起,可位于声门、声门下或声门上区,透明或淡色红,后缘整齐,呈弧形。吸气时蹼扯平,哭闹或声门关闭时,蹼向下隐藏或突起如声门肿物。

2. CT　喉部 CT 平扫+气道三维重建主要应用于评估喉蹼在声门下区域的累及范围,并排除可能同时存在的其他气道畸形。

(三) 鉴别诊断

1. 喉软化症　声门上组织向气道内脱垂阻塞喉腔入口,引起喉喘鸣和呼吸困难,需与喉蹼相鉴别。本病常发生于出生后 2 周,而喉蹼在出生后即有症状。喉软化症的喉喘鸣常发生在吸气时,而喉蹼的喉喘鸣和呼吸困难多为双相。而且喉软化症多无发声困难。各种喉镜检查示声门上结构发生解剖变化有助于鉴别。

2. 先天性声门下狭窄　先天性声门下狭窄与喉蹼的发病机制相同,均为原始喉腔再通失败所致,这也解释了为什么严重的声门喉蹼通常伴有软骨性声门下狭窄。先天性声门下狭窄约占先天性喉部疾病 10%~15%,多为软骨性,各种喉镜检查见病变位于声门下,而不在声门区,喉部 CT 提示存在环状软骨的增生和形态变化可明确诊断。

3. 声带麻痹　各种原因导致迷走神经或喉返神经损伤,影响单侧或双侧的声带运动,称为声带麻痹,约占先天性喉部疾病 15%~20%。临床表现为声嘶和不同程度的呼吸困难,需与喉蹼相鉴别。各种喉镜检查发现声带运动受限可明确诊断。

(四) 诊断思路

根据不同程度的发音困难和呼吸困难症状及喉镜检查可以确诊,并可确定具体部位、累及范围等。

影像学 CT 扫描对确定喉蹼的厚度,尤其是评估喉蹼在声门下区域的累及范围有一定的作用。

三、病因和发病机制

喉蹼的发生与胚胎发育异常有关。至胚胎第 8 周时,原声门杓间的封闭上皮开始吸收,第 10 周时重新建立管道。腔道内组织吸收不全,形成先天性喉蹼或先天性喉闭锁,因组织吸收过程自后向前,因此以声门前部喉蹼较多见。

四、病理和病理生理

喉蹼为一层结缔组织,有少数毛细血管,覆有鳞状上皮层,下有黏膜和黏膜下结缔组织。其长度和厚度各不相同,有的为透明膜。有的为一厚层纤维组织。一般在前联合处较厚,游离缘较薄。膈性蹼四周较厚,中央部较薄。喉蹼常因慢性炎症而增厚。一般来说声门型喉蹼较薄,为一透明 U 形膜覆盖于声带前 2/3 表面,外侧端附着声带突,中间成拱形。声门下喉蹼常伴有环状软骨畸形。

传统将喉蹼按发生部位分为三型,即声门上型,声门型和声门下型,声门型喉蹼约占 75%。由于声门下型喉蹼与声门下狭窄有时难以鉴别,尤其是喉蹼伴有声门下狭窄的病例,有作者又将声门下型喉蹼称为声门下狭窄,或部分喉闭锁。Cohen 等按阻塞声门的程度将喉蹼分为四种类型:Ⅰ 型阻塞声门 35% 以下,临床表现为轻微的声嘶,无气道梗阻症状。Ⅱ 型阻塞 35% ～50%,临床表现为哭声微弱或嘶哑,有轻度的气道梗阻症状。Ⅲ 型阻塞 50% ～75%,临床表现为哭声非常微弱,有中度气道梗阻症状。Ⅳ 型阻塞 75% ～90%,临床表现为失声,严重的气道梗阻症状,需行气管切开术。Ⅱ、Ⅲ、Ⅳ 型常伴有声门下狭窄。

五、治疗

(一) 治疗原则

婴幼儿喉蹼的结缔组织尚未完全纤维化,治疗后大多不再形成,而且早日治疗对喉腔的正常发育有益,并可减少患呼吸道感染的几率,因此,不论有无症状,婴幼儿喉蹼均宜尽早手术治疗。治疗原则首先要恢复气道通畅,其次要改善音质,具体方法取决于喉蹼的类型。

(二) 外科治疗

喉闭锁的新生儿常发生窒息,此时需立即开放气道,恢复通气。如为膜性闭锁,应立即在直接喉镜下用支气管镜刺破隔膜,吸出气管内分泌物,并给氧和人工呼吸。如为骨性闭锁,则应立即行气管切开术。

喉蹼切除松解术可经口腔在支撑喉镜下完成,也可经颈外切口进行。

支撑喉镜下喉蹼切除松解术:手术适应证为 Ⅰ 型、Ⅱ 型及不伴有声门下狭窄的 Ⅲ 型喉蹼,常用的手术器械包括常规的喉显微器械、CO$_2$ 激光及低温等离子等。Ⅱ、Ⅲ 型喉蹼患儿将蹼状物切除松解后,需于前联合处放置支撑物,直至创面上皮化以避免再度粘连形成蹼。

喉气管重建术:手术适应证为伴有声门下狭窄的 Ⅲ 型和 Ⅳ 型喉蹼。手术中将甲状软骨、环状软骨及上段气管自正中切开,切除松解蹼状物并削薄增厚的环状软骨,喉腔内放置支撑物,以防止创面粘连,前部的软骨切口嵌入软骨移植物,常用肋软骨,从而通过增加周长来扩大声门下喉腔。

(三) 预后

单纯喉蹼预后多数良好,需注意伴有多发畸形等合并症的存在。

(姚红兵 唐新业 重庆医科大学附属儿童医院)

喉 软 化 症

一、概述

喉软化症(laryngomalacia),又称先天性喉软骨发育不全(congenital laryngomalacia),ICD-10 编码:

Q31.804,是以吸气时声门上组织脱垂至喉入口产生吸气性喉喘鸣和上呼吸道梗阻为主要特点的喉部畸形,是新生儿和婴幼儿非感染性喉喘鸣的最常见的原因。本病是一种婴幼儿常见的疾病,偶可见于较大的儿童或成人,约占喉先天性畸形的60%。

二、诊断

(一) 临床表现

1. 症状　症状可在出生后几天到几周后发生,最常见在出生后2周发病。出生6个月时症状最为严重,之后稳定并逐渐缓解,18~24月龄时症状消失。

(1) 吸气性喉喘鸣:为吸气时湍流越过位置异常、塌陷的声门上组织后产生的高声调呼吸音,是喉软化症最常见的症状。梗阻的程度不同,喉鸣的程度、音调则不同。喉喘鸣呈间断性,在哭闹、进食及仰卧位时加重,睡眠、安静及俯卧位时可减轻或消失。

(2) 喂养困难:是喉软化症的第二大症状。轻者表现为饮清水时误吸呛咳,偶有呛奶或吐奶,重者表现为频繁吐奶,进食量少,进食速度慢,甚至窒息、吸入性肺炎以及需要插胃管进食。长期喂养困难将导致营养不良和体重下降。

(3) 打鼾:喉部阻塞可导致患儿夜间睡眠时打鼾,仰卧位明显,俯卧位减轻,严重时可出现睡眠呼吸暂停低通气综合征。

(4) 呼吸困难:重度喉软化症患儿可出现呼吸困难,表现为呼吸急促、呼吸暂停及紫绀等,甚至危及生命。

2. 体征　临床检查可见胸骨上窝、肋间隙及上腹部凹陷,即典型的三凹征。部分患儿可存在漏斗胸。双肺听诊可闻及吸气期喉喘鸣。

(二) 辅助检查

1. 电子喉镜检查　是诊断喉软化症的必须检查项目,有助于对喉软化症的阻塞程度、部位及分型的判断。观察会厌的形态、柔软度及位置,杓会厌皱襞的长度和宽度,杓状软骨表面黏膜脱垂情况,以及吸气期上述声门上结构塌陷状态和喉腔入口的狭窄情况。同时注意是否存在咽部软化及喉部其他疾病。

2. 支撑喉镜下硬质内镜检查　在镇静、麻醉下置入支撑喉镜充分暴露喉部,硬质内镜检查喉腔。在喉镜下将金属吸引管置入喉入口处,其吸引负压会引起会厌和杓状软骨向喉腔内脱垂,此称 Narcy 征阳性,为本病直接的诊断依据。早期文献认为该方法是诊断喉软化症的“金标准”,尤其在发现喉软化症的呼吸道其他并存疾病,如气管软化有着重要意义。但随着内镜技术的发展,大部分学者认同电子喉镜是诊断喉软化症的必须检查项目。目前支撑喉镜下硬质内镜检查主要应用于该病术前或术中的气道评估。

3. CT　喉部 CT 平扫+气道三维重建主要应用于重症喉软化症的术前气道评估,以排除可能同时存在的其他气道畸形。

(三) 鉴别诊断

1. 小儿急性喉炎　小儿喉部黏膜的急性卡他性炎症可阻塞气道导致吸气性喉喘鸣和呼吸困难,需与喉软化症相鉴别。该病起病急,多有发热、声嘶和咳嗽,实验室血常规示白细胞升高提示炎症,各种喉镜检查示喉部黏膜明显充血水肿,而无解剖畸形有助于鉴别。

2. 声门下狭窄　各种原因导致的声门下气道狭窄,可引起喉喘鸣和呼吸困难,需与喉软化症相鉴别。本病按发生的时间可分为先天性和获得性两类。先天性声门下狭窄根据组织病理学表现可分为膜性和软骨性狭窄,膜性狭窄由纤维组织构成,从管腔内部阻塞声门下气道,软骨性狭窄由环状软骨肥厚或畸形引起,从管壁向内阻塞声门下气道。获得性声门下狭窄多有气管插管或喉部外伤病史。各种喉镜检查或喉部 CT 检查发现声门下气道狭窄可明确诊断。

3. 喉部异物　异物阻塞喉腔可导致喉喘鸣和呼吸困难,需与喉软化症相鉴别。但喉异物多有明确的异物吸入病史,常有声嘶和阵发性剧烈咳嗽,各种喉镜检查发现喉部异物可明确诊断。

（四）诊断思路

主要依据婴儿出生后不久即发生喉喘鸣,电子喉镜检查有喉软化症表现即可诊断。喉部 CT 平扫+气道三维重建可以排除可能同时存在的其他喉部畸形。

三、病因和发病机制

喉软化症的病因目前尚未完全明了,解剖结构异常、喉软骨软化和神经肌功能不全与喉软化症的形成可能相关。

1. 解剖学因素　下列解剖结构异常是喉软化症的重要相关因素:软化或过长的管状会厌结构;会厌吸气时向后接触咽后壁或向内塌陷接触声带;杓会厌皱襞向内塌陷;杓会厌皱襞过短;杓状软骨的向前、向内塌陷;楔状软骨和小角软骨向前塌陷。Ω 形会厌被认为是喉软化症的典型表现,然而在正常婴幼儿人群中也可发现 Ω 形会厌,且喉软化症患儿症状缓解后 Ω 形会厌仍持续存在,这些都与该观点不一致。

2. 软骨软化因素　喉软化症既往也被称为喉软骨软化,该观点认为喉软骨发育不成熟导致喉软骨软化,在吸气时柔软的软骨脱垂到喉入口,从而导致气道梗阻和喉喘鸣。然而,该假说无法解释在早产儿中喉软化症的发生率并没有升高的现象。同时,缺乏至关重要的组织学异常的证据。

3. 神经肌因素　与前两种因素相比,20 世纪初期提出的神经肌因素成为目前研究的焦点。该观点认为喉软化症与支配气道开放的神经或神经肌肉发育迟缓、喉的失神经支配以及神经肌肉张力过弱密切相关。喉部肌张力低下可导致喉喘鸣和不同程度的气道阻塞与呼吸困难。镇静药物的使用、癫痫、卒中或脑缺血性损伤可导致继发性喉软化症,当上述损伤因素去除后,喉软化症症状可得到改善,支持该学说。

4. 其他因素　胃食管反流与喉软化症密切相关。由于声门上结构向内塌陷引起的吸气时胸腔负压增加,增加胃内容物向食管内的反流,同时加重声门上结构后壁的水肿,继发喉软化症。这一现象可能是为什么新生儿出生后没有喉软化症症状很好的注释。但二者间确切的因果关系尚难以确定。目前更倾向于认为胃食管反流是喉软化症症状加重的重要因素。

四、病理分型

喉软化症目前尚无统一分型标准,依据电子喉镜的检查结果将喉软化症分为Ⅴ型。Ⅰ型:杓会厌皱襞向内塌陷型。Ⅱ型:过长的管状会厌伴卷曲,常与Ⅰ型同时存在。Ⅲ型:楔状软骨和小角软骨向前内塌陷型。Ⅳ型:会厌吸气期向后移位接触咽后壁或向喉内塌陷接触声带。Ⅴ型:杓会厌皱襞过短。该分型有助于临床手术治疗方式的选择。

依据症状的严重程度可分为轻度和重度喉软化症。重度喉软化症的诊断标准:①安静时呼吸困难和(或)活动后重度呼吸困难;②喂养困难;③身高和体重增长停滞;④睡眠窒息或阻塞性低通气;⑤难以控制的胃食管反流;⑥有因阻塞性呼吸困难而行气管插管病史;⑦活动时低氧血症;⑧活动时高碳酸血症;⑨随阻塞性通气不足加重而出现睡眠检测的异常记录。上述症状同时具备三个以上时,可诊断为重度喉软化症,是喉软化症采用外科治疗的重要参考指征。

五、治疗

（一）一般治疗

大多数病例无需进行任何治疗,多可自愈。小儿的体位调整对疾病的恢复具有重要的价值,取俯卧或侧卧位可减轻患儿喉鸣和呼吸困难症状。有误吸呛咳时,予以喂养指导,建议加稠食物、立位喂养,必要时予以置胃管长期鼻饲进食,以防误吸呛咳引起下呼吸道感染。适时到儿科对生长状态、喂养情况及呼吸情况进行评估,并接受康复喂养指导。

（二）内科治疗

既往观点认为喉软化症为妊娠期营养不良、缺钙或电解质不平衡所致，建议给患儿补充钙剂，但目前研究表明该病与电解质紊乱无关，所以补钙不作为本病的治疗手段。大量文献表明抗酸药物对胃食管反流相关性喉软化症治疗有效。

（三）外科治疗

重度喉软化症需行手术治疗。

1. 气管切开术 气管切开术是 20 世纪 80 年代之前治疗喉软化症的主要手术方式，直至自愈。随着手术技术的发展，现多被声门上成形术所替代。目前气管切开术多用于无法用声门上成形术治疗的重度喉软化症。

2. 声门上成形术 声门上成形术是指通过各种手段修复声门上解剖结构异常的组织以扩大喉腔入口的手术方式。声门上成形术常在支撑喉镜下进行，根据术前评估结果决定切除的区域，如切除覆盖于杓状软骨上多余的黏膜，切除楔状软骨，切除杓状会厌襞上臃肿的黏膜、切断缩短的杓状会厌襞、修剪会厌外侧缘，通过将会厌舌面与舌根缝合以固定向后塌陷的会厌。以上步骤可单独或联合进行，常用的手术器械包括常规的喉显微器械、CO_2 激光及微切削钻等。

（四）预后

喉软化症有自愈的倾向，经精心护理及加强营养，约 75% 患儿的喉喘鸣在 2 岁之前消失。重度喉软化症患儿可行声门上成形术。喉软化症常与神经性疾病、先天性心脏病及遗传性疾病共存，这些共存疾病可加重喉软化症的症状，同时也可影响喉软化症的治疗效果。所以应重视喉软化症共存疾病的治疗。

（姚红兵　唐新业　重庆医科大学附属儿童医院）

儿童急性喉、气管、支气管炎

一、概述

急性喉气管支气管炎（acute laryngotracheobronchitis）是喉、气管、支气管黏膜的急性弥漫性炎症。多见于 5 岁以下儿童，2 岁左右发病率最高。冬春季节发病较多，病情发展急骤，病死率较高。

二、诊断

（一）临床表现

一般分为三型

1. 轻型 起病较缓，多于夜间反复出现喘鸣、吸气性呼吸困难，伴有发绀、烦躁不安等喉痉挛症状，经拍背等一般处理后能缓解。

2. 重型 可由轻型发展而来，也可起病即为重型，表现为高热、逐渐加重的吸气性呼吸困难及喘鸣。病变向下发展可出现混合型呼吸困难。可出现精神萎靡、皮肤苍白、脉搏细数等全身中毒症状。肺部听诊可闻及干湿啰音。

3. 暴发型 少见，发展极快，高热、烦躁不安，面色发绀或灰白，除呼吸困难外，可迅速出现全身中毒症状，可于数小时或一日内死亡。

（二）实验室和辅助检查

1. 电子喉镜或电子支气管镜检查 可见声门以下黏膜弥漫性充血、肿胀，以声门下腔最明显，气管软骨环显示不清。气管支气管内可见黏稠分泌物。

2. 影像学检查 胸部 X 片或 CT 检查有时可见肺不张或肺气肿征象。

3. 其他 反复发作的急性喉气管支气管炎可行 pH 计监测胃食管咽反流。

（三）鉴别诊断

1. 急性感染性会厌炎　起病突然，多由 B 型嗜血流感杆菌感染引起，主要表现为高热、严重的喉痛、吞咽困难及进行性喉梗阻。喉镜检查可见会厌舌面弥漫性充血肿胀，重者如球形可明确诊断。

2. 喉白喉　发病较缓，由白喉杆菌感染引起，无明显发热，主要表现为慢性发作性头痛、喉痛、哮吼性咳嗽、声嘶、喘鸣，可发生窒息和中毒性心肌炎循环衰竭。

3. 气管支气管异物　临床可表现为咳嗽、喘鸣和呼吸困难，需与急性喉气管支气管炎相鉴别，气管支气管异物多有异物误吸病史，胸透可见纵隔摆动，胸部 CT 检查和支气管镜检查可明确异物存在。

（四）诊断思路

根据高热、咳嗽、呼吸困难和喘鸣等临床表现，尤其是患儿高热后出现喉梗阻症状，结合电子支气管镜检查结果可明确诊断。

三、病因和发病机制

目前尚不清楚，病毒感染是主要病因，多发生于流感流行期，也可发生于麻疹、猩红热、百日咳及天花流行之时。病变继续发展，与细菌性感染密切相关，多见于溶血性链球菌、金黄色葡萄球菌、肺炎双球菌、流感嗜血杆菌等。本病多发于干冷季节，因呼吸道纤毛的运动和肺泡的气体交换均需在一定的湿度和温度下进行，干冷空气不利于保持喉、气管、支气管正常生理功能，易患呼吸道感染。胃食管咽反流也是常见病因。呼吸道异物取出术、支气管镜检查术以及呼吸道腐蚀伤后，因局部抵抗力下降也易发生急性喉气管支气管炎。同时患有胸肺疾病（如肺门或气管旁淋巴结肿大）及 C1-酯酶抑制剂（C1-INH）缺乏或功能缺陷的患儿也极易患此病。

四、病理与病理生理

按其主要病理变化，分为急性阻塞性喉气管炎和急性纤维蛋白性喉气管支气管炎，二者之间的过度形式较为常见。本病炎症常开始于声门下区的疏松组织，由此向下呼吸道发展。急性阻塞性喉气管炎主要表现为喉、气管、支气管黏膜的急性弥漫性充血、肿胀，重症病例黏膜上皮糜烂，或大面积脱落而形成溃疡。黏膜下层发生蜂窝织炎或坏死变性。急性纤维蛋白性喉气管支气管炎的病变更深，主要特点为喉、气管、支气管内有大块或筒状痂皮、黏液脓栓和假膜。呼吸道黏膜有严重炎性病变，但无水肿，黏膜层及黏膜下层大片脱落或深度溃疡，甚至软骨暴露或发生软化。因黏膜损伤严重，自组织中逸出的血浆、纤维蛋白与细胞成分凝聚成干痂及假膜，大多易于剥离。

五、治疗

（一）一般治疗

室内保持一定的湿度和温度（湿度 70% 以上，温度 18～20℃ 为宜）。给氧、解痉、化痰，解除呼吸道梗阻，应采用超声雾化吸入，以利于呼吸道分泌物咳出和炎症消退。给予足量的营养和维持水、电解质平衡。

（二）内科治疗

立即静滴足量敏感抗生素及糖皮质激素，开始剂量宜大，呼吸困难改善后逐渐减量。同时给予抗病毒治疗。忌用呼吸中枢抑制剂（如吗啡）和阿托品类药物，以免加重呼吸道梗阻。

（三）外科治疗

对喉梗阻严重者需行气管切开术，术后需定时通过气管切开口滴药，以利于黏稠分泌物咳出或吸出。必要时需反复行支气管镜检查，将下呼吸道内痂皮及假膜钳出，以缓解呼吸困难。

（四）预后

一般预后良好，如并发麻疹和支气管肺炎者预后较差。

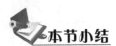**本节小结**

先天性喉蹼为喉腔内的先天性膜状物,膜状物累及声带并阻塞气道,临床上表现为不同程度的发声困难和呼吸困难,这些症状在出生时即出现,电子喉镜检查是诊断喉蹼的必须检查项目,有助于对喉蹼的部位和阻塞程度进行判断,婴幼儿喉蹼均宜尽早手术治疗。喉软化症是以吸气时声门上组织脱垂至喉入口产生吸气性喉喘鸣和上呼吸道梗阻为主要特点的喉部畸形,是新生儿和婴幼儿非感染性喉喘鸣的最常见的原因,本病是一种婴幼儿常见的疾病,喉软化症的症状最常出现在出生后2周,电子喉镜检查是诊断喉软化症的必须检查项目,大多数病例无需进行任何治疗,多可自愈,重度喉软化症需行手术治疗。急性喉气管支气管炎是喉、气管、支气管黏膜的急性弥漫性炎症,2岁左右发病率最高。该病发展急骤,病死率较高,治疗时应尽早全身应用足量敏感抗生素及糖皮质激素,对喉梗阻严重者需行气管切开术,术后需加强气道护理,必要时需反复行支气管镜检查,将下呼吸道内痂皮及假膜钳出,以缓解呼吸困难。

(姚红兵　舒艳　重庆医科大学附属儿童医院)

第五节　颈部先天性疾病

鳃裂囊肿和瘘管

一、概述

先天性鳃裂囊肿(congenital branchial cleft cyst),ICD-10 编码:Q18.002,首次由 Huczovsky 报道的颈侧囊肿,多系无意发现,或因继发感染疼痛才引起患者注意。囊肿若与外界或自然腔道相通则称为鳃裂瘘管,一端相通,即只有内瘘口或只有外瘘口者为不完全型,两端相通,即既有内瘘口又有外瘘口者为完全型。如两端均无瘘口,仅为残存于组织内的上皮间隙,间隙内有分泌物潴留而发展成囊肿,成为鳃裂囊肿。根据胚胎发育来源不同,鳃裂囊肿又分为四型,即第一鳃裂囊肿、第二鳃裂囊肿、第三鳃裂囊肿和第四鳃裂囊肿。

二、诊断

(一) 临床表现

1. 症状　一侧颈部或耳垂下方出现逐渐增大的肿块,常在上呼吸道感染后出现肿块骤然肿大,并伴有疼痛,尤其是吞咽时更为明显。有瘘管者,一侧颈部、耳垂下方或下颌角后方出现瘘口,有浆液或黏液性分泌物溢出,合并感染时分泌物为脓性。

2. 体征　检查可见肿块表面光滑,质地软,有波动感,穿刺可抽出囊液,见有棕色或胆固醇结晶的液体。如瘘管粗大,皮下可扪及条索状物,挤压瘘管,瘘口有分泌物溢出。

(二) 辅助检查

1. 内镜　耳内镜检查可发现第一鳃裂瘘管的外耳道内开口部位,并通过观察鼓膜及鼓室内情况,评估是否可能存在中耳开口情况。电子喉镜检查可发现第二、第三鳃裂瘘管位于扁桃体隐窝及梨状窝的开口,电子胃镜检查可发现食管内是否存在第四鳃裂瘘管的内瘘口。

2. 瘘管碘油造影、X 线摄片检查　以明确瘘管行走方向以及内开口的部位。

3. 颈部 B 超、CT、MRI 检查　能提示肿物大小、性质及与周围组织的关系。

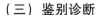

（三）鉴别诊断

1. 颈前表皮样囊肿　颈部表皮样囊肿表现为颈前囊性包块，可继发感染，引起局部红肿热痛，需与鳃裂囊肿相鉴别。颈前表皮样囊肿位置表浅，触诊时不随吞咽上下移动，术中见囊肿与咽腔无关系，病理检查可明确诊断。

2. 甲状舌管囊肿　甲状舌管囊肿表现为颈前囊性包块，可继发感染，引起局部红肿热痛，需与鳃裂囊肿相鉴别。但甲状舌管囊肿多位于颈前正中区域，与舌骨关系密切，内开口位于舌盲孔，病理检查可明确诊断。

3. 颈部结核性淋巴结炎　临床表现为颈侧包块，可双侧发病，需与鳃裂囊肿相鉴别。结核性淋巴结炎常有较密切的结核病接触史，常有午后低热、夜间盗汗、乏力、食欲缺乏、消瘦等全身症状，且包块常为多发，可能伴有肺结核，结核菌素实验和病理活检可明确诊断。

（四）诊断思路

依据耳垂下方或颈侧区域囊性肿块、瘘管或瘘口表现和局部检查常可做出初步诊断。瘘管注入染料或造影剂进行内镜检查和影像学检查有助于鳃裂瘘管的诊断，并能了解瘘管的走行、内瘘口部位及与周围组织的关系。

三、病因和发病机制

目前主要有两种学说。一种病因学说为胚胎鳃裂残余而形成的囊肿，属于鳃裂畸形，另一种学说为颈侧淋巴组织的囊性变，考虑可能为腭扁桃体上皮突入淋巴结，刺激发生淋巴囊性变。根据胚胎发育来源的不同，分为四种类型：

1. 第一鳃裂囊肿及瘘管　较少见，是第一鳃裂发育异常所致，在第一鳃裂腹侧埋藏的残余细胞，随着胚胎发育形成内含外胚层上皮组织的窦道或瘘管。典型的第一鳃裂瘘管的位置是自外耳道向下向前，到同侧耳垂下方或下颌角后方。瘘管的外口多在下颌的下缘，舌骨平面以上，胸锁乳突肌与颈中线之间的颌下三角区内；内口进入外耳道峡部、鼓室腔或耳咽管。所以，第一鳃裂瘘管有时又称颈耳瘘管。囊肿可位于瘘管的任何部位。

2. 第二鳃裂囊肿及瘘管　多见，由胚胎发育中第二鳃弓或第二鳃沟闭合不全引起。临床表现为先天性颈侧囊肿或瘘管。囊肿多位于颈中部颈深筋膜之下。外瘘口大多位于胸锁乳突肌前缘中、下 1/3 交界处，瘘管穿颈阔肌后沿颈动脉鞘上行，穿越颈动脉分叉，到达扁桃体窝，因此内瘘口常位于扁桃体窝。

3. 第三鳃裂囊肿及瘘管　少见，由胚胎发育中第三鳃弓或第三鳃沟闭合不全引起。外口位于胸锁乳突肌前缘的下部，瘘管经颈阔肌深侧沿颈动脉鞘上行，沿迷走神经行走，绕过颈内动脉之后侧与深侧，穿过舌骨与喉上神经之间的甲状舌骨膜，进入梨状窝或食道入口。

4. 第四鳃裂囊肿及瘘管　极为罕见，外瘘口常见于胸锁乳突肌前缘下端或在胸前部，下行可通入胸腔，并开口于上段食管处。

四、病理与病理生理

瘘管壁或囊肿壁衬有复层鳞状上皮和（或）假复层纤毛柱状上皮，上皮下富有淋巴样组织、淋巴滤泡及其生发中心的形成。发生感染者，上皮结构可破坏或混乱。上述之复层鳞状上皮，有的高度角化，真皮层内含有皮脂腺、汗腺及毛囊等皮肤附件。

五、治疗

主要为手术切除囊肿及瘘管，行囊肿或瘘管切除术同时需处理受累皮肤，如伴有继发感染，应先控制感染，待炎症消退再行手术治疗。手术关键是彻底切除囊肿及瘘管，尤其是瘘管较细或有分支者。术前可于瘘口注入亚甲蓝示踪瘘管。同时严密缝合封闭内瘘口，也是手术的成功的关键因素之一。

（姚红兵　王冰　重庆医科大学附属儿童医院）

甲状舌管囊肿和瘘管

一、概述

先天性甲状舌管囊肿和瘘管（congenital thyroglossal cyst and fistula），ICD-10 编码：Q89.201，为小儿颈部较常见先天性畸形疾病之一。为胚胎期甲状舌管未退化或未完全退化所致，因其常位于颈中线上故又称为颈中线囊肿及瘘管，多在 7 岁以前发病，也有少数因无感染或缓慢增大至中、老年才确诊。其发病无明显男女差别。囊肿的发病率远高于瘘管。

二、诊断

（一）临床表现

最常见的临床表现为颈中线附近舌骨水平无痛性囊性肿物，患者咽或颈部无特殊不适感。无感染时，囊肿表面光滑，边界清楚，随吞咽或伸舌上下移动，但在年龄小的儿童很难引出，年龄较大的患者可能诉间歇性的口臭，系囊液自动进入口腔引起。推移肿块不能上下或左右移动，颈部肿物的大小经常变化。如发生感染，局部呈现红肿热痛，感染后的脓囊肿破溃或切开引流后未愈则可形成瘘管。甲状舌管瘘的瘘口多位于舌骨与胸骨上切迹之间的颈中线，常有分泌物溢出，在舌背根部可见舌盲孔，压迫舌盲孔周围可见分泌物。位于颈中线和邻近舌骨是该病的一个重要特征。偶有甲状舌管囊肿和瘘管癌变，其性质与甲状腺癌相似。

（二）辅助检查

1. 电子喉镜 舌盲孔周围可见分泌物提示甲状舌管囊肿和瘘管与咽腔相通。

2. 瘘管碘油造影、X 线摄片检查 以明确瘘管行走及是否与咽腔相通。

3. 颈部 B 超、CT、MRI 检查 能提示肿物大小、性质及与周围组织的关系。

（三）鉴别诊断

1. 异位甲状腺 异位甲状腺常表现为颈前中线区域的孤立包块，需与甲状舌管囊肿相鉴别。异位甲状腺通常都伴有甲状腺功能低下，并且肿物常为实质性，术前可对肿物进行超声检查和促甲状腺素水平测定，或者行同位素扫描以确定颈部功能性甲状腺组织的范围，避免患者仅有的功能性甲状腺组织被切除。

2. 颈前表皮样囊肿 颈部表皮样囊肿也表现为颈前中线区域的囊性包块，可继发感染，引起局部红肿热痛，需与甲状舌管囊肿相鉴别。颈前表皮样囊肿位置表浅，触诊时不随吞咽上下移动，术中见囊肿与舌骨无关系，病理检查可明确诊断。

3. 鳃裂囊肿和瘘管 第二、三鳃裂囊肿和瘘管也表现为颈前囊性包块，可继发感染，引起局部红肿热痛，并可与咽腔相通，需与甲状舌管囊肿相鉴别。但第二、三鳃裂囊肿和瘘管多位于颈侧区域，也可以双侧发病，外口常位于胸锁乳突肌前缘，内口常位于一侧扁桃体窝、梨状窝或食道入口均有助于鉴别。

（四）诊断思路

根据颈部中线舌骨平面囊性肿物，可随吞咽上下移动，或相同位置的瘘口，挤压周围组织有分泌物排出，即可初步诊断。以瘘管碘油造影、X 线摄片检查以明确瘘管行走，颈部 B 超、CT、MRI 检查能提示肿物大小及与周围组织的关系。

三、病因和发病机制

甲状腺始基在胚胎第四周时自咽前方向颈部移行，以后逐渐下降形成甲状腺舌导管，在胚胎第八至十周时导管萎缩消失，起始部仅留一浅凹，即舌盲孔，远端形成甲状腺。如果甲状舌管退化不全，残存上皮的分泌物聚集，可形成囊肿，即甲状舌管囊肿。如合并感染可出现红肿，破溃，形成瘘管。

四、病理与病理生理

显微镜下见囊肿皆覆有柱状纤毛上皮或鳞状上皮,有时可见甲状腺组织,在舌骨中部或其骨膜内,常有不规则、覆有上皮的管束。

五、治疗

手术是甲状舌管囊肿及瘘管唯一治愈手段。囊肿及瘘管一经确诊,除感染期外,均应尽早切除,多数采用 Sistrunk 术式。手术时囊肿(瘘管)、舌骨中 1/3 及舌骨后与舌盲孔之间的组织一并切除,最大限度的减少复发。一岁以内、未发生过感染或较小的囊肿可暂不手术,可推迟到 4 岁以后进行。如有炎症应抗感染,待炎症消退后 2~3 周再手术。术前自瘘口注入少量亚甲蓝以利追寻瘘管,术中注意瘘管根部的舌盲孔要贯穿结扎后彻底切除。如疑为异位甲状腺,需快速病理切片证实并找到正常甲状腺方可切除。复发是该手术的主要并发症。尽管对不复杂的甲状舌管囊肿进行手术通常可以取得成功,也有一些因素可造成复发。术中未完全切除病变组织,包括舌骨的中央部分,与复发率高有关系。

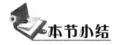 **本节小结**

鳃裂囊肿及瘘管主要由胚胎鳃裂残余形成,临床上常表现为一侧颈部或耳垂下方出现逐渐增大的肿块,有瘘管者,一侧颈部、耳垂下方或下颌角后方出现瘘口,有浆液、黏液或脓性分泌物溢出,辅助检查可能发现位于外耳道、扁桃体窝、梨状窝或食管上段的内瘘口,治疗上主要为手术切除囊肿和瘘管。甲状舌管囊肿及瘘管是小儿颈部较常见先天性畸形疾病之一,为胚胎期甲状舌管未退化或未完全退化所致,因其常位于颈中线上故又称为颈中线囊肿及瘘管,最常见的临床表现为颈中线附近舌骨水平无痛性囊性肿物,查体示囊肿表面光滑,边界清楚,随吞咽或伸舌上下移动,手术是甲状舌管囊肿及瘘管唯一治愈手段。

(姚红兵　王冰　重庆医科大学附属儿童医院)

第六节　先天性唇腭裂

一、概述

唇腭裂(cleft lip and palate)是口腔颌面部最常见的先天性畸形。对患者的进食与吞咽、牙齿萌出与排列、颌骨发育、中耳功能与听力、语音、心理等均会造成影响,因此,明确诊断,给予积极、恰当的治疗十分重要。

二、诊断

(一)临床表现

1. 唇裂(cleft lip)　吮吸功能及唇部各种细腻活动与表情均离不开完整的口轮匝肌与邻近表情肌的固有联接。唇裂畸形必将影响面部外观、吮吸、颌骨发育、牙齿排列与心理。

(1)容貌外观异常:畸形程度不一,其临床表现亦不同。单侧唇裂:ICD-10 编码:Q36.904,患者上唇部分或全部裂开,鼻小柱偏斜与鼻中隔扭曲,患侧鼻穹窿部塌陷、鼻翼外展、鼻腔扁平、鼻底变宽或缺失,唇峰及人中嵴不对称。双侧唇裂:ICD-10 编码:Q36.001,患者的双侧上唇部分或全部裂开,鼻小柱短小、偏斜或消失,鼻尖塌陷、双侧鼻翼外展、鼻腔扁平及鼻底变宽或消失,前唇扁平、短小,部分可因前颌骨过度生长前唇翻转上翘、明显前突、双侧侧唇塌陷。同时,再好的修复手术局部也会遗留瘢痕。

（2）吸吮功能障碍：常发生于伴有腭裂的患者。

（3）肌肉平衡丧失：影响上颌骨及牙齿正常排列，完全裂者更明显。单侧患者其健侧骨段前外旋转、错位，患侧向后内移位；双侧者其前颌骨明显前突，双侧远中骨段向中线旋转、错位。

2. 腭裂（cleft palate） 腭部解剖形态异常软硬腭完全或部分裂开，悬雍垂一分为二。完全性腭裂，ICD-10 编码：Q35.502，患者均伴有不同程度的牙槽突断裂或错位。腭隐裂，ICD-10：Q35.701，患者腭部黏膜完整，但菲薄，且多数软腭肌肉发育差、活动微弱或丧失，咽腔深大，常为综合征的表现。

（1）吮吸及进食功能障碍：腭部裂开导致进食时口内不能产生足够的负压而出现吮吸无力、鼻腔溢液、误吸等，严重影响患儿的喂养及生长发育。为方便喂养，家属常将乳头或奶嘴置于裂隙中，导致裂隙加宽，增加手术难度。

（2）语音异常：唇、腭、舌及牙齿等不能密切配合导致咬字不清。腭部裂开、腭咽闭合不全而出现高鼻音、鼻漏气及腭裂代偿性语音。为弥补发音时因口腔压力不足所致的音量过少而使声带过度用力导致声带充血等，出现声音沙哑。

（3）口、鼻腔卫生不良：口鼻相通，鼻腔分泌物可直接流入口腔，影响口腔卫生；同时，食物可反流进入鼻腔及鼻咽腔，既不卫生，又易引起局部感染。

（4）牙列错乱：绝大多数唇腭裂患者均伴有牙槽突裂，唇裂手术前后可因口轮匝肌的平衡功能异常、裂隙两侧牙弓前部缺乏应有的骨架支撑及患者自身的发育缺陷、上颌骨生长欠佳等均可导致患侧牙槽突塌陷、牙弓异常而出现牙齿萌出不全、反颌、错位、拥挤、缺失等，影响进食、语音及面部美观。

（5）易患耳鼻喉科疾患：腭裂肌性损害所引起的咽鼓管开闭功能异常等均可导致中耳积液而发生分泌性中耳炎。进食时因腭咽闭合障碍引起的食物反流易导致咽鼓管及中耳的感染。严重时可出现听力下降。另外，腭部裂开影响了鼻腔净化、温暖、加湿空气的功能，空气直接进入鼻、咽腔，易伴发鼻炎、鼻窦炎、扁桃体炎与腺样体肥大等。

（6）颌骨发育障碍：因患者本身存在的颌骨发育缺陷（双侧唇腭裂更明显）、腭裂手术时的创伤（手术年龄越小越明显）及术后形成的瘢痕均可导致上颌骨发育不足而出现面中份凹陷，严重者呈蝶形面容。

（7）不利于患者精神心理的健康发展：容貌的缺陷和功能的异常将会影响患儿精神心理的健康发展，出现过度自卑、性格内向、敏感、焦虑等。

3. 唇裂伴腭裂（cleft lip and palate） ICD-10 编码：Q37.901 及 Q37.801，患者同时具有唇裂及腭裂的临床表现，且症状更为严重。

（二）实验室和辅助检查

实验室及辅助检查主要涉及胎儿的产前诊断与患者的全身状况评估。B 超是唇腭裂胎儿产前诊断最重要的方式，因胎位等原因常需多次检查方可确认。胎龄 5 个月后行 MRI 检查能有效地排除唇裂胎儿是否伴有腭裂畸形。全身状况评估常包括：

1. 实验室检验 血液分析、凝血功能、肝肾功、术前免疫、尿液分析、粪便常规。

2. 辅助检查 心电图、心脏彩超、腹部 B 超、肺功能检查（有哮喘史）、纯音测听和鼓室图（腭裂患者）、颌面部 CT 检查（牙槽突裂或面裂患者）、鼻咽纤维镜检查（腭咽闭合不全者）、气道重建（小下颌畸形或喉软骨发育不良患者）。

（三）诊断

唇腭裂的诊断需要统一的分类标准，这样才能客观地评价治疗的效果。但分类方法长期以来各抒己见，文献报道的也多达十余种。好的分类法要求形象直观、便于记忆，并能准确地描述不同患者间的差异，同时还能反映畸形的胚胎和形态学的特征，这样才能被广泛地用于临床和相互交流。目前，国际上常根据裂隙发生部位及裂开程度进行分类,而国内常采用三度分类法,这也符合 ICD-10 诊断数据库中的分类标准。其具体分类如下:

1. 唇裂的临床分类

（1）根据裂开的部位与程度分类

1）单侧唇裂（unilateral cleft lip）（图 29-6-1）:①单侧不完全性唇裂 ICD-10 编码:Q36.901、Q36.902。一侧上唇裂开,但患侧鼻底完整;②单侧完全性唇裂 ICD-10 编码:Q36.903。一侧上唇完全裂开至鼻底部。

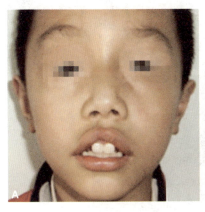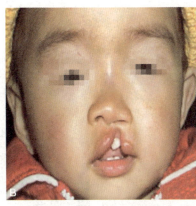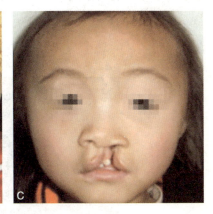

图 29-6-1　单侧唇裂
A. 不完全性（Ⅰ度）唇裂;B. 不完全性（Ⅱ度）唇裂;C. 完全性（Ⅲ度）唇裂

2）双侧唇裂（bilateral cleft lip）（图 29-6-2）:①双侧不完全性唇裂,双侧裂隙均未达鼻底部;②双侧完全性唇裂,双侧上唇至鼻底部完全裂开;③双侧混合性唇裂,双侧上唇裂开程度不一。

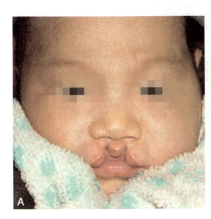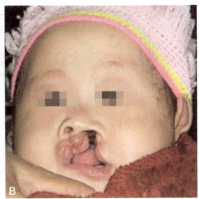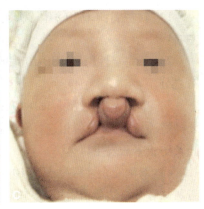

图 29-6-2　双侧唇裂
A. 双侧不完全性（双侧Ⅱ度）唇裂;B. 双侧混合性（右侧Ⅱ度、左侧Ⅲ度）唇裂;C. 双侧完全性（双侧Ⅲ度）唇裂

（2）三度分类法

1）单侧唇裂

Ⅰ度唇裂 ICD-10 编码:Q36.901。裂隙仅累及红唇部分。

Ⅱ度唇裂 ICD-10 编码:Q36.902。上唇部分裂开,但鼻底皮肤完整。

Ⅲ度唇裂 ICD-10 编码:Q36.903。整个上唇至鼻底部完全裂开。

隐性唇裂　皮肤及黏膜无裂开,但肌层未联合或错位联合,裂侧出现沟状凹陷及唇峰分离等畸形。

2）双侧唇裂

按单侧唇裂的分类方法对双侧分别进行分类,如双侧Ⅰ度唇裂、左侧Ⅱ度及右侧Ⅲ度混合性唇裂等。

2. 腭裂的临床分类

（1）根据裂开的部位与程度分类（图 29-6-3）

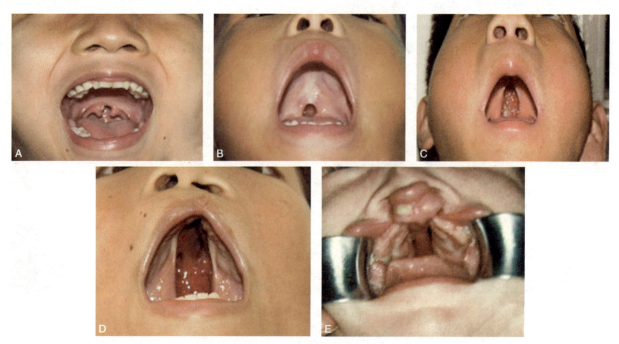

图 29-6-3 腭裂的临床分类

A. 悬雍垂裂（Ⅰ度腭裂）；B. 软腭裂（浅Ⅱ度腭裂）；C. 不完全性腭裂（深Ⅱ度腭裂）；D. 单侧完全性（左侧Ⅲ度）腭裂；E. 双侧完全性（双侧Ⅲ度）腭裂

1）软腭裂：ICD-10 编码：Q35.301、Q35.701。仅软腭有不同程度的裂开，部分局限于悬雍垂，不分左右。

2）不完全性腭裂：ICD-10 编码：Q35.501。软腭完全裂开并伴有部分硬腭裂，但牙槽突完整，无左右之分。

3）单侧完全性腭裂：ICD-10 编码：Q35.502。裂隙自悬雍垂至切牙孔完全裂开，并斜向外直达同侧牙槽嵴顶，与牙槽突裂相连。常伴有同侧的完全性唇裂。裂隙越宽，手术难度越大。术中需注意保护牙胚及防止术后发生口鼻瘘。

4）双侧完全性腭裂：ICD-10 编码：Q35.401。常伴有双侧完全性唇裂。裂隙在切牙孔处分别向左右两侧裂开直达牙槽嵴顶，鼻中隔、前颌骨及前唇部分孤立于中央。

（2）三度分类法（图 29-6-3）

1）Ⅰ度腭裂：ICD-10 编码：Q35.701。即悬雍垂裂。

2）Ⅱ度腭裂：部分腭裂，裂隙未达切牙孔。其中：浅Ⅱ度腭裂：ICD-10 编码：Q35.301，腭部裂隙局限于软腭部（即软腭裂），深Ⅱ度腭裂：ICD-10 编码：Q35.501，患者还包括部分硬腭裂开（即不完全性腭裂）。

3）Ⅲ度腭裂：ICD-10 编码：Q35.502，一侧或双侧腭部由悬雍垂至切牙孔全部裂开，含牙槽突裂。常与唇裂伴发。

临床上，除上述类型外，尚有少数非典型病例，如一侧完全及一侧不完全、悬雍垂缺如、黏膜下裂（隐裂）及硬腭部分裂孔等。

3. 腭裂伴唇裂的临床分类　需分别对唇、腭裂进行分类。如单侧完全性唇腭裂（ICD-10 编码：

Q37.502)（即单侧Ⅲ度腭裂伴单侧Ⅲ度唇裂与牙槽突裂），单侧完全性唇裂伴不完全性腭裂（ICD-10 编码：Q37.301)（即Ⅱ度腭裂伴单侧Ⅲ度唇裂）等。

（四）鉴别诊断

典型的唇腭裂根据发生的部位及裂开程度极易做出正确的诊断。但需注意：

1. 单纯性唇腭裂与综合征性唇腭裂的鉴别　部分患者常伴有其他脏器的畸形，唇腭裂畸形只是局部的表现。诊断时要有全局观念，需进行系统、全面的体检及必要的辅助检查，以避免遗漏重要脏器的畸形而带来严重的后果。

2. 腭隐裂　黏膜完整、菲薄，软腭中线呈浅蓝色，同时因软腭肌群发育不良或断裂而出现凹陷，功能活动时更明显。发音时，有典型的腭裂语音。必要时可行经鼻的鼻咽纤维镜检查。需与舌系带过短所致的卷舌音不清、舌体功能异常所致的功能性语音障碍、软腭咽壁肌肉因运动功能异常所致的语音不清及弱智儿童的讲话不清相鉴别。

（五）诊断流程图（图 29-6-4）

目的在于获得准确、全面的诊断及评估以帮助选择合适的治疗方式及保障治疗的顺利实施。

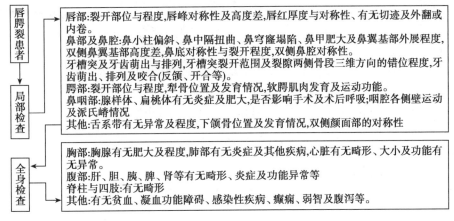

图 29-6-4　唇腭裂诊断流程图

三、病因与发病机制

唇腭裂是一种多因素所致的先天性畸形之一，但确切的病因到目前也不十分清楚。研究显示，胚胎时期面部的发育受一系列转录因子和信号分子的共同调控，轻微的调控异常也可导致头面部的原基融合或者联合失败而发生唇腭裂等畸形。下唇正中裂发生于胚胎第 5 周，系下颌突未能在中线处相互融合所致。而其他面裂发生于胚胎第 6~7 周，单侧唇裂是一侧的上颌突未能与同侧的中鼻突融合；双侧唇裂是左右上颌突均未能与同侧的中鼻突发生融合；上唇正中裂是两侧中鼻突未能在中线处融合；面横裂是上颌突未能与同侧下颌突相互融合；面斜裂是上颌突与同侧侧鼻突未能融合（图 29-6-5）。双侧侧腭突与前腭突相互融合后在交接处留有切牙孔。孔前结构包括前颌突及上唇为原发腭，孔后结构包括硬腭、软腭及腭垂为继发腭。胚胎第 8.5 周时如原发腭与继发腭融合障碍则形成牙槽突裂，而胚胎第 9~12周时如继发腭突间融合受阻则分别形成硬腭裂、软腭裂及悬雍垂裂（见图 29-6-3）。具体的致病因素包括遗传和环境两方面。

（一）遗传因素

目前，有关唇腭裂的遗传模式主要包括多基因叠加模式、主要致病基因遗传模式及多基因作用阈值模式等三种。大多数学者均认可唇裂伴或不伴腭裂是多基因作用阈值模式，而单纯性腭裂则是单个主要致病基因与环境因素相互作用的结果。在非综合征型唇腭裂相关研究中，部分一致性较好的候选基因见表 29-6-1。

829

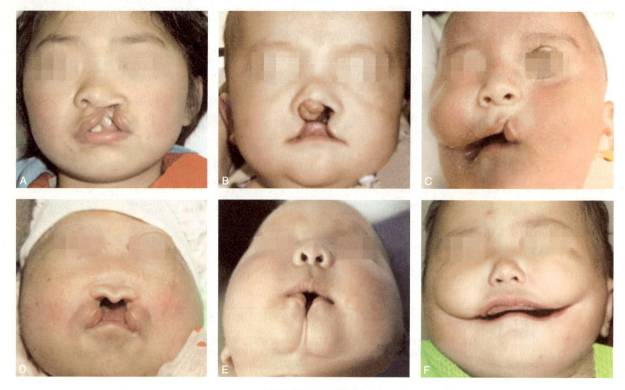

图 29-6-5　各型面裂

A. 单侧唇裂；B. 双侧唇裂；C. 左侧面斜裂、右侧面横裂；D. 上唇正中裂；E. 下唇正中裂；F. 双侧面横裂

表 29-6-1　唇腭裂相关候选基因

基因	染色体定位	基因	染色体定位
MSX1	4p16.1	RARA、WNTs	17q21.1
TBX22	Xq21.2	TP73L	3q27
IRF6	1q32.3-q41	DLX1、DLX2、SATB2	2q11-2q37
TGFA	2P13	FOXQ1、FOXF2、FOXC1、BMP6、OFCC1	6p23-p25
TGFB3	14q24	FGFR1、NZT1、EPHX2、BAG4	8p11-p23
TGFB1	19q13.1	ROR2、BARX1、PTCH、FOXE1、TGFBR1、ZNF189	9q22-q33
MTHFR	1p36	BCL3、CLPTM1、PVR、PVRL2、TGFB1	19q13.1

（二）环境因素

唇腭裂中同卵双生发病的一致率为 25%～50%，这表明除遗传因素外，环境因素也不容小觑。

1. 母体内环境　母体在解剖生理上的改变，如供血不足而出现的低氧血症、子宫内压力和羊水的改变等。母体内的激素和代谢产物发生紊乱后也可通过胎盘影响胚胎发育。动物实验证实：孕早期母鼠注射一定量的激素后，其子代唇腭裂的发病率大大提高。

2. 感染和损伤　病毒、细菌等感染母体后可经胎盘影响胚胎。风疹病毒和巨细胞病毒是目前已证实的在人类先天畸形中起重要作用的病毒。此外，流感病毒 A_2 和病毒 H_1 与唇腭裂等先天性面部畸形的发生也有一定的关系，弓形虫感染偶尔也可导致先天畸形。妊娠初期母体如遭受能引起子宫及其邻近部位的损伤，如不恰当的人工流产或不科学的药物堕胎等，均可导致胎儿的畸形。

3. 药物因素　现已发现，妊娠早期摄入可的松、地塞米松等激素，苯妥英钠、苯巴比妥等抗惊厥药与沙利度胺、地西泮等镇静药物时就会大大增加唇腭裂的发生率。

4. 物理因素　动物实验证实 X 射线是诱发实验动物生产唇腭裂幼子的有效手段之一。但是,妊娠期受 X 线照射或接触微波后是否增加子代唇腭裂患病率,目前尚无定论。

5. 二噁英　最近研究表明,食物、烟草、汽车废气、工业漂白剂中广泛存在的二噁英将导致芳香烃受体突变而导致唇腭裂。其中,芳香烃受体核转位分子 ARNT 作为辅助因子共同介导下游的 *TGFA*、*TGFB*、*EGF* 和 *EGFR* 等基因。

6. 吸烟和饮酒　研究证实,吸烟妇女子代唇腭裂患病率提高一倍,烟草致畸的可能途径为:①化合物产生具有生物活性的环氧化物后形成的 DNA 复合物诱导突变的产生;②化合物干扰谷胱甘肽硫化转移酶和微粒环氧化物水解酶等生物酶,导致酶的活性发生改变而影响 DNA 的某些位点。孕期嗜酒可引起胎儿发育迟缓和多种先天畸形,且畸形的出现具有一定的规律性组合,因而提出了胎儿乙醇综合征的概念。

7. 营养因素　Meta 分析显示,多种维生素的摄入可降低孕早期发生口面裂的风险约 25%。动物实验证实,缺乏维生素 A、B、E、B_6 及叶酸,唇腭裂发病率增高;同时孕早期如缺乏钙、磷、铁等也可促使胎儿先天唇腭裂的发生。

四、治疗

(一) 唇腭裂的综合序列治疗

唇腭裂患者存在的形态、功能、心理及社会行为等缺陷并非一次治疗能痊愈。同时,每种缺陷的治疗均需要合适的时机,并随生长发育和医疗干预而发生变化;而且每种治疗都存在正反两方面的影响,没有哪种方式能完全恢复患者所有的问题。因此,唇腭裂患者的治疗需要多学科专家的共同参与,在适当的年龄、按照约定的程序分阶段、有顺序的进行,即唇腭裂的多学科综合序列治疗(the cleft lip and palate team approach)。

自 1948 年挪威建立首个序列治疗组以来,内容日趋丰富、理念不断更新。序列治疗应始于产前检查确诊患有唇腭裂胎儿后,终于青年独立前期。应涵盖产科、遗传学、儿保科、呼吸内科、心胸外科、颌面外科、口腔内科、口腔预防、口腔正畸、口腔修复、耳鼻喉科、心理学、护理及语音评估与治疗等学科。但是,由于学科设置、治疗水平、麻醉技术、护理及对唇腭裂畸形认识的不同,不同医院所采用的治疗程序也存在差异。我院自 20 世纪 90 年代开展序列治疗以来,治疗程序不断调整、补充和优化,具体程序如下。其他医院可根据自身特点进行相应的调整。

1. 宣教及喂养指导　产前 B 超确诊、出生后或首诊时。使患者家长充分理解序列治疗的意义、时机及疗效,制定短期及长期的治疗计划,探讨可能的综合征及必要的遗传咨询,评估畸形孩子可能带来的情绪感受。

2. 术前矫治　出生后 1~6 周的完全性唇腭裂患者。单侧采用带鼻撑的鼻牙槽嵴塑形矫治器;双侧采用带螺旋扩大器的改良鼻牙槽突塑形矫治器。开始治疗后每 2~3 周复诊一次直至裂隙明显缩小、鼻翼塌陷明显改善后行唇裂修复术。

3. 唇裂修复术　单侧体重>5kg、双侧>6kg,年龄>10 周,不伴影响手术的脏器畸形与疾病。单侧多采用改良 Tennison 法或改良 Mohler 法,双侧多采用改良原长法。对伴有牙槽突裂,且裂隙在 3mm 内的患者可同期行牙龈骨膜成形术。术后局部行抗瘢痕药物注射及按摩至瘢痕完全软化,并定期评估瘢痕状况。鼻模持续佩戴 8~12 月。

4. 腭裂修复术　年龄>8 月,体重>8kg,不伴有影响手术的脏器畸形与疾病。术中强调腭帆提肌重建与功能的恢复。术后及时评估创口愈合、悬雍垂形态、软腭与咽壁功能,密切关注牙齿萌出、排列及语音发育。

5. 中耳功能与听力的评估与处理　分别于腭裂术前及术后 4~6 月时进行。如术后 4~6 月仍有中耳积液,需行鼓膜置管;中重度听力障碍者需行听力重建。

6. 牙齿发育与咬合关系评估　牙萌出后每年一次,有龋坏时 3~6 个月一次。如有反颌,3 岁左右处理;如有龋坏,诊断后即开始治疗。

7. 语音评估与治疗　开始说话后每半年进行语音发育、清晰度及腭咽闭合功能评估。如有语音发育迟缓需积极干预,腭裂代偿性语音需行语音治疗。边缘性腭咽闭合不全者可先行 CPAP+语音治疗一疗程后评估治疗效果,如效果不明显按腭咽闭合不全治疗。腭咽闭合不全者 4~6 岁采用 Furlow 法、改良腭咽成形术、腭咽肌瓣、发音辅助器或软腭抬高器进行治疗。术后 1 月评估腭咽闭合功能,并行 CPAP+语音治疗。

8. 替牙后、植骨前正畸治疗　双侧上颌中切牙替换后对裂隙宽度、形态及双侧牙齿排列进行评估。通过正畸治疗竖直裂隙两侧牙齿、调整裂隙宽度为植骨做准备。

9. 牙槽突植骨术　根据裂隙旁侧切牙及尖牙牙胚的存在情况,分别在其牙根形成 1/2~2/3 时行使用髂骨松质骨的牙槽突裂植骨术。

10. 植骨后正畸治疗　牙槽突植骨术后 3~6 月采用固定正畸或活动+固定正畸治疗。

11. 颌骨畸形处理　根据患者年龄及颌骨畸形程度,选择正颌外科、上颌骨牵张成骨或节段性上颌骨切开+牙间牵引成骨术等。术后需评估语音效果,如有异常需积极治疗。术后 6~12 月复诊一次直到颌骨稳定。

12. 鼻唇畸形二期整复术　根据继发畸形的特点及患者与家长的要求分别选择在腭裂修复、腭咽成形、牙槽突植骨或生长发育停止后进行鼻唇畸形整复。术后定期评估瘢痕及手术效果。必要时行瘢痕按摩及抗瘢痕治疗。

13. 义齿修复　牙缺失或牙畸形,正畸治疗后存在牙间隙,裂隙过宽无法植骨、植骨失败、成年病例或腭裂术后遗留巨大穿孔难以手术修复,双侧裂前颌突过小,牙弓塌陷仅要求改善外观及功能而拒绝正畸等治疗者。儿童期宜行暂时性修复,成年后行固定修复、活动修复或种植修复(植骨成功者)。

14. 心理评估与干预　针对不同的年龄分别采用不同的心理评估方法及干预措施。并根据效果及时调整干预方案,使患者尽量获得良好的社会适应能力。

总之,通过众多措施对患者面临的问题进行必要的干预与处置,帮助患者获得美观的形态、良好的功能及社会适应能力。

(二) 预后

患者的预后涉及形态与功能,往往与畸形的严重程度、家庭经济状况、父母及患儿的依从性、治疗内容与流程、就诊医院与治疗团队的技术水平等息息相关。自 20 世纪 30 年代首次提出唇腭裂综合序列治疗的理念以来,经八十余年的实践已经充分证明,综合序列治疗是唇腭裂治疗的最佳途径。通过手术、正畸、语音训练、心理干预及其他相关学科的积极处置,患者在步入社会之前,一般都能获得比较满意的面部外形、与人交流的语音功能及社会适应能力等。同时,随着科技日新月异的进步,外科、正畸、语音病理等学科的不断发展,患者心理及教育需求的深入了解,再加上国家医疗保障体系的不断完善,使得患儿越来越有可能拥有正常的人生。

五、预防

唇腭裂的病因尚不十分清楚,它可能是众多因素在同一时期或不同时期内发生作用的结果。因此,在妊娠早期,尤其是妊娠 12 周前,应采取积极的预防措施。积极加强全民唇腭裂相关知识的教育,孕前在患有贫血、糖尿病、甲状腺功能减退、妇科疾病及其他严重但必须使用可致畸药物的疾病时,应尽早予以积极治疗以确保身体健康,并采取积极的避孕措施;强调孕期饮食中营养成分的合理配给,及时、合理补充维生素 A、B_2、B_6、C、E 及钙、磷、铁等矿物质,但不应过量。同时,孕妇应避免精神过度紧张和情绪激动,保持愉悦、轻松的心情;避免频繁接触放射线及微波;避免突然进入不能适应的一切环境;避免过度劳累与外伤;严禁吸烟及酗酒;尽量避免感染病毒性疾病及患病后禁用可能的致畸药物等。对患有唇、腭裂畸形的父母或已生产过唇裂、腭裂小孩者,更应积极加强必要的预防措施及产前检查。

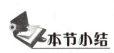本节小结

　　唇腭裂是最常见的先天性畸形之一,系胚胎特定时期由遗传因素和环境因素共同作用导致特定胚胎融合或联合发生障碍所致。但其病因及发病机制复杂,到目前也不十分清楚。尽管分类方法众多,但通常采用裂隙发生的部位及程度或三度分类法。根据体征及临床表现极易做出正确的诊断,但检查时除关注鼻、唇、腭及鼻咽部等区域外,尚需注意全身各脏器有无先天性疾病和功能障碍,避免带来严重的后果。同时,它不仅影响面部外观,而且对进食与吞咽、牙齿萌出与排列、颌骨发育、中耳功能与听力、语音、心理等均会造成影响,故唇腭裂患者需要多学科的综合序列治疗。不同医院基于多种原因其具体的治疗内容和流程可能不同,需根据自身条件灵活应用。

（李万山　廖礼姝　重庆医科大学附属儿童医院）

思考题

　　1. 儿童腺样体肥大对生长发育的影响有哪些?

　　2. 小儿急性上呼吸道感染容易导致喉阻塞的病理机制是什么?

　　3. 小耳畸形为何常伴中耳畸形,如何进行形态与功能重建?

　　4. 儿童脑膜脑膨出与鼻息肉的鉴别诊断要点有哪些?

　　5. 儿童出生后即表现为严重吸气性呼吸苦难,可能与哪些疾病密切相关?

　　6. 阅读以下病例资料摘要,思考以下问题:胎儿是否有腭裂的可能? 出生后如何治疗? 效果如何? 引产后如再次妊娠出现唇腭裂的可能性大吗? 妊娠期间需要注意的问题有哪些? 请就孕妇关心的问题逐一解答,并阐明原因。

　　病例资料摘要:孕妇张XX,年龄35岁,孕25周1天。因"产前B超检查发现胎儿左侧上唇不连续"前来咨询。结婚11年,婚前人工流产3次,婚后多年不孕,近2年来先后妊娠两次均自然流产。本次妊娠后辞职在家休息,情绪十分紧张,自服保胎药(药名不详)。就诊时孕妇夫妇情绪低落。无唇腭裂家族史。B超检查的影像资料见图29-6-6。

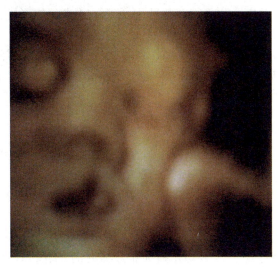

图 29-6-6　B 超图像

第三十章 耳鼻咽喉异物

学习目标

掌握 耳鼻咽喉异物的诊断及处理原则。

熟悉 耳鼻咽喉异物的病因及预防措施。

了解 耳鼻咽喉异物的手术治疗及全身并发症。

第一节 鼻腔异物

一、概述

鼻腔异物(foreign body in nasal cavity),ICD-10 编码:T17.102,是指鼻腔中存在外来的物质。异物可分为三大类:非生物类异物,如钮扣、玻璃珠、纸卷、纽扣电池、玩具等;植物类异物,如果壳、花生、豆类等;动物类异物,如昆虫、蛔虫、水蛭等。临床以非生物类异物及植物类异物多见,以儿童患者多见。临床中,纽扣电池的危害较大,常可引起鼻中隔穿孔、鼻腔粘连等并发症。

二、诊断

结合病史、辅助检查不难诊断。如异物存留过久,鼻内有肉芽组织形成,须用探针辅助检查。

(一) 临床表现

鼻腔异物根据异物的性质、大小、形状、刺激性强弱、所在部位及滞留时间的不同而有不同的临床表现。主要表现为单侧鼻腔流脓涕、鼻塞和涕中带血等,常有呼出气有臭味。活的动物异物常有虫爬感。

(二) 实验室和辅助检查

1. 前鼻镜检查　基本可明确异物的位置、大小、性质等。

2. X 线摄片检查　适用于金属异物。

3. 鼻部 CT 检查　个别怀疑有异物而内镜未能查明的需要行鼻部 CT 进一步明确诊断。

(三) 鉴别诊断

鼻窦炎:有鼻塞、流涕等症状,一般是双侧,无异物放入史,如伴有恶臭,需要排除是否有鼻腔异物存在。

(四) 诊断思路

结合异物放入鼻腔病史,鼻塞、流涕及鼻出血症状及辅助检查结果不难诊断。如儿童诉单侧鼻塞、流涕且伴有恶臭者,应首先考虑鼻腔异物。

三、病因和发病机制

异物进入鼻腔和鼻窦的方式有以下几种:儿童玩耍时自己或他人将豆类、果核、纸卷、塑料玩物等塞

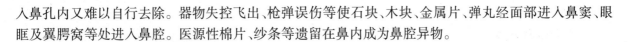

入鼻孔内又难以自行去除。器物失控飞出、枪弹误伤等使石块、木块、金属片、弹丸经面部进入鼻窦、眼眶及翼腭窝等处进入鼻腔。医源性棉片、纱条等遗留在鼻内成为鼻腔异物。

四、病理与病理生理

异物滞留在鼻腔内可引起鼻腔黏膜继发性感染,导致鼻炎、鼻窦炎或骨髓炎等。有些鼻腔异物滞留时间长,炎性渗出物逐渐蒸发、浓缩在异物表面形成异物的坚硬的外壳,这种以异物为核心的"结石",称为鼻石。滞留在鼻腔的纽扣电池对鼻腔黏膜造成损害有以下原因:①渗漏的电解质液使鼻黏膜逐渐发生液化性坏死;②渗漏物中氧化汞的腐蚀性;③部分纽扣电池局部微电流造成电灼伤。

五、治疗

鼻腔异物发现后应及时取出。圆滑异物不能使用镊子夹取,以防滑脱或推向后鼻孔或鼻咽部,有发生误吸入喉部或气管的危险。动物性异物需先用1%丁卡因麻醉,再用鼻钳取出。

鼻腔异物取出后预后一般较好。不过纽扣电池可能会造成鼻中隔穿孔或鼻腔粘连,甚至鼻腔畸形等并发症。

六、预防

1. 加强对婴幼儿的看护,教育儿童不要将细小物体放入鼻腔内。

2. 鼻腔手术后一定要注意检查鼻腔有无棉片或纱条遗留在鼻腔内,以防形成鼻腔异物,给患者带来不必要的伤害。

3. 发现有异物入鼻腔,应尽快到医院取出,不要自行盲目挖取,以免造成异物滑入鼻腔深部或鼻咽部,甚至会形成气管异物。

第二节　咽喉异物

一、概述

咽喉异物(foreign body in the throat),ICD-10 编码:T17.351,为耳鼻喉科门急诊常见疾病之一。异物种类很多,包括鱼刺、动物骨骼以及假牙等。

二、诊断

（一）临床表现

口咽异物因为异物种类以及刺入部位不同,患者一般有明显的咽部异物感或刺痛,吞咽时明显加重,因吞咽痛常有流涎或吞咽困难。喉部异物一般发生在 5 岁以下幼儿,一般表现为剧烈的咳嗽、呼吸困难以及发绀,部分患儿可在数分钟内发生窒息,导致死亡。

（二）实验室和辅助检查

1. 电子喉镜　可清晰显示异物的性质、部位并可通过钳道取出异物。

2. X 线检查　适用于金属异物。

3. CT 或者 MRI 检查　长期留存于咽喉部的异物,刺入处一般多有肉芽组织生长,异物已经被遮盖,诊断困难。此时需要 CT 或者 MRI 检查以进一步明确诊断。

（三）鉴别诊断

食管异物,患者一般也有异物摄入史,也可出现疼痛及吞咽疼痛,但是疼痛部位一般在颈根部或者胸骨后疼痛。查体可见梨状窝内唾液积存或者黏膜划伤。辅助检查主要依靠下咽食管造影或者食管镜检查以明确诊断。

（四）诊断思路

通过询问患者有无异物摄入史,咽喉部疼痛症状,结合咽喉部查体情况以及电子喉镜检查结果即可进行诊断。

三、病因和发病机制

发生咽喉部异物的常见原因有:

1. 进食太匆忙,误将鱼刺、骨头、果核等吞下;
2. 儿童常将玩具含在口中,嬉笑、哭闹或跌倒时,异物容易坠入咽喉部;
3. 老年人义齿脱落坠入咽喉部;
4. 昏迷、酒醉或麻醉未醒时发生误咽。

四、病理与病理生理

咽部异物如果长期滞留,可能引发扁桃体炎或者扁桃体周围炎;喉部异物可能会向下坠入食管或者气管内。

会厌谷为咽喉部异物最容易停留的部位,其次为扁桃体周围。此外儿童因为扁桃体肥大,口咽异物多数容易留存于扁桃体周围。

五、治疗

位置较浅的口咽部异物,可直视下直接取出,位置较深的咽部异物需在间接喉镜或电子喉镜的引导下予以取出。

喉部异物的治疗原则主要是不让异物进一步坠入到下呼吸道,确诊以后尽快在直接喉镜或支撑喉镜下取出,以解除窒息危险。有个别特殊异物需要从颈外径路取出。

六、预防

避免进食过程中嬉笑打闹是预防咽喉部异物的有效手段。

第三节 耳 道 异 物

一、概述

耳道异物(foreign body in external auditory canal),ICD-10 编码:T16. X01,是指异物不慎进入外耳道所致损伤性疾病。

二、诊断

（一）临床表现

1. 症状 体小而光滑,无膨胀性、刺激性异物,其症状较轻或无明显症状。动物类异物进入耳道后,在耳道内爬行,引起难以忍受之痛痒,或刺激鼓膜产生擂鼓样耳鸣及眩晕,甚至导致鼓膜穿孔、出血。异物较大或植物性异物遇水膨胀阻塞耳道,可致耳鸣、听力下降、眩晕、耳痛、反射性咳嗽等。

2. 体征 外耳道检查,有异物存在,即可作出明确诊断。

（二）实验室和辅助检查

1. 耳内镜 可明确外耳道异物存在,并了解外耳道和鼓膜损伤情况。

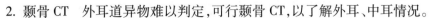

2. 颞骨 CT 外耳道异物难以判定,可行颞骨 CT,以了解外耳、中耳情况。

（三）鉴别诊断

耳道耵聍,是指耵聍堵塞耳道引起的疾病。耵聍俗称耳垢,是耳道正常分泌物,多可自行脱出,不发生堵塞和引起症状。

（四）诊断思路

依据明确外耳道异物置入史,耳部疼痛症状及耳部检查多可明确诊断。必要时行耳镜或颞骨 CT 检查以了解异物位置、周围组织损伤情况,以指导治疗。

三、病因和发病机制

本病多见于儿童,因其年幼无知将异物塞入耳内。成人多为挖耳或外伤遗留物体于耳内,或野营露宿昆虫入耳,工作中意外事故异物溅入耳内。

四、治疗

通过各种方法,将异物取出为治疗原则。

1. 动物类异物 先用植物油或丁卡因等滴入外耳道内,使虫体失去活动能力,然后用镊子取出,或用外耳道冲洗法。

2. 不规则异物 应根据具体情况用耵聍钩或枪状镊取出,耵聍钩应沿外耳道壁与异物的缝隙或外耳道前下方进入,将异物钩出。对已膨胀、体积过大的异物,可夹碎成小块,分块取出。

3. 圆球形异物 可用刮匙或耵聍钩,沿外耳道壁与异物间的缝隙伸到异物后方,然后轻轻地将异物向外拨动。切勿用镊子或钳子挟取,以防异物滑入耳道深部。

4. 质轻而细小异物 可用带负压的吸引管将其吸出。细小能移动异物,亦可用冲洗法将其冲出。

5. 对于躁动不安、不合作的儿童,而异物又较难取出时,可考虑在全身麻醉下取出异物。

本病预后良好,动物类或较大异物损伤鼓膜,则会影响听力。

五、预防

加强对婴幼儿的看护,教育较大儿童不要将细小物体放入耳内。野外露宿者,应加强防护,以防昆虫入耳。

第四节 气管支气管异物

一、概述

正常情况下,气管和支气管只允许空气通过,如果在气管内停留了不应该有的物质,那就是气管、支气管异物(tracheobronchial foreign body),ICD-10 编码分别为:T17. 401、T17. 501。气管、支气管异物是耳鼻咽喉科常见的急症之一,异物可存留在喉咽腔、喉腔、气管和支气管内,引起声嘶、呼吸困难等。异物在局部引起的病理变化与异物性质、大小、形状、停留时间与有无感染等因素有密切关系,治疗不及时可发生急性上呼吸道梗阻、呼吸衰竭等症状,严重时甚至危及生命。

二、诊断

明确的异物吸入史、典型的临床表现和体征,结合放射学检查,多数病例诊断不难。但也有个别病例临床表现不典型,被家长忽略,没有及时提供异物吸入史,导致治疗不及时。

（一）临床表现

1. 症状 进入气管支气管异物大小的不同，其临床表现是完全不同的，较大异物很容易引起窒息，如果冻等；勉强通过声门区的可嵌顿于气管与隆嵴处，同样可窒息死亡。而小异物可能因气道黏膜对该异物逐渐产生某种适应性，临床表现不典型，被家长忽略，易被误漏诊为"感冒"、"喉炎"、"气管炎"和"肺炎"等，经使用抗生素后，轻微咳嗽等症状有可能暂时消退，使相对无症状期延长，以致初期的异物吸入史更容易被忽视或被遗忘，导致长期不愈。

临床上气管、支气管异物的症状与体征一般可分为四期：

1）异物进入期：异物经过声门进入气管时剧烈咳嗽。异物进入气管内，异物对气管隆嵴的刺激可引起强烈的咳嗽。异物进入支气管内，除有轻微咳嗽或憋气外，可没有明显的临床症状。

2）安静期：异物进入气管或支气管后，可停留在大小相当的气管或支气管内，此时无症状或只有轻微症状，如咳嗽、轻度呼吸困难，个别病例可完全没有症状，临床上称之为无症状安静期。

3）刺激与炎症期：异物长期停留在支气管内，可引起气管支气管黏膜产生炎症反应，容易导致支气管堵塞，进而引起肺气肿、肺不张，合并感染时会引起肺炎、肺脓肿、呼吸困难等。

4）并发症期：异物所导致的阻塞性通气障碍，可引起肺循环阻力增加，心脏负荷加大并发心力衰竭，表现为呼吸困难加重、烦躁不安、面色苍白、心率加快等。此外，还可能引起肺不张、肺气肿等，剧烈咳嗽可使细支气管破裂，发生气胸、纵隔气肿。

2. 体征 全身体检应注意有无呼吸困难等危及生命的情况。肺部听诊可闻及哮鸣音、双肺呼吸音不对称、甚至一侧呼吸音消失。

（二）实验室和辅助检查

1. X线检查 胸透或X线检查对不透光异物，可以清楚的显示异物的部位、大小、形态和与周围组织的关系；对透光异物，可通过间接征象加以提示。①可以观察有无纵隔摆动。吸气时正常肺组织进气迅速、患肺进气缓慢、纵隔向患侧移位；呼气时正常肺组织排出气体快，患肺排气较慢，纵隔向健侧移位。这是一种形式的纵隔摆动；②观察有无肺气肿。患侧肺透明度增高，肺内压力增高，横膈下移。肺气肿时，呼气期健侧肺容积缩小而患侧仍处于膨胀状态，故纵隔向健侧移动，而吸气期两侧胸腔压力相等，故纵隔恢复原位；③观察有无肺不张，某肺叶或肺段密度增高，体积缩小，肺内压力降低，横膈上抬，心脏和纵隔向患侧移位，无论吸气期和呼气期，纵隔均向患侧移位，只是吸气期更明显；④观察有无出现矛盾运动当呼吸困难而用力吸气时（辅助呼吸肌也参与了呼吸运动），由于肋间外肌及斜角肌等均尽力收缩，使胸部尽量扩大，膈肌虽下降，但空气进入不多，胸腔内负压仍增加，以致右心血液回流量相对增多，故透视下心影扩大（左右径增宽、上下径缩小）；用力呼气时，由于肋间肌和腹壁肌等均尽力收缩，使胸廓和心影上下径增加，左右径缩小，故正好和正常所见到的纵隔大小变化相反。

2. CT检查 适用于异物吸入史不详、迁延性肺炎治疗效果不好的患儿。胸片提示为阴性而临床怀疑为阳性时，可能需要行CT检查以进一步明确诊断。

3. 支气管镜检查 支气管镜检查是确诊异物最主要的方法，并能同时进行异物的取出手术。

（三）鉴别诊断

1. 急性喉炎 一般在感冒或劳累后出现声音嘶哑，和（或）喉部肿痛、咳嗽、喉部分泌物增多，偶有呼吸困难，间接喉镜、电子喉镜检查可见声带充血、水肿，喉黏膜亦充血肿胀，声带运动好，闭合有隙。没有明显的异物吸入史。

2. 支气管肺炎 急性起病，有发热、咳嗽、气促等症状，查体肺部固定性的中、细湿啰音，胸部影像学有肺炎的改变均可诊断为支气管肺炎。有些支气管异物的患儿初期就是以"支气管肺炎"就诊，因此，当遇到支气管肺炎患者时，尤其是反复发作不愈的支气管肺炎患者，一定要详细追问病史，有无异物吸入史，必要时需要通过胸部CT进一步明确诊断。

3. 肺结核 起病可急可缓，多有低热（午后为著）、盗汗、乏力、食欲缺乏、消瘦等全身中毒症状；呼吸道症状有咳嗽、咳痰、咯血、胸痛、不同程度胸闷或呼吸困难。有较密切的结核病接触史，无异物吸入史。

（四）诊断思路

首先明确有无异物吸入史,并通过咳嗽、喘鸣等临床表现和体征,结合胸透、胸部 X 线及 CT 等放射学检查,多数病例即可初步诊断,支气管镜检查可明确诊断。

三、病因和发病机制

气管、支气管异物有内源性、外源性二类,内源性异物是指气管、支气管内产生之物,如伪膜、血块、脓痂、结石、干酪样坏死组织和肉芽等;外源性异物是指外界物质误入气管、支气管内,如瓜子、花生仁、豆类、铁钉、塑料笔帽等。气管、支气管异物多发生在 3 岁以下,占 77.9%,其主要原因有 3 岁以下小儿磨牙未萌出,咀嚼功能不完善,喉的保护功能不健全,小儿口含食物或物品时,哭笑、打闹或跌倒,突然吸气,由于声门开放,食物或玩物就会被吸入气管、支气管内,形成气管、支气管异物。另外,还有部分口咽异物及鼻腔异物,在诊治过程中可发生异物位置的变动,而误吸入下呼吸道,形成气管、支气管异物。

四、病理与病理生理

气管、支气管异物的临床表现与异物性质、异物大小、阻塞部位、阻塞程度、阻塞时间有着密切关系。

1. 异物种类及性质 植物性异物如花生、豆类因含有游离脂肪酸,对气管支气管刺激性大,常引起弥漫性炎症反应,黏膜充血、肿胀、分泌物增多等;金属异物可引起肉芽增生;化学异物如口香糖可引起肿瘤。

2. 异物的大小和形态 尖锐异物对支气管壁有损伤者,还可能引起纵隔气肿和气胸;某些植物性异物,如豆类等,进入支气管后由于膨胀可使远侧支气管完全阻塞;光滑的小异物刺激性小,但可随气流而出现活动、变位;表面生锈的金属异物局部刺激黏膜可产生肉芽,阻塞支气管。

3. 异物阻塞部位 较大的不规则异物易嵌顿于声门下区甚至声门区,出现上呼吸道梗阻症状。右主支气管与气管长轴相交角度小,几乎位于气管延长线上,同时右主支气管管径短而粗,左支气管则与气管长轴相交角度较大,气管隆嵴偏于左侧,故右侧支气管异物的发病率要高于左侧支气管。

4. 异物阻塞程度 异物在支气管内,阻塞程度不同,可导致不同的病理改变。有时异物可发生活动、变位,由一侧支气管咳出进入气管或另一侧支气管而造成症状的改变。

（1）不完全性阻塞:异物较小以及局部黏膜肿胀较轻时,异物呈活瓣性阻塞,以致吸气时由于支气管腔扩大,异物与管壁之间出现空隙,气流可以进入,而呼气时,由于支气管腔收缩,管腔变窄将异物卡住,空气排出受阻,因而形成异物所在支气管远端的阻塞性肺气肿,严重者肺泡破裂而形成气胸和纵隔气肿等。

（2）完全性阻塞:异物较大或局部黏膜肿胀明显时,使支气管完全阻塞,空气吸入受阻,远端肺叶内空气逐渐被吸收,引起阻塞性肺不张。如病程持续太久,远端肺叶因引流不畅,可并发支气管肺炎或肺脓肿等。

5. 异物阻塞时间 异物长期停留者容易导致支气管堵塞,进而引起肺气肿、肺不张,合并感染时会引起肺炎、肺脓肿、哮喘等。

6. 气管支气管异物堵塞支气管可能产生的一些并发症的病理生理:

（1）气胸、纵隔气肿和皮下气肿:异物阻塞导致肺气肿,肺内压力突然增大所致,可在异物呛入的当时或呛入异物几天之后出现自发性气胸、纵隔气肿和皮下气肿。手术过程中,因气管内镜、异物钳造成气管、支气管壁损伤;患儿挣扎哭闹,巨大的肺内压力引起肺泡破裂所致。当手术中突然出现呼吸困难、青紫,同时出现皮下气肿时,应首先考虑纵隔气肿及气胸的可能。根据患儿情况暂时停止取异物,及时请胸外科会诊行胸腔闭式引流。

（2）肺炎、肺不张:因异物的阻塞和继发感染而导致的肺炎和肺不张,在异物取出后抗生素治疗,大多都可治愈。但肺不张伴有气管、支气管内有大量脓液的患儿,术中可用生理盐水做支气管肺泡灌洗,同时充分抽吸分泌物、雾化吸入、拍背吸痰,可以有效地帮助肺叶膨胀及炎症吸收。

（3）急性呼吸衰竭:取异物时有可能出现呼吸停止。若置入喉镜暴露声门就出现呼吸、心搏骤停,多为迷走神经反射引起喉痉挛进而影响心脏,应立即给予大容量的氧气吹向声门或高频通气、插管或插入气管镜进行通气。取异物中出现呼吸、心搏停止,多为异物变位造成双侧支气管堵塞而不能进行有效气体交换,出现呼吸衰竭。术前详细的心肺功能检查,并做好监测和应急的准备,选择全身麻醉可有效的预防这类危症的出现。

（4）气管内出血:气管异物刺激黏膜常致炎症肿胀、充血,易出血。病程越长,此类情况越多。出血多时影响手术视野,增加异物取出难度。不影响观察时可继续钳夹取出异物,但出血量多时可往气管内注入1:10 000肾上腺素溶液,出血可以明显减轻。同时抬高健肺避免血液淹肺。

五、治疗

气管支气管异物的治疗原则是尽早取出,可防止窒息及其他呼吸道并发症的发生。

（一）一般治疗

气管支气管异物的手术具有相当风险,也有一定难度,应在病情允许的前提下充分进行术前准备,包括充分掌握病情,检查有无气道阻塞所致之呼吸困难以及呼吸困难的程度,询问短期内是否曾在其他医院做过内镜检查,对异物停留而经历的变化均应详细了解。根据年龄、性别、身体实际发育情况选择合适的直接喉镜和支气管镜。

（二）内科治疗

患儿并发高热、脱水、酸中毒、或已处于衰竭状态下时,如施行支气管异物取出术,很可能造成死亡,因此,正确掌握手术时机至关重要。对并发肺炎、心力衰竭者,术前宜先行内科抗感染输液等支持疗法,待全身情况好转后再行支气管镜检查术。

（三）手术治疗

1. 选择合适的支气管镜进行手术　管镜太小,可因视野小而影响手术操作,管镜太大又易使声带或气管壁发生创伤引起术毕或术后声门区水肿,导致呼吸困难(表30-4-1)。要根据异物性质、大小和形态准备合适的异物钳,对特殊类型的异物,可能还需临时特殊设计制作。

表30-4-1　小儿选用的支气管镜规格

年龄	支气管镜直径与长度	年龄	支气管镜直径与长度
新生儿	2.5×200mm	~4岁	4.0×300mm
1个月~6个月	3.0×260mm	~6岁	5.0×300mm
~2岁	3.5×300mm	~12岁	6.0×300mm

2. 气道异物取出的手术方式

（1）经口直接喉镜下气道异物取出术:①针对喉部异物,对于有明显呼吸困难的喉异物,只要病史短,尚未引起停留部位的明显组织反应,又有必要的技术设备条件,均应首选在局部麻醉直接喉镜下迅速钳取异物的方式;②活动而不易破碎的气管异物,如西瓜子,采取直达喉镜下"守株待兔"的方法钳取这类异物,"守株待兔"不成功,可立即再插入支气管镜进行手术。此法盲目性大,易钳伤管壁而发生意外,如钳破黏膜或软骨等。

（2）经口支气管镜下异物取出术:目前儿科临床广泛应用的是金属硬质支气管镜。硬质支气管镜有如下优点:①视野大,观察全面;②吸取分泌物快而方便;③易于止血和吸出血块;④便于进行气管内治疗;⑤易于取出足够的组织进行病理检查。通过支气管镜管腔插入潜窥镜,可以达到支气管镜达不到的肺亚段,克服了硬质支气管镜不能深入3~4级支气管的缺点。

在支气管镜内操作并非易事,对于不同类型的支气管异物应该采取不同的取出方式:对于像浸泡了的蚕豆这类较大、易碎,又易滑脱而发生窒息性变位危险的异物,为安全起见,可采用"化整为零"分块取出的方法;凡尖锐异物,要防止窥镜将其超越,或被挤入肺实质的危险。对已潜入气管壁或肺实质的这类尖锐异物,需找到尖锐端,将其牵引至窥镜内,或将其转向下方,然后方可钳出。大多数异物都不能通过支气管镜管腔,故夹稳后取出时,一般需将异物的一部分牵引至镜管口内,然后左中、食指夹持镜管,拇指固定钳杆于内镜近端管口,将内镜及异物钳,连同异物一并取出,通过声门时,同样需适当旋转,以防滑脱或嵌顿于声门,产生窒息;如为玻璃珠、流动滚珠之类的圆滑异物,可将患者头部放低,用球形钳或花篮钳钳取;笔帽等中空管形异物,由于异物顶端大多向下,空心朝上,取出时用钳嘴一叶置入管内,另一叶置入管外,夹紧上口边缘,先旋转笔帽或中空管物,使空气进入下端支气管,解除负压,再按上述常规方法取出;另外用钳齿朝外的扩张钳,伸入笔内或中空的管内,张开撑紧异物亦可取出。

(3)经气管切开造口取异物:对下列情况,应考虑气管切开:①异物较大或形状特殊,估计难以通过声门的异物,如大的圆珠笔帽、玻璃珠、轴承滚珠等;②病人严重呼吸困难,病情危急,缺乏必要的内镜设备和技术条件;③术前患儿已有明显声嘶,或较长时间停留的喉、声门下区异物,估计已有明显组织反应者;或是在其他医院作过经口内腔镜检查,病情不容许推迟手术的。

(4)纤维支气管内镜下取异物:纤维支气管镜自身较软,而且能够到达更细的末端支气管,在某些情况下有一定的优势。例如有颈椎强直不能后仰、咽喉畸形、下颌关节病变的,硬质支气管镜无法插入,或者小异物处于硬质支气管镜所达不到或窥不到的下呼吸道,均可在纤维支气管内镜直接窥视下摘取异物。

(5)需要开胸进行异物取出手术:该种手术方法一般不到1%,主要适用:①经过以上所述的一切努力仍无法从内腔镜下取出的异物,特别是一些特殊类型的嵌顿性或刺入支气管壁和肺实质的异物;②因异物长期滞留,已引起支气管扩张、肺脓肿等严重合并症者,而这类合并症本身就有开胸手术的指征。

(四)预后

一般情况下,气管、支气管异物及时手术的预后一般较好。但是,异物时间滞留较长或同时伴有并发症的患儿需要给予对症处理,密切观察患儿呼吸及心跳等生命体征。

六、预防

气管、支气管异物是最常见的儿童急症之一,这种意外伤害是可以预防的疾病,只要加强宣教,提高家长对此疾病的认识,就可以很大程度上防止此病的发生。应注意以下几点:

1. 避免给2岁以下的儿童吃花生米、瓜子、豆类等小粒食物;避免儿童接触可以放入口腔、鼻腔内的较小的螺丝钉、玩具配件等物体。

2. 儿童进食或口含食物或其他物体时,应避免打骂、嬉笑,以避免深吸气时发生误吸,将口内食物或物体吸入气道成为异物。

3. 正确教育儿童不要口含食物或玩具等物体玩耍、嬉戏,如发现,应想办法让其吐出,不可以用手指强行掏取,以免引起哭闹误吸入气道。

第五节 食 管 异 物

一、概述

食管异物(foreign body in esophagus),ICD-10编码:T18.101,是因误吞异物停留于食管内而致病。异物最常见于食管入口处,其次为食管中段。可有吞咽困难,吞咽疼痛及呼吸道症状等临床表现,如不及时取出,可发生食管感染、穿孔及大出血等并发症,故属临床急症。多见于儿童及老年人。

二、诊断

（一）临床表现

1. **症状** 食管异物的临床表现常与异物的性质、大小、停留的部位和时间长短及有无继发感染有关系。

（1）吞咽困难：由于异物嵌顿阻塞或食管炎症肿胀及痉挛所致。异物在食管入口者尤为明显，轻者尚可进食半流质或流质食物，重者滴水不进，加之流涎呕吐，可导致脱水、酸中毒、营养不良、低容量性休克。

（2）吞咽疼痛：幼儿对部位的表达不一定准确，多表现为哭闹、拒食、流涎、呕吐等。异物较小或钝圆者，疼痛不明显或仅有梗阻感。尖锐多角异物或继发感染时疼痛较重，食管上段异物疼痛位于颈前、颈侧或胸骨上窝处，疼痛较明显；胸段异物疼痛位于胸骨后，放射至背部；下段异物疼痛更轻，可引起上腹部不适或疼痛。

（3）呼吸道症状：异物阻塞炎症或出血肿胀，压迫喉及气管而致呼吸困难。因唾液误吸或伴食管气管瘘而呛咳、咳嗽、多痰。

2. **体征**

（1）一般查体：咽部检查碎骨片、竹屑、鱼刺等往往易阻留于扁桃体隐窝内，应注意详细检查。注意有无合并症存在的症状如颈部运动障碍，一侧颈部肿胀或压痛，声嘶或呼吸困难等。全身情况有无发热、失水等。

（2）间接喉镜检查：分别注意双侧扁桃体下极、舌根、舌会厌谷、梨状窝等部位。异物位于食管上段时，有时可见梨状窝积液。

（二）实验室和辅助检查

1. **X线食管钡餐检查** 确定有无异物，及异物性质、形状、部位等。但对有食管出血或食道穿孔可疑的病例，不宜作吞钡检查，可摄照食管X线片检查，以免钡餐冲脱凝血块引起突然发生的大出血，或钡餐流入纵隔而加重病情。

2. **食管镜检查** 对有明确异物史，并伴有吞咽困难或吞咽疼痛，但X线及CT检查不能确诊，应考虑行食管镜检查，以明确诊断，及时治疗。

（三）鉴别诊断

1. **气管异物** 尽管两种疾病都有异物误吞病史，但气管异物患者有咳嗽及喘鸣，可以导致哮喘及呼吸困难，无吞咽困难及吞咽疼痛，可进一步通过X线等辅助检查进行鉴别。

2. **纵隔淋巴结钙化** 有些患者在行胸部X线检查时，纵隔淋巴结钙化被怀疑为食管异物，但前者没有明确异物吞入史，吞钡造影后可鉴别。

3. **食管占位病变** 患者有吞咽困难及吞咽疼痛等症状，一般表现为食管壁僵硬，肿块呈分叶状，位置固定，患者无误吞异物病史，通过食管镜检查可以鉴别。

（四）诊断思路

通过仔细询问患者异物误咽史，包括异物种类、起病时间、作过何种治疗处理、目前进食情况、有无呕血、便血，以及患者的疼痛部位等，并结合典型的临床表现及辅助检查作出诊断。

三、病因和发病机制

食道异物的发生与年龄、饮食习惯、食管疾病及精神状态等诸多因素有关。多见于以下原因：

1. 小儿咽喉部保护性反射不完善，不易感到食物中的异物而囫囵下咽，儿童磨牙发育不全，食物未经充分咀嚼下咽。

2. 小儿常将喜爱之玩物含在口中不慎咽下。

3. 小儿食管相对狭窄，受刺激时易发痉挛而导致异物嵌顿。

4. 先天性食管狭窄或是食管手术后狭窄,也是发生食管异物的原因之一。

5. 老年人因牙齿脱落,咀嚼功能差,口内感觉欠灵敏,食管口松弛等原因,易误吞异物。

四、病理及病理生理

小儿食管异物的种类主要为金属类异物,如硬币、螺纹帽、小型玩具、纽扣电池等,其中以纽扣电池形成的后果最为严重,因为纽扣电池遇到水可以释放钾和氢氧化钠,呈强碱性,通常合并碱烧伤,食道穿孔和感染。如不及时取出,很容易引起食管穿孔等并发症;其次是动物性异物,如鱼刺、鸡骨、鸭骨、甲鱼骨等。再次为化学合成类异物,如围棋、玻璃、塑料瓶盖等。另外尚有植物性异物,如枣核、话梅、核桃等。而成年人的食管异物以动物性异物为主,如鱼刺、鸡骨、鸭骨、甲鱼骨等。

因未及时就诊而使食管异物滞留在食管内,或因异物在食管内仍进食,均可引起一系列并发症:

1. 食管穿孔　尖锐异物刺破食管壁、感染、坏死破溃导致食管穿孔。

2. 颈部皮下气肿、纵隔气肿　食管穿孔后咽下的空气外溢可出现颈部皮下气肿、纵隔气肿。

3. 气管食管瘘　异物向前穿破食管壁则形成气管食管瘘,颈部组织间隙气肿。

4. 感染　异物损伤食管壁或食管穿孔后炎症扩散,并发食管周围炎、咽后脓肿、纵隔炎及脓肿、心包积液及脓气胸,而出现颈、胸剧烈疼痛,发热及全身中毒症状。

5. 出血　异物刺破食管黏膜可有少量出血。溃破颈胸血管,如左锁骨下动脉、主动脉及无名动脉,形成动脉食管瘘或假性动脉瘤等,可产生致命性大出血、呕血、便血、贫血、休克甚至死亡。

五、治疗

已经确诊食管异物或高度怀疑食管异物时,尽早行食管镜下异物取出术或食管镜检查,防止并发症的发生是治疗食管异物的最主要原则。

(一)一般治疗

对于术前吞咽疼痛、吞咽困难已消失者,应再次行食道 X 线检查,看异物有无自行落入胃中,以免施行不必要的手术。

(二)内科治疗

有些患者伴有较严重的全身反应如发热、脱水及电解质紊乱等情况者,可应用大量抗生素控制炎症,补液改善脱水及全身情况后,再进行手术取异物。对于可疑有穿孔者,应给予胃管鼻饲饮食。

(三)外科治疗

1. 硬食管镜检查及手术　这是临床上最常用的方法。需根据异物的大小、形状、部位以及患者的年龄,选取大小合适的硬质食管镜和异物钳。目前一般都采用全麻,可减轻术中患者的痛苦。对于尖锐异物或大异物嵌顿较紧更有利,并发症少。当食管镜插入食管,窥见异物后,一定要检查清楚异物与食管壁的关系,如遇到鱼刺、骨头或玻璃等尖锐异物刺入食管壁时,应选择合适的位置将异物钳住,使尖锐端退出管壁,再将异物长轴转至与食管纵轴平行后,将异物与硬食管镜一起同步退出食管,将异物取出。术中一定要注意,尽管你夹到异物,但异物固定无法钳出时,千万不能强行拉取,以免发生食管大穿孔或动脉破裂等不必要的并发症,必要时,可以选择颈侧切开或开胸手术将异物取出。

2. 对于光滑类异物可采取 Foley 管取出,利用前端带有隐形气囊的体腔引流管,插入未被异物完全阻塞的食管内,隐形气囊越过异物后,向气囊内注入空气,使其扩张,气囊充满食管腔,向上退出时将异物带出。这种方法只适用于外形规则、表面光滑的较小异物。

3. 对于如骨刺、义齿等尖锐异物停留于食道第 2~3 狭窄、高度怀疑刺伤食管壁、且随主动脉弓搏动者;已经确诊为食管穿孔、纵隔脓肿或疑有大血管破溃者应请胸外科一起处理。

4. 随着内镜技术的发展,在纤维胃镜下夹取异物者逐渐增多,因纤维胃镜不能保护食道壁免受损伤,宜取较小的、边缘圆钝的异物。对大块较尖锐的异物及嵌顿于食管壁的异物应在硬质食管镜下夹取。

（四）预后

食管异物及时手术的预后一般较好。有个别存留时间较长的异物有可能形成局部食管周围炎或食管周围脓肿,术后需要继续抗感染治疗;有些尖锐异物或是纽扣电池等腐蚀性异物可能会形成食管穿孔,术后需要胃管鼻饲进食,密切随访食管壁情况,必要时需要进行食管修补或食管扩张术。

六、预防

食管异物是临床常见的急症之一,有时是可以避免的,日常生活中,我们需要注意以下几点:

1. 进行正确的儿童及家长教育,不能将硬币及小玩具放在口内玩耍。对于 2 岁内的婴幼儿,家长应避免提供小于其拳头大小的玩具,以免误吞。

2. 进食不宜过快,进食时尽量不说话,尤其是吃带有骨刺类食物时更要注意,以免误吞。误吞异物后,要及时就诊,切忌自行吞服食物,以免出现不必要的并发症。

3. 老年人有义齿时,进食要格外注意,避免食用黏性食物,以免义齿误吞。有义齿的昏迷患者,应及时取下,避免误吞。

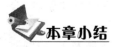
本章小结

耳鼻咽喉异物是耳鼻咽喉科常见急症之一。异物可存留在耳道、鼻腔、咽腔、喉腔、气管和支气管、食管内,进而引起耳痛、鼻塞、鼻臭、咽喉痛、吞咽困难,吞咽疼痛、声嘶、呼吸困难等临床表现,因异物可能引起鼓膜穿孔、窒息、阻塞性肺气肿、气胸、纵隔气肿、肺不张、支气管肺炎、食管穿孔等并发症,喉部、气管、食管异物甚至可能危及生命。因此,耳鼻咽喉异物的治疗原则是一经确诊,应及时取出异物。

（姚红兵　张峰　重庆医科大学附属儿童医院）

思考题

1. 为什么气管异物容易落入右支气管？如何预防气管异物？
2. 如何对气管支气管异物进行诊断,主要需要同哪些疾病鉴别？
3. 简述食管异物的诊断及治疗原则。
4. 试述食管异物的并发症。

第三部分　综合案例分析

第一篇 皮 肤

第三十一章 综合分析病例一

一、病例概述

患者××,男,40 岁,因全身皮肤弥漫性红肿大量脱屑伴瘙痒 20 天,发黄 5 天入院。患者起病前 3 周服过感冒药(具体不详),入院前 20 天开始全身皮肤渐起红疹、红斑,痒,并融合成弥漫性肿胀,伴有发烧,在当地医院用过地塞米松 20mg/d 等治疗,皮肤红肿渐消退,大量脱屑后鳞屑亦逐渐减少,且体温恢复正常,根据病情激素逐渐减量,但患者一般情况渐差,并于入院前 5 天起全身皮肤开始发黄,且逐渐加重而转入我院。既往体健,无肝炎病史,无药物过敏史。体查:T36.8℃,重病容,皮肤、巩膜黄染,头面、躯干、四肢少量脱屑,黏膜无糜烂,心、肺、腹部未见异常。

二、根据上述病史叙述,请思考以下问题

1. 该患者应考虑为何种疾病,试述其诊断依据。
2. 如何进一步检查。
3. 试述该患者的治疗原则。

三、本病综合分析解答参考

1. 该患者应考虑为剥脱性皮炎型药疹,药物性肝炎。其诊断依据:

(1) 患者因感冒服过抗感冒药治疗,服药 20 天后出现皮疹,临床表现及皮疹特点支持剥脱性皮炎型药疹的诊断。

(2) 患者在治疗过程中皮肤症状明显好转,而一般情况变差,且出现黄疸既往无肝炎病史,故要考虑药物性肝炎的可能。

2. 因剥脱性皮炎型药疹可伴有肝、肾损害,白细胞异常,继发感染,水、电解质紊乱等,故应进一步检查血、尿、粪常规,肝、肾功能,电解质,肝炎全套,胸片,必要作肝、肾 B 超,细菌培养。

3. 治疗原则为停用可疑致敏药物,及早足量使用糖皮质激素,预防和治疗继发感染及并发症,加强对症、支持疗法,加强护理及局部治疗。

(陈爱军 重庆医科大学附属第一医院)

第三十二章　综合分析病例二

一、病例概述

患者××,男,45 岁,因躯干、大腿起红疹子伴瘙痒 2 月就诊。患者 2 月前腹部、双大腿内侧起红疹子伴瘙痒,自购"皮炎平霜"外搽,瘙痒稍减轻,但皮损范围扩大。体格检查,腹部及双大腿内侧可见大片皮损,中央为暗红色斑及色素沉着,边缘有多个丘疹及丘疱疹,上附少许鳞屑,边界尚清。

二、根据上述病史叙述,请思考以下问题

1. 该病人应诊断为何种疾病,试述其诊断依据。
2. 该病人最可能的致病原因是什么。
3. 试述证实诊断的主要特殊检查方法。
4. 试述该病人的治疗原则和具体措施。

三、本病综合分析解答参考

1. 该病人应诊断为体癣和股癣。其诊断依据为:①腹部、大腿内侧起红疹子伴瘙痒 2 月,外搽皮炎平霜后皮损范围扩大;②体格检查见腹部及双大腿内侧大片边界尚清之皮损,中央为暗红色斑及色素沉着,边缘有多个丘疹及丘疱疹,上附少许鳞屑。

2. 该病人最可能的致病原因是真菌感染。

3. 证实诊断的主要特殊检查方法为:①真菌镜检;②真菌培养。

4. 治疗原则,抗真菌治疗,外用药为主。具体措施:①注意衣物消毒,保持局部干燥;②外用抗真菌药物如咪唑类霜剂等,腹股沟处皮肤薄嫩,应选择刺激性较小的药物,皮损消退后继续用药 1~2 周;③疗效不佳时可联用内服抗真菌药物。

（陈爱军　重庆医科大学附属第一医院）

第三十三章　综合分析病例三

一、病史概述

患者男性,42 岁,夜间睡梦中惊醒,发现室内着火,浓烟滚滚,有呛咳和窒息感,衣物着火,大声呼救,扑打并奔跑出室外,继续扑打并在地上翻滚压灭火焰,遂被邻居送往医院。急诊查体发现神智清楚,声音嘶哑,痰中有黑色颗粒,鼻毛烧焦、头发烧焦、面、颈、躯干(不包括会阴部)、臀部及双大腿烧伤;面、颈、躯干创面有散在小水疱、腐皮脱落处见创面基底呈粉红色,质软,有轻微触痛;臀部及双大腿有大量较大水疱,疱皮薄,内液清凉,腐皮脱落处见基底潮红,触痛明显。

二、根据上述病史叙述,请思考以下问题

1. 作为急诊接诊医师,你首先要做什么治疗?

2. 初步判断该患者烧伤面积是多少? 是什么烧伤深度? 严重程度分别是多少?

3. 该患者的初步诊断是什么?

4. 你进一步需要做哪些检查?

5. 得知患者体重为 65kg,患者第 1 个 24 小时的输液总量是多少? 怎样输?

三、本病综合分析解答参考

1. 作为急诊接诊医师,你首先要做什么治疗?

建立静脉通道,开始体液复苏。

2. 初步判断该患者烧伤面积是多少? 是什么烧伤深度? 严重程度分别是多少?

(1) 头面颈 9% +躯干(不包括会阴部)26% +臀部 5% +双大腿 21% =61% TBSA;

(2) 面、颈、躯干为深 Ⅱ 度;臀部及双大腿为浅 Ⅱ 度;

(3) 特重度烧伤。

3. 该患者的初步诊断是什么?

(1) 特重度火焰烧伤,61% TBSA,浅 Ⅱ 度 26% ,深 Ⅱ 度 35% ;

(2) 吸入性损伤;

4. 你进一步需要做哪些检查?

(1) 体格检查:体重、心率、呼吸频率、血压、每小时尿量、血氧饱和度等;

(2) 生化检查:血尿常规、血电解质、肝肾功能、血糖、血气分析等;

(3) 其他检查:纤维支气管镜。

5. 得知患者体重为 65kg,患者第 1 个 24 小时的输液总量是多少? 怎样输?

(1) 第 1 个 24 小时输液总量为 7948ml,其中血浆为 1983ml,电解质 3965ml,水 2000ml。

(2) 头 8 小时输入总量的 1/2;后 16 小时输入另外 1/2。输入原则为先快后慢,先晶后胶,先盐后糖。

(薛斌　重庆医科大学附属第一医院)

第三十四章 综合分析病例一

一、病例概述

李某,女,48岁,农民。因"左眼红痛7天,伴分泌物多、视力下降3天"入院。7天前患者左眼不慎被梳子击伤,伤后即感左眼红痛、流泪,未予诊治。此后上述症状逐渐加重,伴畏光。3天前患者发现左眼分泌物增加、视力下降、眼睑红肿、睁眼困难。眼科检查:VOD1.0,VOSFC/20cm,矫正无助。右眼前后段无特殊;左眼睑红肿,球结膜水肿,混合充血(+++),角膜正中偏下方可见边界模糊、致密浸润灶,大小约6x5mm,浸润灶中央溃疡形成,浸润灶周围组织水肿,前房下方可见约1mm黄白色积脓,瞳孔约3mm,余球内结构窥不清。辅助检查:血常规提示白细胞计数升高。

二、根据上述病史叙述,请思考以下问题

1. 通过上述问诊及眼科检查,患者最可能的诊断是什么?
2. 诊断依据是什么?
3. 下一步的诊疗计划?

三、本病综合分析解答参考

1. 诊断:左眼角膜溃疡。
2. 诊断依据:①左眼外伤史,伤后红痛、流泪,考虑角膜上皮受损;②外伤后出现症状到加重符合感染的潜伏期;③三叉神经刺激症等症状逐渐加重,伴分泌物增加、视力下降、眼睑红肿、睁眼困难等;④查体:左眼球结膜水肿,混合充血,角膜可见致密浸润灶,浸润灶中央溃疡形成、周围组织水肿,前房下方可见黄白色积脓。
3. 下一步诊疗计划:①左眼角膜刮片涂片查细菌、真菌;②左眼角膜刮片及结膜囊分泌物培养及药敏试验;③局部使用抗生素眼液、眼膏,必要时散瞳;④必要时全身使用抗生素;⑤据药敏试验调整用药。

(徐梅 重庆医科大学附属第一医院)

第三十五章　综合分析病例二

一、病例概述

患者男,59 岁,反复右眼胀痛,伴雾视、虹视、患侧头痛 4 月,当地医院诊断为急性闭角性青光眼。共发作 10 余次,降眼压药物可缓解。无外伤史。

查体:VOD 0.4(矫正无助),右眼角膜透明,中央前房深度 1.5CT,2.25mm,周边前房<1/4CT,瞳孔对光反射迟钝,欠圆,节段性萎缩,直径约 4mm,晶体混浊,C2N2P1,眼底 C/D=0.3,黄斑中心凹反光未见。眼轴长度:23.67mm,晶体厚度4.86mm。眼压 14mmHg。VOS 0.6(矫正无助),左眼角膜透明,中央前房深度3CT,3.03mm,周边前房 1/3CT,瞳孔对光反射灵敏,直径约 3mm,晶体混浊,C1N1P1,眼底 C/D=0.3,黄斑中心凹反光未见。眼轴长度:23.42mm,晶体厚度 3.58mm。眼压 16mmHg。

辅助检查:24 小时眼压:右眼差值 5mmHg,左眼差值 4mmHg。

房角镜检查:右眼窄Ⅳ级,动态下可见焦点线移位,见部分功能性小梁 UBM(图 35-0-1,图 35-0-2)

视野检查:未见明显异常。

OCT 检查:视神经纤维层厚度未见明显变薄。

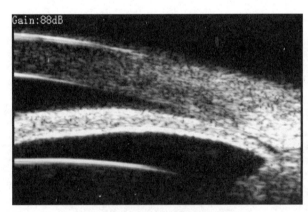 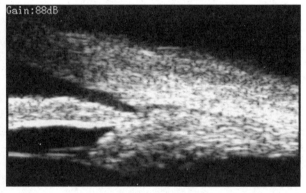

图 35-0-1　右眼 UBM　　　　　　　　　图 35-0-2　左眼 UBM

二、根据上述病史叙述,请思考以下问题

1. 该患者考虑诊断和诊断依据?

2. 目前考虑的治疗手段是什么?

3. 术中发现晶体悬韧带松弛明显,予以囊袋张力环植入,并顺利完成手术。术后 1 天查体:VOD 0.8,右眼角膜透明,瞳孔直径约 4mm,前房明显加深,人工晶体位正(图 35-0-3)。眼压 OD 13mmHg。

此患者考虑何种因素导致房角关闭?可能的原理是什么?囊袋张力环的作用是什么?

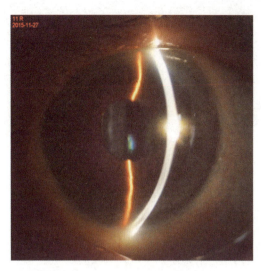

图 35-0-3 右眼术后裂隙灯照相

三、本病综合分析解答参考

1. 右眼急性闭角型青光眼,临床缓解期;双眼白内障。

2. 白内障超声乳化摘除+房角分离+人工晶体植入术。

3. 晶体悬韧带异常继发急性房角关闭。可能的原因:晶体悬韧带松弛时晶体虹膜隔前移,前房角关闭,机械性阻塞房水引流通道,从而眼压升高。如术中仅单纯植入人工晶体,不植入囊袋张力环,囊袋支撑作用较弱,晶体悬韧带松弛未得以明显改善,囊袋稳定性可能较差,人工晶体位置移动导致屈光变化的可能,前囊口皱缩可能,不能完全缓解晶体虹膜隔前移及房角关闭的危险因素。而植入张力环则可以稳定支撑囊袋,人工晶体位置稳定性好,可防止前囊口收缩,同时解决了青光眼和白内障的问题。

（李灿　重庆医科大学附属第一医院）

第三篇 耳鼻咽喉

第三十六章 综合分析病例一

一、病例概述

患者兰某某,男,62岁。因"反复发作眩晕伴左耳听力下降3⁺年"入院。患者3⁺年无明显诱因出现眩晕、视物旋转伴恶心呕吐胃内容物,持续时间约半小时后自然缓解。上述症状改变体位时无加重,伴左耳听力下降、耳闷胀感、沸水样间断性耳鸣,无耳痛、耳溢血溢液等,不伴头痛、复视、声嘶和吞咽苦难。发病时意识清楚,无畏寒、发热,无鼻塞、脓涕等不适。为求进一步诊治来我院就诊,门诊以"眩晕待查"收治入院。既往患者体健,否认高血压、冠心病、糖尿病病史、肝炎、结核传染病史。否认食物、药物过敏史。否认手术外伤史。否认输血史。预防接种史按规定。否认疫水接触史,否认疫区久居史、否认放射性物质及化学毒物接触史。体格检查见生命体征平稳,双侧耳廓无畸形,耳屏区无压痛。双侧外耳道光滑,未见分泌物,双耳鼓膜无穿孔,标志清楚。乳突区无压痛。余无特殊。辅助检查:左耳重度感音神经性聋,言语频率PTA61.25dB HL,右耳轻度感音神经性聋,PTA35dBHL(图36-0-1);声导抗检查提示鼓室压图双侧A型曲线,镫骨肌反射双耳各频率均引出(图36-0-2)头颅CT平扫未见明显异常;ABR检查左耳Ⅰ、Ⅲ、Ⅴ波潜伏期延长,Ⅴ波阈值升高(图36-0-3)。

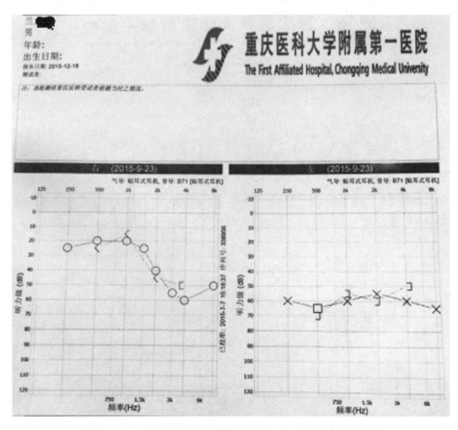

图36-0-1 入院时纯音测听检查提示左耳中度感音神经性聋

855

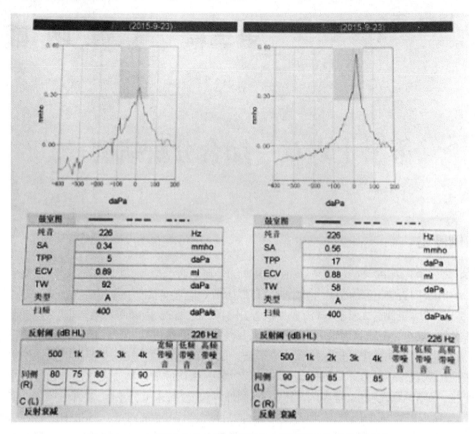

图 36-0-2　入院时声导抗检查:双耳 A 型,镫骨肌声发射引出

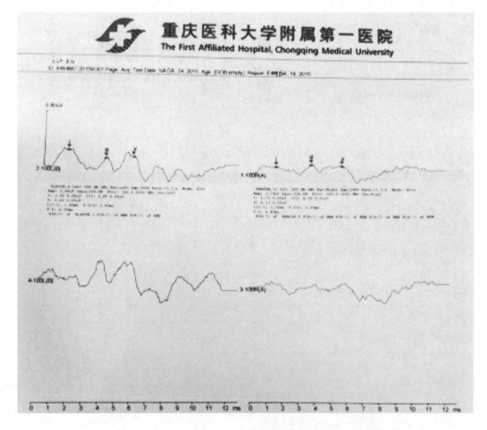

图 36-0-3　ABR 检查左耳 Ⅰ、Ⅲ、Ⅴ波潜伏期延长,Ⅴ波阈值升高

二、根据上述病史叙述,请思考以下问题

1. 该患者眩晕属于哪一种?
2. 患者的初步诊断是什么?
3. 需要的鉴别类似疾病有哪些?
4. 哪些检查有助于本病的确诊?
5. 入院后患者的诊疗措施包括哪些?

三、本病综合分析解答参考

1. 本病属于周围性眩晕,前庭受累导致的真性旋转性眩晕,伴耳鸣耳闷胀感后感音神经性聋,同时伴随恶心、呕吐等病症。

2. 患者初步诊断考虑梅尼埃病(左侧),诊断依据:患者为62岁中老年患者,以反复发作性眩晕、视物旋转、左耳感音神经性听力下降、耳鸣、耳闷胀感为主要临床表现,每次眩晕发作约数分钟至数小时,伴恶心、呕吐,休息后无好转,改变体位时无加重。查体无特殊,纯音测听提示左耳感音神经性聋,头颅CT平扫未见明显异常。符合典型的梅尼埃病特点。

3. 需要与以下常见疾病进行鉴别诊断

(1) 听神经瘤:前庭神经鞘膜瘤患者通常表现为进展性、不对称的听力损失,但有时可出现波动性听力损失。这类患者罕见发生真性眩晕,但可能诉有不平衡。偶尔有患者会出现耳鸣或不平衡,但早期听力正常。ABR检查异常和MRI检查可显示桥小脑角占位为其特征性该病。本例患者ABR正常。

(2) 多发性硬化:可表现相似的症状,但该病发作期所观察到的眼震通常更为严重,持续时间更长,并且患者可能有其他神经系统症状。ENG检查可见中枢异常(ENG在梅尼埃病早期通常正常)。MRI可见脑白质病变并且可检测到脑脊液异常。

(3) 短暂性脑缺血发作:眩晕发作时间通常比梅尼埃病短。此外,TIA患者很少同时出现前庭和耳蜗的症状,并且TIA不会造成持续性耳鸣或客观听力损失。

(4) 偏头痛性眩晕:该病的头痛症状常伴有眩晕出现,发生于发作期间或发作后(当眩晕或耳鸣是偏头痛的先兆时)。偏头痛性眩晕通常伴随有畏光或畏声,而这些症状在梅尼埃病相关的眩晕发作中不可见。诊断标准包括发作性前庭症状及至少2项偏头痛症状(偏头痛性头痛、畏光、畏声或者视觉性或其他预兆)出现于至少2次眩晕发作中。眩晕发作时采用曲普坦类药物治疗有效通常具有诊断价值,虽然偏头痛性眩晕对药物的反应不如头痛对药物的反应。偏头痛预防治疗减少发作频率可支持偏头痛性眩晕的诊断。

(5) Cogan综合征:最常发生于年轻成人,并且可包括类似于梅尼埃病的前庭听力症状。通常根据与Cogan综合征相关的一系列症状而提出诊断,包括眼部疾病和系统性血管炎。

(6) 突发性聋伴眩晕:患者眩晕多发生于严重的感音神经性聋基础上,本例听力下降。

(7) 良性阵发性位置性眩晕:本病没有听力下降和耳鸣症状。

(8) 前庭神经炎:常有感冒前期症状,严重的耳性周围性眩晕,持续24小时到一周左右,前庭功能检查可以发现患者前庭功能障碍。

4. 梅尼埃病主要依靠病史确诊,近年来随着检查技术的提高,包括甘油试验、耳蜗电图、前庭诱发肌源性电位检查等都有助于发现膜迷路积水。影像学检查如钆造影增强MRI检查可以发现部分患者膜迷路积水征象。

5. 入院后采取的诊疗措施

(1) 入院后可行耳蜗电图、耳蜗微音电位、甘油试验检查以明确诊断。本例患者耳蜗电图+耳蜗微

音电位:左耳均异常(图 36-0-4);甘油试验:左耳阳性(图 36-0-5)。

（2）本例患者处于急性期,在明确诊断后先予以保守治疗,包括左耳鼓室注射糖皮质激素,七叶皂苷钠等改善循环、对症止吐缓解眩晕等方法治疗。

（3）若保守治疗效果佳,则进入缓解期,需禁用耳毒性药物,禁烟、酒,给予低盐饮食,适当限制水分摄入。

（4）保守治疗效果不佳者,可以采用手术治疗,包括鼓室内注射庆大霉素进行化学性迷路切除术,但可能导致左耳听力丧失;也可以采用内淋巴囊手术,对听力影响较小。本例患者于全麻下行左侧内淋巴囊减压术。术后予以抗炎、止血等对症治疗。术后随访期间,患者眩晕未再发作,左耳听力无下降。

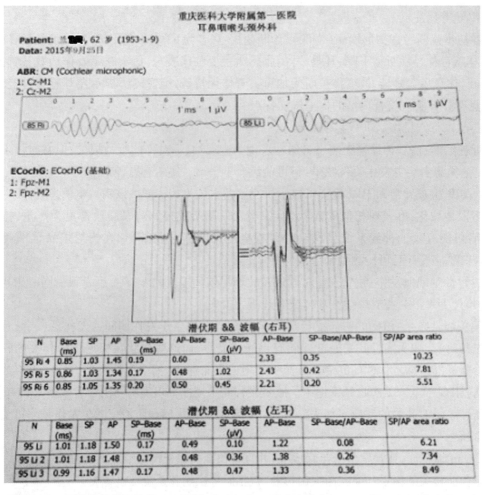

图 36-0-4　双耳微音电位引出,AP/SP 面积比远超正常参考值(<1.93),提示双耳膜迷路积水可能

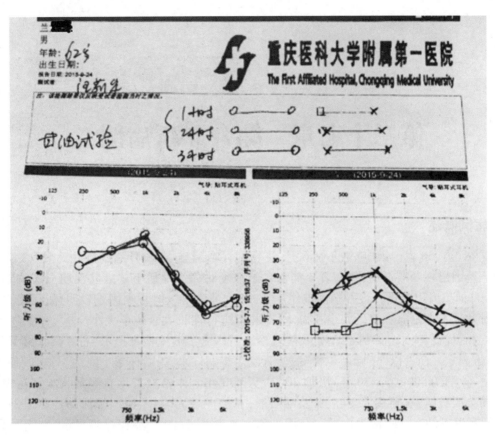

图 36-0-5　甘油试验:左耳低频听力在口服甘油 1、2、3 小时后阈值显著下降,甘油试验阳性,提示本例左耳处于发作期,膜迷路积水明显

（康厚墉　重庆医科大学附属第一医院）

第三十七章　综合分析病例二

一、病例概述

患者夏××,男,58 岁。因"咽喉不适 6 月,进行性吞咽困难、声嘶伴右颈肿物 2 月"入院。患者 6 月前无明显诱因出现咽喉不适,伴右耳疼痛。自予消炎对症治疗后上述症状无明显缓解,未进一步诊治。2 个月前患者出现进行性吞咽困难伴声音嘶哑,进食干饭时吞咽困难较明显,无咯血、无痰中带血。同时发现右上颈部一鸡蛋大小肿物,颈部肿物进行性长大至桃子大小。1 周前上述症状加重伴头痛、活动后气促,为求进一步诊治来我院就诊。门诊电子喉镜检查提示:右侧梨状窝菜花样新生物,右侧声带固定。门诊以"下咽新生物"收治入院。患病以来,患者体重下降约3kg。既往患者有长期烟酒病史,饮酒约 500g/天×30 年,吸烟 20 支/天×30 年。体格检查见右侧梨状窝菜花样新生物,累及右侧杓会厌皱襞、右侧室带、环后区及咽后壁;右侧声带固定,左侧声带活动。右颈 3 区扪及一5cm 大小肿大淋巴结,质硬,活动度差。余无特殊。辅助检查:电子喉镜检查提示:右侧梨状窝菜花样新生物,累及右侧杓会厌皱襞、右侧室带及环后区;右侧声带固定,左侧声带活动(图 37-0-1)。病理活检报告提示下咽鳞状细胞癌。

颈部增强 CT 提示下咽恶性肿瘤伴右颈淋巴结转移,与右颈总动脉包裹,侵犯甲状软骨及右侧甲状腺(图 37-0-2)。颈部 CTA 检查右颈转移淋巴结与右颈总动脉包裹,由颈外动脉供血(图 37-0-3)。

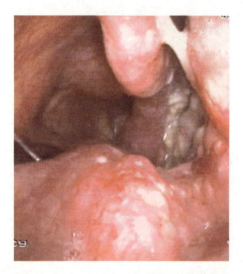

图 37-0-1　入院时电子喉镜提示右侧梨状窝新生物

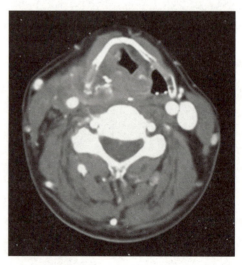

图 37-0-2　入院时 CT 检查:下咽恶性肿瘤伴右颈淋巴结转移

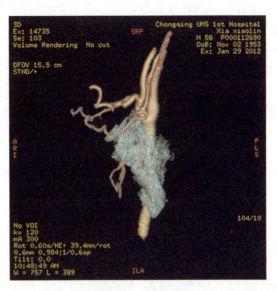

图 37-0-3 CTA 检查右颈转移淋巴结与颈总动脉
包裹,由颈外动脉供血

二、根据上述病史叙述,请思考以下问题

1. 下咽可分为哪四个部位,其中下咽癌最常见的发生部位在哪里?
2. 患者的术前准确的 TNM 分期诊断还需进行哪些重要检查进行评估?
3. 下咽癌为什么需要综合治疗,目前的治疗方案有哪些?
4. 该患者的治疗方案?

三、本病综合分析解答参考

1. 下咽包括左、右梨状窝、环后区和咽后壁四个部位。下咽癌最常发生于梨状窝,其次为环后区,较少见于咽后壁。梨状窝癌约占 77%,环后区癌占 20%,咽后壁癌占 3%。

2. (1) 由于下咽部位隐蔽,20% ~30% 患者有多原发病灶及黏膜下扩散的特点,内镜检查是观察病变部位、肿瘤范围和生长方式的最直接方法。可包括直达喉镜、纤维喉镜、纤维胃镜或食管镜检查。电子喉镜检查可明确喉受累程度及喉的功能;纤维胃镜或食管镜检查可了解食管受累与否、受累程度及发现可能存在的第二原发癌。内镜检查需重点评估的内容包括:肿瘤部位、肿瘤生长方式以及肿瘤对周围组织结构的侵犯情况(包括下咽、喉、口咽及颈段食管)。如为梨状窝肿瘤,应明确肿瘤两侧范围及上下边界,特别是梨状窝尖部情况。有条件时可以采用高清内镜结合窄带成像(narrow band imaging,NBI)及自体荧光内镜技术(autofluorescence endoscopy,AFE),不仅能够提高肿瘤的早期发现率,还能够更加清楚地判定肿瘤邻近部位下咽周围受累边界。

(2) 除了颈部增强 CT,MRI 扫描具有更高的软组织分辨率,对明确下咽癌在咽喉部软组织内的扩展和侵犯程度具有明显的优势。可用于下咽部肿瘤性质和范围的判定、肿瘤对放化疗治疗的反应和效果评价以及肿瘤复发和颈淋巴结转移的评估等。

(3) PET-CT 检查:由于 PET-CT 结合了 PET 显示新陈代谢微变化和 CT 显示解剖结构的优点,可以发现局部及全身可能存在的病灶,对于晚期下咽癌以及可疑发生远处转移或复发的肿瘤患者,有条件时建议采用 PET-CT 检查,以便尽早发现转移或复发的病灶,指导临床治疗方案的制定。

(4) 超声检查:具有精确、非侵袭性及经济等特点,主要用于颈部淋巴结状态的评估。能够较准确反映颈淋巴结大小、形态和范围,在临床评估肿瘤颈淋巴结转移的效果明显优于颈部临床触诊。

3. 下咽癌病变部位隐蔽,早期不容易发现;病变即使很小,却容易发生淋巴结转移;肿瘤沿黏膜下蔓延,手术确定安全切缘困难。因此,只有发挥放射线大范围治疗及外科局部切除及修复的各自优势,才是合理的选择。根据下咽癌的病理表现,合理的治疗应当是手术、放射及化疗的综合治疗。

目前的治疗方案包括手术+术后放化疗,术前放化疗+手术,同步放化疗等多种治疗方案;国内目前对下咽癌的治疗仍是以手术为主的综合治疗方案。对于局部中晚期的下咽癌,在治疗前应进行多学科讨论,把各种治疗方法的优缺点交代给患者,让患者自己选择治疗方法。也可以给患者诱导化疗2周期,观察肿瘤对化疗的反应,然后再确定放疗还是手术。对于肿瘤侵犯甲状软骨/环状软骨、舌骨、甲状腺或中央区软组织的患者,由于病变范围广泛,NCCN指南认为不适合保喉治疗,首选手术+术后放化疗治疗。

4. 该患者采取的治疗方案　该患者诊断为右梨状窝鳞癌 $T_{4b}N_2M_0$ Ⅳ期,由于病变范围广泛,经多学科讨论后,首选手术+术后放化疗治疗方案。采取全喉部分下咽切除+双颈淋巴结清扫+甲状腺右叶切除+右颈总动脉切除人工血管重建+胸大肌皮瓣修复术;术后放化疗的综合治疗。

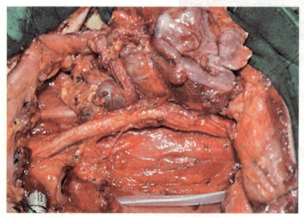

图 37-0-4　转移淋巴结侵犯包裹颈总动脉

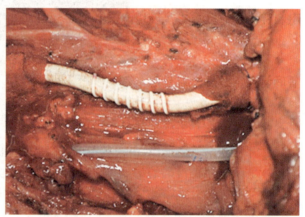

图 37-0-5　下咽癌颈总动脉切除后人工血管重建颈总动脉

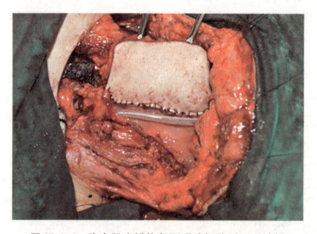

图 37-0-6　胸大肌皮瓣修复下咽癌切除后下咽缺损

（曾泉　重庆医科大学第一临床学院）

第三十八章　综合分析病例三

一、病例概述

患者王x,男,年龄46岁,身高165cm,体重80kg,体重指数为29.38kg/m²。患者诉近5年来睡眠打鼾,无明显憋醒,睡觉不能恢复精力、日间明显嗜睡,注意力和记忆力下降、清晨头痛,无血压升高,气温变化及感冒后偶有交替性鼻塞。查体:心率76次/分钟,血压120/85mmHg,鼻腔黏膜淡红,鼻中隔无明显偏曲,双侧鼻腔无明显狭窄,鼻咽部未见新生物,Friedman分型双侧扁桃体3度大,舌位2度,无明显下颌骨后缩。整夜多导睡眠监测结果显示,呼吸暂停/低通气指数(AHI),29.9次/小时,最低血氧饱和度为83%,存在睡眠结构紊乱,表现为浅睡眠占比增加,深睡眠和REM期减少,1期睡眠占26.9%,2期占54.2%,3期占6.9%,快动眼睡眠(REM睡眠)占12.1%。

电子喉镜MULLERs实验示:鼻腔黏膜淡红,鼻中隔左偏明显,双侧下鼻甲肥大,桑葚样改变,腭后区狭窄大于75%,舌后区未见明显狭窄。

二、根据上述病史叙述,请思考以下问题

1. 患者目前的诊断是什么?
2. 还需要完善那些检查?
3. 如何制定合适的个体化治疗方案?

三、本病综合分析解答参考

1. 目前患者的诊断是中度阻塞性睡眠呼吸暂停低通气综合征,中度夜间低氧血症,鼻中隔偏曲。

2. 定位诊断电子喉镜Müller实验提示阻塞部位主要位于鼻腔和腭后区,还应该完善以下检查:

(1) 甲状腺功能检查除外继发于甲状腺功能减退的OSAHS;

(2) 肺功能除外重叠综合征血气分析除外肥胖低通气;

(3) 鼻阻力及鼻声反射明确鼻腔空间及气流情况;

(4) 鼻腔及口咽舌根部的CT或MRI,了解各个解剖结构间的相互位置关系;

(5) 条件允许还应该完善其他定位诊断的检查如食道测压,睡眠核磁,睡眠内镜。

3. 首先应完成鼻腔扩容术以改善鼻腔通气情况及对称性。其次,中度阻塞性睡眠呼吸暂停低通气综合征(OSAHS)符合经鼻CPAP治疗的应用指征,同时患者查体及辅助检查也提示符合腭咽成形外科手术治疗的指征。与患者充分沟通,了解经鼻CPAP治疗及外科手术治疗的适应证,禁忌证和并发症以及疗效之后,尊重患者的选择。如果患者选择接受经鼻CPAP治疗,应进行压力滴定明确治疗压力,并定期随访;如果患者选择接受腭咽成形手术,围手术期可予以CPAP治疗提高手术的安全性。术后定期随访PSG,必要时加用CPAP或其他治疗方式(如口腔矫治器)。

(李穗　重庆医科大学附属第一医院)

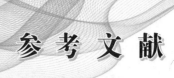

参 考 文 献

1. 柏树令.系统解剖学(七年制).北京:人民卫生出版社,2001.

2. 柏树令.系统解剖学.北京:人民卫生出版社,2008.

3. 陈孝平.外科学.第 8 版.北京:人民卫生出版社,2013.

4. 高茂英.组织学与胚胎学.第 2 版.北京:人民卫生出版社,2011.

5. 葛坚.眼科学(八年制).北京:人民卫生出版社,2006.

6. 葛坚.眼科学.第 3 版.北京:人民卫生出版社,2015.

7. 韩德民,王彤,臧洪瑞.三线减张鼻中隔矫正手术.中国医学文摘耳鼻咽喉科学,2009,24(2):103-105.

8. 韩德民.听力学基础与临床.第 1 版.北京:科学技术文献出版社,2004.

9. 韩国英,接惠群,殷善开.老年性聋防治的研究进展.听力学及言语疾病杂志,2014,229(5):464-467.

10. 黄选兆.实用耳鼻咽喉头颈外科学.第 2 版.北京:人民卫生出版社,2008.

11. 惠延年.眼科学.第 6 版.北京:人民卫生出版社,2004.

12. 孔维佳.耳鼻咽喉头颈外科学.第 2 版.北京:人民卫生出版社,2010.

13. 孔维佳.耳鼻咽喉头颈外科学.第 3 版.北京:人民卫生出版社,2015.

14. 李凤鸣.中华眼科学.第 3 版.北京:人民卫生出版社,2014.

15. 黎晓新.玻璃体视网膜手术学.第 2 版.北京:人民卫生出版社,2014.

16. 刘铤.内耳病.第 1 版,北京:人民卫生出版社,2006.

17. 刘丕楠,王忠诚,吴胜田等.颅底沟通性肿瘤的外科治疗.中华神经外科杂志,2006,22:32.

18. 刘康.助听器验配师(基础知识).第 1 版.北京:中国劳动社会保障出版社,2009.

19. 吕帆.接触镜学.北京;人民卫生出版社,2011.

20. 马琳.儿童皮肤病学.北京:人民卫生出版社,2014.

21. 瞿佳.眼镜学.北京;人民卫生出版社,2011.

22. 施殿雄.实用眼科诊断.第 1 版.上海:上海科学技术出版社,2005.

23. 田勇泉.耳鼻咽喉头颈外科学.第 8 版.北京:人民卫生出版社,2013.

24. 屠规益.头颈恶性肿瘤的规范性治疗.第 1 版.北京:人民卫生出版社,2003.

25. 鲜军舫.头颈部影像诊断必读.第 1 版.北京:人民军医出版社,2007:86-373.

26. 王勤美.屈光手术学.北京:人民卫生出版社,2011.

27. 吴乐正.临床眼黄斑病学.第 1 版.北京:北京科学技术出版社,2007.

28. 吴孟超.黄家驷外科学.第 7 版.北京:人民卫生出版社,2008.

29. 薛辛东.儿科学.第2版.北京:人民卫生出版社,2010.

30. 杨宗城.烧伤治疗学.北京:人民卫生出版社,2006.

31. 朱大年.生理学.第8版.北京:人民卫生出版社,2013.

32. 祝彼得.组织学与胚胎学.第1版.北京:科学出版社,2014.

33. 张承芬.眼底病学.第2版.北京:人民卫生出版社,2010.

34. 张绍祥.系统解剖学.第3版.北京:人民卫生出版社,2015.

35. 张学军.皮肤性病学.第8版.北京:人民卫生出版社,2013.

36. 张亚梅.实用小儿耳鼻咽喉科学.第1版.北京:人民卫生出版社,2011.

37. 赵辨.中国临床皮肤病学.第2版.南京:江苏科学技术出版社,2010.

38. 赵堪兴.眼科学.第8版.北京:人民卫生出版社,2013.

39. 赵耀华.特殊原因和特殊部位烧伤治疗与整形.北京:北京科学技术出版社,2005.

40. 赵玉沛.外科学.第3版.北京:人民卫生出版社,2015.

41. 邹仲之.组织学与胚胎学.第8版.北京:人民卫生出版社,2013.

42. 中华耳鼻咽喉头颈外科杂志编辑委员会,中华医学会耳鼻咽喉头颈外科学分会.突发性聋诊断和治疗指南(2015).中华耳鼻咽喉头颈外科杂志,2015,50(6):443-447.

43. 中华耳鼻咽喉头颈外科杂志编辑委员会鼻科组,中华医学会耳鼻咽喉头颈外科分会鼻科学组.慢性鼻-鼻窦炎诊断和治疗指南(2012,昆明),2013,48(2):92-93.

44. 中华医学会耳鼻咽喉科学分会,中华医学会耳鼻咽喉科杂志编辑委员会.人工耳蜗植入工作指南(2013,三亚).中华耳鼻咽喉科杂志,2004,49(2):89-95.

45. 中华医学会皮肤性病学分会免疫学组.中国特应性皮炎诊疗指南(2014版).中华皮肤科杂志,2014,47(7):511.

46. 中华医学会眼科学会眼底病学组.我国糖尿病视网膜病变临床诊疗指南(2014).中华眼科杂志,2014,50(11):851-865.

47. 中华医学会眼科学分会眼底病学组.中国老年性黄斑变性临床指南与临床路径制定委员会.中国老年性黄斑变性临床诊断治疗路径.中华眼底病杂志,2013,29(4):343-355.

48. William D James,著.徐世正,译.安德鲁斯临床皮肤病学(原书第10版).北京:科学出版社.2008.

49. Bousquet J,Khaltaev N,Cruz AA,et al. Allergic Rhinitis and its Impact on Asthma (ARIA) 2008 update (in collaboration with the World Health Organization. GA(2)LEN and AllerGen). Allergy. 2008,63 Suppl 86:8-160.

50. Brackmann DE,Shelton C,Arriaga MA. Otologic surgery. 3rd Edition. Philadelphia:Saunders Elsevier Inc. 2010.

51. Epley JM. Particle repositioning for benign paroxysmal positional vertigo. Otolaryngol Clin North Am. 1996;29(2):323-331.

52. Guyton AC,Hall JE. Textbook of Medical Physiology. 12th edition. Philadaphia:Saunders,2011.

53. Lempert T,Tiel-Wilck K. A positional maneuver for treatment of horiontal-canal benign positional vertigo. Laryngoscope,1996;106(4):476-478.

54. Pensak ML,Choo D. Clinic otology. 4th Edition. New York:Thieme Medical Publishers,Inc. 2015.

55. Rhoades RA, Tanner GA. Medical Physiology. 2th edition. Philadaphia: Lippincott Williams & Wilkins,2003.

56. Savastino M, Marioni G, Aita M. Psychological characteristics of patients with Meniere's disease compared with patients with vertigo, tinnitus or hearing loss. ENT journal, 148-156, 2007.

57. Semont A, Freyss G, Vitte E. Curing the BPPV with a liberatory maneuver. AdvOtolaryngol, 1988; 42: 290-293.

58. Spitzer JB, Ghossaini SN, Wazen JJ. Evolving applications in the use of bone anchored hearing aids. Am J Audiol, 2002, 11: 96-103.

32检